U0377203

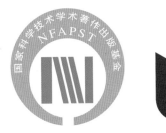

总主编　周康荣　严福华　刘士远

Modern MRI
Diagnostics of the Body

现代体部磁共振诊断学
儿科分册

主　审　朱　铭

主　编　乔中伟　杨秀军　钟玉敏　李玉华

復旦大學 出版社

编 委 会

总主编简介

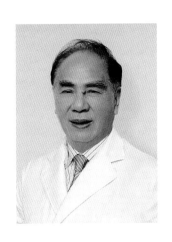

周康荣 复旦大学附属中山医院终身荣誉教授，主任医师，博士生导师。1965年毕业于上海第一医学院（现复旦大学上海医学院），师从我国放射学奠基人之一、学界泰斗荣独山教授。1981年被选拔为我国第一批赴美访问学者，在美国麻省医学中心及哈佛大学医学院学习。曾任复旦大学附属中山医院放射科主任、上海市影像医学研究所所长。教育部"211"工程重点学科及复旦大学"985"重点建设学科"影像医学与核医学"负责人、卫生部临床学科重点建设项目负责人、上海市临床医学中心（肝肿瘤诊治中心和心血管病中心）主要负责人。

学术方向为肝癌的影像学早期诊断及综合介入治疗。先后承担国家"九五"攻关项目"肝癌综合性介入治疗技术的应用研究"，卫生部临床学科重点项目"小和微小肝癌的诊断影像学新技术研究""小和微小肝癌影像学检出定性和介入治疗的深入研究"等科研项目20多项，项目资金逾1 000万，总计发表论文456篇。以第一完成人获得国家级及省部级奖项18项，其中"影像学和介入放射学新技术在肝癌诊断和介入治疗中的系列研究"获得国家科学技术进步奖二等奖（2005）。主编著作10余部，其中《腹部CT》《胸部颈面部CT》《螺旋CT》《体部磁共振成像》已成为国内学者的案头必备书籍。培养博士后，硕士、博士研究生60余名。2006年获复旦大学校长奖，2008年获上海市最高医学荣誉奖，2019年被评为"中华医学会放射学分会终身成就专家"。

总主编简介

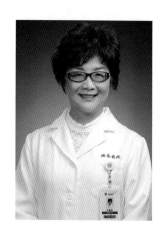

严福华 教授，主任医师，博士生导师。现任上海交通大学医学院附属瑞金医院放射科主任、上海交通大学医学院医学影像学系主任、医学技术学院医学影像技术系主任、"十三五"国家重点研发计划首席科学家、国家临床重点专科（医学影像学）负责人、上海市高水平地方高校协同创新团队负责人。担任国际医学磁共振学会（ISMRM）中国区主席、亚洲医学磁共振学会（ASMRM）第一届主席、中华医学会放射学分会常委兼磁共振学组组长、中国医师协会放射医师分会副会长、中国研究型医院学会磁共振专业委员会副主任委员、国际心血管CT协会中国区委员会副主任委员、中国医学装备协会磁共振应用专业委员会副主任委员、中国医疗保健国际交流促进会影像医学分会副主任委员等职务。担任《磁共振成像》副主编、《诊断学理论与实践》副主编、《中华放射学杂志》等10余种杂志的编委。

学术方向主要为CT及MRI新技术的研发及转化应用，尤其在肝脏影像学领域造诣深厚。作为项目负责人承担"十三五"国家重点研发计划项目1项，主持"十三五"国家重点研发计划课题1项、国家自然科学基金6项，在Radiology等国内外期刊发表论文300余篇。主译专著2部，主编、副主编、参编专著20余部。其中参与编写的《中华影像医学丛书·中华临床影像库（12卷）》获得第五届中国政府出版奖，并担任《中华影像医学：肝胆胰脾卷》主编。培养博士后，硕士、博士研究生50余名。获国家科学技术进步奖二等奖、中华医学科技奖二等奖、上海市科技进步奖一等奖等10余项奖项。

总主编简介

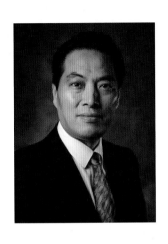

刘士远 教授，主任医师，博士生导师。现任海军军医大学第二附属医院影像医学与核医学科主任。担任亚洲胸部放射学会主席、中华医学会放射学分会主任委员、中国医师协会放射医师分会副会长、中国医疗装备协会CT应用专委会主任委员、中国医学影像AI产学研用创新联盟理事长、第二届中国DICOM标准委员会副主任委员、第九届上海市医学会放射科专科分会主任委员等。担任《肿瘤影像学》总编、名誉总编，《中华放射学杂志》等7本核心期刊副总编。

从事医学影像诊断工作30余年。主要研究方向为肺癌早期诊断、慢性阻塞性肺疾病早期预警及医学影像人工智能的研发和应用。肺癌整体诊断正确率达98.2%，早期肺癌诊断正确率达95%以上。作为课题第一负责人主持国家自然科学基金重点项目2项、国家科技部重点研发计划2项、国家自然科学基金面上项目4项、上海市重大课题4项等，获得4 000余万元科研资助。在 *Nature Review Clinical Oncology*、*Radiology*、*Chest*、*European Radiology*、*American Journal of Roentgendogy*、*British Journal of Radiology* 等国内外专业杂志上以第一或通信作者身份发表学术论著321篇，SCI收录71篇。获批国家发明专利授权6项。主译专著4部，主编著作及教材9部，副主编著作及教材5部，参编著作6部。

入选上海市领军人才、上海市优秀学科带头人及21世纪优秀人才，上海市黄浦区人大代表，获第二届"国之名医·优秀风范""上海市拥政爱民先进个人"及"全军首席放射专家"等称号。获得上海市科技进步奖一等奖等省部级二等奖以上科技奖7项。

主编简介

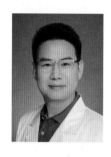

乔中伟 教授，主任医师，博士生导师，医学博士、生物医学工程博士后。现任复旦大学附属儿科医院放射科主任，复旦儿科医联体影像中心学术委员会主任。担任中国医师协会儿科医师分会儿童影像学组组长，中国研究型医院感染与炎症放射学专委会儿童感染放射诊断学组主任委员，上海市医学会放射学分会委员和儿科学组副组长，中华医学会放射学分会儿科学组、放射学组委员。发表学术论文60余篇，参编专著多部，主持及参与多项国家级、省部级课题。

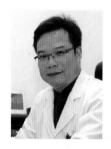

杨秀军 教授，主任医师，博士生导师。现任上海交通大学附属儿童医院影像科主任。担任中国妇幼保健协会放射医学专业委员会常委及儿科学组组长，中国信息协会医疗卫生和健康产业分会医学人工智能学组副主任委员，上海市放射学会儿科学组副组长，《中国医学影像技术》《中国介入影像与治疗学》等学术期刊编委。主编及参编学术专著10余部，发表包括SCI收录的医学学术论文100余篇。完成国家部委、上海市科委等科研课题10余项，国家发明专利成功转化2项。

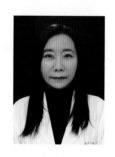

钟玉敏 教授，主任医师，博士生导师。现任上海交通大学附属上海儿童医学中心影像科主任。担任中华医学会放射学分会儿科组副组长，中国妇幼保健协会放射医学专委会副主任委员，上海医学会放射学分会委员兼儿科组组长，亚洲大洋洲儿科放射学会常委，《中国医学影像技术》《临床放射学杂志》《国际医学放射学杂志》等杂志编委。发表多篇包括SCI收录的医学学术论文。主持科技部、上海市科委、上海交通大学多个重点项目及课题。获得华夏医学科技奖等。

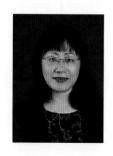

李玉华 教授，硕士生导师。现任上海交通大学医学院附属新华医院放射科主任医师。担任中华放射学会儿科专业委员会资深委员，中华医学会儿科分会影像专委会委员，中国医师协会儿科医师分会影像学组委员，上海市医疗事故鉴定专家，《中华放射学杂志》《临床放射学杂志》《磁共振成像杂志》《中国计算机成像杂志》等杂志审稿专家。发表多篇包括SCI收录的医学学术论文。作为第一项目负责人承担多项上海市科委科研项目。

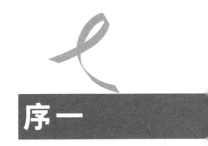

序一

在由周康荣、严福华和刘士远3位教授主编的《现代体部磁共振诊断学》(共9个分册)即将出版之际,我应邀作序,备感荣幸。

9个分册除技术分册外,其余8个分册涉及除头颅外的所有部位,包括头颈五官,胸部(含胸壁和纵隔),乳腺,上腹部(含肝、胆、胰、脾),中下腹部(含泌尿、生殖),腹腔、腹膜及腹膜后区域(包括胃肠道、肾上腺),骨骼、肌肉及儿科。

进入21世纪,临床医学、现代影像学,尤其是MRI的发展十分迅速,两者相辅相成。精准诊断是精准治疗的前提和关键。影像学参与疾病诊治,尤其是肿瘤诊治的整个过程,包括疾病的筛查和早期诊断、协助制定治疗计划、治疗后随访和疗效评估等。翻阅本书,我感受到这部巨著不仅对影像医学,对整个临床医学也是有巨大贡献的。

令人惊喜的是,本书写作阵容豪华,集全国影像学界不同专业领域的诸多精英,乃精诚合作之结晶。本书涵盖的内容十分丰富,真正体现临床、病理和影像三结合。

最后,对该书的出版表示祝贺,并竭诚推荐给所有临床和影像学界的同道。

樊嘉

2021年11月

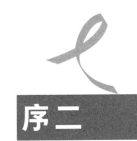

序二

《体部磁共振成像》自 2000 年出版至今已 20 余年了。该书涵盖了当年 MRI 领域几乎所有的先进技术，临床病例资料也颇丰富，出版至今前后重印了十几次，赢得了放射界同仁的一致赞誉。

进入 21 世纪后，随着国民经济飞速发展，我国人民生活水平日益提高，医疗需求不断提升，医疗水平与 20 世纪相比不可同日而语。影像医学，尤其是 MRI 的发展更为迅猛，相关领域积累的临床资料和经验也十分丰富。在这样的大背景下，《体部磁共振成像》的修订再版势在必行。在放射界广大同仁的积极响应和支持下，我们以上海市三甲医院为核心，组成了豪华的写作阵容。编委们发挥各自的专业特长，将全书按系统或区域分成 9 个分册，书名也改为《现代体部磁共振诊断学》，按既定目标，做到了广度和深度的结合。在内容上，文字数和病例数量均大幅增加，且图片、病例全部更新。在扩容的同时，我们也十分注重质量和深度的提升，期望做到集先进性、科学性、系统性和实用性于一体。在内容上，我们仍然坚持以常见病和多发病为重点，临床、病理与影像紧密结合；对疑难病例、不典型表现和罕少见病例也尽可能涉及，均配有一定数量的病例图片。本书不失为一部重要的参考书和工具书，希望能对临床工作者有所帮助。

学术的发展永无止境，新的技术不断涌现和成熟。本书对 AI、波谱、功能代谢和分子影像学等领域的发展及潜能也做了一些探讨。但这些领域仍存在不少难题，希望有志同道共同努力，一起深入研究。

最后，衷心感谢复旦大学附属中山医院院长、著名肝外科专家樊嘉院士为本书作序，这对编者是巨大的鼓励！感谢所有分册的主编、副主编和编写人员的辛勤劳动及认真负责的精神！感谢复旦大学出版社的大力支持，感谢《体部磁共振成像》读者的热忱和支持。实践是检验真理的标准，读者的意见是最宝贵的，望不吝赐教，以便今后再版时修正和提高。

周康荣 严福华 刘士远
2021 年 11 月

前言

　　儿童是祖国的未来,少年强则中国强,少年健康则中国健康。我们医务工作者要尽力保证儿童的健康成长,影像学诊断是达到这个目标的重要手段,这是由于儿科是"哑科",儿童往往不能正确表达其疾病的症状,故影像学检查提供的客观证据对儿童疾病的诊断,要比成人更加重要和关键。近年来,由于 CT 技术迅速发展,其检查的射线剂量已有大幅降低,但由于儿童对电离辐射更为敏感,射线对儿童身体造成的不良影响较成人显著,因此,对儿童适当控制 CT 检查,更多地使用超声和磁共振检查是儿童放射工作者义不容辞的责任。

　　儿科放射学是放射学的一个重要分支,患儿无论是病种分布、检查技术、注意事项还是诊断要点均与成人有相当程度的不同,医生既需要影像学的专业知识,又需要儿科学的专业特长。但在国内儿科放射方面的专著却比较少,特别是儿童磁共振方面的专著更少。虽然近年来这种情况有所改善,但与成人相比,相关专著数量仍然很少,不能完全满足广大儿科放射工作者的需要,故本书的出版可为国内广大儿科放射工作者提供急需的学习资料。周康荣教授是我国最顶尖的体部磁共振专家,周教授以往的专著对我国磁共振诊断水平的提高,起了非常重要的作用。周教授本套专著将儿童磁共振作为一个单独的分册,可以更深入、细致地介绍儿科磁共振的技术与诊断要点。

　　在内容方面,本书将胎儿磁共振作为独立的一章,在其他章节内也融入了不少胎儿磁共振诊断的内容。长期以来,胎儿影像学只使用胎儿超声一种手段,现在磁共振成像作为一种无射线的安全影像学诊断方法,在胎儿畸形诊断中已经显示了独特的优势,经常能提供超声没有发现或不能完全确定的胎儿诊断信息。近年来,国外的儿科放射专著几乎都包含了胎儿磁共振的内容,本书也对胎儿磁共振的检查技术、诊断效果和诊断要点等做了比较详细的介绍。除了神经系统以外,本分册对儿童五官及颈部、胸部、心血管系统、消化系统、泌尿系统和肌肉骨骼系统疾病的磁共振诊断都做了详细的介绍,内容深入浅出。编者们有自己的心得,在各自的专业领域中积累了丰富的经验和资料。相对而言,国内儿科肌骨方面的专著更少一些,故本分册有意识在肌骨方面增加篇幅,介绍更为详细。

　　总体而言,本分册内容涵盖了儿科磁共振的各个方面,图文并茂、通俗易懂、内容详细、重点突出。本书不仅对我国各级医院的小儿放射专业医生非常实用,对以从事成人放射为主的放射科医生和儿科专业的其他临床医生也有很好的参考价值。

朱　铭

2023 年 10 月

目录

1 胎儿体部疾病

近年来，随着胎儿外科、胎儿介入治疗和产房外科的发展，临床对胎儿影像学有了更高的要求。长期以来，胎儿影像学只使用超声一种手段，现在磁共振成像（magnetic resonance imaging，MRI）作为一种无射线和无损伤的影像学诊断方法，在胎儿产前畸形诊断中已经显示其独特的优势。胎儿检查，安全第一。胎儿 MRI 检查不存在放射线和电离辐射，对胎儿是安全的。美国食品药品监督管理局（FDA）、英国国家辐射防护委员会（NRPB）、美国放射学院等权威机构都同意和允许进行胎儿 MRI 检查。

有研究通过胎兔模型表明，MRI 对比剂中的金属钆可对胎兔有不良影响，因此，一般不主张在胎儿 MRI 检查中使用对比增强剂。曾有学者在检查时通过药物对胎儿进行镇静，这也有可能对胎儿产生危害，一般也不主张 MRI 检查时用药物对胎儿进行镇静。当孕妇过于肥胖、孕妇合并子宫肌瘤、羊水过少、子宫畸形、双胎、多胎、胎儿体位不佳、复杂畸形和胎头入盆及胎头颅骨骨化时，超声有时不能清晰显示某些胎儿结构。而MRI视野大，具有极高的软组织分辨率，且不受孕妇肥胖、羊水量、胎儿体位、含气器官和骨骼的影响，可精确进行多切面的扫描，同一切面可显示一个以上胎儿全貌，能很好地显示较大病变和周围组织的关系及双胎复杂畸形，而且胎龄越大，检查效果越好，这在一定程度上可以弥补超声在这些方面的不足，并提供更多的胎儿影像学信息。

胎儿MRI检查中，神经系统检查是最可靠、最适合首先开展的部分，由于没有增强图像，无法完全控制运动伪影，无法使用心电和呼吸门控等，胎儿MRI检查对胎儿心脏的诊断效果目前略差于其他系统。平衡稳态自由进动（balanced steady -state free precession，b - SSFP）序列和单次激发快速自旋回波（single-shot fast spin-echo，SSFSE）序列是胎儿MRI检查最常用的扫描序列。

1.1 胎儿胸部疾病（肺、纵隔及胸壁）

胎儿胸部异常较常见，包括肺、纵隔及胸壁软组织。超声是其主要产前影像诊断方法，但超声有其局限性，有时对肺、气管、食管等器官的解剖结构细节和与周围组织的关系不能满意显示。在MRI上，随着胎儿肺的不断发育成熟，胎儿肺在T_1WI信号逐渐减低，T_2WI信号逐渐增高。胎儿出生后最重要的存活因素是肺的充分发育，影响胎儿肺发育的原因有胸廓的大小及形态、胎儿呼吸运动及足够的羊水量。产前MRI检查对肺信号的分析评价及肺容积的测量，可以提供更多关于正常与异常肺发育的信息，可以更好地预测出生后胎儿的结果。

1.1.1 胸段食管闭锁

（1）概述

先天性食管闭锁发病率约为1/3 000。男女比例约为1.4：1。85％以上的食管闭锁伴食管气管瘘。约20％的先天性食管闭锁合并有先天性心脏血管畸形。食管闭锁的病因目前仍不十分清楚，可能与胚胎期前肠分隔异常有关。

（2）病理

先天性食管闭锁按食管闭锁的部位及是否合并有食管气管瘘分类，各种分类法大同小异，国内较多采用的为5型分类（图1－1）。

（3）MRI表现

食管闭锁的胎儿会出现羊水过多，同时可见胎儿胃泡影很小或完全消失。胎儿食管闭锁的主要诊断线索是羊水多，不见胃泡影。胎儿食管闭锁诊断的关键依据则是在后上纵隔找到食管盲端囊袋状改变（图1－2），这种改变是食管盲端因羊水充填而形成（图1－3）。但这种改变是短暂的，所以尽管胎儿MRI显示食管盲端更好，笔者医院的胎儿MRI产前检出食管闭锁有食管盲端囊袋状改变的概率仅为50％～60％。

（4）鉴别诊断

胎儿MRI若未发现正常胃泡影要首先排除是否有内脏转位。另外，胎儿胃泡影很小或完全消失的另一原因是羊水过少，此时不考虑先天性食管闭锁。

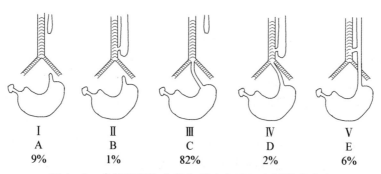

I	II	III	IV	V
A	B	C	D	E
9%	1%	82%	2%	6%

图1－1　食管闭锁和食管气管瘘分型示意图及发病率

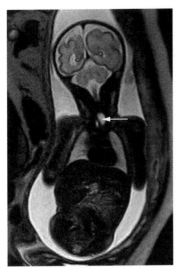

图 1-2 胎儿食管闭锁 MRI SSFSE 冠状位图像

注:可见胃泡影消失,纵隔可见食管盲端囊袋状改变(箭)。

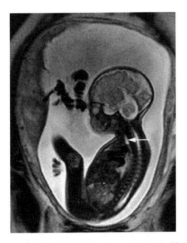

图 1-3 胎儿食管闭锁 MRI SSFSE 矢状位图像

注:可见胃泡影消失,纵隔可见食管盲端囊袋状改变(箭)。

1.1.2 先天性膈疝

(1) 概述

先天性膈疝(congenital diaphragmatic hernia, CDH)是指腹腔内容物通过横膈上的裂孔或缺损进入胸腔的疾病,比较常见。大约 85% 以上的膈疝位于左侧,右侧较少,也可双侧,但罕见。

(2) 病理

膈疝依据缺损的部位分为后外侧疝、胸骨旁疝及食管裂孔疝。后外侧疝(也称胸腹膜裂孔疝、Bochdalek 疝)是胎儿最常见的类型。膈疝合并肺发育不良是患儿死亡的根本原因。与膈疝相关的异常主要是先天性心脏病(简称先心病)等。

(3) MRI 表现

先天性膈疝 MRI 表现为胸腔内 T_2WI 及 T_1WI 均呈高信号管样结构的肠管,仅肺尖处见肺组织,心脏向对侧移位(图 1-4),也可有部分肝脏疝入胸腔。对于先天性膈疝胎儿,证实被压缩肺组织上 MRI 比超声显示更好。有时充满液体的没有蠕动的肠管疝入胸腔内时,很容易与高回声的病变,如先天性囊性腺瘤样畸形(CCAM)混淆,MRI 对于两者鉴别诊断是非常有帮助的。因为在 T_1WI 上,肠管内胎粪的高信号容易识别(图 1-5)。对于发生在右侧的先天性膈疝,MRI 能正确确定肝脏的位置,识别它是位于残存横膈的上或下方,对于手术治疗是非常重要的。

(4) 鉴别诊断

先天性膈疝 MRI 需要与 CCAM 鉴别,也需要和膈膨升鉴别。MRI 肠管内胎粪的高信号对膈疝与 CCAM 鉴别价值高。MRI 在冠状位及矢状位上能显示横膈的形态及其是否完整,这对其与膈膨升的鉴别重要。

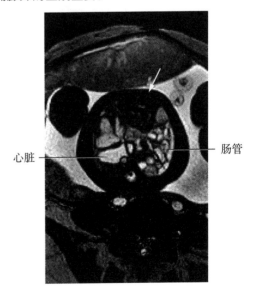

心脏 —— 肠管

图 1-4 胎儿左侧先天性膈疝 MRI SSFP 横断位图像

注:可见胸腔内 T_2WI 高信号的肠管,心脏向右侧移位,部分肝脏疝入胸腔(箭)。

3

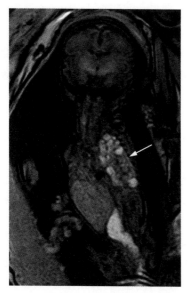

图 1-5 胎儿左侧先天性膈疝 MRI T₁WI 图像

注:可见胸腔内高信号的肠管(箭)。

1.1.3 肺隔离症

(1)概述

肺隔离症(pulmonary sequestration, PS),也称支气管肺隔离症(bronchopulmonary sequestration, BPS),是无功能的支气管肺组织团块,与气管支气管分离并接受体循环的供血,比较常见。部分肺隔离症在宫内有缩小的趋势,增大的病例比较少。

(2)病理

肺隔离症可以分为叶外型(15%~25%)和叶内型(75%~85%)。叶内型与正常的肺组织共享胸膜脏层,静脉回流至肺静脉。叶外型存在独立的脏层胸膜,静脉回流至体静脉,多见于左侧。肺隔离症根据位置又可以分为膈上型及膈下型(10%)。部分肺隔离症为混合性病变,由隔离肺与 CCAM 共同组成。

(3)MRI 表现

胎儿肺隔离症 MRI 典型表现为 T₂WI 信号高于肺、低于羊水的肿块,肿块边界清晰。如 MRI 能显示体循环来源的供血血管则可明确诊断。黑血的 SSFSE 序列对体循环供血动脉显示更好(图 1-6、1-7)。膈上型隔离肺供血血管较易显示,

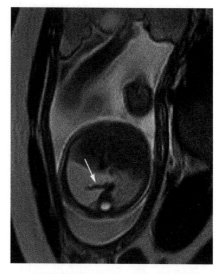

图 1-6 胎儿右侧肺隔离症 MRI SSFSE 横断位图像

注:可见 T₂WI 信号高于肺低于羊水的占位,同时显示体循环来源的供血动脉(箭)。

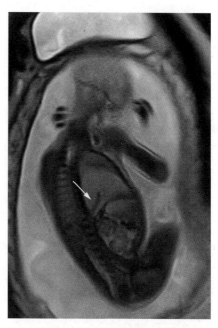

图 1-7 胎儿左侧肺隔离症 MRI SSFSE 斜位图像

注:可见 T₂WI 信号高于肺低于羊水的占位,同时显示体循环来源的供血动脉(箭)。

膈下型隔离肺供血血管显示概率较低。

(4)鉴别诊断

胎儿膈上型肺隔离症要与 CCAM 鉴别,两者 T₂WI 信号均为高于肺低于羊水,显示体循环来源的供血血管则可鉴别。膈下型肺隔离症要与

肾上腺血肿及神经母细胞瘤相鉴别。膈下型肺隔离症发生于左侧膈下多，常于孕中期发现，而神经母细胞瘤更常发生于右侧，常于孕晚期被发现。如果不能找到体循环来源的供血血管，鉴别有一定难度。

1.1.4 先天性囊性腺瘤样畸形

（1）概述

CCAM 为最常见的先天性肺部病变，现在常称先天性肺气道畸形（congenital pulmonary airway malformation，CPAM），预后较好。由于许多临床医生习惯称其为 CCAM，称 CPAM 偶尔会和先天性气道狭窄等混淆，故本章仍用 CCAM。

（2）病理

CCAM 是一种肺组织错构瘤样畸形，以终末支气管过度增生和囊状扩张、正常肺泡结构缺失为特征，多数 CCAM 连接正常气管支气管树，由正常肺动、静脉供血。曾分 3 型，也有分 5 型的。CCAM 病变较小者可自行消退。

（3）MRI 表现

1 型（大囊型）由多发的大囊组成；2 型（小囊型）由多发、直径＜1 cm 的小囊组成；3 型（微囊型）由均匀大小的微囊组成，MRI T_2WI 上，1、2 型表现为不均匀高信号的多囊性肿块。3 型表现为信号相对均匀的中等高信号肿块影。巨大病变可以表现为纵隔及心脏移位，心包、胸腔积液及腹腔积液等。

CCAM 的 MRI SSFP、SSFSE 序列上也为信号高于肺低于羊水的肿块，其中大囊型 CCAM 表现为多发、大小不一的囊肿，囊肿信号等或稍高于周围病变组织，可显示较囊肿信号略低的囊壁和分隔（图 1-8）；微囊型 CCAM 表现为一侧肺内介于羊水和正常肺组织之间的片状高信号，呈实性病变表现，未见明显囊状高信号（图 1-9）。

（4）鉴别诊断

CCAM 要与肺隔离症鉴别，显示体循环来源的供血血管即可鉴别。CCAM 要与膈疝鉴别，胎粪的 T_1WI 高信号可鉴别。

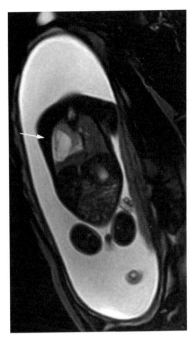

图 1-8 胎儿右上肺大囊型 CCAM MRI SSFP 冠状位图像

注：可见右上肺呈多个高信号囊泡（箭）、囊泡间可见低信号分隔，心脏受压左移。

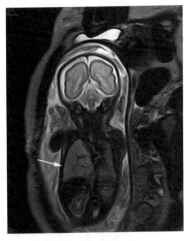

图 1-9 胎儿右上肺微囊型 CCAM MRI SSFSE 冠状位图像

注：可见胎儿右上肺呈弥漫性高信号（箭），心脏受压左移、左肺受压。

1.2 胎儿心脏疾病

先心病是在我国和世界上大多数国家排名第

一的出生缺陷,在胎儿期和新生儿期的死亡率非常高,因此,产前明确诊断非常重要。胎儿心脏畸形中最主要的是先心病,四腔心的图像是胎儿先心病 MRI 检查中最有诊断价值的图像。胎儿心脏由于卵圆孔未闭,除非见到巨大的房间隔或见到房间隔下部缺损,一般不轻易诊断房间隔缺损。同样,胎儿正常心脏动脉导管是开放的,见到动脉导管连接于降主动脉和左肺动脉起始部时也不作动脉导管未闭的诊断。但室间隔缺损和房室通道畸形是可以诊断的。超声是产前评价心脏解剖和诊断心脏畸形的主要影像学手段。但超声检查在羊水过少、双胎、母体肥胖、有子宫肌瘤等情况的病例中需要其他检查方法加以完善。MRI 有无射线损伤、软组织对比及空间分辨率良好、视野广阔等优势,具备成为超声检查之外的另一种重要的胎儿心脏产前影像学检查方法的条件。近年来,随着设备、软件和后处理技术的发展,胎儿心脏 MRI 检查逐步普及,其优势与出生后相仿,仍在显示心外大血管。

1.2.1 主动脉缩窄

（1）概述

主动脉缩窄（coarctation of the aorta, COA）是产前最难诊断的先心病之一,因为随着出生后动脉导管的闭合,主动脉缩窄的程度会改变。

（2）病理

主动脉弓的缩窄常发生在左锁骨下动脉与动脉导管之间,也可是整个主动脉弓的细小。胎儿时期局限性狭窄较少,整个主动脉弓细小较多。胎儿主动脉缩窄常伴室间隔缺损。

（3）MRI 表现

通常是根据 SSFP 序列横断位上主动脉弓的最窄处与头臂动脉的直径相比较来诊断主动脉缩窄,如主动脉弓的最窄处小于头臂动脉的直径,则考虑为主动脉缩窄（图 1-10）,这比用主动脉弓的最窄处直径和肺动脉或动脉导管的直径相比较来诊断主动脉缩窄要可靠一些。但由于出生后动脉导管闭合,通过主动脉弓的血流量变化很大,主动脉缩窄的产前诊断不会太可靠。

（4）鉴别诊断

主动脉缩窄在产前比较容易过度诊断,首先要和正常主动脉弓鉴别,注意仔细观察主动脉弓和头臂动脉的直径;其次要和主动脉弓中断鉴别。SSFP 序列横断位上见不到主动脉弓是诊断要点,主动脉弓中断更容易伴室间隔缺损。

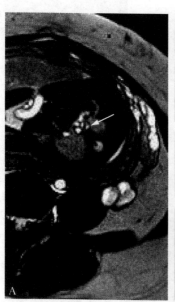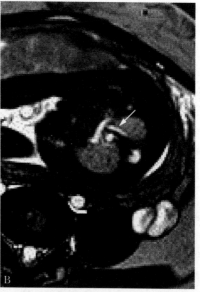

图 1-10 胎儿主动脉缩窄 MRI SSFP 横断位图像

注：A. 显示头臂动脉的直径（箭）;B. 显示主动脉弓直径（箭）小于头臂动脉的直径。

1.2.2 非梗阻性主动脉弓异常

（1）概述

胎儿先天性非梗阻性主动脉弓异常是指胎儿各种主动脉弓位置异常、分支方式异常或两者均有，但不包括主动脉弓和峡部的狭窄。

（2）病理

胎儿先天性非梗阻性主动脉弓异常类型很多，包括双主动脉弓、右位主动脉弓伴迷走左锁骨下动脉及右弓镜像分支、左位主动脉弓伴迷走右锁骨下动脉及颈主动脉弓。其中双主动脉弓、右位主动脉弓伴迷走左锁骨下动脉由于可形成血管环，有可能压迫气道，在胎儿期诊断比较重要。

（3）MRI 表现

对于胎儿非梗阻性主动脉弓异常的 MRI 诊断，在主动脉弓水平的横断位图像上容易获得重要诊断信息，为诊断胎儿先天性非梗阻性主动脉弓异常的主要方法。SSFP 序列主动脉弓横轴位切面类似于胎儿超声心动图的三血管切面，但又不完全相同。在该切面上，正常显示结构为主动脉弓和上腔静脉，分别位于高信号气道的左右两侧，动脉导管位于气道左侧连接降主动脉和左肺动脉起始部。如果有动脉血管绕过气道后方包绕气道，则形成血管环。血管环完整形成一个"O"形的为双主动脉弓（图1-11）。如主动脉弓位于气道右侧则为右位主动脉弓。右位主动脉弓伴迷走左锁骨下动脉时，迷走左锁骨下动脉起于降主动脉，在食管后方向左与在左肺动脉与左锁骨下动脉起始部之间的动脉导管构成血管环，形成一"U"形的血管（图1-12）。发现血管环后，要特别注意观察气管有无受压狭窄。如果主动脉弓层面未显示主动脉弓，可以扫描较高位置。如果在颈部发现主动脉弓，则可诊断为颈主动脉弓。

（4）鉴别诊断

血管环的产前诊断比较容易，由于胎儿期动脉导管粗大，有些血管环如右位主动脉弓伴迷走左锁骨下动脉比出生后看得还要清楚。因为没有增强，右位主动脉弓伴迷走左锁骨下动脉如果前方正好有无名静脉横过，需要和双主动脉弓鉴别。

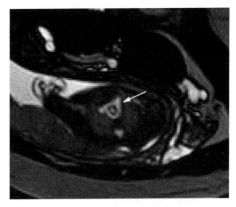

图 1-11　胎儿双主动脉弓 MRI SSFP 序列
主动脉弓平面横断位图像

注：可见血管环完整形成一个"O"形的血管影（箭）。

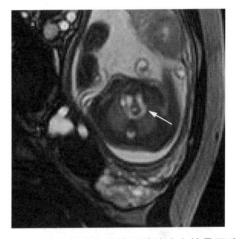

图 1-12　胎儿右位主动脉弓伴迷走左锁骨下动脉
MRI SSFP 序列主动脉弓平面横断位图像

注：可见一"U"形的血管环影（箭）。

1.2.3 室间隔缺损

（1）概述

室间隔缺损是胎儿最常见的先心病。目前总体而言，胎儿心脏 MRI 对室间隔缺损的诊断，仍不如超声心动图。

（2）病理

室间隔缺损是指在心室间隔上存在缺损。可为单纯性，也可合并有其他先心病。室间隔缺损的类型有膜部周围型、漏斗部或流出道室间隔缺损，以及肌部室间隔缺损。

（3）MRI 表现

可通过观察胎儿心脏 MRI 横断位或四腔位图像上室间隔连续性是否中断来判断有无室间隔缺损（图 1 - 13A），如果同时还在短轴位上观察到室间隔连续性中断（图 1 - 13B），也为胎儿心脏 MRI 诊断室间隔缺损的依据。室间隔缺损的异常血流表现为在 SSFP 序列缺损处出现异常的黑色血流影。漏斗部的室间隔缺损在横断位时常在见到肺动脉瓣后的下一个层面见到，此时室间隔呈左右走向；膜部室间隔缺损在横断位时常在更下一个层面见到，此时室间隔呈斜行的左前向右后走向，缺损紧靠房室瓣和主动脉瓣；肌部室间隔缺损在横断位时可在与膜部室间隔缺损的相同层面见到，室间隔呈斜行的左前向右后走向，缺损周边为肌肉，与房室瓣或主动脉瓣不直接连接。MRI 检查对于肌部的小的室间隔缺损还是比较敏感的。

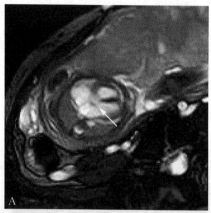
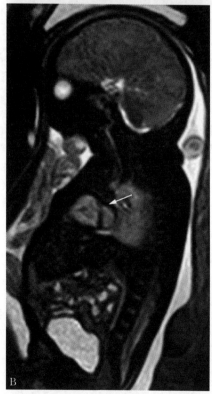

图 1 - 13　胎儿室间隔缺损心脏 MRI 表现

注：A. 四腔位，显示心脏增大，膜部室间隔连续性中断（箭）；B. 短轴位，显示右心室增大，室间隔连续性中断（箭）。

1.2.4　法洛四联症

（1）概述

法洛四联症（tetralogy of Fallot，TOF）为一组心血管畸形，是最常见的胎儿发绀型先心病。胎儿 MRI 对 TOF 有较高的诊断价值。

（2）病理

TOF 在胚胎上主要是圆锥间隔向右心室方向移位，由于圆锥间隔（或称漏斗部间隔）向前上的右心室方向移位，导致右室漏斗部及肺动脉狭窄，漏斗部间隔与肌部间隔不连，导致连接不良型室间隔缺损。圆锥间隔向右心室方向移位，主动脉也移位，导致主动脉骑跨于室间隔上。右心室肥厚是继发性改变。

（3）MRI 表现

TOF 胎儿 MRI SSFP 序列冠状位或长轴位可显示右室流出道狭窄（图 1 - 14A）。主动脉弓横断位可见主动脉弓增宽（图 1 - 14B）。肺动脉层面横断位可见肺动脉主干狭窄。由于胎儿肺循环量小，与出生后不同，不看外周肺动脉大小，主要靠肺动脉主干的大小来判断肺动脉狭窄。于胎儿四腔心切面或心室水平横断位可见连接不良的大的室间隔缺损。短轴位能显示主动脉骑跨，右心室肥厚在多个体位均可显示。

（4）鉴别诊断

胎儿 TOF 要与室间隔缺损及右心室双出口鉴别。有无肺动脉狭窄是与室间隔缺损的鉴别点，有无双圆锥是与右心室双出口的鉴别点。

要手术。但半数以上胎儿心脏横纹肌瘤会伴随脑内的结节性硬化病灶,结节性硬化不会消退。

（3）MRI 表现

胎儿心脏横纹肌瘤在 SSFSE 序列上可显示,表现为心脏低信号内见偏高信号的结节影,在 SSFP 序列上横纹肌瘤表现为心脏高信号内见中等信号的结节（图 1-15）,结节常为多发。MRI 检查发现胎儿心脏横纹肌瘤后,须重点检查脑内的结节性硬化病灶（图 1-16）,由于 MRI 对结节

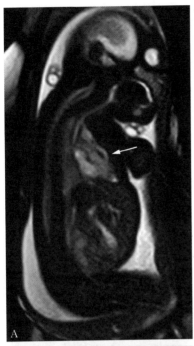

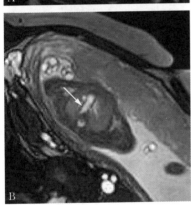

图 1-14　胎儿 TOF MRI 表现

注:A. 长轴位,显示右心室流出道狭窄(箭),肺动脉主干狭窄;B. 横断位,显示肺动脉主干狭窄,右位主动脉弓(箭)。

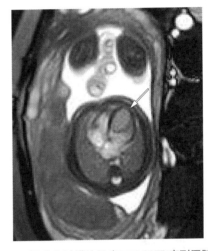

图 1-15　胎儿心脏横纹肌瘤 MRI SSFP 序列四腔心图像

注:显示左心室内较大的中等信号占位性病变(箭)。

1.2.5　心脏横纹肌瘤

（1）概述

胎儿心脏肿瘤以心脏横纹肌瘤最为常见。心脏横纹肌瘤可消退,故在胎儿期比在儿童期更多见。

（2）病理

胎儿心脏横纹肌瘤常为多发,大多数位于心室肌壁内,为错构瘤样改变,出生后有可能自行消退,只有在横纹肌瘤引起心室流出道梗阻时才需

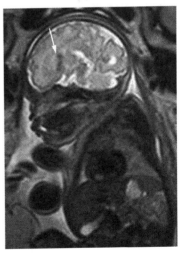

图 1-16　胎儿心脏横纹肌瘤伴脑内结节性硬化
MRI SSFSE 序列矢状位图像

注:显示左心室内较小的高信号占位性病变和脑内散在的低信号结节影(箭)。

性硬化有更好的对比分辨率,故显示优于超声。

（4）鉴别诊断

心脏横纹肌瘤须与正常的乳头肌等鉴别,脑内的结节性硬化病灶须与灰质异位等鉴别。鉴别并不困难。

1.3 胎儿腹部疾病

胎儿腹部包括消化系统和泌尿系统,产生病变较多。胎儿胃肠道异常在超声多表现为肠腔扩张,羊水过多或是肠腔回声增高。然而有时这些发现并非特异性,特别在孕晚期。胎粪在孕 13 周后产生,胎粪 T_1W 序列表现为高信号,可能与其高蛋白含量及一些矿物质成分(铁、镁、铜等顺磁性物质)有关。结肠、直肠 T_1WI 表现为高信号,T_2WI 表现为不均匀中低信号,胃及近端小肠含羊水量较结肠多,T_2WI 呈明显高信号。在肠道病变中,T_1WI 对于病变位置的确定有重要作用。胎儿泌尿系统病变相当见,病变可以单侧,也可以双侧,可以是孤立性发病,也可以伴发其他异常。肾积水是最常见的病变,其次是肾脏不发育或发育不良、多囊肾、肾重复、肾异位、马蹄肾等。羊水量可作为评价胎儿尿量的指征,胎儿泌尿系统病变可导致羊水过少,充足的羊水量对于胎儿肺发育很重要,羊水过少会导致胎儿肺发育不良。对于诊断肾脏不发育病例需要排除肾异位的可能。男孩轻度肾积水往往在出生后 1 年内自行消失。

1.3.1 先天性十二指肠闭锁

（1）概述

十二指肠闭锁是常见的胎儿肠闭锁,发病机制可能与妊娠第 8 周时胎儿十二指肠空化失败有关。十二指肠梗阻的胎儿常伴发孕妇羊水过多和胎儿食管扩张等。

（2）病理

胎儿十二指肠闭锁可为膜性闭锁,较多见;也可为纤维闭锁。环状胰腺有时也可导致胎儿十二指肠闭锁。十二指肠降段、水平段和屈氏韧带附近都可发生肠闭锁。有时也可是重度狭窄,其

表现和十二指肠闭锁类似。十二指肠闭锁也可伴多发性小肠闭锁,此时多发性小肠闭锁诊断很困难。

（3）MRI 表现

胎儿十二指肠闭锁 MRI 表现为羊水过多及胎儿上腹部出现双泡征改变(图 1－17A)。胎儿胃及十二指肠近端明显扩张,T_1WI 低信号,T_2WI 高信号(图 1－17B)。与出生后平片梗阻远端肠段没有充气情况不同,胎儿十二指肠闭锁 MRI 表

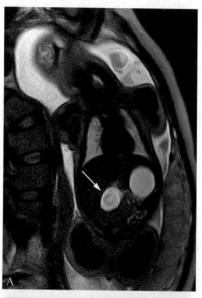

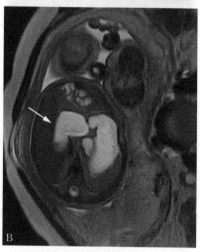

图 1－17 胎儿十二指肠闭锁 MRI SSFSE 图像

注:A. 冠状位,显示胎儿上腹部的双泡征(箭);B. 横断位,显示胎儿上腹部的胃及十二指肠近端明显扩张(箭)。

现为梗阻远端肠段内仍有一些液体,这是小肠分泌的肠液,不能据此来鉴别十二指肠闭锁还是狭窄。胎儿十二指肠闭锁一般较少出现细小结肠改变,这也与小肠分泌的肠液有关。

（4）鉴别诊断

胎儿十二指肠闭锁需要与环状胰腺鉴别,环状胰腺梗阻段在十二指肠降段,有时可见一鸟嘴样改变。十二指肠闭锁也可伴多节段性小肠闭锁,此时多发性小肠闭锁的诊断很困难,十二指肠闭锁会掩盖其远端小肠闭锁的影像学改变。

1.3.2　腹裂脐膨出

（1）概述

脐膨出和腹裂是两种比较常见的前腹壁缺损,其他还有 Cantrell 五联征、体蒂异常、膀胱外翻等,都是有脏器突出到前腹壁外。对于治疗而言,腹腔的大小至关重要。

（2）病理

脐膨出（omphalocele）是发生在脐周的腹壁缺损,疝囊由缺损处突出,疝囊外层为完整的腹膜,囊中常有肝脏、胃、肠管等,脐带插入点仍位于疝囊上,一般疝囊比较大。

腹裂（gastroschisis）是腹壁的裂开,疝囊由裂开处突出,疝囊外没有包绕的腹膜。脐带插入点不位于疝囊上,仍位于腹壁上。突出的胎儿腹腔内容物主要是肠管,肠管直接暴露于羊水中,可与脐带混合。腹裂的腹壁裂口可大可小,通常较脐膨出小。

（3）MRI 表现

脐膨出和腹裂都出现腹壁缺损,两者的区别主要是脐膨出通常更大。脐膨出时,疝出体外的脏器（包括肝脏）的机会更多（图 1-18A）;脐膨出疝出体外的脏器外有 T_2WI 低信号的囊性结构包绕（图 1-18B）;脐带插入点仍位于疝囊上,但位于正中顶端并不多。腹裂在腹壁右侧较多,脐带位置正常,仍位于腹壁上,需要仔细寻找。腹裂突出于体腔外的大多是肠管,突出的胃肠道没有羊膜和腹膜包被,会与脐带交叉混合在一起

（图 1-19）。MRI 多角度扫描可显示脐部异常突出物的大小、内容及脐膨出的囊膜,也可显示脐带位置。T_1W 的肠管高信号对诊断也很有帮助。在大部分脐部异常病例诊断中可体现 MRI 视野大和全面直观的优势。

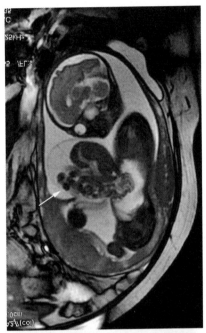

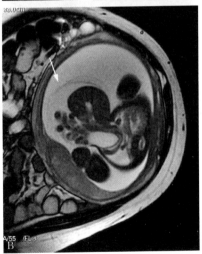

图 1-18　胎儿脐膨出 MRI SSFP 图像

注:A. 矢状面,显示腹壁缺损,突出物为肝脏和肠管（箭）,腹腔很小;B. 横断位,显示腹壁缺损,突出物为肝脏、胃和小肠等,同时可见腹膜囊包于突出物外（箭）。

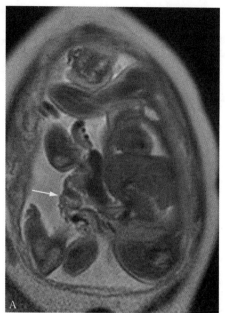

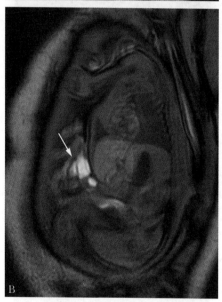

图 1-19 胎儿腹裂 MRI 表现

注:A. SSFSE 矢状位,显示腹壁缺损,突出物为肠管,腹腔稍小,肠管与脐带混合(箭),没有包膜;B. T_1WI 矢状位,显示突出物为高信号的肠管(箭),肠管与脐带混合。

（4）鉴别诊断

脐膨出和腹裂要和脐疝区别,脐疝疝囊外有皮肤覆盖,Cantrell 五联征也有腹壁缺损,但位置高(图 1-20)。

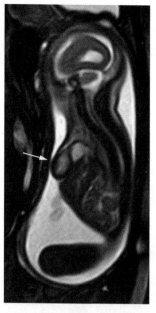

图 1-20 胎儿 Cantrell 五联征 MRI SSFP 矢状面图像

注:显示上部腹壁缺损,突出物为心脏(箭)。

1.3.3 胎粪性腹膜炎

（1）概述

新生儿的胎粪性腹膜炎(meconium peritonitis, MP)是胎儿时期肠穿孔所致。胎儿肠穿孔后胎粪及消化道的酶进入腹膜腔导致腹膜炎,炎症反应灶形成纤维组织并钙化。这是引起新生儿腹腔内钙化灶最常见的原因。胎儿肠穿孔常自然闭合。胎粪性腹膜炎常伴发肠梗阻,但出生后很少有膈下游离气体。

（2）病理

胎儿肠穿孔病因包括各类肠道先天畸形、发育异常、缺血和感染等,可分成 3 型。Ⅰ 型:大量胎粪腹腔积液型;Ⅱ 型:巨大假囊肿型;Ⅲ 型:钙化或小囊肿型。

（3）MRI 表现

胎儿肠穿孔时,MRI 可显示大量腹腔积液和肠管扩张,肠管可在腹腔中央,有时肠管不易看清。也可见胎粪性假囊肿(图 1-21A),腹腔积液和囊肿 T_2WI 为高信号,T_1WI 为等、低或高信号,T_1WI 主要与穿孔肠管位置高低有关,如为远端小肠和结肠,T_1WI 为高信号,有较高的鉴别诊断价值

（图1-21B）。胎儿肠穿孔时常有羊水过多。腹膜钙化在 MRI 上一般不易见到。偶然如果 T_1WI 和 T_2WI 均见到点状低信号，提示钙化可能。

（4）鉴别诊断

胎粪性腹膜炎要与腹腔其他囊肿和腹腔积液相鉴别，胎儿腹腔积液常是胎儿水肿的一部分，胎儿水肿还会有胸腔、心包或皮下的积液。与腹腔其他囊肿鉴别方面，卵巢囊肿最多见（图1-22），其他有淋巴管囊肿、肾囊肿等，一般都不伴腹腔积液，T_2WI 信号往往更高。

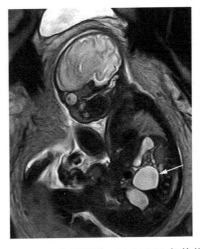

图 1-22　胎儿卵巢囊肿 MRI SSFSE 矢状位图像

注：显示囊性占位，边缘光整，不伴腹腔积液，T_2WI 信号更高（箭）。

1.3.4　肝血管瘤

（1）概述

肝血管瘤是胎儿期最常见的肝脏原发性肿瘤。常称为肝脏先天性血管瘤，大多数出生后自行消退。产前发现的胎儿肝血管瘤，如果没有心功能不全和出凝血时间延长等并发症，通常预后良好。

（2）病理

胎儿肝脏肿瘤中以先天性肝血管内皮细胞瘤最常见。发生率远高于肝母细胞瘤。病变主要由内皮细胞组成，并以细胞增生和出生后可自然消退为特点。胎儿期的肝血管内皮细胞瘤组织学上是良性的，但会导致循环血量增加而引起充血性心力衰竭。肝血管内皮细胞瘤如果较大，有可能产生血小板减少和凝血因子消耗的 Kasabach-Merritt 综合征。

（3）MRI 表现

胎儿 MRI 可多切面显示胎儿肝脏内边界清晰的肿块，绝大多数是单个肿块，偶尔可为多发，也可合并皮下多发血管瘤。在 SSFP、SSFSE 序列上表现为不均匀稍高信号，T_2W 信号远不如出生后那么高（图1-23、1-24）。常可见包块周边扩张的肝血管，特别是扩张的肝静脉，有时可见远端

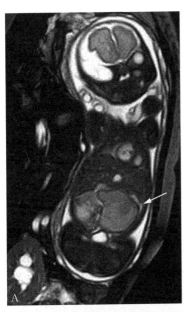

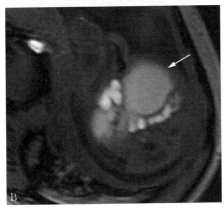

图 1-21　胎儿消化道穿孔 MRI 表现

注：A. SSFP 冠状面，可见胎粪性假囊肿和腹腔积液（箭）；B. T_1WI 横断位，可见胎粪性假囊肿为 T_1WI 高信号（箭）。

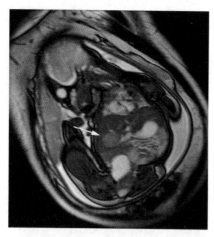

图 1-23 胎儿肝右叶较小的先天性血管内皮细胞瘤 MRI SSFP 序列冠状位图像

注:可见胎儿肝右叶类圆形 T_2WI 稍高信号肿块(箭),边界清晰。

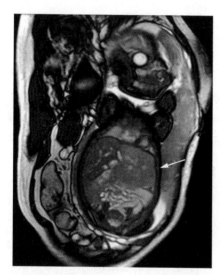

图 1-24 胎儿肝左叶较大的先天性血管内皮细胞瘤 MRI SSFP 序列冠状位图像

注:可见胎儿肝左叶巨大 T_2WI 稍高信号肿块(箭)。

腹主动脉变细。孕晚期,发现大的肝血管瘤要特别注意肝静脉的扩张程度和有无心影增大,这对决定分娩方式至关重要。

（4）鉴别诊断

胎儿肝血管内皮细胞瘤是胎儿肝脏最常见的肿瘤,须和间叶性错构瘤、肝母细胞瘤鉴别。间叶性错构瘤,良性,常表现为囊性和囊实性包块。肝母细胞瘤在胎儿期很少,由于胎儿肝脏有造血功

能,胎儿肝血管瘤 T_2WI 信号不如出生后那么高,要特别注意不要将胎儿肝血管瘤误认为肝母细胞瘤而导致不必要的引产。

1.3.5 胆总管囊肿

（1）概述

胎儿胆总管囊肿(choledochal cyst)通常在超声检查时发现,胎儿有胆总管囊肿不影响分娩方式和时间,出生后需要做胆管空肠吻合术。

（2）病理

胆总管囊肿可分为 5 型。Ⅰ型:胆总管囊性扩张,最常见;Ⅱ型:胆总管囊性憩室;Ⅲ型:胆总管十二指肠壁内段囊性扩张;Ⅳ型:肝内和肝外胆管同时囊性扩张;Ⅴ型:Caroli 病。胎儿胆总管囊肿基本都是Ⅰ型囊肿。

（3）MRI 表现

胎儿胆总管囊肿 MRI 通常表现为肝门处长圆形 T_2W 高信号的囊性结构,其走行方向由上向下转为外向内、前向后(图 1-25)。这一走行特点对诊断很有价值。有时可伴有肝内胆管扩张。胆囊有时可见,有时不可见。

（4）鉴别诊断

胎儿胆总管囊肿须与其他胎儿腹部囊肿(如肝囊肿、淋巴管囊肿、肾囊肿、肠重复畸形等)鉴别。胆总管囊肿位于肝门处,走行方向由上向下转为外向内、前向后,可与其他胎儿腹部囊肿鉴别。

1.3.6 肾积水

（1）概述

胎儿肾积水相当常见,病变可以单侧,也可以双侧,可以是孤立性发病,也可以伴发其他异常。总体而言,胎儿的肾盂肾盏要比儿童饱满,轻度肾积水往往在出生后 1 年内自行消失。

（2）病理

肾盂输尿管交界处梗阻(ureteropelvic junction obstruction, UPJO)是胎儿肾积水的最常见原因。UPJO 可由多种原因引起,病理特点为肾积水,肾盂肾盏扩张而输尿管不扩张。膀胱与输尿管交界处梗阻是胎儿肾积水的第 2 位原因。膀胱与输尿管交界处梗阻包括膀胱输尿管交界处狭窄,输尿

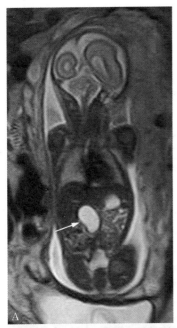

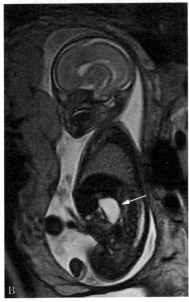

图 1-25　胎儿胆总管囊肿 MRI SSFSE
　　　　　序列图像

注：A. 冠状位,可见长圆形肝门区囊肿由外向内走行
(箭)；B. 矢状位,可见长圆形肝门区囊肿由前向后走行
(箭)。

管囊肿,输尿管异位开口,巨输尿管等多种异常。
当存在肾盂与输尿管重复畸形时,如为双输尿管,
各有一个开口,其上肾盂的输尿管容易合并输尿
管囊肿或异位开口。

（3）MRI 表现

胎儿肾盂输尿管交界处梗阻 MRI 检查可见
肾盂扩张,通常合并肾盏扩张(图 1-26),轻症者
也可肾盏不扩张。肾盂与输尿管交界处可见狭
窄,一般输尿管没有扩张,膀胱及羊水量通常正
常。由于梗阻发生的时间及严重程度不同,肾皮
质厚薄不一,肾皮质的厚薄对预后影响重要。肾
盂输尿管重复畸形胎儿 MRI 检查可见两组集合
系统,上部重复表现为肾盂输尿管扩张较多,肾实
质可变薄,扩张的重复输尿管表现为管状 T_2WI
高信号影(图 1-27)。膀胱输尿管交界处狭窄和
输尿管异位开口都经常可见输尿管扩张,通常输
尿管扩张程度比肾盂扩张更明显。输尿管异位开
口位于尿道、阴道等处,通常低于膀胱。但胎儿
MRI 检查不一定能发现输尿管的异位开口处。
输尿管囊肿在 MRI 表现为胎儿输尿管下端囊性
扩张,向膀胱三角区内膨出,呈"眼镜蛇头"样改
变(图 1-28)。

（4）鉴别诊断

胎儿肾积水为一组病变,其互相鉴别与治疗

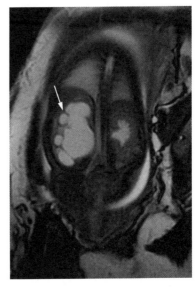

图 1-26　胎儿肾盂输尿管交界处梗阻
　　　　　MRI 冠状位图像

注：显示双肾盂肾盏扩张,右侧明显(箭),肾盂与
输尿管移行部狭窄,狭窄部呈"漏斗"样改变,输尿管
不扩张。

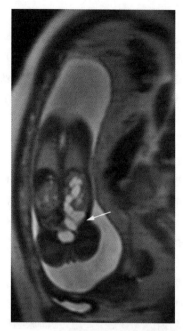

图 1-27　胎儿左肾双肾盂及双输尿管畸形 MRI 冠状位图像

注:显示左上肾盂、肾盏扩张,左输尿管明显扩张(箭)。

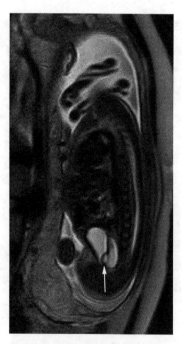

图 1-28　胎儿输尿管囊肿 MRI 矢状位图像

注:显示输尿管下端囊性扩张,向膀胱三角区内膨出,呈"眼镜蛇头"样改变(箭)。

密切相关。肾盂输尿管交界处梗阻最常见特点为肾积水而输尿管不扩张。膀胱与输尿管交界处病变有多种,都有输尿管扩张,输尿管囊肿以"眼镜蛇头"样改变为特点。胎儿下尿路梗阻则以膀胱扩张、壁增厚有小梁小室为特点(图 1-29)。

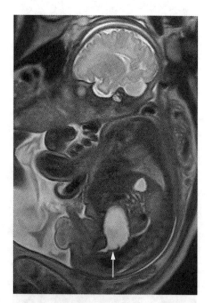

图 1-29　胎儿后尿道瓣膜 MRI SSFSE 序列矢状位图像

注:可见胎儿膀胱扩张,膀胱壁增厚并有小梁小室改变(箭)。

1.3.7　肾发育异常

(1)概述

胎儿肾发育异常比较常见,是一组疾病,可以是孤立性发病,也可以伴发其他异常。胎儿肾发育异常可能伴有羊水过少,影响超声显示,而 MRI 的显示不受影响,故胎儿 MRI 在这组疾病中对诊断帮助很大。

(2)病理

常见的先天性胎儿肾发育异常包括异位肾、融合肾、一侧肾缺如或肾发育不良等。异位肾是指肾脏不在正常的肾窝位置。最常见的是盆腔异位肾,肾位于盆腔或下腹部、接近膀胱。胸腔异位肾最少见,肾脏穿过横膈,进入胸腔。交叉异位肾是指一侧肾脏越过脊柱中线到了对侧腹部。融合肾是指一侧肾脏与对侧的肾脏融合,融合肾中最常见的是马蹄肾,马蹄肾是指左右两侧肾脏的下极在中线相连,交叉异位融合肾是指一侧肾脏越过脊柱中线与对侧的肾脏融合。肾缺如或肾发育不良大多数是单侧的,也可以是双侧的,单侧肾缺如即只有对侧一个肾脏,对侧肾脏常比较大,单侧肾发育不良有一个发育不良的小的肾脏存在,该发育不良的肾脏位置可以正常,也可以是个异位肾。

（3）MRI 表现

胎儿异位肾 MRI 在正常肾区内未见肾脏,该侧肾上腺仍存在,呈"平躺"改变。如果能在盆腔内或对侧腹部见到肾脏影,可诊断为异位肾(图1-30)。异位肾有时难以确定是肾脏还是肠管,此时可采用弥散加权成像(diffusion-weighted imaging,DWI)序列,异位肾 DWI 受限而肠管弥散不受限。融合肾即双侧肾脏融合,马蹄肾是最常见的融合肾,胎儿 MRI 可见双肾下极在脊柱、腹主动脉和下腔静脉前方融合(图1-31A),可合并肾脏旋转不良和肾积水,DWI 序列能更好显示双侧肾脏融合(图1-31B)。一侧肾缺如时,胎儿 MRI T$_2$WI 图像只能找到一个肾脏(图1-32A),但仍需扫 DWI 序列确认(图1-32B)。一侧肾发育不良 MRI 可见肾脏体积小,通常信号仍正常,羊水量和膀胱充盈量仍正常。

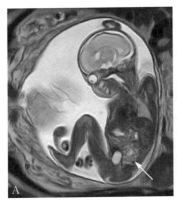
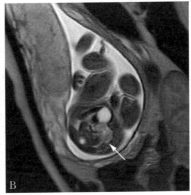

图 1-30　胎儿盆腔异位肾 MRI SSFSE 序列图像

注:A. 矢状面,胎儿膀胱旁的盆腔异位肾(箭);B. 横断位,胎儿膀胱旁的盆腔异位肾(箭)。

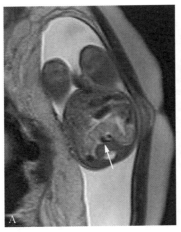
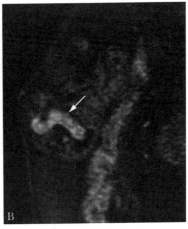

图 1-31　胎儿马蹄肾 MRI 表现

注:A. SSFSE 序列横断位,双肾在中线融合(箭);B. DWI 序列横断位,双肾在中线脊柱前方融合(箭)。

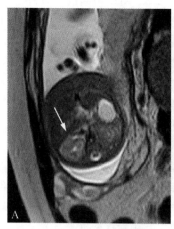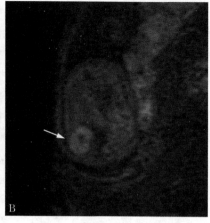

图 1-32　胎儿左侧肾缺如 MRI 表现

注：A. SSFSE 序列横断位，见右肾（箭），未见左肾；B. DWI 序列横断位，见右肾（箭），未见左肾。

（4）鉴别诊断

胎儿肾发育异常为一组病变，其互相鉴别和功能判断与预后相关。胎儿异位肾和融合肾的肾功能通常仍然正常，膀胱仍充盈，羊水量也不减少，一侧肾缺如或一侧肾发育不良羊水量一般也不减少，如双侧肾发育不良，可有膀胱影缩小或不见膀胱影，羊水量明显减少，此时须观察胎儿肺的信号，如果胎儿肺信号明显降低，出生后会死于肺透明膜病。

1.3.8　婴儿型多囊肾病

（1）概述

肾囊肿性病变比较常见，是一组疾病，可轻可重，有的和基因密切相关。主要的肾囊肿性病变有婴儿型多囊肾病、成人型多囊肾病、多囊性发育不良肾和单纯性肾囊肿。胎儿肾囊肿性病变可能伴有羊水过少，影响超声显示，而 MRI 的显示不受影响，故 MRI 在这组疾病中对诊断帮助很大。

（2）病理

婴儿型多囊肾病也称常染色体隐性遗传多囊肾病（autosomal recessive polycystic kidney disease，ARPKD），由单基因突变引起，集合管伸长并梭形扩张，肾脏体积增大。可以伴肝内胆管扩张、肝纤维化和肺发育不良等。胎儿 ARPKD 的预后差，致死原因主要是肺发育不良和肾功能不全。胎儿

肾脏体积越大，预后越差。

（3）MRI 表现

婴儿型多囊肾病 MRI 上表现有双肾体积明显增大，在 T_2WI 上双肾信号明显增高，肾内见弥漫性细小囊状信号增高影（图 1-33）。同时可见羊水过少，膀胱不能充盈等。观察双肺的信号特别重要，胎儿肺发育不良常继发于羊水过少，羊水过少则是肾功能不全所致。还需观察肝内胆管扩张等。

（4）鉴别诊断

婴儿型多囊肾病需要和成人型多囊肾病及多囊性发育不良肾鉴别。成人型多囊肾病是常染色体显性遗传多囊肾病，与常染色体隐性遗传的婴儿型多囊肾病是不一样的，其影像学表现明显轻于婴儿型多囊肾病。多囊性发育不良肾一般没有染色体改变，常为单侧发病，囊更大。

1.3.9　多囊性发育不良肾

（1）概述

胎儿肾囊肿性病变中，多囊性发育不良肾（multicystic dysplastic kidney，MCDK）比较常见。多囊性发育不良肾大多为单侧发病，此时不伴羊水过少，偶尔多囊性发育不良肾可为双侧发病，此时可伴羊水过少，预后不良。羊水过少时会影响超声显示，但 MRI 诊断不受影响。

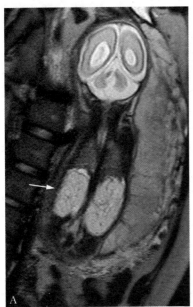

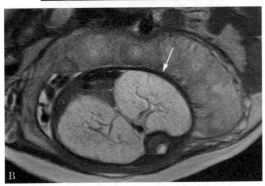

图 1-33 胎儿双侧肾脏婴儿型多囊肾病
MRI SSFSE 图像

注:A. 冠状位,显示双侧肾脏体积增大(箭),信号增高,羊水过少,双肺信号降低;B. 横断位,显示双侧肾脏体积明显增大,信号增高(箭);羊水过少。

(2)病理

有学者认为胎儿多囊性发育不良肾与胎儿早期肾盂、输尿管闭锁有关。多囊性发育不良肾没有遗传倾向,男性多见,单侧为多,双侧也有。多囊性发育不良肾肾内有大小不一的多个囊泡,囊泡比较圆,周边居多。

(3)MRI 表现

胎儿多囊性发育不良肾 MRI 上常表现为胎儿一侧肾脏体积明显增大(图 1-34),但也可有体积缩小的。患侧肾内不见正常肾组织,见数量

不等、大小不一、互不相通的囊肿影,T_2WI 序列呈明显高信号,弥散不受限。如果是双侧发病(图 1-35),可伴羊水过少。

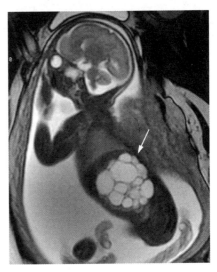

图 1-34 胎儿单侧多囊性发育不良肾
MRI SSFP 矢状位图像

注:显示肾脏体积明显增大,肾区多个囊泡影,大小不一(箭)。

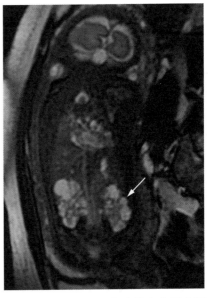

图 1-35 胎儿双侧多囊性发育不良肾
MRI SSFP 冠状位图像

注:显示双肾脏体积增大不明显,双肾区多个囊泡影(箭),大小不一,伴羊水过少,膀胱未见,还可见胎儿双肺信号偏低。

（4）鉴别诊断

胎儿多囊性发育不良肾要和成人型多囊肾病及婴儿型多囊肾病鉴别。成人型多囊肾病是常染色体显性遗传多囊肾病，胎儿期影像学改变明显轻于多囊性发育不良肾。婴儿型多囊肾病是常染色体隐性遗传多囊肾病，双侧肾脏体积明显增大，信号增高，囊很小，羊水过少。

1.3.10　中胚叶肾瘤

（1）概述

先天性中胚叶肾瘤（congenital mesoblastic nephroma，CMN）也可称胎儿间叶性错构瘤，是胎儿期肾脏最常见的肿瘤。肾母细胞瘤是儿童最常见的肾脏肿瘤，但远不是胎儿最常见的肾脏肿瘤。

（2）病理

胎儿中胚叶肾瘤病理为肾内的实性肿瘤，多数包膜完整，质韧或鱼肉样，由片状及螺旋状排列的结缔组织组成，组织学上肿瘤细胞类似平滑肌或成纤维细胞，其中散在发育不良的肾小球和肾小管以及软骨组织。肿瘤内可有囊腔并有新生血管。

（3）MRI 表现

胎儿中胚叶肾瘤 MRI 表现为边界清楚的肾内肿块，肿块一般较大，胎儿中胚叶肾瘤 T_2WI 上的信号强度可等、稍高或明显增高（图 1-36），无论信号和形态如何，只要定位是胎儿肾脏肿瘤，就应首先考虑中胚叶肾瘤。在肿瘤内见到类似发育不良的肾盂肾盏结构，对诊断有帮助。

（4）鉴别诊断

胎儿中胚叶肾瘤需要和肾上腺神经母细胞瘤、肾上腺血肿、膈下型肺隔离症、后腹膜畸胎瘤、肾囊肿及肾母细胞瘤等鉴别，通过冠状位图像确认是肾脏占位而不是肾上腺占位，可与肾上腺神经母细胞瘤、肾上腺血肿、膈下型肺隔离症、后腹膜畸胎瘤等病变鉴别。肾囊肿 T_2WI 上的信号更高，可以鉴别。肾母细胞瘤与胎儿中胚叶肾瘤鉴别很难，弥散是否受限有一定的帮助，但好在两者胎儿期的发生率相差太多，中胚叶肾瘤远比肾母细胞瘤常见。

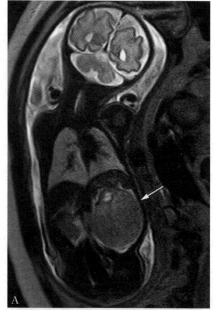

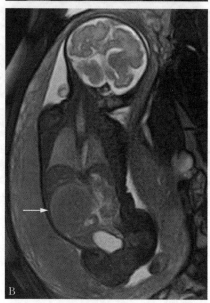

图 1-36　胎儿中胚叶肾瘤 MRI 表现

注：A. SSFSE 冠状位，显示边界清楚的左肾肿块（箭），T_2WI 上信号稍高；B. SSFP 冠状位，显示边界清楚的右肾肿块（箭），T_2WI 上为等信号，肾上腺仍可见。

1.4　胎儿四肢脊柱疾病

胎儿肢体畸形的类型包括短肢畸形、截肢畸形、内翻畸形、弯曲畸形、多指（趾）畸形、缺指

（趾）畸形、裂手（足）畸形等。由于胎儿肢体移动频繁，位置并非固定不变，通过 MRI 观察胎儿肢体畸形要达到较准确的水平是十分不易的，必须反复扫描许多角度，才能更好地诊断。胎儿肢体畸形还常为全身性骨骼系统异常或多发畸形的局部表现，需要结合基因检测诊断。胎儿脊柱有各种半椎体等骨骼畸形，但对预后影响更大的是脊髓位置或形态的畸形，要特别注意观察。

1.4.1 先天性马蹄内翻足

（1）概述

胎儿先天性马蹄内翻足可为双侧，也可为单侧，还可以是其他复合畸形或综合征的一部分。先天性马蹄内翻足是最常见的胎儿先天性肢体异常，胎儿 MRI 检查相对较易漏诊，检查时要特别仔细、小心。

（2）病理

胎儿先天性马蹄内翻足的病理变化为不同程度的骨畸形和软组织挛缩纤维化，病理改变可在出生后有缓解，但也有进行性发展的。距骨因足下垂而向前移，在矢状面跟骨下垂，跟距角度小。

足和踝内侧软组织均挛缩。

（3）MRI 表现

胎儿先天性马蹄内翻足的 MRI 诊断要显示其全部病理变化细节有一定的困难，胎儿在宫内下肢常顶在子宫壁上，对是否有马蹄内翻足的判断也有干扰。我们用小腿和足形成的一个儿童生理状态下不可能出现的夹角作为诊断胎儿先天性马蹄内翻足的标准（图 1-37、1-38）。其他 MRI 改变包括前足内收、内翻、高弓等。

（4）鉴别诊断

胎儿先天性马蹄内翻足主要与下肢顶在子宫壁上造成的小腿和足的夹角改变作鉴别。一般情况下，顶在子宫壁上时不会出现足部向后等改变。

1.4.2 肢体缺如或截肢畸形

（1）概述

肢体缺如或截肢畸形可为双侧，也可为单侧，还可以是其他复合畸形或综合征的一部分。肢体

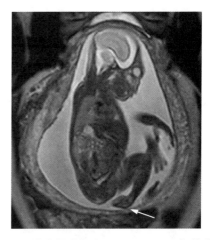

图 1-37　胎儿马蹄内翻足 MRI SSFSE 矢状位图像

注：显示足和小腿夹角异常，足部向后（箭）。

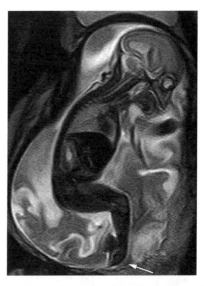

图 1-38　胎儿双足马蹄内翻足 MRI SSFSE 矢状位图像

注：显示足和小腿夹角异常，足部向后（箭）。

缺如或截肢畸形虽不常见，但严重，胎儿 MRI 检查显示不难，但一不小心，就会漏诊。

（2）病理

肢体缺如或截肢畸形产生的原因各种各样，但同样部位的形态大同小异，断端大多比较光整，近端肢体可以偏细小。

（3）MRI 表现

肢体缺如或截肢畸形无论双侧性（图 1-39）还是单侧性（图 1-40），在已经知道有肢体缺如

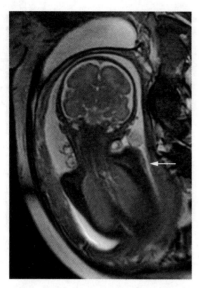

图 1 - 39　胎儿双侧上肢完全截肢 MRI SSFP 冠状位图像

注：显示胎儿双侧上肢完全缺如（箭）。

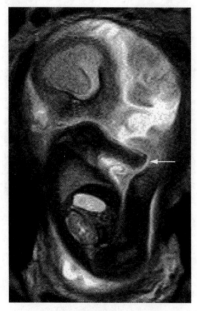

图 1 - 40　胎儿左前臂截肢 MRI SSFSE 矢状位图像

注：显示胎儿左前臂缺如（箭）。

或截肢畸形时，看胎儿 MRI 图像一点不难，但在不知道有肢体缺如或截肢畸形时，还是有可能漏诊。所以每次胎儿 MRI 检查都要花点时间，注意观察胎儿肢体情况。

（4）鉴别诊断

胎儿肢体缺如或截肢畸形主要是不要漏看、漏诊，不要误认为是正常的，提高警惕后，诊断还是很确切的。

1.4.3　裂手裂足畸形

（1）概述

胎儿裂手裂足畸形也称分裂手足、龙虾手足。裂手裂足畸形可为双侧，也可为单侧，还可以是其他复合畸形或综合征的一部分。裂手裂足畸形虽不常见，但严重，在出生后这些畸形都很少做 MRI 检查，但在胎儿期重要。胎儿 MRI 检查如果不小心，也会漏诊。

（2）病理

胎儿裂手裂足畸形，有遗传性，单侧或双侧发病，若为双侧裂手，则足也可能有裂足畸形。裂手裂足畸形可为手足中央的龙虾螯样的裂开，手足分为两部分，两侧可对称也可不对称。

（3）MRI 表现

胎儿裂手裂足畸形无论双侧性还是单侧性，在已经知道有胎儿裂手裂足畸形时，看胎儿 MRI 图像一点不难，一般为手足中央的裂开（图 1 - 41、1 - 42），但在不知道有胎儿裂手裂足畸形时，还是有可能漏诊的，对于每次胎儿 MRI 检查，都要花点时间，注意观察胎儿肢体情况。MRI 会受到胎儿手足运动的影响，扫描要耐心。

（4）鉴别诊断

胎儿裂手裂足畸形主要是不要漏看漏诊，不要误认为是正常的，提高警惕后，如果能扫到比较标准的手足冠状位图像，诊断还是很确切的。

1.4.4　脊柱裂

（1）概述

胎儿脊柱裂是胎儿神经管闭合不全的一种，是最常见的神经管闭合不全类型，胎儿脊柱裂发生率高，对预后影响严重。MRI 对有些类型的胎儿脊柱裂诊断很有把握，但对有些类型诊断很难。

（2）病理

胎儿脊柱裂是指椎弓未能融合，脊髓或脊膜通过未完全闭合处向外膨出。脊柱裂可分为开放

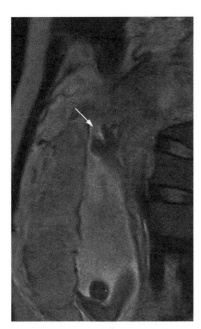

图 1-41 胎儿裂手畸形 MRI SSFSE 手冠状位图像

注：显示胎儿手中央的龙虾螯样裂开（箭）。

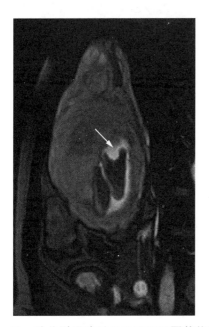

图 1-42 胎儿裂足畸形 MRI SSFSE 冠状位图像

注：显示胎儿足中央的龙虾螯样裂开（箭）。

性脊柱裂和闭合性脊柱裂两类，开放性脊柱裂包括脊膜膨出、脊髓膨出和脊膜脊髓膨出，可合并小脑扁桃体疝。闭合性脊柱裂虽无椎管内容物膨出体外，但若有脊髓低位，脊髓栓系和椎管内脂肪

瘤，预后也较差。

（3）MRI 表现

胎儿脊柱裂 MRI 诊断很有价值，MRI 视野大，可同时显示脊膜脊髓膨出和小脑扁桃体疝（图1-43）。无论孕周大小和羊水多少，MRI 都可以清楚显示骶尾部脊膜脊髓膨出（图1-44），可以清楚显示有无脊髓栓系和脊髓的位置（图1-45），

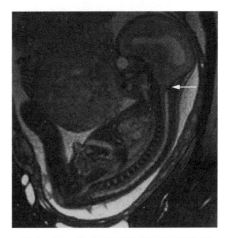

图 1-43 胎儿骶尾部脊髓脊膜膨出
MRI SSFP 矢状位图像

注：显示胎儿骶尾部一 T_2WI 高信号包块，内可见细条状脊髓信号。同时可见小脑扁桃体疝存在（箭）。

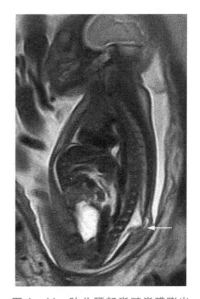

图 1-44 胎儿腰部脊髓脊膜膨出
MRI SSFSE 矢状位图像

注：显示胎儿腰部后方脊髓脊膜膨出（箭）。

同时还可观察胎儿有无马蹄内翻足等下肢畸形，有无肾积水等。横断位脊髓位置低于肾脏下极是脊髓低位的主要 MRI 诊断依据。对于很难诊断的椎前脊膜脊髓膨出，胎儿 MRI 有时候也能显示（图1-46）。

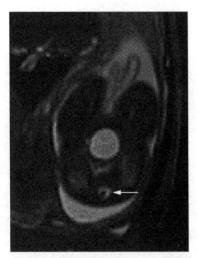

图1-45 胎儿脊髓栓系和脊髓低位 MRI SSFP 横断位图像

注：显示胎儿骶尾部膀胱层面椎管腔内较粗的脊髓信号（箭）。

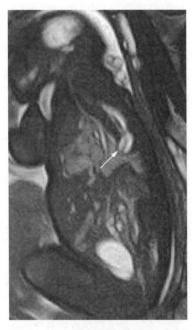

图1-46 胎儿胸前脊髓脊膜膨出 MRI SSFP 矢状位图像

注：显示脊髓脊膜向前方胸腔内膨出（箭）。

（4）鉴别诊断

胎儿脊柱裂最常见的是骶尾部的脊膜脊髓膨出，需要和骶尾部畸胎瘤鉴别，胎儿 MRI 能显示骶尾部脊膜脊髓膨出一般都在尾骨后方，骶尾部畸胎瘤一般都在尾骨前方（图1-47）。

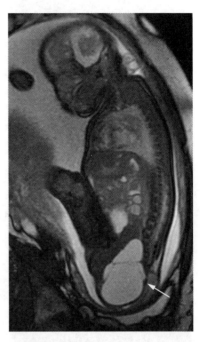

图1-47 胎儿骶前畸胎瘤 MRI SSFP 矢状位图像

注：显示肿瘤在尾骨前方（箭）。

1.5 胎儿五官及颈部疾病

胎儿五官及颈部畸形并不少见，包括眼畸形、耳畸形、口腔畸形、面部畸形、颈部畸形。其中唇腭裂更是非常常见的出生缺陷，出生后唇腭裂和一些眼耳等畸形并不常需要影像诊断，但在产前是需要影像诊断的。MRI 可做多角度成像，并可扫薄层，空间分辨率也高于超声，对诊断的补充作用还是明显的。胎儿五官及颈部畸形如果超声已有提示，都会注意观察。有些胎儿五官及颈部畸形会并发于一些更严重的颅脑畸形，如前脑无裂等，当发现前脑无裂等畸形时，即使超声没有提示，也需要仔细观察五官结构。

1.5.1 眼畸形

（1）概述

胎儿眼畸形并不常见，可为双侧，也可为单侧，还常是其他颅脑畸形的一部分。虽不常见，但很严重，在出生后这些畸形都很少做 MRI 检查，故儿科放射医生并不熟悉这些畸形，但在胎儿期是很需要影像检查的。胎儿 MRI 检查如不仔细观察，也会漏诊。

（2）病理

胎儿眼畸形中有一类是无眼球畸形，原发性无眼球畸形是视泡不发育。继发性无眼球畸形与前脑无裂有关。多数无眼球为双侧性，单侧性少见。先天性小眼球畸形是另一类胎儿眼畸形，眼球及眼眶明显缩小，视神经可缺如。小眼球畸形可为双侧性，也可为单侧性。

（3）MRI 表现

胎儿眼畸形 MRI 诊断很有价值，MRI 空间分辨率高，无论孕周大小和羊水多少，MRI 都可以清楚显示胎儿眼部结构，同时还可观察胎儿颅脑畸形等，除胎儿的眼球数目、大小、形态外，双眼之间的眼距（图 1-48）和眼球有无突出也是必须观察的。小眼球可双侧，也可单侧（图 1-49）。

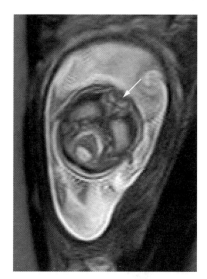

图 1-48 胎儿双侧小眼球畸形
MRI SSFSE 横断位图像

注：显示双侧小眼球，且眼距明显缩小（箭）。

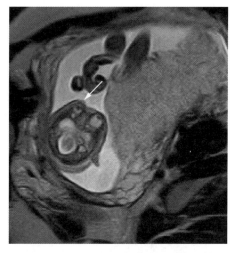

图 1-49 胎儿一侧小眼球畸形（也称大小眼畸形）MRI SSFSE 横断位图像

注：显示一侧眼球明显缩小（箭）。

（4）鉴别诊断

胎儿眼畸形中无眼球畸形要和严重的小眼球畸形鉴别，由于预后都差，鉴别的临床价值有限。

1.5.2 耳畸形

（1）概述

胎儿耳畸形比较容易漏诊，胎儿畸形筛查主要依靠超声，超声对耳郭改变能较好显示，但很难显示听小骨和耳蜗半规管等内耳结构，因此极少会有临床医生要求行胎儿 MRI 检查以观察胎儿内耳。胎儿 MRI 对耳郭改变也能较好显示，同时对耳蜗半规管等内耳结构也可显示，但很难显示听小骨。

（2）病理

先天性外耳畸形的耳郭异常轻重不等，可为耳郭解剖结构存在，但较小；也可为耳郭结构不能辨认，甚至只剩细小的凸起。先天性耳郭畸形常伴外耳道闭锁和听小骨畸形。

（3）MRI 表现

胎儿先天性外耳畸形 MRI 诊断很有价值，胎儿 MRI 空间分辨率高，无论孕周大小和羊水多少，MRI 都可以清楚显示胎儿耳郭结构，耳郭可以细小（图 1-50）。胎儿 MRI 同时还可观察胎儿外耳道（图 1-51），如果耳郭畸形常伴外耳道闭锁,通常都会有听小骨异常。从长远看,胎儿MRI终将会用于诊断胎儿内耳畸形。

（4）鉴别诊断

胎儿耳畸形不太需要鉴别诊断,但胎儿耳畸形比较容易漏诊,特别是在胎儿超声未作出任何提示的情况下。胎儿MRI在发现胎儿耳郭结构后,要注意观察外耳道情况。

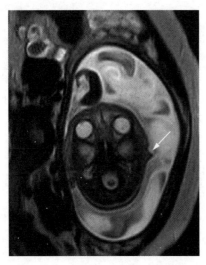

图 1-50　胎儿左侧耳郭发育畸形
MRI SSFSE 横断位图像

注:显示胎儿左侧耳郭极小、耳郭形态消失(箭),外耳道未见。

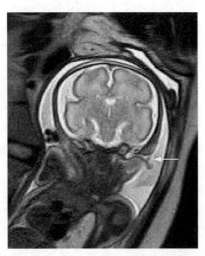

图 1-51　胎儿右侧耳郭发育畸形
MRI SSFSE 冠状位图像

注:显示胎儿左侧外耳道(箭)。

1.5.3　口与口唇部畸形

（1）概述

唇腭裂是胎儿最常见的颜面部畸形,包括唇裂、唇腭裂和腭裂。可单侧也可双侧,超声诊断胎儿唇裂和唇腭裂很可靠,MRI在显示唇裂方面较超声并无优势,但在显示腭裂方面更可靠。除唇腭裂外,胎儿口腔还可有畸胎瘤等异常。

（2）病理

胎儿可有唇裂、唇腭裂和腭裂。唇裂是指口唇皮肤连续性中断。腭裂可见牙槽骨和腭的中断裂开。同时有口唇皮肤连续性中断和牙槽骨及软硬腭的裂开为唇腭裂。胎儿唇腭裂要注意有无小下颌,唇腭裂伴小下颌为 Pierre-Robin 综合征。小下颌畸形的主要特征是下颌骨短小,下唇较上唇的位置更后。小下颌可导致呼吸道梗阻。

（3）MRI 表现

唇腭裂是胎儿最常见的颜面部畸形,也是胎儿头颈五官 MRI 检查数量最多的病种。胎儿MRI 主要在胎儿面部冠状位和横断位上观察,表现为一侧或双侧上唇连续性中断(图 1-52、1-53),可延伸达鼻孔,引起鼻孔变形。唇裂可合并腭裂,上颌牙槽骨连续性中断,也有不伴唇裂的腭裂,因超声难发现,很少做 MRI。胎儿唇腭裂时要注意有无小下颌畸形(图 1-54)。胎儿口腔如

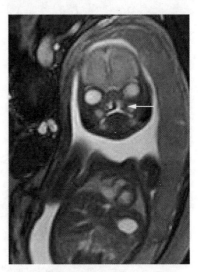

图 1-52　胎儿左侧唇裂 MRI SSFP 冠状位图像

注:显示上唇部左侧软组织中断(箭)。

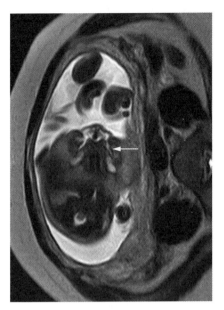

图 1-53 胎儿双侧唇腭裂 MRI SSFSE 横断位图像

注:显示上唇部双侧软组织中断(箭),累及牙槽骨。

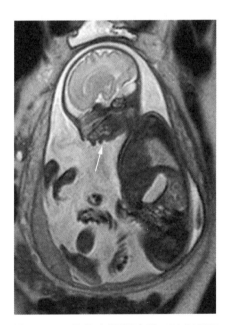

图 1-54 胎儿小下颌畸形 MRI SSFSE
矢状位图像

注:显示胎儿下颌骨短小(箭),下唇较上唇位置偏后。

有畸胎瘤,往往较大,常有羊水过多(图 1-55)。

（4）鉴别诊断

胎儿口与口唇部畸形不太需要和其他畸形作鉴别诊断,但胎儿可有唇裂、唇腭裂和腭裂,其治

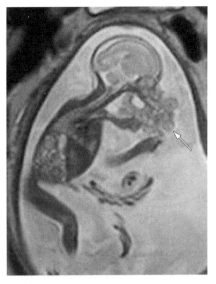

图 1-55 胎儿口腔畸胎瘤 MRI SSFSE 矢状位图像

注:显示肿瘤较大,信号不均匀(箭),羊水过多。

疗难度不同,需要产前互相鉴别。牙槽骨连续性是否中断是鉴别要点。

1.5.4 颈部囊性占位

（1）概述

胎儿颈部异常最常见的是一些囊性占位,绝大多数是良性的,胎儿 MRI 在定位定性方面都有一定的作用。

（2）病理

胎儿颈部囊性占位中,最常见的是脉管畸形中的淋巴管畸形,淋巴管畸形没有内皮细胞增生,有时会伴出血,可在颈部各处。另一囊性占位甲状舌管囊肿是胚胎甲状舌管退化不全所致,囊肿位于颈中线附近,在舌盲孔和甲状腺之间,舌骨上下方较多,相对少见。胎儿腮裂囊肿也较少见,是胚胎腮裂残余组织形成的囊性病变,较常见的第二腮裂囊肿位于下颌角水平下方。

（3）MRI 表现

胎儿淋巴管畸形在 MRI 上表现为多房囊性包块,T_1WI 低信号,T_2WI 高信号(图 1-56、1-57),如果有出血,可见液-液平。偶尔淋巴管畸形可导致气道受压,需要特别注意。甲状舌管囊肿单房囊肿,部位特殊(图 1-58)。

（4）鉴别诊断

胎儿颈部囊性占位鉴别诊断包括淋巴管畸形、甲状舌管囊肿、腮裂囊肿和颈部畸胎瘤。多房或单房，发生部位是鉴别要点。颈部畸胎瘤是有壁结节，常较大，张力高（图1-59），更易压迫气道。颈部水肿往往是全身水肿的一部分，有时也须与胎儿颈部囊性占位鉴别。

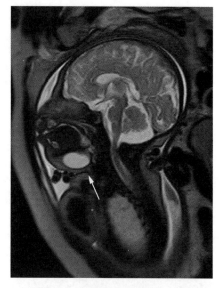

图1-58 胎儿颈部甲状舌管囊肿
MRI SSFSE 矢状位图像

注：显示单房囊肿，中线部位（箭）T_2WI高信号。

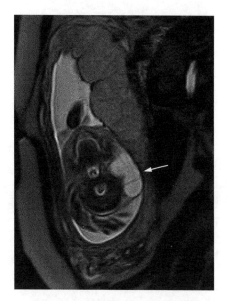

图1-56 胎儿颈部淋巴管畸形
MRI SSFSE 横断位图像

注：显示多房囊性包块，T_2WI高信号（箭）。

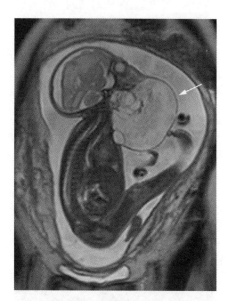

图1-59 胎儿颈部畸胎瘤 MRI SSFSE
矢状位图像

注：显示巨大占位，囊性为主，T_2WI高信号，有壁结节，肿块张力高（箭）。

1.6 胎儿磁共振检查技术

胎儿 MRI 于 1983 年由 Smith 等首次报道；20 世纪 90 年代后，随着 SSFSE 等快速扫描序列

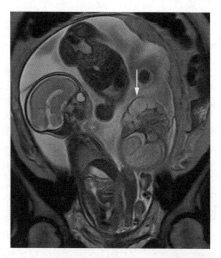

图1-57 双胎中左侧头位胎儿颈部淋巴管
畸形 MRI SSFSE 冠状位图像

注：显示多房囊性包块（箭），T_2WI高信号。

开始用于胎儿,胎儿 MRI 逐渐应用于胎儿各系统,胎儿运动对图像的影响已大大降低。MRI 视野大、软组织对比分辨率高、不受母体情况和羊水量多少的影响,经常能提供超声以外的产前诊断信息,这使得胎儿 MRI 检查迅速普及。国内目前开展胎儿 MRI 检查的医院也已经有许多家。

胎儿超声检查由于具有实时、价廉、准确率高、对胎儿没有损伤的优点,长期以来一直为常规产前胎儿筛查手段,特别是胎儿超声检查有一支数量巨大的、熟悉胎儿疾病的、经验丰富的医生队伍,这使其具有不可替代的优势。但当孕妇过于肥胖、孕妇合并子宫肌瘤、羊水过少、子宫畸形、双胎、多胎、胎儿体位不佳、复杂畸形和胎头入盆及胎头颅骨骨化时,超声不能清晰显示某些胎儿结构,其视野范围也偏小。MRI 视野大,具有极高的软组织分辨率,且不受孕妇肥胖、羊水量、胎儿体位、含气器官和骨骼的影响,可精确进行多切面的扫描,同一切面可显示一个以上胎儿全貌,能很好地显示较大病变和周围组织的关系及双胎复杂畸形,胎龄越大,检查效果越好,这在一定程度上可以弥补超声在这些方面的不足,并提供更多的胎儿影像学信息。胎儿 MRI 检查对设备要求不高,扫描技术难度不高,使用的序列少,容易学会。胎儿 MRI 检查中,神经系统的检查是最可靠的,对超声补充作用最明显,也是最适合首先开展的部分。胎儿 MRI 技术上的缺点,如没有增强图像、没有门控、可以使用的序列较少等,对胎儿神经系统检查影响不大。胎儿 MRI 的不足之处在于:装有起搏器者和有幽闭恐惧症者不能进行检查;胎儿 MRI 没有增强图像,无法完全控制运动伪影,无法使用各种门控技术如心电和呼吸门控等;缺乏一支熟悉胎儿异常的放射科医生队伍。

目前胎儿 MRI 常用序列为 b‐SSFP 和 SSFSE,各种不同的设备有不同的序列名称,SSFP 序列在通用电气公司的名称为 FIESTA 序列,在西门子设备名称为 True FISP 序列,在飞利浦设备名称为 Balance TFE 序列。SSFSE 序列在通用电气公司的名称就为 SSFSE 序列,在西门子称为 HASTE 序列,在飞利浦称为 SSTSE 序列。这两个序列为应用最多的序列。其他还有梯度回波 T_1WI 序列、DWI 序列等许多序列可以用于胎儿。由于胎儿在母体的子宫内位置不断改变,又无法使用各种门控(如心电和呼吸门控等),因此扫描技术比较特殊,要应用快速扫描技术,即逐层(1~2 s)显示图像的序列,如 SSFP、SSFSE 序列。即使胎儿移动,也只是个别层面的图像模糊。其中 SSFP 序列对于层间隔没有要求,故可以使用无间隔扫描或负间隔扫描,这对胎儿很小结构的显示有一定的价值。SSFP 和 SSFSE 都有成像快速的优点,单层图像采集时间可达 1 s 左右,整个检查几十秒左右就可完成,极少产生胎动伪影。孕妇不需要服用镇静剂,就可获得高质量图像。SSFP 和 SSFSE 均为类 T_2WI,SSFP 血管为高信号,而 SSFSE 血管为流空低信号。SSFSE 序列图像对比分辨率较 SSFP 序列好,在显示与周围组织对比差别不大的病灶时要优于 SSFP 序列。

T_1WI 序列对发现颅内出血、脂肪信号或钙化有较大价值。胎儿 MRI 扫描获得的 T_1WI 图像也是扫描一层出一层图像的序列,但扫描时间要比 SSFP 序列和 SSFSE 序列长一些,T_1WI 序列目前 GE 应用的为快速翻转恢复运动抑制(fast inversion recovery motion insensitive,FIRM)序列,飞利浦是 TFE T_1WI 序列。在胎儿 MRI T_1WI 序列中,胎儿肠道中胎粪呈现特征性高信号,对于胸部病变中先天性膈疝的突入膈上的肠道,腹部肠道病变,脐部异常诊断都有重要作用。胎儿 MRI T_1WI 序列作为 T_2WI 序列的补充,对于判断病变信号特征有重要作用。在胎儿是 T_2WI 看解剖,T_1WI 定性质。其他在应用的胎儿 MRI 技术还有弥散加权成像(diffusion-weighted imaging,DWI)、弥散张量成像(diffusion tensor imaging,DTI)、磁敏感加权成像(susceptibility weighted imaging,SWI)、MR 波谱(MR spectroscopy,MRS)、血氧水平依赖脑功能磁共振成像(blood oxygenation level dependent contrast BOLD‐fMRI)、平面回波成像(echo planar imaging,EPI)和 SSFP‐CINE 序列等。其中 DWI 和 SWI 主要用于胎儿颅脑,可用于观察胎儿脑出血等改变,DWI 对胎盘和肾脏显示很好,也常用于寻找异位肾。EPI 主要用于胎儿骨骼系统,EPI

序列上长骨的骨干和骨骺区分非常明显,便于进行股骨长度的测量。SWI 对椎体异常也显示很好,SSFP - CINE 主要用于胎儿心脏,可以显示跳动的胎儿心脏。DTI、MRS、BOLD - fMRI 等序列对于判断胎儿的脑发育程度能起重要的作用,但其成功率还有待于进一步提高。

（朱　铭）

主要参考文献

[1] ALAMO L, PERRIN L, VIAL Y, et al. Prenatal imaging of congenital hepatic tumors: a report of three cases [J]. Clin Imaging, 2017,41:112 - 117.

[2] BURNELL L, VERCHERE C, PUGASH D, et al. Additional postnatal diagnoses following antenatal diagnosis of isolated cleft lip palate [J]. Arch Dis Child Fetal Neonatal ED, 2014,99(4):286 - 290.

[3] DONG S Z, ZHU M. Pattern-based approach to fetal congenital cardiovascular anomalies using the transverse aortic arch view on prenatal cardiac MRI [J]. Pediatr Radiol, 2015,45(5):743 - 750.

[4] GAUR L, TALEMAL L, BULAS D, et al. Utility of fetal magnetic resonance imaging in assessing the fetus with cardiac malposition [J]. Prenat Diagn, 2016, 36:752 - 759.

[5] JERDEE T, NEWMAN B, RUBESOVA E. Meconium in perinatal imaging: associations and clinical significance [J]. Semin Ultrasound CT MR, 2015, 36:161 - 177.

[6] LIOYD D F A, PUSHPARAJAH K, SIMPSON J M, et al. Three-dimensional visualisation of the fetal heart using prenatal MRI with motion-corrected slice-volume registration: a prospective, single-centre cohort study [J]. Lancet, 2019,393(10181):1619 - 1627.

[7] MANUEL R R, VICENTE M V, RAQUEL C A, et al. MR Imaging of thoracic abnormalities in the fetusl [J]. Radio Graphics, 2012,32: E305 - E321.

[8] NAKAGAWA M, HARA M, SHIBAMOTO Y. MRI findings in fetuses with an abdominal wall defect: gastroschisis, omphalocele, and cloacal exstrophy [J]. Jpn J Radiol, 2013,31:153 - 159.

[9] ROBINSON A J, BLASER S, VLADIMIROV A, et al. Foetal "black bone" MRI: utility in assessment of the foetal spine [J]. Br J Radiol, 2015,88(1046): 20140496.

[10] RUBESOVA E. Fetal bowel anomalies — US and MR assessment [J]. Pediatr Radiol, 2012,42(Suppl 1): S101 - S106.

[11] SMITH F W, ADANI A H, PHILIPS W D P. NMR imaging in pregnancy [J]. Lancet, 1983,1(8314 - 5):61 - 62.

[12] VICTORIA T, JARAMILLO D, ROBERTS T P, et al. Fetal magnetic resonance imaging: jumping from 1.5 to 3 tesla (preliminary experience) [J]. Pediatr Radiol, 2014,44:376 - 386.

[13] WEISSTANNER C, GRUBER G M, BRUGGER P C, et al. Fetal MRI at 3T - ready for routine use[J]. Br J Radiol, 2017,90(1069):20160362.

[14] WIELANDNER A, MLCZOCH E, PRAYER D, et al. Potential of magnetic resonance for imaging the fetal heart [J]. Semin Fetal Neonatal Med, 2013,18:286 - 297.

[15] WOLFE K, LEWIS D, WITTE D, et al. Fetal cervical teratoma: what is the role of fetal MRI in predicting pulmonary hypoplasia [J]. Fetal Diagn Ther, 2013,33(4):252 - 256.

 **儿童胸部疾病(肺、气道及纵隔)**

儿童胸部病变一般以 CT 检查为主,但 MRI 也有多种方法可以显示气道,以诊断儿童气道病变。其中直接斜冠状位 T_1W 扫描需要专门扫描,但有时不能准确扫到气管和支气管的全貌。对比增强磁共振血管成像(contrast enhanced magnetic resonance angiography,CE - MRA)序列和三维稳态自由进动(three dimensional-balanced-steady-state free precession,3D b - SSFP)序列最小密度投影法重建都不需要专门扫描,且能保证显示气管和支气管的全貌,但其空间分辨率和对比分辨率都不高。膈肌导航的三维扰相梯度回波序列也需要专门扫描,采集时间也较长,但该序列不仅能保证显示气管和支气管的全貌,且其空间分辨率和对比分辨率都比较高,是目前比较理想的显示

气道的技术。超短回波时间(ultrashort echo time,UTE)序列同样可以显示气道,其显像效果最接近 CT,但有此序列的设备不多。

2.1　肺不发育-发育不良综合征

(1) 概述

肺不发育-发育不良综合征(pulmonary agenesis-hypoplasia complex)指肺组织、支气管、肺血管发育异常的先天畸形。可合并心脏大血管和骨骼等其他畸形。根据 Schneider 分类可分为 3 类:①肺缺如(pulmonary agenesis),一侧肺实质、支气管及肺血管均未发育、缺如;②肺不发育(pulmonary aplasia),可见残留盲端支气管,但没有肺实质和

肺血管；③肺发育不良（pulmonary hypoplasia），气道、血管和肺泡的大小和数量不同程度减少，肺叶体积不同程度变小，患侧支气管和/肺血管不同程度发育不良，管径变小或分支变少。

（2）病理

肺缺如和肺不发育为胚胎时期肺发育发生障碍所致，约发生在胚胎第4或第5周，其病因目前尚不明确，通常为单侧，无明显左右侧及性别差异，超过50%的患儿合并先天性心血管畸形、胃肠道畸形、骨骼、胸壁及面部畸形或泌尿生殖系统畸形。肺缺如缺少一侧肺，支气管完全缺如，无盲端支气管，无肺动脉、肺静脉及肺实质；肺不发育也缺少一侧肺，无肺血管和肺实质，但可见残留的盲端支气管；有无支气管残端是两者最主要的区别。

肺发育不良的发生机制与肺缺如和肺不发育不同，畸形程度相对较轻，通常为单侧发生，无明显左侧及性别差异。肺发育不良主要表现为肺叶体积不同程度的缩小，支气管和肺动脉也有不同程度的管径变小，其发育不全的严重程度差别可很大，可轻到难以发现，也可非常严重。肺发育不良可伴同侧异常肺静脉引流。肺发育不良病因可有多种，并常伴随多种可导致肺发育不良的先天畸形，如先天性膈疝、胸廓内占位、胸廓畸形、横膈发育不全、肾或泌尿道异常所致羊水过少等。

（3）临床表现

肺不发育-发育不良综合征患者可有或无临床症状，最常见的临床表现为出生后早期发生的呼吸窘迫、发绀、气促、缺氧、呼吸过度和酸中毒等，气胸和肺气肿为常见的并发症。也可无临床症状，在体检时偶然发现。

（4）MRI表现

认识这些病变的产前和产后影像学特征对产前咨询、围生期和产后管理是必要的。MRI对肺缺如、肺不发育和肺发育不良的应用主要在产前诊断，产后则主要依赖CT进行诊断及鉴别诊断。MRI主要表现有：纵隔向患侧移位；肺实质缺如或体积小（图2-1）；支气管缺如、仅见盲端或发

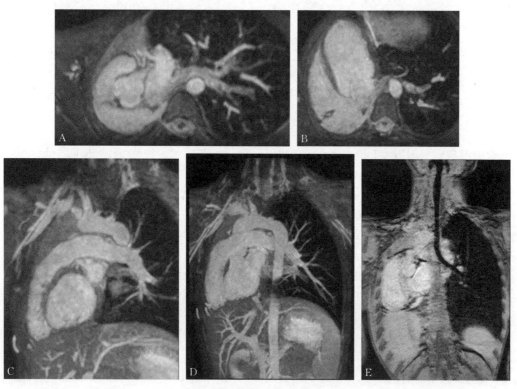

图2-1 肺缺如MRI表现

注：3D b-SSFP序列横断位（A、B）及冠状位（C、D）重建图像显示右肺实质及肺动、静脉缺如，纵隔向右侧胸腔偏移；膈肌导航的三维扰相梯度回波序列重建（E）显示右侧支气管及分支缺如。

育不全;肺血管缺如或发育不全(主要依赖肺动脉的观察)。其中肺缺如与肺不发育相似,差别仅在于肺不发育可见短小的支气管残端(图2-2)。

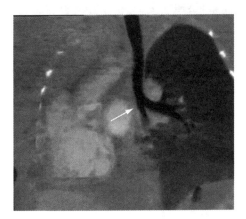

图2-2　肺不发育CT表现

注:冠状面最小密度投影重建图像示右主支气管盲端(箭)。

超过50%的病例会伴有其他系统畸形,如心血管相关畸形(动脉导管未闭、卵圆孔未闭)、胃肠道畸形(支气管食管瘘、肛门闭锁)、泌尿生殖系统畸形、骨骼畸形(肢体异常、椎体异常)等。

(5)诊断要点

临床特点:患儿表现为患侧胸廓小,患侧呼吸音消失或减弱,呼吸功能减低。出生后早期发生呼吸窘迫、发绀、气促、缺氧、呼吸过度和酸中毒等。

MRI特点:①纵隔向患侧移位;②肺实质缺如或体积小;③支气管缺如、仅见盲端或发育不良(图2-3);④肺血管缺如或发育不良(主要观察肺动脉)。

(6)鉴别诊断

本病主要须与主支气管阻塞导致肺不张相鉴别,肺不张患者肺动脉大小正常,主支气管闭塞,但远端气管发育正常。

2.2　气管畸形

(1)概述

气管畸形分为先天性和获得性,常与多种先天畸形包括先心病、多种综合征及食管发育畸形等伴随发生。主要包括气管性支气管(tracheal bronchus,TB)、支气管桥(bridging bronchus)及先天性气管狭窄(congenital tracheal stenosis)。

TB的概念由Sandifort在1785年提出,它被认为是起源于气管的右上叶支气管。以后TB也被用来描述一系列起源于气管或主支气管并直接进入肺上叶的支气管异常。目前狭义的TB是指起源于气管右侧壁的右上叶支气管;广义的TB包括起源于气管侧壁、起源于气管隆突和起源于上叶支气管近侧的支气管。右侧TB较多见,发生率为0.1%～2%;左侧TB更少见,发生率为0.3%～1%。

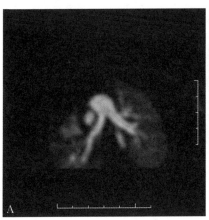
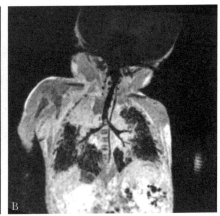

图2-3　肺发育不全MRI表现

注:CE-MRA序列MIP重建(A)示右肺动脉主干发育偏小,右肺实质体积较左侧小(B);膈肌导航三维扰相梯度回波序列气道重建(B)显示右上支气管缺如。

支气管桥的概念是由 Gonzales-Crussi 在1976年提出的,支气管桥是一种罕见的支气管分支异常,通常其右肺中叶和下叶起源于左主支气管中段跨过纵隔向右侧延伸的一个支气管。常发生于左肺动脉吊带的病例中。

先天性气管狭窄为气管的一个或多个部位的局限性或弥漫性狭窄的先天性畸形。先天性气管狭窄较罕见,发生率约为1/4 000,先天性气管狭窄伴发畸形多,且以前对先心病伴气管狭窄认识不够,术前常未明确诊断,经常在治疗心血管畸形的同时发现此症,造成治疗棘手,手术疗效不满意。

（2）病理

狭义的 TB 中,TB 通常发自气管右侧壁,在气管隆突上方2 cm 以内,可供应右肺上叶尖段或整个上叶。根据 TB 是否分布到肺叶/段组织可分为额外型和异位型两种。在正常情况下,右上叶支气管有3支段支气管分别进入尖前后段。如果右上叶或上叶段/亚段的一支支气管来自 TB 而正常的解剖结构缺失,则此 TB 被认为是异位型;如果存在正常的右肺上叶支气管及其分支,则认为是额外型,此时它可以是盲端。文献报道异位型 TB 较额外型多见。目前关于异常支气管的发病机制尚存在争议。现有3种假设性理论:复位学说（reduction）,迁移学说（migration）,选择学说（selection）。

在支气管桥中,起于左主支气管中段跨过纵隔向右侧延伸供应右肺中叶和下叶的支气管称为桥支气管。桥支气管通常从一个低于正常气管隆凸的位置的较低水平（约 $T_5 \sim T_6$ 水平）从左主支气管发出,向右侧延伸,分布到右肺中叶和下叶。支气管桥易伴发先心病,也可伴发肛门闭锁或胆道缺如,先心病中最易发生支气管桥的是左肺动脉吊带,这些患者常有完全性气管软骨环和气管狭窄。

先天性气管狭窄按发生原因可分为两类:一类为气管软骨环发育过度而形成完整性气管软骨环,即"O"形软骨环,此类占大多数;另一类为胚胎发育过程中纤维组织发育异常而引起,为气管纤维性狭窄,可伴有气管内隔膜,也称气管蹼。先天性气管狭窄伴气管软骨环发育不全时,气管壁支撑力不足,造成呼气期气管变形或完全萎缩,亦称为先天性气管软化症,分为Ⅰ型（原发性）和Ⅱ型（继发性）。先天性气管狭窄按气管狭窄长度可分为两类,占气管全长50%以上者为长段性狭窄,50%以下者为局限性狭窄。先天性气管狭窄段可呈均匀性漏斗形或不规则形。气管局限性狭窄也可由邻近的心脏大血管畸形如血管环压迫引起。

先天性气管狭窄常常与其他先天性异常并存,如 TB、肺发育不良、气管食管瘘,骨骼及心血管异常也很常见,特别是肺动脉吊带等先心病。在某些综合征患者中,气管狭窄也常常可见到,如黏多糖贮积症、Keitel 综合征和华法林胚胎病等。

（3）临床表现

TB 患者通常无症状,但是反复或持续发生的右肺上叶炎症、肺不张或肺内空气潴留及慢性支气管炎需要考虑 TB 的可能。但此类患者在行气管插管术时要特别注意,若插管过深有可能使 TB 堵塞,造成右上叶相应肺叶/段不张,而引起相应的临床症状。

支气管桥本身并不引起症状,当伴发气管狭窄和左肺动脉吊带等先心病时可引起呼吸困难等症状。支气管桥患者在行气管插管术时更要特别注意,若插管过深有可能使整个左肺和右肺中下叶支气管堵塞,从而引起严重后果。

先天性气管狭窄临床表现包括出生后呼吸困难、哮鸣、持续喘憋、呼吸窘迫、反复支气管肺炎、呛咳、哭声弱等。手术所致的气道狭窄归属继发性。

（4）MRI 表现

MRI 三维扫描后最小密度投影重组也可显示 TB、支气管桥、先天性气管狭窄,但由于气管与周围组织差别相对小,最小密度投影重组后图像质量不如 CT。斜冠状面直接 MRI 扫描也可显示气管及支气管结构。胎儿 MRI 扫描中采用自由稳态进动序列可见高信号的异常气管支气管结构（图2-4）。

（5）诊断要点

TB 诊断并不难,对于反复发作的右上叶肺炎患者,对于在行气管插管术后,持续右上肺不张的患者,特别是伴先心病者,应想到可能存在 TB。

支气管桥诊断时要注意观察有无左肺动脉吊带,有无完全性气管软骨环和气管支气管的狭窄。

见到局部气管直径较上方或下方的正常气管小是诊断先天性气管狭窄要点。

（6）鉴别诊断

TB 需要与支气管桥进行鉴别,支气管桥的假隆突位置较正常气管隆突位置低,约在 $T_5 \sim T_6$ 水平,且夹角往往很大。支气管桥的左主支气管至桥支气管分出前距离较长,一般超过 2 cm,且这段支气管一般向左倾斜,并易伴先天性均一的气道狭窄,这与 TB 不同。TB 与隆突的距离一般不超过 2 cm,发出 TB 后气管一般仍垂直下行,隆突

位置约在 T_4 水平,且夹角不会很大(图 2-5)。

先天性气管狭窄主要需与痰栓堵塞和气道异物引起的气管狭窄相鉴别,结合病史可鉴别,多层螺旋 CT 气道三维重建可明确诊断(图 2-6)。

2.3 先天性支气管闭锁

（1）概述

先天性支气管闭锁(congenital bronchial atresia)是一种以段或亚段支气管先天性闭锁为主的畸形,于 1953 年被首次报道,支气管闭锁常见的伴随畸形有肺气道畸形、支气管囊肿、肺隔离症等。

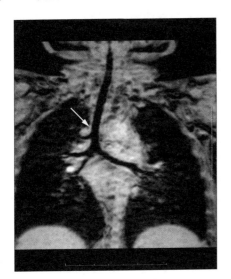

图 2-4　TB MRI 表现

注:膈肌导航的三维扰相梯度回波序列气道最小密度投影重建示右侧 TB(额外型),起自气管右侧壁(箭)。

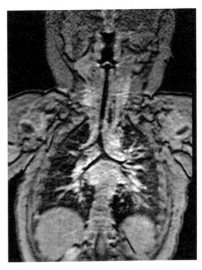

图 2-5　支气管桥 MRI 表现

注:膈肌导航的三维扰相梯度回波序列气道最小密度投影示支气管桥,假隆突位置较低,左右支气管夹角增大。

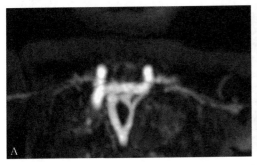
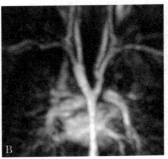
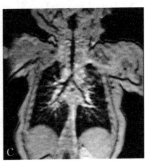

图 2-6　先天性气管狭窄 MRI 表现

注:CE-MRA 序列三维重建后,A. 横断位;B. 冠状位,显示左弓发育偏小;C. 膈肌导航下三维扰相梯度回波序列(最小密度投影)重建后显示气管下段管腔狭窄。

（2）病理

支气管闭锁通常在胚胎第5周段支气管形成时发生，也可因胚胎后期支气管动脉供血中断引起。受累的支气管近端管腔闭塞，远端发育正常的支气管常扩张且被黏液充填，形成肺门区或外周的小块状结节影。左肺上叶尖后段支气管最易受累，可能是左肺上叶在胚胎时期不稳定所致，发生在其他肺段的支气管闭锁亦不少见。在患儿出生时，由于闭锁支气管所在的肺段液体清除延缓，其典型表现为受累支气管所在的肺段密度增高。随着Kohn孔的侧支通气形成，密度增高影逐渐被过度充气所替代，故在年龄稍大的儿童或成人可观察到受累支气管所在的肺段局部肺透亮度增高，受累支气管的远端可扩张并有积液和假肿块或黏液嵌入支气管样改变。

（3）临床表现

本病虽为先天性，但多在青年时期发现，多数在体检时偶然发现。患者常无症状或仅有轻微咳嗽、咳痰等。

（4）MRI表现

支气管闭锁MRI显示黏液栓的特征性信号，在T_2WI为高信号，T_1WI上通常也为等高信号，反映黏液含有较高的蛋白质成分（图2-7）。但由于MRI对气体显示较差，故对先天性支气管闭锁的闭锁支气管远端肺气肿显示较差。

（5）诊断要点

受累的支气管近端管腔闭塞，远端发育正常的支气管常扩张且被黏液充填，形成肺门区或外周的小块状结节影。

（6）鉴别诊断

先天性支气管闭锁与支气管内肿瘤可根据增强后有无强化来鉴别。先天性支气管闭锁与先天性大叶性肺气肿等可依靠有无支气管黏液栓来鉴别。

2.4　先天性支气管源性囊肿

（1）概述

先天性支气管源性囊肿（congenital bronchogenic cyst）也称先天性支气管囊肿，为肺芽分支的发育异常，可发生在气管支气管树的任何部位，是较为常见的先天性肺囊性病变。先天性支气管源性囊肿是前肠重复性囊肿中的一类，其他的前肠重复性囊肿还包括前肠囊肿和神经肠源性囊肿。

（2）病理

先天性支气管源性囊肿病理是肺芽发育期形成的畸形，索状的支气管一段或多段与肺芽分离，分离的中空支气管形成囊袋，囊内细胞分泌的黏液积聚而形成囊肿。囊壁内衬纤毛柱状上皮或立方上皮，含软骨和肌肉组织，囊内含黏液。近40%合并肺发育不良。

病理上可分为两型：①Ⅰ型（纵隔内型），位于纵隔内，相对更多见。多数发生在中纵隔，主要位于气管旁、隆突下或肺门，发生在发育早期；②Ⅱ型（肺内型），相对较少见，在肺下叶比肺上叶多。肺内型支气管源性囊肿以单发薄壁多房者多见，发生在发育晚期。

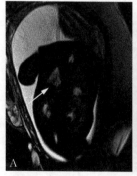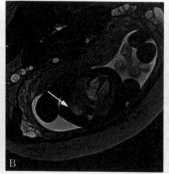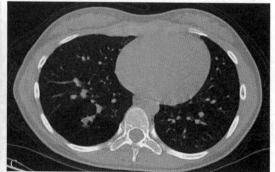

图2-7　先天性支气管闭锁影像学表现

注：23周胎儿，MRI SSFSE、SSFP序列（A、B）右下肺高信号影（箭）；出生后CT（C）显示右肺下叶后基底段节段性透亮度增高，内见高密度的黏液影。

（3）临床表现

先天性支气管源性囊肿的临床表现多与囊肿的大小和位置有关,约2/3患者出现症状,表现为咳嗽、喘鸣、呼吸困难、反复肺炎等。纵隔内型支气管囊肿的肿物靠近气道,常致不同程度喘憋、咳嗽等呼吸道症状。偶然可以在没有症状的儿童中通过影像检查发现支气管源性囊肿。

（4）MRI表现

先天性支气管源性囊肿 MRI 可见与气管关系密切的边界清晰的囊性病变,大小不等,可为圆形或椭圆形。无继发感染时信号均匀,T_1WI 上信号取决于囊内容物成分,可为低、等或高信号,T_2WI 上囊肿为高信号。增强扫描囊肿薄壁无强化或轻度强化,囊肿内部无强化,囊壁增厚并强化提示继发感染(图 2-8)。气管支气管旁囊肿可导致气管、支气管受压移位变窄。

（5）诊断要点

先天性支气管源性囊肿最具有诊断价值的影像表现是边缘清晰光滑的囊性病变,圆形或椭圆形。无继发感染时信号均匀,T_1WI 信号不定,T_2WI 为高信号,增强扫描囊壁无或轻度强化,内部无强化。

（6）鉴别诊断

先天性支气管源性囊肿主要需要与肺脓肿、肺大泡、先天性肺气道畸形和先天性大叶性肺气肿鉴别。肺脓肿壁一般较厚,周围浸润明显。肺

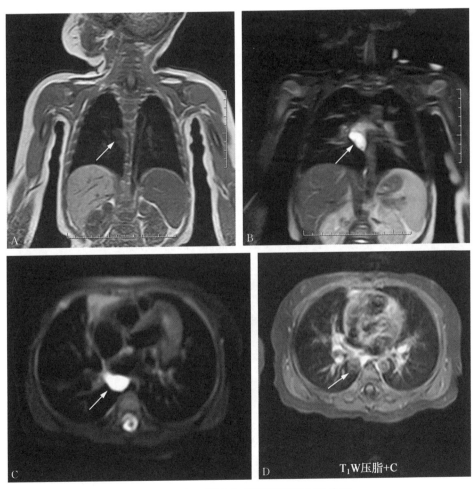

图 2-8　先天性支气管源性囊肿 MRI 表现

注:平扫冠状位 T_1WI(非压脂)(A)、T_2WI(压脂)(B),横断位 T_2WI(压脂)(C),T_1WI(压脂)增强(D)。显示囊肿 T_1WI 低信号,T_2WI 高信号。T_1WI 增强后强化不明显。

大泡与肺囊肿均表现为薄壁囊腔,一般肺大泡透过度较高,囊腔具一定内压性张力,周围肺常有肺气肿,短期内可有明显大小变化和消失。先天性肺气道畸形更多的是多囊,不像支气管源性囊肿一样为单一的囊,大多出生后短时间内就含气。先天性大叶性肺气肿鉴别要点在于病变按肺叶分布,肺透亮但无壁,其内依稀可见稀少纤细的肺纹理。

2.5 先天性大叶性肺气肿

（1）概述

先天性大叶性肺气肿（congenital lobar emphysema，CLE）也称先天性肺叶充气过度（congenital lobar overinflation，CLO），表现为进行性肺叶过度充气扩张而基本不伴有肺泡间隔破坏的先天性畸形,血管结构正常,但伴有邻近肺组织受压。以单叶性肺气肿最为常见,约占95%以上。发生于左肺上叶约占所有病例的42.2%,发生于右肺中叶者约35.3%,发生于右肺上叶者约20.7%。男性比女性好发,并且12%～14%病例伴发心血管异常。

（2）病理

支气管不完全阻塞是导致先天性大叶性肺气肿的最常见原因,推测引起支气管不完全阻塞的原因包括支气管软骨原发性发育不良或缺如,支

气管管腔内黏液阻塞或支气管管壁外压迫等。少数病例系肺泡发育异常,肺泡数量增多所致。病理类型主要包括4型:Ⅰ型（肺泡过度充气型）,肺泡数量正常,叶内肺泡过度充气;Ⅱ型（肺泡数量增多型）,又称为多泡性肺叶,叶内肺泡数量增多;Ⅲ型（肺泡发育不全型）;Ⅳ型（肺泡结构不良型）。

（3）临床表现

大多数先天性大叶性肺气肿患者在新生儿期有呼吸窘迫,小婴儿呼吸困难为临床最常见表现,但也有无症状者。

（4）MRI表现

一般不用MRI来诊断先天性大叶性肺气肿,但胎儿期间MRI为主要诊断方法（图2-9）。MRI对排除血管结构异常很有帮助。

（5）诊断要点

患侧可见透亮度增高的气肿表现,气肿的肺叶肺纹理稀疏。

（6）鉴别诊断

张力性气胸:张力性气胸以肺野透亮度明显增加、透亮区内无肺纹理且全肺向肺门区压缩为鉴别要点。

先天性肺囊肿:肺囊肿表现为肺内薄壁囊腔,边缘可欠规则,内部无肺纹理;一定时间随访其大小、形态变化不明显。

肺大泡:肺大泡是因肺泡压力高、破裂融合而成,内部无肺纹理。

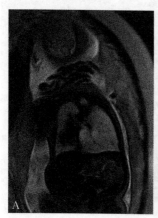
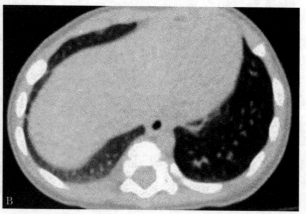

图2-9 先天性大叶性肺气肿影像学表现

注:31周胎儿,MRI SSFSE序列冠状位图像（A）示左下肺高信号影;出生后横断位CT（B）显示左肺下叶局部透亮度增高影。

2.6 肺隔离症

（1）概述

肺隔离症（pulmonary sequestration）是较常见的先天性肺发育畸形之一，为发育不全无呼吸功能肺组织，与正常支气管及其分支间无正常交通，接受体循环异常动脉供血，经体静脉或肺静脉引流。根据与正常肺有无共同脏层胸膜覆盖分为叶内型及叶外型。

（2）病理

肺隔离症的发生机制尚不甚清楚，有人认为支气管肺隔离症可能是气管支气管分支的异常，它由具有独立血供之分离的肺芽局部发育而来。病理可分为两型：①叶内型，隔离的肺组织包绕在脏层胸膜内，供血动脉多来自主动脉或其分支，回流至肺静脉，相对多见；②叶外型，隔离的肺组织位于脏层胸膜外，有自己独立的胸膜包绕，典型者位于肺的下叶区，以左下肺为最常见，供血动脉来自降主动脉或其分支，引流至体静脉系统。叶外型肺隔离症可伴有膈肌发育异常，如膈膨升和膈疝、隔离肺与胃肠道瘘、骨骼系统和心脏发育异常。

（3）临床表现

叶内型肺隔离症患儿多表现为自幼反复发生呼吸道感染，少数咳脓痰，咳血者少见。叶外型者男性多见，可于新生儿期因呼吸道症状就诊或无症状偶然发现，易合并其他系统畸形，尤其是膈发育异常。

（4）MRI 表现

MRI 对排除或明确血管结构异常很有帮助，造影增强 MRA 结合重组技术可显示异常体循环供血动脉起源、数目、走行，同时可显示回流静脉，叶内型肺隔离症多为肺静脉回流，而叶外型肺隔离症则通过体静脉循环。胎儿 MRI 黑血序列可见发自体循环的异常供血动脉（图2-10）。

（5）诊断要点

MRI 扫描可观察肺内病灶的液性病变，周围肺炎症情况，以及具有诊断意义的血供情况，但肺隔离症检查需要显示来源于膈下的异常体循环供

血动脉，因此需要增大扫描范围。胎儿 MRI 黑血序列可见发自体循环的异常供血动脉。

（6）鉴别诊断

肺隔离症要与先天性支气管源性囊肿、膈疝、神经源性肿瘤和肾上腺出血进行鉴别。

先天性支气管源性囊肿：多呈单囊性，而支气管肺隔离症常为多囊性病变；先天性支气管源性囊肿无异常发自体循环的供血动脉。

膈疝：表现可与肺隔离症相似，但气体衬托出胃肠道的黏膜及钡餐检查可区别两者。

神经源性肿瘤：与支气管肺隔离症相似，好发于肺下叶后部，但神经源性肿瘤无异常供血和引流血管可鉴别两者。

肾上腺出血：主要发生于产前，随访复查可见病灶缩小，信号有所改变，主要需要与膈下的叶外型肺隔离症进行鉴别，无异常供血和引流血管可鉴别两者。

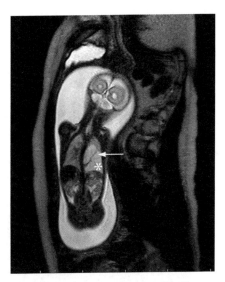

图 2-10 肺隔离症 MRI 表现

注：孕25周，冠状位 b-SSFP 序列示左肺下叶高信号病变（＊），内见降主动脉分支（箭）。

2.7 先天性肺气道畸形

（1）概述

先天性肺气道畸形（congenital pulmonary airway malformation, CPAM）是一组由早期气道

发育不良引起的囊性和非囊性的肺部病变。该病曾被称为先天性肺囊性腺瘤样畸形（congenital cystic adenomatoid malformation，CCAM），由于病理分型的更新而改名。该病与正常的支气管树相通，有正常的供血动脉和引流静脉。临床并不少见，常在产前超声中查出。

（2）病理

Stocker根据病变起源于支气管树的不同部位及囊肿的大小将CPAM分成5型。

0型为气管或支气管起源，本质为腺泡发育不全或发育不良。

1型为支气管或近端细支气管起源，此型最常见，其特点为含单个或数个厚壁大囊，囊径2～10 cm，囊壁含假复层纤毛柱状上皮、薄层平滑肌和少量弹性纤维，可含软骨。

2型为细支气管起源，由为数众多、更趋均匀分布的囊径为0.5～2 cm的小囊组成，壁内含纤毛柱状及立方上皮以及少量不规则平滑肌、弹力纤维，不含软骨成分及黏液上皮，其中50%并发其他畸形。

3型为终末细支气管或肺泡管起源，其特点是显微镜下支气管肺泡由大块实性成分组成，其内为肉眼难辨的毛细支气管样小囊，囊径＜0.5 cm，有不规则的细支气管样结构，壁内衬立方或低柱状上皮。常并发肾及其他脏器畸形而早期夭折。

4型为终末腺泡起源，位于肺周边远端肺泡。囊壁薄，内衬肺泡上皮细胞和低柱状细胞。

（3）临床表现

该病临床表现可以是仅在常规X线检查中偶然发现，大多数患儿于新生儿期或出生后2年内出现症状，常见为呼吸窘迫，后可表现为咳嗽、发热和反复肺部感染。随着产前影像学检查的普及，常可在产前超声中查出。有文献认为该病有自发性消退的可能性。

（4）MRI表现

该病局限于单一肺叶者常见，累及双侧者不超过2%。MRI表现为单侧肺内大小不一囊性病灶，T_2WI呈高信号，较正常肺组织信号高，形态不规则，与周围正常的肺组织边界清楚。根据囊性病变的大小，影像学上能够鉴别Stocker分型中的1～3型。对于3型CPAM，由于囊径＜0.5 cm，影像学往往表现为实性病变，难以发现明显的囊腔。4型CPAM通常在影像学上表现为大囊肿，与以囊性为主的胸膜肺母细胞瘤难以鉴别。大多数CPAM的血供来源于肺动脉，通过肺静脉引流，MRI对观察血供来源很有帮助（图2-11）。

（5）诊断要点

CPAM典型的影像表现为充气的多发囊性团块，可在产前超声就检查出。不像其他的先天性肺部团块，该病常在出生后就有气体迅速进入囊泡（几小时或几天）。MRI有助于观察病变囊实性成分的组成，囊腔的大小及血供。

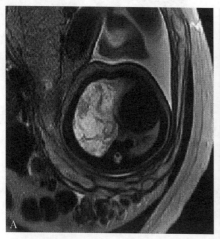
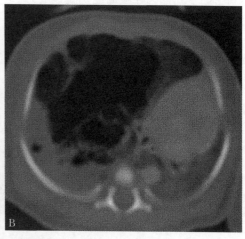

图2-11　先天性肺气道畸形MRI表现

注：胎儿CPAM SSFSE横断位图像（A）显示右肺多发囊性团块；出生后2 d CT（B）横断位显示气体迅速进入囊泡。

（6）鉴别诊断

先天性大叶性肺气肿：表现为患侧肺体积增大，支气管血管束稀疏，不呈多发囊样以及无气液平面等不同于CPAM。

肺隔离症：当与支气管异常沟通或有食管瘘时常形成数个厚壁含气液面的囊腔。MRI检查如发现来自体循环的异常血供可予以鉴别。值得注意的是，肺隔离症可与CPAM同时出现，而以2型CPAM多见。

胸膜肺母细胞瘤：4型CPAM通常在影像学上表现为大囊肿，与以囊性为主的胸膜肺母细胞瘤难以鉴别。

2.8 儿童胸腔积液

（1）概述

胸膜腔内的正常少量的液体在呼吸运动时起润滑作用，一些病理因素可使胸膜腔内液体形成过快或吸收过缓，即产生胸腔积液（pleural effusion）。胸腔积液在儿童时期并不少见，病因很多，常见病因有肺部感染、胸部外伤、恶性肿瘤、心（肾）源性等全身性疾病等。根据积液在胸膜腔内是否自由流动，分为游离性和包裹性两种。游离的胸腔积液因重力存于胸膜腔。包裹性胸腔积液发生于脏层和壁层胸膜粘连时。

（2）病理

从积液性质上有渗出液、漏出液、血性液或乳糜液之分。渗出液发生于胸膜表面受损导致毛细血管漏和渗透性增加时，可见于恶性肿瘤、胸腔或肺部感染、全身系统性疾病等。漏出液通常是循环改变所致，可见于充血性心力衰竭、缩窄性心包炎、肝硬化、肾病综合征等。

（3）临床表现

胸腔积液量较少时症状多不明显，超过一定量时，患者可表现为胸闷、胸痛、呼吸困难等不适。

（4）MRI表现

MRI对少量胸腔积液较为敏感，少量、中等量游离性胸腔积液MRI表现为在胸腔重力依赖性区域新月形的液体信号，边缘光滑整齐；大量积液则表现为整个胸腔被液体样信号占据，肺被压缩于肺门

呈软组织信号，纵隔向对侧移位。MRI有助于对胸腔积液进行定性。一般非出血性积液典型的MRI表现为T_1WI低信号、T_2WI高信号影（图2-12）。但当积液内含较高蛋白质和细胞成分时在T_1WI上可呈中-高信号。乳糜胸有特征性的MRI表现，即乳糜积液的信号与皮下脂肪信号相似。

（5）诊断要点

MRI有助于对胸腔积液进行定量及初步定性，当出现大量胸腔积液时，注意观察积液与周围组织的关系。胸腔积液的具体性质需结合患者的病史与实验室检查。

（6）鉴别诊断

胸腔积液与腹腔积液的鉴别：需根据积聚的液体与膈肌之间的关系对它们作出鉴别。在MRI图像上，胸腔积液位于膈的外围，膈肌脚的后方，它向内延伸到脊柱旁。而腹腔积液则位于膈的内面侧，膈肌脚的前方，并不向内延伸。在越是向足侧的扫描图像上，胸腔积液量渐少，而腹腔积液量则渐增多。腹腔积液聚于肝脾的侧面，但不能进入其后方的裸区，而胸腔积液可以扩展至脾脏后方或后深沟内。

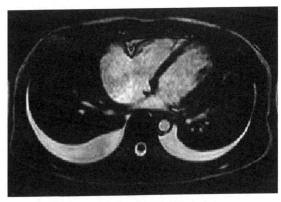

图2-12 胸腔积液MRI表现

注：b-SSFP序列横断位显示双侧胸腔积液，右侧较多。

2.9 膈疝、膈膨升

2.9.1 膈疝

膈疝（diaphragmatic hernia）是因单侧或双侧

膈肌缺损或发育不全,腹部脏器进入胸腔所致。膈肌在胚胎发育第4～9周,由胸腹膜、横膈、食管背侧肠系膜和体壁构成。若在胚胎早期膈肌发育停滞,各部分出现闭合不全,腹腔内脏器可通过缺损膈肌形成疝。可分为:①胸腹裂孔疝;②食管裂孔疝;③胸骨后疝。

(1)胸腹裂孔疝

1)概述:胸腹裂孔疝又称Bochdalek膈疝,是膈肌在形成过程中后外侧胸腹膜未能愈合而形成的缺损,裂口大小不一,形状近似三角形。三角形的尖端指向膈中央,三角形底在胸侧壁肋缘处。男孩多见,男女之比约为2∶1。左侧多见,达85%以上。

2)病理:不仅限于膈肌,常存在不同程度的肺发育不良及其他系统畸形,占胸腹裂孔疝患儿的40%～57%,由于内脏嵌入,使支气管生长停滞,数量减少,肺泡总量减少,肺动脉分支总数量亦减少,且肺小动脉肌层增厚、阻力增加,造成新生儿肺高压。

3)临床表现:主要表现为呼吸困难、气促、发绀等呼吸道症状,可在出生时出现,亦可在出生后数小时内出现。其严重程度取决于膈肌缺损大小、腹腔脏器进入胸腔的数量及肺发育不良状况。呼吸困难和发绀可为阵发性,哭吵时加剧;有的突然加重呈进行性恶化,此乃哭闹时用力呼吸,患侧胸腔产生极大负压,将腹腔脏器纳入胸腔,造成严重呼吸困难,若处理不当或不及时,可引起死亡。胸腹裂孔疝伴肠旋转不良者可引起呕吐。

4)MRI表现:胸腹膜裂孔疝的MRI表现随疝的大小和内容物的不同而异。小的胸腹膜裂孔疝多表现为横膈局部缺损伴有向膈上突起之球状或囊状病灶,边缘清楚光滑,内容物大多为腹膜后脂肪,T_1WI及T_2WI上均呈高信号。大的胸腹膜裂孔疝则表现为一侧横膈大部或全部消失,心脏和纵隔偏向对侧,胸腔内见信号不均匀肠管影;有时冠状面MRI影像上见到胸腹腔相连续之肠袢影(图2-13)。

(2)食管裂孔疝

1)概述:食管裂孔疝是指胃通过发育异常宽大的食管裂孔突入到胸腔内。儿童阶段可以发生在各年龄组,往往以食管下端病损为主。本病并非少见,为先天遗传和环境因素相互作用,使食管周围韧带、组织结构的弹性减退,左右膈肌角肌纤维发育障碍,失去正常的钳夹作用引起。

2)病理:初期可见食管下段黏膜、肌层和食管周围组织呈充血性炎症反应,晚期发展成溃疡出血。

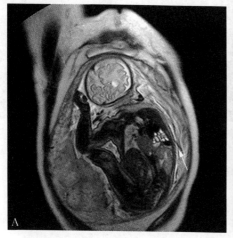
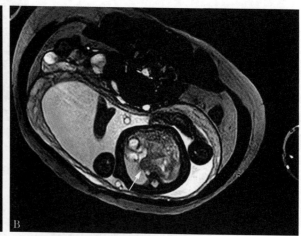

图2-13 胸腹裂孔疝MRI表现

注:冠状位(SSFSE)(A)和胎儿横断位(b-SSFP)(B)显示胎儿左侧胸腹裂孔疝,疝内容物为肠管(箭)。

3)临床表现:常见的临床症状有呕吐、呕血、便血和吞咽困难。呕吐可在出生后第 1 周出现,以平卧位或夜间为重,占 80%~95%。由于胃食管反流可出现反复呼吸道感染症状,患儿发育及营养状况较差。

4)MRI 表现:在 SE T_2WI 序列图像上,可清楚显示突向膈上的含气、液的囊状软组织肿物,呈球状或蘑菇状,提示为疝出的胃囊;MRI 信号呈非均匀的混杂信号(图 2 - 14)。

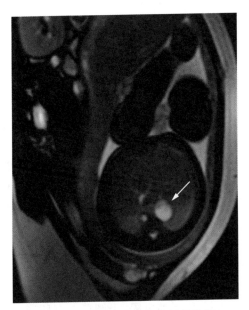

图 2 - 14 胎儿无脾综合征伴左侧
食管裂孔疝 MRI 表现

注:b - SSFP 横膈水平横断位图像显示食管裂孔疝(箭),同时见下腔静脉、腹主动脉在同侧。

(3)胸骨后疝

1)概述:胸骨后疝又称 Morgagni 膈疝,是胚胎发育过程中,形成膈肌的两组肌束发生障碍,未完全愈合,在胸骨旁残存一缺损而形成的疝。以右侧多见,占 90%。

2)病理:疝入胸腔的脏器,大多为结肠、大网膜和胃。

3)临床表现:患儿临床症状通常为随着哭闹、仰卧位、腹压增加时出现阵发性呼吸困难、呼吸急促、发绀等现象。当立位、安静、腹腔压力减小时,上述症状消失或减轻。若有消化道嵌闭者,

出现呕吐、腹胀、停止排气排便等肠梗阻征象。

4)MRI 表现:MRI 上典型表现为右胸骨后外侧膈上局限性隆凸影,边缘光整,内含均匀脂肪组织,呈 T_1WI 及 T_2WI 高信号,也可呈不均匀信号,甚至有气体及气液平面。冠状面 MRI 可显示疝内容物与膈下相通,从而有助于与心包脂肪垫鉴别。

5)诊断要点:根据相应典型临床症状及 MRI 多平面扫描显示横膈不完整,可见腹腔内容物通过发育不全的膈肌突入胸腔等可诊断。诊断困难时钡餐造影可以清楚显示膈肌缺损部位及疝入胸腔的腹腔内容物情况。

6)鉴别诊断:胸骨后疝需要与心包囊肿相鉴别。心包囊肿与心脏关系密切不能分割,为囊性,其形态、大小随呼吸而改变;MRI 显示与心包相连的囊性病变,横膈完整。

膈疝还需与膈膨升相鉴别。膈膨升时腹腔内容物位于横膈以下,横膈完整,结合消化道检查可鉴别。

2.9.2 膈膨升

(1)概述

膈膨升(diaphragmatic eventeration)是胚胎时期膈肌发育不全,肌纤维或胶原纤维层有不同程度缺陷,横膈薄弱上抬突入胸腔,或因膈神经麻痹引起横膈抬高。分为先天性和后天性两种。男孩多于女孩,最常见于左侧,右侧多为局限性。

(2)病理

根据膈肌发育的程度可分为:①完全性膈膨升,即整个膈肌无肌纤维;②部分性膈膨升,仅其外侧尚有部分肌纤维;③双侧性,也无膈肌纤维,仅是一层菲薄的腱膜,但膈神经部分存在,刺激时有神经的部分仍有收缩,但其活动受限。由于膈肌松弛,腹腔内脏器上升到胸腔,造成肺部受压,有的可引起纵隔移位。

(3)临床表现

临床症状、体征与横膈肌肉发育程度有关。轻度或部分膈膨升,多无症状,偶尔在摄片时发现膈肌抬高。完全性膈肌缺失则可表现为一系列呼

吸系统症状,如呼吸急促、呼吸困难、发绀,甚至发生呼吸窘迫综合征。若为横膈肌先天性发育不良患儿往往出生第1天至几周内出现呼吸困难,需要及时手术纠治。

(4)MRI表现

MRI可清楚显示横膈全部或部分性升高情况(图2-15),其膈下组织可随之升高。

(5)诊断要点

横膈完全或部分性向上抬高,MRI矢状及冠状扫描见横膈完整。

(6)鉴别诊断

膈膨升需要与膈疝、膈麻痹相鉴别。膈疝时横膈高度及整体活动度正常,多表现为局限性升高,腹腔内容物位于横膈以上,横膈不完整;而膈膨升时腹腔内容物则位于横膈以下,横膈完整,结合消化道检查可鉴别。膈麻痹时,横膈升高不如膈膨升显著,但横膈矛盾运动幅度较大。

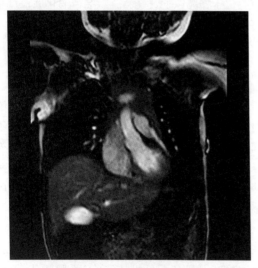

图2-15 膈膨升MRI表现

注:b-SSFP冠状位示右膈完整,右侧膈膨升,位置抬高。

2.10 胸腺囊肿

(1)概述

胸腺囊肿(thymic cysts)较少见,占纵隔肿瘤的1%～3%,占纵隔囊性病变的28%。胸腺囊肿病因学具有多样性,可分为:①先天性胸腺囊肿,因胸腺导管或胸腺咽导管未闭合,导管内上皮渗液或出血,逐渐扩张而形成;②瘤性胸腺囊肿,由胸腺内哈氏小体退行性变或坏死而形成非感染性囊肿;③退行性胸腺囊肿,由胸骨正中切开、心脏手术及霍奇金病化疗后引起胸腺退行性变而形成。

(2)病理

胸腺囊肿由扁平、立方或柱状上皮囊壁形成单房或多房囊肿,囊壁薄,形态不规则,内可见正常胸腺组织。囊内常有淡黄色的澄清液体,大小不等。伴感染时囊壁较厚,可见炎症细胞及纤维化,囊肿内含混浊液体或凝胶样物。

(3)临床表现

胸腺囊肿可发生于任何年龄,多位于前纵隔,少数位于中后纵隔,临床常无明显症状。囊肿较大时可因压迫邻近组织产生相应症状,常见症状有喘鸣、咳嗽、声嘶、胸痛、呼吸困难及吞咽困难,偶有气管软化、心脏压塞、左侧头臂静脉受压等。由于退行性变使渗透压升高或囊肿内出血、感染可使囊肿迅速增大,囊肿破裂可造成纵隔积血或血胸。胸腺囊肿极少合并重症肌无力。

(4)MRI表现

囊肿多位于前纵隔,呈圆形或卵圆形,边界清,呈T_1WI低信号、T_2WI高信号,增强扫描无强化;囊内出血或伴感染时,囊内容物呈不均匀T_1WI高信号(图2-16)。

(5)诊断要点

前纵隔囊性肿块,边界清,囊内呈均匀液体信号,增强后无强化,对周围组织无侵犯,提示胸腺囊肿诊断。

(6)鉴别诊断

胸腺囊肿需要与畸胎瘤、皮样囊肿及淋巴管畸形等鉴别。畸胎瘤也好发于前纵隔,其内可见脂肪及钙化组织。皮样囊肿一般囊壁较厚伴钙化,囊内常含有脂肪成分,增强扫描可见边缘环状强化。淋巴管畸形可呈不规则液体信号,弥漫包绕纵隔结构生长为其特有表现。

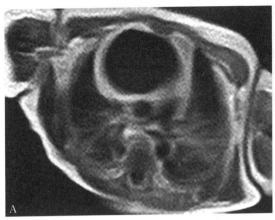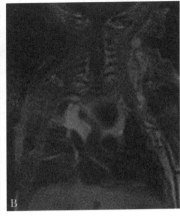

图 2-16　胸腺囊肿 MRI 表现

注:出生 10 d 患儿 T_1WI 横断位(A)及 T_2WI(压脂)冠状位(B)图像示前纵隔类圆形低信号灶。

2.11　胸腺增生

（1）概述

胸腺增生(thymic hyperplasia)是指肿大的胸腺组织超过正常年龄组的标准(体积超过基准值的 50%),胸腺大小和重量增加,而结构正常。胸腺增生多见于婴幼儿,其大多为特发性,也可继发于重症肌无力、甲状腺功能亢进症、系统性红斑狼疮、类风湿关节炎、恶性肿瘤化疗缓解后等。

（2）病理

胸腺增生表现为弥漫性增大,少数为结节状增生,组织学上表现为胸腺髓质内生发中心及淋巴滤泡增生,其正常小叶结构仍然保存,皮髓质界面清晰,髓质内可见胸腺小体。

（3）临床表现

胸腺增生临床常无明显症状,当胸腺较大时可因压迫邻近心血管及气管产生相应症状,患儿可有胸痛、心悸、气促及呼吸困难等。继发于重症肌无力、甲状腺功能亢进症、系统性红斑狼疮等疾病时,临床上常以原发病症状为主。

（4）MRI 表现

儿童胸腺在 T_1WI 的信号强度低于脂肪,T_2WI 信号与脂肪相似。随着年龄增长,胸腺组织逐渐被脂肪替代,T_1WI 信号与脂肪信号强度相似,T_2WI 信号不随年龄增长而改变。胸腺增生 MRI 表现为胸腺弥漫性增大,形态、信号强度与正常胸腺相似(图 2-17)。

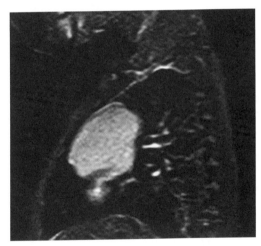

图 2-17　胸腺增生 MRI 表现

注:SSFSE T_2 矢状位压脂图像示胸腺弥漫性增大,信号均匀。

（5）诊断要点

胸腺体积异常增大,形态及信号强度与正常胸腺组织相似,临床可有重症肌无力、甲状腺功能亢进症、系统性红斑狼疮、类风湿关节炎、恶性肿瘤化疗缓解后等相关病史,提示胸腺增生诊断。

（6）鉴别诊断

胸腺增生需要与胸腺淋巴瘤、胸腺瘤及朗格汉斯细胞组织细胞增生症(Langerhans cell histiocytosis, LCH)胸腺浸润等鉴别。胸腺淋巴瘤及胸腺瘤致使胸腺增大常伴有胸腺形态不规则,其信号与正常胸腺组织有差异,增强后可见异常强化。淋巴瘤常伴有纵隔淋巴结肿大。胸腺瘤多发生于成人,表现为前上纵隔肿块,大小不一,可占据整个胸腺。LCH 常伴有肺内弥漫性病变或骨质破坏等,结合胸部 CT 有点状钙化灶可以帮助诊断。

2.12　胸廓畸形

2.12.1　漏斗胸

（1）概述

漏斗胸（pectus excavatum）是儿童最常见的前胸壁先天畸形,常以胸廓凹陷就诊,临床易诊断,其发病率为 0.04％～0.13％,男女比例约4：1。漏斗胸患儿畸形多变,易合并其他先天性疾病。

（2）病理

漏斗胸病因尚不明确,主要有以下几种学说:膈肌中心腱短缩;呼吸道阻塞;部分前方膈肌肌肉纤维化;胸骨和肋软骨发育障碍;结缔组织异常;其他因素如遗传因素、免疫因素等,11％～37％的患儿有家族史。

（3）临床表现

漏斗胸主要表现为胸骨体下份及剑突向内凹陷,多同时伴有肋软骨拉长、内陷。漏斗胸患者可

因胸骨凹陷直接压迫心、肺,引起胸痛、呼吸困难、心悸等。漏斗胸可单独存在,也可合并其他先天畸形,其中最常见的为骨骼系统畸形,包括脊柱侧弯、肋骨分叉畸形等。

（4）MRI 表现

MRI 矢状位表现为胸骨体下份及剑突向内凹陷,呈"哑铃状"改变;胸骨凹陷同时可伴有胸骨倾斜,与胸骨相连接的肋软骨可呈不对称膨大;冠状面显示两侧胸腔形态大小不对称;MRI 可显示心肺组织的压迫情况及是否合并其他组织结构异常等(图 2-18)。

（5）诊断要点

胸骨体下份及剑突向内凹陷,呈"哑铃状"改变,临床可明确诊断。

（6）鉴别诊断

先天性漏斗胸具有典型的胸壁畸形表现,一般不易与其他疾病混淆,但需要与其他合并胸廓畸形的疾病相鉴别,如 Marfan 综合征、神经纤维瘤病、黏多糖病及骨骼发育障碍性疾病等。

2.12.2　鸡胸

（1）概述

鸡胸（pectus carinatum）是前胸壁常见的胸廓畸形,胸骨向前隆起畸形,状如鸡胸脯故称之为鸡胸,较漏斗胸少见,男女比例约 4：1,占所有胸壁畸形的 16.7％,症状出现较晚,50％以上在 11 岁以后发现。

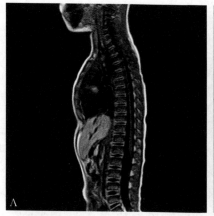
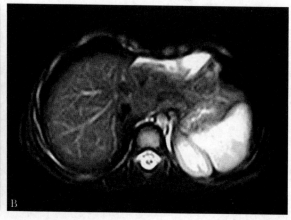

图 2-18　漏斗胸 MRI 表现

注:T_1WI(非压脂)矢状位(A)及 T_2WI(压脂)横断位(B)示胸骨体下份及剑突向内凹陷,右心室前壁局部受压。

（2）病理

鸡胸病因尚未明确,可能与遗传有关,有家族史者20%～25%。一般认为是肋骨和肋软骨过度生长造成的,胸骨的畸形是继发于肋骨畸形的,也可继发于胸腔内疾病。

（3）临床表现

本病特征为胸骨上段及邻近肋软骨向前突出,可散发或有家族史,临床多无症状。可独立发生或与Marfan综合征、埃勒斯-当洛(Ehlers-Danlos)综合征、努南(Noonan)综合征、莫基奥(Morquio)综合征、先心病、脊柱侧弯等合并发生。

（4）MRI表现

鸡胸主要表现为胸骨体和下部肋软骨对称性向前突出,肋软骨的外侧部分和肋骨向内凹陷(图2-19)。少数可表现为一侧肋软骨向前突出,对侧肋软骨正常。

（5）诊断要点

胸骨体和下部肋软骨向前突出,肋软骨的外侧部分和肋骨向内凹陷,临床较易诊断。

（6）鉴别诊断

鸡胸具有较典型的胸壁畸形表现,一般不易与其他疾病混淆,但需要与其他合并胸廓畸形的疾病相鉴别,如Marfan综合征、神经纤维瘤病、黏多糖病及骨骼发育障碍性疾病等。

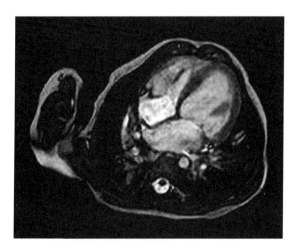

图2-19　鸡胸MRI表现

注:b-SSFP横断位示胸廓饱满,胸骨体向前突出,肋软骨外侧部分向内凹陷。

2.13　胸壁肿瘤

2.13.1　淋巴管畸形

（1）概述

淋巴管畸形(lymphatic malformations)是一种先天性淋巴管发育畸形,是由异常增殖和扩张的淋巴管所构成的良性肿瘤样病变。淋巴管畸形大多在2岁前发现,约75%起源于颈部,20%起源于腋窝,5%起源于纵隔和其他部位。有5%～10%的颈部淋巴管畸形延伸入纵隔。单纯发生在纵隔的淋巴管畸形不足1%,其好发于前上纵隔。

（2）病理

纵隔淋巴管畸形大多为囊性,囊肿大小不一、形态不规则、呈多房状,囊壁及分隔菲薄,囊壁可含有平滑肌纤维、血管、神经、脂肪和淋巴样组织,囊壁内衬内皮细胞,内含淋巴液。此外,淋巴管畸形常沿组织间隙生长,有不断增长的趋势,当发生感染和出血时可突然增大。

（3）临床表现

淋巴管畸形一般发生于婴儿时期,病变较小时可无明显临床症状,约50%患儿为偶尔发现。肿瘤较大时可压迫气道、大血管等;当发生囊内出血时,瘤体骤然增大,可引起患儿呼吸困难,甚至危及生命。

（4）MRI表现

肿块为圆形、椭圆形或不规则形,多位于前、中纵隔内,依纵隔内结构塑形,可包绕大血管。T_1WI呈低信号或中等信号,T_2WI呈高信号,病变内有出血时T_1WI呈高信号。囊壁薄,囊内可有低信号分隔,呈多房状,边界清楚。增强扫描一般无强化,囊壁及分隔可有强化;当发生感染时囊壁及分隔增厚伴强化明显(图2-20)。

（5）诊断要点

前中纵隔内依纵隔内结构塑形的囊性占位,囊壁薄,囊内可有低信号分隔,边界清楚,增强后肿块无强化,囊壁及分隔可有强化,提示淋巴管畸形。

（6）鉴别诊断

依据淋巴管畸形的典型影像表现一般可作出诊断，需要与之鉴别的纵隔肿物包括囊性畸胎瘤、胸腺囊肿等。囊性畸胎瘤内一般分隔少见，对邻近组织结构压迫明显，MRI 上常可见脂肪成分。胸腺囊肿形态规则，常为圆形或管状，多为单房。

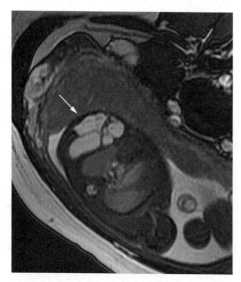

图 2-20　胎儿胸壁淋巴管畸形 MRI 表现

注：b-SSFP 序列横断位图像显示右前胸壁淋巴管畸形（箭），内见分隔。

2.13.2　婴儿型血管瘤

（1）概述

婴儿型血管瘤（infantile hemangioma）是在胸壁软组织中最常见的肿瘤，它属于良性血管内皮增生。婴儿型血管瘤出生时不存在，出生后病变出现，女性常见。

（2）病理

肿瘤多呈实性，与正常组织分界清楚，无包膜，中央区瘤组织常变性、囊性变，可见钙化；肿瘤由异常增生的小血管构成，内衬内皮细胞；血管间可见纤维基质。

（3）临床表现

婴儿型血管瘤大多为孤立性的，少数可为多发病灶，可位于深部软组织或浅表皮肤。临床表现为无痛性质软肿块，边界清晰或模糊，肿块较表浅者皮肤表面可呈紫色或暗红色。

（4）MRI 表现

肿块在 T_1WI 上与肌肉相比呈等低信号，其内可见脂肪信号的条带影；T_2WI 信号与皮下脂肪相仿，呈高信号，边界清，增强后动脉期和延迟期强化明显（图 2-21）。肿块内可见迂曲的管状流空血管影。

（5）诊断要点

出生后出现皮肤红斑，软组织内见边界清晰的实性肿块，T_1WI 呈等信号、T_2WI 呈高信号，增强后明显强化，提示婴儿型血管瘤。

（6）鉴别诊断

婴儿型血管瘤需与婴儿型纤维肉瘤鉴别。婴儿型纤维肉瘤是相对少见的软组织肿瘤，呈 T_1WI 低信号、T_2WI 高信号，相对婴儿型血管瘤其内散在流空低信号略少见，增强后显著强化；尽管如此，有时在 MRI 信号特征上仍无法鉴别这两种疾病，需要组织学检查做进一步明确诊断。

2.13.3　婴儿纤维性错构瘤

（1）概述

婴儿纤维性错构瘤（fibrous hamartoma of infancy）是发生于儿童真皮或皮下组织内的胚胎发育不良性或错构瘤性良性病变，好发于 2 岁以内儿童，多发生于躯干、腋窝及上肢皮下组织中。

（2）病理

病理检查呈三相成分的病理学特征：致密胶原纤维组织（其间可散在成纤维细胞和肌成纤维细胞）、原始间叶细胞、成熟脂肪细胞，但 3 种成分在不同病例其比例不同，年龄越小者未分化原始间叶细胞成分含量相对越多，易于确诊；而年龄较大者未分化原始间叶成分较少，常需免疫组化染色来进一步确定。

（3）临床表现

临床表现为真皮深层或皮下生长迅速的孤立性、无痛性肿块，呈进行性增大；可被推动，界限不清，少数病例可表现为多个散在的结节，皮肤表面明显红肿、破溃。

（4）MRI 表现

MRI 表现无特异性，信号强度与肿瘤内所含

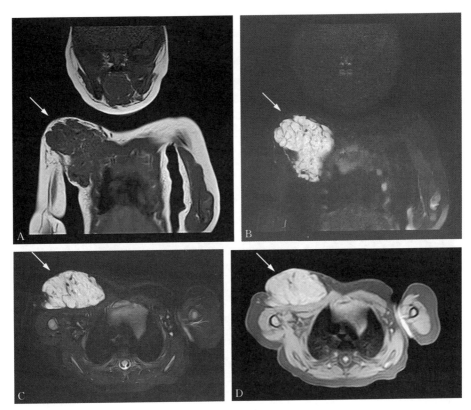

图 2 - 21　婴儿型血管瘤 MRI 表现

注:冠状位 T_1WI(非压脂)(A)、T_2WI(压脂)(B),横断位 T_2WI(压脂)(C)、T_1WI(压脂)增强(D)。显示肿块 T_1WI 等信号(箭),T_2WI 高信号(箭),增强后明显强化(箭)。

纤维及脂肪组织成分比例相关。T_1WI 序列脂肪呈高信号,纤维组织呈低信号,实性间叶成分呈稍高信号,压脂 T_2WI 序列脂肪及纤维组织呈低信号、实性间叶成分呈稍高信号,增强后实性间叶成分呈轻中度强化(图 2 - 22)。

（5）诊断要点

2 岁以下婴幼儿真皮深层或皮下生长迅速的孤立性、无痛性肿块,MRI 呈含脂肪及纤维成分不均质肿块,增强后实性成分轻中度强化,可提示该病。

（6）鉴别诊断

婴儿纤维性错构瘤需与婴儿型血管瘤及婴儿肌纤维瘤病鉴别。婴儿型血管瘤出生后出现皮肤红斑,软组织内边界清晰的实性肿块,T_2WI 呈显著高信号,增强后明显强化。婴儿肌纤维瘤病瘤体较大,呈浸润性生长,周围组织包括骨骼常受侵犯且增强扫描多呈"快进快出",要明确肿瘤的具体性质须对肿瘤组织取样行病理检查。

2.13.4　胸壁间叶错构瘤

（1）概述

胸壁间叶性错构瘤(mesenchymal hamartoma)是一种极为罕见的原发性骨良性肿瘤,发生率占原发性骨肿瘤的 1/3 000,多发现于婴儿期。

（2）病理

胸壁间叶性错构瘤是起自肋骨的非肿瘤性间叶增生性病变,主要成分为梭形细胞软骨和出血性囊肿,其实性区域内可见成纤维细胞胶原纤维编织骨和软骨成分,有时可见软骨内骨化。出血性囊腔形似动脉瘤样骨囊肿,囊肿壁含纤维组织和反应性新生骨,并可见破骨细胞样多核巨细胞。

（3）临床表现

大部分发现于新生儿期和婴儿期,多因发现肋骨膨胀性肿块而就诊,病变常累及肋骨的髓腔

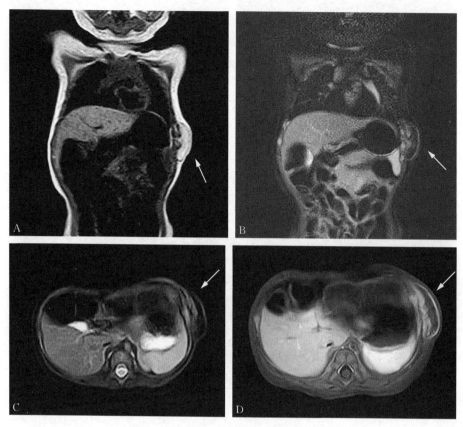

图 2-22 婴儿纤维性错构瘤 MRI 表现

注：冠状位 T_1WI 序列（A）、T_2WI 压脂序列（B），可见 T_1WI 呈高信号为主，内见斑片状低信号（箭）。横断位 T_1WI 压脂非增强序列（C）和压脂增强序列（D），可见增强后肿块周围明显强化，内部强化不明显（箭）。

或位于肋骨表面，可发生于双侧肋骨，病变也可呈多中心性。

（4）MRI 表现

病灶呈不均质肿块，内含液液平面，在 T_1WI 呈等低信号，T_2WI 呈等高信号，增强后呈不均匀强化（图 2-23）。

（5）诊断要点

婴幼儿肋骨膨胀性不均质肿块，T_1WI 呈等低信号，T_2WI 呈等高信号，内含液液平面，增强后呈不均匀强化，提示该疾病。

（6）鉴别诊断

胸壁间叶错构瘤需与动脉瘤样骨囊肿鉴别。动脉瘤样骨囊肿骨质呈膨胀性溶骨性改变，内可见液平，要明确肿瘤的具体性质须对肿瘤组织取样行病理检查。

2.13.5 尤因肉瘤家族肿瘤

（1）概述

尤因肉瘤家族肿瘤（Ewing's sarcoma family of tumor，ESFT）是一类恶性肿瘤的总称，此类肿瘤在形态学上具有相似的特点，均为小圆细胞肿瘤。其好发于儿童及青少年，发病部位分布广泛，侵袭性强。

（2）病理

病理特征是肿瘤细胞小，密集成巢，细胞呈卵圆形或梭形，可见有纤维结缔组织分隔成小叶状，核染色质呈颗粒状，核仁不明显，多数可见核分裂象，可见有 Homer-Wright 菊形团。电镜下有致密的核心分泌颗粒、细胞内微丝和疑似神经细胞的突起。一部分细胞呈 NF 和神经内分泌标志物免

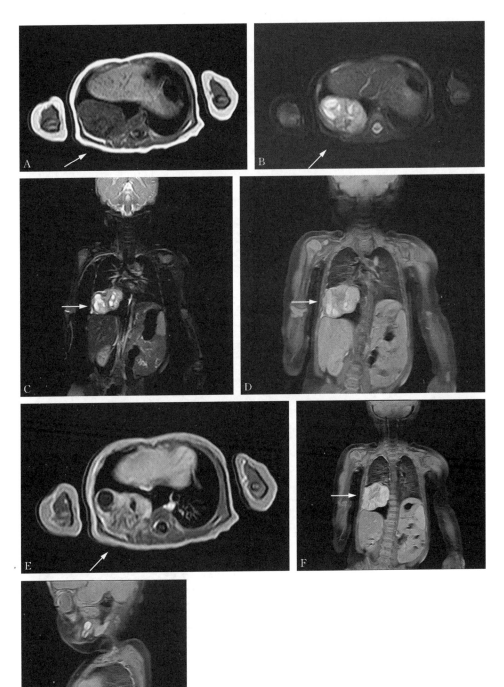

图 2-23 胸壁间叶错构瘤 MRI 表现

注：平扫横断位 T_1WI(非压脂)(A)、T_2WI(压脂)(B)、冠状面 T_2WI(压脂)(C)、T_1WI(压脂)(D)，显示 T_1WI 呈不均匀等低信号，T_2WI 呈不均匀高信号(箭)；增强后横断位 T_1WI(E)(非压脂)、冠状位(压脂)(F)、矢状位(压脂)(G)，显示肿块增强明显(箭)。

疫组化染色阳性。免疫组化结合细胞遗传学和分子生物学结果对于 ESFT 的鉴别具有重要意义。

（3）临床表现

大部分病例发生于 20 岁前,主要表现为疼痛性软组织肿块,神经受损时可造成感觉异常、乏力,甚至功能损害。

（4）MRI 表现

MRI 表现为规则或不规则肿块,信号均匀,

T_1WI 呈等低信号、T_2WI 呈高信号,增强后实性成分明显均匀强化(图 2-24)。肿瘤较大时可伴有出血、坏死,邻近骨质受侵犯。

（5）诊断要点

胸壁疼痛性肿块,肿块较小时 MRI 信号均匀,增强后实性成分明显强化,肿瘤较大时可伴有出血、坏死,邻近骨质受侵犯。外周原始神经外胚层肿瘤(peripheral primitive neuroectodermal tumor,

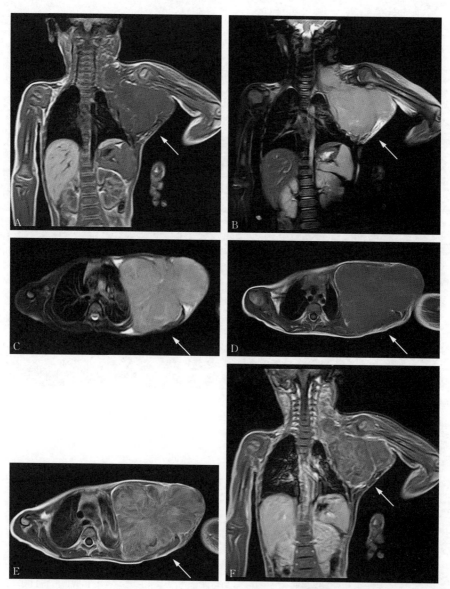

图 2-24 尤因肉瘤家族肿瘤 MRI 表现

注:增强前平扫冠状位 T_1WI(非压脂)(A)、T_2WI(压脂)(B)、横断位 T_2WI(非压脂)(C)、T_1WI(压脂)(D),显示肿块 T_1WI 低信号,T_2WI 高信号(箭);增强后横断位 T_1WI(非压脂)(E)、冠状位 T_1WI(非压脂)(F)增强后呈明显强化(箭)。

pPNET)与骨外尤因肉瘤 MRI 表现缺乏特异性，需要结合免疫组化等综合判断。

（6）鉴别诊断

尤因肉瘤家族肿瘤须与胸膜肺母细胞瘤、神经鞘瘤鉴别。胸膜肺母细胞瘤多见于 1～4 岁婴幼儿，发生在肺及胸腔内，肿瘤体积比较大，肿瘤内见液化、坏死，增强呈明显强化，要明确肿瘤的具体性质需作肿瘤组织取样病理检查。神经鞘瘤起源于施万细胞，边界清楚，病灶内信号不均匀，有囊变、钙化，呈"哑铃状"，与胸膜呈锐角相接，有包膜，常伴有肺不张及胸腔积液。

2.13.6 骨肉瘤

（1）概述

骨肉瘤(osteosarcoma)是儿童时期最常见的原发性恶性骨肿瘤。可发生于任何年龄，75% 病例发生于 10～25 岁，偶见于婴儿或学龄前儿童，男性多于女性。

（2）病理

镜下病理取决于肿瘤细胞分化优势，常见的骨肉瘤分为 3 种类型：骨母细胞型、软骨母细胞型和成纤维细胞型。

（3）临床表现

临床主要表现为进行性疼痛、肿胀，局部皮温升高，皮肤表面可见静脉曲张，可伴有病理性骨折。

（4）MRI 表现

MRI 主要用于明确肿瘤骨内和骨外扩展范围，病灶在 T_1WI 呈低信号，T_2WI 呈均匀或不均匀高信号，增强后不均匀强化，可见骨质破坏及瘤骨形成（图 2-25）。

（5）诊断要点

青少年骨干骺端骨质破坏伴软组织肿块，增强后不均匀强化，提示骨肉瘤。

（6）鉴别诊断

骨肉瘤需与尤因肉瘤家族肿瘤及骨髓炎鉴别。尤因肉瘤家族肿瘤发病年龄较骨肉瘤小，MRI 表现缺乏特异性，要明确肿瘤的具体性质须对肿瘤组织取样行病理检查。骨髓炎临床表现为局部疼痛、炎症指标升高，MRI 表现与骨肉瘤相

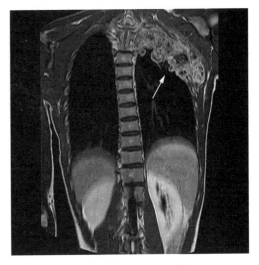

图 2-25 骨肉瘤 MRI 表现

注：增强 T_1WI 冠状位，显示病灶与胸壁骨骼及软组织分界不清，呈不均匀强化（箭）。

似，要明确肿瘤的具体性质须对肿瘤组织取样行病理检查。

2.14 生殖细胞肿瘤(畸胎瘤)

（1）概述

生殖细胞肿瘤(germ cell tumor，GCT)是一组起源于生殖细胞前体细胞的胚胎性肿瘤，主要发生在儿童和青少年，其显著特点是在年龄、组织类型、发病部位、临床和生物学行为方面均呈多样性。畸胎瘤是儿童最常见的 GCT。性腺外 GCT 通常发生在中线位置（纵隔、腹膜后、骶尾部或头颅等），可见于任何年龄，在婴幼儿和青少年中多呈双峰年龄分布。儿童纵隔 GCT 约占所有 GCT 的 5% 及儿童纵隔肿瘤的 6%～18%，多为良性病变，以成熟畸胎瘤最常见，约 15% 的儿童纵隔 GCT 是恶性的，预后差。

（2）病理

畸胎瘤的组织病理学分 3 种类型：成熟畸胎瘤、未成熟畸胎瘤、恶性畸胎瘤。儿童畸胎瘤多为良性，但恶性倾向随年龄增长而呈上升趋势。成熟畸胎瘤包含两个及以上胚层的成熟组织成分，一般常见 3 个胚层：①外胚层包括皮肤及其附属器、神经上皮组织及脉络丛等；②中胚层的脂肪、

骨及软骨组织、结缔组织和肌肉等,部分卵巢畸胎瘤中可见到牙齿;③内胚层包括呼吸道和/或消化道上皮及各种胚胎性分泌腺体,亦可见岛状的胎儿样肝、胰腺及肾组织。未成熟畸胎瘤含数量不等的不成熟组织,主要为原始的、胚胎性的神经外胚层组织,亦可见神经上皮菊形团和类似发育中神经管的管样结构;不成熟组织通常存在于实性病变内,实性成分越多则恶变可能性越大;囊性大多是良性成熟组织。儿童未成熟畸胎瘤并非都是恶性肿瘤,只有当肿瘤含有恶性生殖细胞灶或神经组织成分时方呈现恶性生物学行为,常见成分为卵黄囊瘤、胚胎癌、多胚瘤。

(3)临床表现

纵隔是儿童畸胎瘤第二常见的性腺外原发部位,发生于前纵隔,也偶见于心脏、心包,极少数位于后纵隔;大多数儿童纵隔畸胎瘤是良性病变。临床表现多与年龄密切相关。年长儿童常见胸痛或上腔静脉综合征。近半数的婴幼儿可出现慢性咳嗽、喘息或因气道压迫而产生严重呼吸窘迫症状,常伴有发热。

未成熟畸胎瘤可含卵黄囊瘤成分或较罕见的绒毛膜癌病灶。此类肿瘤易发生局部复发和转移,血清中常可检测到异常升高的甲胎蛋白(AFP)和β-人绒毛膜促性腺激素(β-HCG)等肿瘤标志物。另外分泌β-HCG的纵隔畸胎瘤可诱发男孩出现性早熟。

(4)MRI表现

大多数畸胎瘤位于前纵隔,胸腺内或胸腺附近,极少数见于后纵隔。MRI可以显示囊性(T_1W低信号、T_2W高信号)、脂肪(T_1W、T_2W高信号,抑脂序列低信号)成分、钙化及实性组织(图2-26),部分病灶可见脂液面。25%~53%的畸胎瘤存在钙化灶,钙化可以是中央型、周围型或是曲线状,呈无信号区。实性组织在恶性的未成熟畸胎瘤中更常见。成熟的良性畸胎瘤倾向于推移而不是侵犯邻近的结构(后者的表现更像是恶性的未成熟肿瘤)。

(5)诊断要点

发生于任何年龄,儿童多见,在婴幼儿和青少年中呈双峰年龄分布。儿童纵隔GCT大多数是

良性的,以成熟畸胎瘤最常见。含卵黄囊瘤或绒毛膜癌病灶的畸胎瘤,血清AFP和β-HCG升高。MRI上,显示囊性、脂肪以及实性组织,部分病灶可以显示脂液面,实性组织在恶性的未成熟畸胎瘤中比成熟畸胎瘤中更常见。

(6)鉴别诊断

纵隔内囊性畸胎瘤需与其他囊性病变鉴别,如胸腺囊肿、淋巴管畸形等,此类囊壁均菲薄,易与厚壁的囊性生殖细胞性肿瘤区别;若肿瘤为实性病变时,较难与胸腺瘤和淋巴瘤鉴别,常需活检才能明确诊断。

2.15 儿童胸部神经母细胞瘤

(1)概述

神经母细胞瘤(neuroblastoma, NB)是儿童最常见的颅外实体胚胎性肿瘤,起源于交感神经系统,最常见于肾上腺及脊柱两侧的交感神经链,占儿童恶性肿瘤的8%~10%。发病中位年龄约16个月,95%的病例7岁以前诊断。NB最常见的发病部位为腹部,包括肾上腺(48%)、肾上腺外的腹膜后区(25%),原发于胸部占16%;较少见于颈部(3%)和盆腔(3%);近50%的病例在诊断时已存在远处转移。

(2)病理

NB呈类圆形或分叶状,质地较硬,有包膜,但常突破包膜浸润邻近淋巴结、组织间隙、血管及脏器等。NB镜下见肿瘤内大小一致的圆形细胞,细胞核深染,胞质少,呈弥漫性分布或被纤细的纤维结缔组织分隔成团巢状,纤维间质内有少量淋巴细胞;可见Homer-Wright菊形团结构。根据WHO分型标准,将NB分为分化型、低分化型和未分化型;分化程度与预后呈正相关性。免疫组化标志物神经元特异性烯醇化酶(NSE)、CgA、Syn在NB诊断中具有相对特异性,这与肿瘤来源于交感神经肾上腺素神经元有关。

(3)临床表现

16%的NB原发于后纵隔。NB原发部位常被认为与预后高度相关,位于纵隔者相对其他部位预后好,原因尚不完全清楚。纵隔组初诊时有

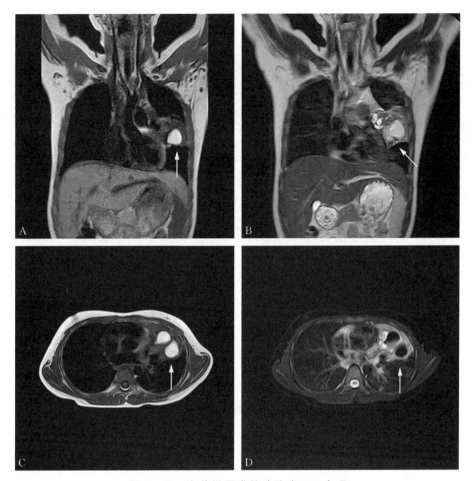

图 2‐26　左前纵隔成熟畸胎瘤 MRI 表现

注:平扫非压脂冠状位 $T_1WI(A)$ 及 $T_2WI(B)$,横断位非压脂 $T_1WI(C)$、T_2WI(压脂)(D)。显示左前纵隔邻近胸腺和心包的混合信号肿块,内见 T_1WI 低信号、T_2WI 高信号囊性成分,T_1WI 高信号、压脂序列 T_2WI 低信号的脂肪成分及 T_1WI 等信号、T_2WI 稍高信号的实性成分(箭)。

症状者明显高于其他部位组,常见症状为肿瘤压迫气道引起的反复咳嗽、呼吸困难;压迫上腔静脉引起面部肿胀或一侧无汗、眼睑下垂,称为 Horner 综合征;其他有发热、贫血、体重下降等非特异性全身症状。NB 易发生远处转移,多见骨、骨髓、肝脏、皮肤等处转移。实验室检查中 24 h 尿 3‐甲氧基‐4 羟基‐苦杏仁酸(VMA)及血清 NSE 升高。

(4) MRI 表现

在 MRI 上,NB 通常表现为椎旁后纵隔的肿块,T_1W 低信号,T_2W 高信号,DWI 弥散受限,增强后强化明显(图 2‐27);肿瘤内常伴有钙化灶,常规 MRI 中序列不易显示,但磁敏感加权成像可

显示低信号的钙化灶。此外 MRI 可清晰显示肿瘤的椎管浸润状态,常呈"哑铃状"形态,通过椎间孔进入椎管内,累及硬膜外间隙或是脊髓;同时肿瘤可浸润纵隔淋巴结、包绕血管或压迫气道及直接浸润胸壁等(图 2‐28)。

(5) 诊断要点

NB 发病年龄小,发病中位年龄约 16 个月,95% 的病例 7 岁以前诊断。原发于胸部占 16%,位于后纵隔。常见症状为肿瘤压迫气道引起反复咳嗽、呼吸困难;压迫上腔静脉引起 Horner 综合征。24 h 尿 VMA 及血清 NSE 升高。MRI 通常表现为椎旁后纵隔的肿块,可见椎管内浸润、包绕血管、压迫气道、淋巴结肿大、胸壁浸润等。

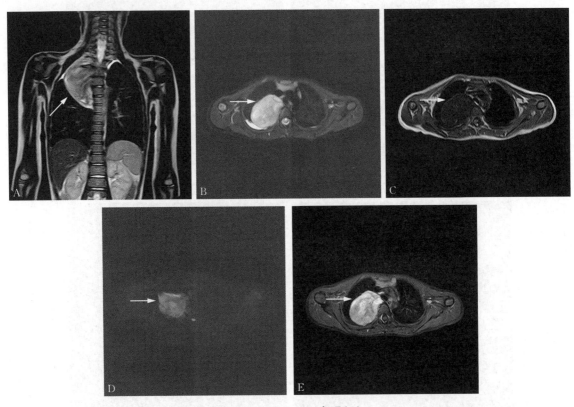

图 2-27 NB MRI 表现(1)

注:冠状位 T$_2$WI(非压脂)(A)、横断位 T$_2$WI(压脂)(B)、T$_1$WI(非压脂)(C)、DWI(D)、T$_1$WI(压脂)增强(E);见右上后纵隔脊柱旁肿块,T$_1$WI等低信号,T$_2$WI不均匀高信号,向右侧椎间孔延伸;DWI显示弥散受限,增强后不均匀明显强化(箭)。

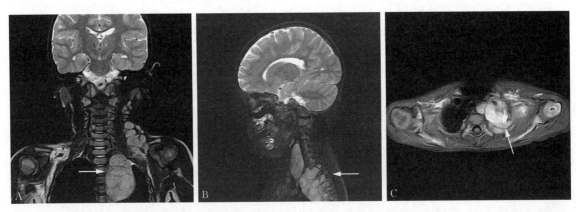

图 2-28 NB MRI 表现(2)

注:平扫冠状位 T$_2$WI(非压脂)(A)、矢状位 T$_2$WI(压脂)(B),横断位增强 T$_1$WI(压脂)(C)显示左上后纵隔肿块,T$_2$WI等高信号,增强后明显不均匀强化,并向椎间孔延伸;左颈部、锁骨上淋巴结(箭)多发转移。

（6）鉴别诊断

儿童后纵隔 NB 需与其他神经源性肿瘤鉴别，如神经节细胞瘤、神经纤维瘤、神经鞘瘤。神经节细胞瘤与 NB 同源，由成熟神经节细胞和神经纤维构成，为良性肿瘤，MRI 呈信号均匀的软组织肿块，包膜完整，钙化相对少见，增强后强化不明显；神经纤维瘤、神经鞘瘤通常为良性，可经椎间孔侵入椎管呈"哑铃状"，钙化罕见，MRI 表现为边缘光滑的软组织肿块，但其中可出现靶征表现，邻近肋骨有压迫性侵蚀表现。纵隔 NB 还需与其他后纵隔肿块，如叶外型肺隔离症、血管瘤、肠源性囊肿等鉴别。

2.16　儿童胸部淋巴瘤

（1）概况

淋巴瘤(lymphoma)为淋巴造血系统的恶性肿瘤，原发于淋巴结或结外淋巴组织。占儿童肿瘤的 15%～20%，居儿童恶性肿瘤的第 2 位。淋巴瘤几乎可侵及全身所有脏器，为最常见的前纵隔肿瘤之一。淋巴瘤多数与免疫功能低下、EB 病毒感染、染色体畸变和原癌基因突变等有关。

（2）病理

淋巴瘤可分为霍奇金病(HD)和非霍奇金淋巴瘤(NHL)两大类。在病理上，HD 中可发现 Reed-Sternberg(R-S)细胞(一种巨网状细胞，其含有大的深染色胞核)，而在 NHL 中不存在。HD 的病理根据淋巴细胞和 R-S 细胞的含量不同而分为 4 型：结节硬化型、混合细胞型、淋巴细胞消减型和淋巴细胞优势型。4 型可以相互转化，其中优势型预后最好，消减型最差。在儿童中，以结节硬化型及淋巴细胞优势型最多见，此两型预后较好。NHL 的病理类型较多，常见有 T 细胞型、组织细胞型、混合细胞型和 B 细胞型(包括 Burkitt 型)。也可根据组织病理、细胞成分及分化程度分为低度、中度和高度恶性 3 类。NHL 较 HD 恶性程度高，预后差。

（3）临床表现

在儿童中，淋巴瘤大约占纵隔肿块中的 70% 左右，多位于前纵隔。HD 发病年龄多大于 5 岁，常见于青少年及青年，15 岁为高峰，进展慢，全身症状轻。NHL 发病年龄为 1～13 岁，常见于 10 岁以下儿童，4～7 岁为高峰，病情进展快，常伴全身症状。HD 以侵犯淋巴结为主，结外病变少见。而 NHL 常在早期就伴有结外脏器受累，恶性程度较高。淋巴结进行性增大、无疼痛，浅表淋巴结以两侧颈部受累最多，扪之质硬，晚期因粘连、融合而无活动性。淋巴瘤起病隐匿，早期常无症状，仅累及周围淋巴结，中晚期常出现发热、贫血、消瘦及肝脾大等全身症状。若纵隔内肿大淋巴结压迫邻近气管、食管、上腔静脉等，则出现相应症状，如呼吸困难、吞咽困难及上腔静脉阻塞综合征等。

（4）MRI 表现

淋巴瘤可以是单灶性、多灶性或弥漫性的病灶。HD 患者大约 70% 早期表现为胸内淋巴结增大(图 2-29)。95% 患者可见上纵隔淋巴结受侵犯，可散在，亦可融合成团。此外，可有胸腺(约 40%)、肺实质(10%)、胸膜(10%)受累。NHL 纵隔内淋巴结肿大常呈巨块型，肺内实变发生率低，胸膜反应多见。儿童淋巴瘤以侵犯前纵隔为主，主要表现为分散的结节状淋巴结肿大、胸腺弥漫性浸润或两者兼有；病变进展期可累及前、中和后纵隔淋巴结，其中包括隆突下、心膈角区、肺门等区域。若淋巴瘤侵犯胸膜或心包时，可伴有胸腔积液、心包积液、胸膜或心包膜结节状不规则增厚等表现。MRI 显示正常的纵隔和肺门淋巴结 T_1WI 上类似于肌肉的等信号，正常淋巴结在 T_2WI 上呈现与胸腺相似的稍高信号。受累淋巴结 T_1WI 呈中等信号、稍高于肌肉信号，T_2WI 为高信号，典型表现为多个淋巴结聚集形成的分叶状、多结节性的肿块，或是单个巨大肿块，对邻近组织有明显占位效应，增强扫描可中等或显著强化(图 2-30)，常累及心包。纵隔 MRI 有助于评估心包受累程度。冠状位扫描能更清晰显示前纵隔肿块的上下范围，及有无血管、支气管和心包包绕、移位等现象。

（5）诊断要点

HD 常见于青少年及青年，进展慢，全身症状轻。NHL 常见于 10 岁以下的儿童，病情进展快，

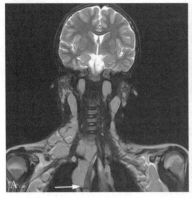
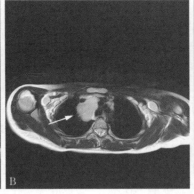
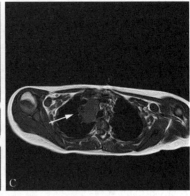

图 2-29　淋巴瘤 MRI 表现(1)

注:患儿,女,10岁,HD。平扫 T_2WI冠状位(A),两侧颈部、腋下及上纵隔多发淋巴结肿大(箭)。平扫 T_2WI横断位(B),右侧纵隔血管间隙、两侧腋下多发肿大淋巴结(箭);平扫 T_1WI横断位(C),右侧纵隔血管间隙、两侧腋下多发肿大淋巴结(箭)。

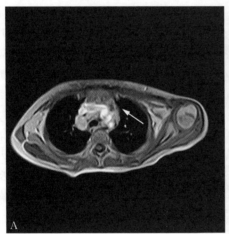
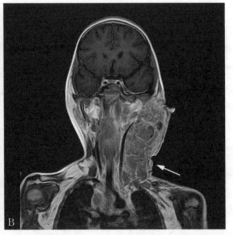

图 2-30　淋巴瘤 MRI 表现(2)

注:增强横断位 T_1WI(A)、冠状位 T_1WI(B)。横断位显示上中纵隔淋巴结多发肿大强化;冠状位显示左侧颈部多发融合淋巴结伴强化(箭)。

常伴全身症状。纵隔淋巴结肿大,前纵隔为主,常多发、融合,广泛侵犯时前、中和后纵隔淋巴结均可增大,并累及相邻结构,增强扫描呈中等程度强化。前纵隔内孤立性软组织肿块,可显著强化。

(6) 鉴别诊断

儿童纵隔淋巴瘤需与白血病纵隔浸润、纵隔淋巴结转移、结核及结节病相鉴别。淋巴瘤和白血病纵隔浸润在影像学很难鉴别,需要依赖临床及病理组织学结果;结核通常以单侧肺门及纵隔淋巴结肿大为主,增强扫描见淋巴结中央不同程度的液化坏死;结节病多为双侧肺门同时受累,且较

对称,儿童少见;淋巴结转移者常为非对称性肺门及纵隔淋巴结肿大。纵隔淋巴瘤表现为孤立性软组织肿块时还需与恶性胸腺瘤、恶性畸胎瘤鉴别。

2.17　肺母细胞瘤

(1) 概述

肺母细胞瘤(pulmonary blastoma)又称肺胚瘤,是肺部原发的罕见高度恶性肿瘤。肺母细胞瘤患者发病年龄一般小于16岁,常见发病年龄多为1~4岁。肺母细胞瘤分为3型,Ⅰ型为囊性,

无实性成分；Ⅱ型为囊实性；Ⅲ型为实性肿瘤。Ⅰ型多见于婴儿，预后较好；Ⅱ、Ⅲ型多见于年长儿，预后差。

（2）病理

肺母细胞瘤由上皮和恶性间叶细胞成分构成，具有发生于原先存在有肺囊性病变区域中的倾向。肺母细胞瘤一般发生于肺的周围部，大多数呈实体性或囊实性，肿瘤的囊性部分可为单囊或多囊。肿瘤内含有间质和上皮组织成分，呈间质性肉瘤样或胚胎性结构。其镜下见在细胞性的间质中出现分化好的腺管，间质细胞为未分化的小卵圆形或梭形细胞，总体表现似胚胎期的肺组织。

（3）临床表现

本病好发于肺周边、胸膜及纵隔，早期多无明显临床症状，当肿瘤压迫气道、侵犯胸膜及心包时可出现相应症状。主要表现为反复咳嗽、咳痰、发热、胸痛等。

（4）MRI表现

肿瘤好发于肺的周围部分，两肺的发病率大致相等，以右上肺更常见。肿瘤大小的变化范围从数厘米大至几乎占据一侧胸腔，边缘不规则，T_1WI呈稍低信号，T_2WI呈较高信号，增强扫描肿瘤实质部分强化而囊变区不强化（图2-31）。

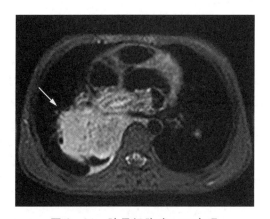

图2-31 肺母细胞瘤MRI表现

注：横断位 T_1WI（压脂）增强显示右侧胸腔实性占位（箭），侵犯心脏。

（5）诊断要点

肺母细胞瘤MRI表现无特异性，好发于肺的周围部分，肿瘤生长迅速，信号不均匀，肿瘤内可

有坏死囊变，很少发生钙化，增强后不均匀强化，常侵犯胸膜导致胸腔积液，部分患者可并发气胸。

（6）鉴别诊断

肺母细胞瘤Ⅰ型需与先天性肺气道畸形鉴别，前者可见分隔强化，后者无明显强化。Ⅱ、Ⅲ型与肺部其他恶性肿瘤如横纹肌肉瘤、恶性生殖细胞肿瘤等相似，MRI表现无特异性，要明确肿瘤的具体性质需作肿瘤组织取样病理检查。

2.18 儿童肺转移瘤

（1）概况

恶性肿瘤可通过血液和淋巴结系统转移。肺是接收机体所有血液和淋巴回流的唯一器官，因此理论上其他组织器官的恶性肿瘤都可出现继发性的肺转移。儿童肺肿瘤中近80%是转移瘤，明显高于肺原发性肿瘤。肺转移瘤是儿童年龄组肺恶性病变的最常见原因。

（2）病理

肺转移瘤以血源性及淋巴性转移途径最常见，其次为支气管、胸膜转移或直接侵犯至肺。易发生肺转移的肿瘤有骨肉瘤、肾母细胞瘤、肝母细胞瘤、横纹肌肉瘤、生殖细胞性肿瘤、神经母细胞瘤等；白血病或淋巴瘤等全身系统疾病累及肺脏比较少见。典型肺转移瘤与原发肿瘤细胞特征相同，但也可有其他形态。

（3）临床表现

大多数肺转移患者没有局部症状，大量的肺转移瘤可出现气急、呼吸困难，胸膜腔侵犯时可有胸痛。

（4）MRI表现

虽然肺的MRI检查已进行多年的实验性研究，在某些影像诊断中心，其成像技术已较成熟，对部分肺部疾病的应用仅次于CT扫描，但还没有得到广泛的临床应用。由于原发性肺肿瘤在儿童中很少见，目前尚缺乏MRI的系统性研究。相对而言在肺转移性病变的成像方面，MRI正在逐渐积累一定的研究经验。现普遍认为MRI对于大于5mm的肺转移结节的诊断是可靠的，特别是使用对比增强的屏气3D-GRE序列可以检测

到 3 mm 的结节,但尚无法应用在低龄儿童中。

CT 是早期肺转移瘤诊断的金标准,目前对儿童的肺进行 MRI 检查仅限于监测已知肺转移瘤在治疗过程中的变化情况。肺转移瘤最常见于肺的外侧带和基底部,特别是胸膜下区域,通常是多发性的,偶尔是单个的,呈边界清晰的圆形结节或肿块,大小悬殊(是由于瘤灶生长时间不同所致),并可逐渐增大。少部分转移瘤边界可以不规则甚至呈浸润性。肺转移瘤在 T_1WI 上表现为偏等信号,T_2WI 表现为较高信号,增强后可强化,强化方式可以与原发性肿瘤相似或明显不同(图 2 - 32、2 - 33)。部分结节或肿块呈钙化/骨化(骨源性肉瘤)或空洞表现(肉瘤、淋巴瘤、偶尔是肾母细胞瘤)。

(5)诊断要点

儿童最常见的肺恶性病变。存在原发肿瘤病史:骨肉瘤、肾母细胞瘤、肝母细胞瘤、横纹肌肉瘤、生殖细胞性肿瘤及 NB 等。双肺多发(偶尔单个)性圆形结节或肿块,逐渐增大,部分呈钙化或空洞表现。

(6)鉴别诊断

典型转移瘤诊断不难,结合其他部位原发恶性肿瘤病史,一般可以明确诊断,通常无需鉴别。偶尔表现为粟粒样时需与粟粒性结核区分。孤立性肺转移需要与原发性肺肿瘤或其他结节性病变鉴别。

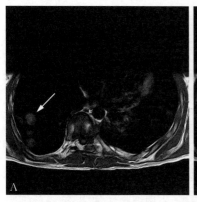
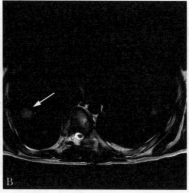
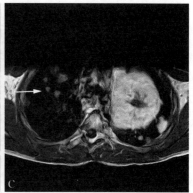

图 2 - 32　肺转移瘤 MRI 表现(1)

注:患儿,男,3 岁,左侧纵隔 NB,两肺多发转移(箭)。$T_1WI(A)$,两肺多发等信号结节;$T_2WI(B)$,两肺多发等信号结节;增强 $T_1WI(C)$,两肺多发结节灶强化,左侧纵隔 NB 明显不均匀强化。

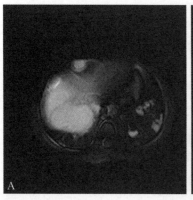
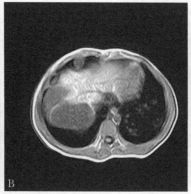
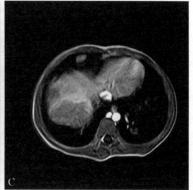

图 2 - 33　肺转移瘤 MRI 表现(2)

注:患儿,男,3 岁,右肾母细胞瘤,两肺多发转移,肝右叶转移。T_2WI 压脂序列(A),两肺多发稍高信号结节,肝右叶稍高信号肿块;$T_2WI(B)$,两肺多发等信号结节,肝右叶等信号肿块;T_1WI 增强(C),两肺多发结节轻度强化。

(钟玉敏　欧阳荣珍　徐　琳　王晓霞)

主要参考文献

[1] 张琳,李欣,王春祥,等. 儿童中心气道疾病的 MSCT 诊断[J].中国医学计算机成像杂志,2009,15:438-443.

[2] BAEZ J C, LEE E Y, RESTREPO R, et al. Chest wall lesions in children [J]. AJR Am J Roentgenol, 2013, 200(5):W402-W419.

[3] BARNES N A, PILLING D W. Bronchopulmonary foregut malformations: embryology, radiology and quandary [J]. Eur Radiol, 2003,13:2659-2673.

[4] BERROCAL T, MADRID C, NOVO S, et al. Congenital anomalies of the tracheobronchial tree, lung, and mediastinum: embryology, radiology, and pathology [J]. Radiographics, 2004,24(1):e17.

[5] BIYYAM D R, CHAPMAN T, FERGUSON M R, et al. Congenital lung abnormalities: embryologic features, prenatal diagnosis, and postnatal radiologic-pathologic correlation [J]. Radiographics, 2010, 30(6):1721-1738.

[6] EDWARD Y L, MARILYN J S, LINA M S, et al. Evaluation of angioarchitecture of pulmonary sequestration in pediatric patients using 3D MDCT angiography [J]. AJR, 2004,183:183-188.

[7] GHAYE B, SZAPIRO D, FANCHMPS J M, et al. Congenital bronchial abnormalities revisited [J]. Radiographics, 2001,21:105-119.

[8] HOU Q R, GAO W, ZHONG Y M, et al. Diagnostic accuracy of three-dimensional turbo field echo magnetic resonance imaging sequence in pediatric tracheobronchial anomalies with congenital heart disease [J]. Scientic Reports, 2018 7;8(1):2529.

[9] IKEZOE J, MURAYAMA S, GODWIN J D, et al. Bronchopulmonary sequestration: CT assessment [J]. Radiology, 1990,176:375-337.

[10] LOUKANOV T, SEBENING C, SPRINGER W, et al. Simultaneous management of congenital tracheal stenosis and cardiac anomalies in infants [J]. J Thorac Cardiovasc Surg, 2005,130(6):1537-1541.

[11] MAK S M, BHALUDIN B N, NAASERI S, et al. Imaging of congenital chest wall deformities [J]. Br J Radiol, 2016,89:20150595.

[12] MANSON D E. Magnetic resonance imaging of the mediastinum, chest wall and pleura in children [J]. Pediatr Radiol, 2016, 46(6):902-915.

[13] MANSON D E. MR imaging of the chest in children [J]. Acta Radiol, 2013, 54(9):1075-1085.

[14] MC-ADAMS H P, KIREJEZYK W M, ROSADO-DE-CHRISTENSON M L, et al. Bronchogenic cyst: imaging features with clinical and histopathologic correlation [J]. Radiology, 2000,217:441-446.

[15] MING Z, LIN Z. Evaluation of tracheal bronchus in Chinese children using multidetector CT [J]. Pediatr Radiol, 2007,37:1230-1234.

[16] MING Z, SHAO H, JIN B. Asplenia syndrome with bilateral tracheal bronchi [J]. Circulation, 2008,118:196-197.

[17] MUNRO H M, SORBELLO A M, NYKANEN D G. Severe stenosis of a long tracheal segment, with agenesis of the right lung and left pulmonary arterial sling [J]. Cardiol Young, 2006,16(1):89-91.

[18] PAPAIOANNOU G, YOUNG C, OWENS C M. Multidetector row CT for imaging the paediatric tracheobronchial tree [J]. Pediatr Radiol, 2007,37:515-529.

[19] TAKAYOSHI T, KAZUHIRO M, TOMONORI IT K, et al. Bronchopulmonary foregut malformation diagnosed by three-dimensional CT [J]. Pediatr Radiol, 2003,33(12):887-889.

[20] WILDGRUBER M, SADICK M, MüLLER-WILLE R, et al. Vascular tumors in infants and adolescents [J]. Insights Imaging, 2019, 10(1):30.

 **儿童心血管系统疾病**

3.1 儿童心脏 MRI 检查技术

目前常用于儿童心脏病检查的成像序列中，自旋回波 T_1W 序列是最早应用于儿童心脏病的序列，该序列需加心电门控，利用流空效应成像，血液呈黑色，能很好地显示室间隔、乳头肌等心内结构的形态，是显示心脏解剖结构较为清楚的扫描序列。双反转恢复黑血技术、压脂黑血技术等扫描序列，图像与自旋回波 T_1W 序列相似，但可以使扫描更快，图像更好。平面回波 EPI 序列也可以用来检查儿童心脏病，EPI 序列血液也呈黑色,也能很好地显示心内结构的形态,扫描速度要比自旋回波 T_1W 序列更快。

梯度回波电影序列也采用心电门控,利用流入增强原理成像,血流呈白色,可作动态电影回放,并可显示分流、反流等异常血流,是显示心脏解剖结构并同时显示心脏功能情况的序列。二维快速稳态进动(SSFP)序列,可使扫描更快,图像更好。多层白血动态 SSFP 电影序列是儿童心脏最重要的扫描序列。此类序列可做无间隔的心电门控动态扫描,图像信噪比高,扫描时间较短,适合儿童先心病检查。梯度回波电影序列的心功能测定主要包括心室容量、心肌质量、每搏输出量、射血分数和心脏指数等。MRI 可通过在相同的时间分辨率上连续无间断、平行地断层扫描整个心室,测得心室容量而不用像其他影像学方法那样考虑到心室的形态。尤其适用于先心病心室形态异常的心室容量测定。梯度回波电影序列尚能显示湍流,如果某部位出现湍流,则该处信号丢失,即在白色的血流中有低信号出现,"白"中见"黑",非常明显。利用这一原理可显示瓣膜、血管的狭窄,心内外的分流改变及瓣膜的反流和射流。

对比增强磁共振血管成像(CE-MRA)序列不需心电门控,但需使用对比剂,对比剂用量小,对肺静脉梗阻等病例不会加重肺水肿。通常使用最大密度投影法重建,重建后的图像与心血管造影图像很相似,也可作表面遮盖法重建,重建后的图像更有立体感。CE-MRA 是显示心外大血管解剖结构的最佳序列。近年来还新出现一些造影增强的磁共振血管成像序列,如高时间分辨率动态增强血管成像序列(TRICKS),可显示心腔和大血管内对比剂流入和流出的情况,更接近传统的心血管造影图像。

除了上述 3 种基本的扫描序列外,相位对比法电影(PC-Cine)序列也较常用,该序列主要用于心功能的定量测量,特别是流速流量测定。相位编码速度标识技术用相位对比法电影序列扫描,利用相位变化对血流速度等指标进行编码测定,编码梯度可以和血流垂直或平行,采用编码流速与血流方向垂直或平行,总和每个断面血流速

度,乘以规定时间内每个断面的面积,则可测得心脏循环中所有时相的总和产生的流速,同时显示一时间流速曲线图。此平均流速乘以心率即为心脏搏出量。根据此技术可显示半月瓣和房室瓣的反流并测得反流指数,并可计算先心病的左向右分流量。此技术尚能测得心脏大血管狭窄部位的峰值流速,利用 Bernoulli 方程式得出压力阶差。4D PC-Cine 血流测量技术,可以使流速流量测定更为方便实用。

另外一些技术(如心电向量门控技术、膈肌导航门控技术等)也可改善先心病磁共振扫描的质量。Tagging 序列可显示心脏跳动时标记网格的改变,主要用于观察局部心肌的异常运动。心肌首过灌注扫描可显示缺血区处心肌灌注减少,表现为充盈缺损。心肌延迟增强扫描通常在心肌首过灌注扫描后进行,梗死心肌在 MRI 延迟时相影像中呈现明显的高信号。心肌首过灌注扫描和心肌延迟增强扫描对缺血性心脏病的心肌存活情况等能得到其他检查方法难以得到的信息,心肌首过灌注扫描和心肌延迟增强扫描也适用于手术后先心病的评估。

膈肌导航的 3D b-SSFP 序列最初是设计为显示冠状动脉的序列,也是磁共振的基本扫描序列,虽然膈肌导航的 3D b-SSFP 序列在成人显示冠状动脉方面还有缺陷,但应用于儿童先心病效果却相当好。儿童先心病结构复杂,为更好地显示病变的特点,需要有 3D 扫描序列以便作回顾性的重建,膈肌导航的 3D b-SSFP 序列非常适合检查在镇静状态下自由呼吸的儿童。与 CE-MRA 序列相比较,膈肌导航的 3D b-SSFP 序列图像信噪比高,空间分辨率和对比分辨率都更高,对心外大血管和心内结构可以兼顾,扫描时间比 CE-MRA 序列长一些。对于儿童需要显示的冠状动脉扩张程度、起源异常和走行异常,3D b-SSFP 序列基本可以满足要求,且明显优于其他扫描序列。膈肌导航的 3D b-SSFP 序列的一个主要缺陷是,由于是 SSFP 序列,在有分流、反流、湍流和射流等异常血流时,在白血的图像中会出现黑色的异常血流影,这会造成在最大密度投影法重建时对血管狭窄程度等的误判。

儿童先心病经常会伴有各种气管和支气管异常，关于 MRI 显示气道的技术在本书第二章已述。

3.2 室间隔缺损

（1）概述

室间隔缺损（ventricular septal defect，VSD）指在心室间隔上存在一个或数个缺损，是最常见的先心病。VSD 可为单纯性，也可合并有其他先天性心血管畸形。单纯性 VSD 常见，其发生率约占所有先心病的 20%；若包括合并其他畸形的 VSD 在内，将超过所有先心病的 40%。

（2）病理

在心室分隔发育过程中，任何因素影响细胞移行、分化均可能使形成室间隔的组织发育不良，导致缺损。另外，在肌部小梁室间隔形成过程中吸收过多也可导致缺损。

根据缺损部位的不同，通常将 VSD 的病理类型分为 3 型：①膜周型 VSD，该型最为常见，缺损位于膜部室间隔及其周围，约占所有 VSD 的 80%；②漏斗部 VSD，缺损位于流出道，缺损上缘可直接邻近肺动脉瓣，约占所有 VSD 的 19%；③肌部 VSD，缺损的边缘均为室间隔的肌肉，该型 VSD 在中国人中发生率较低，约占 1%。

（3）临床表现

VSD 以儿童多见。患者症状的轻重与缺损大小有关，缺损小分流量较少时，常无明显症状；分流量较多时，主要临床表现为易发生呼吸道感染，生长发育差。典型体征：胸骨左缘第 3、4 肋间可闻及粗糙的全收缩期杂音，伴有震颤，缺损小者杂音更响，产生肺动脉高压后，肺动脉瓣第 2 心音亢进。

VSD 有可能自然闭合，VSD 自然闭合的发生率约为 30%，膜部及小梁部 VSD 发生自然闭合的较多，而流出道部、靠近肺动脉瓣及对位不良的 VSD 很少发生自然闭合。小型 VSD 自然闭合的机会多，其中大多在出生第 1 年内闭合。通常在 3 岁以内自然闭合发生较多，年长儿或成人 VSD 发生闭合的不多。

（4）MRI 表现

单纯性 VSD 一般无需 MRI 检查，超声心动图是本病的首选检查方法。MRI 检查可补充观察超声心动图检查过程中存在疑问的地方，并进一步观察有无合并其他畸形、心外大血管及气道的异常。

MRI 检查以心电门控的自旋回波 T_1W 或其他如 EPI 等黑血技术序列以及平衡稳态自由进动序列（b-SSFP）等白血技术为主要扫描序列。通过在自旋回波 T_1W 序列观察横断位或四腔位上室间隔连续性是否中断来判断有无 VSD（图 3-1），通常以连续两个层面观察到室间隔连续性中断或在两个不同的扫描角度，如同时还在矢状位或短轴位上观察到室间隔连续性中断（图 3-2），为 MRI 诊断 VSD 的依据。

梯度回波电影序列为白血技术，VSD 的异常血流表现为在缺损处或缺损边缘处出现异常的黑色血流影，此为诊断 VSD 的可靠依据。在膜部由于室间隔较薄，易出现室间隔连续性中断的假阳性征象。该序列可同时观察有无合并主动脉瓣关闭不全。

不同部位的 VSD MRI 检查有不同的表现。漏斗部的 VSD 在横断位时常在见到肺动脉瓣的下一个层面见到，此时可见较多的右心室和较少的左心室，该部位的 VSD 常伴主动脉瓣脱垂和关闭不全，梯度回波电影序列可用来观察有无伴随的主动脉瓣关闭不全的异常血流。膜部 VSD 在横断位时常在更下一个层面见到，此时左心室和右心室均见到较多，缺损紧靠房室瓣和主动脉瓣，可有假性膜部室隔瘤的形成。肌部 VSD 在横断位时可在与膜部 VSD 的相同层面见到，也可在更低层面见到，此时左心室和右心室均见到较多，室间隔呈斜行的左前向右后走向，缺损周边为肌肉，与房室瓣或主动脉瓣不直接连接，膜部室间隔完整。

除了室间隔连续性中断这一直接征象外，MRI 检查还可清楚地显示左心房增大、左心室增大、右心室增大、肺动脉扩张等对 VSD 诊断有帮助的间接征象。CE-MRA 对 VSD 诊断帮助不大，但通过多角度 MIP 重建，对判断有无伴随的主动脉缩窄等合并畸形的存在很有帮助。相位对

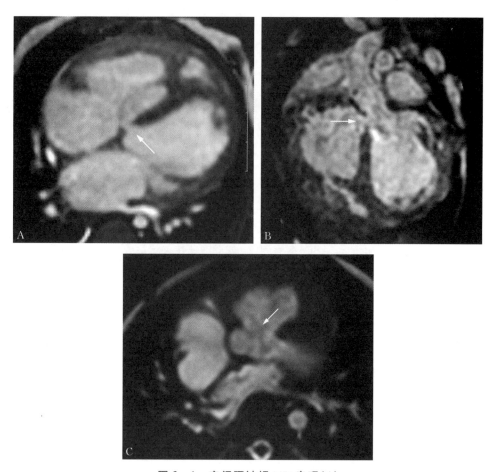

图 3 - 1　室间隔缺损 MRI 表现(1)

注:3D b - SSFP 横断位(A)及左心室面(B)扫描见膜部室间隔连续性中断(箭)。SSFP 横断位 b - SSFP 电影(C)扫描见漏斗部上部室间隔连续性中断(箭)。

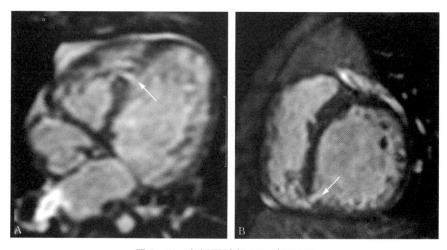

图 3 - 2　室间隔缺损 MRI 表现(2)

注:3D b - SSFP 横断位(A)及矢状位(B)扫描见肌部室间隔连续性中断,线样分流束可见(箭)。

比(phase-contrast，PC)成像通过测量主动脉与肺总动脉的流量可以测量左向右分流量等。

（5）诊断要点

明确 VSD 的诊断；了解缺损的类型及大小；是否合并其他畸形。

（6）鉴别诊断

诊断明确，无需鉴别。

3.3 房间隔缺损

（1）概述

房间隔缺损(atrial septal defect，ASD)指房间隔上除未闭的卵圆孔外存在的异常孔洞，是最常见的先心病之一，占先心病的 6%～10%，女性发病较多，男女比例为 1:(2～3)。

（2）病理

ASD 的病理类型包括：①继发孔型 ASD，最为常见，约占 75%，缺损位于房间隔的中央，缺损大小不等、形状不一、单个或多个。②静脉窦型 ASD，静脉窦型 ASD 有 2 种类型，上腔静脉型 ASD，下腔静脉型 ASD；上腔静脉型 ASD 缺损位于卵圆窝后上方右心房与上腔静脉交界处，常伴有右肺静脉异位连接；下腔静脉型 ASD 比较少见，缺损位于卵圆窝后下方右心房与下腔静脉交界处。③原发孔型 ASD，常因心内膜垫发育障碍引起，缺损位于房间隔的下部，常伴房室瓣畸形，常为房室间隔缺损的一个组成部分。④冠状静脉窦型 ASD，少见，也称为冠状静脉窦隔缺损或无顶冠状静脉窦，其分隔左心房与冠状静脉窦的间隔部分缺损或完全缺如，可同时累及房间隔组织，常合并左上腔静脉残存。

（3）临床表现

ASD 患者的症状与缺损的大小密切相关。缺损小的患儿发育可不受影响，常在正常体检时发现心脏杂音而进一步检查确诊；缺损大者可出现发育迟缓，由于左向右分流明显，易反复发生肺炎。房间隔缺损时，血液自左心房向右心房分流，右心房、右心室及肺动脉血流量增加，肺动脉压一般正常或轻度升高，显著的肺动脉高压较少见，出现也较晚。典型体征有胸骨左缘第 2～3 肋间可

闻及收缩期杂音，肺动脉瓣第 2 心音亢进。

（4）MRI 表现

超声心动图是本病的首选检查方法，单纯的 ASD 不一定需要进行 MRI 检查。

MRI 检查以心电门控的自旋回波(SE)等黑血序列、平衡稳态自由进动序列(b‐SSFP)、和 CE‐MRA 为主要扫描序列。

通过观察横断位或四腔位上房间隔连续性是否中断来判断有无 ASD，并根据缺损位置的高低来判断 ASD 的类型。通常以连续两个层面观察到房间隔连续性中断，或在两个不同的扫描角度，如同时还在矢状位或短轴位上观察到房间隔连续性中断，为 MRI 诊断 ASD 的依据；若在梯度回波电影序列上也发现有房间隔连续性中断或异常的血流存在，也是诊断 ASD 可靠的依据。诊断 ASD 还要注意观察有无房隔组织将缺损与房室瓣分隔，这对继发孔型 ASD 和原发孔型 ASD 的鉴别很有价值。

继发孔型 ASD 位于卵圆窝处，其下缘与房室瓣之间尚保留一定房间隔(图 3‐3)。

静脉窦型 ASD 常伴右侧肺静脉异位引流，CE‐MRA 序列对 ASD 诊断帮助不大，但其可作多角度回顾性 MIP 重建，对判断有无伴随的部分性肺静脉异位引流存在很有帮助。

原发孔型 ASD 位于房间隔下部，其下缘为房室瓣环(图 3‐4)。

冠状静脉窦型 ASD 可见冠状静脉窦扩大，分隔左心房与冠状静脉窦的间隔缺损，3D b‐SSFP 序列为等体素扫描，空间分辨率高，多角度回顾性 MIP 重建，不仅可以观察大血管解剖，如合并的左上腔静脉残存、冠状静脉窦扩大，还能观察到缺损窦隔的位置。

除了房间隔连续性中断这一直接征象外，MRI 检查还可清楚地显示右心房及右心室增大、肺动脉扩张等对 ASD 诊断有帮助的间接征象。

（5）诊断要点

了解缺损的类型、位置及大小；是否合并其他畸形。

（6）鉴别诊断

诊断明确，无需鉴别。

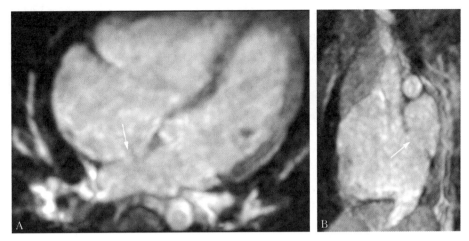

图 3－3　房间隔缺损 MRI 表现(1)

注：ASD，3D b－SSFP 电影序列横断位(A)及矢状位(B)扫描见继发孔型 ASD 位于中央(箭)，缺损与房室瓣间有房间隔组织残留。

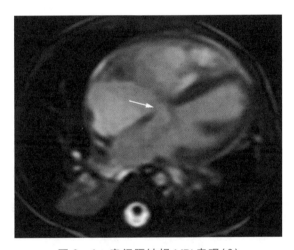

图 3－4　房间隔缺损 MRI 表现(2)

注：ASD，3D b－SSFP 电影序列横断位扫描见原发孔型 ASD 位于房间隔下部(箭)，下缘为房室瓣环。

3.4　动脉导管未闭

（1）概述

动脉导管未闭(patent ductus arterious，PDA)是指动脉导管在出生后持续开放的病理状态，是最常见的先心病之一，占全部先心病的 5％～10％，男女比例约为 1∶2。

（2）病理

动脉导管起源于胚胎左侧第 6 主动脉弓，连接肺总动脉和降主动脉上端、左锁骨下动脉起始

部远端的对侧。

动脉导管是胎儿时期肺动脉与主动脉之间的正常交通，约 60％的右心室血流经肺动脉，由动脉导管分流至降主动脉。出生后不久即自行关闭，动脉导管纤维化，又称导管韧带。当动脉导管收缩、关闭过程受阻时引起动脉导管未闭。

动脉导管根据形态主要分为管形、漏斗形和窗形。

（3）临床表现

动脉导管未闭患者的症状和体征取决于导管的大小、肺血管阻力以及合并的心内畸形，典型体

征为胸骨左缘第2肋间的连续性杂音。

小的动脉导管未闭左向右分流少,小儿可以无症状,常在学龄前体检时闻及心脏杂音而就诊。

中等大小动脉导管未闭分流量随着出生后数月肺血管阻力下降显著增加,患儿常表现为发育迟缓、反复呼吸道感染、乏力等,体征有脉压差大、心脏搏动强和连续性杂音。

大的动脉导管未闭婴儿可在出生后数周内发生心力衰竭,伴有呼吸急促、心动过速和喂养困难,体检发现心前区心脏搏动增强、脉压差大和肝大。

（4）MRI 表现

超声心动图检查是本病的首选检查方法。大的动脉导管分流量大造成肺动脉高压,超声可能会有漏诊,MRI 就能显示,MRI 可显示未闭的动脉导管、测量动脉导管的内径及长度、观察是否合并大血管畸形。

在 SE 和 b-SSFP 序列图像上,动脉导管未闭表现为一连接于降主动脉上端和左肺动脉起始部之间的由后向前略偏左走行的低信号流空（SE）或高信号血管影（b-SSFP）。

CE-MRA 序列对动脉导管未闭诊断效果最好,通过最大密度投影重建可从矢状位、左前斜位和横断位等多个角度显示动脉导管未闭的直接征象（图 3-5）,对判断动脉导管未闭的类型和大小都很有帮助。

造影增强磁共振检查对一些特殊的动脉导管未闭也能很好地显示,如右位主动脉弓时,动脉导管通常连接于左锁骨下动脉起始部和左肺动脉起始部之间,冠状位重建才能显示动脉导管未闭的直接征象;又如右心室漏斗部闭锁或重度狭窄时,动脉导管为垂直型,左前斜位重建才能显示动脉导管未闭的直接征象。造影增强磁共振检查不仅能较好地显示动脉导管未闭的直接征象,对于其伴随畸形如主动脉缩窄等也能较好地显示或排除。

相位对比成像通过测量主动脉与肺总动脉的流量可以评估左向右分流量。

动脉导管较大时可观察到左心房、左心室增大及肺动脉增宽等间接征象。

（5）诊断要点

明确动脉导管未闭的诊断;了解动脉导管的位置、大小及类型;是否合并其他畸形。MRI 可显示血流分流情况。极细小的动脉导管未闭MRI 可能会漏诊。

（6）鉴别诊断

诊断明确,无需鉴别。

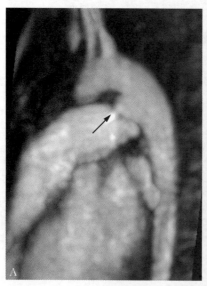
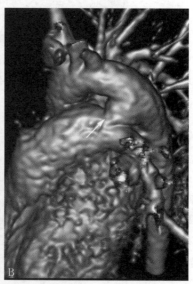

图 3-5 动脉导管未闭 MRI 表现

注:CE-MRA 序列 MIP（A）及 VR 重建（B）示主、肺动脉间血流交通（箭）。

3.5　房室间隔缺损

（1）概述

房室间隔缺损（atrioventricular septal defect，AVSD）又称心内膜垫缺损，是一组以房室瓣周围的间隔组织缺损及房室瓣异常为特征的先天性心血管畸形。房室间隔是心内房室瓣平面上的"十"字交叉结构，是分隔左心室与右心房的间隔，由前方的膜部与后方的肌部组成。

AVSD的血流动力学改变视其分流状况及瓣叶的发育畸形程度而定，可表现为心房水平分流、心室水平分流或房室瓣水平反流，可表现为全心增大或以右心系统增大为主。

（2）病理

房室间隔部分或完全缺失有共同的病理特征，即由于AVSD，房间隔与室间隔不直接连接而导致形成共同的房室纤维环，即使房室瓣前桥叶与后桥叶连接并通过舌状组织结构完全附着于室间隔嵴上形成2个房室孔，房室纤维环仍是共同的。AVSD通常有原发孔型ASD和房室瓣异常。

AVSD分为部分型、过渡型、完全型。部分型AVSD即原发孔型ASD不伴心室水平分流；过渡型AVSD即原发孔型ASD伴少量的限制性心室水平分流；完全型AVSD即原发孔型ASD伴心室水平非限制性分流。

（3）临床表现

临床表现主要与心房、心室间隔缺损的大小、部位及瓣膜关闭不全的严重程度相关，以活动后心悸、气短、呼吸道感染、呼吸衰竭为主要症状，可伴有发绀。体格检查听诊可闻及心房、心室水平的分流所产生的收缩期杂音，心底部第2心音固定分裂。

（4）MRI表现

MRI自旋回波 T_1W 和梯度回波电影图像能较好地显示原发孔型ASD及有无室间隔缺损存在（图3-6），横断位图像即可较好地显示4个心腔相通。房室间隔"十"字交叉结构消失及共同房室瓣环，部分型AVSD有两个房室瓣环，两组房室瓣；完全型AVSD具有一个房室瓣环，共同房室

瓣，共同房室瓣可有两个独立的开口或仅有一个共同开口。过渡型和完全型AVSD房室瓣下方室间隔流入道缺损，左室流出道狭长，冠状位MRI图像能较好地显示"鹅颈征"。间接征象包括左心房、右心房、左心室、右心室不同程度增大，各级肺动脉增宽等。MRI电影序列还可显示左向右分流及房室瓣反流情况，并可行半定量分析。

（5）诊断要点

AVSD的表现、分型；房室瓣形态改变；房室大小、形态的改变情况；是否合并其他畸形。

（6）鉴别诊断

诊断明确，无需鉴别。

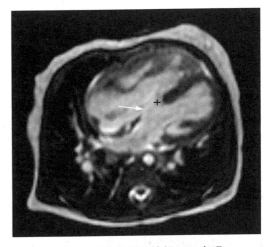

图3-6　房室间隔缺损 MRI 表现

注：b-SSFP电影序列横断位示原发孔型ASD（箭）及VSD（＋）。

3.6　肺动脉瓣狭窄

（1）概述

肺动脉瓣狭窄（pulmonary valve stenosis，PVS）是最常见的先心病之一，其发病率约为先心病的8％，系指肺动脉瓣先天发育不良的一种畸形，可单独存在或作为其他心脏畸形的组成部分，是引起右心室流出道梗阻的主要病变。

肺动脉瓣狭窄根据病变累及部位不同常可分为3种类型：单纯性肺动脉瓣狭窄、漏斗部狭窄及肺动脉瓣狭窄伴漏斗部肌肉肥厚狭窄。

（2）病理

正常肺动脉瓣为 3 个半月瓣，肺动脉瓣狭窄可为单瓣融合、二叶瓣、三叶瓣和瓣发育不良畸形。一般瓣环直径正常，瓣膜增厚，活动受限，收缩期呈幕顶状，肺动脉总干呈瓣膜狭窄后扩张。少数患者瓣膜发育不良，常合并瓣环狭小、变形，狭窄后肺动脉扩张不明显。

（3）临床表现

肺动脉瓣狭窄的患儿早期多无症状，而在常规体检时发现，症状出现的早晚与狭窄程度有关。中重度狭窄的患儿常常表现为乏力、呼吸困难、活动耐量的降低，甚至胸痛等不适。重症患儿可出现活动后发绀，发绀的发生多由心房水平（卵圆孔未闭）右向左分流所致。听诊胸骨左缘第 2、3 肋间可闻及Ⅲ～Ⅵ级收缩期喷射状杂音，并常触及震颤，肺动脉第 2 心音减弱至消失，为其特征。

（4）MRI 表现

超声心动图仍是瓣膜病变诊断的首选。MRI 对肺动脉瓣以外的狭窄，特别是肺动脉主干及其分支的狭窄可提供重要诊断依据；MRI 还可作为肺动脉瓣术后解剖和功能的评估。

MRI 自旋回波 T_1WI、二维及三维平衡稳态自由进动电影序列图像可较好地显示肺动脉瓣增厚，肺动脉主干瓣后扩张及右心室向心性肥厚，二维平衡稳态自由进动电影序列可见"圆顶"征及低信号血流喷射征（图 3 - 7），还可准确地测量出右心室舒张末容量和右心室射血分数。

相位对比序列通过测量肺动脉瓣水平的最快流速，可以评估肺动脉瓣的狭窄程度。

CE - MRA 序列对伴有的外周肺动脉狭窄显示较好。要注意观察肺动脉瓣环的大小和肺动脉主干扩张的程度，瓣环小且肺动脉主干扩张不明显者为瓣发育不良型肺动脉瓣狭窄，该型肺动脉瓣狭窄在治疗上有所不同，其球囊扩张的效果远不如典型型肺动脉瓣狭窄。

（5）诊断要点

MRI 能够发现肺动脉瓣叶数目增多或减少，瓣叶结构形态、大小异常。MRI 电影序列可明确显示肺动脉瓣环发育情况，瓣叶数目及狭窄程度。

（6）鉴别诊断

诊断明确，无需鉴别。

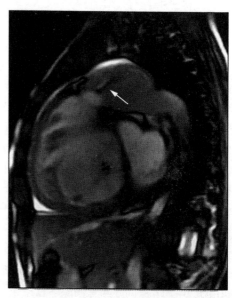

图 3 - 7　肺动脉瓣狭窄 MRI 表现

注：b - SSFP 电影序列矢状位图像示异常血流束（箭）向肺动脉主干喷射。

3.7　主动脉瓣狭窄

（1）概述

主动脉狭窄（aortic stenosis）是一组引起左心室流出道梗阻的先天性畸形。根据梗阻部位可分为主动脉瓣狭窄（aortic valve stenosis）、主动脉瓣下狭窄（subvalvular aortic stenosis）、主动脉瓣上狭窄（supravalvular aortic stenosis）。主动脉瓣狭窄是指主动脉瓣膜开放受限或发育不良引起的瓣膜水平的梗阻。主动脉瓣下狭窄是指主动脉瓣膜以下水平的梗阻，在 3 种类型主动脉狭窄中，发生率低于瓣膜狭窄而高于瓣上狭窄。主动脉瓣上狭窄是指主动脉乏氏窦上方的梗阻。主动脉瓣上狭窄伴发肺动脉分支狭窄、智力障碍、高钙血症、特殊面容时称为 Williams 综合征。

（2）病理

主动脉瓣狭窄：可能与动脉干隆起的发育与分隔障碍有关。

主动脉瓣下狭窄：在胚胎发育期，圆锥间隔将单腔的圆锥部分隔成主动脉瓣下圆锥和肺动脉瓣下圆锥，随着圆锥动脉干的旋转与吸收，主动脉瓣下圆锥大部分被吸收，圆锥结构消失，主动脉瓣下移与二尖瓣环纤维连接。若主动脉瓣下圆锥部的吸收不完全而残留某些组织则可造成主动脉瓣下狭窄。而有的学者认为局限性主动脉瓣下狭窄不是先天性畸形，而是后天发育异常。

主动脉瓣上狭窄：在胚胎发育期，圆锥动脉干是单腔的直筒形结构，随后沿管腔内壁纵行长出两条嵴，这两条嵴不断隆起增高并相互会合而形成一条纵行的间隔，即圆锥动脉间隔。远端的圆锥动脉间隔将动脉干远端分隔为升主动脉和肺动脉总干。主动脉瓣上狭窄与远端圆锥动脉间隔及主动脉囊的发育不全有关。

（3）临床表现

主动脉瓣二瓣畸形导致的主动脉瓣狭窄：患儿临床症状较轻；新生儿如果伴有严重主动脉瓣狭窄和体循环依赖动脉导管，当动脉导管关闭后临床症状非常危重，表现为体循环灌注障碍、肾衰竭和代谢性酸中毒。

主动脉瓣下狭窄：1岁以内的新生儿或婴儿临床症状较轻；随年龄增长，梗阻进行性加重。

先天性主动脉瓣上狭窄：新生儿和小婴儿临床出现梗阻表现很少见，临床症状的严重程度与左心室流出道压力阶差进行性加重相关。

（4）MRI表现

主动脉瓣狭窄诊断主要依据超声心动图，可显示狭窄后升主动脉扩张及鱼口样瓣口；主动脉瓣下隔膜或纤维嵴导致管样狭窄梗阻严重时MRI可显示；MRI对主动脉瓣上狭窄显示更有优势，尤其伴有外周肺动脉狭窄、冠状动脉扩张及头臂动脉起始部狭窄等征象时。

MRI自旋回波 T_1W 图像对主动脉瓣狭窄可显示主动脉瓣增厚，左心室向心性肥厚（图3-8）。CE-MRA序列及三维稳态自由进动序列可显示瓣下管样狭窄以及瓣上狭窄伴外周肺动脉狭窄（图3-9）；二维稳态自由进动电影序列可以动态显示在升主动脉内低信号的异常射流束（图3-10）及进行心功能评估；可通过相位对比法测得最快流速，计算压力阶差。

（5）诊断要点

观察主动脉瓣环、瓣口大小，有无瓣下及瓣上狭窄及外周肺动脉、头臂血管起始部狭窄及冠状动脉有无扩张等改变。对于主动脉瓣狭窄的诊断，超声心动图更具优势，而主动脉瓣下狭窄尤其是主动脉瓣上的狭窄，MRI优势明显。

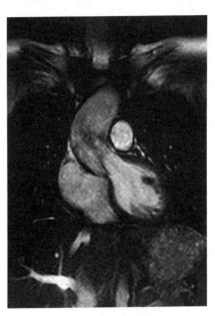

图3-8　主动脉瓣狭窄MRI表现

注：b-SSFP电影序列图像示射流征。

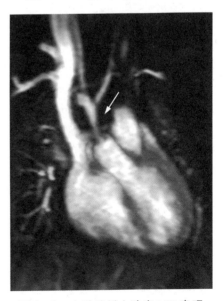

图3-9　主动脉瓣上狭窄MRI表现

注：CE-MRA MIP冠状位重建示升主动脉明显狭窄（箭）。

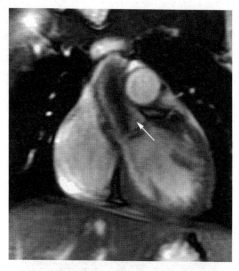

图 3-10 主动脉瓣下狭窄 MRI 表现

注:b-SSFP电影序列冠状位图像示低信号异常血流束向升主动脉喷射(箭),升主动脉扩张不明显。

(6)鉴别诊断

由于治疗方法差别很大,主动脉瓣狭窄、主动脉瓣下狭窄、主动脉瓣上狭窄相互间鉴别比较重要。

3.8 血管环

(1)概述

血管环(vascular rings)主要是先天性主动脉弓发育异常,导致异常血管包绕和压迫气管与食管。双主动脉弓(double aortic arch),右位主动脉弓伴迷走左锁骨下动脉(aberrant left subclavian artery)伴左侧动脉导管或动脉导管韧带是血管环中常见的类型。

(2)病理

胚胎时有 6 对主动脉弓(腮弓动脉)。第 3 对主动脉弓衍化为颈动脉,左、右侧第 4 主动脉弓的转化不同,右侧的近端部分参与无名动脉的形成,左侧第 4 主动脉弓形成主动脉弓横部,第 5 对主动脉弓仅短暂存在。右侧第 6 主动脉弓形成右肺动脉的近端,左侧第 6 动脉弓近端部分形成左肺动脉近端,而远端部分成为动脉导管。左锁骨下动脉由左侧第 7 节间动脉衍化

而来。

主动脉弓发育过程中正常应消失的仍然保留,或正常应保留的却退化消失,形成先天性主动脉弓畸形并可能形成血管环。若胚胎时双侧第 4 对主动脉弓均不退化,形成双主动脉弓,若胚胎时第 4 对主动脉弓吸收退化点位于左锁骨下动脉与左颈总动脉间,形成右弓迷走左锁骨下动脉,此时动脉导管或导管韧带一般是在左侧。

(3)临床表现

血管环可完整包绕气管与食管,也可部分包绕气管与食管。临床可产生喘鸣,呼吸困难和吞咽困难等症状;此类患儿如果不合并其他心内缺损而仅表现呼吸系统症状易被误诊。

(4)MRI 表现

MRI 检查对血管环的诊断很有帮助,其中CE-MRA和三维稳态自由进动序列是诊断血管环最佳序列,可清楚地显示主动脉弓的形态、位置、各头臂动脉的发出部位与走向。

双主动脉弓可见升主动脉位置正常,在气管前分为左、右主动脉弓,右弓在右主支气管上方跨过并延伸至降主动脉,并与左弓会合,形成血管环,完整地包绕气管与食管。左右主动脉弓分别发出颈总动脉及锁骨下动脉。最小密度投影重组可清晰显示气管受压狭窄情况(图 3-11)。

右位主动脉弓伴迷走左锁骨下动脉 MRI 检查可见升主动脉正常,延续于右主动脉弓及右位降主动脉,迷走左锁骨下动脉起自右降主动脉上部,右锁骨下动脉起始部的远端,在食管后方向左沿行,在左肺动脉与左锁骨下动脉之间存在动脉导管或导管韧带则形成完整的血管环(图 3-12)。

(5)诊断要点

观察血管环的组成,以及血管环与气管之间的关系、气管压迫情况。MRI 可同时显示异常血管和气管、食管,为血管环诊断理想的检查方法。

(6)鉴别诊断

MRI 是诊断血管环的理想影像方法并能准确诊断,无须鉴别。

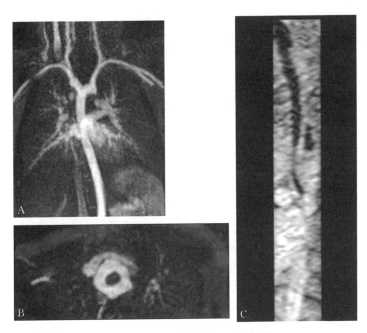

图 3 - 11　双主动脉弓 MRI 表现

注：CE - MRA MIP 重建冠状位（A）及横断位（B）示左、右主动脉弓存在，血管环形成；三维扰相梯度回波序列 MinIP（C）示气管下段管腔狭窄。

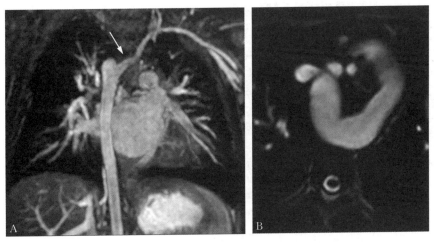

图 3 - 12　右位主动脉弓伴迷走左锁骨下动脉 MRI 表现

注：A. CE - MRA MIP 重建冠状位示迷走左锁骨下动脉（箭）起自右降主动脉上部；B. b - SSFP 电影序列横断位图像显示右弓迷走左锁骨下动脉及粗大动脉导管未闭。

3.9　肺动脉吊带

（1）概述

肺动脉吊带（pulmonary artery sling）为左肺动脉起自右肺动脉的畸形，左肺动脉跨越右主支气管后在气管与食管之间左行至左侧肺门形成的吊带压迫右支气管及气管。也称左肺动脉吊带（left pulmonary artery sling），又称迷走左肺动脉（aberrant left pulmonary artery）。肺动脉吊带罕见。

（2）病理

肺动脉吊带是由于胚胎时期左肺动脉不能与

左侧主动脉第6弓相连,造成左肺动脉迷走,主肺动脉位置正常,并与右肺动脉正常连接,左肺动脉多异常起源于右肺动脉后壁。

肺动脉吊带常伴随气道畸形,如完整气管软骨环、气管性支气管、支气管桥。肺动脉吊带也常压迫气道致气管支气管狭窄、气管软化,同时可伴随心脏畸形及其他畸形。

(3)临床表现

肺动脉吊带可压迫气管与食管,产生喘鸣、咳嗽、呼吸困难和吞咽困难等症状。

(4)MRI表现

MRI的3D SSFP序列可以清晰显示肺动脉吊带和伴随的气道异常,可从多方位和立体显示肺动脉吊带的空间走行,显示左肺动脉自右肺动脉发出,向左后穿行于气管和食管之间,沿左主支气管后壁到达左肺门。形成的吊带压迫右支气管及气管,左肺动脉较小于右肺动脉(图3-13)。但MRI检查在显示气道畸形方面不如CT。

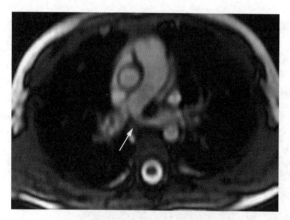

图3-13 肺动脉吊带MRI表现

注:b-SSFP电影序列横断位重建示左肺动脉(箭)自右肺动脉发出,向左后穿行于气管与食管之间,发育较小。

(5)诊断要点

显示左肺动脉自右肺动脉起始部后方发出,绕过右主支气管,向左后穿行于气管和食管之间是诊断关键。由于诊断时既需要显示血管,又需要显示气管,MRI是理想的检查手段。

(6)鉴别诊断

MRI可明确诊断,无需鉴别。

3.10 主动脉缩窄

(1)概述

主动脉缩窄(coarctation of aorta,COA)是指先天性弓降部狭窄。主动脉缩窄常发生在左锁骨下动脉起始点与动脉导管或导管韧带附着点之间。本畸形相对较常见,占先心病的5%~8%;主动脉缩窄常合并动脉导管未闭、主动脉二瓣畸形、室间隔缺损及二尖瓣病变等其他先心病。目前分单纯型(伴或不伴动脉导管未闭)和复合型(伴其他心内缺损)。

(2)病理

主动脉缩窄的胚胎发生主要有两种理论解释。一种认为,正常动脉导管组织伸入主动脉,但不超过主动脉周长的30%,动脉导管组织伸入主动脉壁过多而完全围绕主动脉周壁,当动脉导管收缩时则引起主动脉缩窄。此类主动脉缩窄常为局限性狭窄,位于主动脉弓左锁骨下起始部远端,直对动脉导管开口或导管韧带处。另一种认为,胎儿时期左心室输出的血主要供应头臂动脉,右心室输出的血大部分经肺动脉、动脉导管进入降主动脉,而流经主动脉峡部的血液仅占心输出量的10%左右,主动脉缩窄的发生与胎儿时流经主动脉峡部的血流量减少有关,当伴左心室流出道梗阻或室间隔缺损,血液分流至右心室,更加减少流经主动脉弓峡部的血流而使峡部更加狭小。因此,此类主动脉缩窄常为主动脉缩窄与动脉导管未闭、主动脉弓横部发育不良合并存在。常合并左心室流出道狭窄及室间隔缺损。

(3)临床表现

主动脉缩窄患者常有上肢血压高于下肢血压,双上肢收缩压升高,双下肢股或腘动脉搏动弱。心电图多为左心室肥厚。重度主动脉缩窄合并粗大的动脉导管未闭和室间隔缺损,常在婴儿期发生难以控制的肺部感染和/或心力衰竭。

(4)MRI表现

在MRI横断位图像上若见到降主动脉直径大于升主动脉则提示可能存在主动脉缩窄,此系降主动脉狭窄后扩张。

磁共振多序列均能显示主动脉缩窄的直接征象,CE－MRA序列是各种MRI扫描序列中对主动脉缩窄诊断效果最佳的序列,有时提供信息甚至多于心血管的数字－成影血管造影(DSA),主要是心导管未能通过狭窄段时,MRA能更好地显示整个主动脉弓和升主动脉的发育情况。CE－MRA序列及三维稳态自由进动序列可清楚地显示主动脉缩窄的直接征象,显示主动脉缩窄部位与程度(图3－14)和有无动脉导管未闭等,对判断主动脉缩窄的类型很有帮助,并可显示主动脉管壁有无增厚等,以利于与大动脉炎鉴别。自旋回波T₁W图像还可较好地显示左心室扩大肥厚征象。梯度回波电影序列可显示通过缩窄段的异常血流。MRI相位对比法还可测量流速判断压力阶差,计算侧支血管流量。

(5)诊断要点

弓降部的主动脉狭窄为最主要的诊断要点。MRI能够通过最大密度投影和容积再现重组更立体直观显示主动脉缩窄,全面显示缩窄的程度和范围。

(6)鉴别诊断

主动脉缩窄要与主动脉弓中断、主动脉褶曲畸形(假性主动脉缩窄)和大动脉炎鉴别。主动脉弓中断患者升主动脉与降主动脉离断,降主动脉内的血流来自动脉导管和/或侧支血管;主动脉褶曲畸形可能是主动脉弓先天性延长造成,类似于主动脉缩窄但并没有造成真正的血流梗阻。大动脉炎(Takayasu动脉炎)为获得性炎症,主动脉壁增厚,不光滑,主动脉分支血管可狭窄或闭塞。

3.11　主动脉弓中断

(1)概述

主动脉弓中断(interrupted aortic arch, IAA)也称主动脉弓离断,为升主动脉与降主动脉之间没有直接连接的先天性主动脉弓畸形。主动脉弓中断为少见的先心病,约占所有先心病的1.5%。主动脉弓中断可合并其他心血管畸形,如VSD、动脉导管未闭等。

(2)病理

1959年,Celoria和Patton根据中断的部位不同将主动脉弓中断分为3型:①A型,中断位于左锁骨下动脉起始部远端;②B型,中断位于左颈总动脉与左锁骨下动脉之间;③C型,中断位于无名动脉与左颈总动脉之间。

主动脉弓中断的发生可能与胎儿时流经主动脉峡部的血流量减少有关。在主动脉弓中断患者中,73%的病例VSD是唯一的合并畸形,通常是圆锥隔相对室间隔向后对位不良的VSD,主动脉瓣常为二瓣。

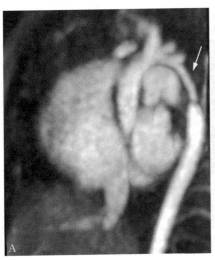

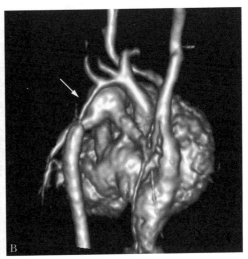

图3－14　主动脉缩窄MRI表现

注:CE－MRA MIP(A)及VR冠状位重建(B)示主动脉弓降部发育较小,主动脉弓发育偏小(箭)。

（3）临床表现

主动脉弓中断患儿躯干上部（部分或全部）仍由左心室供血，躯干下部则由动脉导管经右心室供血，可出现下肢发绀。主动脉弓中断患儿的存活依赖于未闭的动脉导管，随着动脉导管的关闭和主要血管床灌注的减少病情迅速恶化，几乎所有的患儿出生后即出现呼吸困难、发绀、心力衰竭或休克。

（4）MRI表现

左前斜位自旋回波 T_1W 扫描常可很好地显示主动脉弓中断的直接征象。CE-MRA序列最大密度投影重建图像及三维稳态自由进动序列，可显示主动脉弓的形态、中断位置和各头臂动脉的关系，头臂动脉与中断部位的关系是病理分型的关键（图3-15、3-16），还可明确显示肺动脉、动脉导管、降主动脉三者的连接（图3-17）。

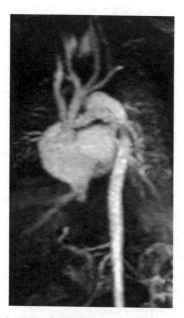

图3-15 主动脉弓中断A型MRI表现

注：CE-MRA MIP冠状位重建示主动脉弓中断位于左锁骨下动脉起始部远端。

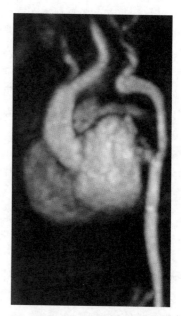

图3-16 主动脉弓中断B型MRI表现（1）

注：CE-MRA MIP斜矢状位重建示主动脉弓中断位于左颈总动脉与左锁骨下动脉之间。

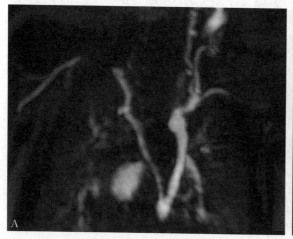
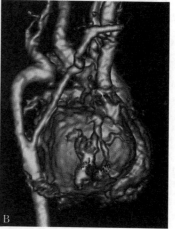

图3-17 主动脉弓中断B型MRI表现（2）

注：CE-MRA MIP（A）及VR斜矢状位重建（B）示主动脉弓中断的直接征象，伴孤立性锁骨下动脉。

自旋回波 T_1W 图像及二维稳态自由进动序列还可较好地显示左心室向心性肥厚、VSD 等改变。还要注意观察主动脉弓中断两端的距离,动脉导管未闭的大小等。

（5）诊断要点

显示升主动脉与降主动脉之间没有直接连接为最主要的诊断要点,还要注意显示动脉导管的大小,这对于主动脉弓中断的治疗如是否要使用前列腺素 E1 以及何时手术非常重要。CE - MRA 能很好地诊断主动脉弓中断,整体诊断效果并不亚于心血管造影术。

（6）鉴别诊断

主动脉弓中断要与严重的主动脉缩窄及闭锁鉴别,CT 和 MRI 多平面重组可以鉴别。

3.12 主肺动脉窗

（1）概述

主肺动脉窗（aortopulmonary window，APW）是指升主动脉与肺动脉干之间的异常交通,并分别存在两组半月瓣,故与永存动脉干不同。发病率占先心病的 0.2% ～0.6%,约 1/2 合并其他畸形。

（2）病理

胚胎期动脉干位于右上和左下壁的一对动脉干垫融合形成主、肺动脉管道隔的近端部分,远端由第 4 对动脉弓与主动脉管道及第 6 对动脉弓与肺动脉管道融合而成,与近端动脉干垫融合的远端主、肺动脉隔是由第 4 和第 6 对动脉弓之间的壁所构成。动脉干垫融合异常可导致主肺动脉隔近端缺损,第 6 对动脉弓异常迁移导致远端动脉窗或一侧肺动脉起源于主动脉。

Mori 等根据主肺动脉隔缺损部位不同将其分为 3 型:①Ⅰ型,近端缺损型,最常见,缺损位于半月瓣上方;②Ⅱ型,远端缺损型,缺损远离半月瓣上方,靠近主肺动脉分叉处;③Ⅲ型,完全缺损型,主肺动脉隔全部缺损,上、下边缘均很少。主肺动脉隔缺损为大血管水平左向右分流,肺血流量增加使左心负荷增加,左心房及左心室增大。因缺损常较大,分流量也较大,肺动脉高压也相对

较早出现,当肺动脉压超过主动脉压时则出现右向左分流。

（3）临床表现

主肺动脉窗的血流动力学类似于动脉导管未闭、VSD,分流量主要与缺损大小和肺血管阻力有关。临床上可出现咳嗽、气短、心悸等症状,右向左分流时可出现发绀。杂音变化较大,可从连续性杂音至完全无杂音,一般杂音位置较低,左侧第 3 肋间杂音最为明显。

（4）MRI 表现

MRI 可直接显示升主动脉与肺动脉干间分隔消失,通常为主动脉干左前壁与主肺动脉右壁直接相通,缺损一般较大。CE - MRA 为很重要的扫描序列。横断位和冠状位扫描对于近端缺损型主肺动脉窗显示较好,对于远端缺损型主肺动脉窗则以横断位和矢状位扫描显示较好。近端缺损型主肺动脉窗 MRI 检查在横断位图像上表现为升主动脉左侧壁和主肺动脉右侧壁之间直接相通（图 3 - 18）,远端缺损型主肺动脉窗横断位图像表现为升主动脉后壁和右肺动脉起始部前壁之间直接相通,矢状位也可较好地显示远端型主肺动脉窗的直接征象。依据其累及范围、与半月瓣距离可进行分型。MRI 电影序列可显示血流的喷射情况,明确升主动脉与主肺动脉间的分流情况。MRI 不仅能较好地显示主肺动脉窗的直接征象,对于其他伴随畸形（如主动脉缩窄、主动脉弓中断、动脉导管未闭等）也能较好地显示或排除,对于和鉴别诊断有关的是否存在两组半月瓣也能较好地显示。间接征象包括左心房、左心室增大,肺动脉高压时主肺动脉及左、右肺动脉增宽,并伴有右心室增大、肥厚。

（5）诊断要点

明确主肺动脉隔缺损的诊断;了解缺损的类型及大小;是否合并其他畸形。心血管 MRI 可显示心内及大血管的结构,可明确诊断,并可进行分型及定量评估房室增大程度。

（6）鉴别诊断

主肺动脉窗要注意与永存动脉干及半永存动脉干鉴别,有无两组半月瓣是鉴别的关键,也是影像检查的显示要点。

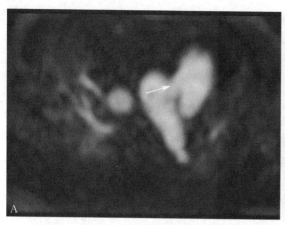
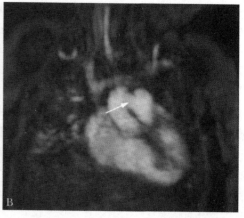

图 3-18　主肺动脉窗 MRI 表现

注：CE-MRA MIP 重建横断位(A)及冠状位(B)示升主动脉与肺动脉干间分隔消失(箭)。

3.13　法洛四联症

（1）概述

法洛四联症(tetralogy of Fallot，TOF)是一种最常见的发绀型先心病，发病率占先心病的12％～14％。1888 年，Fallot 详细描述了此症的4 种病理特点，即肺动脉狭窄、VSD、主动脉骑跨和右心室肥厚。其中肺动脉狭窄及 VSD 是基本病变，主动脉骑跨和右心室肥厚是继发性改变。

（2）病理

法洛四联症虽然包含有 4 种畸形，但从胚胎发育观点来看，圆锥间隔向右心室方向移位是根本原因，由于漏斗部间隔向右心室侧移位，产生了右心室漏斗部及肺动脉狭窄；由于漏斗部间隔向前上移位，漏斗部间隔与肌部间隔不能相连，产生了连接不良型 VSD；由于漏斗部间隔向右心室侧移位，主动脉也随之移位，使主动脉骑跨于室间隔之上；右心室肥厚则是右心室压力升高的继发性改变。

由于右心室流出道梗阻导致了部分右心室血流经主动脉进入体循环，从而导致发绀，通过VSD 的血流方向与血流量由肺动脉狭窄的程度所决定。

法洛四联症时，由于 VSD 通常较大，使左、右心和主动脉压力接近，右向左的分流量主要取决于肺动脉狭窄的程度。3％～5％的患者合并冠状动脉起源异常，最重要的为冠状动脉前降支起源于右冠状动脉和单支左冠状动脉，有较大的冠状动脉分支其紧贴肺动脉瓣环向下横跨右心室流出道，可影响手术效果。

（3）临床表现

法洛四联症患者多有不同程度发绀，出生时发绀多不明显，随着肺动脉瓣狭窄加重而发绀严重。其他主要症状包括缺氧发作、活动能力下降、蹲踞，体征包括杵状指(趾)、生长发育迟缓、智力下降，听诊时于胸骨左缘第 2～4 肋间闻及较响的收缩期杂音，且能扪及震颤，肺动脉瓣第 2 心音减弱甚或消失。心电图提示电轴右偏及右心室肥厚。

（4）MRI 表现

超声心动图检查是本病的首选检查方法。肺动脉瓣及外周肺动脉狭窄明显时，MRI 检查对诊断有一定的帮助，对比增强磁共振血管成像(CE-MRA)及 3D b-SSFP 序列可以观察合并的大血管畸形、有无侧支循环血管及冠状动脉的起源异常。

二维平衡稳态自由进动电影序列显示肺动脉根部快速血流形成湍流导致的失相位无信号区，提示肺动脉瓣狭窄的存在。CE-MRA 序列对肺动脉主干、肺动脉分叉部及左右肺动脉起始部狭窄及肺内周围肺动脉狭窄均可很好地显示(图 3-19)。

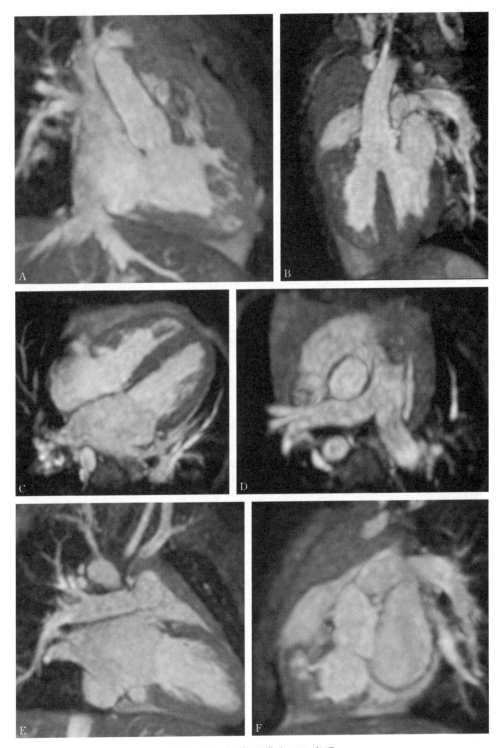

图 3-19 法洛四联症 MRI 表现

注:3D b-SSFP MIP 重建,斜冠状位(A)、斜矢状位(B)、横断位(C、D)、右斜位、左斜位(E、F)。A. 肺动脉瓣增厚、瓣环狭窄,右心室流出道狭窄;B. 可见主动脉骑跨和连接不良型 VSD;C. 四腔心显示心房、心室发育情况;D~F. 肺动脉总干及左右肺动脉发育尚好。

自旋回波 T_1WI、血管造影及 3D b - SSFP 序列图像能较好地显示 VSD、右心室漏斗部狭窄及主动脉骑跨。

CE - MRA 对法洛四联症的侧支循环血管也可很好地显示，MRI 可做横断位重建，这对于区分位置偏前的肺动脉和位置偏后的侧支循环血管很有帮助。

二维平衡稳态自由进动电影序列则可比较准确地测量左心室舒张末容量和左心室射血分数等，尤其是法洛四联症术后右心室功能及肺动脉瓣反流的评估是准于超声心动图的。

（5）诊断要点

肺动脉狭窄、VSD、主动脉骑跨和右心室肥厚是诊断本病的直接证据。MRI 除了显示解剖畸形，还能无创评估血流动力学情况。

（6）鉴别诊断

法洛四联症要与右心室双腔鉴别。右心室双腔的室间隔缺损以膜部缺损最常见，其中半数以上的病例有某种程度的室间隔膜部瘤形成，此点与法洛四联症明显不同，法洛四联症的室间隔缺损极少伴有室间隔膜部瘤形成。另外，右心室双腔的 VSD 可为限制性缺损，也可为非限制性缺损，但以限制性居多，而法洛四联症几乎均为非限制性的连接不良型缺损。

3.14 肺动脉闭锁伴室间隔缺损

（1）概述

肺动脉闭锁伴室间隔缺损（pulmonary atresia with ventricular septal defect，PA/VSD）是一种少见的严重发绀型先心病。其主要病理改变：肺动脉于肺动脉瓣水平闭锁，肺动脉干缺如或发育不良及左、右肺动脉纤细；主动脉瓣下连接不良型室间隔缺损；主动脉骑跨于室间隔之上，亦可完全起自右心室；肺动脉供血均来自体动脉系统。

（2）病理

根据肺动脉发育情况可分为 4 型：①Ⅰ型，肺动脉瓣膜部或漏斗部闭锁；②Ⅱ型，主肺动脉缺如，左、右肺动脉保持连续，肺循环表现为导管依赖型；③Ⅲ型，真正的肺动脉严重发育不良，存在多条主肺动脉间侧支血管；④Ⅳ型，真正的肺动脉缺如，肺血流完全由侧支血管供应。

肺动脉闭锁后必然存在其他途径供应肺部血流，主要有动脉导管、直接的主动脉-肺侧支动脉（源自降主动脉）、间接的主动脉-肺侧支动脉（源自主动脉弓的分支动脉，如锁骨下动脉）、冠状动脉、第 5 对主动脉弓、支气管动脉或胸膜动脉丛。动脉导管常为单侧，且多数合并汇合的中央肺动脉。主动脉-肺侧支动脉可以在纵隔内与中央肺动脉连接（约占 40%），也可在肺叶或节段支气管水平与肺内动脉吻合。VSD 为膜周部位或漏斗部位，呈对位不良。升主动脉扩大、右移。右位动脉弓较常见（26%～50%）。右心室流出道呈盲端，漏斗部的长度正常或明显缩短。

（3）临床表现

PA/VSD 患儿出生后即有发绀、呼吸困难、喂养不易。随动脉导管的闭合症状加重。患儿喜蹲踞，伴杵状指（趾）、智力下降。部分患儿由于肺循环由粗大的体-肺侧支血管供血，发绀反而较轻。胸骨左缘听不到收缩期喷射样杂音，因为这些侧支血管多起自降主动脉，可在胸前，特别是背部，脊柱两侧闻及连续性杂音。心电图示电轴右偏、右心室肥厚。

（4）MRI 表现

MRI 检查对诊断有较大帮助，MRI 能清晰显示Ⅰ型、Ⅱ型、Ⅲ型及Ⅳ型，直观显示其基本病理改变：自旋回波 T_1WI 可显示肺动脉与右心室流出道不连续，并观察左、右心室的大小，并显示肺动脉干（闭锁的方式、残留血管形态及其主要侧支连接）与室间隔缺损的情况；并发畸形，包括动脉导管未闭，评估大体-肺循环侧支血管（major aorta-pulmonary collateral arteries，MAPCAs）来源，及与周围结构如气管、支气管及食管的关系。自旋回波和梯度回波电影序列，特别是 CE - MRA 序列可准确显示肺动脉闭锁部位、长度，中心肺动脉发育情况及有无左、右肺动脉融合（如果融合则显示"海鸥征"）。MRI 电影可显示有无房、室水平分流及三尖瓣发育和开放情况（图 3-20）。MRI 相位对比法还可测量流量，计算侧支血管流量。

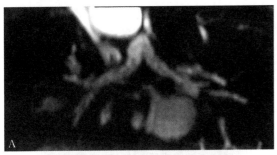

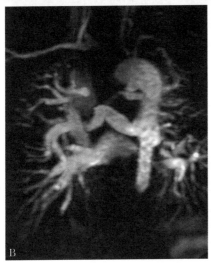

图 3 - 20　PA/VSD MRI 表现

注：A. CE - MRA MIP 重建横断位示纵隔内左右肺动脉发育小，有汇合，肺动脉总干短小；B. CE - MRA MIP 重建冠状位示体动脉大侧支血管供应两肺。

（5）诊断要点

MRI 发现 PA/VSD 是诊断本病的直接证据。影像学检查显示肺动脉闭锁伴室间隔缺损患者的纵隔内是否有会合的肺动脉和侧支血管情况最为重要。

（6）鉴别诊断

PA/VSD 如果仅为肺动脉瓣闭锁，两侧肺动脉会合并有较好的肺动脉干存在，要与法洛四联症鉴别，肺动脉主干与右心室流出道有无连续的血流是鉴别要点。

PA/VSD 有时须与肺动脉闭锁伴室间隔完整来鉴别，除有 PA/VSD 外，肺动脉闭锁伴室间隔完整者肺动脉干及其分支发育不良的很少，在出生时很少建立侧支循环，右心室发育不良，据此可以鉴别。

3.15　肺动脉闭锁伴室间隔完整

（1）概述

肺动脉闭锁伴室间隔完整（pulmonary atresia with intact ventricular septal，PA/IVS）发病率占先心病的 1%，无性别差异。右心室内血流无出路而形成一盲端，体循环部分回心血流借房间隔水平交通（ASD 或卵圆孔未闭）入左心，经未闭动脉导管和/或体-肺动脉交通实行肺循环。患者均有发绀。

（2）病理

PA/IVS 虽然主要的病理改变位于肺动脉瓣，由于右心室流出道梗阻，导致右心室流入道和体部也有明显的病理学变化，肺动脉闭锁时通常右心室发育不良，右心室腔的大小不一。右心室腔可非常小，甚至只有流入道部分。右心室各部分大小的测量，尤其是三尖瓣环大小的测量，是研究这种畸形病理解剖的一个组成部分。

按右心室发育大小分 2 型：①Ⅰ型，肺动脉闭锁伴右心室发育不良，心室腔小而狭窄，右心室壁增厚；②Ⅱ型，右心室腔正常大小或扩张，三尖瓣关闭不全，右心房增大。

尽管肺动脉瓣闭锁，多数患儿肺动脉总干及分支内径正常。肺循环由长而扭曲的动脉导管供血。肺动脉发育不良较少见。

PA/IVS 还要注意冠状动脉与右心室心肌窦样间隙问题，肺动脉闭锁后，来自右心室的低氧合血进入窦隙，到达冠状动脉循环，如果心肌还有来自主动脉-冠状动脉双重供血，影响不大，如果冠状动脉近端闭塞或狭窄，可导致心肌缺血。

（3）临床表现

一般是出生后数天出现发绀，严重者容易出现肝脏增大、颈静脉怒张等右心衰竭症状，听诊可无杂音，也可出现三尖瓣关闭不全或动脉导管未闭的杂音。

（4）MRI 表现

磁共振多序列均能显示 PA/IVS 直接征象，MRI 自旋回波 T_1WI 和梯度回波电影序列图像可较好地显示右心室发育的大小和右心室心肌的厚度(图3-21)。梯度回波电影序列上可见异常血流束从右心室反流入右心房。肺动脉闭锁多发生于肺动脉瓣水平,肺动脉血供来自动脉导管或主动脉侧支。MRI能清楚显示Ⅰ型和Ⅱ型的特点,心脏增大,心室肥厚;主动脉增宽、骑跨;肺血减少。应用CE-MRA序列及3D-SSFP序列可显示肺动脉闭锁的部位、肺动脉分支的发育情况以及有无侧支循环、冠状动脉起源等。MRI相位对比法还可测量体-肺循环比。

(5)诊断要点

MRI可对畸形作出正确诊断,显示肺动脉闭锁但无VSD直接征象,并显示侧支血管。右心室发育不良的程度是PA/IVS的诊断关键。对于本病术前准确评估肺动脉发育情况、侧支循环形成及是否存在冠状动脉与右心室窦样间隙情况,是决定其治疗方案的重点。

(6)鉴别诊断

室间隔完整型肺动脉闭锁和PA/VSD的一个区别在于前者绝大多数经由未闭的动脉导管向肺动脉供血,两侧肺动脉会合,有肺动脉主干存在,而后者由发自主动脉的侧支循环血管向肺动脉供血相当多见,两侧肺动脉不会合或没有肺动脉主干存在的情况也较多见。

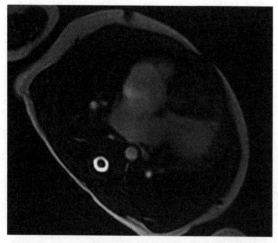

图3-21 肺动脉闭锁伴室间隔完整MRI表现

注:b-SSFP电影序列横断位示右心室发育小,心肌肥厚。

3.16 右心室双出口

(1)概述

右心室双出口(double-outlet right ventricle,DORV)的诊断标准各病理学家意见有些不一致,目前比较统一的观点认为,右心室双出口为主动脉和肺动脉全部或绝大部分(一支全部,另一支为50%以上)发自解剖右心室,发病率占先心病的1%~2%。右心室双出口几乎总并存室间隔缺损,可有或无肺动脉狭窄,其他畸形包括房间隔缺损、动脉导管未闭、主动脉缩窄等。也有病理学家认为两支大动脉均50%以上起自解剖学的右心室,即可称右心室双出口。

(2)病理

在右心室双出口中VSD为解剖左心室的唯一流出道,VSD一般为非限制性,VSD的位置与右心室双出口的分类密切有关。依照VSD与大动脉关系将右心室双出口分4种类型:①伴主动脉下VSD的右心室双出口,此型最常见;②伴肺动脉下VSD的右心室双出口;③伴双动脉下VSD的右心室双出口;④伴远离大动脉VSD的右心室双出口。根据VSD位置以及有无肺动脉狭窄血流动力学及临床表现可类似VSD伴肺动脉高压、法洛四联症或大动脉转位等。

右心室双出口可伴或不伴肺动脉狭窄,有无肺动脉狭窄也与右心室双出口的分类密切有关,伴肺动脉流出道梗阻时狭窄多见于漏斗部,也有单纯性瓣膜狭窄,或伴瓣膜、瓣环和肺动脉发育不良。

右心室双出口主动脉下狭窄少见,主要发生在肺动脉下VSD的右心室双出口,同时易伴主动脉缩窄。

(3)临床表现

主动脉瓣下VSD不伴肺动脉狭窄症状类似大型VSD,发绀可不明显,表现为气促、多汗、反复呼吸道感染;若伴肺动脉狭窄,则临床表现类似法洛四联症,表现为不同程度的发绀,其他包括发育落后、蹲踞、杵状指(趾)及缺氧发作。肺动脉瓣下VSD临床表现类似完全性大动脉转位伴

VSD,表现为婴儿期出现发绀、反复呼吸道感染和心力衰竭等。

（4）MRI 表现

MRI 主要应用 CE－MRA 序列及 3D b－SSFP 序列进行诊断,最大密度投影重组图可清楚地显示心室大动脉连接情况,对于显示两支大动脉均完全起自右心室或有一支大动脉部分骑跨在室间隔上等右心室双出口的特征性改变最为可靠（图 3－22）,通常主动脉和肺动脉均起自右心室,或绝大部分起自右心室,两支大血管下均有圆锥。MRI 自旋回波 T_1W 图像可显示左、右心室的大小,VSD 的大小,通过逐层观察 MRI 自旋回波 T_1W 横断位图像,对判断 VSD 的部位是位于主动脉下还是位于肺动脉下也有较大的帮助。对右心室双出口可能存在的肺动脉狭窄、左上腔静脉、肺静脉异位引流、主动脉弓的发育不良等对手术有影响的异常也可很好地显示。

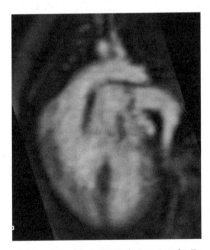

图 3－22　右心室双出口 MRI 表现

注:3D b－SSFP 最大密度投影重建图像示主动脉完全起自右心室,肺动脉大部分起自右心室,骑跨于室间隔上,室间隔缺损远离两支大动脉。

（5）诊断要点

显示两支大动脉均完全起自右心室或有一支大动脉部分骑跨在室间隔上等右心室双出口特征性改变,两支大血管下均有圆锥为诊断关键。右心室双出口类型很多,情况复杂,最好在超声心动图之外,加做多层螺旋 CT 或 MRI 检查,以明确

诊断。右心室双出口中 VSD 的位置决定了其分型和手术方案。

（6）鉴别诊断

主动脉下 VSD 不伴肺动脉狭窄的右心室双出口,与大型 VSD 鉴别;主动脉下 VSD 伴肺动脉狭窄的右心室双出口,与法洛四联症鉴别。肺动脉下 VSD 不伴肺动脉狭窄的右心室双出口,与完全性大动脉转位鉴别。

3.17　完全性大动脉转位

（1）概述

完全性大动脉转位（complete transposition of great arteries）是指房室连接一致、心室大动脉连接不一致,即解剖右心室与主动脉连接,解剖左心室与肺动脉连接的先心病,有时也称 D 型大动脉转位（D-transposition of great arteries, D－TGA）。完全性大动脉转位是新生儿发绀最常见的原因之一,为引起婴幼儿早期死亡的最常见的先心病,占小儿先心病的 $5\%\sim7\%$。

（2）病理

完全性大动脉转位的发生与胚胎时共干动脉圆锥的发育异常有关。Van Praagh 认为,右祥时存在主动脉下圆锥并发展,肺动脉下圆锥被吸收,而使肺动脉瓣与二尖瓣存在纤维连续。由此,大血管关系出现反转,主动脉瓣位于肺动脉前方,两组半月瓣未经正常变换,分别与远端的大血管连接,最终形成大动脉转位。

该病患者血液循环与正常血液循环不同,其形成了两个独立平行的血液循环,即体循环回流的静脉血经右心房、右心室到主动脉,经全身循环后又回流至右心室。肺循环回流的氧合血经左心房、左心室入肺动脉,经肺循环后又回到左心室,肺、体循环失去正常循环交互,两个循环之间只能通过房、室或大血管水平的分流相互交通来维护机体组织供氧。

（3）临床表现

男性患儿多见,完全性大动脉转位患儿出生后即有发绀、气促、心力衰竭,且生长发育迟缓。绝大多数在 1 岁内死亡。存活至 6 个月以上的婴

儿几乎都有杵状指（趾）。

（4）MRI表现

MRI多序列均能显示此畸形，主要应用 CE-MRA 序列及 3D b-SSFP 序列可清楚地显示完全性大动脉转位房室连接一致，心室大动脉连接不一致的畸形以及伴随的畸形。MRI检查对于判断心房位置、心室位置、大动脉位置及其连接十分重要，不仅可通过直接显示心耳来确定心房位置，还可依靠最小密度投影重建显示双侧主支气管形态来准确地推断心房位置。

MRI自旋回波 T_1W 图像可很好地显示心肌小梁的粗糙程度，据此判断心室位置，心肌小梁粗糙的为形态学右心室，光滑者为形态学左心室。房室连接一致，心室大动脉连接不一致，即右心房→右心室→主动脉，左心房→左心室→肺动脉，是完全性大动脉转位的诊断要点。然后还需观察左、右心室大小，室间隔缺损的有无及大小、部位，有无肺动脉狭窄等。CE-MRA 在重建时可得到任意角度、任意层厚的最大密度投影重建图像，可确保图像清楚地显示房室连接和心室大动脉连接（图 3-23）。

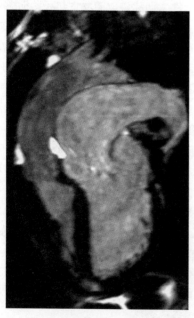

图 3-23　完全性大动脉转位 MRI 表现

注：3D b-SSFP 最大密度投影重建图像示主动脉位于前，肺动脉位于后，心室大动脉连接不一致（右心室→主动脉、左心室→肺动脉）。

（5）诊断要点

显示房室连接一致，而心室大动脉连接不一致是诊断关键。完全性大动脉转位需要及时诊断及治疗，其常合并其他畸形，尤其是冠状动脉畸形，所以除了超声心动图，需要加做 CT 或 MRI，为手术提供更多准确的信息。

（6）鉴别诊断

完全性大动脉转位要与肺动脉下 VSD 不伴肺动脉狭窄的右心室双出口鉴别。显示两支大动脉分别起自左、右心室和肺动脉下无圆锥可作鉴别。

3.18　纠正性大动脉转位

（1）概述

纠正性大动脉转位（corrected transposition of the great arteries）是指心房心室连接不一致伴心室大血管连接不一致，即主动脉与右心室连接，右心室与左心房连接，肺动脉与左心室连接，左心室与右心房连接，达到功能上"矫正"，也称 L 型大动脉转位（L-transposition of great arteries，L-TGA）。

（2）病理

与正常心脏发育不同，本病患者在胚胎期心管向左成袢，左心室位于右侧接受右心房的体静脉血，而右心室位于左侧，接受左心房的肺静脉血。

大多数本病患者伴发其他心内畸形，60%~80%患者合并 VSD 和/或肺动脉瓣狭窄。其次为三尖瓣关闭不全或三尖瓣下移畸形，其他还有房间隔缺损、动脉导管未闭等。

体循环回流的静脉血经右心房、左心室到达肺动脉；肺循环回流的氧合血经左心房、右心室进入主动脉，血流动力学在功能上得到矫正，如果不合并其他心脏畸形，则无需治疗。如果合并室间隔缺损，其血流动力学改变与单纯室间隔缺损相似。如合并室间隔缺损及肺动脉狭窄，当缺损较大时，其血流动力学类似法洛四联症。

（3）临床表现

纠正性大动脉转位的临床表现和体征取决于

其并发畸形。最常见的是 VSD 合并肺动脉狭窄，患儿有发绀，杵状指（趾）。纠正性大动脉转位由于房室连接不一致，其传导束走向与正常心脏也不同，手术时很易损伤传导束，导致传导阻滞，有相当一部分病例需终身携带心脏起搏器。

（4）MRI 表现

MRI 检查主要应用 CE－MRA 序列及 3D b－SSFP 序列显示纠正性大动脉转位时房室连接不一致（右心房与解剖左心室连接，左心房与解剖右心室连接），心室大动脉连接不一致（主动脉发自解剖右心室，大多位于左前侧，肺动脉发自解剖左心室，大多位于右后侧）。MRI 检查不仅有可能通过直接显示心耳来确定心房位置，还可依靠最小密度投影重建显示双侧主支气管形态来准确地推断心房位置。MRI 自旋回波 T_1WI 可很好地显示心肌小梁的粗糙程度，据此判断心室位置，有时还可根据心室内有几个乳头肌来判断心室是形态学右心室还是形态学左心室。CE－MRA 的最大密度投影重建图像，可确保图像清楚地显示房室连接和心室大动脉连接情况（图 3－24）。

MRI 还可观察到是否肺动脉有狭窄，有无合并冠状动脉畸形、VSD、ASD 和动脉导管未闭。三尖瓣关闭不全也为纠正性大动脉转位常见的伴随畸形，在稳态自由进动电影序列上更可显示房室瓣反流的有无及严重程度。

（5）诊断要点

显示房室连接不一致，心室大动脉连接不一

致是诊断关键。纠正性大动脉转位的诊断除明确心房、心室及大动脉连接关系外，还必须明确是否合并其他心脏畸形。

（6）鉴别诊断

纠正性大动脉转位需要与房室不一致的右心室双出口鉴别，观察肺动脉是否起源于形态学右心室是鉴别的关键。

3.19　永存动脉干

（1）概述

永存动脉干（persistent truncus arteriosus，PTA）又称共同动脉干，是指自心底部发出单一动脉干，由其直接供应冠状动脉、主动脉及肺动脉血液，且以只有一组动脉瓣为特征的先心病，其因胚胎期动脉总干正常螺旋分割停止而形成，占先心病的 0.21%～0.34%。

（2）病理

永存动脉干的病理分型有 Collett 和 Edwards 分类法与 Van Praagh 分类法。

Collett 和 Edwards 等将永存动脉干分为 4型。Ⅰ型：动脉干分出单一的肺动脉干；Ⅱ型：左、右肺动脉起自动脉干的后壁；Ⅲ型：一侧或双侧肺动脉分别起自动脉干的侧壁；Ⅳ型：肺动脉及动脉导管均缺如，肺循环主要由体-肺侧支动脉供血，该型也称"假永存动脉干"，其命名存在争议，该类病变现认为属于伴有 VSD 的肺动脉闭锁。

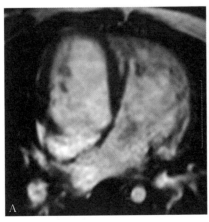
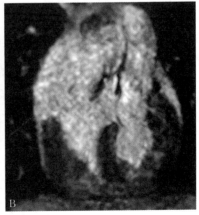

图 3－24　纠正性大动脉转位 MRI 表现

注：3D b－SSFP 最大密度投影重建图像示房室连接不一致，心室大动脉连接不一致，并可见肺动脉瓣狭窄（A、B）。

Van Praagh 分类法先按照伴有或不伴有室间隔缺损分为 A 型和 B 型,再按照肺动脉起始部位分为 4 型。A1 型:肺动脉起自共同动脉干,并分出左、右肺动脉;A2 型:不存在肺动脉总干,左、右肺动脉直接从共同动脉干发出;A3 型:一侧肺动脉起自共同动脉干,另一侧肺动脉缺如,由动脉导管或侧支血管供血;A4 型:肺动脉起自共同动脉干,主动脉弓发育不良或中断伴动脉导管未闭。永存动脉干只有一组动脉瓣,瓣膜数目不等,可有 2～6 个半月瓣,以三叶瓣最常见。

动脉干骑跨于室间隔上,左、右心室同时向动脉干内排血。体循环与肺循环的血流量主要取决于两者的血管阻力。肺循环直接承受体循环的压力,肺血流量明显增多,致左、右心室负荷增大而引起心室的扩张肥厚,容易发生心力衰竭,但发绀表现较轻。肺血流量少时则发绀明显。

(3)临床表现

出生后最初几周 PTA 患儿即有明显的临床表现,可出现呼吸急促、肝脏增大、喂养困难、生长迟缓,水冲脉。肺血流量增多时,临床上常出现呼吸困难、心力衰竭、心动过速和肺部感染症状。肺血流量减少时出现发绀,伴杵状指(趾)。胸骨左缘全收缩期杂音,如有共同动脉干瓣反流,可闻及舒张期杂音,第 2 心音单一。

(4)MRI 表现

MRI 横断位自旋回波 T_1WI 上可直接显示心底部发出单一扩张的动脉干骑跨于室间隔上(图 3-25),同时显示只有一组动脉瓣,冠状动脉、主动脉及肺动脉均由动脉干发出,根据肺动脉发生部位和形态可进行分型。绝大多数永存动脉干患者均有 VSD,表现为室间隔连续性中断。还可观察到心室增大、心室壁增厚等改变。在二维稳态自由进动电影序列上共同动脉干瓣若有反流可见异常血流影。CE-MRA 序列对于永存动脉干其他常见的伴随畸形,如是否存在主动脉缩窄、主动脉弓中断、动脉导管末闭等也能较好地显示或排除,对于和鉴别诊断有关的是否存在两组半月瓣也能较好地显示。肺动脉高压存在时,可表现为肺动脉增宽。部分患者可合并共同动脉干瓣关闭不全,二维稳态自由进动电影序列可清楚显示其

反流情况,PC 序列可测量其反流量。

(5)诊断要点

只有一组半月瓣,几乎总伴有 VSD,左、右心室同时发出动脉干,由动脉干上依次发出冠状动脉、肺动脉和头臂动脉是永存动脉干诊断的关键。

(6)鉴别诊断

永存动脉干要和主肺动脉窗鉴别,永存动脉干有发绀,主肺动脉窗升主动脉与肺动脉间有先天性的缺损,但主、肺动脉分别有独立的瓣膜。

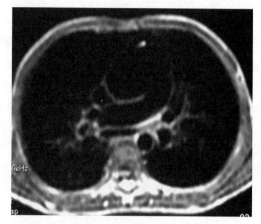

图 3-25 永存动脉干 MRI 表现

注:自旋回波 T_1W 横断位示肺动脉直接起源于主动脉干。

3.20 单心室

(1)概述

单心室(single ventricle)是一种严重的、类型复杂的发绀型先心病,它只具有一个有功能的心室腔,同时接受左、右心房的血液。单心室的发生率约占全部先心病的 1%。

单心室的定义与命名是心脏病理学家们长期争论的焦点。Van Praagh 等主张单心室仍以 single ventricle 命名,不包括二、三尖瓣闭锁和骑跨;Anderson 等主张单心室应称为单一心室(univentricle)或一室性房室连接心脏(univentricular atrioventricular connection),同时主张包括左或右侧房室连接缺如和二尖瓣或三尖瓣骑跨超过 50% 的病例(包括三尖瓣及二尖瓣闭锁)。由于

两种分型方法最终手术方案是一致的,故先天性心脏病外科命名和数据方案(congenital heart surgery nomenclature and database project)中提出功能性单心室(functional single ventricle)或功能性单一心室(functional univentricular heart)这一概念,目前得到普遍认可。

本节内容仍采用 Van Praagh 分型,即右心室型单心室、左心室型单心室和心室结构不定型单心室,还根据大动脉位置分 3 个亚型。未将三尖瓣闭锁、二尖瓣闭锁均归入单心室的范畴。

（2）病理

通常根据主心室的解剖性质分成左心室型、右心室型及心室结构不定型单心室。左心室型单心室主要心室为肌小梁光整的形态学左心室,几乎所有左心室型单心室的前上方均有一肌小梁略粗糙的小腔存在,这一小腔被称为输出小腔。右心室型单心室两组房室瓣或一组共同房室瓣进入一肌小梁粗糙的形态学右心室。右心室型单心室在主要心室的后下方有时可见一肌小梁光整的憩室状小腔,这是一残余的左心室。心室结构不定型单心室罕见,从心室的形态无法断定为形态学左心室还是形态学右心室,一般既无输出小腔也无残余左室腔。

单心室房室瓣均开口于同一心室,体静脉、肺静脉的回心血流最终在心室内混合,血流从心室进入体循环及肺循环的比例则由体循环、肺循环的阻力所决定。

体循环的阻力基本恒定,肺循环的阻力则变化很大,在不伴肺动脉狭窄的单心室,大量的血流进入肺循环,患儿发绀常较轻但由于容量性负荷增加,可导致心力衰竭。肺动脉狭窄明显者,肺循环阻力增加,进入肺循环的血量减少,心力衰竭得以避免,但发绀明显。

合并的畸形中以大动脉转位最常见,其他包括肺动脉狭窄、房间隔缺损、单心房、主动脉缩窄、主动脉弓中断等。

虽然定义与命名有争论,但在治疗上分歧并不大。多数单心室需要分期手术,包括 B-T 或中央分流术、半腔肺吻合 Glenn 手术及全腔肺吻合 Fontan 手术。

（3）临床表现

单心室临床表现变化很大,主要取决于单心室类型、大动脉的位置和有无肺动脉狭窄存在。无肺动脉狭窄者表现为肺血流增多,以气促、呼吸困难等心力衰竭症状多见,而发绀轻微;伴肺动脉狭窄者以发绀为主要症状,与法洛四联症相似。

（4）MRI 表现

MRI 多序列均能很好显示单心室畸形,主要应用 CE-MRA 序列、二维稳态自由进动电影序列及 3D b-SSFP 序列可清楚地显示单心室心肌小梁粗糙程度,区分右心室型单心室和左心室型单心室,主要心室心肌小梁粗糙为右心室型单心室,光滑为左心室型单心室(图 3-26)。MRI 图

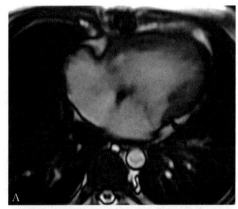

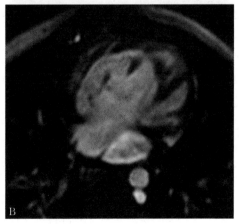

图 3-26　单心室 MRI 表现

注:A. 左心室型,b-SSFP 电影序列横断位示两组房室瓣均开口于单一心室,主要心室心肌小梁光滑;B. 右心室型,b-SSFP 电影序列横断位示两组房室瓣均开口于单一心室,主要心室心肌小梁粗糙,左下方见残余小腔。

像还可较好地显示两个房室瓣或共同房室瓣开口于一个心室。左心室型单心室有输出小腔,一般位于主要心室的前上方,右心室型单心室有时有残余心室,一般位于主要心室的后下方。电影序列还能显示房室瓣反流情况及对单心室进行功能评估,主要心室的射血分数和有无房室瓣反流对单心室能否手术至关重要。外周血管异常主要依靠 CE-MRA 序列和 3D b-SSFP 序列。肺动脉狭窄情况,侧支循环血管情况,有无左上腔静脉存在,有无肺静脉异位引流等是对单心室 Fontan 手术有重要影响的因素。

（5）诊断要点

显示房室瓣均开口于单一心室是诊断的关键。由于单心室类型很多,情况复杂,最好在超声心动图之外,加做多层螺旋 CT 或 MRI 检查。改良 Fontan 矫治术或 Glenn 等手术前术后对于生理及解剖资料有一系列特殊的要求,可以进行 MRI 检查,进行心功能和血流评估。

（6）鉴别诊断

三尖瓣闭锁、二尖瓣闭锁、右心室双出口等均需和单心室鉴别。

3.21 三尖瓣闭锁

（1）概述

三尖瓣闭锁（tricuspid atresia）为三尖瓣叶完全未发育而缺如,右心房与右心室之间无直接交通的先心病。本病在发绀型先心病中仅次于法洛四联症及大动脉转位,发生率占全部先心病的 2%~3%。

（2）病理

三尖瓣闭锁的形态有多种类型。房室交界处完全没有瓣叶组织而呈肌型闭锁的最多,房室瓣未穿孔者较少。三尖瓣闭锁一般右心房扩大,壁增厚。右心室均小于正常。

三尖瓣闭锁需依赖左右心房间的交通方能生存,其中以卵圆孔未闭及 ASD 为最常见,腔静脉回流的静脉血经右心房直接入左心房,再经二尖瓣口流入左心室后进入主动脉。95%以上的三尖瓣闭锁合并 VSD,部分血流通过 VSD 的进入右心室和肺动脉。约 75% 的三尖瓣闭锁伴有肺动脉狭窄。

三尖瓣闭锁常用的分类是首先根据心室与大动脉连接关系分为 3 型:Ⅰ型,大动脉正常位,最多见;Ⅱ型,完全性大动脉转位;Ⅲ型,纠正性大动脉转位,最少见。Ⅰ型和Ⅱ型还可以根据是否合并 VSD 及肺动脉狭窄或闭锁进一步分为 3 个亚型。

（3）临床表现

发绀及心脏杂音为本病的主要临床表现。多数患儿多在出生后即有发绀,皮肤和黏膜发绀可在出生后的第 1 周内被发现。发绀的程度取决于肺血流量,与 VSD 的相对直径成反比。患儿可在 1 岁内夭折,存活的婴幼儿亦发育迟缓。

（4）MRI 表现

CE-MRA 序列、二维稳态自由进动电影序列及 3D b-SSFP 序列可清楚地显示三尖瓣闭锁的直接征象,可显示心房水平右向左分流,以及左心室增大、右心室缩小,也可通过观察室间隔连续性是否中断来判断 VSD 的大小和部位（图 3-27）。二维稳态自由进动电影序列对三尖瓣闭锁患者的左心室舒张末容量和左心室射血分数等可比较准确地测量,也可显示有无明显的二尖瓣反流。Ⅰ～Ⅲ型中如果伴有肺动脉狭窄,CE-MRA 序列能很好的显示主肺动脉及外周肺动脉分支狭窄,对侧支血管也可很好地显示。对 Fontan 手术有重要影响的异常结构,如左上腔静脉残存、肺静脉异位引流和左侧心耳并置等均能很好显示。

（5）诊断要点

显示右心房与右心室之间无直接交通是诊断要点。三尖瓣闭锁类型很多,情况复杂,建议在超声心动图之外,加做 MRI 检查,以明确诊断。

（6）鉴别诊断

诊断时需与极重型肺动脉狭窄伴右心室发育不良、三尖瓣狭窄伴 VSD、单心室伴肺动脉狭窄等鉴别。先天性三尖瓣狭窄在心血管造影时会与三尖瓣闭锁相混淆。

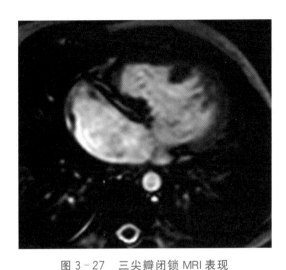

图3-27　三尖瓣闭锁MRI表现

注：b-SSFP电影序列横断位示三尖瓣闭锁的直接征象，并见左心室增大、右心室缩小、室间隔缺损。

3.22　三尖瓣下移畸形

（1）概述

三尖瓣下移畸形（Ebstein's anomaly）也称Ebstein畸形，指三尖瓣叶附着缘自三尖瓣下移至右心室腔内，功能性三尖瓣孔向右心室下移，造成部分右心室心房化。发病率占先心病的1%，男女发病率无差异。病情严重者可致充血性心力衰竭。

（2）病理

Ebstein畸形的三尖瓣下移多累及隔瓣、后瓣，二者的联合处可为下移的最低点，后瓣与隔瓣可以均下移，或其中一个瓣叶的部分下移，前瓣下移较少见。三尖瓣后瓣及隔瓣都有发育不良，前瓣附着于三尖瓣环，瓣叶冗长增厚，似篷帆状。原三尖瓣环至下移的功能三尖瓣口之间为房化右心室，其内壁光滑，壁薄含肌纤维少或缺如。剩余的右心室小梁部及流出道部分为功能右心室。右心房明显扩大，房室瓣环也明显扩大。几乎所有Ebstein畸形者合并卵圆孔未闭或ASD。

（3）临床表现

由于三尖瓣关闭不全，大量血液反流入右心房，心房水平右向左分流，使患儿可有发绀。心悸、气短、活动受限是常见的临床症状。听诊时心

前区可闻及收缩期杂音，但一般很轻柔，少数患儿听不到杂音。不完全性或完全性右束支传导阻滞是常见和典型的心电图改变。部分病例见预激综合征（Wolf-Parkinson-White综合征，W-P-W综合征）。

（4）MRI表现

MRI自旋回波序列或梯度回波电影序列轴位上示二尖瓣和三尖瓣隔瓣间距离明显增大，三尖瓣隔瓣及后瓣细小、下移，三尖瓣前瓣长而大，右心房增大，房化右心室心肌变薄，右心室漏斗部扩张（图3-28）。二维稳态自由进动电影序列上右心房内可见异常血流，并可见到房化右心室与右心房呈矛盾运动，此为三尖瓣下移畸形的特征性表现。CE-MRA序列于冠状位最大密度投影

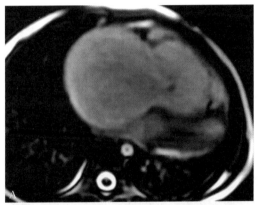

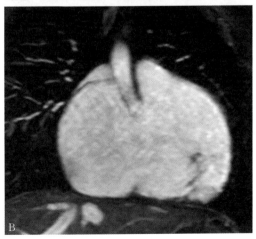

图3-28　三尖瓣下移畸形MRI表现

注：A. b-SSFP电影序列横断位示三尖瓣隔瓣下移、右心房扩大，见房化右心室，右心室有效腔小；B. CE-MRA MIP重建冠状位示三尖瓣前瓣下移、右心房扩大。

重建图像上可见心脏下缘有 2 个切迹,并可见三尖瓣前瓣长而大所形成的"帆样征",也是 Ebstein 畸形的特征性表现。

(5) 诊断要点

三尖瓣下移畸形直接征象主要有三尖瓣位置异常及形态改变。诊断三尖瓣下移畸形的难点在于对三尖瓣各瓣叶的认识及瓣叶附着点的判断,注意多角度观察心脏瓣膜的形态和位置改变,清楚、直观显示心脏瓣膜的疾病。

(6) 鉴别诊断

三尖瓣下移畸形主要要和三尖瓣关闭不全鉴别,显示三尖瓣隔叶向心尖或右心室流出道下移的征象,心脏下缘有 2 个切迹,"帆样征"是鉴别的要点。

3.23 肺静脉异位连接

(1) 概述

肺静脉异位连接(anomalous pulmonary venous connections,APVC)是指全部或部分肺静脉直接或通过体静脉途径与右心房连接,而不与左心房连接。

全部肺静脉均直接或通过体静脉与右心房连接的称为完全性肺静脉异位连接(total anomalous pulmonary venous connection,TAPVC);一支或几支肺静脉但不是全部肺静脉直接或通过体静脉与右心房连接的称为部分性肺静脉异位连接(partial anomalous pulmonary venous connection,PAPVC)。

(2) 病理

根据异常连接的解剖部位,1957 年 Darling 将完全性肺静脉异位连接分为心上型(最常见,引流入无名静脉、奇静脉或上腔静脉)、心内型(引流入冠状静脉窦或右心房)、心下型(引流入门静脉、静脉导管、肝静脉或下腔静脉,其中与门静脉相连最常见)和混合型。根据肺静脉回流有无梗阻又分梗阻型和非梗阻型。

部分性肺静脉异位连接类型也很多,常见的有:右肺静脉回流至上腔静脉、右肺静脉回流至右心房、右肺静脉回流至下腔静脉、左肺静脉回流至

无名静脉。其中以右肺静脉与右上腔静脉连接最常见,右肺静脉异常较左肺静脉常见。

右肺静脉回流至下腔静脉也称弯刀综合征,右侧肺静脉(全部或部分)于横膈附近汇入下腔静脉,房间隔通常完整,因胸片显示异位引流的肺静脉形似土耳其弯刀而得名,常伴有右肺发育不良、右肺动脉发育不良、马蹄肺等异常。

(3) 临床表现

TAPVC 肺循环血全部回流至右心房,使右心容量负荷增加,造成右心房扩大,右心室扩张、肥厚。左心房通常缩小,有的仅有左心耳,左心室常合并发育不良。肺静脉血与体静脉血在右心房混合后,经卵圆孔或 ASD 流入左心房,造成右向左分流,患者会出现发绀等症状。如果肺静脉回流受阻,早期可引起肺水肿,继而形成继发性肺动脉高压,最终导致右心衰竭。

PAPVC 可单独发病,亦可合并其他心脏畸形,最常见为静脉窦型 ASD,右上肺静脉直接注入上腔静脉最常见。如为单支肺静脉异常连接,可无明显临床症状。如合并 ASD 则为静脉水平和心房水平左向右分流,如 ASD 较小,左向右分流量小,可无明显临床症状;如 ASD 较大,左向右分流量较大,可较早出现心悸、气短等症状。

(4) MRI 表现

MRI 能很好地显示完全性肺静脉异位连接,CE-MRA 序列是完全性肺静脉异位引流最主要的扫描序列,用冠状位扫描,并做回顾性多角度最大密度投影重建,可从矢状位、冠状位和横断位等多个角度显示完全性肺静脉异位连接的直接征象。对于任何一个完全性肺静脉异位连接在做 CE-MRA 回顾性重建时,都应常规逐支观察全部肺静脉的连接情况,以免漏诊混合型完全性肺静脉异位引流,并应注意肺静脉异位连接途中有无梗阻发生(图 3-29A、3-29B)。MRI 自旋回波 T_1W 序列和梯度回波电影序列检查可清楚地显示右心房增大、右心室增大、肺动脉扩张、左心室相对较小等对肺静脉异位连接诊断有帮助的间接征象;另外,对于肺静脉异位引流可伴有的房间隔缺损、冠状静脉窦扩大、左垂直静脉、左无名静脉、右上腔静脉扩张等也可较好地显示(图 3-29C),对于横

静脉和左心房间的位置关系也可较好地显示。

MRI同样能很好地显示部分性肺静脉异位连接。一般情况下,右肺静脉异位引流入右心房或右上腔静脉不易漏诊,左肺静脉异位引流入冠状静脉窦或左上腔静脉较易漏诊(图3-30),肺静脉异位引流入下腔静脉也较易漏诊。

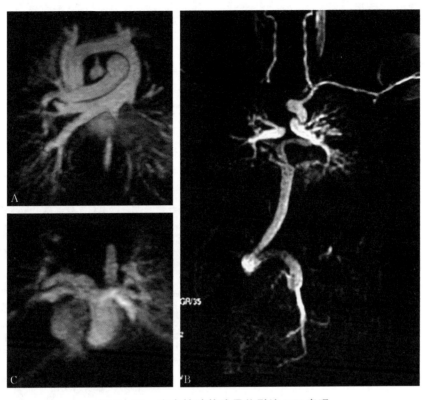

图 3-29　完全性肺静脉异位引流 MRI 表现

注:A. 心上型,CE-MRA冠状位示左右肺静脉会合后经垂直静脉上行,与左无名静脉连接后流入右上腔静脉;B. 心下型,CE-MRA冠状位示左右肺静脉会合后经垂直静脉下行,与门静脉连接;C. 心内型,CE-MRA冠状位示左、右肺静脉会合流入冠状静脉窦、冠状静脉窦扩大。

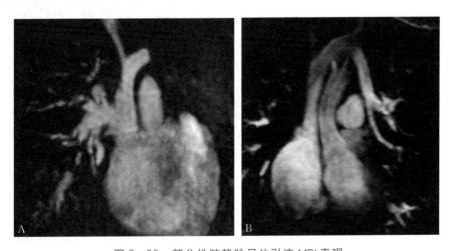

图 3-30　部分性肺静脉异位引流 MRI 表现

注:A. CE-MRA冠状位示右上肺静脉回流入上腔静脉;B. CE-MRA冠状位示左上肺静脉回流入左无名静脉。

PC 序列可评估体-肺循环比。

（5）诊断要点

肺静脉异位连接在进行诊断时,都应常规逐支观察全部肺静脉的连接情况,并应注意肺静脉异位引流途中有无梗阻发生。MRI 检查能很好地显示其连接关系和并发畸形,除了超声心动图检查之外,建议进一步行 MRI 检查。

（6）鉴别诊断

完全性肺静脉异位引流需和三房心鉴别,部分性肺静脉异位引流需和房间隔缺损鉴别。

3.24 腔静脉异常

（1）概述

先天性腔静脉畸形（congenital abnormalities of vena cava）包括先天性上腔静脉异常和先天性下腔静脉异常。在先心病中比较常见,占 3% ～ 5%,尤其多见于右心房异构的患儿。由于该畸形大多不引起明显的血流动力学变化,故可终身不被发现,但先天性腔静脉畸形在合并先心病的情况下,对先心病手术方式、手术步骤、介入治疗等影响巨大。先天性腔静脉畸形种类繁多。

（2）病理

比较常见的先天性上腔静脉畸形类型有永存左上腔静脉（双侧上腔静脉）,其又有 4 种类型:①左上腔静脉持续存在并汇入冠状静脉窦,伴或不伴桥静脉,该型最常见,占 90% 以上;②左上腔静脉直接连接左心房顶部;③左上腔静脉持续存在并连接冠状静脉窦,冠状静脉窦与左心房之间存在间隔缺损,常见的为无顶冠状静脉窦隔缺损;④左上腔静脉与左肺静脉连接。无名静脉低位也是比较常见的先天性上腔静脉畸形。

先天性下腔静脉畸形类型有先天性下腔静脉中断、下腔静脉经奇静脉或半奇静脉回流、双下腔静脉畸形等。

（3）临床表现

根据腔静脉畸形的不同,临床表现各不相同。无血流动力学异常的畸形,通常没有临床症状;有血流动力学异常的畸形,以左上腔静脉回流入左心房最为常见,临床表现为右向左分流造成的发绀。

（4）MRI 表现

MRI 能很好地显示和诊断永存左上腔静脉,在横断位自旋回波 T_1WI 上表现为主动脉和肺动脉左侧的低信号流空血管影（图 3 - 31A）。在横断位二维稳态自由进动电影序列上也可见在主动脉和肺动脉左侧有高信号的血管影。CE - MRA 序列最大密度投影重建可显示永存左上腔静脉的直接征象,并可了解其大小,与右上腔静脉间有无桥静脉存在以及左上腔静脉回流入静脉冠状窦还是直接与左心房相通（图 3 - 31B）。

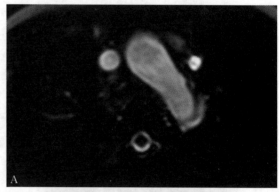

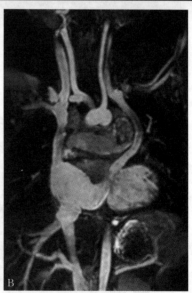

图 3 - 31　永存左上腔静脉 MRI 表现

注:A. b - SSFP 电影序列横断位示主动脉弓左旁异常血管,提示左上腔静脉残存;B. 3D b - SSFP 最大密度投影重建冠状位示左上腔静脉可见并汇入增宽的冠状静脉窦,桥静脉未见。

由于 CE-MRA 序列可同时显示主动脉弓和腔静脉,对左无名静脉低位的直接征象显示十分清楚(图 3-32)。

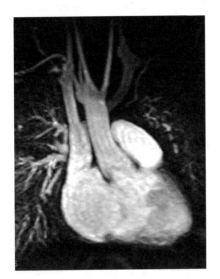

图 3-32 左无名静脉低位 MRI 表现

注:CE-MRA 冠状位示左无名静脉走行于主动脉弓下方。

下腔静脉中断、下腔静脉经奇静脉或半奇静脉回流在横断位自旋回波 T_1WI 上表现为降主动脉右侧(奇静脉)或左侧(半奇静脉)的低信号流空血管影,在横断位二维稳态自由进动电影序列上也可见在降主动脉旁有高信号的血管影,比正常的奇静脉、半奇静脉影明显增粗,由后向前进入上腔静脉。CE-MRA 序列最大密度投影重建可显示下腔静脉中断的直接征象和扩张的奇静脉和半奇静脉(图 3-33A)。CE-MRA 视野大,可同时显示上腔静脉、下腔静脉和奇静脉,这对观察下腔静脉中断、下腔静脉经奇静脉或半奇静脉回流很有帮助(图 3-33B)。

双下腔静脉畸形在横断位自旋回波 T_1WI 上表现为降主动脉两侧均有低信号流空血管影,在横断位二维稳态自由进动电影序列上也可见在降主动脉两旁有高信号的血管影,代表双侧的下腔静脉。CE-MRA 序列可同时显示降主动脉和左右下腔静脉的直接征象,通常左下腔静脉在肾静脉水平汇入右下腔静脉(图 3-34)。

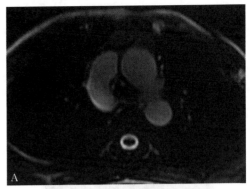

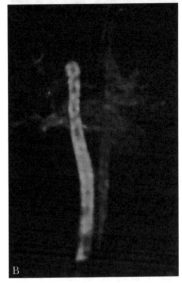

图 3-33 下腔静脉中断 MRI 表现

注:A. b-SSFP 电影序列横断位示奇静脉增宽,由后向前进入上腔静脉;B. CE-MRA 冠状位示下腔静脉中断,奇静脉扩张延续。

(5)诊断要点

MRI 检查能很好地显示先天性腔静脉畸形静脉连接关系,明确诊断。

(6)鉴别诊断

先天性上腔静脉畸形需和肺静脉异位引流鉴别,MRI 检查能很好地显示肺静脉连接关系,逐支观察肺静脉回流途径,明确诊断。先天性下腔静脉畸形中奇静脉扩张易被误认为主动脉疾病、肿瘤或气管旁淋巴结。

双下腔静脉畸形要和腹主动脉旁淋巴结肿大鉴别,MRI 检查能很好地显示腔静脉连接关系,明确诊断。

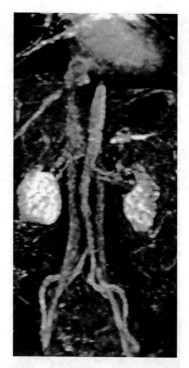

图3-34 双下腔静脉畸形 MRI 表现

注:3D b-SSFP 最大密度投影重建冠状位示双下腔静脉可见。

3.25 冠状动脉异常起源于肺动脉

（1）概述

冠状动脉异常起源于肺动脉（anomalous origin of coronary artery from the pulmonary artery,ACAPA）是一种少见的心外血管畸形。发病率约 1/30 万,占先心病的 0.25%~0.46%,包括左冠状动脉异常起源于肺动脉、右冠状动脉异常起源于肺动脉和双侧冠状动脉异常起源于肺动脉,最常见的是左冠状动脉异常起源于肺动脉。

（2）病理

胚胎时期,左冠状动脉口紧靠主-肺动脉间隔,若间隔旋转发育解剖出现偏差,即会发生冠状动脉开口移位于肺动脉。

在胎儿期由于主、肺动脉间压力及血氧饱和度差异不大,出生前该病对心脏无明显影响;新生儿期肺动脉压力仍较高,左冠状动脉由压力较高的肺动脉血流灌注,尽管肺循环血氧饱和度低,由

于血流供给充分,仍能满足心肌灌注需要,此时虽然会出现左心室心肌的轻度缺氧,但一般无临床症状;新生儿期之后,随着肺动脉压力进行性降低,肺动脉血不足以维持左冠状动脉的灌注压和血流量,甚至出现冠状动脉的血向肺动脉倒灌,形成肺动脉向冠状动脉"窃血"的现象,形成心脏左向右的分流,导致左心室心肌的血流量和血氧含量远低于左心室代谢需要,如果此时侧支循环建立,右冠状动脉的血经侧支循环向左心室供血,则可存活至青少年甚至成年期;肺动脉压力降低以后,如无良好的侧支循环,左心室得不到充足的血液供应,则会出现乳头肌、腱索的发育不良、萎缩及不同程度的纤维化,心肌的缺血坏死,继而出现左心功能不全等临床症状,主要表现为左心室扩大、继发性的心内膜弹力纤维增生、二尖瓣关闭不全、心律失常甚至猝死等严重情况。

主要分两型:婴儿型和成人型。婴儿型主要是出生后随着肺动脉压力进行性降低,肺动脉血不足以维持左冠状动脉的灌注压和血流量,出现"窃血"的现象导致左心室心肌缺血,左右冠状脉侧支血管尚未建立,如不及时手术,多在 1 岁以内死亡。成人型则左右冠状动脉侧支循环建立,左右冠状动脉扩张,慢性心肌缺血,可致猝死。

（3）临床表现

临床上患儿出生 2、3 个月开始,表现焦躁、哭闹,可有喂养困难、气促、体质量不增、发育落后,以及因呼吸道感染就诊发现心脏杂音,心电图可有 T 波倒置、ST 段下移。可出现心肌缺氧,严重者可导致死亡。青壮年剧烈运动时有胸闷、气急、胸痛等症状,严重者可发生猝死。

（4）MRI 表现

MRI 可显示冠状动脉异位开口的位置,其与肺动脉瓣及肺动脉总干近分叉的距离、冠状动脉形态、有无扭曲扩张等（图 3-35）。膈肌导航 3D b-SSFP 序列也能和 CT 一样显示直接征象,且能进行心肌灌注及延迟强化成像显示心肌异常信号,提示心肌缺血表现。

（5）诊断要点

MRI 直接显示冠状动脉异常起源于肺动脉为诊断要点。

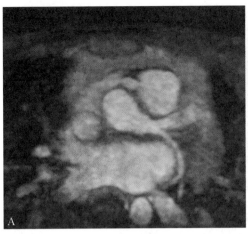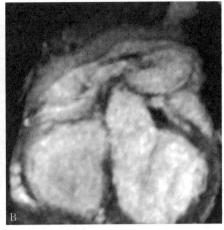

图 3-35　冠状动脉异常起源于肺动脉 MRI 表现

注:3D b-SSFP 最大密度投影重建横断位及冠状位示右冠状动脉异常起源于肺动脉总干右侧壁,管腔扩张,走行迂曲,同时见左冠状动脉及前降支扩张(A、B)。

（6）鉴别诊断

冠状动脉异常起源于肺动脉要与冠状动脉瘘鉴别。冠状动脉瘘以冠状动脉主干或分支远端与右心-肺动脉系统的连通畸形最为常见,形成左向右分流。CT、MRI 冠脉造影及 DSA 均能显示受累但开口位置正常的冠状动脉和瘘的入口部位。冠状动脉肺动脉瘘比较少见,左冠状动脉起源正常。左冠状动脉异常起源于肺动脉由于心肌缺血,左心室扩大明显,易误诊为扩张型心肌病。

3.26　冠状动脉瘘

（1）概述

冠状动脉瘘（coronary arterial fistulae, CAF）是指冠状动脉与心腔或其他血管之间存在异常交通,血液从冠状动脉经瘘管分流到有关心腔和血管。CAF 可分为先天性和获得性,属于冠状动脉终止异常,绝大多数是先天性。冠状动脉瘘大多为单支冠状动脉瘘,其中右冠状动脉瘘多见。发病率为 0.1%～0.2%,占全部先心病患儿的 0.005%～0.070%。

（2）病理

冠状动脉瘘属于冠状动脉终止异常,指在胚胎时期心脏发育障碍,局部心肌窦状间隙存留而形成瘘道,冠状动脉通过异常的瘘管直接和心腔交通。

（3）临床表现

大多数 CAF 患儿没有临床症状,但随着年龄增长,患儿出现临床症状和并发症的概率逐渐增高。CAF 患儿的临床症状主要取决于瘘口的大小和部位,呼吸困难、心悸、劳累是最常见的临床症状,左向右分流量大的患者,可引起充血性心力衰竭。由于冠状动脉瘘的"窃血"现象,正常冠状动脉血流减少,当剧烈运动时,心肌易出现缺血缺氧,甚至发生心肌梗死乃至猝死。其他并发症包括感染性心内膜炎、心律失常、心脏破裂。

（4）MRI 表现

MRI 心电门控的自旋回波序列或二维稳态自由进动电影序列可直接显示受累冠状动脉及瘘口位置（图 3-36）。分流量较大时,一般受累冠状动脉多明显增粗、迂曲,并与右侧或者左侧心血管管腔直接沟通。分流量较小时,受累冠状动脉可不扩张或仅轻度扩张,且瘘口也难以显示,诊断较为困难。

（5）诊断要点

观察到增粗、迂曲走行的冠状动脉及其瘘口位置为最主要的诊断要点。

（6）鉴别诊断

需与主动脉-心室或心房隧道鉴别,后者可见正常形态冠状动脉从主动脉瓣窦发出。

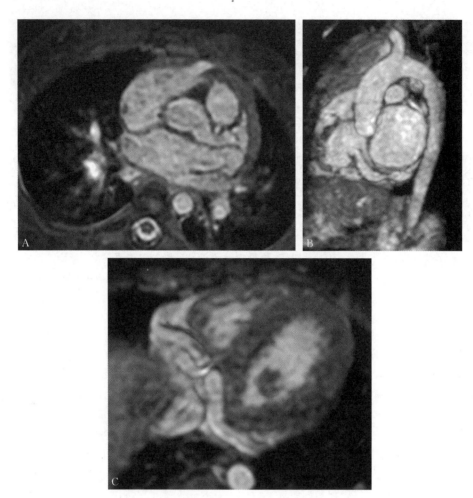

图 3-36　冠状动脉瘘 MRI 表现

注:3D b-SSFP 最大密度投影(MIP)重建横断面(A、C)及斜矢状面(B)可见左冠状动脉及前降支扩张,走行迂曲,至心底部与右心室交通。

3.27　左心发育不良综合征

(1) 概述

左心发育不良综合征(hypoplastic left heart syndrome, HLHS)是一组以左心-主动脉严重发育不良为特征的心脏畸形,包括主动脉瓣和/或二尖瓣闭锁、狭窄或发育不良,伴左心室显著发育不良或缺如,升主动脉和主动脉弓发育不良。HLHS 的胚胎学原因尚未完全明确。HLHS 发生率约为 0.2/1 000 活产婴儿,在先心病中占 4%～9%,男女比例为 2∶1,西方国家发病率明显高于东方国家。

左心发育不良综合征出生后不会立即出现循环系统的症状,但随后即出现充血性心衰和发绀。左心发育不良综合征的预后很差。自从 20 世纪 80 年代初开展 Norwood 手术等方法治疗后,预后有所改善。

(2) 病理

按照病理解剖,左心发育不良综合征可分为 4 种类型:主动脉瓣与二尖瓣狭窄、主动脉瓣与二尖瓣闭锁、主动脉瓣闭锁与二尖瓣狭窄、主动脉瓣狭窄与二尖瓣闭锁。

通常心室、心房位置及房室连接正常。右心房及右心室扩大,肺动脉增宽明显。未闭动脉导管粗大。左心房发育不良,小于正常,二尖瓣狭窄或闭锁的占95％以上，主动脉瓣闭锁（占61％～87％）或狭窄（占13％～39％），主动脉根部小，主动脉弓呈不同程度发育不良。左心室心壁肥厚、腔小。如主动脉瓣与二尖瓣闭锁，体循环完全依赖来自右心室及动脉导管的血流，主动脉弓及升主动脉逆行灌注。

（3）临床表现

出生后即有口唇发绀、精神萎靡，出生后不久即可出现呼吸窘迫、心动过速、进行性心力衰竭等。晚发者，临床出现反复咳嗽、气喘，常伴有肺部感染或者肺水肿。

（4）MRI表现

左心发育不良综合征患儿病情重、变化快，常需要在床边快速作出诊断，故手术前MRI检查使用较少，其最具诊断价值的影像学表现是升主动脉与左心室发育不良。

MRI多序列成像均能较好显示左心室的形态和功能改变，评估左心室大小，CE－MRA及3D b－SSFP序列可清楚地显示伴随的大血管畸形。MRI检查除了用于术前和Norwood一期或二期手术后作形态学上的评估，还可在Fontan手术术前术后进行功能及血流评估（图3－37）。

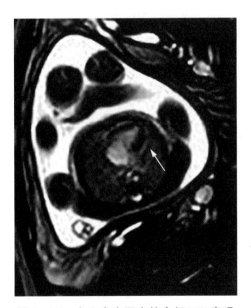

图3－37　左心发育不良综合征MRI表现

注：22周胎儿，b－SSFP心室水平横断位可见极小的左心室（箭）。

（5）诊断要点

该病最具诊断价值的影像学表现是升主动脉与左心室发育不良，左心室的大小是诊断左心发育不良综合征最基本的依据。术前MRI检查使用较少，多用于Norwood一期或二期手术后检查。

（6）鉴别诊断

左心发育不良综合征要与常见的新生儿主动脉缩窄、主动脉弓中断鉴别，有无发育正常或扩大的左心室是鉴别的关键。

3.28　心脏位置异常

（1）概述

正常心脏大部分位于左侧胸腔，如心脏不位于左侧胸腔或心脏虽位于左侧胸腔，但心脏与其他脏器的对应关系明显改变，称为心脏位置异常（cardiac malposition）。

（2）病理

心脏部分或全部不在胸腔内，称胸外心脏。心脏异位通常是指胸腔内心脏呈先天性的位置异常，可分为4类。

镜像右位心，是正常心脏的镜像位，内脏、心房反位即心脏位于右侧胸腔，心尖指向右下，胃泡位于右膈下，肝脏位于左膈下。镜像右位心可伴及或不伴心脏结构异常，常见心脏畸形为室间隔缺损、法洛四联症等。

孤立性右位心（右旋心），内脏、心房正位即心脏位于右侧胸腔，心尖指向右下。绝大多数孤立性右位心均为复杂的先心病，如完全性纠正性大动脉转位及房室不一致右心室双出口等。

孤立性左位心（左旋心），内脏反位，心房反位或不定位。几乎所有孤立性左位心均有心脏结构异常，通常为复杂的先心病，其中以无脾综合征、多脾综合征较为常见。

中位心，心脏位置居中，心尖指向前方。

绝大多数患者异常的心脏位置本身并无临床症状与体征，临床症状和体征与其合并畸形有关。

（3）临床表现

心脏位置异常的临床症状和体征与其合并畸

形有关。

（4）MRI表现

MRI扫描视野广，有利于对复杂的先心病的内脏、心房位置的判断；黑血序列、稳态自由进动序列、造影增强MRI血管造影等都能清楚显示心脏及内脏位置、心耳形态、心室及大血管形态及连接方式，对先心病作出正确诊断。目前除了传统的黑血序列能显示气管及支气管，三维扰相梯度回波序列、三维稳态自由进动序列均能显示气管支气管形态，有助诊断（图3-38）。

（5）诊断要点

心脏与其他脏器的对应关系明显改变，为心脏位置异常，内脏和心房反位的确定是心脏位置异常诊断的关键。显示左/右主支气管的形态，对确定心房位很有帮助。

（6）鉴别诊断

主要与获得性心脏移位相鉴别，先天性心脏位置异常与心脏移位有所不同，后者系因胸肺疾病和畸形使心脏移离其正常位置，一般都可找到产生心脏移位的疾病的影像学改变，如一侧全肺不张、广泛的胸膜肥厚、大量胸腔积液、一侧肺不发育或发育不全等。在大多数内脏异位症患者中

都与复杂的先心病相关。

3.29 儿童心脏肿瘤

儿童心脏肿瘤少见，发病率为0.027%～0.08%。可分为原发性和转移性两大类。原发性肿瘤又可分为良性及恶性两种。儿童原发性肿瘤中良性占大多数，占90%左右，其中最常见的是横纹肌瘤，其他包括纤维瘤、黏液瘤、畸胎瘤、脂肪瘤、脉管性病变等；原发性恶性肿瘤少见，如横纹肌肉瘤、纤维肉瘤等。转移性肿瘤相对原发性恶性肿瘤略多见。

临床症状多种多样，不具特征性，主要与肿瘤的部位及大小相关，包括无明显症状、心律失常、胸闷、呼吸困难、易疲劳、发绀、心力衰竭及猝死等。

3.29.1 良性肿瘤

（1）横纹肌瘤

1）概述：横纹肌瘤是儿童及婴幼儿最常见的心脏原发性良性肿瘤。通常位于心肌内，也可位于心腔或蕈伞状肿瘤游离，单发或多发。儿童横纹肌瘤与结节性硬化症密切相关，患儿中约86%

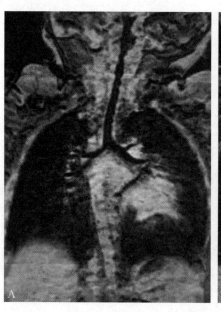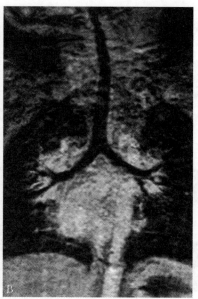

图3-38　心脾综合征MRI表现

注：无脾综合征双侧对称性形态学右支气管（A），多脾综合征双侧对称性形态学左支气管（B）磁共振三维扰相梯度回波 T_1W 序列显示气道。

合并结节性硬化症；结节性硬化症患儿中约50%合并心脏横纹肌瘤；产前胎儿诊断的心脏肿瘤大多数是横纹肌瘤。临床上可因流入道或流出道的阻塞出现心律不齐、房室传导阻滞、心包积液和心输出量不足的表现。

2）MRI表现：横纹肌瘤整体上信号均匀，在电影序列、自旋回波序列上与心肌信号相仿，心内外膜完整，注射造影剂后增强扫描与心肌强化程度略偏弱或相仿（图3-39）。

（2）纤维瘤

1）概述：心脏纤维瘤（fibroma）大多数发生于婴儿和儿童，是儿童时期第二常见的心脏肿瘤。可见于心肌壁的任何部位，心室前壁及室间隔常见。纤维瘤通常不显示囊变、坏死、出血，但可见钙化。由于其组织起源及所在部位，大约1/3的病例会出现心律失常、传导阻滞或心室输出障碍甚至猝死。

2）MRI表现：纤维瘤富含丰富的胶原纤维，自旋回波（SE）序列的信号特点是图像信号较正常心肌略偏低，注射对比剂后早期强化及延迟强化序列较明显地均匀强化且中央可伴有强化不明显的低信号环（图3-40）。

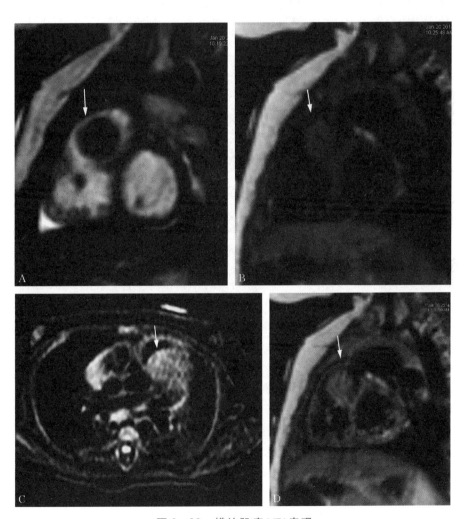

图 3-39　横纹肌瘤 MRI 表现

注：肿瘤位于右心室流出道（箭），肿瘤在 b-SSFP 电影序列上（A）显示与心肌等信号；平扫 T_1WI 序列矢状位（B）呈等及稍高信号；T_2WI 横断位（压脂）（C）呈偏高信号，增强后与同层面矢状位增强 T_1WI 呈等高信号（D）。

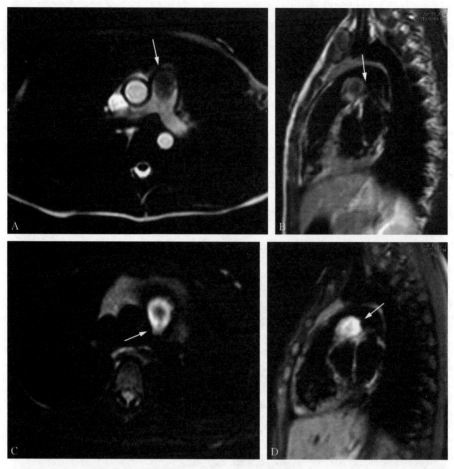

图 3-40　纤维瘤 MRI 表现

注:肿瘤位于肺动脉总干(箭)。横断位 b-SSFP 电影序列(A),呈等及略高信号;右室流出道层面 T₁WI(B),呈等及稍高信号;与 A 图同层横断面 T₂WI 抑脂序列(C),呈高信号;与 B 图同层右室流出道层面增强 T₁WI(D),呈明显高信号。

（3）黏液瘤

1）概述:心脏黏液瘤是一种心腔内肿瘤,可发生于任何部位,其中 75% 发生于左心房,多数为带蒂的息肉状或分叶状,附着于房间隔近卵圆窝处,随心动周期在心腔内运动,可有坏死、囊变、出血,少数有钙化。儿童少见,成年女性好发。临床表现多为不典型胸痛、心悸、气短、乏力、呼吸困难和心力衰竭。有体循环血管栓塞和随体位改变有杂音变化等特点。

2）MRI 表现:肿瘤大小不等,电影序列上主要表现为不规则息肉状或分叶状带蒂的并可随血流摆动的肿块,信号不均匀;T₁WI 主要呈等、略低或略高信号,T₂WI 主要呈高信号为主的混杂信号,并可伴局灶性出血及钙化灶,增强扫描呈不均匀强化(图 3-41)。

3.29.2　恶性肿瘤

心脏原发性恶性肿瘤包括横纹肌肉瘤、纤维肉瘤、血管肉瘤、恶性畸胎瘤等,由于肿瘤生长快速,病程早期即发生死亡。在儿童中,继发性转移性恶性心脏肿瘤较原发性恶性心脏肿瘤常见。在儿童期,淋巴瘤、神经母细胞瘤和心外恶性肿瘤常易造成继发性心脏肿瘤。肝和肾的恶性肿瘤可直接经下腔静脉转移到右心房。

（1）原发性肿瘤——纤维肉瘤

1）概述:原发于心包的恶性肿瘤极为罕见,如

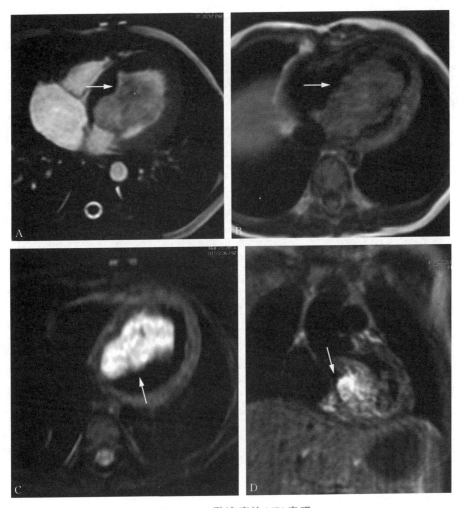

图 3-41 黏液瘤的 MRI 表现

注:肿瘤位于左心房,随心动周期摆动,图中所示瘤体主要位于左心室(箭)。b-SSFP 电影序列横断面(A),呈略低信号;与 A 图同层横断面 T_1WI(B)呈等及略高信号;与 A 图同层横断面 T_2WI 抑脂序列(C),呈高信号;冠状面增强 T_1WI(D)呈高信号。

间叶瘤和纤维肉瘤。恶性纤维肉瘤可以原发于心肌或心包。心包肿瘤可导致心脏压迫征象、心包炎、心包积液或心脏压塞。

2)MRI 表现:二维稳态进动电影序列、T_1WI 序列呈等信号,T_2WI 压脂序列呈高信号,T_1WI 增强明显强化(图 3-42)。

(2)继发性肿瘤——淋巴瘤

1)概述:有原发性淋巴瘤病史,可发生于任何心腔,可向纵隔等心脏外生长。

2)MRI 表现:信号不均匀,可与正常心肌呈等信号,也可为混杂信号,增强扫描呈不均匀强化

(图 3-43)。

3.30 儿童心包疾病

心包(pericardium)是包绕心脏及其大血管根部的锥形囊,包括外层的纤维心包(fibrous pericardium)及内层的浆膜心包(serous pericardium)两部分。心包疾病可以是孤立性疾病,也可以是全身性疾病的一部分,主要包括心包炎、心包积液、心脏压塞、缩窄性心包炎和心包肿瘤等。肿瘤性病变常见的如良性的心包囊肿、脂

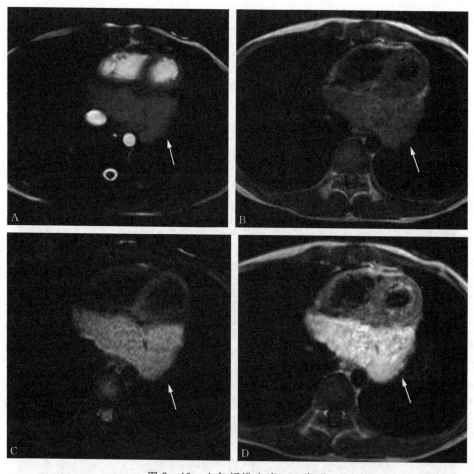

图 3 - 42　心包纤维肉瘤 MRI 表现

注：肿瘤位于左右心室后下方心底部（箭）。b - SSFP 电影序列横断面（A），肿瘤与心肌信号相仿，信号均匀；T_1WI 四腔心位（B），肿瘤略较心肌信号偏高；T_2WI 压脂四腔心位（C），肿瘤高信号；T_1WI 增强四腔心位（D），肿瘤呈明显强化。

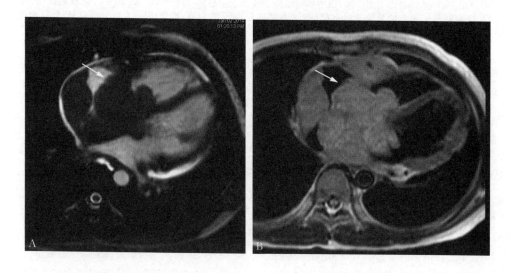

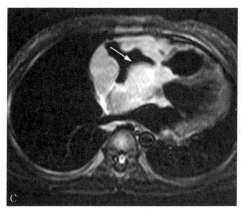
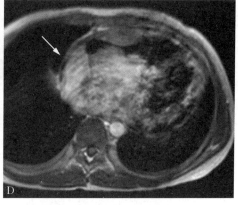

图 3-43　淋巴瘤 MRI 表现

注：肿瘤位于右心房、房间隔及右房室沟，信号均匀（箭）。b-SSFP 电影序列四腔心位（A），肿瘤信号较正常心肌略偏低；T_1WI 四腔心位（B），肿瘤信号较正常心肌高；T_2WI 压脂四腔心位（C），肿瘤较正常心肌信号明显偏高；T_1WI（D）增强四腔心位，肿瘤强化明显。

肪瘤，恶性的如间叶瘤、肉瘤、淋巴瘤、原发性神经外胚层肿瘤等。本节主要阐述常见于儿童的心包炎症性病变。

3.30.1　急性心包炎与心包积液

（1）概述

心包炎是最常见的心包病变，急性心包炎是指伴或不伴心包积液的急性炎症性心包综合征，可为多种因素引起。化脓性心包炎较易发展为缩窄性心包炎；风湿性心包炎之渗液常被吸收；结核性心包炎早期有少量浆液或血性渗出液，有时很快产生大量积液，如不及早治疗，常引起广泛粘连。病毒性心包炎常同时伴有心肌炎，心包渗出液较少，一般不形成缩窄性心包炎。

心包积液是指心包腔内积液量增加，可为漏出液或渗出液，定量诊断为心包内液体量超过50 mL。根据心包内液体的多少，心包积液可分为 3 度。Ⅰ度为少量积液，液体量<100 mL；Ⅱ度为中等量积液，液体量为 100～500 mL；Ⅲ度为大量积液，液体量>500 mL。

（2）临床表现

急性心包炎的临床症状包括胸痛、胸闷、呼吸困难、心悸、心包摩擦音、肺部干湿啰音、发热等，其中常见且典型的症状为剧烈胸痛且坐位及前倾位有助于缓解。心包炎的典型临床体征：心包周围的肋骨摩擦感。典型的心电图改变：广泛的 ST 段抬高。心包积液可为急性或慢性，急性者积液量短时间内迅速增加，常引起心脏压塞、心脏舒张受限，进而心输出量降低，患者休克，重者猝死；慢性者心包内积液量逐渐增多，症状轻，直至大量积液（>3 000 mL）时才有心脏压塞的表现。

（3）MRI 表现

自旋回波序列及二维稳态自由进动电影序列均可清晰显示心包积液，表现为心包脏、壁层之间距离增宽。由于积液的性质和 MRI 所用的脉冲序列不同，所表现的积液的信号不同。T_1WI 图像上，浆液性积液为均匀低信号；炎症渗出液内含蛋白质较高，表现为不均匀高信号；血性积液视含血液成分的多少，呈中等信号或高信号。T_2WI 上心包积液多呈均匀高信号。二维稳态自由进动电影序列积液一般呈高信号（图 3-44）。

（4）诊断要点

MRI 检查能对本病作出明确诊断，并能够根据液体的分布情况及心包脏、壁层的距离判断积液量的多少。

3.30.2　缩窄性心包炎

（1）概述

缩窄性心包炎（constrictive pericarditis，CP）是指心包脏、壁两层粘连增厚和钙化，心脏被致密

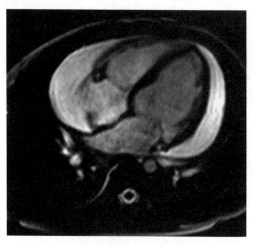

图 3 - 44　心包积液 MRI 表现

注：b - SSFP 电影序列四腔心，心包腔内高信号液体影，信号均匀。

厚实的纤维化或钙化心包所包围，使心室舒张期充盈受限而产生一系列循环障碍的病症。多继发于急性心包炎，包括结核性心包炎、化脓性心包炎、病毒性心包炎及非特异性心包炎。在我国病因仍以结核性最为常见。一般认为，正常心包厚度为 3 mm，有临床症状的患者心包厚度 >4.0 mm 可认为是诊断缩窄性心包炎最重要的直接征象。

（2）临床表现

缩窄的心包妨碍了心脏的舒张，使血液回流受阻，造成心输出量减低，静脉系统淤血，最终导致心力衰竭。本病起病多隐匿、缓慢，部分病例有急性心包炎病史。临床症状主要为慢性心脏压塞现象，患儿可有轻度发绀，颈静脉怒张，肝大，腹腔积液、下肢水肿等。心电图中 T 波倒置、低电压较急性心包炎更为明显，可有期前收缩、心房扑动或颤动。

（3）MRI 表现

MRI 能显示本病异常的心包增厚，二维稳态自由进动电影序列还能准确评估心脏功能。MRI 检查的主要征象：①心包不规则增厚，大于 4 mm，脏、壁层界限不清；②心脏形态异常，左、右心室内径缩小，室间隔僵直，左、右心房扩大；③心室舒张功能受限，收缩期、舒张期心室内径变化不大，严重者收缩功能亦有损害，表现为射血分

数降低；④腔静脉扩张。另外，还可显示肝脾大、腹腔积液和胸腔积液等继发性改变。

（4）诊断要点

心包增厚及多数伴有钙化以及心脏舒张受限是诊断缩窄性心包炎的直接征象。

（5）鉴别诊断

缩窄性心包炎主要需要与限制型心肌病进行鉴别，两者为不同病因导致心室扩张受限，心室充盈受限和舒张期容量下降，引发几乎相同的临床表现，仅从临床表现上无法有效将两者区分开。鉴别点：限制型心肌病心包不增厚，心肌增厚，心室收缩功能受限，钆剂延迟强化（late gadolinium enhancement，LGE）可显示心肌异常强化。

3.31　儿童心肌病

心肌病是一类伴有特定的形态、功能、电生理等方面改变的心肌疾病。从病因上分为两类，即病因未明的原发性心肌病和病因明确的继发性心肌病。小儿心肌病的发病率为 $(1.1 \sim 1.2)/10$ 万。1980 年和 1995 年，世界卫生组织/国际心脏病学会联合会（WHO/ISFC）心肌病定义分类委员会先后两次对原发性心肌病进行定义和修订。1980 年将原发性心肌病定义为"原因不明的心肌疾病"，1995 年修订为"伴有心脏功能障碍的心肌疾病"。2008 年欧洲心脏病学协会（ESC）提出了偏临床的分类方法。ESC 提出，首先根据形态功能学进行分类，将原发性心肌病主要分为肥厚型心肌病（hypertrophic cardiomyopathy，HCM）、扩张型心肌病（dilated cardiomyopathy，DCM）、限制型心肌病（restrictive cardiomyopathy，RCM）、致心律失常性右室心肌病（arrhythmogenic right ventricular cardiomyopathy，ARVC）及未分类型［包括左心室致密化不全（left ventricular non compaction，LVNC）］五大类；然后再考虑遗传信息，分为家族性/遗传性和非家族性/非遗传性。

3.31.1　肥厚型心肌病

（1）概述

肥厚型心肌病（hypertrophic cardiomyopathy，

HCM)是最常见的心肌病,多见于青少年,也是年轻人猝死的常见病因之一。本病是一种家族遗传性疾病,约50％呈常染色体显性遗传。HCM的特点是不同程度心肌肥厚、左心室舒张功能丧失、心肌纤维化、左心室流出道动力性梗阻。目前运用成人心肌肥厚的标准,即为短轴位舒张末期最大室壁厚度≥15 mm(或有明确家族史者的室壁厚度≥13 mm),同时排除能够引起室壁肥厚的其他心血管疾病或全身性疾病(如高血压病、瓣膜病变、主动脉缩窄等)。病变可侵犯心室的任何部分,根据受累部位可分为非对称性肥厚型心肌病(室间隔肥厚型、心尖肥厚型、心室中部肥厚型、罕见类型)、对称性(向心性)肥厚型心肌病及右室受累型三大类。其中室间隔最易受累,常引起不对称性室间隔肥厚;在儿童HCM中,向心性左心室肥厚占12.7％。另外,根据有无流出道梗阻可分为肥厚梗阻性和非梗阻性:梗阻性患者,病变主要累及室间隔和左心室前壁基底段,肥厚心肌突入左室流出道而引起左室流出道狭窄,使左心室排血受阻;非梗阻性患者,病变主要累及心室游离壁,无左心室流出道狭窄。

(2)临床表现

HCM可无症状或症状较轻,常见的临床症状主要与脑缺血、心肌缺血有关,如头晕、晕厥、心绞痛、气急、劳力性呼吸困难、心律失常、猝死,晚期可出现心力衰竭。常见心电图表现为左心室或双室心肌肥厚,ST-T改变,可有异常Q波及传导阻滞。

(3)MRI表现

MRI自旋回波序列T_1WI可对本病的形态学改变及其分型作出明显的诊断。结合轴面、冠状面及矢状面,能够全面观察肌部室间隔、左室游离壁及乳头肌的厚度、心腔的大小和形态;MRI电影序列可以区别梗阻性和非梗阻性,梗阻性HCM可伴有SAM征(图3-45)。心肌质量和射血分数(EF)增加。电影序列图像、T_1WI及T_2WI图像肥厚心肌表现为等信号,同正常心肌信号;LGE部分可见肥厚心肌散在延迟强化,提示心肌纤维化。

(4)诊断要点

1)心腔形态改变:

A. 心室腔舒张期可正常或缩小,收缩末期明显缩小。

B. 心肌肥厚可累及心室任何部位,以室间隔最常见,短轴位图像上测量舒张末期厚度超过15 mm。

C. 左心室心肌质量增加,一般在100g以上。左心室质量的增加与心肌舒张功能呈负相关。

2)心室功能改变:异常肥厚部位心肌收缩期的增厚率降低,心室整体收缩功能正常或增强,后期失代偿时则射血分数(EF)下降。

左室三腔心电影序列图像(流入道及流出道层面)可见梗阻性肥厚型心肌病的肥厚心肌向左心室流出道凸出引起左心室流出道梗阻,收缩期二尖瓣前叶向室间隔前向运动(SAM征),并加重流出道的梗阻;收缩期左心室流出道至主动脉腔内的条带状喷射血流。

钆剂延迟扫描可显示肥厚节段心肌的延迟强化。

(5)鉴别诊断

高血压心脏病引起的心肌肥厚,临床有高血压病史,心肌向心性肥厚,心肌收缩期增厚率正常,无左心室流出道的梗阻。

其他引起左心室肥厚的病变,如主动脉瓣狭窄等,心脏磁共振成像(CMR)形态及功能成像可显示狭窄部位及类型。

3.31.2　扩张型心肌病

(1)概述

扩张型心肌病(dilated cardiomyopathy,DCM)是左心室或双心室腔扩张和室壁运动功能降低的一组疾病。患病率估计为1∶2500;它是第三大最常见的心力衰竭原因。病因尚不完全清楚,遗传、病毒感染和免疫异常是重要的致病因素。根据病变累及的部位,本病可分为左室型、右室型及双室型,其中以左室型最常见。

(2)临床表现

扩张型心肌病临床表现年龄跨度大(通常是30～40岁,也可发生在低龄儿童)。DCM缺乏特

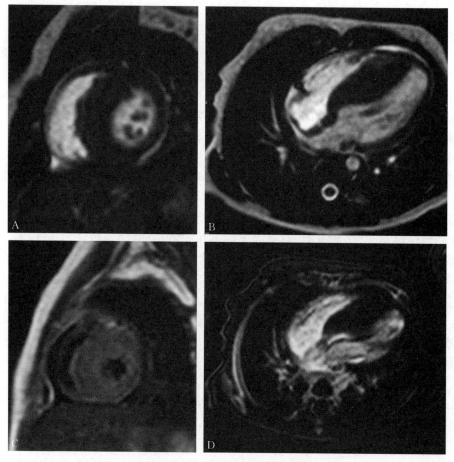

图 3 - 45　肥厚型心肌病 MRI 表现

注：b - SSFP电影序列左心室短轴位（A），室间隔心肌增厚，信号不均匀；b - SSFP序列电影四腔心（B），室间隔增厚，信号不均匀；T_2WI左心室短轴位（C），室间隔增厚；延迟强化四腔心（D），增厚的室间隔异常延迟强化。

异性症状、体征和实验室检查。起病多缓慢，早期表现隐匿或不典型，早期诊断困难，通常发现时已是合并严重临床症状。常见症状包括心悸、气短、运动耐力降低、劳力性呼吸困难、胸痛、心悸、易疲劳、水肿等，最常见的症状是左心功能不全。心电图可表现为心室肥大、心律失常、心房颤动和心室内传导阻滞。心电图多样性或多变性对本病有诊断意义。

（3）MRI 表现

MRI 自旋回波序列可在轴面、冠状面及矢状面等不同体位观察到左心室心腔呈球形增大，多以左心室扩大为主；心肌呈中等信号，厚度变薄，收缩期增厚率下降。MRI 二维稳态自由进动电影序列可观察表现为左心室收缩功能降低或消失，舒张末期容积增加（图 3 - 46）。同时还可观察到二尖瓣关闭不全。心肌灌注多无灌注缺损区。延迟增强扫描心肌少见异常强化，严重者可见心肌弥漫性异常强化，反映心肌的退行性变、坏死、纤维化。重症病例左心房或心室内有时可见附壁血栓。

（4）诊断要点

1）临床表现：心功能降低，伴有或不伴有充血性心力衰竭和心律失常，可发生栓塞和猝死等并发症。

2）心脏扩大：X 线检查心胸比＞0.5，超声心动图及 CMR 显示左心或全心扩大，心脏可呈球形。

3）心室收缩功能降低，室壁运动弥漫性减弱，心室射血分数小于正常值。

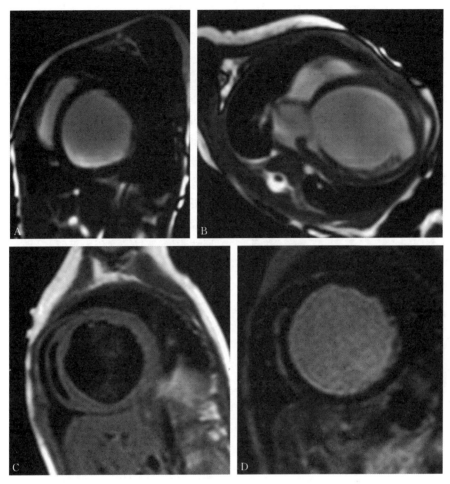

图 3 - 46　扩张型心肌病 MRI 表现

注：b - SSFP 电影序列左心室短轴位（A），左心室明显扩大，室壁厚度正常；b - SSFP 电影序列四腔心（B），左心室"球样"扩大；T_2WI 左心室短轴位（C），左室心肌厚度正常；延迟强化左心室短轴位（D），未见明显异常强化。

4）心肌信号：CMR 延迟强化扫描严重者可见心肌内弥漫性、边界不清的异常强化，提示心肌的退行性变、坏死、纤维化，预示心肌功能受损。

（5）鉴别诊断

左冠状动脉异常起源于肺动脉表现为左心室球形扩大，类似扩张型心肌病，MRI/CT 检查必须关注左右冠状动脉的起源有无异常。

高血压心脏病晚期出现心力衰竭后可表现为心腔扩大、心肌变薄，鉴别主要依靠临床病史。

3.31.3　限制型心肌病

（1）概述

限制型心肌病（restrictive cardiomyopathy，RCM）以散发性和家族的形式存在，也是心力衰竭的常见原因，以左右心室容量正常或减低、双房扩大、左心室壁厚及房室瓣正常、左心室充盈受限、正常或接近正常收缩功能为其特点。RCM 大部分为非遗传所致，少部分为家族遗传性。本病主要见于东非国家，我国少见，常见于儿童及青少年。

（2）临床表现

本病起病缓慢，轻者临床上常无症状，左心房压力升高时可引起呼吸困难等左心功能不全的症状；右心房压力升高可出现全身水肿、颈静脉怒张、肝淤血及腹腔积液等右心功能不全的症状，可闻及舒张期奔马律。此外，可出现心悸、胸痛、栓塞、心律失常等。

（3）MRI 表现

根据所累及的部位,自旋回波序列及二维稳态自由进动电影序列均显示左右心房明显扩大,左右心室扩大不明显;右心室流出道扩张或右心室流出道缩短及右心室心尖闭塞状。二维稳态自由进动电影序列可显示心室运动减弱及房室瓣反流(图3-47)。

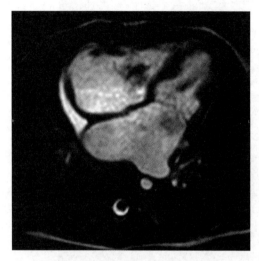

图 3-47 限制型心肌病 MRI 表现

注:b-SSFP 电影序列四腔心,双心房扩大,伴少许心包积液。

（4）诊断要点

1）室壁厚度在正常范围内。

2）左心室收缩功能正常或接近正常。

3）左、右心房扩大,左、右心室扩大不明显。

4）右心室流出道扩张或右心室流出道缩短及右心室心尖闭塞状。

（5）鉴别诊断

主要需要与缩窄性心包炎(constrictive pericarditis, CP)进行鉴别。缩窄性心包炎是指心脏被致密厚实的纤维化或钙化心包所包围,使心室舒张期充盈受限而产生一系列循环障碍的病症。鉴别点:①心包,CP 可见增厚的心包,而 RCM 心包正常;②室间隔形态与运动,CP 在深吸气后屏住呼吸进行电影序列扫描可出现室间隔反向异常运动,而 RCM 不会出现;③对比剂延迟增强扫描,CP 的心肌无异常强化,RCM 则可出现散在异常强化,但非特异性表现。

3.31.4 致心律失常性右室心肌病

（1）概述

致心律失常性右室心肌病或称致心律失常性右心发育不良(arrhythmogenic right ventricular cardiomyopathy/arrhythmogenic right ventricular dysplasia, ARVC/D)十分罕见,是以右心室心肌逐步被脂肪、纤维组织替代为特征,伴有心脏电生理改变的心肌病变。通常脂肪从心外膜向心肌中层浸润,严重者可全层替代,导致心肌变薄。本病病因不明,可能与遗传因素相关,一般为常染色体显性遗传,常导致青年人猝死。

（2）临床表现

临床上只表现为室性心律失常,药物控制不理想。主要包括左束支传导阻滞。持续性心动过速和室性期前收缩。初发症状大多为频发的室性心动过速,有时表现为头晕、晕厥等阿-斯综合征(Adams-Sokes syndrome)的症状。

（3）MRI 表现

弥漫性或局限性右心室扩大和功能不全,较少有显示右心室的脂肪浸润(图3-48),可能与儿童发病早有关。自旋回波及电影序列可见流出道扩张明显;对比剂延迟扫描可见心肌异常强化,提示心肌纤维化。

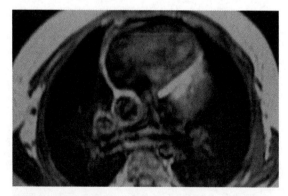

图 3-48 致心律失常性右室心肌病 MRI 表现

注:T_1WI 横断面见右心室扩大,右心室心肌脂肪浸润。

室壁运动功能异常,矛盾运动为主,MRI 电影序列及超声心动图可见"心肌发育不良三角区"(右心室前壁漏斗部、下壁和心尖部)运动减弱或消失,并可见单个或多个瘤样凸出。三尖瓣可有关闭不全表现。

（4）鉴别诊断

需要与先天性右心室室壁瘤进行鉴别。后者多无症状,无右心室源性室性心律失常,且年龄偏大。后者 MRI 亦显示右心室腔扩大,室壁局限性变薄瘤样凸出,亦可存在矛盾运动,但心肌无脂肪浸润信号。

3.31.5 其他类型心肌病

（1）概述

其他类型的心肌病包括原发的左心室致密化不全、应激性心肌病等,由于儿童中应激性心肌病少见,本节重点讲述左心室致密化不全（LVNC）。LVNC 又称"海绵状"心肌,形态学上表现为心内膜下心肌肌小梁粗乱呈海绵状,深陷的小梁窝与左心室相通。

（2）临床表现

本病有三大主要特征:左心功能不全、心律失常和栓塞。

（3）MRI 表现

1）可见心肌内层相对较厚的非致密化心肌,呈"海绵状",信号不均匀;外层是薄的致密化心肌,与正常心肌信号相仿。

2）电影序列显示舒张期致密化不全心肌内可见多发粗大的肌小梁及充满血液、深陷的小梁

隐窝,收缩期小梁隐窝可萎陷、消失,心肌变得"致密",室壁运动可正常或节段性异常（图 3-49）。

3）延迟强化时致密化不全心肌可见异常强化,提示心肌纤维化。

4）小梁隐窝内可有血栓形成。

3.32 大动脉炎

（1）概述

多发性大动脉炎（Takayasu arteritis）也称无脉症,是一种原发于大血管的、主要累及主动脉及其主要分支及肺动脉的慢性、进行性、闭塞性炎症病变,可引起血管腔的狭窄及动脉瘤的形成。1908 年,由日本眼科医生高安右人（Mikito Takayasu）首次提出。多数观点认为本病为自身免疫性疾病。该病多发于 20～30 岁的亚洲女性,在儿童血管炎的总体发病率中排第三。

（2）病理

大动脉炎的病因为非特异性,病理改变为动脉内膜的炎症增生、中膜及外膜弹性纤维组织被破坏及纤维结缔组织异常增生,导致管腔狭窄及瘤样扩张。

（3）临床表现

临床上早期症状不典型,急性期患者可以出现非特异性的全身症状,如周身不适、肌肉关节痛、发热、多汗、月经失调,有血沉加速;慢性期主

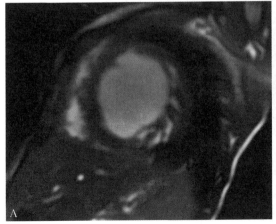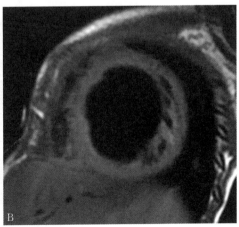

图 3-49　左心室致密化不全 MRI 表现

注:b-SSFP 电影序列左心室短轴位（A）,左心室侧壁致密化不全;T$_1$WI 左心室短轴位（B）,左心室侧壁心肌疏松。

要表现为受累血管狭窄、闭塞导致的缺血性改变以及肾动脉狭窄所致的肾血管性高血压,大血管狭窄可闻及血管杂音。

(4)MRI表现

MRI因其无辐射、无创,以及对血管壁病变优秀的显示能力,是该病首选的诊断及随访方法(图3-50)。可显示大动脉管壁增厚,边缘不规则,增强扫描可见管壁有不均匀强化,管腔有向心性狭窄和阻塞,也可见局部扩张;活动期,血管壁出现多环状增厚、内壁明显强化,外周模糊不清;非活动期,管壁均匀一致的环形增厚、强化不明显,外周清晰。MRI的T_2W抑脂序列可用于观察血管壁的水肿,CE-MRA序列则可清晰显示侧支血管的形成及管腔内病变。

(5)诊断要点

主动脉及其主要分支,以及肺动脉管壁增厚、水肿及强化是多发性大动脉炎活动期的典型表现。血管腔向心性狭窄、闭塞,伴局部扩张。受累血管相应器官的缺血性症状、体征,肾血管累及表现为肾血管性高血压。

(6)鉴别诊断

可与纤维肌发育不良、神经纤维瘤病Ⅰ型及Williams综合征等鉴别,这些疾病同样可引起小儿腹主动脉狭窄,但影像学表现常无血管壁的水肿、增厚及强化。发生胸主动脉病变时,要注意与主动脉缩窄鉴别,主动脉缩窄形态尚规则,无管壁

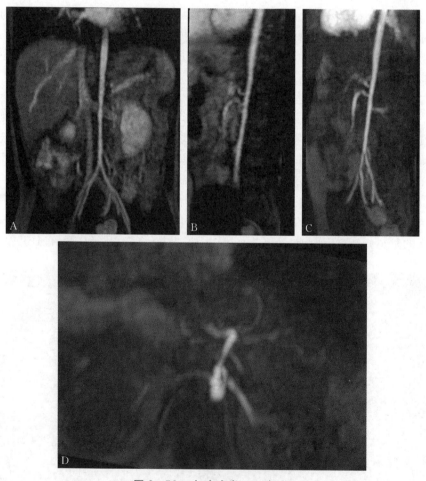

图3-50　大动脉炎MRI表现

注:CE-MRA MIP[冠状位(A)、矢状位(B、C)、横断位(D)]显示腹主动脉长段管腔狭窄,同时可见腹腔干、肠系膜上动脉及双肾动脉起始部狭窄。

的上述改变。

3.33 皮肤黏膜淋巴结综合征

（1）概述

川崎病（Kawasaki disease，KD）又称皮肤黏膜淋巴结综合征（mucocutaneouslymphnode syndrome，MCLS）是一种病因未明，以全身性中、小动脉炎症病变为主要病理改变的急性、热性发疹性疾病。1967年，日本川崎富作医生首次报道。婴儿及儿童均可发病，但80%～85%在5岁内，好发于6～18个月的婴儿。男孩较多，男女比为（1.3～1.5）∶1。无明显季节性。

（2）病理

目前认为其为一种免疫介导的血管炎。KD易合并冠状动脉病变，是婴幼儿后天性心脏病主要原因之一，可导致冠状动脉扩张、冠状动脉瘤形成或狭窄，严重者可致心肌梗死和猝死。部分急性期发生的冠状动脉瘤在恢复期或其后可逐渐消退，因此，随访患者冠状动脉瘤的动态监测是非常重要的。

（3）临床表现

临床表现为持续发热，抗生素治疗无效。常见双侧眼结膜充血，口唇潮红、杨梅舌等症状，10 d后甲床皮肤交界处出现特征性趾端大片状脱皮。往往出现心脏损害，出现心肌炎、心内膜炎和心包炎的症状。冠状动脉扩张及冠状动脉瘤为本病的主要并发症。大多数冠状动脉瘤呈自限性，多数于1～2年内自行消退。

（4）MRI表现

MRI自旋回波序列 T_1WI、T_2WI 及 CT 平扫可发现心包积液。MRI可很好地显示心外大血管解剖结构，特别是冠状动脉瘤方面（图3-51）。MRI还能显示心肌梗死所致瘢痕，并可显示心内膜下梗死。电影MRI能很好显示室壁运动情况。

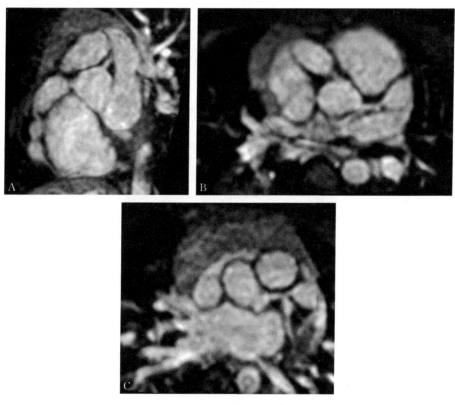

图3-51 川崎病 MRI 表现

注：3D b-SSFP最大密度投影重建示右冠状动脉（A）、左前降支（B）、回旋支多发瘤样扩张（C）。

（5）诊断要点

KD累及心血管系统时，约20％表现为主动脉瘤或冠状动脉瘤。MRI能显示冠状动脉及主动脉瘤样改变，且可显示心肌灌注异常及心肌缺血性改变。

（6）鉴别诊断

KD要与其他发疹的感染性疾病、过敏反应、其他血管炎（如系统性红斑狼疮、大动脉炎）等鉴别。其冠状动脉扩张改变要与冠状动脉瘘和冠状动脉起源于肺动脉鉴别，有无分流是鉴别的关键。

（钟玉敏　郭　辰　欧阳荣珍）

主要参考文献

［1］陈树宝.先天性心脏病影像诊断学［M］.北京：人民卫生出版社，2004.

［2］杨思源，陈树宝.小儿心脏病学［M］.4版.北京：人民卫生出版社，2012.

［3］周爱卿.先天性心脏病心导管术［M］.上海：上海科学技术出版社，2009.

［4］BARTRAM U, WIRBELAUER J, SPEER C P. Heterotaxy syndrome — asplenia and polysplenia as indicators of visceral malposition and complex congenital heart disease［J］. Biol Neonate, 2005,88(4):278 - 290.

［5］BAXI A J, RESTREPO C S, VARGAS D, et al. Hypertrophic cardiomyopathy from A to Z: genetics, pathophysiology, imaging, and management［J］. Radiographics, 2016,36(2):335 - 354.

［6］BONNEMAINS L, RAIMONDI F, ODILLE F. Specifics of cardiac magnetic resonance imaging in children［J］. Arch Cardiovasc Dis, 2016,109(2):143 - 149.

［7］CALKOEN E E, HAZEKAMP M G, BLOM N A, et al. Atrioventricular septal defect: From embryonic development to long-term follow-up［J］. Int J Cardiol, 2016,202:784 - 795.

［8］DYER K T, HLAVACEK A M, MEINEL F G, et al. Imaging in congenital pulmonary vein anomalies: the role of computed tomography［J］. Pediatr Radiol, 2014, 44 (9):1158 - 1168; quiz 1155 - 1157.

［9］FILES M D, ARYA B. Preoperative physiology, imaging, and management of transposition of the great arteries［J］. Semin Cardiothorac Vasc Anesth, 2015, 19(3):210 - 222.

［10］FILES M D, MORRAY B. Total anomalous pulmonary venous connection: preoperative anatomy, physiology, imaging, and interventional management of postoperative pulmonary venous obstruction［J］. Semin Cardiothorac Vasc Anesth, 2017,21(2):123 - 131.

［11］FRATZ S, CHUNG T, GREIL G F, et al. Guidelines and protocols for cardiovascular magnetic resonance in children and adults with congenital heart disease: SCMR expert consensus group on congenital heart disease［J］. J Cardiovasc Magn Reson, 2013,15:51.

［12］FRESCURA C, THIENE G. The new concept of univentricular heart［J］. Front Pediatr, 2014, 2:62.

［13］GOLDBERG J F. Long-term follow-up of "simple" lesions — atrial septal defect, ventricular septal defect, and coarctation of the aorta［J］. Congenit Heart Dis, 2015,10(5):466 - 474.

［14］GOO H W. Coronary artery imaging in children［J］. Korean J Radiol, 2015, 16(2):239 - 250.

［15］GOULD S W, RIGSBY C K, DONNELLY L F, et al. Useful signs for the assessment of vascular rings on cross-sectional imaging［J］. Pediatr Radiol, 2015, 45(13): 2004 - 2016; quiz 2002 - 2003.

［16］HASHIMURA H, KIMURA F, ISHIBASHIUEDA H, et al. Radiologic-pathologic correlation of primary and secondary cardiomyopathies: MR imaging and histopathologic findings in hearts from autopsy and transplantation.［J］. Radiographics, 2017,37(3):719 - 736.

［17］HELBING W A, OUHLOUS M. Cardiac magnetic resonance imaging in children［J］. Pediatr Radiol, 2015, 45(1):20 - 26.

［18］JAIN A, SHAH P S. Diagnosis, evaluation, and management of patent ductus arteriosus in preterm neonates［J］. JAMA Pediatr, 2015, 169(9):863 - 872.

［19］KATRE R, BURNS S K, MURILLO H, et al. Anomalous pulmonary venous connections［J］. Semin Ultrasound CT MR, 2012, 33(6):485 - 499.

［20］KHANNA G, SARGAR K, BASZIS K W. Pediatric vasculitis: recognizing multisystemic manifestations at body imaging [J]. Radiographics, 2015, 35(3):849 - 865.

[21] MAHLE W T, MARTINEZ R, SILVERMAN N, et al. Anatomy, echocardiography, and surgical approach to double outlet right ventricle [J]. Cardiol Young, 2008, 18 (Suppl 3):39 - 51.

[22] MARKL M, SCHNELL S, WU C, et al. Advanced flow MRI: emerging techniques and applications [J]. Clin Radiol, 2016, 71(8):779 - 795.

[23] ONUMA O K, HUNG J W, HUNG J W. Myocarditis [M]. MGH Cardiology Board Review. London: Springer, 2014.

[24] RICHARDSON R R. Acquired heart disease in children from vasculitides: kawasaki disease and takayasu arteritis [M]. Atlas of Acquired Cardiovascular Disease Imaging in Children. Cham: Springer, 2017.

[25] SAJI B T, NEWBURGER J W, BURNS J C, et al. Kawasaki disease [M]. Japan Springer, 2017.

[26] SENZAKI, HIDEAKI, SATOSHI YASUKOCHI, et al. Congenital heart disease: morphological and functional assessment [M]. London: Springer, 2015.

[27] SHOVLIN C L. Pulmonary arteriovenous malformations [J]. Am J Respir Crit Care Med, 2014, 190(11): 1217 - 1228.

[28] SINGH S, HAKIM F A, SHARMA A, et al. Hypoplasia, pseudocoarctation and coarctation of the aorta — a systematic review [J]. Heart Lung Circ, 2015, 24(2):110 - 118.

[29] SYED M A, MOHIADDIN R H. Magnetic resonance imaging of congenital heart disease [M]. London: Springer, 2012.

[30] VIJAYALAKSHMI I B. Evaluation of left to right shunts by the pediatrician: how to follow, when to refer for intervention? [J]. Indian J Pediatr, 2015, 82(11): 1027 - 1032.

4 儿童消化系统疾病

4.1 先天性发育异常和畸形

4.1.1 新生儿水平横胃

(1) 概述

新生儿水平横胃(horizontal transverse stomach of newborn)是新生儿一种异常胃型,为新生儿呕吐原因之一,临床表现主要是呕吐,呕吐出现时间为出生后 1~15 d,呕吐物为乳汁或奶块。

(2) 病理

正常新生儿胃位于左季肋部,贲门平第 10 胸椎左侧,幽门平第 12 胸椎中线附近,胃小弯居于右上方,胃大弯居于左下方,胃呈水平位,并且十二指肠球部高于胃窦部。如果新生儿胃韧带松弛无力,在腹部结肠特别是横结肠有较多气体充盈下,可推移胃,使胃大弯向前上抬高,胃体和胃底重叠,胃窦和十二指肠球部重叠,使胃底、胃体、胃窦和十二指肠球部处于同一水平,形成了水平横胃,从而出现新生儿期喂奶后呕吐症状。

（3）临床表现

新生儿水平横胃临床上均有不同程度的喂奶后呕吐,一般呈非喷射性,有时从鼻孔溢出乳汁,且随日龄增长而不能缓解,采取双角度体位喂养,呕吐症状可缓解或消失;当并发吸入性肺炎时,则出现急性呼吸道症状,如鼻塞、气促、吸凹、发绀等,肺部听诊可闻及啰音。

（4）MRI 表现

新生儿水平横胃一般不行 MRI 诊断,有时因其他原因做 MRI 检查时,可发现胃泡呈水平状,胃窦、胃体上抬(图 4-1)。

（5）诊断要点

水平横胃作为新生儿异常胃型的确诊必须借助于 X 线检查,其 X 线表现有特异性。水平横胃患儿胃窦、胃体上抬,与胃底、十二指肠球部、幽门管在同一水平,其长轴方向是水平横行于上腹中部膈下,胃大弯与胃小弯不易分辨,十二指肠球部常水平弯向胃窦后方,指向脊柱并与脊柱大致垂直。正位片胃体与胃底重叠,胃窦与十二指肠球部、幽门管重叠;侧位片胃窦与胃体重叠。胃黏膜前后排列。

（6）鉴别诊断

由于其临床表现与胃扭转极为相似,因而鉴别诊断主要是与器官轴位型胃扭转相鉴别。胃扭转时,胃泡呈"上凸下凹"的虾状,食管黏膜与胃黏膜呈"十字交叉",十二指肠球部位置低于幽门管呈"倒吊"状。而水平横胃胃泡呈水平状,食管黏膜与胃黏膜不相交,十二指肠球部水平向后,与脊柱大致垂直,不"倒吊"。以上为两者鉴别要点。

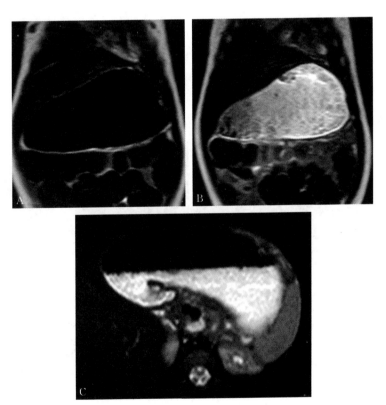

图 4-1　新生儿水平横胃 MRI 表现

注:胃泡呈水平状,胃窦、胃体上抬,与胃底在同一水平。A、B. T_2WI 冠状位;C. T_2WI 横断位。

4.1.2 胃重复畸形

（1）概述

胃重复畸形（gastric duplication）非常少见，约占消化道重复畸形的4%，可发病于任何年龄，但以婴儿、儿童多见。重复胃以球形多见，偶可呈管状、可位于胃的任何部位，以胃大弯侧最多，且多数与胃共壁，内衬胃黏膜，也可含有肠黏膜或胰腺组织。多数胃重复畸形呈盲囊状与主胃不相通，少数可与胃或肠管相通，如远端相通且开口通畅其分泌液可排出。出生时重复胃常较小，随分泌物增多而增大。本病可单独发生，也可伴有其他异常，如脊柱畸形、肺隔离症。

（2）临床表现

临床表现与重复胃的发生部位、大小及有无溃疡、穿孔等并发症有关，无特异性。常见症状和体征包括腹痛、呕吐、呕血和/或黑便，或因压迫邻近肠管而出现相应症状，体检时上腹部可触及包块。

（3）影像学表现

1）X线：

A. 腹部平片：可无异常，重复胃较大时可表现为胃大弯侧、横结肠上方软组织包块影。

B. 钡餐检查：与主胃相通时，钡剂进入重复胃内可明确诊断。重复胃位于胃腔外且体积较大时，可压迫胃及邻近肠管，产生压迹或移位、变形。突向胃内时，显示为充盈缺损影，若重复胃邻近幽门则可导致幽门梗阻，且早期即可发现。

2）MRI：胃重复囊肿在 T_1WI 呈低信号，T_2WI 呈高信号，当合并出血或感染可见 T_1WI 高信号改变。重复胃壁信号与正常胃壁信号相同。

（4）诊断要点

胃重复畸形最常见的表现为类圆形囊肿，好发于胃大弯侧。B超、CT及MRI表现为紧贴胃的囊性包块（图4-2），囊壁通常具有正常的胃壁结构，可提示诊断。

（5）鉴别诊断

若重复胃较大时应与肠系膜囊肿、胆总管囊肿、囊性畸胎瘤等腹腔囊性包块鉴别，有时鉴别困难。

（6）比较影像学

钡餐检查有助于诊断与胃相通的重复畸形。B超、CT、MRI检查对囊肿型重复胃有很高的诊断价值，B超应为此病首选的检查方法。

4.1.3 先天性胃窦部膜式狭窄

（1）概述

先天性胃窦部膜式狭窄（menbranous stenosis of the gastro antrum）又称幽门前瓣膜、胃黏膜性隔膜等，少见，是儿童呕吐原因之一。隔膜位于胃

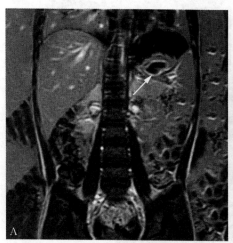
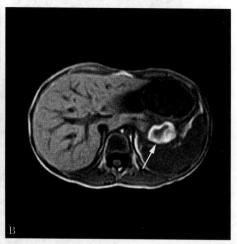

图4-2 胃重复畸形 MRI 表现

注：A. 冠状位 T_1WI；B. 横断位 T_1WI。显示胃胰间隙处不规则囊性灶，内信号不均，可见斑片状 T_1 高信号（箭），与胃小弯侧胃体分界不清。手术病理显示胃重复畸形伴出血。

窦部,一般距幽门 3 cm 以内,呈环状将胃腔分隔,通过隔膜上的中央孔相通。

（2）临床表现

主要是呕吐,但出现的早晚与隔膜孔径的大小有关,孔径小者于新生儿期就可发病,孔径大者发病较晚。呕吐常呈间歇性,呕吐物为胃内容物,一般不含胆汁。长期食物潴留可导致胃窦部炎症水肿,症状加重,抗感染治疗可暂时缓解。体格检查见上腹部胀满,可见胃蠕动波及振水音,患儿可伴有不同程度的营养不良、脱水。

（3）影像学表现

上消化道造影是本病主要的检查方法,熟悉本病的病理解剖结构是诊断的前提。仔细观察胃窦、幽门、十二指肠球部不同时相的表现是诊断的关键。

隔膜常造成不同程度梗阻,严重时钡剂长时间难以通过隔膜,易误认为幽门梗阻,梗阻段表现为平齐,或中间呈鸟嘴样突出,如钡剂通过隔膜孔则可显示远端幽门影像,部分患者可有胃扩张。钡剂通过隔膜孔可显示出孔径大小（图 4 - 3）。

（4）诊断要点

本病为器质性病变,上消化道钡餐造影检查为首选方法,动态观察显示垂直于胃壁光滑的膜状充盈缺损,有孔,幽门表现正常,应考虑本病。

（5）鉴别诊断

由于动态下隔膜远端胃窦部分表现多样,故应与以下疾病相鉴别。

1）肥厚性幽门狭窄:多于出生后 2～4 周出现呕吐,渐进性加重,右上腹可打及橄榄状包块。钡餐造影可见"线样征"及幽门肌肥厚造成的压迹征象。B 超可探及幽门肌肥厚、幽门管延长,可资鉴别。

2）幽门痉挛:幽门可间断开放,无垂直于胃壁的膜状充盈缺损,动态下仔细观察,鉴别不难。

（6）比较影像学

本病主要依靠上消化道造影检查确诊,CT 或 MRI 检查很少应用于本病诊断。

4.1.4　胃壁肌层缺损

（1）概述

胃壁肌层缺损（defects of gastric musculature）是新生儿自发性胃穿孔的主要原因,少见。由于胚胎期胃壁肌层发育异常,病变部位胃壁肌层缺损,代之于膜性结构,部分病例伴有浆膜层缺如,缺损以胃前壁大弯侧多见,也可见于其他部位,缺损面积不等。出生后由于吞咽气体、进食或其他原因引起胃内压力增高,导致缺损处破裂、穿孔,穿孔多为单发,大小不一。

（2）临床表现

临床上患儿及其母亲多有异常妊娠史,如围产期窒息、早产、过期妊娠、剖宫产。常于出生后 7 d 内发病,少数病例可于出生后数小时发生。部分病例穿孔前可有短暂的前驱症状,如拒乳、哭闹、上腹部胀满、呕吐及呼吸困难等,但无特异性。穿孔发生后表现为突发气促、发绀或面色苍白、呼吸困难及休克,突发全腹胀并进行性加重,体格检查可见腹部膨隆、浅表静脉怒张,一般无肠型、肠鸣音减弱或消失,叩诊有移动性浊音。同时患儿哭闹、烦躁不安、呕吐、拒乳等。

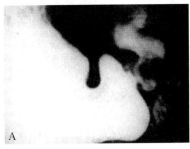
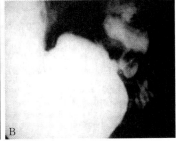
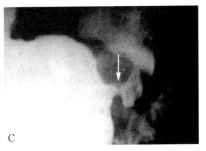

图 4 - 3　先天性胃窦部膜式狭窄 X 线钡餐造影表现

注:A. 胃窦部半收缩相;B、C. 胃窦部舒张相显示胃明显扩张,胃排空延迟。窦部变细,胃窦部可见条状低密度充盈缺损,可见项圈征象（箭）,十二指肠球部正常。

（3）影像学表现

腹部平片为本病的首选检查方法,穿孔前期由于胃泡胀气、内容物滞留表现为胃扩张,可伴有气液平面,远端肠管充气减少或接近于正常充气,但无特异性。穿孔后表现为气腹或液气腹,立位腹平片显示横贯全腹的气-液平面、胃泡可无缩小。肠管充气可正常、减少或消失,穿孔后胃内容物进入腹腔发生腹膜炎。少数病例就诊较晚可有粘连性肠梗阻表现。发生穿孔后禁忌钡餐检查。胃壁肌层缺损一般不做 MRI 诊断,若做 MRI 检查可见胃扩张,气腹或液-气腹改变（图 4-4）。

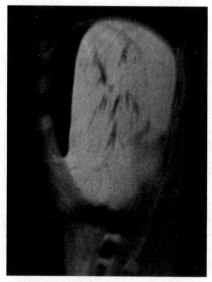

图 4-4　胃壁肌层缺损 MRI 表现

注:磁共振 T_1 加权矢状位图像见气腹,气体较多,位于肝脏前方。

（4）诊断要点

本病穿孔为突然发生,典型表现为气腹或液气腹、胃泡消失,结合临床为出生后 7 d 内发病,可提示本病,但术前难以明确诊断。

（5）鉴别诊断

若同时有粘连性肠梗阻表现而腹腔内无钙化时与胎粪性腹膜炎合并肠穿孔难以鉴别。

（6）比较影像学

腹平片为本病的首选检查方法,一般无须 CT 或 MRI 检查。

4.1.5　肥厚性幽门狭窄

（1）概述

是婴儿期呕吐最常见的原因之一。典型的是幽门前区环形肌肥厚所致,通常纵行肌不受累。

（2）病因与病理

由于幽门前区环形肌高度延长肥厚,便形成硬度与软骨或硬橡皮相似的枣状或橄榄状肌块。分布于从幽门前区到十二指肠球底部之间,使胃的出口延长、变窄,导致局部完全或不完全的梗阻,胃也可因排出受阻而产生胃壁增厚,黏膜充血/水肿或糜烂、溃疡。

（3）临床表现

通常患儿出生时无殊,多为出生后 2～4 周突然发病,以呕吐为主要症状。呕吐物常为奶汁和黏液,不含有胆汁。

（4）影像学

主要依靠 B 超诊断。如果临床或超声无法确诊肥厚性幽门狭窄而需要放射科诊断时需要进行上消化道钡餐检查。上消化道钡餐检查表现:胃充气扩张;幽门管延长;线样征或双轨征;鸟嘴征等（图 4-5）。

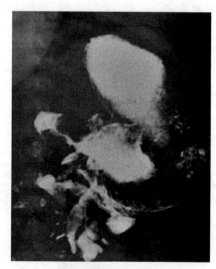

图 4-5　幽门肥厚性狭窄影像学表现

注:上消化道钡餐显示胃充气扩张,幽门管延长。

（5）诊断要点

临床表现多为呕吐。要依靠 B 超诊断。如果临床或超声无法确诊肥厚性幽门狭窄而需要放射科诊断时需要进行上消化道钡餐检查。

4.1.6　十二指肠闭锁和狭窄

（1）概述

十二指肠梗阻包括十二指肠闭锁和十二指肠狭窄及膜状闭锁引起的部分性肠梗阻。

（2）病因与病理

见小肠闭锁与狭窄。

（3）临床表现

十二指肠闭锁在新生儿期表现为胆汁性呕吐，患儿可并发21-三体综合征（唐氏综合征）。而十二指肠狭窄和膜状闭锁发病时间则延后。年长患儿则表现为慢性间断性呕吐。

（4）影像学

腹部平片十二指肠高位闭锁呈"双泡征"，一个扩大的充气胃泡和十二指肠球部充气，以及剩余胃肠道不充气。十二指肠闭锁位置稍低时，充气扩张的胃和十二指肠球部及充气的十二指肠肠曲显示为"三泡征"。十二指肠狭窄或膜状闭锁的患儿上消化道钡餐可以显示局部狭窄管腔的位置、管径和长度。在胎儿期，MRI可显示含液的"双泡征"（图4-6）。

（5）诊断要点

腹部平片十二指肠闭锁呈"双泡征""三泡征"。十二指肠狭窄或膜状闭锁的患儿上消化道钡餐可以显示局部狭窄管腔的位置、管径和长度。

4.1.7　环状胰腺

（1）概述

环状胰腺（annular pancreas）是先天性十二指肠梗阻原因之一。在胚胎发育过程中，腹侧胰芽与背侧胰芽融合位置不正常，将十二指肠降部呈环形或钳状包绕，导致十二指肠管腔狭窄，狭窄部位大多位于十二指肠乳头平面。

（2）临床表现

轻者可无临床症状，也可较大年龄时发病。严重者新生儿期发病，临床表现为顽固性呕吐，呕吐物多含胆汁。环状胰腺压迫胆总管时，可引发黄疸和胰腺炎。常合并其他畸形如唐氏综合征、肠旋转不良、先心病、直肠肛门畸形等。

（3）影像学表现

1）X线：腹部立位平片表现胃泡及十二指肠积气、扩张，可见气液平面呈"双泡征"，梗阻平面以下肠管内生理性气体减少或无气体，部分病例腹部平片胃肠道充气可正常。

2）上消化道造影：十二指肠降部狭窄大多数起于十二指肠球后部，对比剂通过困难，狭窄段较长呈"细线状"（图4-7），胃、幽门管和十二指肠球部扩张，蠕动增强，有逆蠕动波。

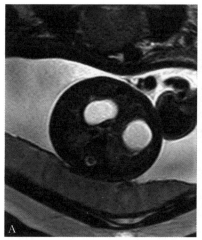
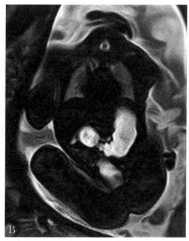
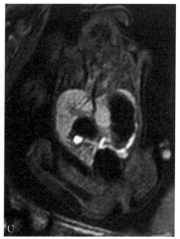

图4-6　十二指肠闭锁，胎儿磁共振显示含液的"双泡征"

注：A、B. T_2WI 图像；C. T_1WI 图像。

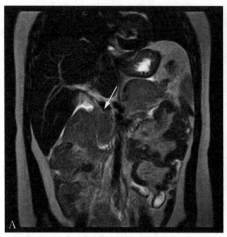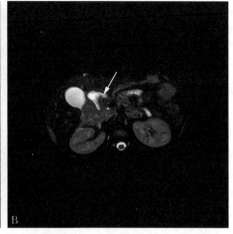

图 4-7 环形胰腺影像表现

注：患儿 MR T_2WI 冠状位（A）和 T_2WI SPAIR 轴位（B）十二指肠周围见团块状和胰腺相似信号影，十二指肠受压变窄（箭）。

3）MRI：十二指肠降段周围有胰腺组织环绕，信号均匀，增强扫描环状胰腺组织与正常胰腺组织强化程度相同，十二指肠环变细，肠腔狭窄。

4）MRCP：胰管在胰头部向右侧呈环状包绕十二指肠降部并向左上横向走行，体尾主胰管变短并略扩张，胆总管下段向心性狭窄，中上段及肝内胆管明显扩张。肝脾大，肝门处见迂曲血管。

（4）诊断要点

环状胰腺特征性表现为十二指肠球后狭窄，狭窄段较长。CT 及 MRI 检查可见十二指肠周围环状软组织密度影包绕，增强扫描明显强化，与正常胰腺组织强化程度一致，结合临床可诊断为环状胰腺。

（5）鉴别诊断

1）十二指肠闭锁：十二指肠闭锁的部位常见于降段和水平段，腹部立位平片表现为"三泡征"，上消化道造影表现为显著扩张的盲端改变，盲端边缘光滑，呈"风兜状"，对比剂不能下行。钡剂灌肠造影可见结肠细小，而环状胰腺的结肠直径正常，两者鉴别不难。

2）十二指肠狭窄：十二指肠隔膜状狭窄与环状胰腺均表现为十二指肠不完全性梗阻，十二指肠隔膜状狭窄的狭窄段较短，而环状胰腺的狭窄段大多数起于十二指肠球后，狭窄段较长，呈"细线状"，上消化道造影检查鉴别有困难时，需行 CT

或 MRI 检查。

3）肠旋转不良：肠旋转不良时，十二指肠与空肠交界处位置异常，常位于脊柱的右侧，且位于十二指肠球部水平下方，上组空肠常见于右上腹部，钡剂灌肠显示阑尾不在右下腹部，与环状胰腺容易鉴别。

（6）比较影像学

腹部立位平片可了解是否有十二指肠梗阻，为进一步检查提供依据；上消化道造影检查可证实梗阻的部位及梗阻程度，对表现典型者能作出初步诊断；CT 及 MRI 检查可了解梗阻的十二指肠周围情况，可直观地反映胰腺与十二指肠的关系。

4.1.8 肠旋转不良

（1）概述

肠旋转不良是指胚胎期肠管发育过程中，中肠以肠系膜上动脉为轴心的正常旋转运动发生障碍，使肠道位置发生异常和肠系膜附着不全或异常的一种先天性畸形。

（2）病因和病理

在胚胎早期胎儿的原肠是悬置在背侧总肠系膜上的一根纵行管道，其中的中肠最终发育成从十二指肠的总胆管开口部位以下到横结肠右 2/3 以上的全部肠管；其发育过程和各部分肠管从原始位置到出生时的正常解剖位置,以及固定在正常位置上的过程是一个复杂但是有序的过程。正常情况下,到胎龄6~8周时,消化管的发育速度明显超过体腔,中肠开始向前突入卵黄囊,此时十二指肠与空肠位于肠系膜上动脉的前方。至第8周,中肠进一步突入卵黄囊并以肠系膜上动脉为轴心逆时针旋转90°,使盲肠与阑尾转至肠系膜上动脉的左侧,十二指肠转至其右侧。至第10周左右,胎儿体腔已渐增大,中肠便以空肠领先,随后按回肠、盲肠、升结肠与横结肠先后顺序相继退回体腔,并逆时针旋转180°,致使十二指肠空肠的交界部分转至肠系膜上动脉的背侧和中线的左侧,固定在后腹壁上,而盲肠、升结肠则转至右季肋部。至11周末,盲肠下降且固定在右下腹部,中肠的系膜和后腹壁融合。

（3）临床症状

发病率约1/6 000新生儿,男女比例为2∶1。约75%的病例在新生儿及幼小婴儿出现症状,频繁呕吐,呕吐物中含大量胆汁,呈黄绿色。严重肠梗阻常常由中肠扭转引起;腹膜束带或肠系膜缺损处的内疝可引起完全性肠梗阻,也可以是不完全性肠梗阻。儿童期发病的表现为不完全性肠梗阻,一般有不太严重的呕吐史,呕吐物内多含胆汁。

（4）影像学表现

不伴肠扭转的患儿平片很难诊断,但是有时可以发现充气小肠和结肠分布位置异常。上消化道钡餐示十二指肠屈氏韧带位置异常,近端空肠在右上腹螺旋形下降。钡剂灌肠可显示回盲部和阑尾位于右上腹或中上腹。有部分肠旋转不良CT和MRI横断位扫描可见肠系膜上静脉位于肠系膜上动脉的左侧(图4-8)。

（5）诊断要点

患儿临床上多表现为不同程度地呕吐。上消化道钡餐可以显示十二指肠屈氏韧带位置异常,近端空肠在右上腹螺旋形下降。

4.1.9　肠重复畸形

（1）概述

肠重复畸形往往发生在小肠的系膜侧,可合并其他畸形。

（2）病因与病理

消化道重复畸形是一种并不少见的先天性胃肠道畸形。关于消化道畸形的学说很多,目前大多数学者赞同1952年Veeneklass提出的脊索原肠分离障碍学说。胚胎第3周脊索形成时,内、外胚层间发生粘连,在外皮与消化道之间有脊髓和椎体穿过,粘连形成的一个索带或管状物即为神经-肠管,当内胚层受此索带牵拉,该处原肠形成的憩室样突起在内胚层发育为肠管时,这个突起就可发展为消化道重复畸形。它可以发生在消化道的任何部位,以小肠最多见,其余依次为食管、结肠、胃等。

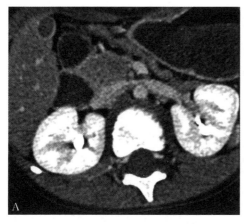
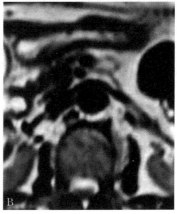

图4-8　肠旋转不良影像表现

注:CT(A)和MRI(B)横断位扫描可见较粗的肠系膜上静脉位于肠系膜上动脉的左侧。

消化道重复畸形总是紧密附着于消化道,很少孤立地游离于消化道之外;其壁具有正常消化道的管壁结构,并多与所依附的消化道壁融合,具有共同的浆膜层、肠系膜和血供;重复畸形的黏膜多为邻接消化道的黏膜或异位黏膜,以异位胃黏膜最多见,胃重复畸形内可含有异位胰腺组织;大部分的重复内腔与所附着的消化道互不交通。

（3）临床表现

重复畸形所引起的占位效应;重复畸形黏膜分泌的消化液腐蚀囊壁产生消化性溃疡或异位组织中的胰腺炎所引起的症状,包括呕吐、腹痛和消化道出血等。

（4）MRI表现

小肠重复畸形多为囊性,病灶往往在肠系膜侧,可位于胃肠道腔内、壁内或腔外邻近部位,与所附着的消化道管壁相连。其内MRI信号一般为T_1WI低信号、T_2WI高信号(图4-9),增强后囊壁可有强化。如果伴有出血、囊内蛋白质含量高或感染,信号较复杂。

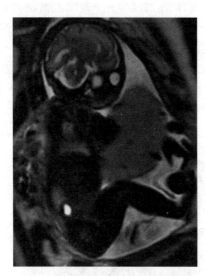

图4-9 肠重复畸形MRI表现

注:胎儿磁共振显示右下腹一壁较厚的、T_2WI高信号的占位,为小肠重复畸形。

（5）诊断要点

小肠重复畸形多为发生在肠系膜侧的囊性病灶。MRI信号根据囊内成分不同多变,囊壁可见

强化。

（6）鉴别诊断

肠管外侧重复畸形,需要和大网膜囊肿、肠系膜囊肿相鉴别。大网膜囊肿位于前腹壁后方,小肠向后移位,胃受压向后上移位。肠系膜囊肿则是位于肠管之间的囊肿。

4.1.10　小肠闭锁与小肠狭窄

（1）概述

病因尚不清楚,可以出现在小肠的任何部位,临床症状和发病时间根据小肠梗阻的部位和程度有所不同。

（2）病因与病理

文献中通常认为最常见的部位是在接近脐肠系膜管的回肠远端,其次是稍远于肝胰管壶腹的十二指肠;空、回肠闭锁的发生率约为十二指肠的2倍。

通常将肠闭锁分为4种类型:①Ⅰ型,即隔膜型肠闭锁,闭锁的远近段肠管间仅隔一层隔膜,其相应的肠系膜完整无缺;②Ⅱ型,即索带连接型肠闭锁,闭锁的远近段肠管盲端间由索带状结构相连接,相应部位的肠系膜呈"V"字型缺损;③Ⅲ型,即分离型肠闭锁,闭锁处的远近端肠管盲端表现为完全性分离的两个盲端,相应部位肠系膜呈"V"字型缺损或广泛缺损,但后者较少见;④Ⅳ型,即多发性小肠闭锁。

（3）临床表现

小肠闭锁、狭窄的典型临床症状主要为呕吐、腹胀、无胎便或胎便排出延迟等,呕吐物中多含有胆汁,但是因为闭锁部位高低不等,症状通常有相应变化,闭锁部位越高,出现症状的时间约早;狭窄程度越重、部位越高,出现症状时间越早。

（4）影像学表现

首选X线诊断,以腹部平片为主。腹部可见多发扩张肠袢伴气液平面,小肠梗阻部位较高时,往往肠袢充气扩张明显;梗阻部位偏低时由于充气扩张的肠曲较多,梗阻部位可能会显示不清。胎儿期MRI检查可见多发的、T_2WI高信号的扩张肠段(图4-10)。

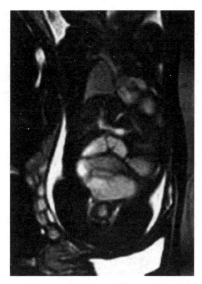

图 4-10 小肠闭锁 MRI 表现

注:胎儿磁共振显示腹部多发的 T_2WI 高信号的扩张肠段。

（5）诊断要点

与临床病史结合。X 线平片显示不同程度多发扩张肠袢伴气-液平。

4.1.11 先天性直肠肛门闭锁

（1）概述

先天性肛门直肠畸形是小儿外科常见的消化道先天发育畸形,发生率为 1:（1 500～5 000）。定性诊断较容易,定位诊断对手术方式的选择和预后具有非常重要的意义。

胚胎第 7～8 周时,后肠与肛膜未能贯通或发育不全,即形成肛门直肠闭锁和狭窄（congenital malformations of the anus and rectum）。如后肠与泌尿生殖窦分隔不全,即可形成直肠与泌尿生殖系统之间瘘道。

（2）病理

先天性直肠肛门闭锁可分为以下 4 种类型:

Ⅰ型:肛门或肛管直肠交界处狭窄,为肛膜未完全消失引起。

Ⅱ型:肛门膜性闭锁,肛膜存留而未被吸收。

Ⅲ型:肛门闭锁,直肠远端未完全下降,肛窝与直肠盲端间隔以一层较厚组织,此型最多见。

Ⅳ型:直肠闭锁,肛门与肛管正常,直肠下段形成盲端,与上段直肠不相连。

以上各型中约半数有直肠瘘,男性瘘管有 3 类:①直肠膀胱瘘;②直肠尿道瘘;③直肠会阴瘘。女性瘘管有 4 类:①直肠阴道瘘;②直肠舟状窝瘘;③直肠会阴瘘;④直肠膀胱瘘。

此外,需注意本畸形常合并其他畸形,如先心病、泌尿系统发育畸形等。

（3）临床表现

先天性肛门直肠闭锁的临床症状出现的早晚与畸形类型有关:肛门闭锁者通常出生即可发现;直肠闭锁而肛门正常者,则多因不排胎粪、出现肠梗阻症状或插管不能通过闭锁处才被发现;仅有肛门狭窄时,可出现排便困难,继发巨结肠;伴有瘘管的肛门闭锁,除非瘘管足够粗,否则在出生后 24 小时内出现肠梗阻症状;若有会阴瘘提示梗阻部位低,若尿中混有胎粪则表明有直肠尿道或膀胱瘘。

（4）MRI 表现

检查方法:检查前在正常肛门窝处放置鱼肝油丸作为标记,不能配合检查的患儿,检查前从瘘管或造瘘口插入导尿管,注入 10% 的水合氯醛 15～20 mL,镇静患儿。在横断面平行于耻骨尾骨线（简称 PC 线）、矢状面平行于肛管、冠状面垂直于盆底行 T_1WI 及 T_2WI,横断面 T_1WI 加脂肪抑制序列。MRI 测量指标:①直肠盲端到肛门窝的距离;②直肠盲端与 PC 线的关系;③评价直肠括约肌发育情况;④了解直肠瘘口位置。

MRI 可直观准确地显示直肠盲端位置和周围肌群的形态,同时判断畸形类型以及合并的骶尾椎畸形。必要时,经瘘口注入气体或液体充盈盲端,亦能较准确显示畸形情况（图 4-11）。

（5）诊断要点

根据会阴部肛门缺如,出生后不排大便等临床表现可明确诊断。MRI 可确定直肠闭锁盲端的位置,观察周围肌群的形态,同时还可发现合并的其他畸形。MRI 对先天性肛门直肠畸形术式选择的价值:先天性肛门直肠畸形的首次手术非常重要,如果术式选择不当,不仅严重影响患儿的治疗效果,更重要的是再次手术困难大。因此,先天性肛门直肠畸形术前精确诊断对于首次术式的

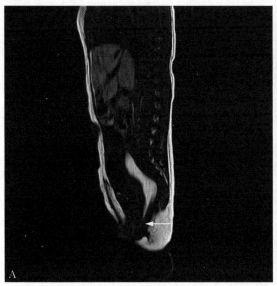
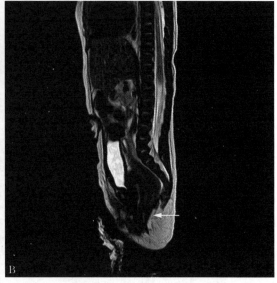

图 4-11　先天性肛门闭锁 MRI 表现

注：患儿 MR $T_1WI(A)$ 和 $T_2WI(B)$ 矢状位示直肠闭锁（箭）。

选择起到至关重要的作用，即明确肛门闭锁的部位、至肛门窝的距离或肛门闭锁的位置与 PC 线的关系。

MRI 对肛门括约肌的诊断价值：肛门括约肌由肛提肌、耻骨直肠肌、肛门外括约肌及内括约肌组成，其中前三者与排便功能关系密切。新生儿由于肌肉不够发达，肛门外括约肌及内括约肌在 MRI 上清晰显示较困难，肛提肌在 MRI 上可以清晰显示。

（6）鉴别诊断

主要为 4 种畸形类型的相互鉴别及和直肠瘘的鉴别。

4.1.12　先天性巨结肠

（1）概述

先天性巨结肠（congenital megacolon）也称希尔施普龙病（Hirschsprung disease），是由于直肠或结肠远端的肠管持续痉挛，粪便淤滞在近端结肠，使该肠管肥厚、扩张。其为小儿常见的先天性肠道畸形之一。

（2）病理

先天性巨结肠的基本病理变化是病变肠管肠壁肌间和黏膜下的神经丛内缺乏神经节细胞，无髓鞘的副交感神经纤维数量增加并变粗。目前认为先天性巨结肠是一种多基因遗传和环境因素共同作用的结果。先天性巨结肠受累肠管典型改变分 3 部分：①扩张段，为近端结肠，表现肥厚、扩张，颜色苍白；②痉挛段，为病变段肠管，无神经节细胞，呈功能性狭窄；③移行段，在上述两者之间，呈漏斗状。病理上，根据痉挛段的狭窄长短，将先天性巨结肠分为常见型、短段型、长段型和全结肠型，以常见型最多见。

（3）临床表现

本病男性多于女性，约 4：1。主要症状为便秘、腹胀和呕吐，出生后 1～2 d 即可发病。临床上 90% 以上患儿出生后 36～48 h 内无胎便排出，以后出现顽固性便秘和腹胀，需经灌肠和药物辅助排便。

（4）MRI 表现

呈低位不完全性肠梗阻表现。初期表现结肠、小肠均扩张，随患儿年龄的增长，结肠扩张更加明显。MRI 可见扩张段、移行段和痉挛段（图 4-12）。全结肠型则结肠充气减少，小肠充气扩张明显。

（5）诊断要点

痉挛段、移行段和扩张段清楚显示后即可做出放射学诊断，明确诊断需要结合肠活检病理检查。

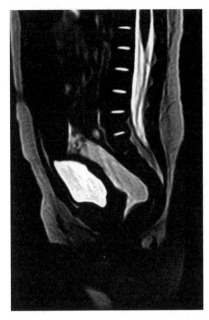

图 4-12　先天性巨结肠 MRI 表现

注:磁共振矢状位 T_2WI 显示痉挛段、移行段和扩张段,扩张段内有液平。

（6）鉴别诊断

本病需与胎粪黏稠综合征鉴别,后者直肠及乙状结肠内有大量胎粪,检查显示结肠内有胎粪所致的充盈缺损,结肠并无明显扩张,直肠也无痉挛段,经洗肠胎粪排出后,症状消失。

4.1.13　先天性胆总管囊肿

（1）概述

先天性胆总管囊肿(choledochocyst)为小儿常见的右上腹包块,发病原因尚存在争议。一般认为是由于先天性胆管壁发育不良、胆道不同程度梗阻、神经分布异常或胆管、胰管合流异常,引起胆管增粗、内压增高,形成囊状扩张,但也有些学者认为是由于胆管上皮遭受病毒性感染导致管壁薄弱和/或管腔堵塞引起。

（2）病理

可分 5 型。

Ⅰ型:胆总管呈囊性扩张(即胆总管囊肿),按其形状又分为 3 个亚型:①Ⅰa 型为胆总管囊性扩张,最常见,占 80%~90%;②Ⅰb 型为胆总管节段性扩张;③Ⅰc 型为胆总管梭形扩张。

Ⅱ型:胆总管憩室状膨出,约占 2%。

Ⅲ型:十二指肠壁内段胆总管囊状膨出,占 1.4%~5%。

Ⅳ型:合并肝内胆管扩张(即多发性肝内、外囊肿),约占 10%,分 2 个亚型:①Ⅳa 型为肝内、外胆管多发性囊性扩张;②Ⅳb 型仅肝外胆管多发性囊性扩张。

Ⅴ型:肝内胆管柱状或囊状扩张,即 Caroli 病。Caroli 病常伴发肝纤维化、胆总管囊肿、髓质海绵肾、婴儿型多囊肾等。

（3）临床表现

先天性胆总管囊肿以女性儿童多见,男女发病比例约为 1:4。临床表现以Ⅰ型比较明显,右上腹部肿物为最常见(≥90%),其次为黄疸(占 50%~70%)、腹痛(约占 60%)、营养不良、出血倾向等。肝功能异常占 2/3。但至少一半以上病例不具备典型表现,取决于堵塞的部位是否通畅、胆汁是否淤积和是否有胆道感染,往往可因症状不典型而被延误。囊肿均位于十二指肠后方或其一侧。囊肿容积 50~4 000 mL,以 500~1 000 mL 为最常见。Caroli 病以腹痛、肝肿大为常见表现,可有肝硬化及门静脉高压的症状和体征。

（4）MRI 表现

胆总管区囊状长 T_1 长 T_2 信号病变,边界清楚,肝门区及肝内胆管也可伴有扩张,胰腺头部受压,部分病例胰腺导管可有增宽。MRCP 不使用对比剂即可三维显示肝内外胆管及胆总管扩张情况,也能提供多角度 MIP 像及多层面原始图像,能准确地显示病变特点以及病变与邻近器官间的关系,能显示肝内胆管情况、囊肿类型,胆总管内是否合并结石(图 4-13)。当胰胆管存在畸形时,横轴位 T_2WI 及 MRCP 3D 动态图像均可以显示胰管与胆管汇合段。MRI 和 MRCP 可无创性显示胆总管囊肿及胰管连接异常,能达到 ERCP 的效果,可作为首选的检查方法。当异常胰胆管共同通道长度在儿童大于 5 mm,成人大于 8 mm 时,诊断为胰胆管合流异常。

（5）诊断要点

肝外胆管类圆形或梭形扩张,肝内胆管轻度扩张或正常,为诊断本病的关键,要利用MRCP在

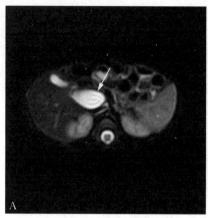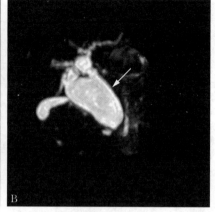

图 4‑13　先天性胆总管囊肿 MRI 表现

注：患儿 MR T_2WI SPAIR 轴位（A）及 MRCP（B）是胆总管局部呈囊团状增大（箭）。

三维显示及无辐射的技术优势，逐步代替 PTC 及 CT 等有创性检查。应注意本病容易伴发胆管结石，以及发生胆管癌的风险明显提高。

（6）鉴别诊断

肝外胆管囊状扩张易于诊断。Caroli 病应与多发性肝囊肿及肝脓肿相鉴别。肝囊肿之间无小胆管相连；肝脓肿之间虽然可有胆管相连，但脓肿壁较厚，有强化，临床表现也不同，可资鉴别。

4.1.14　先天性胆管闭锁

（1）概述

胆管闭锁为引起新生儿胆汁淤积的常见原因之一，也是儿童肝移植的主要适应证。与美国相比，本病更常见于东亚。

（2）病理

1）大体病理：汇管区胆管增生，胆管上皮增生较轻，但胆管反应较重；胆管增生与纤维组织增生比例＜1/4；汇管区炎症细胞浸润较重。

2）镜下病理：汇管区胆管增生，胆管上皮为重度增生，胆管反应较重；汇管区胆栓，胆管增生与纤维组织增生比例＜1/4，无团块型胆管板畸形。

（3）临床表现

胆管闭锁患儿通常于出生后第 1 个月内出现黄疸、浅色大便、高直接胆红素血症。如未予治疗，进展为肝病末期，可在 3 年内死亡。

（4）MRI 表现

MRCP 多方位观察均见不到肝外胆管或肝外胆管不连续是诊断胆管闭锁的重要征像，若肝外胆管完整显示则可排除胆管闭锁。肝内胆管可正常或稀少，少数轻度扩张；肝门周围纤维化；冠状面 T_2WI 肝门区三角形高信号对诊断胆管闭锁具有特异性，而门静脉周围增宽，肝门部条索状高信号亦与肝门周围纤维化有关，组织学上为纤维化、胆管增生及混合性炎症细胞浸润（图 4‑14）。

（5）诊断要点

MRCP 成像技术利用胆管内含有相对处于静止状态的液体并显著长于周围组织的 T_2 弛豫时间的特点，采用重 T_2 加权序列突出显示液体信号，而呈实性闭锁的肝外胆管未显示。

（6）鉴别诊断

少数新生儿重型肝炎、阻塞性肝炎的临床表现与先天性胆管闭锁极为相似。另外，要与胆汁淤积症相鉴别。

4.2　儿童腹部肿瘤和肿瘤样病变

4.2.1　肠道淋巴瘤

（1）概述

儿童小肠恶性肿瘤罕见，约占胃肠道肿瘤 1%。恶性淋巴瘤是小儿小肠恶性肿瘤中最常见

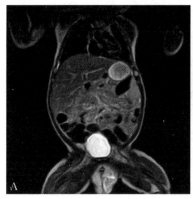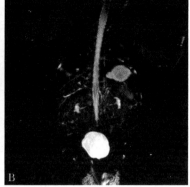

图 4-14　先天性胆管闭锁 MRI 表现

注:患儿 MR T_2WI(A)和 MRCP(B)肝内外胆管及胆囊未见显示。

的肿瘤。胃肠道淋巴瘤包括原发性淋巴瘤和继发性淋巴瘤。原发性胃肠道淋巴瘤原发于胃肠道的黏膜固有层和黏膜下层,可伴发引流区域的淋巴结转移,而不累及皮下、纵隔、肝、脾、血液系统,多为非霍奇金淋巴瘤所致,霍奇金淋巴瘤罕见。继发性淋巴瘤则由邻近肠系膜或腹膜后病变直接侵袭所致,或为全身性病变的一部分。继发性淋巴瘤较原发性淋巴瘤更常见。

（2）病理

1）大体病理:胃肠道是结外淋巴瘤最常累及部位,可发生在从胃到直肠的所有部位。原发性胃肠道淋巴瘤起源于黏膜下淋巴滤泡或 Peyer 丛的小结节,在黏膜固有层和黏膜下沿器官长轴生长,再向腔内外侵犯,可以是局部或弥漫性黏膜增粗、紊乱、壁增厚,可以是局部单发、多发结节或肿块,可有溃疡、穿孔、瘘道形成,病变进展侵犯邻近淋巴结或组织器官,甚至远处转移。

2）镜下病理:世界卫生组织将淋巴瘤大致分为 B 细胞系(包括霍奇金淋巴瘤)和 T 细胞或自然杀伤(NK)细胞谱系淋巴瘤。外周 B 细胞系和 T/NK 细胞由骨髓原始细胞经过多个阶段后分化而成。淋巴瘤可发生于其中任一阶段。病理学根据淋巴瘤的组织学、免疫组织化学及基因评估。伯基特淋巴瘤属于 B 细胞淋巴瘤,其发病峰值 4~7 岁,是淋巴瘤累及小肠和结肠较常见的病理类型。其他易累及小儿胃肠道的淋巴瘤病理类型包括弥漫性大 B 细胞淋巴瘤,结外 NK/T 细胞淋

巴瘤(鼻型)等。

（3）临床表现

胃肠道淋巴瘤男性更多见。临床表现各异,症状与肠道梗阻程度相关,可表现为腹痛、呕吐,或致肠套叠,甚至肠穿孔,非特异性的隐匿性腹部肿块,体重下降;累及阑尾部时临床表现为阑尾炎样改变。90%的患儿有不同程度的腹痛,多呈间歇性无规律脐周痛。伯基特淋巴瘤最常累及末端回肠,是引起 4 岁以上患儿回结型肠套叠最常见原因。腹部检查可见巨大不规则肿块或有许多结节。肠系膜淋巴结通常会同时被浸润。病变越广泛,患儿生存率较低。

（4）MRI 表现

低度恶性胃淋巴瘤早期病变较小时常无明显异常,细微黏膜小结节,浅溃疡,或轻微皱褶增厚,MRI 较难发现。较大病变多呈浸润性生长或息肉样外观。高度恶性可表现为胃壁局灶性或弥漫性增厚,呈中重度(2~10 cm);或呈宽基底肿块,同时向腔内外生长,可伴溃疡,可侵犯浆膜层致穿孔;胃周间隙多清晰,如侵犯浆膜层可致胃周间隙模糊。MRI T_1WI 多为低信号,出血时为高信号或混杂信号,T_2WI 多为高信号,出血区为低信号,坏死区为更高信号,增强后肿块均匀轻度强化,坏死液化部分不强化。

肠道淋巴瘤最常见的原发部位是回肠(62.7%),其次是空肠(22%)和十二指肠(6.8%),其中 8.5%的肿瘤累及多个区域,结肠

淋巴瘤较少见。淋巴瘤侵犯肠段长，肿块较大，直径＞2 cm，病灶可单发或多发，受累肠管可狭窄或扩张或两者交替出现，两者间可夹杂正常黏膜。MRI 表现为结节样或节段性肠壁增厚、浸润性改变，或伴肠套叠征象，可伴溃疡、坏死，或瘘口形成(图 4-15)。肿瘤浸润系膜可致系膜增厚伴脂肪密度增高，形成"汉堡包"征。可伴腹腔积液。

(5)诊断要点

临床表现肠梗阻或肠套叠或者非特异性消化道症状的患儿，影像检查示胃、小肠弥漫性或多发性、非连续性肠壁增厚超过 1 cm，伴发多发淋巴结肿大超过 1 cm；或儿童回盲部巨大肿块时要怀疑肠道淋巴瘤，必须进一步评估肝脏、脾脏及肾脏或胰腺等腹膜后腔情况。淋巴瘤的确诊须依靠病理诊断。

(6)鉴别诊断

须与肠道肿瘤(如肠癌、类癌)、肠道 Crohn 病进行鉴别诊断。与成人不同，小儿肠道淋巴瘤发病率远高于肠癌及类癌。肠癌表现多为局限性改变，呈息肉或肿块伴中央型溃疡，易向周围侵犯；伴引流区域的淋巴结肿大。类癌更常见于阑尾或回盲瓣 60 cm 以内回肠，亦可在空肠或十二指肠中出现多发性病变，影像上类癌多小于 2 cm，动脉期显著强化有异于淋巴瘤。肠道 Crohn 病是节段性肠炎，影像上示节段性肠道壁轻度增厚，以肠系膜侧肠壁显著为特点，可伴肠道瘘管、脓肿、纤维脂肪增生、直小血管增生及肠系膜淋巴结轻度肿大。

4.2.2 肝母细胞瘤

(1)概述

肝母细胞瘤是儿童最常见的肝脏恶性肿瘤，68％的病例发生在出生 1 年内，90％的病例小于5 岁，男女比例 2：1。4％的肝母细胞瘤是先天性的。

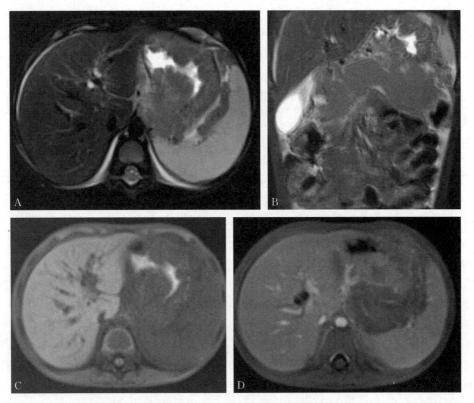

图 4-15 胃肠道淋巴瘤 MRI 表现

注：患儿，男，4 岁，伯基特淋巴瘤。T_2WI 横断位(A)、冠状位(B)为胃和肠道壁较广泛增厚，呈不均性略高信号，脾脏略大，肝周少许积液。T_1WI 横断位平扫(C)示胃壁增厚，呈等信号，T_1WI 横断位增强扫描(D)示增厚胃壁不均性强化。

（2）病理

肝母细胞瘤是肝脏原发性、恶性、母细胞性肿瘤，由多种上皮和间叶细胞谱系按不同比例混合。大体上：肝母细胞瘤多为境界清楚的单个或多发病变。肿瘤常呈结节状，切面向外膨隆，可见挤压周围肝组织形成的不规则且薄的假包膜。切面质地和颜色取决于肿瘤的成分、有无坏死和出血。胎儿型肝母细胞瘤呈棕褐色，与正常肝脏相似；其他亚型切面多为斑片状分布的质软或胶状、棕色至红色区域。

组织病理学主要分为两大类：完全上皮型和混合性上皮间叶型，完全上皮型进一步可分为6个不同的亚型。完全上皮型肝母细胞瘤（胎儿型）约占肝母细胞瘤的1/3。

（3）临床表现

其发病的影响因素包括 Beckwith-Wiedemann 综合征、胎儿酒精综合征，偏身肥大的患儿发生肝母细胞瘤的危险性增高。有报道称，早产儿、低出生体重儿和母亲口服避孕药与发生肝母细胞瘤相关。肝母细胞瘤在婴儿和4岁以下儿童较常见，68％的病例发生在1岁以前。肝母细胞瘤多以上腹部膨隆及上腹部肿物就诊，非特异性临床症状包括疼痛、体重减轻、易怒、呕吐，以及罕见的黄疸与性早熟（与绒毛膜促性腺激素分泌有关）。90％患儿血清甲胎蛋白（AFP）增高，肿瘤摘除后AFP降低，以至转为阴性，肿瘤复发时，AFP再次升高。

（4）MRI表现

肝母细胞瘤通常是孤立的，多见于肝右叶，但也可以是多灶性。在 MRI 上，上皮型肝母细胞瘤信号较均匀，T_1WI 低信号、T_2WI 高信号；混合型肝母细胞瘤信号较混杂。瘤内钙化、坏死、出血和间隔会影响肿瘤的信号。瘤内出血 T_1WI 高信号，间隔和纤维 T_1WI 和 T_2WI 都呈低信号。增强扫描肿瘤强化低于周边肝组织，不均匀强化。和肝细胞癌类似，肝母细胞瘤可侵犯肝静脉和门静脉，静脉瘤栓 T_2WI 高信号，增强扫描有强化（图4-16、4-17）。

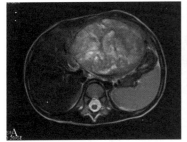
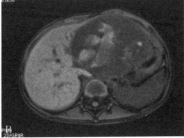
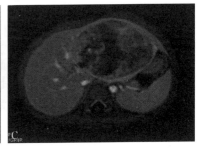

图 4-16 肝母细胞瘤 MRI 表现（1）

注：患儿，男，5岁，肝母细胞瘤。横断位 T_2WI（A）和 T_1WI（B）示肝左叶卵圆形实性肿块，边界尚清晰，T_2WI 高信号为主，夹杂条状低信号，T_1WI 低信号为主，夹杂条片状高信号，增强（C）肿块明显不均匀强化。

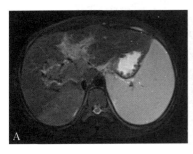
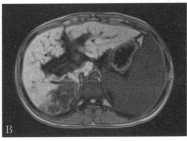
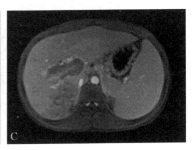

图 4-17 肝母细胞瘤 MRI 表现（2）

注：患儿，男，6岁，肝母细胞瘤。横断位 T_2WI（A）和 T_1WI（B）示肝右叶不规则形实性肿块，T_1WI 低信号，T_2WI 稍高信号，增强（C）明显不均匀强化，门静脉右支可见瘤栓。

（5）诊断要点

儿童最常见的肝脏恶性肿瘤，小于 5 岁男童多见，AFP 水平升高，粗大钙化、实性不均质肿块，增强低于周边肝脏组织，不均匀强化，可侵犯静脉。

（6）鉴别诊断

1）血管瘤：血管瘤几乎都发生于 1 岁以下的婴儿；血管瘤的钙化多半是细小的，与肝母细胞瘤粗大钙化不同。血管瘤的边缘结节状强化，延迟扫描有填充现象，强化比正常肝组织明显，而肝母细胞瘤的强化较正常肝组织弱。肝母细胞瘤AFP 水平升高。

2）间叶性错构瘤：肝母细胞瘤血清 AFP 水平显著升高，多含有钙化，出血坏死较多；间叶性错构瘤以囊性为主，两者鉴别不难。但偶尔肝母细胞瘤的 AFP 轻度增高或正常，间叶性错构瘤AFP 可轻度升高，以实性为主的间叶性错构瘤与肝母细胞瘤鉴别有一定困难。

4.2.3 肝未分化胚胎性肉瘤

（1）概述

肝未分化胚胎性肉瘤是由未分化的间叶细胞组成的恶性肿瘤，主要见于年长儿童。是第三位常见的儿童肝脏恶性肿瘤，仅次于肝母细胞瘤和肝细胞瘤，占儿童期肝脏肿瘤的 9%～15%。发病率无性别差异。

（2）病理

肿瘤通常位于肝右叶，边界清楚。剖面见大小不等的囊，内含坏死碎屑、血液、凝血块或胶样物质，部分以囊性为主，或囊实参半。在组织学上肿瘤的黏液腺基质中含有未分化的肉瘤组织。

（3）临床表现

发病年龄大多为 6～10 岁。临床表现有腹痛及腹部包块、发热、黄疸、体重下降。血清 AFP 水平不高，或轻度升高（肝细胞再生所致）。少数患儿出现肿瘤自发破裂，导致腹腔出血或出血性休克。肝未分化胚胎性肉瘤偶可侵入下腔静脉并进入右心房。预后不佳。

（4）MRI 表现

体积较大的边界清晰的肿块，囊实性，囊壁内缘可不光滑，有结节状隆起影，为肿瘤的实性成分突入腔内所致。部分肿瘤亦可以实性成分为主，内含多发小囊性成分。肿瘤实性部分和间隔有强化（图 4-18、4-19）。

（5）诊断要点

通常发生在 6～10 岁，在超声显示实性肿瘤，CT 和 MRI 上表现为囊性，间隔和实性成分可以强化，AFP 不高。

（6）鉴别诊断

1）间叶性错构瘤：间叶性错构瘤多发生 2 岁以下儿童，发病年龄较肝未分化胚胎性肉瘤更小。

2）包虫囊肿：有牧区生活或旅游史，大的边界清楚囊肿，大的囊腔内可见分房或子囊，子囊的数目和大小不一，主要分布在母囊的周边部位。囊壁可见钙化，呈壳状或环状。B 超和延迟增强MRI 扫描有助于两者的鉴别。

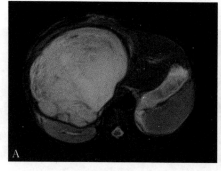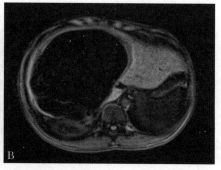

图 4-18 肝未分化胚胎性肉瘤 MRI 表现（1）

注：肝右叶类圆形肿块，横断位 T_2WI 高信号（A），T_1WI（B）低信号，肿块内隐约见分隔。

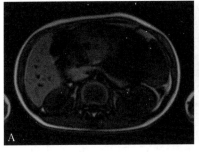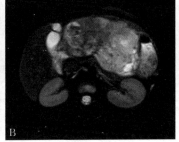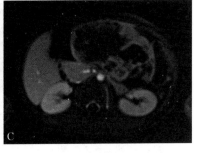

图 4-19　肝未分化胚胎性肉瘤 MRI 表现（2）

注：肝左叶椭圆形囊实性肿块，横断位 T_1WI 高低混杂信号（A），T_2WI 等高混杂信号（B），增强肿块明显不均匀强化（C）。

4.2.4　胆道横纹肌肉瘤

（1）概述

胆道横纹肌肉瘤几乎都发生在儿童，约占儿童肝脏肿瘤的 1%。75% 的病例发生在小于 5 岁的儿童。

（2）病理

胆道横纹肌肉瘤均为胚胎型，肿瘤通常较大，8～20 cm。具有向腔内膨胀性、息肉状生长的特点。主要起源于肝外胆管，但可以向肝内胆管生长，侵犯肝脏。肉眼观察为葡萄状，故又称"葡萄状肉瘤"。典型病理表现为疏松黏液背景中可见星芒状细胞，细胞胞质少。

大体表现为胆管腔内丝状息肉样隆起型肿物。光镜下可见不同程度的横纹肌母细胞分化，联合表达结蛋白和肌源调节蛋白（MyoDI）具有诊断意义。

（3）临床表现

黄疸是最常见（60%～80%）的临床表现，也可表现为腹部膨隆、发热、肝大、恶心、呕吐。实验室检查示结合胆红素和碱性磷酸酶升高，AFP 水平正常。30% 病例在诊断时可发现转移。

（4）MRI 表现

肿块大部分呈液性信号，因此 MRI 图像上与胆汁信号类似，然而仔细观察可发现信号不均匀，提示实性组织存在。主要位于胆总管或沿着胆管葡匐状生长。MRCP 可见病变胆管类圆形病变且信号欠均匀，局部显示不清，且病变上端胆管扩张（图 4-20）。

（5）诊断要点

大多发生于 1～6 岁，男性居多，为葡萄状，梗阻性黄疸、结合胆红素和碱性磷酸酶升高，AFP 水平正常。

（6）鉴别诊断

以"囊性"为主的位于肝门区的胆道横纹肌肉瘤需与胆总管囊肿鉴别，B 超可鉴别之。位于肝内的和沿着肝内胆管生长的胆道横纹肌肉瘤需与肝内肿瘤鉴别，如血管瘤、间叶性错构瘤、肝母细胞瘤。

4.2.5　肝转移性肿瘤

（1）概述

儿童转移至肝脏的恶性肿瘤中，最常见的是神经母细胞瘤、淋巴瘤、白血病和肾母细胞瘤。肝转移性肿瘤的患儿临床表现为肝大、黄疸、肝功能异常，腹痛或腹部肿块。

（2）病理

人体各部位的恶性肿瘤均可经门静脉、肝动脉和淋巴途径转移到肝脏，或直接侵犯。肝转移性肿瘤的大小、数目和形态多变，常为多发性、散在性结节，也可形成巨块病灶，常发生坏死，也可出现囊变、出血或钙化等。转移性肿瘤常保留原发性肿瘤的组织结构特征。

（3）临床表现

转移性肿瘤可在原发性肿瘤手术前或手术时发现，多数在原发术后随访过程中发现，少许肝转移灶的发现先于原发灶，也有部分病例可能始终未能找到原发灶。

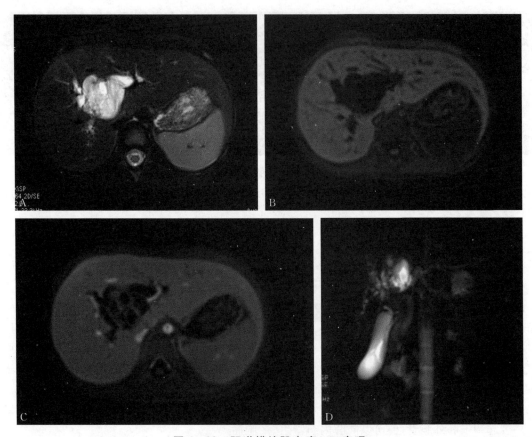

图 4 - 20　胆道横纹肌肉瘤 MRI 表现

注：患儿，女，5 岁，横断位 T_2WI(A)和 T_1WI(B)示左右胆管分叉处不规则形肿块，T_1WI 低信号 T_2WI 高信号，增强不均匀强化(C)，肝内胆管明显扩张(D，MRCP)。

肝转移性肿瘤早期多无症状，或被原发性肿瘤的症状掩盖。其表现和原发性肝肿瘤相仿，如乏力、纳差、腹胀、恶心、肝区疼痛或腹块等。晚期可出现腹腔积液、黄疸、发热等症状。

（4）MRI 表现

转移性肝肿瘤在 T_1WI 和 T_2WI 上的信号变化多种多样，边界不规则但清晰，呈圆形或卵圆形，单发或多发。在 T_1WI 上多为中等低信号，在 T_2WI 上为中等高信号。转移性肝癌的典型表现为"靶征"或"牛眼征"，即在 T_2WI 上病灶中心可见到更高信号，表明含水量增加，坏死或伴有出血等。在 T_1WI 上表现为中心更低信号。偶见薄壁囊样转移瘤。部分转移性肿瘤的影像学表现与原发性肿瘤所见相同（图 4 - 21）。神经母细胞瘤转移灶可呈多种形态：散在结节；多个结节融合成一个巨块型分叶状肿块；肝普遍性增大，弥漫性细小结节分布（图 4 - 22、4 - 23）。

淋巴瘤和白血病侵犯肝脏，可在肝内形成多发性病灶，病灶形态规则或不规则；但也可以表现为肝脏普遍性增大而见不到局灶性病变（图 4 - 24）。

（5）诊断要点

有原发性肿瘤病史，影像学表现多种多样，主要取决于原发灶的性质，需密切结合病史。

（6）鉴别诊断

肝转移性肿瘤的表现多种多样，其 MRI 表现和原发性肝肿瘤、血管瘤、肝脓肿、囊肿等有交叉重叠征象。病灶常常多发，大小不一，分布散在，可见到"靶征"或"牛眼征"，瘤周水肿，边缘强化。

4.2.6　肝囊肿

（1）概述

在儿童中，单纯性肝囊肿较罕见，大多是先天

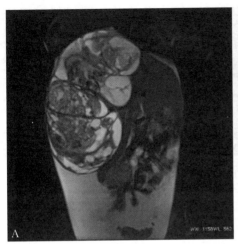
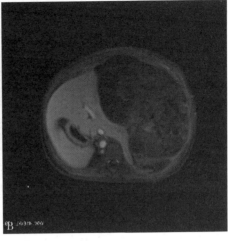

图 4-21 卵巢恶性畸胎瘤肝转移 MRI 表现

注:患儿,女,5 岁,卵巢恶性畸胎瘤术后复发。冠状位 T_2WI FS(A)示肝脏内转移灶,体积巨大,信号混杂,增强示不均匀强化(B)。

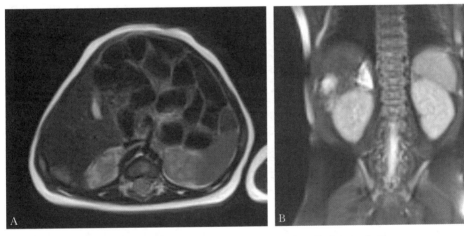

图 4-22 右侧肾上腺神经母细胞瘤肝转移 MRI 表现

注:横断位 T_2WI(A)和冠状位 T_2WI FS(B)示右侧肾上腺区肿块及肝右叶包膜下转移灶。

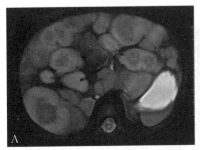
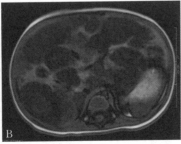
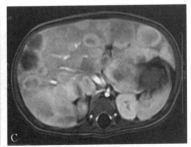

图 4-23 右侧肾上腺神经母细胞瘤肝脏弥漫性转移 MRI 表现

注:横断位 T_2WI(A)和 T_1WI(B)示右侧肾上腺区实性肿块及肝内弥漫性转移灶,转移灶 T_1WI 低信号,T_2WI 边缘高信号、中央低信号,增强肿块边缘强化,中央呈低强化(C)。

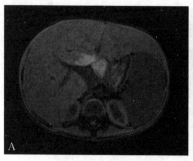
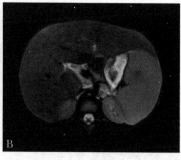
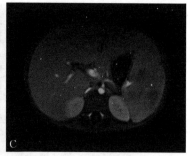

图 4-24 淋巴瘤 MRI 表现

注:患儿,男,4岁。横断位 $T_1WI(A)$ 和 $T_2WI(B)$ 示肝脾大,肝内见弥漫性 T_1WI 稍低信号 T_2WI 稍高信号,增强病灶呈低强化(C)。脾脏内病灶增强呈低强化。

性的。先天性囊肿可能由局部肝内胆管发育障碍所致。继发性肝囊肿则是炎症、创伤或寄生虫病的后果。肝囊肿可为多发或单发。多发性肝囊肿常见于常染色体显性遗传的多囊性肾病,可伴有肾脏和/或胰腺受累。

(2)病理

囊肿呈圆形、椭圆形,多为单房,亦可有多房或带蒂囊肿。包膜完整,囊壁薄,囊液清澈;有出血或胆汁时呈咖啡色。

(3)临床表现

虽然巨大囊肿可表现为腹部肿块或肝大,或由于感染、出血而产生腹痛,但大多数肝囊肿是无症状的。体积大的囊肿可压迫邻近结构,压迫总胆管时可有阻塞性黄疸。

(4)MRI 表现

典型的肝囊肿表现为边缘光滑锐利、圆形或卵圆形的囊性肿块,囊壁薄,多数囊肿是单房的,但有时囊内可有薄的间隔而呈分房状。囊肿大小从数毫米至 10 cm 以上。T_1WI 低信号,T_2WI 高信号,增强无强化(图 4-25)。如囊肿内出血则 T_1WI、T_2WI 信号混杂。MRCP 示与胆管不通。

(5)诊断要点

不强化的边缘清晰的圆形或椭圆形薄壁囊性肿块,绝大多数为单房,偶见分隔。如囊内出血,则信号较混杂。与胆管不通。

(6)鉴别诊断

1)家族性肝内胆汁淤积症:也称为 Byler 病囊肿,可在婴儿早期发病。病理上,早期肝脏正常,有正常数目的肝内胆管,随后几乎所有病例都发生肝门周围纤维化和小结节性肝硬化。引起肝囊肿的原因不明,通常认为是管周腺体的淤滞囊肿。

2)胆汁瘤:与肝囊肿难以鉴别。肝内胆汁瘤常位于肝包膜下或肝的外围,常由医源性如肝穿刺、自发性或肝外胆系创伤所引起。

3)包虫囊肿:有牧区生活或旅游史,大的、边界清楚的囊肿,大的囊腔内可见分房或子囊,子囊的数目和大小不一,主要分布在母囊的周边部位。囊壁可见钙化,呈壳状或环状。

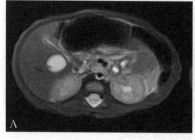
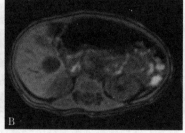
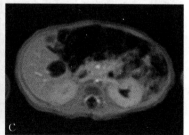

图 4-25 肝右叶囊肿 MRI 表现

注:患儿,男,1月龄。横断位 $T_2WI(A)$ 和 $T_1WI(B)$ 示肝右叶类圆形 T_1WI 低信号 T_2WI 高信号,增强未见强化(C)。

4.2.7　肝血管瘤

（1）概述

婴儿型血管瘤（曾称为婴儿型血管内皮瘤）是一种血管性肿瘤，是儿童最常见的肝脏良性肿瘤。大约一半的病例是局灶性，一半的病例是多灶性的。婴儿型血管瘤其生物学行为是良性的，但可能发生严重的临床并发症。

（2）病理

单发性肿瘤的直径亦可小于 1 cm，大可达 15 cm。大的单发性病变呈红棕色或红褐色，常有出血、中心纤维及局灶钙化。小的病变切面呈红棕色海绵状。

组织学：肿瘤（特别是周边部）由大量小血管腔构成，血管内皮细胞通常单层排列。较大的病变中心也可出现大的海绵状血管，内覆单层内皮细胞。这些血管可出现血栓并导致梗死，继发纤维化和钙化。婴儿型血管瘤的其他特征性病变包括小胆管散在分布在血管之间及髓外造血灶。肿瘤内皮细胞表达第 8 因子相关抗原、CD31 和 CD34。免疫标志物 GLUT1 在血管瘤中特异性表达，可用于与毛细血管增生的充血性血管畸形相鉴别。

婴儿型血管瘤曾分为 2 种组织学类型，2 型的侵袭性更强，组织学特点包括内皮细胞复层排列，形成乳头状结构，核有异型性，以及旋涡状排列的梭形细胞团和 Kaposi 样特征，可能恶变为血管肉瘤。

（3）临床表现

近 90% 的婴儿型血管瘤在出生后 6 个月内被诊断，1/3 的患儿在出生第 1 个月内被确诊。年长患儿需活检排除恶性肿瘤。有轻微的女性优势，但没有种族偏好。婴儿型血管瘤患病率在偏身肥大和 Beckwith-Wiedemann 综合征患儿中增加。主要临床症状为腹部增大，有些患儿发生充血性心力衰竭或消耗性凝血病。10% 患儿伴有皮肤或其他部位的血管瘤。此良性肿瘤在出生后迅速增大并成熟，至儿童期逐渐消退。

（4）MRI 表现

肝血管瘤的影像学表现取决于病灶是单发性（图 4-26）、多灶性还是弥漫性（图 4-27）。多灶性的病灶多、小而均匀。单发性病灶一般体积较大，中央有出血、坏死、纤维和钙化。弥漫性病灶表现为肝脏明显增大，肝组织被无数肿块所代替。T_1WI 多表现为圆形或卵圆形低信号，大的病灶往往信号不均匀，其中可见更低的信号或混杂信号。T_2WI 上大的血管瘤其内信号不均匀，发生囊变时内含浆液或胶样物质，其 T_2WI 信号比瘤体更高。纤维瘢痕在 T_1WI 和 T_2WI 均为低信号。增强扫描周边环形或结节状强化，逐渐向中心填充，延迟期为高信号或等信号填充，有中心瘢痕者可始终无填充表现。也可表现为整个病灶增强早期均匀强化，且信号和主动脉信号接近，门脉期和延迟期始终为高信号，信号强度高于正常肝实质。

（5）诊断要点

单发性或多发性病灶，增强扫描周边环形或结节状强化，逐渐向中心填充，延迟期为高信号或等信号填充；也可表现为整个病灶增强早期均匀强化。

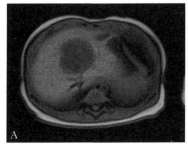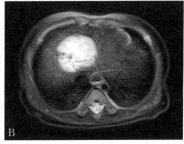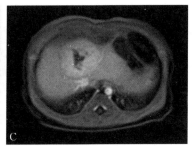

图 4-26　肝脏血管瘤（局灶性）MRI 表现

注：患儿，女，2 月龄。横断位 T_1WI（A）和 T_2WI（B）示肝左叶血管瘤，圆形，T_1WI 低信号，T_2WI 高信号，增强（C）呈边缘环形强化，中央呈低强化。

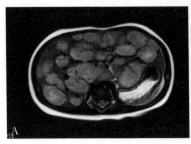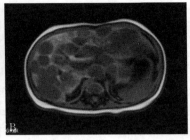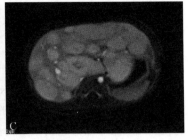

图 4 - 27　肝脏血管瘤(弥漫性)MRI 表现

注:患儿,女,3 月龄。横断位 T_2WI(A)和 T_1WI(B)示肝脏内弥漫病灶,T_1WI 低信号,T_2WI 高信号,增强可见明显均匀强化(C)。

（6）鉴别诊断

1）肝母细胞瘤:肝母细胞瘤很少发生于新生儿,增强为不均匀强化,与血管瘤明显的向心性增强方式不同。而且 90% 的肝母细胞瘤患儿 AFP 明显升高,而血管瘤患儿 AFP 水平很少升高。

2）间叶性错构瘤:通常表现为多囊性、多房性肿块,实性部分和间隔可以强化。亦有少见的实性的间叶性错构瘤,但与婴儿血管瘤的不同之处在于增强强化不明显。

3）转移性神经母细胞瘤:可以类似多灶性婴儿血管瘤,但神经母细胞瘤患儿尿儿茶酚胺水平升高。

4）富血供转移瘤:通常有原发灶,增强后延迟扫描呈低信号。

4.2.8　肝间叶性错构瘤

（1）概述

肝间叶性错构瘤（hepatic mesenchymal hamartoma, HMH）是儿童肝脏第二常见的良性肿瘤。间叶性错构瘤胎儿期即可出现,最常见于 2 岁以下儿童,几乎所有的病变(95%)在 5 岁以前发现,男性略多见,男女比例为 3:2。最常见的临床表现是无痛性腹部肿块。血清 AFP 水平正常,但偶尔会略高于正常水平。

（2）病理

75% 的 HMH 发生在肝右叶,22% 发生在肝左叶,3% 两叶都有。肿瘤为境界清楚的无包膜肿块,切面多呈寡囊或多囊结构,囊腔不与胆管相通。囊腔从几毫米到超过 15 cm 不等,内含橙黄色液体或胶冻样物。部分肿瘤的切面以实性为主,提示囊腔产生于肿瘤的生长过程中。组织学上,肿瘤由不同比例的疏松结缔组织和胆管或胆管样成分构成,有时可见无腺泡结构的肝细胞岛。与其他肝脏肿瘤相似,某些 HMH 具有外生性生长方式,多位于肝脏下面。

一些细胞遗传学和 DNA 分析提示,MH 为肿瘤性病变。HMH 的染色体变异包括 15 号和 19 号染色体的平衡易位、19q13.4 中间缺失的 11 号和 19 号染色体易位,以及 11 号、17 号和 19 号染色体的复杂易位,后者称为“肝间叶性错构瘤断裂点 1”（MHLB1）,提示断裂点 19q13.4 是 HMH 常见的克隆异常。

（3）临床表现

肝间叶性错构瘤最常见于 2 岁以下儿童,主要临床表现为腹胀及上腹部包块,亦可无明显症状。少许患儿出现厌食、呕吐、乏力症状。瘤体囊内及疏松结缔组织中的大量积液可导致腹部急剧增大,并引起呼吸窘迫。囊破裂所致新生儿腹腔积液是巨囊型 HMH 的合并症之一。HMH 亦可合并畸形,包括肠系膜发育缺陷、胸壁前突,或伴胎盘绒毛膜间充质干细胞增生、发育异常。孕晚期胎儿超声和 MRI 检查能在出生前发现胎儿间叶性错构瘤。肝功能正常,血清 AFP 水平正常,但瘤周再生肝细胞产生的 AFP 可使血清 AFP 水平轻度升高。

（4）MRI 表现

MRI 表现可以是以囊性为主（图 4 - 28）,或囊实性或以实性为主（图 4 - 29）,主要取决于肿块

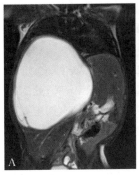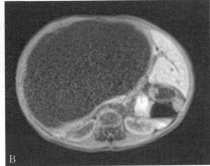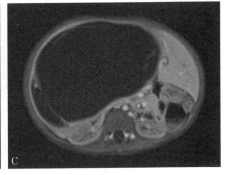

图 4‐28　肝脏间叶性错构瘤 MRI 表现(1)

注：患儿，男，1 岁。冠状位 T_2WI(A)和横断位 T_1W(B)示肿瘤呈多房囊性，囊液呈水样信号，增强(C)囊壁轻度强化。

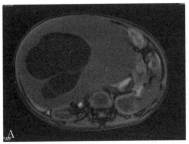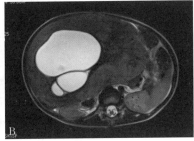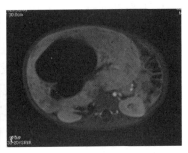

图 4‐29　肝脏间叶性错构瘤 MRI 表现(2)

注：患儿，女，5 岁。横断位 T_1WI(A)和 T_2WI(B)显示肿瘤为囊实性，实性部分 T_1WI 稍低信号，T_2WI 稍高、低信号，增强实性成分明显强化(C)。

的囊性部分和间质部分的组成比例。肿瘤囊性部分 T_1WI 信号变异较大，与囊肿液体的蛋白质含量和是否出血有关，T_2WI 呈高信号；实性部分在 T_1WI 呈稍低信号、T_2WI 呈稍高信号；增强后囊性部分无强化，实性部分和囊壁可见强化。

（5）诊断要点

最常见于 2 岁以下儿童，临床表现为无痛性腹部肿块，血清 AFP 水平正常；多表现为多房囊性肿块，亦可表现为囊实性肿块或实性肿块。

（6）鉴别诊断

1）肝母细胞瘤：血清 AFP 水平显著升高，多含有钙化，出血坏死较多，间叶性错构瘤以囊性为主，两者鉴别不难。但偶尔肝母细胞瘤的 AFP 轻度增高或正常，间叶性错构瘤 AFP 可轻度升高，以实性为主的间叶性错构瘤与肝母细胞瘤鉴别有一定困难。

2）婴儿肝血管瘤：可随基质黏液样改变与间叶性错构瘤相似，肝血管瘤一般含钙化，具有明显

的血管性质，增强周围结节性强化，并向心性填充。

3）未分化胚胎性肉瘤：与间叶性错构瘤有许多相似的影像学和病理学特征。未分化胚胎性肉瘤见于年长人群（6～10 岁），常伴出血、坏死和明显的恶性特征。

4）囊性为主的间叶性错构瘤需要和肝脏单纯性囊肿、肝淋巴管瘤、包虫病、肝脓肿、胆总管囊肿鉴别。单纯性囊肿单房多见，一般无强化；肝淋巴管瘤很少见，与间叶性错构瘤鉴别有困难；包虫病和肝脓肿有旅行史、发烧或免疫缺陷等临床病史；胆总管囊肿位于肝门，与胆管相通。外生性的间叶性错构瘤需要和肠重复畸形、肠系膜淋巴管瘤鉴别。

4.2.9　局灶性结节增生

（1）概述

局灶性结节状增生（focal noclular hyperplasia,

FNH)占儿童所有原发性肿瘤的 2%，多见于 2～5 岁儿童。FNH 普遍被认为是一种继发于血管异常的肝细胞的再生性反应性增生。

（2）病理

切面观：经典 FNH 是浅色、质硬结节，直径从几毫米到大于 10 cm 不等。边界清楚、分叶状，无纤维包裹。病变由密集的 2～3 mm 的小结节组成，小结节间实质萎缩，呈现多结节状的表现。病变特征是有一个中央的或偏心的星状瘢痕，放射状伸展并可以包绕部分结节成分。

组织病理学：经典 FNH 病变由良性肝细胞的结节组成，肝细胞排列成不超过 2 层的肝板。中央瘢痕含有一条或数条供血滋养动脉，或含有丰富的毛细血管，可同时伴有胆管上皮的增生，但缺少完整伴行的胆管和门静脉分支，间质常有炎症细胞浸润，可以是淋巴细胞或混合的炎症细胞。在间质-实质交界区，常见淤胆和/或小胆管反应性增生。

（3）临床表现

FNH 通常在检查中、手术中或尸检中偶然发现。20% 的病例表现为腹部肿块，腹痛是另外一个较常见的表现，肿块破裂、出血比较少见，AFP 水平正常。

（4）MRI 表现

FNH 由正常肝细胞构成，和正常肝实质之间信号差异不大，肿块边界多不清楚，在 T_1WI 上多为等信号或略低信号，T_2WI 上多为略高信号或等信号；有时病灶中心或周边可见到流空的血管影，代表有血管畸形存在。49%～100% 的病例可见到中心瘢痕，T_1WI 低信号，T_2WI 上为高信号，颇具特征性，主要是内含慢血流的血管、炎症细胞浸润和水肿等。增强早期 FNH 病灶明显强化，中心瘢痕及纤维分隔早期无强化；增强中晚期大多数病灶为略高信号或等信号，此时中心瘢痕可逐渐强化，与血管丰富及对比剂积聚在间质有关。少数中心瘢痕在 T_2WI 上为低信号，可能与瘢痕内陈旧性纤维化的成分多，或有血栓机化，但延迟扫描中表现为轻度强化或无强化（图 4-30）。

（5）诊断要点

T_1WI 为略低信号，T_2WI 为略高信号，中心瘢痕在 T_2WI 上为高信号，一般无包膜存在；增强早期明显强化，晚期为略高信号，中心瘢痕有延迟强化。

（6）鉴别诊断

1）肝母细胞瘤：T_1WI 肝母细胞瘤多为不均匀低信号，FNH 在 T_1WI 上多为等信号或略高信号。T_2WI 上肝母细胞瘤多为不均匀高信号，而 FNH 以等信号或略高信号多见，除瘢痕区外，信号较均匀。增强早期两者都可有强化表现，但肝母细胞瘤中心坏死、脂肪多见，强化往往不均匀，而 FNH 除中心瘢痕外强化较为均匀。延迟期，肝母细胞瘤的强化程度明显下降，多呈低信号，FNH 的强化也有下降但略高于或等于正常组织。FNH 中心瘢痕在 T_2WI 上多为高信号，可有延迟强化，而肝母细胞瘤无此征象。FNH 的 AFP 水平正常，大部分肝母细胞瘤 AFP 水平明显升高。

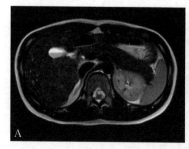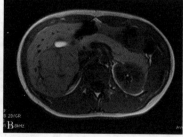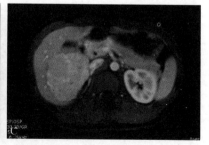

图 4-30　肝脏局灶性结节样增生 MRI 表现

注：患儿，男，5 岁。横断位 T_2WI(A) 和 T_1WI(B) 示肝右叶实性肿瘤，T_1WI、T_2WI 等信号，中央放射状瘢痕 T_2WI 高信号 T_1WI 低信号，增强肿瘤明显强化(C)，中央瘢痕可见强化。

2）肝腺瘤:两者表现相似,很难鉴别,但腺瘤有包膜,FNH无包膜。中心瘢痕为FNH特征性表现,在T_2WI上为高信号,增强扫描延迟强化。^{99m}Tc胶体硫扫描,如病灶内有对比剂浓聚,则支持FNH的诊断。

3）血管瘤:典型的血管瘤在T_1WI上多为低信号,边界清楚,在T_2WI上为高信号,在重T_2WI上呈"亮灯征"。增强扫描典型的血管瘤从周边开始结节状或环形强化,逐渐向中心扩展,延迟期多为高信号。血管瘤也可有中心瘢痕,但多为纤维性瘢痕组织,在T_2WI上为低信号。

4.2.10 脾脏血管瘤

（1）概述

脾脏是人体重要的网状内皮系统器官,兼具储血、免疫功能,位于膈下,被周围的骨骼保护,所以脾脏肿瘤的早期症状不明显,不容易被人们发现,从而就延误了疾病的治疗。脾肿瘤的症状与肿瘤的性质、部位、大小及脾大的程度有关。脾脏血管瘤是脾脏最常见的良性肿瘤,多数成人发病,儿童也有报道发生。

（2）病理

脾脏血管瘤类似身体其他部位的血管瘤,常为海绵状血管瘤。血管瘤与正常脾脏实质边界不清,镜下可见血管内皮细胞增生,病灶大小不等,形态多为圆形或椭圆形,偶见钙化。大的血管瘤中央可见纤维瘢痕形成,呈星芒状或不规则形。

（3）临床表现

大多数患者临床无症状,多为体检发现。少数较大的血管瘤可伴有脾脏增大而压迫周围脏器产生相应症状。脾脏血管瘤破裂出血可发生腹痛、血压下降和休克等。也有患者可出现贫血、乏力、心悸等症状。

（4）MRI表现

T_1WI上较小血管瘤一般不引起脾脏轮廓的改变,表现为境界清晰的低信号区域,圆形或椭圆形,较大血管瘤在低信号中央能见到更低信号,提示有瘢痕形成,表现为星芒状。在增强早期往往在肿瘤的边缘开始强化,典型的结节状。脾脏实质强化时,对比剂可逐渐向中央填充,与正常脾脏

实质信号均等。少数血管瘤即使延迟很长时间仍不能被对比剂填充,这主要是由于毛细血管内皮增生较明显,血管腔变小或闭塞,或者由于纤维瘢痕形成,后者表现为星芒状或不规则无强化的低信号区（图4-31）。

（5）诊断要点

典型脾脏血管瘤增强表现与肝血管瘤类似,早期肿块边缘结节状强化,延迟向中心填充,最后呈等信号。不少报道称,延迟期等信号强化为特征性表现。不典型脾脏血管瘤可与常见脾脏血管瘤不同,缺乏特征性。

（6）鉴别诊断

脾淋巴管瘤:多以囊性病变为主,增强后可见囊壁及其内分隔强化。

4.2.11 脾脏淋巴瘤

（1）概述

淋巴瘤是脾脏中最常见的肿瘤,多数是全身性淋巴瘤在脾脏中的局部侵犯,也可以是原发于脾脏的淋巴瘤,两者表现相似。

（2）病理

淋巴瘤病理分型复杂,大体分为霍奇金淋巴瘤（HL）和非霍奇金淋巴瘤（NHL）两大类。在病理上最特征性区别为Reed Sternberg细胞——一种含有大的深染色核巨网状细胞,在HL中可找到,在NHL中却不存在。原发性脾脏淋巴瘤从大体形态上分为弥漫型、结节型、巨块型和多肿块型。

（3）临床表现

主要临床表现为脾脏增大和因脾脏增大造成的压迫症状,包括上腹不适、食欲不振、贫血和低热等。若是全身性淋巴瘤,则腹股沟、腋下、锁骨上区等部位可触及肿大淋巴结。

（4）MRI表现

在T_1WI上脾内肿块表现为等信号或等低混杂信号,肿块轮廓显示不清。未经治疗的淋巴瘤很少发生囊变和纤维化。T_2WI上脾内肿块信号可略低于正常脾实质。此时对病变定性较困难。在增强早期,由于脾脏处于皮质髓质强化程度不一致,脾内病变范围往往显示不清。延迟扫描正

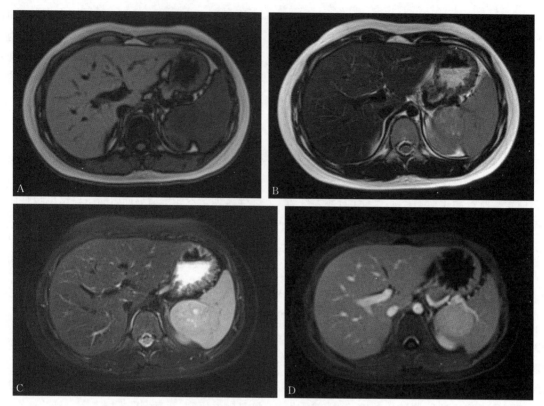

图 4 - 31　脾脏血管瘤 MRI 表现

注：磁共振横断位 $T_1WI(A)$ 和 $T_2WI(B、C)$ 图像，显示肿块不大，信号不均匀，增强后(D)有强化。

常脾脏内信号明显增高，而病灶往往仅轻度强化，故信号较正常脾脏为低，病灶边缘强化不明显。脾脏淋巴瘤典型的呈"地图"样分布（图 4 - 32）。可伴有后腹膜淋巴结肿大。

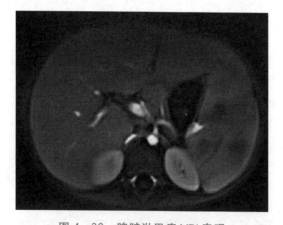

图 4 - 32　脾脏淋巴瘤 MRI 表现

注：磁共振 T_1WI 增强扫描正常脾脏内信号明显增高，而病灶往往仅轻度强化，信号较正常脾脏为低。

（5）诊断要点

脾脏淋巴瘤显示脾脏增大，脾实质内单发性或多发性边界清楚的类圆形病灶，结合多发性淋巴结肿大可诊断。

（6）鉴别诊断

需与脾转移瘤相鉴别。

4.2.12　胰腺囊肿

（1）概述

胰腺真性囊肿较为少见，为原始胰管系统异常分节的结果。最常见于新生儿，但也可见于任何年龄。胰腺真性囊肿较小者多无明显症状，而在体格检查或腹部手术或尸检时发现。近年来发病率明显增多，偶见巨大囊肿可引起压迫症状。

（2）病理

胰腺先天性囊肿系胰腺导管、腺泡的发育异常所致，囊内壁为腺管或腺上皮构成，包括单纯的胰腺内单个或多个小囊肿、皮样囊肿、涉及胰腺和其他脏器的先天性多囊性疾病以及遗传性全身黏液腺分泌异常的囊性纤维增生病。

（3）临床表现

囊肿压迫周围器官产生上腹部饱胀不适、疼痛、恶心、呕吐，如压迫胆管下端可引起梗阻性黄疸，如压迫胃窦部可引起幽门梗阻，如压迫下腔静脉可引起下肢水肿或浅静脉曲张，压迫肾或输尿管可引起尿路梗阻和肾盂积水，压迫门静脉系统可引起腹腔积液或门静脉高压。囊肿可并发感染、出血或破裂。

（4）MRI 表现

类圆形囊状信号，境界清，壁薄且均匀，增强扫描无强化。

（5）诊断要点

常见于新生儿，多无症状。临床表现多样。囊性病灶，囊壁没有结节。

（6）鉴别诊断

胰腺先天性囊肿应注意与胰腺囊腺瘤、胰腺假性囊肿等鉴别。囊腺瘤通常发生在成人，发生在胰尾，可能有外周钙化。胰腺假性囊肿有外伤、炎症等相关病史，影像学上囊壁可见钙化。

4.2.13 胰母细胞瘤

（1）概述

腺母细胞瘤（pancreatoblastoma，PBL）是一种较为罕见的胰腺外分泌腺恶性肿瘤。多见于 10 岁以下儿童，偶见于成人。

（2）病理

胰母细胞瘤是胰腺癌的一种婴儿类型，因此曾称为婴儿型胰腺癌，后发现其组织学结构相似于妊娠第 8 周时胎儿的胰腺组织，肿瘤细胞具有多能分化的特点，因此采用胰母细胞瘤这一名称。肿瘤可发生于胰腺各处，多见于胰头部，其包膜形成良好，可手术切除，故预后良好。胰母细胞瘤由上皮和间质成分排列成实性的片状或巢状，混有分化良好的腺泡结构，并偶见扩张的导管。有鳞状小体和含有酶原颗粒的细胞结构，鳞状小体是胰母细胞瘤形态学特征之一。免疫组化方面，胰母细胞瘤表达角蛋白，包括 CK8、18、19。

（3）临床表现

胰母细胞瘤多见于婴幼儿，平均年龄为 4 岁。临床表现无特异性，多为腹胀、腹部肿块，可有体重减轻、呕吐、便秘等，少数伴腹痛、黄疸、消化道出血及腹泻等。

（4）MRI 表现

胰母细胞瘤可发生于胰腺各处，甚至累及整个胰腺。肿块较大，大部分边界较清，常有纤维包膜。胰母细胞瘤亦发生坏死囊变，多可发生钙化，信号不均匀，当囊变组织伴发出血，影像学上可表现为液-液平面。增强后肿块不均匀强化，包膜或部分包膜样强化（图 4-33）。胰管扩张及肿瘤侵犯周围血管常见。胰母细胞瘤可发生肝、局部淋巴结、肺、骨及后纵隔远处转移。

（5）诊断要点

胰母细胞瘤好发于婴幼儿。临床可表现为腹痛腹胀。胰母细胞瘤胰腺区实性肿块，可伴钙化和少许液化，肿瘤可包绕周围血管。

（6）鉴别诊断

儿童胰母细胞瘤与胰腺实性假乳头状肿瘤相比较，胰腺实性假乳头状瘤好发于青春期女孩，体积常较胰母细胞瘤小，钙化不常见，肿块边界多清楚，呈囊实性，常伴出血，增强后实性成分强化。如胰母细胞瘤囊变坏死明显时容易与实性假乳头状瘤混淆。但胰母细胞瘤容易侵犯邻近血管，并且肿瘤内部或周边区域常可见扭曲小血管，这有助于与实性假乳头状瘤鉴别。

4.2.14 胰腺实性假乳头状瘤

（1）概述

胰腺实性假乳头状瘤是低度恶性肿瘤，其组织来源尚不清。在临床表现和组织病理学上，具有与其他胰腺肿瘤不同的特点。女性患者多见，男女比例 1∶9.5。

（2）病理

胰腺实性假乳头状瘤的组织起源尚不明确，可能与胰腺导管细胞、腺泡细胞、内分泌细胞及多能干细胞有关。较小肿瘤以实性区为主，较大肿瘤以充满陈旧血液的囊性区为主，多数肿瘤有包膜。均匀细小的假乳头结构是胰腺实性假乳头状

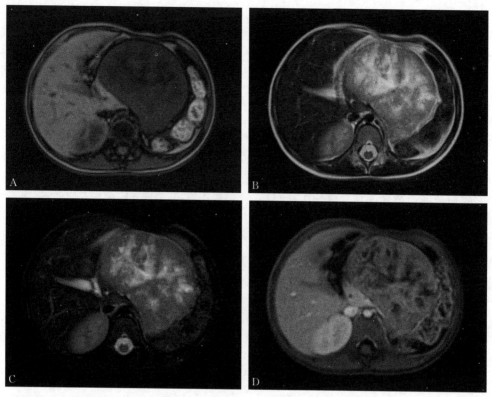

图 4-33　胰母细胞瘤 MRI 表现

注:胰母细胞瘤,磁共振横断位 $T_1WI(A)$ 和 $T_2WI(B、C)$ 图像,显示肿块大,边界较清,信号不均匀,增强后(D)不均匀强化。

瘤的重要病理学表现。部分瘤细胞空泡变而呈泡沫状。

（3）临床表现

胰腺实性假乳头状瘤主要发生于青春期的女孩和青年妇女,表现为缓慢生长的上腹部肿块或腹痛。由于血管内酯酶的释放,患者可出现多关节疼痛或嗜酸粒细胞增高。

（4）MRI 表现

胰腺实性假乳头状瘤在胰腺各个部位均可发现,以胰头、胰尾居多。肿块体积较大,多边缘清楚,以外生性膨胀性生长为主。肿块内信号不均匀。由于肿瘤含有不同数量的囊性和实性成分,囊性部分代表出血和囊变,出血在 T_1WI 呈中央高信号,可提示诊断。如果肿瘤较大,出血常呈圆形,相反肿瘤不大时,这种出血区不易见到,仅见到肿瘤呈混合信号改变。实性肿块 T_1WI 呈均质略低信号, T_2WI 呈高信号, T_2WI 抑脂后仍呈高信号,增强后动脉期肿块周边可见高信号强化区,门脉期及静脉期可见不均匀填充(图 4-34)。这种渐进性的强化方式对该肿瘤的诊断具有一定的特征性。

（5）诊断要点

胰腺实性假乳头状瘤通常见于年轻女性,可为实性或囊实性肿块,通常实性成分含有坏死、局灶性出血,周围结构受推移改变为主,鲜少有血管受侵。

（6）鉴别诊断

1）非功能性神经内分泌肿瘤:临床表现及实性区的组织学特点与胰腺实性假乳头状瘤相似,但组织学缺乏实性假乳头状瘤的乳头状结构,增强后典型表现为中等程度或明显持续强化或瘤体周边环形薄壁明显强化。

2）黏液性囊腺瘤:中老年女性好发。肿瘤常位于胰腺体尾部,肿块囊壁可伴有钙化,增强后可

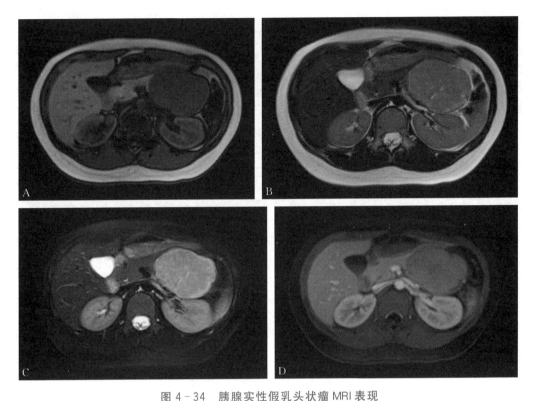

图 4 – 34　胰腺实性假乳头状瘤 MRI 表现

注：磁共振横断位 $T_1WI(A)$ 和 $T_2WI(B、C)$ 图像，显示肿块大，边界较清，信号不均匀，增强后(D)不均匀强化。

表现内部结节及分隔强化。

4.2.15　淋巴管瘤

（1）概述

淋巴管瘤为良性淋巴管畸形，可单发或多发，形成原因为局部淋巴液引流受阻，使淋巴液积聚而形成囊样扩张。

（2）病理

淋巴管瘤属于发育畸形而非真正肿瘤，淋巴管瘤较血管瘤少见。大体标本上肿瘤大小不等，通常无包膜，呈浸润性生长，切面呈海绵状，有的区域呈密集的薄壁或小囊，有的区域则形成相互沟通的大囊，形成多房性囊状结构，囊内含有黄色液体。病理上分为毛细淋巴管型、海绵状及囊性淋巴管瘤，三者常混合存在，但以后两者多见，淋巴管扩张或极度扩张成囊样。囊壁内衬扁平的内皮细胞，囊内含有淋巴液。较大的淋巴管囊壁增厚，且可见少许平滑肌细胞，囊内有纤维间隔、薄壁不等。

（3）临床表现

淋巴管瘤患者一般无症状，除非肿块较大压迫邻近脏器。

（4）MRI 表现

淋巴管瘤表现为囊样病灶，中央可见纤维间隔形成，常以多房性病变存在。在 T_1WI 上呈等低信号，且不均匀，T_2WI 不均匀高信号，增强后边缘和中央纤维间隔轻度强化，有囊壁显示(图 4 – 35)。

（5）诊断要点

淋巴管瘤壁薄、腔大，可见分隔，肿瘤柔软，边界不清。

4.2.16　畸胎瘤

（1）概述

畸胎瘤好发于女性卵巢，也可发生于腹膜后间隙。

（2）病理

畸胎瘤是生殖细胞肿瘤中常见的一种，来源于生殖细胞，病理上包含 3 个胚层组织，可以由一

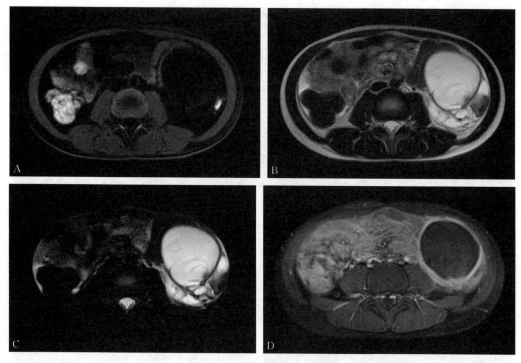

图 4-35　淋巴管瘤 MRI 表现

注：磁共振横断位 $T_1WI(A)$ 和 $T_2WI(B、C)$ 图像，显示肿块大，边界较清，T_1WI 低信号，T_2WI 高信号，增强后(D)囊壁显示。

个胚层组织为主，根据组织分化程度可分为成熟性畸胎瘤（多为良性畸胎瘤）和未成熟性畸胎瘤（多为恶性畸胎瘤）。成熟性畸胎瘤里含有很多种成分，包括皮肤、毛发、牙齿、骨骼、油脂、神经组织等；非成熟性畸胎瘤分化欠佳，没有或少有成形的组织，结构不清。

（3）临床表现

临床表现主要为腹部包块。

（4）MRI 表现

畸胎瘤在 T_1WI、T_2WI 信号极为混杂，但边界较清楚，呈结节状或分叶状，良性畸胎瘤可显示脂质 T_1WI、T_2WI 高信号及囊性 T_1WI 低 T_2WI 高信号，骨性或钙化成分在 MRI 上不敏感，在 T_1WI、T_2WI 均呈低信号。恶性畸胎瘤以实性成分为主，信号混杂，增强后不均匀强化（图 4-36）。

（5）诊断要点

肿瘤内多胚层组织显示。

（6）鉴别诊断

含大量类脂质而无钙化的畸胎瘤需同脂肪瘤鉴别。

4.2.17　寄生胎

（1）概述

寄生胎又称为胎中胎。为婴儿腹内含有成形的但发育不全的胎儿。

（2）病理

寄生胎与畸胎瘤有相似之处，可以看到骨骼和脂肪，以软组织成分为主，但没有恶性倾向。

（3）临床表现

临床表现以腹部包块为主。

（4）MRI 表现

腹部包块内可见脂肪及软组织信号，磁共振对骨性信号不敏感，T_1WI、T_2WI 上均呈低信号；包块内可见胎儿身体的某一部位，部分可见寄生双胎。随访，可见寄生胎增长（图 4-37）。

（5）诊断要点

腹部包块中识别胎儿身体部分，尤其是具有脊椎骨，即可诊断寄生胎。

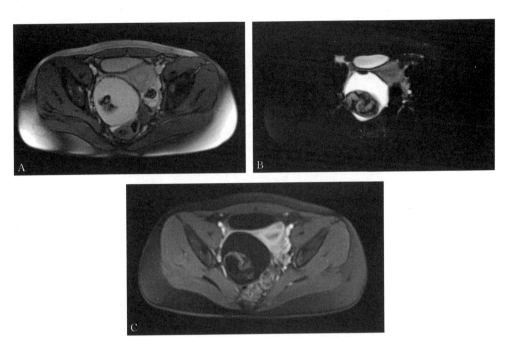

图 4-36 右卵巢畸胎瘤 MRI 表现

注:磁共振横断位 $T_2WI(A、B)$图像,显示肿块大,边界清,T_2WI 高信号,信号混杂,增强后有不均匀强化(C)。

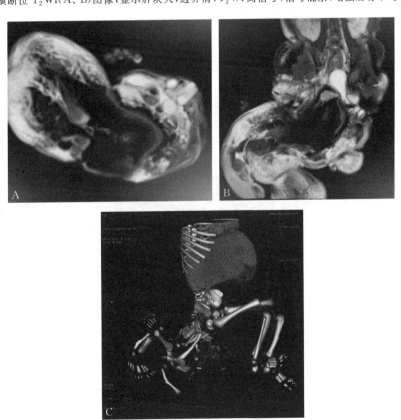

图 4-37 寄生胎 MRI 表现

注:磁共振(A、B)图像显示骶尾部巨大包块,内可见脂肪及软组织信号等,CT(C)重建图像见完整的肢体。

（6）鉴别诊断

寄生胎需与畸胎瘤相鉴别，畸胎瘤中软组织成分越多，恶性可能性越高；寄生胎以软组织成分为主，但没有恶性倾向，因此两者鉴别诊断有一定临床意义。

4.3 儿童门静脉高压

（1）概述

门静脉高压症是一组由门静脉压力持久增高引起的症候群。大多数由肝硬化引起，少数继发于门静脉主干或肝静脉梗阻及原因不明的其他因素。当门静脉血不能顺利通过肝脏回流入下腔静脉就会引起门静脉压力增高。表现为门-体静脉间交通支开放，大量门静脉血在未进入肝脏前就直接经交通支进入体循环，从而出现腹壁和食管静脉扩张、脾大和脾功能亢进、肝功能失代偿和腹腔积液等。最为严重的是食管胃底静脉扩张，一旦破裂就会引起严重的急性上消化道出血，危及生命。

（2）病理

门静脉高压可分为肝前型、肝内型、肝后型。门-体侧支循环根据其引流部位分为两组。第一组引流入上腔静脉，称食管静脉曲张，包括冠状静脉、食管静脉和胃短静脉曲张。第二组引流入下腔静脉，包括脐周、后腹膜和肠系膜静脉曲张，以及自发性门体分流。自发性门体分流主要有脾肾分流和胃肾分流。

（3）临床表现

门静脉高压病情发展缓慢，主要临床表现有脾大、腹腔积液、门-体侧支循环的形成及门脉高压性胃肠病，以门-体侧支循环的形成最具特征性。这些临床表现常伴有相应的并发症，如脾功能亢进、原发性腹膜炎、消化道出血、肝性脑病及低蛋白血症等。

（4）MRI表现

磁共振能显示儿童门静脉的大小，特别是对儿童的肝前性门脉高压还可显示是否有围绕门静脉的侧支血管，即所谓的海绵样门静脉变性的存在（图4-38A）。磁共振也能显示肝静脉和下腔静脉的开放性。还能显示胃底食管静脉曲张（图4-38B）、侧支血管和直肠上下静脉曲张等盆腔侧支循环血管分布范围和程度（图4-38C），以及肝内有无动静脉瘘存在。儿童还可能有先天性门体分流，门静脉和腔静脉间存在直接的连接血管，此时门脉高压的症状很轻，但会有肺动脉高压和肝昏迷等表现。

（5）诊断要点

根据流行病学病史、门静脉高压症特征性临

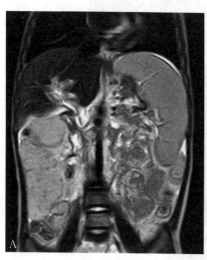
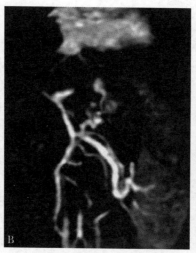
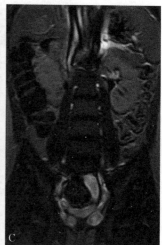

图4-38 门静脉高压冠状位MRI表现

注：A. 显示海绵样门静脉变，脾脏增大；B. 显示门静脉较脾静脉细，脾脏增大，胃底食管静脉曲张；C. 显示脾脏增大不明显，粗大的直肠上下静脉等盆腔侧支。

床表现、肝脏功能、常规的腹部 B 超检查,可对大多数门静脉高压症作出初步诊断。

（6）鉴别诊断

本病应与特发性门静脉高压（Banti 综合征）、布-卡（Budd-Chiari）综合征、脾大性疾病等相鉴别。

4.4 儿童腹部炎症和其他病变

4.4.1 儿童肝脂肪浸润

（1）概述

肝脂肪浸润（fatty infiltration）亦称肝脂肪变性,小儿并不少见。肝脂肪浸润虽可局限或广泛,但在儿童局限性脂肪浸润常见。肝脂肪浸润的致病原因包括代谢性疾病（糖原贮积症、肝豆状核变性、瑞氏综合征等）,营养不良性疾病,高营养治疗,药物中毒（类固醇、白血病、肿瘤联合化疗）,以及肝炎、门脉性肝硬化等。

（2）病理

由于肝细胞的细胞质被大的细胞内脂肪微滴取代,往往在肝内广泛沉积而产生弥漫性肝脂肪浸润,此类肝脏也称为脂肪肝（fatty liver）。局灶性脂肪浸润多位于肝裂周围及肝边缘部分。大体病理可见肝大,色黄,油腻感,肝脂肪含量增高。当脂肪含量占肝总量的 5%～10% 属于轻度脂肪肝,10%～25% 为中度脂肪肝,＞25% 为重度脂肪肝。

（3）临床表现

脂肪肝患儿大多数无明显自觉症状,常在体检时被发现,或仅有食欲不振、腹部不适、易患口舌炎、乏力、疲劳、肝区或右上腹隐痛等症状。临床表现各有不同,在原发病基础上多出现肝大、高脂血症等。肝脏是人体内最大、功能很多、物质代谢最活跃的实性腺体器官。它参与人体消化、排泄、解毒以及糖、脂肪、蛋白质等代谢,是维持人体生命活动的一个不可缺少的重要器官。因此,一旦肝内细胞被大量脂肪浸润必然会使肝脏的正常结构发生系列改变,不同程度地影响人体消化功能和肝脏正常代谢功能,使人体生化、血浆蛋白、血脂、肝功能、内分泌系统等发生异常变化。脂肪肝的危害在于使机体对脂类的吸收发生障碍,人体能量代谢发生紊乱,从而降低对病原菌、病毒及其他致病微生物的防御能力。

（4）MRI 表现

通常应用的自旋回波脉冲序列对弥漫性脂肪肝的敏感性较低,仅少数病例在灌注加权成像（perfusion weighted imaging, PWI）上可见肝脏的信号强度轻度增加。由于脂肪与水中的氢质子共振频率不同,进行化学位移成像的同相（in-phase）和反相（out-phase）位成像,可以显示肝脂肪浸润。在反相位图像上,脂肪浸润的信号比同相位图像的信号强度明显下降,为其特征（图 4 - 39、4 - 40）。

（5）诊断要点

脂肪肝的影像学检查目前主要应用 CT,而常规 MRI 检查对脂肪肝的检出率不及 CT,需应用同反相位序列成像。

（6）鉴别诊断

局灶性脂肪肝有时需与肝肿瘤等占位性病变鉴别,MRI 检查可明确显示有无肿瘤性病变征象。

4.4.2 肝铁质沉着症

（1）概述

铁负荷过重（iron overload）是全身系统性病变,过多的铁以铁蛋白和血色素形式沉积在细胞中。肝脏是最主要的存储铁的器官,包括肝细胞和库普弗细胞（Kupffer cell）,是最早显示铁负荷过重的器官,肝内铁浓度和全身铁总量呈线性相关。铁沉积病变（iron-deposition disease）分为原发性和继发性两种。原发性铁沉积常由于 *HFE*（high iron Fe）基因变异,引起肠道上皮细胞对铁吸收失调,导致过量的铁沉积在肝脏、胰腺、心脏,称作血色病（hemochromatosis）。继发性铁沉积由于反复多次输血造成血色素沉着,多见于地中海贫血、镰状细胞贫血等,过多的铁沉积在网状内皮系统中,包括肝脏、脾脏、骨髓,称作含铁血黄素沉着症（hemosiderosis）。

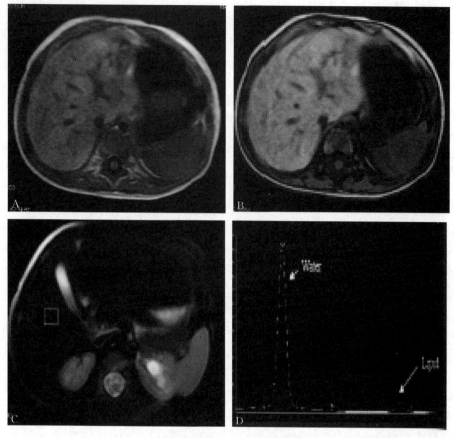

图 4-39 正常肝 MRI 表现

注:正常儿童,10 岁,肝脏 MRI 表现。A、B. T_1WI 同、反相位影像,肝实质信号基本一致;C. 横断面 T_2 FSE 影像,感兴趣区(ROI)选择肝右后叶胆管及血管稀少的区域;D. 可见 ^1H-MRS 上正常儿童具有高尖的水峰和明显低平的脂峰,后者基本上于基线相平齐。

超声对铁沉积不敏感。传统的单源 CT 可以发现肝实质密度增高,无法对铁沉积定量和分级。双能 CT 可以定量测定铁含量,并和 MRI 测量有良好相关性。肝穿刺活检是有创检查,而且取样较少,容易有偏差,有时由于肝衰竭凝血功能障碍而应用受限。MRI 是应用最多的检查方法,可以检测肝脏的铁沉积并进行定量和分级,还可以监测治疗的效果。

(2)病理

1)大体病理:肝脏外观呈金黄色,切面可见小结节。

2)镜下病理:原发性血色病肝细胞内铁沉积,汇管区明显。随着病情进展,出现肝细胞坏死,坏死灶由嗜酸性粒细胞或溶解坏死的肝细胞组成,周围出现成簇巨噬细胞,并可见汇管区纤维化,最终进展成为小结节性肝硬化和肝癌。光镜下不同倍数视野下统计普鲁士蓝染色的铁小体数量进行分级。继发性铁沉积首先在库普弗细胞沉积。

(3)临床表现

非特异性症状包括皮肤色素沉着、肝功能异常、疲劳、右上腹疼痛等。如果不治疗,疾病进展可以导致肝纤维化和肝硬化、肝癌。累及心脏和垂体导致心肌病、心律失常、心力衰竭、垂体功能失常和性腺功能减退。

(4)MRI 表现

铁蛋白和血色素的顺磁性作用导致局部磁场不均匀,在正反相位扫描序列中,以反相位(out

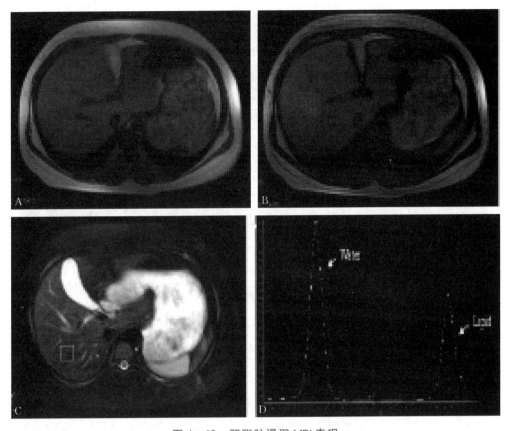

图 4 - 40　肝脂肪浸润 MRI 表现

注：单纯性肥胖症患儿，8 岁，肝脏 MRI 表现。A、B. T_1WI 同、反相位显示肝脏于反相位影像上信号略减低；C. 横断面 T_2 FSE 影像，ROI 选择肝右后叶胆管及血管稀少的区域；D. ^{1}H - MRS，单纯性肥胖症患儿 MRS 谱线上可见明显高尖的水峰和尖窄但相对较低的脂质峰。

phase)为对照标准，正相位(in phase)肝脏信号明显减弱。缩短 T_2/T_2^* 弛豫时间，导致 SE 序列 T_2WI 或 GRE 序列 T_2^*WI 信号降低，低于脊柱旁骨骼肌信号。

定量测定肝内铁含量(LIC)可以采用信号强度比率法(signal intensity ratio)，使用多次激发屏气 GRE 序列，TR 时间固定，改变翻转角和 TE，得到不同的 T_1WI 和 T_2^*WI，选取肝右叶三个和脊柱旁肌肉两个感兴趣区(ROI)，测量肝/肌肉信号比率。通过特殊的算法，可以得到肝内铁含量的估测值。但对于超过 20.9 mg/g 干重的重度铁沉积测量不准确。其他还有 T_2，R2 弛豫时间测定法和 R_2^*，T_2^*($R_2 = 1/T_2$，$R_2^* = 1/T_2^*$)弛豫时间测定法，2013 年美国 FDA 批准的 FerriScan 是基于 R2 测定法，目前已经商业化的扫描技术，

可以较准确的测定 LIC。

MRI 还可以观察到肝脏脂肪变性、肝硬化和肝癌的表现(图 4 - 41)。

(5)诊断要点

SE 或 GRE 序列 T_2WI 信号下降，低于脊柱旁骨骼肌信号。同时注意观察胰腺、心肌或脾脏、骨髓的信号，如果降低，提示铁沉积病变。

(6)鉴别诊断

需要和肝脏弥漫性 CT 密度增高的病变鉴别，主要是肝糖原贮积病。该病可以引起肝肾增大，肝实质和肾皮质 CT 密度增高，肝内易发腺瘤。Wilson 病因铜在肝脏沉积，偶可引起肝实质 CT 密度增高，MRI 可见 T_2WI 低信号结节。但血色病的病变部位和肝脏 MRI T_2WI 弥漫低信号，与上述两者不同，结合临床表现，可以鉴别。

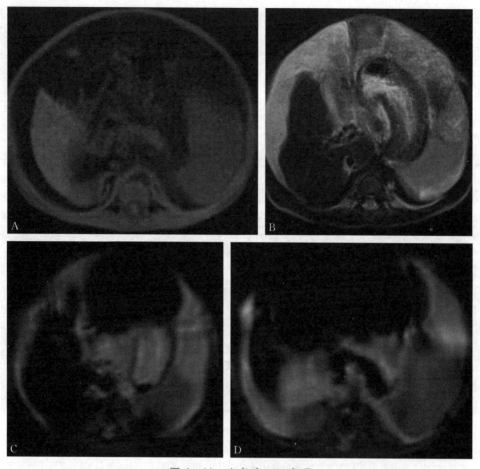

图 4-41 血色病 MRI 表现

注：患儿，女，2月龄，临床诊断急性肝功能衰竭，肝硬化，凝血功能障碍。尸解证实为血色病，累及肝脏、胰腺。平扫 T_1WI 未见明显异常，T_2WI 肝脏胰腺信号减低，GRE 序列肝脏胰腺信号明显减低。

4.4.3 胰腺炎

（1）概述

儿童急性胰腺炎是一种急腹症，重症胰腺炎病情凶险，进展迅速，常可危及生命。胰腺炎的病因复杂，包括酗酒、高钙血症、高脂蛋白血症、钝性腹部外伤、消化性溃疡穿孔、EB病毒感染和应用某些药物。

（2）病理

主要病理改变为胰腺水肿、出血和坏死，不同程度地累及邻近的组织和器官。根据组织学和临床表现一般将胰腺炎分为轻度（急性水肿型）和重度（急性坏死型）。组织学上，急性水肿型胰腺炎表现为胰腺肿大，以轻微的间质水肿和腺泡细胞坏死为特征。急性坏死型胰腺炎表现为在大体上能见到的胰腺和胰周组织坏死，并伴血管坏死出血，易继发感染。

（3）临床表现

轻度胰腺炎症状较轻，通常表现为腹部疼痛、触痛、反跳痛和肌卫，恶心、呕吐，发热，白细胞计数升高、血尿淀粉酶和胰蛋白酶升高。轻度胰腺炎经保守治疗有效，在48～72 h临床和实验室指标（血尿淀粉酶）有好转。急性重度胰腺炎可导致重要器官的衰竭（包括胃肠道出血、肺和肾的功能衰竭），常出现中毒性休克。

（4）MRI 表现

轻度胰腺炎的胰腺形态和信号均可无异常改变，也可表现为胰腺局限性或弥漫性增大，在

T_1WI 呈低信号，T_2WI 呈高信号，反映胰腺炎的灶状或弥漫性水肿（图 4 - 42）。胰周积液在 T_1WI 呈低信号，在 T_2WI 呈高信号。随着胰腺炎的进一步发展，T_1WI 脂肪抑制表现为不均匀信号，尤其在增强上表现为不均匀强化。特别对于急性出血坏死型胰腺炎，判断胰腺坏死的范围和程度，MRI 动态增强可显示胰腺坏死的区域，呈低信号。MRI 可显示胰腺炎的并发症，如假性囊肿、胰腺出血、脓肿形成的部位和大小形态。胰腺出血在 T_1WI 脂肪抑制上表现为高信号，假性囊肿表现为均匀性 T_1WI 低信号 T_2WI 高信号，复杂性囊肿如合并出血感染及坏死物质形成可表现为不均匀混杂信号。

（5）诊断要点

临床有腹痛、腹胀、恶心、呕吐和腹膜刺激征。血、尿淀粉酶和胰蛋白酶升高。胰腺外形和信号异常，伴出血和假性囊肿（甚至脓肿形成）。炎症累及肾前间隙和肠系膜，常可见肾前筋膜增厚。

（6）鉴别诊断

胰腺假性囊肿应注意与胰腺囊腺瘤、局限性腹腔积液等鉴别。囊腺瘤通常发生在成人，发生部位在胰尾部，可能有外周钙化。局限性腹腔积液没有明确的壁，只有韧带勾勒的少量腹腔积液。

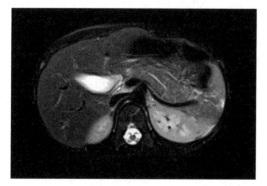

图 4 - 42　急性胰腺炎 MRI 表现

注：胰腺弥漫性增大，T_2WI 信号不均匀增高。

4.4.4 脐疝

（1）概述

脐疝是新生儿和婴儿时期常见的疾病之一，指腹腔内容物由脐部薄弱区突出形成腹外疝。

（2）病理

脐位于腹壁正中，在胚胎发育过程中，是腹壁最晚闭合的部位。在婴儿期，两侧腹肌未完全在中线闭合，留有缺损，称为脐环，为全腹壁最薄弱的部位，当哭闹过多、咳嗽、腹泻等促使腹内压力增高时，便会导致腹腔内容物，特别是小肠，连同腹膜、腹壁皮肤一起由脐部逐渐向外顶出，形成脐疝。

（3）临床表现

脐疝多属可复性疝，较常见，嵌顿少见。当啼哭、站立和用劲时，脐部膨胀出包块，直径 1～2 cm，无其他症状，常在无意中发现。多呈半球形或圆柱状，肿物顶端有一小瘢痕，是为脐痕；肿物特点为可复性，即哭闹、咳嗽、直立时肿物饱满增大，而且肿物触之较坚实；小儿安静或者家长用手按压时，肿物缩小或回纳入腹腔，伴有肠鸣音。肿物缩小或还纳后，局部留有松弛皮肤皱褶，以上为典型脐疝。肿物较大时，特别是孩子哭闹腹压增高时，外表的皮肤发亮显得较薄。

（4）MRI 表现

脐疝在 MRI 易诊断，表现为腹内器官经腹壁缺损处翻出至腹腔外，位于前腹壁中线处，有膜覆盖（图 4 - 43）。

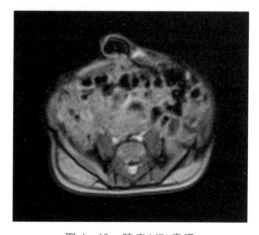

图 4 - 43　脐疝 MRI 表现

注：横断位 MRI 显示前腹壁中线处局限性突出。

（5）鉴别诊断

本病应与腹裂相鉴别。腹裂多位于脐带的右侧，无膜覆盖。

4.4.5 肠套叠

（1）概述

肠套叠（intussusception）是指肠管的一部分及其相应的肠系膜套入邻近肠腔内的一种肠梗阻，分原发性与继发性。婴儿肠套叠95％以上是原发性肠套叠，发生肠套叠的肠管没有明显的器质性病变，与婴儿时期回盲部系膜固定差且活动度大有关。继发性肠套叠多见于梅克尔憩室、肠息肉、腹部过敏性紫癜、肠重复畸形、淋巴瘤等。一般是近端肠管套入远端肠管，远端肠管套入近端肠管（逆行性肠套叠）罕见。肠套叠的外管部分称肠套叠鞘部，肠的近端套入其中，进到里面的部分为套入部，套入部最远端称为肠套叠头部，肠管从外面卷入处称为肠套叠颈部。根据套入部位的不同，肠套叠可分为以下几种类型：①回结型，最多见，占85％；②复杂型，以回-回结构型最常见，占10％～15％；③小肠型，占6％～10％，包括空-空型、回-回型及空-回型；④结肠型，占2％～5％。

（2）病理

肠套叠是一段肠管连同系膜结构套入邻近段肠管内形成肠内肠结构的病理改变，大体病理为鞘部肠管、折返部肠管、套入部肠管及卷入的肠系膜脂肪、血管等。根据肠套叠大体病理其分为头、体、颈、尾4个部分，套入肠管与折返部肠管转折处为头部；折返部肠管与鞘部肠管转折处为颈部；头颈之间为体部；颈部近端肠管及附属系膜结构为尾部。肠套叠的MRI征象反映了扫描平面与肠套叠大体病理各部位轴向的关系。

（3）临床表现

原发性急性肠套叠多见于2岁以下肥胖婴幼儿，男女之比为（2～3）：1，常突然发病，临床表现阵发性哭闹、呕吐、血便，血便呈红色果酱样。体格检查腹部可触及肿块，呈腊肠样、光滑、质实、有弹性，右下腹部有空虚感。

（4）影像学表现

1）X线表现：

A. 腹平片：早期腹部肠管无气或者充气减少，是因呕吐和肠痉挛使肠管生理积气减少，继而出

现气液平面。晚期呈小肠机械性肠梗阻表现，肠管内可见阶梯状气液平面（图4-44），部分患儿伴有腹腔积液。约1/3可见腹部软组织包块影。

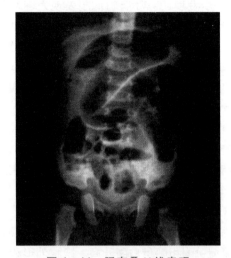

图4-44 肠套叠X线表现

注：腹平片示小肠积气扩张，中下腹部有阶梯状中小气液平面，右上腹部有软组织块影。

B. 钡剂灌肠：钡剂到达套入部通过套头部，钡首呈"杯口状"或球形充盈缺损，鞘部有钡剂进入时，可呈弹簧状或螺旋状，套入部中心肠管很少有钡剂进入。

C. 空气灌肠：经导管向结肠内注气，气体沿结肠逆行充盈到达套入部时通过受阻，可见肠腔内有弧形边缘，并可见圆形或类圆形软组织肿块影。

2）MRI表现：靶征是肠套叠常见的重要征象，分层样结构最具诊断价值，是套叠体部短轴位或接近短轴位的表现。肠套叠大体病理切面解剖，自内向外由3层肠壁组成，分别为套入部肠壁、折返部肠壁及鞘部肠壁，套入部肠壁与折返部肠壁间隙内为卷入的肠系膜结构，折返部肠壁与鞘部肠壁间隙为鞘部肠腔。肠壁、肠系膜脂肪、血管及肠腔内液体有不同的MRI信号予以辨别。鞘部肠腔内积液、套入部肠系膜脂肪分开肠壁而可以分别显示，表现靶征分层样结构。另外，黏膜下层水肿是靶征分层样结构形成的又一病理因素，鞘部肠道与折返部肠道黏膜面相邻，黏膜下层水肿与固有肌层间存在信号差异，在T_1WI平扫

图像上，黏膜下层水肿层相对于固有肌层呈稍低信号，位于鞘部肠壁与折返部肠壁的固有肌层之间出现分层样结构，而抑脂 T_2WI 未能显示这一信号差异，也因此区别于鞘部肠腔内积液的长 T_2 信号。小肠-小肠套叠在增强扫描时图像跟踪观察在足侧层面显示弯曲的拱部，是肠套叠体部"U"形弯曲的结果，有别于多处肠套叠之间的正常肠道。肾形征是肠套叠经颈部的套入肠管和/或肠系膜斜切体部的扫描层面图像，游离的鞘部与折返部两层相邻肠壁呈弧形围绕套入部，似肾门平面肾脏横断面图像。游离的鞘部及折返部两层相邻肠壁构成"肾实质"，套入肠管近端及系膜脂肪、血管构成"肾窦"内结构（图 4-45）。

（5）诊断

肠套叠的超声表现、空气或钡剂灌肠表现具有特征，可在超声监视下水压灌肠复位或在透视下空气灌肠复位，一般不用钡剂灌肠复位。反复发生肠套叠行 CT 检查对病因诊断有价值。MRI 靶征是肠套叠常见的重要征象，分层样结构最具诊断价值，是套叠体部短轴位或接近短轴位的表现。鞘部肠腔内积液表现靶征分层样结构。

（6）鉴别诊断

细菌性痢疾：该病临床表现与肠套叠相似，亦多见于婴幼儿，起病急，有恶心、呕吐、阵发性腹痛及血便，但痢疾有发热且体温可达 39℃ 以上，排便次数多，有里急后重，大便含有黏液和脓血。体格检查腹部触不到肿块。肠套叠腹部平片虽不常表现肠梗阻征象，但偶可见软组织块影。

急性坏死性肠炎：该病可表现为腹痛、呕吐和血便，血便常呈洗肉水样，量多，具有特殊的腥臭味，早期即可出现腹胀、高热和频繁呕吐。腹部平片常呈动力性肠梗阻，肠管形态僵直，肠间隙增宽，可见肠壁积气，重症患儿可有门静脉积气。这些特征性表现不见于肠套叠患者。

蛔虫性肠梗阻：临床亦可表现腹痛、阵发性哭闹、呕吐。体格检查脐周可触及条索状肿块，腹部平片表现肠梗阻征象，可见软组织肿块影。但蛔虫性肠梗阻一般见于较大儿童，且常有吐蛔虫史，没有血便，腹部平片有时可见条状蛔虫影，超声显示圆形靶环样回声团，中央虫体呈粗大的强回声斑，肿块长轴切面显示中等条形状回声，两端分界不清，无明显的管壁折叠形成的"套管征"。

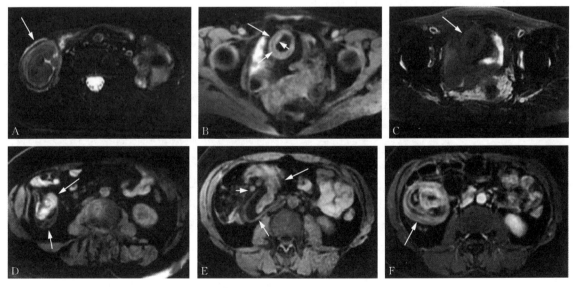

图 4-45　肠套叠 MRI 表现

注：盲肠息肉继发盲肠结肠套叠。A. 轴位抑脂 T_2 WI FRFSE：靶征分层样结构（箭）。B、C. 回肠黏膜下脂肪瘤继发回-回肠套叠。B. 轴位 LAVA 平扫：靶征分层样结构，鞘部肠壁（长箭），折返部肠壁（短箭），黏膜下水肿层（中箭）；C. 轴位 T_2 WI FRFSE：靶征但未见分层及层间液体信号（箭）。D. 特发性回结肠套叠。轴位 LAVA 平扫：肾形征（短箭），"肾窦"内肠腔积液（长箭）。E、F. 慢性阑尾炎继发回结肠套叠。E. 轴位 LAVA 平扫：肾形征（长箭），"肾窦"内圆形血管断面（短箭）及伴随彗星尾征（中箭）；F. 轴位 LAVA 增强扫描：靶征分层样结构（箭）。

（7）比较影像学

超声检查无需特殊准备，方法简便，图像容易识别，能对肠套叠做到早期诊断，超声诊断肠套叠准确率可达 100%，且可在超声监视下水压灌肠复位，因此超声检查是小儿肠套叠的首选检查方法。钡剂灌肠穿孔后容易发生腹膜炎、肠粘连，所以现已很少应用。气灌肠一般用空气或氧气，在做灌肠前需综合分析患儿病情，了解适应证与禁忌证。CT 检查不作为肠套叠的常规检查方法，但当患儿反复发生肠套叠，临床怀疑有梅克尔憩室、肠息肉、肠重复畸形、淋巴瘤等器质性病变，CT 检查对肠套叠病因诊断有帮助。

4.4.6 坏死性小肠结肠炎

（1）概述

坏死性小肠结肠炎通常见于早产儿及出生体重过轻的新生儿，尤其是出生时体重<1 500 g 的较多，<2 500 g 的约占 80%，但有时也见于足月产儿。

（2）病因和病理

坏死性小肠结肠炎病理上以结肠、小肠缺血性坏死为特点，其范围可以是局限性、节段性的，但也可以是广泛的。病变最常见于回肠，但严重时可普遍性累及小肠、结肠和胃，且壁内可以出现不同范围、不同程度的积气。导致这些病理变化的原因至今不清。大致可以归纳为：①围产期窒息或呼吸窘迫引起缺氧，导致胃肠道缺血和肠黏膜受损害；②因腹泻直接损害肠黏膜；③因高渗透压饮食直接损害肠黏膜，导致胃肠道出血。

（3）临床表现

出生后 2 周内发病约占 3/4，往往在出生后 2～7 d 突然出现严重腹胀，伴发胆汁性呕吐和混有黏液和血液的腹泻，继而周身情况迅速恶化，往往出现黄疸、体温不稳，产生败血症与代谢性酸中毒，直至出现播散性血管内凝血障碍。

（4）影像学

坏死性小肠结肠炎以腹部平片诊断为主。主要表现有肠道内气体分布不均、肠壁积气征、门静脉充气征、腹腔积液征、扩张肠袢固定征、气腹等

（图 4-46）。

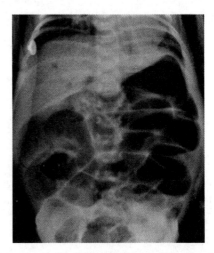

图 4-46　坏死性小肠结肠炎影像学表现

注：腹部平片显示肠壁积气和门静脉充气征。

（5）诊断要点

临床症状有腹胀、呕吐、混有黏液或血液的腹泻等。腹部平片往往需要仰卧正位片及水平侧位片。平片表现有肠道内气体分布不均、肠壁积气征、门静脉充气征、腹腔积液征、扩张肠袢固定征、气腹等。

4.4.7 阑尾炎

（1）概述

急性阑尾炎是外科最常见的急腹症，可发生于任何年龄，但总的来说以青少年居多。急性典型性阑尾炎的临床正确诊断率为 70%～80%。发生在儿童时诊断尤其困难，单凭临床症状及实验室检查很难正确诊断，因此适当采用医学影像手段来解决这一问题。许多影像方法均可用于急性阑尾炎的成像，如腹部 X 线平片、阑尾钡餐检查和钡剂灌肠检查、超声、CT、MRI、放射性核素等。腹部平片仍是检查急腹症最基础的工具。随着 MRI 技术的发展，这些手段的应用也迅速增多。

（2）病理

急性阑尾炎依病理表现分为单纯性、化脓性和坏疽性 3 种类型。单纯性者表现阑尾充血、水肿和增粗，腔内为脓性黏液；化脓性阑尾炎表现充

血进一步加重,表面有脓性分泌物,并出现腔内积脓,可发生局限性坏死和穿孔;坏疽性者阑尾广泛坏死而呈灰黑色,腔内压力大、易发生穿孔。急性阑尾炎穿孔后可形成阑尾周围脓肿(periappendiceal abscess),脓肿可在右下髂窝或在盆腔内,但当阑尾位置异常或其长度较长时,脓肿可在腹腔的任何部位。

由于小儿的自然防御机能差,阑尾在部分梗阻的基础上容易向完全梗阻和急性炎症发展,故极少像成人一样见到临床上表现为反复出现腹痛的慢性阑尾炎。即使偶尔发生也是年长儿,在婴幼儿几乎从不发生慢性阑尾炎。

（3）临床表现

临床上,典型表现为转移性右下腹痛并反跳痛,恶心、呕吐,发热和血中性粒细胞增高。但在婴幼儿,上述症状往往是许多不同疾病的共同表现,不但特异性差,而且常因患儿不合作而使临床诊断不清。

（4）MRI 表现

直接征象主要是阑尾增粗肿大（直径 ≥ 6 mm),阑尾壁增厚,腔内积液、积气和积粪石,增强可见阑尾壁有强化(图 4 - 47)。间接征象包括阑尾盲肠周围炎和阑尾周围脓肿。前者表现为阑尾周围信号升高及条索影,腹膜增厚,少量积液,盲肠壁水肿增厚;后者表现为中心为液体信号的团块影,壁厚而边界不清,可出现液气平面,增强可见环状强化。阑尾脓肿、肠腔外气体、肠腔外阑尾粪石以及增强扫描时阑尾壁缺损是诊断阑尾穿

孔的特征性征象,但如无上述征象,并不能排除阑尾穿孔。

（5）诊断要点

结合临床表现及影像检查阑尾区的炎症征象,急性阑尾炎的诊断不难。然而阑尾变异较大,不要将局部小肠内的积气积液误认为是阑尾炎。单纯性阑尾粪石也并不少见,不可仅见阑尾粪石就作出阑尾炎的诊断。

（6）鉴别诊断

小儿急性阑尾炎是小儿腹外科常见的急腹症,在鉴别诊断中,要特别注意与急性胃肠炎、肠蛔虫症、肠套叠、痢疾、急性肠系膜淋巴结炎、原发性腹膜炎和梅克尔憩室炎等相鉴别。

1）小儿急性阑尾炎还应与其他急腹症鉴别。

A. 卵巢囊肿扭转:女性患者右侧卵巢囊肿扭转引起右下腹阵发性剧烈绞痛,肿物可因血循环障碍出血坏死而引起腹肌紧张、压痛。辨别诊断为直肠指诊及双合诊触及盆腔内圆形肿物。

B. 梅克尔憩室炎:憩室位于末端回肠距回盲部 20～100 cm 以内,发生炎症时压痛和肌紧张部位比较靠近中线,如有便血史者,应考虑本病。术前检查一般不能辨别,手术时若阑尾正常则应探查回肠。

2）与早期单纯性阑尾炎相混淆的疾病。

A. 急性胃肠炎:腹痛多为阵发性绞痛,腹部压痛部位不固定,腹肌紧张不明显。数小时后,出现腹泻、压痛消失。

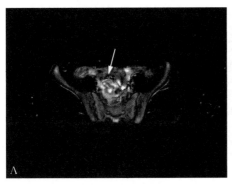
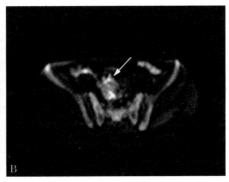

图 4 - 47　阑尾炎 MRI 表现

注:患儿 MR T_2WI SPAIR 轴位(A)见阑尾粗大,周围见渗液,DWI(B)呈高信号(箭)。

B. 急性肠系膜淋巴结炎:常有急性上呼吸道感染或急性扁桃体炎的病史。腹痛较广泛,右下腹痛也较其他部位明显。但压痛多不局限,也没有腹肌紧张。用抗生素治疗,并观察数小时,病情无进展,或有减轻。

（梅海炳　沈　瑾　施莺燕　龚　英　季敏　张大江）

主要参考文献

［1］龚英,谢婵来,孙颖华,等. 儿童胃肿瘤和肿瘤样病变的影像学诊断和鉴别诊断[J].上海交通大学学报(医学版),2014,34(05):688－694.

［2］季敏,乔中伟,帕米尔,等.急诊疑似阑尾炎 VCT 平扫与术后病理诊断对照准确性研究及影像学特征[J].中国循证儿科杂志,2010,5(06):436－441.

［3］李欣,邵剑波.中华影像医学:儿科影像卷[M].北京:人民卫生出版社,2010.

［4］乔中伟,李国平,帕米尔,等.小儿肠梗阻的腹部 X 线平片和 CT 诊断价值分析[J].中国医学计算机成像杂志,2007,(01):46－49.

［5］乔中伟,帕米尔,钱镔,等.婴儿型肝脏血管内皮细胞瘤的 CT 表现和随访变化[J].上海医学影像,2007,53(01):14－16.

［6］徐燕清,王莉,龚英,等.体素内不相干运动弥散加权成像对儿童腹部良恶性肿瘤诊断价值[J].中国循证儿科杂志,2017,12(04):251－256.

［7］阳朝霞,杨宾,季敏,等.儿童胰母细胞瘤的 CT 和MRI 特点[J].放射学实践,2019,34(02):197－202.

［8］AKSHAY D B, Chapmana T, Rudzinskic E. Diagnosis, histopathologic correlation and management of hepatoblastoma:What the radiologist needs to know[J]. Clini Imag, 2018,52:273－279.

［9］BETHEL C A I, BHATTACHARYYA N, Hutchinson C, et al. Alimentary tract malignancies in children[J]. J Pediatr Surg, 1997,32(7):1004－1009.

［10］BIRNBAUM B A, Wilson S R. Appendicitis at the millennium[J]. Radiology, 2000,215(2):337－348.

［11］BRIAN S P, Alexander J T. Magnetic resonance imaging of primary pediatric liver tumors[J]. Pediatr Radiol, 2016,46:764－777.

［12］BRUGGER P C, Prayer D. Fetal abdominal magnetic resonance imaging[J]. Eur J Radiol, 2006,2(2):278－293.

［13］CHUNG E M, Cube R, Lewis R B, et al. From the archives of the AFIP:pediatric liver masses:radiologic-pathologic correlation. Part 2. Malignant tumors[J]. Radiographics, 2011,31(2):483－507.

［14］CHUNG E M, CUBE R, LEWIS R B,et al. From the archives of the AFIP:pediatric liver masses:radiologic-pathologic correlation part 1. Benign tumors[J]. Radio Graphics,2010,30(3):801－826.

［15］GANDON Y, GUYADER D, HEAUTOT J F, et al. Hemochromatosis:diagnosis and quantification of liver iron with gradient-echo MR imaging[J]. Radiology, 1994,193(2):533－538.

［16］HUMPHREY T M, STRINGER M D. Biliary atresia:US diagnosis[J]. Radiology, 2007,244(3):845－851.

［17］INAOKA T, SUGIMORI H, SASAKI Y, et al. VIBE MRI for evaluating the normal and abnormal gastrointestinal tract in fetuses[J]. Am J Roentgenol, 2007,189(6):W303－W308.

［18］JIMENEZ-RIVERA C, JOLIN DAHEL K S, FORTINSKY K J, et al. International incidence and outcomes of biliary atresia[J]. J Pediatr Gastroenterol Nutr, 2013,56(4):344－354.

［19］LUO X F, XIE X Q, CHENG S, et al. Dual-energy CT for patients suspected of having liver iron overload: can virtual iron content imaging accurately quantify liver iron content? [J]. Radiology, 2015,277:95－103.

［20］MASAND P M. Magnetic resonance imaging features of common focal liverlesions in children[J]. Pediatr Radiol,2018,48(9):1234－1244.

［21］PUGMIRE B S, TOWBIN A J. Magnetic resonance imaging of primary pediatric liver tumors[J]. Pediatr Radiol, 2016,46:764－777.

［22］RADEMAKER J, WIDJAJA A, GALANSKI M. Hepatic hemangiosarcoma:imaging findings and differential diagnosis[J]. Eur Radiol, 2000,10(1):129－133.

［23］ROEBUCK D J, OLSEN O, PARIENTE D. Radiological staging in children with hepatoblastoma[J]. Pediatr Radiol, 2006,3:176－182.

［24］SCHLESINGER A E. Caffey's pediatric diagnostic imaging[M]. 11th ed. Slovis TL:Mosby,2008.

［25］ SIEGELMAN E S，MITCHELL D G，OUTWATER E，et al. Idiopathic hemochromatosis：MR imaging findings in cirrhotic and precirrhotic patients［J］. Radiology，1993，188：637.

［26］ SIEGELMAN E S，MITCHELL D G，RUBIN R，et al. Parenchymal versus reticuloendothelial iron overload in the liver：distinction with MR imaging［J］. Radiology，1991，179：361.

［27］ SPECTOR L G，BIRCH J. The epidemiology of hepatoblastoma［J］. Pediatr Blood Cancer，2012，59：776－779.

［28］ ST PIERRE T G，EL-BESHLAWY A，ELALFY M，et al. Multicenter validation of spin-density projection assisted R_2 MRI for the noninvasive measurement of liver iron concentration［J］. Magn Reson Med，2014，71(6)：2215－2223.

［29］ TOWBIN A J，LUO G G，YIN H，et al. Focal nodular hyperplasia in children，adolescents，and young adults［J］. Pediatr Radiol，2011，41：341－349.

［30］ ZIZKA J，ELIAS P，HODIK K，et al. Liver，meconium，haemorrhage：the value of T_1-weighted images in fetal MRI［J］. Pediatr Radiol，2006，8(8)：792－801.

儿童泌尿生殖系统疾病

5.1 泌尿系统先天性发育异常和畸形

5.1.1 异位肾

（1）概述

肾脏发育成熟后未达到正常肾脏的位置称异位肾，可以有正常的肾蒂和输尿管。多数异位肾处于盆腔，少数位于对侧，极少数位于胸腔。

（2）病理

异位肾肾周组织发育不良，未将肾完全固定在肾窝内，异位肾肾盂经常位于肾脏的前方。

（3）临床表现

异位肾可无症状，当合并其他畸形时有相应

症状出现。临床可有腹部包块、尿路感染、肾积水和结石等表现。

（4）MRI 表现

异位侧肾窝空虚，被相邻移位的肝、胰、脾、肠管等填充，往往是于胸内、盆腔、脊柱前看到具有肾脏结构的软组织块影（图 5-1），所连接的输尿管可以细短。对侧肾外形往往代偿性增大。

（5）诊断要点

正常肾窝位置未见正常肾脏组织，于其他部位看到具有肾脏组织结构的软组织块影，提示异位肾。

（6）鉴别诊断

游走肾：可位于腹部同侧或对侧肾窝以外的位置，且可以发生旋转。不同点是肾脏位置不固定，输尿管长度、血管正常。

后纵隔肿物：需要与胸腔肾鉴别，可以显示肾脏结构，鉴别不难。

5.1.2　融合肾（马蹄肾）

（1）概述

融合肾最常见的是马蹄肾，其他少见的有盘状肾、乙状肾、块肾等。马蹄肾为两肾下极在脊柱第 5 腰椎前互相融合称为峡部，峡部由少量肾组织或纤维组织构成。

（2）病理

1）大体病理：两个肾脏下极互相融合。

2）镜下病理：两肾相互融合为峡部，峡部由少量肾组织或纤维组织构成。

（3）临床表现

融合肾多无症状，当合并其他畸形时有相应

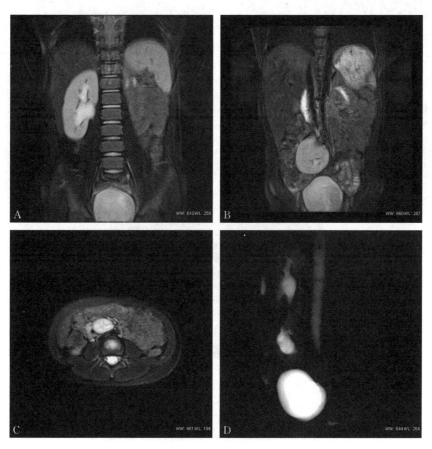

图 5-1　盆腔异位肾磁共振 T_2WI 图像显示左肾位于右侧盆腔

注：A. 冠状位 T_2WI 抑脂，正常位置未见左肾；B. 冠状位 T_2WI 抑脂；C. 横断位 T_2WI 抑脂；D. MRU，显示左肾异位于右侧盆腔。

症状出现。多数患者因神经丛、血循环或输尿管受压迫而出现症状,有上腹部、脐部或腰部疼痛,泌尿系统症状,如慢性肾炎、肾盂炎、肾积水和结石等。

（4）MRI 表现

MRI 显示两肾下极融合部横过主动脉前方,且由于肾旋转不良,肾盏位于肾前方,输尿管越过峡部两侧前方下行(图 5-2),从横断位显示两肾下极融合情况。

（5）诊断要点

马蹄肾以两侧肾脏下极跨中线的融合为其特征,通常两肾位置较低,可伴旋转不良。

（6）鉴别诊断

需要与肾旋转不良鉴别,马蹄肾可见双肾下极于脊柱前方融合。

5.1.3　一侧肾未发育

（1）概述

肾不发育时,患侧肾脏先天性缺如。

（2）MRI 表现

正常肾区没有肾脏组织,为肠道组织填充,其他部位也没有肾脏组织(图 5-3)。

5.1.4　肾发育不良

（1）概述

肾发育不良是在胚胎发育过程中因生肾组织或输尿管芽发育障碍以及供血不正常使肾脏不能充分发育所致,可以单独发生或并发于其他发育畸形。

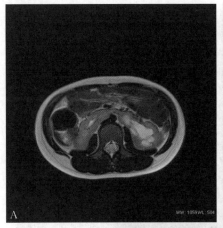
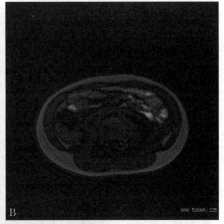
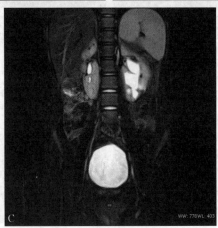

图 5-2　马蹄肾 MRI 表现

注:A. 横断位 T_2WI;B. 横断位 T_1WI;C. 冠状位 T_2WI 抑脂。显示两侧肾脏下极跨中线的融合,肾旋转不良。

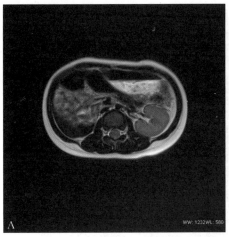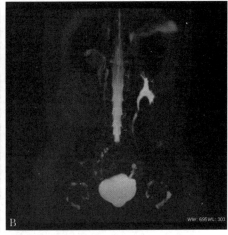

图 5-3 肾未发育 MRI 表现

注：A. 横断位 T_2WI；B. MRU。显示右肾缺如。

（2）病理

1）大体病理：患肾小，可以实性为主或囊性，缩小的病肾呈分叶状外形，肾实质薄。

2）镜下病理：发育不良的肾呈实性或者囊性为主，可含不等量的正常肾成分。

（3）临床表现

完全性肾发育不良，若双侧肾脏累及，常在新生儿期死亡，单侧累及可表现为无症状，偶然被查出。患肾常有肾脏异位表现，如肾脏位于盆腔等。

（4）MRI 表现

肾发育不良时，患肾小，可以为实性或者囊性为主，缩小的病肾呈分叶状外形，肾实质薄，肾盂小，肾大盏常缺如，肾小盏数目减少（图 5-4）。实性为主时，往往肾脏皮髓质分界模糊，T_1WI 等低信号，T_2WI 高信号影。囊性为主时，肾区见多发囊性影，大小不等，有厚薄不均的分隔，无肾实质及肾盂结构，增强扫描无明显强化，或分隔略有强化。

（5）诊断要点

发育不良的肾体积往往缩小，以实性或囊性为主，可含不等量的正常肾组织成分，MRI 结合磁共振尿路造影（MR urography，MRU）有利于疾病的诊断。

（6）鉴别诊断

肾发育不良需要与肾萎缩相鉴别，肾脏萎缩时肾盂肾盏数目一般正常，肾实质萎缩改变，结合病史和影像可以作出鉴别诊断。

5.1.5 婴儿型多囊肾

（1）概述

婴儿型多囊肾又称常染色体隐性遗传多囊肾病。

（2）病理

1）大体病理：肾脏可见多发囊肿。

2）镜下病理：多发囊肿主要是扩张的集合管，呈放射状排列，从髓质扩展到包膜下皮质中，肾单位是正常的，或改变轻微。

（3）临床表现

在婴儿中典型情况下表现为两个肾脏增大，肾功能差，常伴轻度肝功能异常。

（4）MRI 表现

在婴儿中以肾脏受损为主，表现为肾脏增大，显示肾相期延长。延迟扫描显示对比剂分泌进入扩张的集合管中，形成条纹状表现（图 5-5D），这种表现可以持续几个小时；肝脏可以看到扩大的胆管（图 5-5C）。在年长儿和青春发育期患者中，肾的大小可以正常，分泌仍然可以延迟，其他可见肾脏髓质的囊肿、胆管扩张和肝硬化表现。

（5）诊断要点

肾脏增大，延迟扫描显示对比剂分泌进入扩

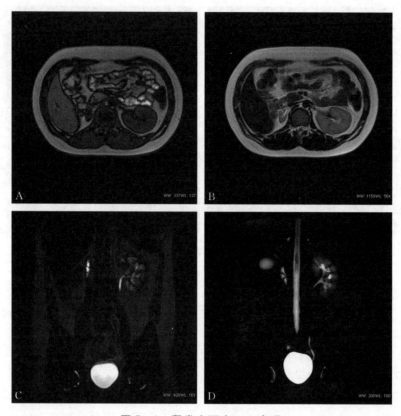

图 5-4　肾发育不良 MRI 表现

注：A. 横断位 T_1WI；B. 横断位 T_2WI；C. 冠状位 T_2WI 抑脂；D. MRU。显示右肾小，肾实质薄，肾盂小。

张的集合管中，形成条纹状表现，往往伴随肝脏异常、胆管扩张，是诊断本病的要点。

（6）鉴别诊断

需要与常染色体显性遗传性多囊肾病鉴别，结合病理和基因检测可鉴别。

5.1.6　多囊性发育不良肾

（1）概述

发育不良的肾以囊性组织为主。

（2）病理

多囊性发育不良肾的特征性表现为成串的不相交通的囊肿，囊肿间为含有原始发育不良的成分所分隔。

（3）临床表现

在婴儿中可以表现为患侧腹块，自发性退化后发育不良的残迹往往是无症状的，因其他原因做检查而意外发现。

（4）MRI 表现

表现为患侧肾脏体积小，存在多房性囊性肿块（图 5-6），不伴有可以辨认的肾实质，而且没有对比剂分泌。囊壁和囊肿的间隔中可以看到钙化，单侧多见。

（5）诊断要点

肾脏没有显示可以辨认的肾实质，而且囊性肿块没有显示对比剂进入，是诊断要点。

（6）鉴别诊断

在婴儿中多囊性发育不良肾可以比较大，需要与显著的肾积水相鉴别。多囊发育不良肾无肾盂存在，长时间的延迟扫描中识别有无肾盂的存在可以作出鉴别诊断。

5.1.7　肾盂输尿管连接部梗阻

（1）概述

肾盂输尿管连接部梗阻，往往是由于肾盂输

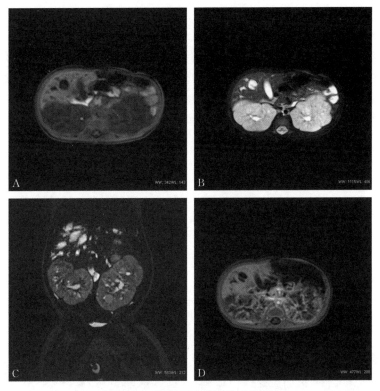

图 5-5　婴儿型多囊肾 MRI 表现

注:A. 横断位 T_1WI;B. 横断位 T_2WI 抑脂;C. 冠状位 T_2WI 抑脂;D. 横断位延迟增强 T_1WI。显示双侧肾脏增大,T_2WI 信号增高。

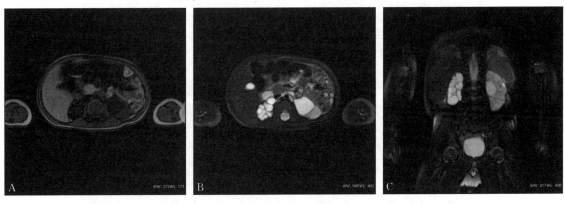

图 5-6　多囊性发育不良肾 MRI 表现

注:A. 横断位 T_1WI;B. 横断位 T_2WI;C. 冠状位 T_2WI。显示右侧肾脏体积小,存在多房性囊性肿块,未见肾实质。

尿管连接部存在狭窄。

（2）病理

1）大体病理:肾盂输尿管连接处存在狭窄。

2）镜下病理:局部平滑肌细胞增生、排列紊乱,肌细胞间有少量炎症细胞浸润。

（3）临床表现

临床主要表现为腹部逐渐涨大,腹部包块,腹痛、血尿和泌尿道感染等。

（4）MRI 表现

表现为上集合系统的扩张,而输尿管粗细正

常,肾实质变薄,上集合系统扩张中特征性的表现为肾盂扩张的程度大于肾盏(图5-7)。

（5）诊断要点

上集合系统扩张中肾盂扩张的程度大于肾盏为本病的诊断要点。

（6）鉴别诊断

需要与肾多房性囊性病变、下尿路梗阻性肾盂积水鉴别。肾盂输尿管连接部梗阻扩张的集合系统具有特征性,根据影像特点可以作出诊断。

5.1.8　肾盂及输尿管重复畸形

（1）概述

肾重复畸形,系指正常肾区有两个肾脏、两套集合系统。

（2）病理

1）大体病理:重复肾外观为一体,共处于一个肾被膜内,总体积一般大于正常肾,但单个肾体积都小于正常肾脏。两肾实质相连,中间隐见一浅沟,为其表面界限,其内部分开,有各自的肾盂、肾盏、输尿管及血液供应系统。

2）镜下病理:肾盂及输尿管重复畸形是胚胎期输尿管芽过度分支异常。患肾较长,上半肾常有积水和发育不良,下半肾可并发肾盂输尿管连接部狭窄。

（3）临床表现

重复肾本身无特异性症状,临床表现多是继发性症状。常见症状:尿路感染,呈间断性、反复性尿路感染,用药后症状减轻,停药后再次出现;尿淋漓,异位开口所致;排尿困难,输尿管囊肿较大造成尿道内口梗阻所致;腹部包块,肾脏和输尿管积水达到一定程度后,可以触及腹部包块。

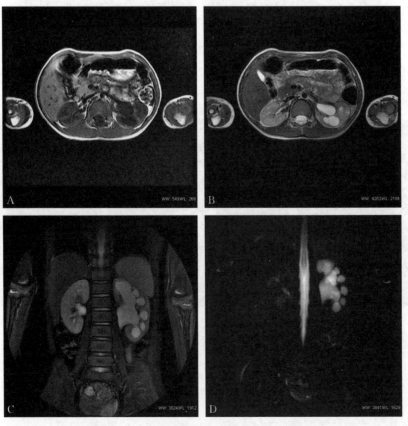

图5-7　肾盂输尿管连接部梗阻MRI表现

注:A.横断位T_1WI;B.横断位T_2WI;C.冠状位T_2WI抑脂;D.MRU。显示左输尿管不粗,肾实质变薄,肾盂扩张的程度大于肾盏。

（4）MRI 表现

患侧肾脏外形增大，可以显示两个分离的肾盂系统和两个输尿管（图 5-8），MRU 上下肾相连的输尿管可以显示，往往呈 Y 形融合，或者独立开口于膀胱入口。对于上肾盏不显影或伴巨输尿管病例，MRI 优势大。

（5）诊断要点

通过冠状位扫描以及 MRU 可以清晰显示两个肾脏、两套集合系统，可以明确诊断。

（6）鉴别诊断

影像学表现显示两套集合系统可以明确诊断。

5.1.9　输尿管开口异位

（1）概述

胚胎发育期输尿管芽不能充分向头侧上升，或不能与向尾侧下降中的中肾管分开，则输尿管远端不能正常开口于膀胱三角区的侧角，以致形成不同类型的输尿管开口异位。按照输尿管远端的开口部位可将输尿管开口异位分为膀胱内型及膀胱外型，以膀胱外型较常见。男孩开口可以在后尿道、输精管、精囊、直肠部位。女孩变异较大，开口可以在阴道前壁、子宫、直肠等部位。

（2）病理

大体病理：不同类型的输尿管开口异位，在不同部位可见输尿管开口。

（3）临床表现

因输尿管异常开口位置不同，可以是正常排尿，或排尿时有湿裤。

（4）MRI 表现

MRI 及 MRU，膀胱三角区未见正常输尿管开口，于其他部位见到输尿管开口（图 5-9）。异位开口于膀胱内者，膀胱后下方较低位置处可见输尿管开口。异位开口于膀胱外者，于后尿道、输精管、精囊、直肠、阴道前壁和子宫等部位可见输尿管开口。

（5）诊断要点

通过影像学检查显示异常输尿管开口的部位，是诊断的关键。

（6）鉴别诊断

通过显示输尿管开口的位置，可以明确诊断。

5.1.10　输尿管囊肿

（1）概述

输尿管囊肿是输尿管黏膜下段的先天性囊性扩张，可以分为异位型输尿管囊肿和单纯性输尿管囊肿。

（2）病理

1）异位型输尿管囊肿：输尿管从正常位置进入膀胱，在黏膜下朝着膀胱颈下降，通过膀胱内括约肌，异位开口于近端尿道。

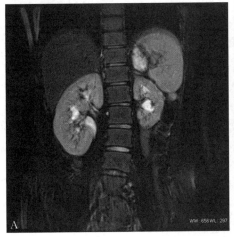
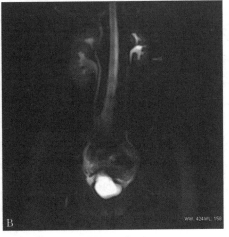

图 5-8　肾盂及输尿管重复畸形 MRI 表现

注：A. 冠状位 T_2WI 抑脂；B. MRU。显示右侧肾脏外形增大，有两个分离的肾盂系统和两个输尿管。

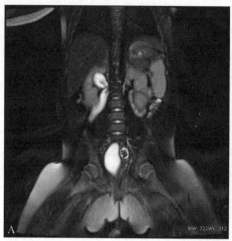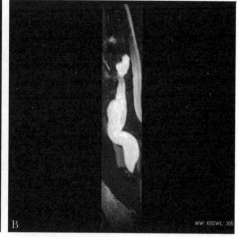

图 5‑9　输尿管开口位置异位 MRI 表现

注：冠状位 T_2WI 抑脂(A)及 MRU 矢状位(B)显示膀胱三角区未见正常输尿管开口，膀胱后下方较低位置处可见输尿管开口。

2) 单纯性输尿管囊肿：输尿管远端从输尿管的正常开口部位穿越膀胱壁，疝入膀胱，且在膀胱内所形成的圆形或椭圆形囊状扩张，其开口部位在此囊肿的远端，开口处可伴不同程度狭窄。

(3) 临床表现

异位型输尿管囊肿，可有尿淋漓湿裤现象。

单纯性输尿管囊肿，往往没有症状，合并肾盂积水、继发性感染或产生结石才出现相应症状。

(4) MRI 表现

输尿管囊肿可以单侧，也可以双侧，位于输尿管远端，完全突出在膀胱腔内的膀胱三角区侧角处，囊肿在膀胱内表现为圆形或椭圆形充盈缺损(图 5‑10)。MRU 冠状位可以显示输尿管扩张，输尿管囊肿位于膀胱内。

(5) 诊断要点

MRI 或 MRU 示膀胱输尿管入口处类圆形充

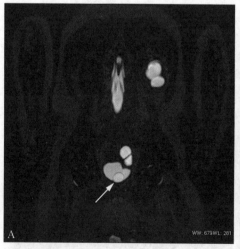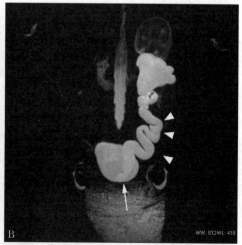

图 5‑10　输尿管囊肿 MRI 表现

注：A. 磁共振显示在膀胱腔三角区圆形囊样结构充盈缺损(箭)；B. MRU 冠状位可以显示输尿管扩张(三角箭)，输尿管囊肿位于膀胱内(箭)。

盈缺损或是类圆形囊性信号应该考虑到输尿管囊肿的诊断。

（6）鉴别诊断

部分输尿管囊肿需要与横纹肌瘤、肿瘤样膀胱炎鉴别，MRI 可以明确诊断。

5.1.11 膀胱重复畸形

（1）概述

膀胱重复畸形，可以分为完全性及不完全性重复膀胱。完全性者，每个膀胱均有发育良好的肌层及黏膜，有独立的输尿管和尿道。不完全性者，膀胱中间有矢状位或额状位分隔。

（2）病理

1）大体病理：完全性膀胱重复，见两个膀胱结构；不完全性膀胱重复，膀胱内可见分隔。

2）镜下病理：可见平滑肌和结缔组织。

（3）临床表现

伴发感染可以有尿频、尿急、排尿困难。

（4）MRI 表现

1）完全性重复膀胱：MRI 显示两个膀胱，均有发育良好的肌层及黏膜。

2）不完全性重复膀胱：MRI 显示膀胱有额状位分隔。

（5）诊断要点

完全性者，可见两个膀胱；不完全性者，显示分隔可以明确诊断。

（6）鉴别诊断

本病需要和膀胱憩室鉴别，后者找到憩室与膀胱之间的通道，可诊断。

5.1.12 膀胱憩室

（1）概述

膀胱憩室是由于膀胱肌层的缺陷或肌纤维排列异常而膀胱局部向外膨出形成的一个袋形外突结构，有较小的颈部和膀胱相连。膀胱憩室多见于男性，单发多见，也可多发，多发少见，多位于膀胱底部及两侧三角区，以位于输尿管开口附近者最多见。膀胱憩室多为圆形或椭圆形，大小不等，经一小圆口与膀胱相通。在儿童均为先天性，在成人其形成多继发于梗阻，膀胱内压长期增高，

使膀胱壁分离的逼尿肌束之间突出而形成憩室。

（2）病理

膀胱黏膜层由异常增生的膀胱肌肉小梁之间向外突出，其表面有浆膜层覆盖，憩室壁无平滑肌层结构。

（3）临床表现

本病任何年龄均可发病，以男性老年人多见。本病多数无临床症状，或仅表现为特征性的二段排尿（即排尿时不能排出憩室内尿液，待膀胱内尿液排空后，间隔数秒钟后又有少量尿液排出），但少见。憩室致残留尿增多，如并发输尿管梗阻、感染、结石、肿瘤者则出现相应的临床症状：憩室并发感染时则出现尿频、尿急、脓尿或排尿困难；憩室合并结石或肿瘤时可见血尿。

（4）MRI 表现

显示为与膀胱相连的囊性病变，通常囊内为水样信号，颈部闭塞的憩室表现为与膀胱相连的边缘清晰的囊性肿物，可见推压周边组织器官，合并感染时可见壁增厚模糊，周边条索影，其囊内液体信号亦可见改变。憩室内合并肿瘤时，可见息肉样软组织结节或壁不均匀增厚等相应征象（图5-11）。

（5）诊断要点

诊断上，超声、膀胱造影、CT 扫描及膀胱镜检查均可清楚显示膀胱憩室。

（6）鉴别诊断

影像学检查时，膀胱憩室的诊断不难，但不能鉴别先天性与假性憩室，本病应与膀胱耳鉴别，后者见于婴幼儿，系对比剂充盈不全或部分膀胱一过性疝入腹股沟管所致，充分充盈时耳部消失。还应与重复膀胱畸形鉴别，后者CT 检查显示膀胱有完整的肌层和黏膜，增强延迟扫描示膀胱内有分隔或见两个完整的膀胱，中间无管道相通，而憩室则有一颈部与膀胱相通，此为两者鉴别之要点。

5.1.13 膀胱外翻

（1）概述

膀胱外翻（exstrophy of the bladder）包括腹壁、脐、耻骨及生殖器畸形，表现为下腹壁和膀胱

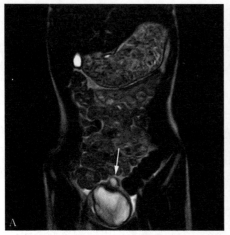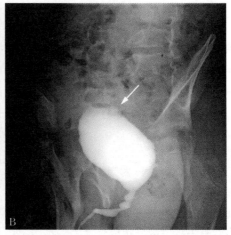

图 5－11　膀胱憩室 MRI 表现

注：患儿 MR T_2WI(A)冠状位膀胱底旁见小囊状高信号(箭)，膀胱逆行造影科技(B)膀胱底壁见小囊状凸起影(箭)。

前壁缺如，膀胱后壁向前外翻，输尿管口显露，可见尿液喷出，这是一种少见的先天性异常。

（2）病理

最早发生于胚胎第 6 周，表现为由中胚层衍化的脐部下方的腹壁在中线部未能正常融合，同时伴有泌尿生殖窦或生殖结发育上的缺陷，其结果可产生轻重不一的、各种各样的畸形，如双阴茎、尿道上裂或伴尿道重复畸形、膀胱上裂、膀胱外翻和泄殖腔外翻等，其中典型的膀胱外翻约占 60％，尿道上裂约占 30％，泄殖腔外翻约占 10％。膀胱外翻的发生率约为 1/30 000 次分娩，男女之比为(2～3)∶1。

（3）临床表现

膀胱外翻常伴发的畸形包括：①腹壁、肌肉方面的畸形。往往在出生后体检时即能直接看到，其突出表现是下腹壁、耻骨区域皆无腹壁覆盖。且有腹直肌分离。②泌尿生殖系统的分离。膀胱前壁与尿道背侧皆有缺损，因无腹壁与膀胱前壁覆盖，膀胱外翻且膀胱内壁、包括膀胱三角区与输尿管口皆对外暴露，有时开放部位的边缘部分直接与腹部皮肤相连。③骨骼方面的畸形。膀胱外翻时经常出现耻骨联合分离且往往极其显著，其原因是两侧髂骨向外旋转与向外移位，两侧耻骨随之向外旋转，耻骨联合分离的宽度随膀胱外翻的程度不同而有相应变化。有的病例可并发

脊柱畸形或脊髓脊膜膨出。④其他方面的畸形。常常有与外翻的膀胱相汇合的脐突出，腹股沟疝也常见，尤其在男性更常见，肛门的位置经常前移，间歇性直肠脱垂也不罕见，且多发于女性。

（4）MRI 表现

MRI 可在 T_2WI 矢状位显示腹壁不连续并局部外突，混杂外翻膀胱软组织信号影(图 5－12)。一些学者认为脐带低置可作为早期诊断胎儿膀胱外翻的特征性指标；在矢状位 T_2WI 能够清晰辨别低置脐带的高信号，更易显示脐带与下腹部凸

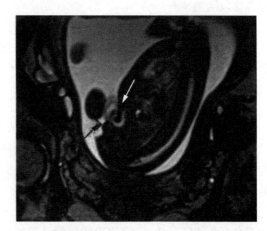

图 5－12　孕 23^{+1} 周膀胱外翻单胎胎儿 MRI 图像

注：脐带插入低置(白箭)，下腹壁缺损及下腹部肿块凸出(黑箭)。

出包块的位置关系。耻骨联合在 MRI 影像 T_1WI、T_2WI 序列上均呈无信号，无法识别诊断耻骨联合分离。

（5）诊断要点

1）盆（腹）腔内无膀胱显示。

2）脐带位置低，前腹壁缺损。

3）耻骨联合分离。

4）生殖器异常。

（6）鉴别诊断

1）泄殖腔外翻。泄殖腔外翻综合征是一组包括脐膨出（omphalocele）、膀胱外翻、肛门闭锁（imperforate anus）、脊柱及生殖器异常（spinal and genital abnormalities）4 类畸形同时伴发的罕见畸形，又称 OEIS 综合征，是泄殖腔和膀胱外翻疾病谱的一部分。MRI 影像图上能清晰识别缺如的膀胱前壁，还能利用结肠成像判断有无肛门闭锁，且 MRI 对胎儿脊髓显示良好，可明确诊断 OEIS 综合征中圆锥低位、脊髓栓系异常，而有助于诊断泄殖腔外翻。

2）单纯性脐膨出和腹裂。单纯性脐膨出和腹裂是产前常见的 2 种畸形：脐膨出是先天性前腹壁发育不全，正中线处脐带周围肌肉或皮肤缺损，致使腹膜和腹腔内容物突入脐带内，表面覆盖以很薄的腹膜和羊膜；腹裂是脐旁腹壁全层缺损伴腹腔内脏外翻。在 MRI 影像图上应见充盈的膀胱，MRI 黑血序列清晰地显示脐带与包块的位置关系。此为鉴别膀胱外翻的重要线索。

5.1.14 脐尿管异常

（1）概述

脐尿管发育自尿生殖窦的前上部分，是胚胎时期连接膀胱与尿囊的管道，正常情况下出生后应闭锁，部分患儿出现脐尿管部分或完全未闭称为脐尿管异常（urachal anomalies）。

（2）病理

可分为脐尿管完全未闭和部分未闭。脐尿管完全未闭指自脐尿管脐部至膀胱全程相通（即脐尿管瘘），约占全部脐尿管异常的 50%。部分未闭又分为脐尿管上段部分未闭（即脐尿管窦道），约占 15%；脐尿管下段未闭（即脐尿管憩室），占

3%～5%；脐尿管中段未闭（即脐尿管囊肿），约占 30%，可合并低位尿道梗阻畸形或腹壁发育畸形。

大体病理及手术所见：连接脐与膀胱顶壁的管道样结构可表现为囊状扩张，内含液体。合并感染时可见壁增厚、肿胀。

（3）临床表现

脐尿管瘘和脐尿管窦道由于症状典型通常发现较早，男性发病率约为女性 2 倍。脐尿管瘘和脐尿管窦道可表现为脐部流水、流脓或漏尿；腹部加压时排液量增加。脐尿管囊肿病变小时可无症状；病变大时临床可触及下腹部包块；合并感染时可出现发热、局部疼痛。脐尿管憩室通常无症状，合并感染可出现相应症状。

（4）MRI 表现

可清晰显示脐尿管囊肿及脐尿管憩室，但是脐尿管窦道和脐尿管瘘如未合并感染或未扩张时显示较为困难。脐尿管囊肿可表现为脐尿管走行区囊性病变，边界清晰，通常位于脐尿管远侧 1/3，囊肿较大者可压迫周围器官。①囊肿信号 T_1WI 为低信号，T_2WI 为高信号，抑脂系列为高信号；②单纯性脐尿管囊肿境界清楚，有完整的囊壁，囊壁厚薄均匀，厚度较薄，呈中等信号，囊内液体信号均匀；③囊肿内出血，多因合并感染或囊肿穿刺引起，T_1WI 及 T_2WI 均表现为高信号；④囊肿合并感染时，囊内液体信号不均匀，T_1WI 为等低信号，T_2WI 为等高信号，抑脂系列为高信号，囊壁增厚，内壁不规则，长期反复感染可引起囊肿外壁边界不清；⑤冠状面及矢状面成像，尤其是矢状面成像，能清晰显示囊肿与脐尿管及膀胱的空间位置关系；⑥水成像更能直观显示脐尿管囊肿部位、范围、形态与膀胱关系（图 5-13）。

合并感染的脐尿管病变，可见脐尿管走行区病变，边缘模糊不清，可见环形强化。

（5）诊断要点

脐尿管囊肿为膀胱底部与脐部间的囊性肿块，与膀胱无交通。完全性未闭和脐端或膀胱端部分未闭时，膀胱增强或瘘口造影能明确显示残存脐尿管及邻近结构的关系，继发感染时可显示畸形部位和腹腔感染情况。

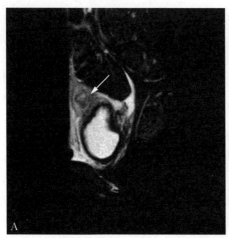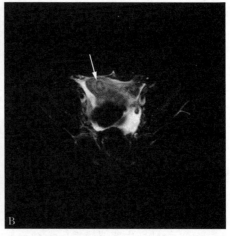

图 5－13　脐尿管囊肿伴感染 MRI 表现

注：患儿 MR T_2WI SPAIR。A. 矢状位；B. 横断位。膀胱顶壁旁见厚壁囊团状异常信号影，中间见囊腔（箭）。

（6）鉴别诊断

脐尿管囊肿需与腹腔其他囊性病变如阑尾囊肿、卵巢囊肿、中肾旁管囊肿相鉴别，根据脐尿管囊肿的典型位置可明确诊断。

脐尿管瘘应与卵黄管未闭鉴别，从腹部瘘口注入对比剂，若膀胱显影提示为脐尿管瘘，若小肠显影则提示卵黄管未闭。

脐尿管炎症需与脐尿管肿瘤鉴别，根据临床症状发热、疼痛等病史，及肿块周边炎症反应、渗出等影像学表现可大致鉴别。

5.1.15　后尿道瓣膜

（1）概述

后尿道瓣膜（posterior urethral valve，PUV）以往称为"先天性梗阻性后尿道膜（congenital obstructing posterior urethral membranes，COPUM），是最常见的先天性梗阻性病变，也是男性新生儿膀胱出口梗阻的最常见原因。后尿道瓣膜是由于泌尿生殖系统发育异常导致的后尿道的膜性阻塞。本病严重程度不同，轻症者临床表现较轻且迟发；重症者可合并肾脏及呼吸系统衰竭或者肺发育不良等致死性疾病。本病仅见于男性婴儿，估计发病率在活产婴儿中约为 1∶（5 000～8 000）。本病产前诊断检出率较高。

（2）病理

后尿道瓣膜由于中肾管退化不全，残留组织形成一层较厚的瓣状膜斜行覆盖于精阜到尿道前列腺部的最远端，形成一层带有中间孔的尿道内的隔膜，这个过程被认为发生在妊娠早期（5～7周）。由于融合而成的瓣膜较为坚韧，尿液通过受阻，因此在尿液排泄期间，瓣膜逐渐膨胀变成双叶帆状或风兜状结构向外突出。

1919 年，Young 将后尿道先天性膜性梗阻性疾病分为 3 型。Ⅰ型，精阜下型瓣膜或称为典型性后部尿道瓣膜；Ⅱ型，精阜上型瓣膜；Ⅲ型，隔膜型瓣膜。其中以精阜下型最为常见。

（3）临床表现

后尿道瓣膜的临床表现取决于梗阻的严重程度。有严重梗阻者，通常在产前超声检查会发现羊水过少和其他合并畸形，在小月龄时就能发现。梗阻较轻者一般直到婴儿早期才能明确诊断，这一组患儿常发生尿路感染、排尿困难、尿滴沥、无尿线，甚至急性尿潴留、膀胱胀大，患儿以下腹部肿块就诊。少数患儿出现尿外渗、尿性腹腔积液。

（4）MRI 表现

在产前 MRI 检查中，一般可见：窄带状、线状瓣膜和扩张的尿道，膀胱明显增大、壁肥厚，可合并肾积水和输尿管积水，在重症患儿可见羊水过少和肾发育不良（图 5－14）。

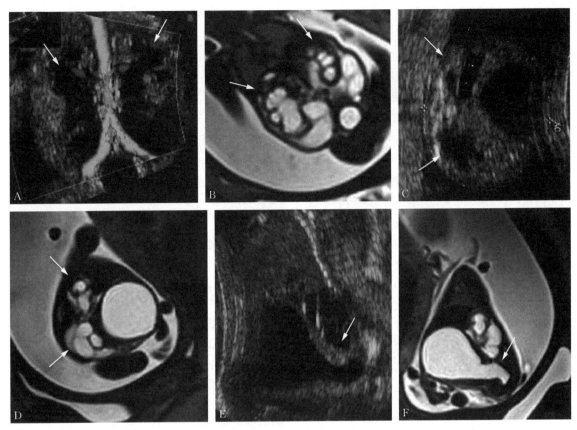

图 5 - 14 胎儿后尿道瓣膜 MRI 表现

注：A、C、E. 超声；B、D. T$_2$WI 冠状位；F. T$_2$WI 矢状位。A、B、C、D. 积水扩张的膀胱和双侧肾盂（箭）输尿管；E、F. 梗阻扩张的后尿道（箭）和膀胱。

在产后 MRI 检查中，与产前所见类似，出生后的患儿通常发生较轻的梗阻，因此其特征可能不太明显。膀胱壁增厚、小梁及憩室形成，并且可见细长、扩张的后尿道，异常瓣膜呈线状改变。肾积水在大约 90% 患儿中可见，可合并肾发育不良。

（5）诊断要点

产前 MRI 检查中，后尿道的异常扩张、伸长合并风帽状异常瓣膜向外突出是本病的诊断要点，同时合并膀胱的积水、肥厚，膀胱壁小梁或憩室形成。多数患儿可见双侧肾输尿管梗阻扩张征像。

（6）鉴别诊断

应注意与其他膀胱流出道梗阻疾病进行鉴别，神经性膀胱尿道功能障碍是最易与本病混淆的，该病同样可表现为双肾盂输尿管不同程度积水扩张，膀胱大量充盈，内壁成小梁、憩室，与本

病影像相似。而且神经性膀胱也有两类临床表现：尿失禁及排尿困难。两者的重要区别在于尿道有无器质性的扩张及狭窄（瓣膜形成）改变。

5.1.16 前尿道瓣膜

（1）概述

前尿道瓣膜（anterior urethral valves, AUV）是膜部尿道以远的黏膜襞，前尿道瓣膜可发生于尿道球部，阴茎阴囊连接处及悬垂部，其发生率各为 40%、30%、30%，偶见于舟状窝。前尿道瓣膜可单独存在，有时并发前尿道憩室（anterior urethral diverticulum）或因梗阻继发尿道憩室或扩张。本病是一种罕见的先天性异常，是引起男性尿道先天性梗阻的原因之一。AUV 发病率较后尿道瓣膜低 15～30 倍。AUV 和憩室可引起严重阻塞，也可能对近端泌尿系统造成严重影。

（2）病理

前尿道瓣膜表现为从前尿道底部斜行向后延伸的黏膜襞，或者说类似于一个仅有前壁的憩室样畸形。前尿道瓣膜的病因不明，可能是尿道板的融合不全或未完全而形成的尿道重复畸形；前尿道憩室可能因尿道海绵体发育不全，失去对尿道黏膜的有效支持所致。

（3）临床表现

本病主要引起尿道梗阻及梗阻继发病变，表现为排尿不畅、尿线变细、尿滴沥、尿频等。严重者引起肾输尿管积水，膀胱输尿管反流，膀胱扩大，肾功能不全等。并发憩室者阴囊根部可出现肿物，排尿时增大，手压肿物时缩小并有尿液从尿道口溢出。根据梗阻程度，症状可早可晚，有的在新生儿和婴儿期即出现症状，有的则在学龄期或少年期。

（4）MRI表现

排尿性膀胱尿道造影（voiding cystourethrography）是诊断下尿路梗阻的主要方法，MRI对于前尿道瓣膜的研究报道尚少。

MRI检查可以显示线状黏膜襞，异常瓣膜可见于前尿道的尿道球部，阴茎阴囊连接处及悬垂部，梗阻部位狭窄变细，梗阻点近端尿道扩张，部分患者可合并前尿道的囊状憩室形成，部分患者可合并双侧肾盂输尿管积水扩张（图5-15）。

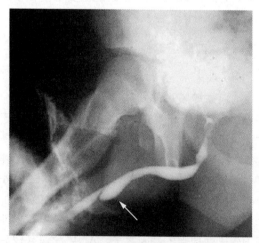

图5-15　前尿道瓣膜（尿路造影）
注：图示扩张的瓣膜后尿道（箭）。

（5）诊断要点

产前MRI检查中，异常的前尿道黏膜襞形成以及梗阻点以后的尿道异常扩张，有时可见憩室形成。

（6）鉴别诊断

应注意与其他膀胱流出道梗阻疾病进行鉴别，临床上主要与后尿道瓣膜进行鉴别，影像上两者不难区分，但是值得注意的是后尿道瓣膜合并前尿道瓣膜的混合畸形也常见报道，影像上应注意全面评估。

5.2　生殖系统先天性发育异常和畸形

5.2.1　子宫发育畸形

（1）概述

子宫和上阴道发育畸形在总体人群中占5%～6%，但在不孕患者中高达15%～25%。有些在出生时即可诊断，有些可能因迟发性月经、盆腔疼痛、肿块、不孕不育、子宫内膜异位症、反复流产就诊而发现。30%～50%的患者合并肾脏及泌尿系统畸形，包括肾脏发育不良、异位肾、融合肾、旋转不良、重复肾等，29%的患者可合并椎体畸形，包括半椎体、分节不良或脊柱裂等。

（2）胚胎发育

妊娠第6周成对的米勒管（Müllerian duct，即副中肾管）与沃尔夫管（Wolffian dust，即中肾管）一起发育。沃尔夫管引导米勒管生长发育。输卵管、子宫、子宫颈及阴道上2/3源于米勒管，阴道下1/3则由泌尿生殖窦形成，而卵巢起源于卵黄囊。

正常子宫发育的3个阶段包括器官发生、融合和隔膜吸收，其中任一阶段被干扰均可见相应发育畸形。妊娠第6周时女性的米勒管生长，沃尔夫管退化。米勒管增殖中断可致子宫体、子宫颈和阴道上端不发育或发育不良。其中一根米勒管完全不发育或发育不全，而另一根米勒管发育正常，形成单角子宫。米勒管向中线移动并融合形成子宫原基，融合过程中断形成双角子宫，此时各个米勒管都是独立发育的，形成两个相邻的子宫角,子宫颈和近端阴道内见纵隔,通常还伴有单侧横隔,可致横隔侧阴道梗阻、积血。妊娠 9~12 周时,子宫阴道间隔逐渐吸收形成单一腔,如吸收失败导致子宫纵隔和弧形子宫。最广为接受的分类是 1988 年美国生殖医学会分类,见图 5-16。

(3) 正常儿童子宫 MRI 表现

新生儿及出生后的头几个月,新生儿/婴儿子宫仍受母体激素的影响,此时在新生儿中,残留的母体激素引起反应性子宫增大,可见子宫内膜呈层状改变(图 5-17A);在婴儿后期,母体激素对子宫的影响逐渐消失,子宫缩小,变成管状或倒梨形,其子宫颈比子宫底大(图 5-17B)。青春期刚开始,子宫肌层为 T_2WI 低信号,但分区不明确(图 5-17C);青春期后子宫变大,呈梨形,可见清晰的肌层、连接区和子宫内膜带状改变;子宫肌层 T_2WI 呈中等至轻度高信号,连接区 T_2WI 呈低信号;子宫内膜在女性生殖激素的影响下变厚,T_2WI 呈相对高信号(图 5-17D)。

(4) 子宫不发育或发育不良

1) 概述:5%~10% 患儿由于孕 5 周时米勒管发育畸形导致输卵管、子宫、阴道上段不发育或发育不全。单独米勒管发育畸形为 Mayer-Rokitansky-Küster-Hauser 综合征Ⅰ型(MKRHⅠ型),MKRHⅡ型包括米勒管不发育、肾脏及颈胸体节发育不良,故可见子宫、输卵管、阴道发育不良或不发育,伴肾脏、椎体发育畸形。卵巢多发育正常。

2) 病理:先天性无子宫由双侧副中肾管未发育和会合所致,常合并无阴道。始基子宫由双侧副中肾管融合后不久即停止发育所致,子宫体积小,仅长 1~3 cm,多为无宫腔或为一实性肌性结构,也可有宫腔和内膜。子宫发育不良由双侧副中肾管融合形成子宫后停止发育所致,宫颈相对宫体较长,宫体与宫颈比例为 1:1 或 2:3。

3) 临床:多为原发性闭经。子宫缺失或发育不良,无内膜结构,但亦可见发育不良的子宫含内膜结构导致周期性腹痛。如伴子宫阴道梗阻,可见青春期原发性闭经、周期性腹痛、盆腔肿块、子宫积血,甚至导致子宫内膜异位症。无梗阻的子宫阴道畸形在儿童及青春期无临床表现,较少被发现。卵巢位置正常或异位,但子宫总在卵巢尾侧。

4) MRI 表现:子宫发育不全或发育不良表现为输卵管、子宫、子宫颈和阴道近端完全缺失。发育不全的子宫可表现为盆腔肌层信号,无正常的带状解剖,应评估其以下几方面。①子宫芽存在或不存在,如存在评价其是单侧或两侧、子宫芽体积、T_2 信号强度;②子宫与卵巢的位置关系;③子

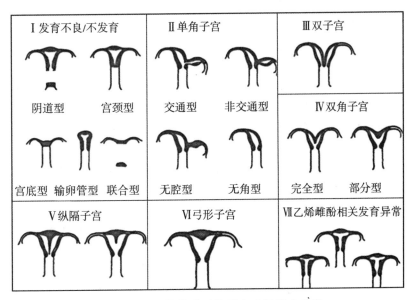

图 5-16 米勒管畸形美国生殖医学会分类

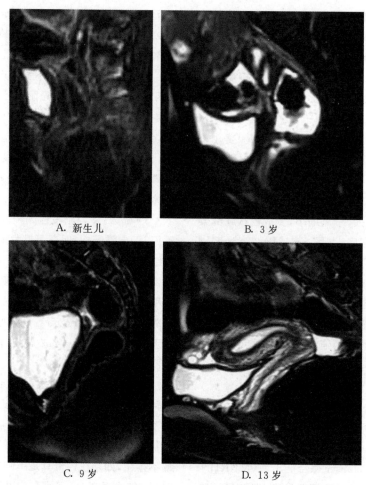

A. 新生儿   B. 3 岁

C. 9 岁   D. 13 岁

图 5-17   儿童不同年龄段矢状位 T_2WI FS 子宫形态

宫分层改变;④子宫腔内血液;⑤中线是否存在三角形软组织结构;⑥两个子宫芽之间是否存在纤维带,其厚度及 T_2WI 信号强度。阴道需对其上 2/3 和下 1/3 分别评估。卵巢需评价其是否存在、若存在时其位置,以及是否伴有肿块或囊肿。

5)诊断要点:原发性闭经,或合并周期性腹痛,子宫芽缺失、形态小或无分层伴残余纤维,可提示子宫不发育或发育不良,常合并阴道或其他泌尿、骨骼系统畸形。

6)鉴别诊断:需仔细观察有无子宫及子宫芽形态,不能把体积较小的始基子宫误为结缔组织而诊断为先天性无子宫。

(5)单角子宫

1)概述:单角子宫是一侧米勒管未发育或发育不全,另一侧发育正常所致,约占米勒管发育畸

形的 20%,患侧输卵管、卵巢往往合并发育不全,对侧输卵管及卵巢一般发育正常。约 30% 的患者伴同侧泌尿系统发育畸形。

2)病理:多数残角子宫与对侧正常宫腔不相通或仅有纤维带相连,根据发育程度分为 4 种类型。①交通型,残角子宫宫腔与对侧子宫宫腔相通;②非交通型,残角子宫宫腔与对侧子宫宫腔不相通;③无宫腔型,残角子宫为实性肌性结构,无宫腔。④无角型,单纯单角子宫,无残角。

3)临床:可无任何症状;如内膜有功能,且与正常宫腔不相通,往往因经血无法流出而出现周期性下腹痛及痛经,体格检查可触及肿块。

4)MRI 表现:单角子宫表现取决于其亚型。原始角的 MRI 表现因不同亚型而异。如一侧角完全未发育,则表现为一个偏离中线的拉长的角,

无正常倒三角形宫腔形态。如见子宫内膜,可见子宫内膜腔狭窄,顶端呈锥形。如残角子宫不包含子宫内膜腔,则无带状表现,呈未发育的肌性结构,与肌层信号一致的软组织信号,有可能被误认为附件肿块或宫颈结构,可直接与对侧正常宫腔相连或以纤维带相连。如残角子宫宫腔有内膜,需评价内膜与对侧宫腔是否相通;如不相通,可见残角侧宫腔积血。

5) 诊断要点:单角子宫根据子宫偏离中线的香蕉形改变不难诊断。

6) 鉴别诊断:残角子宫由于为肌性结构需要与浆膜下肌瘤鉴别,肌瘤在 T_2WI 上一般较正常子宫肌层信号低,增强扫描因肌瘤血供较差与正常子宫肌层有差异可予以鉴别,而残角子宫多数与正常子宫肌层强化完全同步。

(6) 双子宫

1) 概述:双子宫占所有发育畸形的 5%,75% 的患者伴随阴道上段的融合异常和阴道横隔形成导致单侧梗阻。当合并同侧肾脏发育不良,称为梗阻性半侧阴道积血伴同侧肾脏发育不良 Herlyn-Werner-Wunderlich(HWW)综合征,可导致子宫阴道积血或输卵管积血。

2) 病理:米勒管向中线移动并融合形成子宫原基,融合过程中断形成双子宫,两侧米勒管未融合,各自发育成两个宫腔和宫颈,双侧子宫发育可不同步。两个宫颈可分开或相连,宫颈管之间可有交通管,左右侧子宫各有单一的输卵管和卵巢。

3) 临床:多无自觉症状。如伴有阴道梗阻可导致梗阻侧子宫阴道积血形成腹部肿块。

4) MRI表现:两个独立的子宫、宫颈,部分患者可显示双宫颈之间的交通,部分纵隔延伸至阴道,T_2WI 示子宫解剖分层清晰。若合并阴道分隔或宫颈发育不良时,可见一侧宫腔积血、输卵管积血等(图 5-18)。

5) 诊断要点:盆腔肿块、子宫阴道积液或原发性闭经、并周期性腹痛,影像学可发现两个子宫和两个宫颈即可明确诊断,宫底可见深裂。

6) 鉴别诊断:需要与完全性纵隔子宫鉴别,纵隔子宫宫底无凹陷,为一个宫体,可有一个宫颈有双宫颈管。

(7) 双角子宫

1) 概述:双角子宫占子宫发育畸形的 10%,由米勒管不完全融合子宫顶端未能融合所致。

2) 病理:双角子宫分为两类,完全双角子宫(双侧宫角于宫颈内口处分开)和不全双角子宫(于宫颈内口以上分开)。宫底凹陷处子宫浆膜面与两侧宫角连线的距离大于 1 cm。子宫双角距离宫颈内口距离远近不一,双角分离的程度也不相同。可少见伴有阴道分隔。

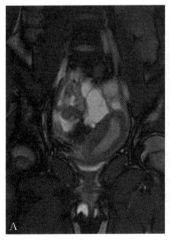
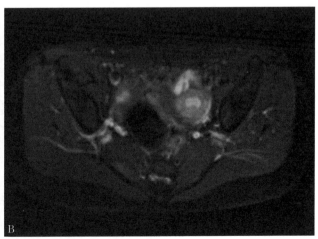

图 5-18 双子宫 MRI 表现

注:trufi 冠状位(A)T_2WI FS 横断位(B)示双子宫,左侧子宫阴道积液。

3)临床表现:一般无症状,有时可有月经量多及不同程度的痛经。

4)MRI表现:MRI显示两个分开的宫腔、两个角,两侧宫腔之间多在子宫下段或子宫颈相互连通、内膜融合。子宫冠状面成像子宫角应见较深裂缝,成人子宫裂深度至少1cm;而由于儿童子宫本身形态较小不能以此为诊断标准。

5)诊断要点:根据影像特征性子宫底部形成深裂和形成两个角,子宫下端融合,可提示双角子宫。

6)鉴别诊断:需与纵隔子宫、双子宫鉴别。双角子宫凹陷明显,若宫底凹陷超过宫壁厚度的1/2,则为双角子宫;宫底部浆膜层内陷小于宫壁厚度的1/2,且宫腔内分隔厚为纵隔子宫。双子宫畸形两侧宫腔之间不连通,宫底不同程度凹陷,解剖分层正常,内膜信号正常,中间隔的信号类似肌肉信号。

(8)纵隔子宫

1)概述:纵隔子宫是最常见的畸形,占全部子宫畸形的50%～55%,系双侧副中肾管融合后,中隔吸收受阻进而形成不同长度的纵隔。

2)病理:纵隔子宫是最常见的米勒管异常。剩余的子宫阴道间隔可能从子宫底部延伸到不同的长度,有些沿着子宫向下延伸很短的距离,有些延伸到阴道。隔膜由不同数量的纤维组织和肌层组成。分2型:①完全性纵隔子宫,为纵隔完全未吸收,纵隔由宫底达到宫颈内口或外口水平;②部分性纵隔子宫,为纵隔部分吸收,纵隔由宫底未达到宫颈内口水平。

3)临床表现:常见表现是反复流产、易于早产,儿童期纵隔子宫常为意外发现。

4)MRI表现:MRI子宫斜冠状面 T_2WI 显示纵隔子宫最佳。子宫外形正常,宫腔内见纵隔影将宫腔分离,呈肌性、纤维组织信号或混合信号。完全性纵隔子宫可见两个完全被分离的宫腔,部分性纵隔子宫宫腔内膜呈Y型。

5)诊断要点:宫底外形正常伴宫腔内条状影,可提示纵隔子宫。

6)鉴别诊断:儿童期子宫较小,鉴别诊断困难。纵隔子宫需与双角子宫鉴别。双角子宫两侧宫角相距较远,且外形上宫底凹陷,而纵隔子宫宫角距离较近,外形正常,双角子宫的宫腔内隔在MRI上一般为肌性信号,而纵隔子宫的隔可以表现为肌性、纤维性或混合性信号。完全性纵隔子宫有时可有双宫颈管,需与双子宫鉴别。一般子宫底部凹陷较明显的倾向于双角子宫或双子宫。

(9)弓形子宫

1)概述:弓形子宫占子宫发育异常的10%～20%,曾被称为双圆型子宫亚型。后来美国生殖医学会针对子宫底部轮廓进行分类。

2)病理:弓形子宫发生于子宫中隔再吸收几乎完成时,故可见小的中隔残余,曾被认为是正常变异。宫底部肌层广泛增厚, T_2WI 冠状位无低信号的纤维性隔。子宫无层状解剖改变,无外凸性子宫轮廓。

3)临床:临床上多无症状,成人怀孕后可见横位妊娠。

4)MRI表现:磁共振成像显示正常大小的子宫,正常凸起的子宫外底轮廓,基底部可见广泛光滑的软组织,其信号与肌层一致;子宫肌层及浆膜层向宫腔内凹陷,宫底部内膜呈弧形改变,宫腔呈浅鞍状。

5)诊断要点:MRI及超声显示特征性改变可予以诊断。

6)鉴别诊断:MRI及超声均能确诊,一般无需特殊处理。

(10)T形子宫

T形子宫与乙烯雌酚有关,这类畸形在儿童中未见报告。

5.2.2 阴道发育畸形

(1)概述

先天性阴道发育不良是一种罕见的女性生殖道疾病畸形,包括先天性阴道缺失、阴道闭锁、阴道横隔、阴道纵隔、阴道斜隔,处女膜闭锁。可能伴发其他泌尿系统畸形。

(2)病理

阴道上2/3起源于米勒管,下1/3起源于尿生殖窦,当米勒管远端达尿生殖窦时诱导尿生殖窦形成阴道,至胚胎 24 周时形成通畅的管腔。如米勒管不能到达尿生殖窦则导致阴道发育不全,自胚胎 18 周起阴道板开始腔化,形成阴道。

（3）先天性阴道闭锁

1）概述:先天性阴道闭锁是由阴道缺损引起的生殖泌尿道窦异常,较为少见。其发病率为 1/10 000～1/4 000,以阴道远端或完全闭锁为特征。先天性阴道闭锁的发生较少见。阴道部分或全部被纤维组织替代,有时可伴发子宫发育不良、罕见伴发泌尿生殖系统畸形。

2）病理:阴道闭锁分为Ⅰ型（阴道下段闭锁）和Ⅱ型（阴道完全闭锁）。根据其特点,先天性阴道闭锁Ⅰ型可以发生在阴道下部,阴道上部、子宫体、宫颈正常。Ⅱ型是阴道完全闭锁,常可伴子宫颈、子宫畸形。

3）临床:可表现为新生儿或婴儿期阴道积液;青春期原发性闭经、伴发周期性腹痛、盆腔肿块、子宫积血。

4）MRI 表现:阴道下段闭锁 MRI 表现为阴道下段实性软组织信号,其远端与外阴有一定距离的间隔,宫腔和中上段阴道不同程度扩张、积血,T_1WI 和 T_2WI 均呈高信号;完全性阴道闭锁,矢状位 T_2WI 上正常阴道区未见正常阴道,有时

伴发育不良的子宫（图 5-19）。

5）诊断要点:正常阴道区未见正常阴道,伴其近端阴道和/或子宫扩张积液,可提示阴道闭锁。

6）鉴别诊断:

A. 阴道下段闭锁需与处女膜闭锁、低位阴道横隔等鉴别。处女膜闭锁梗阻点位置更低,临床检查可见向外膨隆的处女膜。阴道下段闭锁与阴道横隔影像相仿,仅凭影像鉴别困难,需结合妇科检查明确诊断。

B. 阴道完全闭锁、先天性无阴道在尿道及直肠之间无阴道壁结构,仅见一些结缔组织,伴无子宫或见始基子宫。阴道完全闭锁与先天性无阴道均无法观察到阴道结构,两者鉴别较困难。

（4）处女膜闭锁

1）概述:处女膜闭锁又称无孔处女膜,是常见的泌尿生殖系统异常,患病率约为 0.1%。处女膜闭锁最常见的是孤立性改变,通常不伴发其他畸形。

2）病理:处女膜闭锁系尿生殖窦上皮未能贯穿前庭部所致。

3）临床:初潮之前无症状。初潮后周期性或持续性腹痛、原发性闭经,妇科检查可见处女膜向外膨隆,表面呈蓝紫色。

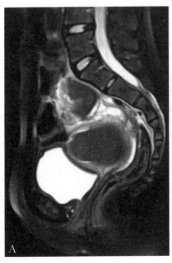
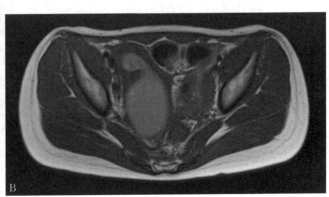

图 5-19 双子宫伴一侧阴道闭锁 MRI 表现

注:患儿,女,12 岁。平扫 T_2WI 抑脂矢状位（A）双子宫的右侧子宫扩张积血呈低信号,T_1WI 横断位（B）呈高信号;其远端阴道在 T_2WI 抑脂矢状位上呈条状软组织影。

4）MRI 表现：MRI T_2WI 矢状位图像示近阴道外口处膜状闭锁，其上方阴道呈腊肠或纺锤样扩张，内见积血，积血信号因出血不同时期而异，部分伴宫腔、输卵管积血等（图 5-20）。

5）诊断要点：阴道积液伴近阴道外口处膜状闭锁，妇科检查可见蓝紫色处女膜向外膨隆，提示处女膜闭锁。

6）鉴别诊断：处女膜闭锁需与低位阴道横隔、阴道下段闭锁鉴别，但处女膜闭锁梗阻点位置更低；所不同的是，前者无正常处女膜结构，而后两者可见正常处女膜结构。阴道斜隔多伴双子宫、双宫颈、闭锁阴道侧泌尿生殖系统畸形。阴道斜隔表现为一膜状组织斜向附着于一侧的阴道壁，把该侧的宫颈遮蔽在内，隔的后方与宫颈之间形成"隔后腔"。阴道斜隔侧积血需与双子宫一侧宫颈闭锁鉴别。前者积血位于阴道上段斜隔后方，宫颈正常；后者积血位于宫颈管内，且宫颈显

著扩张。

（5）阴道异常分隔

1）概述：阴道分隔可以是横向或纵向。阴道板再通失败形成横隔，发病率为 $1/30\,000 \sim 1/84\,000$）。

2）病理：阴道横隔是胚胎发育时期两侧副中肾管会合后的尾端与尿生殖窦相接处未贯通或部分贯通所致，最常见于泌尿生殖部位与米勒管相接处，也可见于阴道内其他任何部位。阴道横隔无孔者为完全性横隔，隔上有小孔者为不完全性横隔。

阴道纵隔为双侧副中肾管融合后，尾端纵隔未吸收或部分吸收所致，可伴双子宫、完全性纵隔子宫、双宫颈。

3）临床：不完全性横隔常无临床症状。完全性横隔与处女膜闭锁症状相似，表现为婴儿期阴道积液；部分为原发性闭经并周期性下腹痛，进行

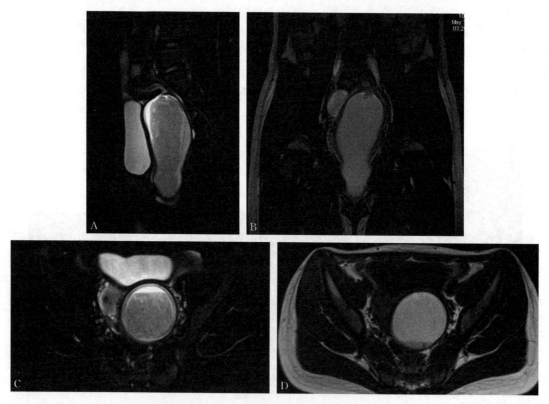

图 5-20 处女膜闭锁 MRI 表现

注：患儿，女，10 岁。平扫 T_2WI 抑脂矢状位（A）trufi 冠状位（B）T_2WI 抑脂及 T_1WI 横断位（C、D）阴道显著扩张，下端近会阴部，阴道积液内可见多个液液平面，呈 T_2WI 高低混杂信号，T_1WI 高信号为主，背侧可见少许等信号影，提示阴道积血。子宫亦可见积液。

性加重。由于经血潴留,可在横隔上方触及肿块。阴道纵隔多无症状。

4)MRI表现:MRI表现为阴道下段梗阻,其远端与外阴有一定的距离,宫腔和中上段阴道不同程度扩张、伴积液或积血。积血亚急性期呈 T_1WI 和 T_2WI 均脂高信号。

阴道纵隔常因双子宫或纵隔子宫附带发现,横断位 T_2WI 可见阴道一分为二,呈双腔改变,多数阴道纵隔时伴子宫发育畸形。

5)诊断要点:子宫、阴道积液,梗阻位置距阴道外口位置较远,可提示阴道横隔或阴道下段闭锁。

6)鉴别诊断:阴道横隔与阴道下段闭锁两者影像相仿,仅凭影像鉴别困难,需结合妇科检查明确诊断。

(6)子宫阴道积液

1)概述:子宫阴道积液是子宫和阴道内潴留液体,为罕见的先天性生殖道疾病,见于新生儿期或青春发育期。

2)病理:子宫阴道积液可由阴道出口梗阻或阴道分隔发育畸形引起。儿童中子宫阴道积液主要由于阴道出口梗阻性病变及尿生殖窦畸形导致,常见病因包括处女膜闭锁、阴道隔膜、阴道闭锁和尿生殖窦畸形。阴道出口梗阻主要是由于胎儿的宫颈腺和子宫腺体受母体雌激素刺激所分泌大量液体积聚或青春期开始后经血不能排出造成。子宫阴道积液若积于阴道内,阴道可极度扩张,宫体似一顶帽子于扩张的阴道上端,但多数病例积液均侵入子宫腔内,使阴道与子宫均扩张,呈哑铃状。阴道内积液可类似蛋白样透明,物质类乳汁,或为血液,如继发感染呈脓样。显微镜显示宫颈腺体受刺激过度分泌黏液,阴道上皮细胞有角化。

3)临床:临床表现因病理不同而异,出生后新生儿期或青春期发现下腹部肿块,有时肿块巨大,可引起呼吸困难、下肢水肿等。

处女膜闭锁、阴道完全性隔膜或阴道远端闭锁导致的阴道梗阻到青春期可见原发性闭经、月经期周期性下腹坠痛,严重者可压迫肛门或尿道。

4)MRI表现:子宫阴道积液用 MRI 矢状位 T_2WI 抑脂序列显示最佳。阴道呈腊肠样或纺锤形扩张,内见积液或积血。积血信号因出血时期不同而异,亚急性期表现为 T_1WI 和 T_2WI 均高信号(图 5-21A、B)。部分可伴宫腔积血、输卵管积血等。处女膜闭锁于阴道外口处见膜状闭锁。阴道横隔多位于阴道中上段交界处,亦可位于阴道内其他任何部位。阴道下段闭锁表现为宫腔和中上段阴道不同程度扩张、积血,而阴道下段呈实性软组织信号,梗阻点与外阴有一定长度的间隔(图 5-21C)。尿生殖窦畸形 MRI 表现为阴道积液,可伴液-液平面,直肠扩张,膀胱后缘受压改变,有时可见共同通道(图 5-21)。

5)诊断要点:腹部肿块,影像上可见子宫阴道积液可提示诊断。需进一步分辨为何种病理情况所致积液。

6)鉴别诊断:处女膜闭锁的临床和影像学特征与低位阴道横隔相仿,所不同的是,临床体检前者无正常处女膜结构,而后者可见正常处女膜结构,阴道下段闭锁及阴道横隔位置比处女膜闭锁位置高。阴道横隔与阴道下段闭锁影像上相似,需结合妇科检查明确诊断。尿生殖窦畸形外阴只有一个阴道和尿道的共同开口,周围无正常的处女膜环,检查可见尿道口开口于尿生殖窦前壁,无子宫颈。

5.2.3 前列腺囊肿

(1)概述

前列腺囊是尿生殖窦和中肾旁管复合器官,某些泌尿生殖系统发育异常,尤其重型尿道下裂时,前列腺囊拉长扩张、向膀胱后方延伸,临床症状出现较早,多在儿童时期发病。前列腺囊在普通人群的发病率为 1%~5%,在尿道下裂患者中发病率增加为 27.5%~35.7%,且发病率与尿道下裂严重程度呈正相关。合并尿道下裂时多因导尿管插入困难或尿道下裂术后反复发生泌尿系感染,进一步检查发现合并前列腺囊。未合并尿道下裂者常因并发症或其他伴发疾病就诊时发现此囊。

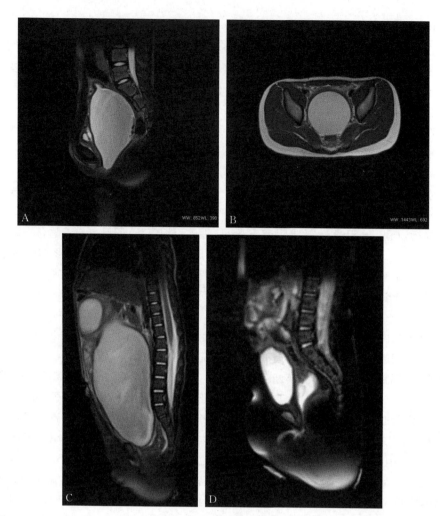

图 5-21　子宫阴道积液

注：A、B. 阴道尿道共同开口。患儿，女，3 月龄，T_2WI 抑脂矢状位（A）、T_2WI 横断位（B）示子宫阴道积液，阴道扩张呈囊状，呈 T_2WI/T_2WI FS 高信号，背侧份内容物呈低信号。C. 阴道闭锁伴继发感染。患儿，女，6 月龄，在母亲孕晚期（即胎儿）发现盆腔肿物，出生后肿物持续增大，T_2WI FS 子宫阴道大量积液，信号混杂，下端距离会阴部较长，手术发现子宫阴道内大量脓性物。D. 持续性泄殖腔畸形。患儿，女，3 个月，46XX，外阴发育畸形，阴道开口于尿道，T_2WI FS 矢状位提示膀胱后方阴道积液，前方外阴部见阴茎样结构。

（2）病理

前列腺囊肿可有先天性和后天性之分。前者发生于中肾管或副中肾管系统残余部分。发病年龄为 2 月龄至 75 岁。先天性前列腺囊肿或称前列腺小囊。其组织有双重来源，包括副中肾管及中肾管上皮。囊肿常位于前列腺上方、膀胱后面的正中线处，体积可很大。后天性前列腺囊肿又分为寄生虫性囊肿和潴留性囊肿。前者并不位于前列腺内，所以后天性囊肿主要指潴留性囊肿。坚韧的前列腺基质导致腺泡不完全或间断性梗阻，逐渐使腺泡上皮变薄，终至发生潴留性囊肿。囊壁由立方或扁平上皮所覆盖。囊肿可位于前列腺的任何部位，或突至膀胱颈部，直径为 1～2 cm。囊内为澄清黏液，亦可为暗褐色或血色。囊液内可含精子。

（3）临床表现

前列腺囊肿临床上没有特异性的表现，囊肿较小时可以没有任何症状，也可以继发感染、结石或梗阻等，还可以发生附睾炎、阴囊脓肿，甚至有前列腺囊肿恶变的报道。当囊肿体积较大，压迫后尿道或者膀胱颈口的时候会有尿频、尿急、排尿困难。

（4）MRI表现

表现为囊腔位于盆腔内中线区，膀胱后下方、直肠前方（膀胱直肠陷凹区），穿过前列腺中心。MRI显示囊腔内信号与膀胱内信号一致，呈 T_1WI 低 T_2WI 高信号，信号均匀。囊腔内外壁光整，与周围组织分界清楚。囊腔上下走行，根据囊腔充盈程度，可呈长条状或长椭圆形，其下端变尖。其与后尿道相通的管道 MRI 表现为下端与后尿道相连的条形高信号。增强扫描囊壁可见强化，囊腔内容物不强化（图5-22）。

（5）诊断要点

前列腺囊肿的解剖学特征及位置是诊断的关键。

（6）鉴别诊断

前列腺囊肿应与精囊囊肿和射精管囊肿区别。精囊囊肿多位于前列腺基底部的两侧，轮廓大部位于精囊内，邻近的前列腺为受压改变，横切多在前列腺后上方。射精管囊肿位于前列腺中央区尿道附近，体积多较小。

5.2.4 隐睾畸形

（1）概述

隐睾（cryptorchidism）是指阴囊中没有睾丸，它可以指未下降的睾丸、异位睾丸、睾丸萎缩或缺失。本病是男性生殖系统先天性畸形中常见的一种，在中国足月出生儿中的发病率为 2%～5%，早产儿中约为 30%，3个月时为 1%～2%。

（2）病理

隐睾指睾丸未能按正常发育过程从腰部腹膜后下降至阴囊底部，包括睾丸缺如、睾丸异位或睾丸下降不全。

睾丸下降通常与睾丸分化发育同时发生。睾丸下降的正常过程通常分为2个阶段：胚胎10～15周由 INSL3 为主介导的腹腔阶段和胚胎25～35周由 T 为主介导的腹股沟阴囊阶段。从孕7周起，男性胚胎的肾上腺-性腺原基开始分化为睾丸。胎儿睾丸的体细胞不断增殖，于第7周、第8周分别分化为 Sertoli 细胞（支持细胞）、Leydig 细胞（间质细胞），在胚胎4个月末睾丸分化完成，同时下降至腹股沟管内口处。

隐睾的发生与内分泌、遗传和解剖学等因素均有关。常见因素包括早产（出生于睾丸完全下降前）、宫内生长受限（IUGR）与吸烟，母亲怀孕期间酒精摄入等，儿童先天畸形如 Prader-Willi 综合征、Noonan 综合征等也经常表现为隐睾。

（3）临床表现

80%的隐睾患儿出生时阴囊是空的，20%病例出生时可扪及阴囊内的睾丸，但由于睾丸引带异常或缺如，随着身体快速生长，睾丸很快发生上行，异常的睾丸引带限制了睾丸降至阴囊。隐睾在腹股沟中很少触及肿块。

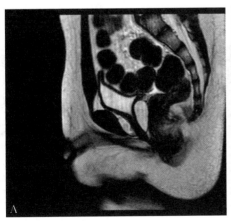
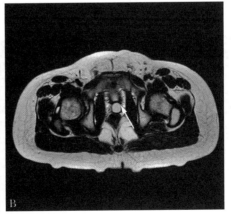

图5-22 前列腺囊肿 MRI 表现

注：患儿 MR T_2WI 矢状位（A）和轴位（B）膀胱及尿道后缘见长椭圆形囊状信号影（箭）。

（4）MRI 表现

MRI 已取代 CT 成为评估隐睾的最佳横断面模式。它具有比超声更高的灵敏度和更高的特异度（90%）。

冠状 T_1WI 可以显示睾丸和精索，可以追踪寻找未下降的睾丸。此外，可以确定异位睾丸的具体位置，如骨盆或腹膜后。正常睾丸在 T_1WI 上是均匀等信号，在 T_2WI 上是高信号。在 T_1WI 和 T_2WI 上，睾丸被一个代表白膜的低信号强度覆盖所包围。使用双回波（同相和反相）T_1 加权可显示细胞内脂质；这些序列对于显示睾丸很有帮助。

扩散加权 MRI 显示正常睾丸为明显高信号结构，使其与周围结构区别开来。正常睾丸实质的平均 ADC 值在（1.08~1.31）mm^2/s 范围内。具有扩展或大视野的全身扩散加权成像用于对怀疑隐睾或恶性肿瘤的腹部和骨盆成像，以排除转移。

使用常规 MRI 结合扩散加权 MRI 识别不可触及的睾丸，常规 MRI 灵敏度为 85%，特异度为 87.5%。结合扩散加权成像，灵敏度增加至 89.5%（图 5-23、5-24）。

（5）诊断要点

阴囊内未见睾丸下降，腹盆腔内或腹肌沟管内可见异常软组织块影，病变与正常睾丸信号及弥散基本一致。

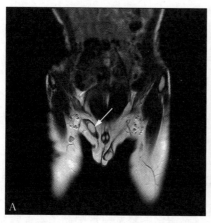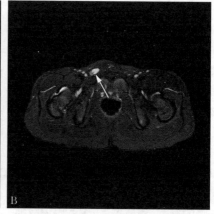

图 5-23 隐睾畸形 MRI 表现

注：患儿 MR T_2WI 冠状位（A）和 T_2WI SPAIR（B）轴位上右侧腹股沟区见椭圆形睾丸相似信号影，右侧阴囊空虚（箭）。

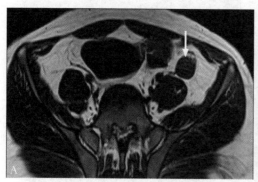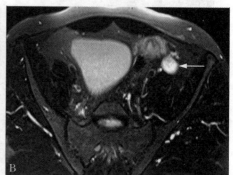

图 5-24 左侧隐睾

注：阴囊内未见睾丸下降，磁共振显示盆腔内见异常软组织块影。T_1WI（A）呈等信号（箭），T_2WI（B）呈高信号（箭）。

（6）鉴别诊断

儿童过度的提睾反射有可能类似隐睾，对于熟睡期儿童的影像检查一般可以避免出现误诊，同时应注意与临床医生有效沟通。

5.2.5 泄殖腔畸形

（1）概述

泄殖腔畸形（cloaca deformity）或永存泄殖腔（persistent cloaca）是一种复杂的肛门直肠先天性畸形综合征，其中直肠、阴道和尿道相通和融合，形成单一开口的共同通道。泄殖腔畸形发病率约1：20 000，病因不明，仅发生在女童。并且本病可能作为综合征的一部分发生，如 VACTERL 综合征（椎体异常、肛门闭锁、心血管异常、气管食管瘘、肾和四肢缺损）或尾部退行综合征等。最常见的相关异常包括泌尿道、生殖器、椎骨和骶骨异常，脊柱、脐带缺损，以及心血管和胃肠道畸形。

（2）病理

泄殖腔畸形是指生殖器、泌尿道和胃肠道形成共同通道开口于会阴部的单一出口。在胚胎期，这种改变通常持续到大约孕 5 周时。泄殖腔通常是胚胎发育和形成过程中的过渡性结构。最近的报道表明，间充质在后肠和发育中的膀胱之间接近泄殖腔板，由周围的间充质结构的形态和位置的变化影响泄殖腔形成。到孕 6 周时，泄殖腔被分隔形成前方的泌尿生殖窦和后面的后肠。泌尿生殖窦将进一步分为泌尿系统（膀胱和尿道）和生殖器（阴道）。此外，信号通路异常、遗传原因或激素失调可以在不同的时间段阻限这种发育，导致两者的融合。

（3）临床表现

泄殖腔畸形的诊断是通过新生儿体格检查发现的，体格检查可见直肠、阴道和尿道相通和融合，形成单个的会阴部出口。同时可以通过体格检查发现心脏、脊柱、脊髓和泌尿道的合并异常。在患儿病情稳定后，应进行影像调查，以便评估泌尿道情况。

（4）MRI 表现

MRI 影像上，尿道、常见泄殖腔通道、直肠瘘等结构的黏膜在 T_2WI 脂肪抑制图像显示高信号（图 5 - 25），常见异常包括：

1）结肠畸形。正中矢状面可显示结肠盲端以及结肠与阴道之间的瘘管。

2）生殖系统异常。73％患儿发现米勒管融合异常，表现为双子宫、双阴道或者阴道纵隔。

3）泌尿道、脊椎和脊柱异常。大约54.5％患儿可见泌尿系统异常，包括肾盂积水、肾发育不良、单侧肾发育不全和交叉融合肾异位。脊椎异常包括椎体缺失、半椎或者融合椎。

4）横纹肌复合体（SMC）。正中矢状和轴位 T_2WI，可见 SMC 由 3 个组成部分组成：提肌板、纵向肌肉套、外括约肌，MRI 可显示 SMC 有无中断，为手术修复提供依据。

5）测量 MRI 参数（尿道长度，相对裂孔距离和阴道体积）。

（5）诊断要点

MRI 可以准确地显示持续性泄殖腔患儿的肠道终止水平，以及对 73％患儿中存在的米勒管畸形检测的高灵敏度。此外，MRI 可以显示相关肾脏和脊柱异常，并评估 SMC 的发育状态。

（6）鉴别诊断

泄殖腔畸形主要与肛门闭锁合并直肠阴道瘘鉴别，后者发病率较高。新生女婴会阴尚未发育，尿道、阴道口不易显露，特别是对于合并会阴部有胎脂粘连、小阴唇发育不良的女性无肛患儿，若医生未仔细检查，临床上很容易误诊为先天性肛门闭锁合并直肠阴道瘘。

影像学上两者鉴别不难，MRI 正中矢状面图像可以清晰显示结肠、生殖系统及尿道畸形，而先天性肛门闭锁合并直肠阴道瘘患儿的尿道与阴道之间有完整的尿生殖隔存在。

5.3 儿童泌尿生殖系统肿瘤

5.3.1 肾母细胞瘤

（1）概述

肾母细胞瘤（nephroblastoma，NB）又称 Wilms 瘤，是婴儿、儿童期最常见的一种复杂的胚胎性恶性混合性肿瘤，发生于 15 岁以上者称为成

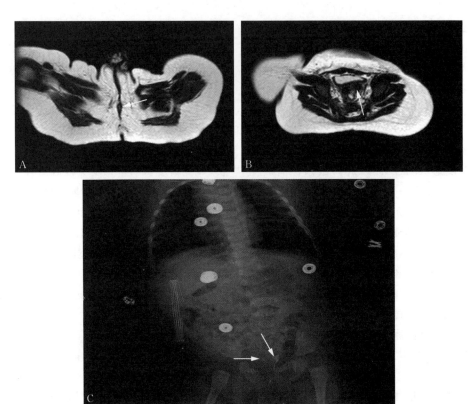

图 5 - 25   泄殖腔畸形 MRI 表现

注：患儿 MR T_2WI 轴位上会阴区仅见一个尿道影（A，箭），盆腔内见双子宫（B，箭）；经尿道膀胱造影检查，膀胱未见显影，两侧宫腔显影（C，箭）。

人肾母细胞瘤，罕见。

（2）病理

瘤块常巨大，可呈囊性、囊实性或实性；常见出血及坏死囊变；肿瘤有包膜，但易破裂，侵及邻近器官；周围脏器及血管均有不同程度的受压移位，静脉可见瘤栓形成。

典型的 Wilms 瘤镜下可见原始肾胚芽、上皮和间质 3 种成分，也可见其中两种或一种成分的 Wilms 瘤，但原始肾胚芽是病理确诊肾母细胞瘤最主要的依据。Wilms 瘤组织学分型是根据肿瘤最大切面组织切片中上述 3 种成分的比例多少进行分型。因此，要求对所取的标本全部切片进行观察和计算各种组织成分的多少后，根据优势组织学成分进行分型；如果有坏死组织，则需将坏死组织去除后，再进行计算；此外，还要仔细观察肾包膜、肾周围脂肪囊、肾脏实质、肾盂、肾窦、肾门动静脉血管、输尿管及淋巴结是否有肿瘤浸润。

（3）临床表现

肾母细胞瘤患儿绝大多数是无意中被发现腹部肿块，如在给孩子洗澡、换衣或触摸患儿腹部时触到肿块。通常肿块表面光滑平整、质硬、无压痛，比较固定。有的患儿腹部膨隆或两侧不对称。少数患儿有腹痛或恶心、呕吐、食欲减退等消化系统症状。也有少数患儿表现为血尿、发热、高血压。晚期患儿可出现面色苍白、消瘦、精神萎靡，甚至出现转移症状，如咯血、头痛等。有 12% ～ 15% 的患儿会伴有先天性畸形，如先天性虹膜脉络膜缺损、重复肾、马蹄肾、多囊肾、异位肾、内脏肥大、脐膨出、巨舌、偏身肥大。成人肾母细胞瘤的临床表现与肾癌患者的临床表现相似，表现为无症状血尿、腰腹痛、腹部肿块等。

（4）MRI 表现

T_1WI：信号不均，等或稍低信号，坏死液化区呈低信号，可见高信号的出血。T_2WI：不均匀高信号。T_1增强：轻度不均匀强化（图5-26）。

（5）诊断要点

好发于青少年或幼儿的迅速生长的肾包块，B超及CT显示为混合性或囊性肿块，肾动脉造影见肿瘤为少血管性分布，并有波浪状新生肿瘤血管形成。

临床诊断该病的主要依据即影像学检查，包括腹部平片、排泄性尿路造影、腹部超声、腹部CT或MRI检查。其中最简单的检查方法是腹部超声检查，腹部CT平扫和增强扫描是最重要的检查项目，诊断肾母细胞瘤的准确性高达95%以上。但对伴有肾功能不全、下腔静脉瘤栓患儿，应做腹部MRI扫描检查。对不能手术切除的患儿应考虑做肿瘤穿刺活检进行病理检查，以明确诊断，根据病理检查结果指导治疗方案。

（6）鉴别诊断

1）肾细胞癌：发病年龄较大，肿瘤体积较小，生长速度，相对较慢，多血供丰富。

2）横纹肌样瘤：罕见，发病年龄较小，平均11月龄，瘤体钙化呈线状，包膜下积液。

3）神经母细胞瘤、畸胎瘤：钙化多，常位于肾外，推移肾为主。

5.3.2　肾母细胞瘤增生症

（1）概述

肾胚胎生成在妊娠34～36周完成。如出生后持续有后肾胚基，尤其延续到婴儿期时，可在肾实质内引起一些组织学相关的病理改变。如生肾残余（nephrofenesis rests，NRs）即后肾胚基较多且有汇合者称之为肾母细胞增生症（nephroblastomatosis），可发展为恶性肿瘤。90%～95%双侧肾母细胞瘤和30%～44%的单侧肾母细胞瘤患者伴随NRs。单侧肾母细胞瘤之伴随NRs者16%发展为双侧肾母细胞瘤。由于并非所有NRs需要手术治疗。化疗不能完全制止其转变为肾母细胞瘤（Wilms tumor，WT）。因此影像学诊断和随访十分重要。

（2）病理

Beckwith根据病变的部位分为肾叶周、肾叶内、连合和普通4型。病变分布以多灶性和弥漫性多见。组织学又分为静止、硬化、增生及过时肿瘤等5个状态。增生型NRs大体为斑块状或凹凸不平透镜状；结节状或发展增大者为肿瘤型NRs，包括良性腺瘤或早期WT。

（3）临床表现

最重要最常见的症状是腹部肿块。1/3患者有镜下血尿，肉眼血尿极少见。可有腹痛、发热、高血压等症状，晚期出现消瘦、贫血、食欲不振、恶心、呕吐等症状。

（4）MRI表现

NRs在T_1WI上表现为均匀一致的低信号强度，与肾髓质相仿。硬化或退化中的病变，因存在胶原组织和沙砾样钙化而示中等或明显的T_2WI低信号。增生及肿瘤型的生肾残余组织由于多细

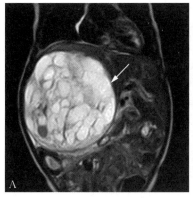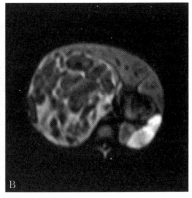

图5-26　肾母细胞瘤MRI表现

注：患儿MR T_2WI（A）冠状位右肾上极巨大囊实肿块（箭），DWI（B）部分受限。

胞的特点,在 T_2WI 上构成等(与肾皮质相等)或高信号,增强扫描有助于与相邻肾皮质区分。经多次化疗后的病变,含有丰富的含铁血黄素颗粒、含铁巨噬细胞及浓密的胶原瘢痕而呈长 T_1 和短 T_2 信号。MRI Gd-DTPA 增强后的 T_1WI,由于 NRs 不强化病灶显示更清楚,且检出率高。MRI 检查的灵敏度为 57%,准确度 65%(图 5-27)。

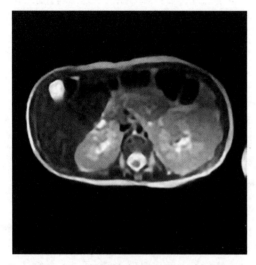

图 5-27　肾母细胞瘤增生症 MRI 表现

注:T_2WI 显示等低信号结节。

（5）诊断要点

病变分布以多灶性和弥漫性多见,典型信号特点 T_1WI 呈局灶性低信号,T_2WI 呈局灶性低信号,增强后呈不强化,低于正常肾实质,显示明显对比。

（6）鉴别诊断

1）肾母细胞瘤:本病的 NRs 病变与 WT 的不同点为 MRI T_1WI 的增强前后均为均匀一致的低信号灶,无强化效应,且 NRs 多数呈周围分布。而肾母细胞瘤大多信号不均等,且有不均等强化。

2）其他:淋巴肉瘤和白血病,多为双侧肾内多处受累或呈弥漫性病变。

5.3.3　中胚叶肾瘤

（1）概述

先天性中胚叶肾瘤（congenital mesoblastic nephroma，CMN）又称为胎儿肾错构瘤、平滑肌

错构瘤、婴儿间叶性错构瘤等。发病年龄较小,虽有 41 岁患本病的报道,但多好发于新生儿及婴儿早期,是较常见于新生儿及 3 月龄以下婴儿的实性肾肿瘤,占小儿肾肿瘤的 2.8%～3.9%;发病年龄平均 3.5 月龄,明显小于 Wilms 瘤的发病高峰年龄。男孩是女孩的 2 倍。

（2）病理

通常瘤体较大,呈单侧,最常发生在肾门区,无包膜或边缘清晰,从肉眼难以看清其浸润性生长的范围;从病理角度划分,可从良性肾肿瘤、不典型或高度恶性的梭形细胞瘤,一直到类似透明细胞肉瘤。囊性改变罕见。典型的先天性中胚叶肾瘤的镜下所见与平滑肌瘤相似,由于在其良性间质中可夹杂正常肾小球与肾小管,形成有功能的肾实质孤立小岛,因而成为唯一具有低度功能性显影的肾脏原发性肿瘤。

（3）临床表现

最常见的临床表现是胁腹部扪及无痛性巨大肿块;偶见血钙过高(病肾切除后便恢复正常);血尿罕见;约 1/6 伴有胃肠道或泌尿生殖系统的其他畸形;其母在妊娠过程中常有羊水过多史。

（4）MRI 表现

MRI 表现为肾肿块与正常肾实质相似的均匀信号强度。肿瘤包膜清晰,肿块无坏死和出血(图 5-28)。

（5）诊断要点

1）新生儿及婴儿早期的肾肿瘤。

2）肿块较大,但静脉尿路造影(IVU)检查患侧仅被推移挤压而无破坏。

3）肿瘤巨大,但使用化疗无明显缩小。

4）肿瘤虽大,但边界清楚,包膜完整,质地坚韧,切面似平滑肌或纤维瘤改变。

静脉肾盂造影(IVP)、超声、CT、MRI 等检查均不能定性,仅只能从形态学上提示肿瘤,确诊何种性质肿瘤需行组织病理活检。因病例少见,大部分文献报道病例术前易误诊为肾母细胞瘤术前行穿刺后活检可明确诊断。

（6）鉴别诊断

目前尚没有一种方法能从影像诊断角度准确地对此瘤与肾脏其他实性肿瘤进行鉴别诊断,且

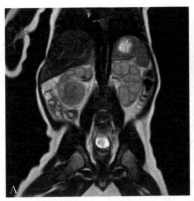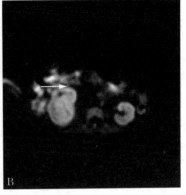

图 5-28 中胚叶肾瘤 MRI 表现

注:患儿 MR T_2WI 冠状位(A)右肾下极实性肿块,轴位(B)上 DWI 受限(箭)。

容易与 Wilms 瘤混淆,但先天性中胚叶肾瘤的发病年龄平均为 3.5 月龄,而 Wilms 瘤的发病双高峰年龄分别为 3.5 岁及 2.5 岁;另外,此瘤好发于肾门区,而 Wilms 瘤无部位倾向,两者有一定差别,可作为鉴别诊断时的参考资料。

5.3.4 肾脏横纹肌样瘤

(1)概述

肾脏横纹肌样瘤(rhabdoid tumor of the kidney, RTK)是儿童肾脏肿瘤中罕见的恶性肿瘤,占儿童恶性肿瘤的 2%。1978 年前,由于组织学中骨骼肌样改变,被认为是 Wilms 瘤的肉瘤型,现在被认为是独立的病理。

(2)病理

1)大体病理:大多数横纹肌样瘤为单发病灶。源于髓质原始细胞,病灶常位于肾脏中央及集合系统。病灶内可见非特异性的出血和坏死区域,出血区位于包膜下。血管侵犯是常见的。

2)镜下病理:肿瘤细胞连接疏松。肿瘤细胞有泡状核和明显的嗜酸性核仁,一些细胞可见将细胞核推向一侧的嗜酸性丝状胞质包涵体。分子遗传学研究揭示,RTK 和非典型畸样/横纹肌样瘤(AT/RT)患者的 22q 染色体上的基因 $ii-1$ 抑癌基因功能的丧失有关。

(3)临床表现

RTK 发病年龄低,最小可见于新生儿,平均发病年龄 11 月龄,好发年龄较 WT 小(WT 平均发病年龄约 36 月龄)。男孩发病率略高,男女性别比 1.5∶1,恶性程度高,儿童肾脏肿瘤中预后最差,一般于诊断 1 年后死亡。当病变累及集合系统,临床可表现为血尿。血甲状旁腺素升高可致血钙增高,但无特异性,亦可见于中胚层肾瘤。15% 的病例同时合并原发性或继发性颅内肿瘤,原发性脑肿瘤包括后颅窝中线或中线旁的胰腺神经内分泌肿瘤(PNET)、室管膜瘤、脑内不典型畸胎瘤样横纹肌样瘤,髓母细胞瘤,小脑和脑干星形细胞瘤。可转移至肺、脑、骨,以转移性病变为临床表现。

(4)MRI 表现

横纹肌样瘤肿瘤位于肾脏中央,肾门周围,侵犯肾脏髓质及集合系统。同肾母细胞瘤,横纹肌样瘤侵犯肾静脉及下腔静脉,累及淋巴结、肺、肝脏。

横纹肌样瘤 MRI 表现与 Wilms 瘤相似,呈 T_1WI 等低信号,T_2WI 高信号,增强后呈不均性强化(图 5-29)。可见肿瘤包膜下液体积聚,包膜下出血或新月形坏死,CT 呈低密度,MRI T_1WI 高信号,不强化。但此征象亦可见于 12% 其他肾脏肿瘤如 Wilms 瘤中。另可见分叶状改变,MRI T_1WI 多为低信号,出血时为高信号或混杂信号,T_2WI 多为高信号,出血区为低信号,坏死区为更高信号(图 5-29)。CT 可见线状钙化勾画肿瘤边界,发生率比 Wilms 瘤高(66% vs 6%~15%)。

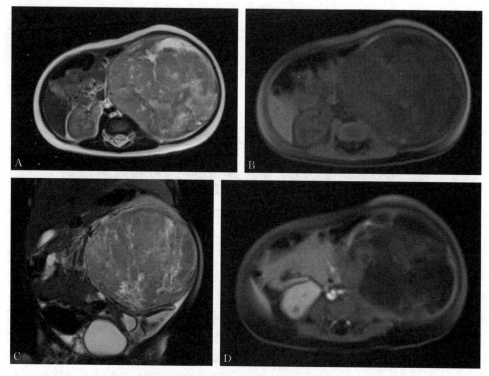

图 5 - 29　左肾横纹肌样瘤 MRI 表现

注：患儿，男，6 月龄，T$_2$WI 抑脂横断位、冠状位（A、C）为左肾下极混杂高信号占位，出血区为低信号，T$_1$WI 横断位平扫（B）为混杂低信号，出血为高信号，前下缘包膜下可见新月形 T$_2$WI 抑脂高信号 T$_1$WI 低信号积液影。T$_1$WI 横断位增强（D）病灶不均匀强化，强化程度低于对侧正常肾脏组织，包膜下积液不强化。

（5）诊断要点

低年龄婴幼儿，起源于肾脏髓质中央部位的分叶状肿瘤，肿瘤包膜下液体伴线状钙化，提示肾脏横纹肌样瘤，如同时合并中枢神经系统肿瘤，更倾向于本病诊断。

（6）鉴别诊断

婴儿期大部分其他肾脏肿瘤较横纹肌样瘤常见。低龄婴幼儿中，中胚层肾瘤亦可见包膜下积液，但横纹肌样瘤更易累及淋巴结或远处转移。

5.3.5　肾透明细胞肉瘤

（1）概述

肾透明细胞肉瘤（clear cell sarcoma of the kidney，CCSK）是一种独特、高度恶性的肾脏非 Wilms 瘤，好发于 7 月龄至 6 岁的儿童，其发生率占小儿肾原发性肿瘤的 4%～5%，可早期出现血行转移，尤其是转移到骨骼，故又称骨转移性肾脏肿瘤。此病预后差，1 年死亡率高达 50%。

（2）病理

病理学多累及肾脏髓质，呈单中心性，体积通常较大（平均直径＞11 cm），质中或呈鱼肉样，可见局灶囊性变，瘤体境界较清，但包膜不明显。瘤细胞体积较小，上皮样或短梭形，界限不清，虽为透明细胞肉瘤，但出现明显透明胞质的不到 20%，瘤细胞巢间纤维血管间隔倾向平行走行且近乎垂直分支极具特征性，甚至比瘤细胞胞质透明更具诊断意义。

（3）临床表现

主要症状为腹部包块及肉眼血尿，发生骨转移率高达 60%。

（4）MRI 表现

表现为边界清楚的类卵圆形肿块，T$_1$WI 上呈明显不规则高低混杂信号，T$_2$WI 上呈等高混杂信号，肿块扩散受限，DWI 呈高信号，增强后肿瘤整体信号混杂不均匀，肿块内实质部分明显强化，无强化的低信号部分呈不规则的液化区（图 5 - 30）。

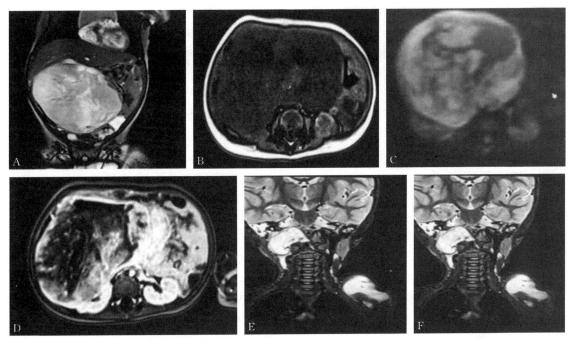

图 5-30　肾透明细胞肉瘤 MRI 表现

注:患儿,男,3岁。A. MRI 冠状位 T_2WI,右侧腹腔巨大占位病变,跨越中线,实性成分成中等信号、囊性成分成高信号,病灶内可见多发条状血管留空影;B. 轴位 T_1WI 显示病灶呈等低混杂信号改变;C. DWI 图像显示肿瘤实性成分成高信号;D. 轴位 T_1WI 增强图像,肿瘤实性成分中度强化,坏死区未见强化,呈现条纹状改变;E. 颈部冠状位 T_2WI 显示左侧肩部骨质及软组织转移灶,右侧颅底骨转移;F. 轴位 T_1WI 显示右侧后颅窝骨质转移灶。

（5）诊断要点

CCSK 恶性程度高,与同年龄组的常见肾脏肿瘤,特别是 Wilms 瘤影像学鉴别较困难,但在 CT 检查中发现肾肿瘤密度混杂、液化灶多(与正常组织相间形成虎斑状条纹较为特异)、钙化多、肿瘤血供丰富、易于早期发生转移等特征要注意诊断 CCSK 的可能。

（6）鉴别诊断

Wilms 瘤是儿童最常见的肾脏恶性肿瘤(约占90%),峰值年龄2~3岁,实性为主,常伴坏死和陈旧出血,钙化约占15%,增强后肿瘤实质部分可见轻度强化,肿瘤的实性成分 CT 值平均提高约40 HU,可侵入肾静脉。若为双侧且有静脉侵犯或肺转移者,则 Wilms 瘤的可能性更大。中胚叶肾瘤为先天性肿瘤,大多数在3月龄前发现,1岁以内者约占90%,瘤体以实性成分为主,细胞型中胚叶肾瘤可含囊性成分,经典型中胚叶肾瘤超声下可见环形征。RTK 罕见,峰值年龄为11

月龄,中心性生长,起源于髓质,70%可见钙化、包膜下积液,见分叶状结构,多伴发脑内肿瘤。

5.3.6　儿童淋巴瘤及白血病

（1）概述

肾淋巴瘤和白血病(renal lymphoma and leukemia)继发于全身性淋巴瘤和白血病。多见于急性淋巴细胞性白血病和非霍奇金淋巴瘤(NHL),少数为原发性。肾侵犯可为白血病和淋巴瘤的首发表现或初诊 NHL 后1周或数年后出现。

（2）病理

肿瘤侵犯肾主要为血行扩散,最初肿瘤在间质内,于肾单位之间,沿肾小管和血管浸润生长,肾形态结构保持正常。肿瘤继续呈膨胀性生长,出现肿块,互相融合破坏肾实质的正常结构。少数为腹膜后淋巴结之间蔓延侵犯肾。因此病变可为孤立或多发结节,灶性或弥漫性浸润,肾被腹膜后淋巴结侵犯或包埋,或单纯弥漫性肾增大。

（3）临床表现

腹部包块,肾功能损害,偶见血尿。

（4）MRI表现

在T_1WI上,浸润性病变或多个肿物结节与肾实质相比呈等或稍低信号（图5-31）。弥漫性病变使肾脏皮髓质分界消失。T_2WI上病变呈高信号或低于肾组织。骨髓质受侵犯时,常见如椎体和髂骨等内见异常信号。

（5）诊断要点

患者有淋巴瘤和白血病基础病变,在肾脏内可见异常信号,高度提示肾脏受累。

（6）鉴别诊断

肾细胞癌鉴别:肾癌是皮质肿瘤呈膨胀性生长,主要为单发结节型,影像学可见持续性早期强化。弥漫性淋巴瘤累及的主要是髓质,较少在皮质。淋巴瘤经常与其病史和腹膜后肿大淋巴结相关联,肾癌则很少有这一点。肾癌血栓较多见。

5.3.7　多房囊性肾瘤

（1）概述

多房囊性肾瘤（multilocular cystic nephroma,MCN）亦称囊性错构瘤,多房性肾囊肿。系单侧局灶性囊性发育不良。本病见于任何年龄,无性别差异。

（2）病理

肉眼观,肾内多房性囊性肿块,被膜完整,周围肾实质被推挤或萎缩,肿块无浸润性。切面见大小不等的囊腔,囊腔大小自数毫米至数厘米,囊间互不相通,内含草绿色或血性液体。囊壁覆盖扁平或立方形上皮细胞,间隔内可含原始间胚叶成分,结节性肾胚基,不成熟的肾小管、肾小球,有时并有Wilms瘤结节,偶见平滑肌细胞,间质为疏松结缔组织,囊隔内可有钙化。

（3）临床表现

通常无症状或以腹部包块求诊,少数有腹痛、高血压。如肿物疝入肾盂可有血尿。

（4）MRI表现

为肾内或部分向肾外突出的多囊性病变,一般T_1WI呈低信号,当囊内含蛋白或出血则为高信号,T_2WI呈高信号,与水信号相似,但程度不同。囊间隔表现为厚薄不一线条样等信号,囊间隔分隔完整,互不交通。增强扫描,间隔强化明显,但程度低于正常肾实质（图5-32）。

（5）诊断要点

MCN定性诊断较为困难,最后诊断依靠病理,影像学上特点如:①单侧肾内多房囊性肿块;②囊肿与肾组织分界清楚;③各小囊腔之间无联通;④间隔强化,但程度低于肾实质,囊腔内容物无强化;⑤残余的肾组织结构正常。

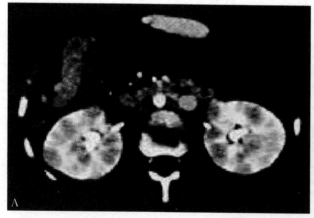
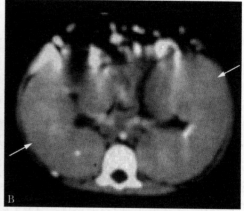

图5-31　双肾淋巴瘤受侵改变MRI表现

注:A.T_1WI抑脂增强扫描,显示双肾多发结节样占位灶,呈低强化;B.T_1WI抑脂增强扫描,显示双肾弥漫性病变,双肾肿大,皮髓质不清,呈低强化（箭）。

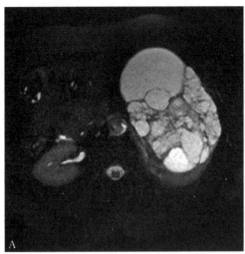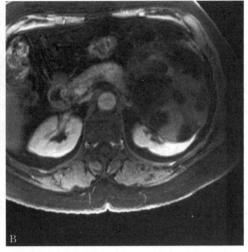

图 5‑32　多房囊性肾瘤 MRI 表现

注：A. T_2WI 抑脂显示左肾较大肿瘤边缘光滑，内部呈多囊性结构与肿瘤相邻肾组织呈弧形杯口状；B. 增强扫描显示强化部分程度明显低于正常肾实质。

（6）鉴别诊断

1）多囊肾：为染色体遗传性疾病，囊肿病变累及全肾，囊壁间隔为成熟肾实质，常伴有多囊肝。

2）多发性单纯性肾囊肿：多见于成年人，儿童少见，囊间亦为正常肾组织。

3）囊性肾母细胞瘤：多为单囊，囊内有较厚软组织影。

4）多房囊性肾癌：较罕见，其形态特征和多房性肾瘤有许多类同点。鉴别要点为，囊内分隔较厚、不规则，伴壁结节或软组织成分。

5.3.8　横纹肌肉瘤

（1）概述

横纹肌肉瘤（rhabdomyosarcoma，RMS）为小儿下尿道发病率最高的恶性肿瘤。占小儿全部 RMS 的 10％～24％。多发生在膀胱，其次为后尿道、前列腺、盆底肌肉，肾脏罕见。

（2）病理

1）大体病理：横纹肌肉瘤包括上皮和间质两种成分。上皮和间质细胞排列成特殊的叶状结构。该肿瘤由于大量增殖的间质细胞将上皮形成的囊腔挤压、拉长形成叶柄样结构而得名。Bostwick 等将此肿瘤按间质细胞数量、异型性、细胞核分裂象的多少、间质/上皮比例及坏死分为

高、中、低 3 个级别。此分级特征通常即为判断该肿瘤恶性程度高低的标准。低级别肿瘤常有50％局部复发，高级别肿瘤为 100％。按照类似标准，Yamamoto 等将该肿瘤分为良性、交界性和恶性。

2）镜下病理：肿瘤由良性腺上皮及肉瘤样间质混合组成。上皮细胞形成的囊腔被增多的间质成分挤压、拉长，形成类似叶状的裂隙。上皮细胞无明显异型性，局部可见鳞状上皮化生。肉瘤样间质细胞呈梭形或卵圆形，呈束状、编织状，局部呈车辐状排列，异型性明显，核分裂＞21 个/10 HPF，有坏死。本肿瘤中最具特征的是紧贴上皮下为一层致密的未分化的瘤细胞，常见于胚胎性 RMS 中的新生层（cambium layer）。

（3）临床表现

RMS 每年的发病率为 0.441 4/10 万。男女发病率比例为 3：2。其中胚胎型 RMS 占 67％，腺泡型 RMS 占 32％，多形型 RMS 占 1％。腺泡型及多形型 RMS 多见于成年人，而胚胎型多见于儿童。不同的组织类型与发病年龄及部位有密切关系。胚胎型绝大多数发生于 3～12 岁儿童，是 RMS 中最常见的类型。好发于头颈部及生殖道。而胚胎型中一类特殊亚型葡萄状型多发生于空腔器官，如泌尿生殖道和鼻咽腔，及胆道等，常见于

婴幼儿。腺泡型多见于青年,好发部位为四肢和头颈部,及会阴部/肛周。多形型易发生于成年人,好发于四肢,其次为躯干。该病呈高度恶性,有明显侵袭性,早期即可沿血管、淋巴管广泛转移。病程短,多在半年内就诊。主要症状为痛性或无痛性肿块,肿瘤压迫神经时可出现疼痛。皮肤表面红肿,皮温高。肿瘤大小不等,质硬,就诊时多数肿块固定。肿瘤生长较快时,可有皮肤破溃、出血。泌尿生殖系统肿瘤表现为阴道血性分泌物、血尿和尿潴留,肛指检查可触及盆腔肿块。RMS多转移至腹膜后淋巴结及所属区域淋巴结,晚期多伴有血行转移。结合病理、影像学、骨扫描、骨髓细胞学等检查可协助诊断分型及临床分期。

(4)MRI表现

膀胱RMS表现为膀胱内乳头状软组织突起,尤其在MRI矢状位显示清晰,钙化及坏死少见。增强扫描,瘤体可见中等程度强化,肿块突向膀胱外,可直接侵犯输尿管口、前列腺、阴唇及尿道,常导致膀胱及双侧输尿管积水(图5-33)。

前列腺RMS表现为盆腔前列腺区实性软组织肿块或前列腺弥漫性增大,常侵犯膀胱颈、后尿道、直肠周围组织,表现为膀胱阻塞扩大,输尿管积水扩张,后尿道受压延长、变窄。增强扫描瘤体可见轻到中度强化,瘤体较大时易出现坏死和囊变。前列腺RMS早期可转移至肺或骨。

睾丸与睾丸旁RMS通常单侧阴囊发生,无痛性包块。可表现为青春期前、后男孩腹股沟处肿物,腹膜后局部淋巴结常累及,易发生淋巴结转移。睾丸旁者则为沿着精索的单发肿块。MRI检查较为优越,可了解正常睾丸、淋巴结和精索结构,利用STIR序列可区分正常睾丸与淋巴结。

(5)诊断要点

小儿RMS随发病部位、年龄不同,其MRI表现也不尽相同,且具有一定特征性的MRI表现。了解和认识这些特征,有利于RMS的早期正确诊断,有助于提高患儿的生存率和改善预后。

(6)鉴别诊断

骨盆区RMS注意与以下疾病鉴别:①膀胱息肉。多单发。一般向腔内生长、密度较高,膀胱壁不均匀增厚,不向邻近组织侵犯;增强后RMS强化更明显。②膀胱血管瘤。明显强化软组织肿块,无膀胱壁破坏,不累及尿道或输尿管。③内胚窦瘤。婴儿不少见,软组织块往往见溶冰状坏死,强化不显著,甲胎蛋白(AFP)阳性。④骶前恶性畸胎瘤。小儿少见,瘤内可见脂肪、钙化等结构。

源于膀胱前下壁的横纹肌肉瘤,需与膀胱内的葡萄状肉瘤鉴别,后者肿块与膀胱壁以宽基底相连,矢状位MRI增强扫描,肿瘤位于膀胱下壁,明显强化,且已经侵犯后尿道。

5.3.9 神经母细胞瘤

(1)概述

神经母细胞瘤(neuroblastoma,NB)是婴幼儿最常见的恶性肿瘤之一,发病年龄为2~5岁。NB起源于原始神经嵴细胞分化而来的神经母细胞,可见于肾上腺髓质和交感神经链,其中肾上腺和

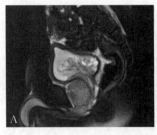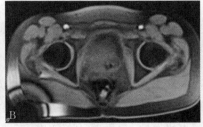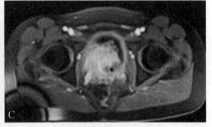

图5-33 膀胱横纹肌肉瘤MRI表现

注:A、B. T_2WI抑脂矢状位及T_1WI抑脂横断位显示膀胱内及前列腺区均可见肿块,膀胱内肿块形态不规则;C.增强扫描显示肿块明显不均匀强化。

腹膜后占60%以上。发生于肾脏者较少见。

（2）病理

瘤体通常较大，质软、灰白色，可有假包膜，瘤内常有出血、囊变和坏死，并多有不规则钙化。

瘤细胞多呈圆形或卵圆形，胞浆少，核大且染色深，呈菊花瓣样排列，且有出血、坏死及钙沉积。

（3）临床表现

NB典型表现为可触及的包块，肿块局部浸润、转移、激素代谢效应或自身免疫应答相关症状和体征。就诊时已经发生转移的多达70%，最常见的转移部位包括局部及远处淋巴结、骨骼、骨髓、肝脏和皮肤。临床表现包括发热、贫血、腹块、腹胀、腹痛、多汗、骨关节疼痛伴病理性骨折、心慌、眼睑及下肢水肿，眼球突出伴失明，腹泻、排便困难。

（4）MRI表现

发生于肾上腺和邻近腹膜后区域的NB在发生时体积较大，通常MRI易于显示。在MRI图像上NB表现为不均匀混杂信号，瘤体表现为T_1WI低信号，T_2WI高信号，同时伴有不同程度的钙化（图5-34）。增强呈不均匀强化。腹膜后NB常常侵犯肾脏。浸润性生长可以包绕腹膜后血管。

（5）诊断要点

NB来源于未分化的交感神经节细胞，故有胚胎性交感神经节细胞部位，均有发生本病的机会。

发生于腹膜后神经母细胞瘤约占本病所有部位的绝大多数。它来源于肾上腺或交感神经节。肿瘤又有分泌儿茶酚胺功能，临床症状复杂多样。

（6）鉴别诊断

1）肾母细胞瘤：有发热、贫血、腹块、血尿。显示患侧肾脏大而畸形，有出血、坏死，少见钙化。

2）腹膜后畸胎瘤：呈混杂密度，含钙化、囊性软组织及脂肪成分，包膜清楚较易分辨。

5.3.10 儿童肾上腺皮质癌

（1）概述

儿童肾上腺皮质癌（adrencorrtial carcinoma）是起源于肾上腺皮质细胞的实性肿瘤，恶性程度高，进展迅速，预后差。临床上较为少见，肿瘤有包膜，癌内可有出血、坏死，几乎均有内分泌功能异常。本病多见于6岁左右小儿，5年生存率为5%～30%。儿童肾上腺皮质癌具有遗传基础。经过多年的研究，目前较为普遍接受的观点是绝大多数患肾上腺皮质癌的患儿（小于4岁）都存在胚系p53外显子的突变，而较为年长的儿童和成人则大多不携带胚系p53的突变。他们的发病机制可能与获得性的体细胞突变有关，这种突变主要表现在染色体区段的扩增和缺失上。通过比较基因组杂交技术研究得出的最为重要的发现就是染色体9q34区拷贝序列的持续扩增，显示这一区域与肾上腺皮质癌的发病有较为密切的关系。环

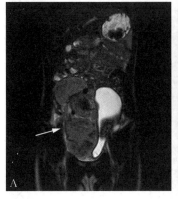
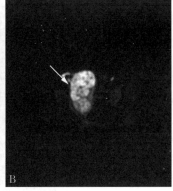
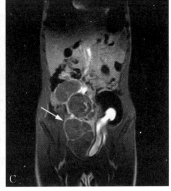

图5-34 神经母细胞瘤MRI表现

注：患儿MR T_2WI冠状位（A）右侧髂血管旁多发巨大肿块（箭），DWI（B）受限（箭），增强（C）后肿块呈轻度强化（箭）。

境因素与肾上腺皮质癌的关系难以证实。由于儿童肾上腺皮质癌的发病年龄很小,所以推测可能与产前接触致癌物有关。有母亲孕期接触致癌物而发生儿童肾上腺皮质癌的个例报道。

（2）病理

1）大体病理：肿块呈圆形、椭圆形或不规则形,多有包膜,大多数包膜完整,少数与周围组织界限不清。切面淡黄、棕黄、黄褐或杂色,质嫩,出血、坏死、钙化或囊性变常见。

2）镜下病理：癌细胞呈巢团状、小梁状、条索状或弥漫性排列,其间以血窦分隔,细胞体积大,短梭形或不规则形,多数胞质嗜酸性,胞核深染,大小不等,可见明显核仁,可有不同程度核异型,核分裂象易见,可见多核瘤巨细胞,可见包膜、窦隙、静脉侵犯,可见局灶出血、坏死、钙化,间质可见粗大胶原纤维条索。

（3）临床表现

儿童肾上腺皮质癌区别于成人肾上腺皮质癌的主要特点之一就是大部分的儿童肾上腺皮质癌是有症状的,常见的症状包括以下几个方面：

1）雄性化是儿童肾上腺皮质癌患儿最常出现的症状,其发生率约为80％。雄性化是由于肿瘤过度分泌雄激素引起。雄性化的临床表现包括阴毛出现,阴蒂肥大,阴茎增大,面部痤疮,声音变粗,多毛,肌肉发育增强和生长发育的加速。大约55％的患儿表现为单纯的雄性化症状。有的患儿除了雄性化外可伴发其他内分泌症状,如库欣综合征、醛固酮增多症等。单纯表现为库欣综合征的约占5.5％,单纯表现为醛固酮增多症或雌性化的极为罕见。无任何内分泌症状的约占10％。

2）库欣综合征。大约有1/3患儿会出现糖皮质激素过度分泌引起的库欣综合征。库欣综合征的症状包括满月脸、向心性肥胖、红细胞增多症、高血压等。其中高血压最常见,高血压也可由于盐皮质激素过度分泌或者是血浆肾素活性增高引起,但这样的情况十分罕见。肾素活性的增高多由于肾血管受到肿瘤的压迫引起,罕见的情况也有分泌肾素的肾上腺皮质癌。无论什么原因引起,高血压都要积极治疗。因为高血压可继发脑病、癫痫甚至死亡。一般肿瘤切除1周后,高血压可以纠正。肿瘤切除术后,如果给予补充皮质激素治疗可使高血压持续更长的时间。

3）原发性醛固酮增多症与雌性化。原发性醛固酮增多症（康恩综合征）通常见于双侧肾上腺皮质增生者,肾上腺皮质癌患儿中单纯表现为原发性醛固酮增多症的十分罕见,其临床表现有头痛、近端肌肉无力、多尿、心动过速、低血钙、高血压等。雌性化的症状也很罕见,主要表现为男性乳房发育。

4）癌的生长与转移。肿瘤的生长速度有很大的个体差异,快的可以1个月增长达400 g,慢的可以在雄性化症状出现很长时间后肿块仍然保持很小。肺是肾上腺皮质癌最常发生转移的部位,其次是肝,其他可能发生转移的部位包括腹膜（29％）、胸膜或膈肌（24％）、腹部淋巴结（24％）、肾脏（18％）。肿瘤还可能形成由肾上腺静脉到下腔静脉的瘤栓（35％）,瘤栓形成后,还有可能引起下肢的水肿。多数患儿都是以原发疾病诊断,以转移后肿瘤诊断的不到5％。

（4）MRI表现

肾上腺皮质癌MRI的典型表现为肿瘤体积较大（图5-35）,无功能性肿瘤的体积一般大于功能性者；肿瘤形态不规则,边界不清或侵犯周围结构；在T_1WI上病灶的信号强度稍低于或类似于肝脏实质,T_2WI明显高于肝脏、稍低于或类似

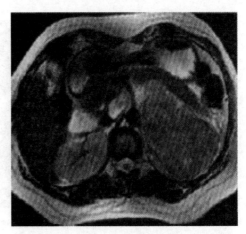

图5-35 儿童肾上腺皮质癌MRI表现

注：T_2WI横断位图像显示左肾上腺区较大肿块。

于脂肪的信号强度,化学位移成像中,OP图像上肿瘤的信号无下降;肿瘤信号不均匀,瘤内多有出血、坏死区,增强后肿瘤实质有明显强化,廓清缓慢,中央坏死明显时可呈不规则厚环状强化。

(5)诊断要点

儿童肾上腺皮质癌肿瘤形态较大,信号不均,可有出血、液化坏死,肿块有包膜,增强后扫描实性部分明显强化;临床上有明显内分泌症状。

(6)鉴别诊断

主要与肾上腺腺瘤、肾上腺转移瘤及嗜铬细胞瘤相鉴别。

1)肾上腺腺瘤。肾上腺皮质癌体积较小时,尤其是未侵犯周围结构和无远处转移时,需与良性腺瘤区分,少数腺瘤体积较大,其内可发生出血和坏死,也需要与皮质癌鉴别,肿瘤信号特点有助于鉴别皮质癌和腺瘤,后者在T_1WI和T_2WI上都类似于肝脏的信号强度,有别于皮质癌。肿瘤与残存的肾上腺相连或邻近层面可见相对正常的肾上腺多提示肾上腺腺瘤的诊断,若肿瘤在化学位移成像OF图像上信号明显下降,则可确定是肾上腺腺瘤而不是皮质癌。

2)肾上腺转移瘤。肾上腺转移瘤的MRI表现类似于皮质癌,鉴别诊断需注意结合临床和实验室检查。一般来说,患者有恶性肿瘤病史、肿瘤累及双侧肾上腺,应首先考虑为转移瘤。而累及单侧肾上腺、肿瘤体积较大并侵犯邻近结构,尤其是瘤内有钙化灶时,应考虑皮质癌可能。

3)嗜铬细胞瘤。嗜铬细胞瘤的体积也常较大,多有中心性或不规则坏死、囊变,恶性嗜铬细胞瘤也可侵犯周围结构,需与皮质腺癌鉴别;但嗜铬细胞瘤患者多有典型的临床表现和生化异常改变,T_2WI上肿瘤呈明显高信号,高于脂肪的信号强度,有别于皮质腺癌。

5.3.11 先天性肾上腺皮质增生

(1)概述

先天性肾上腺皮质增生(congenital adrenal hyperplasia,CAH)是基因突变引起的常染色体隐性遗传病,表现为肾上腺皮质激素合成过程中酶的缺乏引起的糖皮质激素、盐皮质激素缺乏及雄激素过多症状。21-羟化酶缺乏症(21-OHD)是其最常见的类型,占90%~95%。根据酶缺乏程度CAH分为失盐型CAH、单纯男性化型CAH、非经典型CAH,前两者统称为经典型CAH。失盐型CAH患儿出生后不久即可出现呕吐、拒食、低血钠、高血钾,女婴常因外生殖器模糊而被确诊;单纯男性化型CAH患儿出生时无失盐症状,女性患儿表现为外生殖器模糊,男性患儿出生6个月后出现假性性早熟;非经典型CAH患者临床表现各异,发病年龄不一,在儿童期(0~14岁)或青春期(10~18岁)才出现男性化表现。

(2)病理

1)大体病理:双侧肾上腺明显增大,切面皮髓质可辨。

2)镜检:两侧肾上腺皮质增厚,可见小结节形成,髓质无增生。

(3)临床表现

可出现皮肤黏膜色素沉着,尤其以乳晕、外阴、腋窝、关节伸侧面、齿龈等皱褶处明显。21-OHD单纯男性化型主要表现为雄激素增高的症状和体征,声音变粗,四肢肌肉发达,身高在同年龄、同性别正常生长曲线的第97百分位以上,男性第二性征过早出现。单纯男性化型女性患儿均有外阴畸形,表现为阴蒂肥大,阴唇融合。身高增长迅速,身高在同年龄、同性别正常生长曲线的第97百分位以上。声音变粗,骨骼肌发达,动作像男孩。21-OHD失盐型除了男性假性性早熟,女性假两性畸形外,尚有失盐的表现,表现为喂养困难,频繁呕吐,反复腹泻,体重不增或下降等。

(4)MRI表现

CAH多为双侧,但也可一侧增生、对侧萎缩。肾上腺可弥漫性增粗、增大、延长、迂曲,或出现"双手抱拳征"结节样改变,边缘弧形突起。T_2WI呈均匀高信号影,其强度略低于肾而高于肝、脾;T_1WI信号强度与肝、肾接近而高于脾脏(图5-36)。增强后扫描多数明显均匀强化。

(5)诊断要点

患儿有明显和典型的临床表现,结合MRI检查肾上腺粗大或"双手抱拳征"征象,病变强化明显,可诊断。

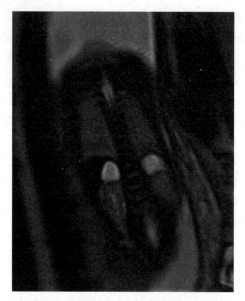

图 5-36　先天性肾上腺皮质增生 MRI 表现

注:胎儿磁共振 SSFSE 冠状位图像显示双侧性肾上腺增大,呈均匀高信号影。

（6）鉴别诊断

1）失盐型易误诊为先天性肥厚性幽门狭窄或肠炎,因此,遇新生儿反复呕吐、腹泻,应注意家族史、生殖器外形等,必要时进行生化检查。

2）单纯男性化型应与真性性早熟、真两性畸形、男性化肾上腺肿瘤鉴别,单纯男性化型睾丸大小与实际年龄相称,尿 17 -酮明显升高,而真性性早熟睾丸明显增大,尿 17 -酮增高,但不超过成人期水平。男性化肾上腺肿瘤和单纯男性化型均有男性化表现,尿 17 -酮均升高,需做地塞米松抑制试验,男性化肾上腺肿瘤不被抑制,而单纯男性化型较小剂量地塞米松即可明显抑制。

5.3.12　肾上腺出血

（1）概述

肾上腺出血相对较少见,随着 MRI 腹部检查的广泛应用,肾上腺出血的发现和诊断逐渐增多。其中外伤性肾上腺出血报道较多,非外伤性报道较少。胎儿时期发生肾上腺出血可能与宫内窘迫有关。

（2）病理

1）大体病理:大部分肾上腺出血为髓质出血,约近半数为单纯性髓质出血。

2）镜下病理:进入肾上腺的动脉先在被膜内分支,然后进入皮质形成血窦,再延续为髓质血窦,髓质内的血窦汇合成中央静脉出肾上腺入下腔静脉。若有使下腔静脉压力增高的因素,如肺炎合并心力衰竭和肺膨胀不全等,首先主要影响的是髓质的中央静脉和血窦,使其内压力增高,再加上血管本身壁薄、周围只有少量结缔组织、通透性高等特点很易漏出红细胞或破裂造成髓质出血。

（3）临床表现

肾上腺出血多见于新生儿缺氧、白血病,以及凝血功能障碍。一般表现为上腹部包块、黄疸、休克等症状。

（4）MRI 表现

MRI 是诊断肾上腺出血的最佳方法,能更好地显示病灶性质,并能大致判断出血时间。急性期血肿 T_1WI 表现为信号强度中等或略低,T_2WI 均表现为低强度信号（图 5 - 37）。亚急性期 T_1WI、T_2WI 均表现为高强度信号。

（5）诊断要点

肾上腺出血的治疗主要取决于患者的症状、血肿大小及出血对肾上腺功能的影响。一般认为血肿大于 5 cm 者以及有明显腰腹痛者,可采取手术治疗,手术应尽量保留正常的肾上腺组织。

（6）鉴别诊断

肾上腺出血需与肾母细胞瘤、积水型肾重复畸形、肾上腺脓肿等肾上腺区域的占位性病变相鉴别。

5.3.13　骶尾部畸胎瘤

（1）概述

骶尾部畸胎瘤（sacrococcygeal teratoma, SCT）是来源于种植细胞或胚胎干细胞的胚胎性肿瘤,多包含 3 个或 2 个胚层组织细胞,极少部分类型可仅来源于 1 个胚层,是小儿最常见的生殖细胞肿瘤。畸胎瘤可发生于小儿任何部位,以骶尾部最常见,女性患儿多于男性。SCT 多发生于新生儿及婴幼儿,在活产儿中,发病率约为 1∶40 000,男女比例为 1∶（2～4）。目前认为,尾骨

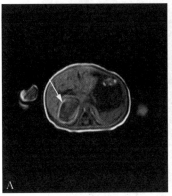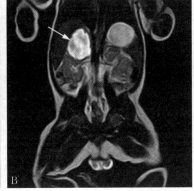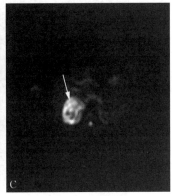

图 5-37　右侧肾上腺血肿 MRI 表现

注:患儿 MRI T_1WI 轴位(A)右侧肾上腺区见 T_1WI 混杂稍低(箭)、T_2WI 冠状位(B)混杂高信号影(箭),DWI(C)受限(箭)。

Hensen 结节是多能干细胞聚集地,多能干细胞的异常分化及不规律生长,是 SCT 发生的主要原因。也有人认为,SCT 的发生与遗传因素有关。

（2）病理

1）大体病理:畸胎瘤均呈圆形或卵圆形,大小不一,包膜均完整。成熟性畸胎瘤囊内为皮脂毛发,可见头节,其内有骨样组织或牙齿。未成熟性畸胎瘤多为椭圆形,囊性区内有皮脂毛发,实性区呈多彩状,可见微囊样结构,其内含有骨或软骨,可见较多鱼肉样及髓样区域。

2）镜检:囊性畸胎瘤囊内壁衬覆上皮,其中鳞状上皮的衬覆率为 100%,另外,有多少不等的呼吸道、消化道上皮,并常可见到成熟脂肪组织、平滑肌组织、甲状腺组织、软骨组织和成熟的脑组织等成分。未成熟性畸胎瘤未成熟成分是不够成熟的神经胶质细胞团及不够成熟的间叶源性细胞团。

（3）临床表现

小儿骶尾部畸胎瘤多以发现骶尾部或臀部包块为主要临床表现,部分患儿可伴有包块破溃、感染,当包块盆腔部分压迫直肠或尿道时,可出现大小便障碍,若包块位于腹盆腔,可出现腹痛、腹胀表现。部分 SCT 患儿可合并有其他系统畸形。当包块累及骶前、盆腔时,可于肛门直肠指检时发现骶前盆腔包块,有助于判断包块的大小及临床分型。血清甲胎蛋白(AFP)是畸胎瘤常规检测指标,其定量测定有助于 SCT 的良恶性鉴别诊断。

（4）MRI 表现

平扫时,肿瘤内信号不均,肿瘤内见 T_1WI 高、T_2WI 高信号区,脂肪抑制后 T_1 或 T_2 高信号被抑制呈低信号改变。囊壁结节呈等信号,肿瘤内见小片状 T_1WI、T_2WI 低信号区,囊性成分为单纯 T_1WI 低、T_2WI 高水样信号改变(图 5-38),T_2 高信号区脂肪抑制后未被抑制,合并有盆腔积液,呈长 T_1WI、长 T_2WI 信号。增强扫描,绝大多数肿瘤实性成分无明显强化或轻度强化,形态以环形或(伴)结节状为主,或仅表现为明显强化。

（5）诊断要点

骶尾部明显肿块伴压迫症状,MRI 可见肿块内脂肪信号影,抑脂后扫描信号明显减低是诊断主要依据。

（6）鉴别诊断

1）成熟性畸胎瘤主要与骶孔囊肿相鉴别,骶孔囊肿与骶骨相连,关系密切,相邻骶孔扩大,由骶孔突向盆腔,病灶边缘光整,MRI 信号均匀,呈明显 T_1WI 低 T_2WI 高信号,增强后扫描未见强化。

2）非成熟性畸胎瘤主要与盆腔间质瘤相鉴别,盆腔间质瘤多呈实性肿块,局部可见坏死、液化征象,增强后扫描强化明显。肿块无脂肪成份,抑脂扫描未见信号减低。间质瘤一般糖类抗原增高,可与非成熟性畸胎瘤鉴别。

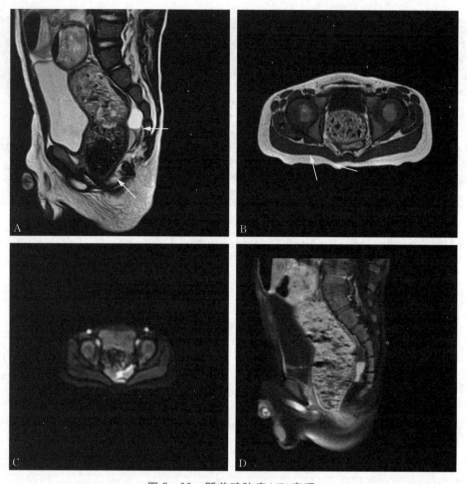

图 5-38　骶前畸胎瘤 MRI 表现

注:患儿直肠后方见 T_2WI 矢状位(A)和 T_1WI 轴位(B)上见混杂囊性块影(箭),DWI(C)部分受限,增强(D)后 T_1WI SPAIR 矢状位上病灶未见强化。

5.3.14　儿童卵巢囊肿

（1）概述

儿童卵巢囊肿(children's ovarian cysts)是指最大直径 2 cm 以上的囊肿。包括卵泡囊肿和卵巢囊肿,两者根据肿块大小、临床症状和囊肿的超声特性来鉴别。病理性囊肿在胎儿和新生儿生理过程中会出现恶化迹象,卵泡囊肿恶化的发生率为 90%,卵巢囊肿恶化的发生率为 20%～34%。小婴儿卵巢囊肿较常见,通常无症状,多数自行消退。少数可引起症状,如腹胀、肠道、泌尿道的阻塞、扭转和出血等,甚至导致卵巢蒂扭转。

（2）病理

病灶呈囊性包块,包膜完整,质较软。病灶内囊液清亮,液体颜色以棕褐色为主,且呈黏稠样改变。

（3）临床表现

儿童卵巢囊肿在临床上症状多表现为小腹疼痛或不适。年长儿可有白带增多、色黄、异味,或月经失调。体检可扪及坚实、无痛肿块。当囊肿影响到激素分泌时,可出现如阴道不规则出血或体毛增多等表现。如果卵巢囊肿发生扭转,则有严重腹痛、腹胀、呼吸困难、食欲降低、恶心及发热等症状。较大的囊肿会对膀胱造成压迫,引起尿频和排尿困难。尤其当出现以上严重症状,且同时伴有频繁阴道出血时,女性患卵巢囊肿的可能性更高,且可能患恶性卵巢癌。

（4）MRI表现

卵巢囊肿边缘光滑,壁较薄,囊液信号均匀,T_1WI表现为边界清楚的均匀低信号区,T_2WI表现为均匀高信号（图5-39）。增强后扫描囊壁及囊液未见强化。

（5）诊断要点

盆腔囊性肿块,MRI扫描呈明显均匀长T_1WI、长T_2WI信号,增强后扫描未见强化。

（6）鉴别诊断

主要与卵巢囊腺瘤相鉴别。儿童卵巢囊腺瘤较为少见,囊腺瘤一般伴有分隔和壁结节,形态多较为巨大,临床症状较重,增强后扫描囊壁和分隔及壁结节多可见强化征象。但也有囊腺瘤呈均匀囊性灶,无分隔和壁结节征象,主要靠病理学鉴别。

5.3.15 儿童睾丸肿瘤

（1）概述

儿童睾丸肿瘤分原发性和继发性。原发性睾丸肿瘤占所有儿童实质肿瘤的1%～2%。组织学上分为生殖细胞源性肿瘤（卵黄囊瘤、畸胎瘤、胚胎细胞癌、绒毛膜癌、精原细胞瘤等）、生殖细胞与间质细胞肿瘤（性腺母细胞瘤）、性腺间质肿瘤（Sertoli颗粒细胞瘤、Leydig细胞瘤等）和支持组织肿瘤（纤维瘤、平滑肌瘤、血管瘤等）。在这些肿瘤中,生殖细胞源性肿瘤占65%～75%,非生殖细胞源性肿瘤占25%～30%。继发性睾丸肿瘤在儿童睾丸肿瘤中的比例不足1%,最常见的是白血病和淋巴瘤睾丸浸润。

（2）病理

畸胎瘤系混合性肿瘤,包括3个胚层组织,有上皮、皮脂腺样组织、软骨、骨骼、毛发等,具有实性和囊性的各种大体外观。但由于低分化成分的隐匿病灶经常复发,男性的成熟畸胎瘤应该被视为具有潜在的恶性。恶性畸胎瘤代表了一组具有胚胎细胞癌、绒毛膜上皮癌和精原细胞瘤的恶性成分,并与伴有分化的畸胎样结构并存的肿瘤。

卵黄囊瘤病理成分较复杂,有完整包膜,表面光滑,有的可有结节,时有浸润阴囊皮肤,表面有血管走行。切面为灰白或灰黄色,有网状、管状及腺样结构。肿瘤细胞呈扁平或立方形,由未分化的胚胎细胞包绕血管周围,其切面很像不成熟的肾小球。

胚胎细胞癌在黄色的小叶状肿块中有局灶的出血和坏死。组织学上由原始的具有明显细胞核的细胞组成,呈腺样、小叶状或管状方式生长,偶尔存在绒毛膜上皮癌样组织。

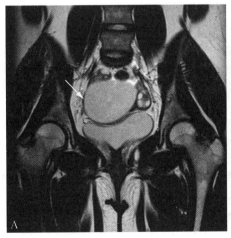
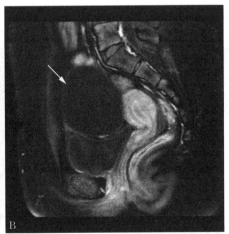

图5-39 卵巢囊肿MRI表现

注:患儿MR T_2WI冠状位（A）上右侧卵巢旁见囊性块影（箭）,增强（B）后 T_1WI SPAIR矢状位上病灶囊壁轻度强化（箭）。

绒毛膜癌是高度恶性的肿瘤,多数情况下作为胚胎性癌和畸胎瘤的局灶成分,很少表现为单一的原发肿瘤。组织学上,绒毛膜癌由围绕血窦的异型性合体滋养细胞和细胞滋养细胞组成,形成类似绒毛膜绒毛的结构。

精原细胞瘤是无包膜但境界清楚的肿瘤,呈分叶状,切面黄色、橘红色或粉红色。组织学上由一致的有单个明显居中的细胞核的细胞组成,细胞排列成紧密的小叶被细小的纤维间隔所分隔。典型病例间质中含有淋巴细胞和浆细胞。

(3)临床表现

约60%的儿童原发性睾丸肿瘤发生于2岁前,其中约90%是生殖细胞源性肿瘤,主要为成熟性和非成熟性畸胎瘤及卵黄囊瘤。胚胎细胞癌、恶性畸胎瘤的平均发病年龄大于前三者。精原细胞瘤儿童十分少见,好发于青年人,隐睾是其最常见的诱因。非生殖细胞源性肿瘤非常罕见,约45%的Leydig细胞瘤的发病峰值年龄为4岁,半数的Sertoli颗粒细胞瘤在1岁内发病。

儿童睾丸肿瘤的临床症状和体征缺乏特异性,通常表现为无痛、质硬的阴囊肿块,大的儿童可有阴囊沉重下坠感,合并睾丸扭转时有疼痛。畸胎瘤生长较慢,通常只是体积增大,用手触之为软硬不均感,在阴囊内活动性良好,阴囊皮肤正常。恶性睾丸肿瘤晚期可突破白膜,向阴囊皮肤浸润,使阴囊皮肤变红,有血管充盈,严重者可使阴囊皮肤感染坏死。恶性睾丸肿瘤常转移至腹股沟淋巴结致其肿大,有时原发肿瘤较小而腹膜后已有较大转移瘤。生殖细胞瘤无内分泌异常变化,而非生殖细胞瘤常有内分泌改变。性腺间质瘤分泌雄激素时男性第二性征可提早出现,分泌雌激素时可出现男性乳房发育。白血病或淋巴瘤睾丸浸润则有原发病的症状和体征。

血清标志物的测定对于肿瘤良恶性的鉴别和手术后随访监测有无肿瘤复发颇有帮助,卵黄囊瘤和胚胎细胞癌的血清AFP显著升高,恶性畸胎瘤、绒毛膜癌的血清HCG明显升高。

(4)MRI表现

1)原发性睾丸肿瘤:超声是诊断睾丸肿瘤的首选影像检查方法。MRI只有在超声不能得出准确诊断的情况下才用于对睾丸肿块的扫描。MRI上大多数睾丸肿瘤T_1WI信号与正常睾丸组织相仿,T_2WI信号低于正常睾丸组织。出血、坏死、囊变、液化、钙化、脂肪成分均能导致肿块的信号不均匀。肿块内的钙化和脂肪成分对于畸胎瘤的诊断是特异性的。增强后良性肿瘤多为轻度均匀强化,恶性肿瘤多为中重度不均匀强化(图5-40)。

恶性睾丸肿瘤可以突破白膜侵入阴囊、精索、腹股沟。远处转移往往经淋巴系统转移,先沿性腺动、静脉行径直接扩展至肾门或肾门附近淋巴结,随后扩展至纵隔和锁骨上淋巴结。当上述通道不通畅时,睾丸肿瘤可通过同侧髂外淋巴通道转移,可见髂外、腹股沟和股淋巴结的侵犯。若肿

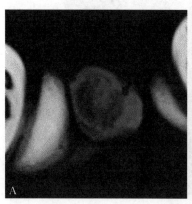
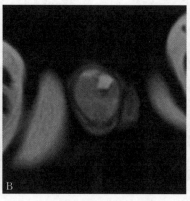
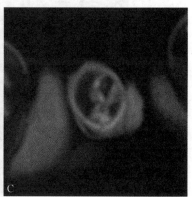

图5-40 右睾丸非成熟性畸胎瘤MRI表现

注:T_1WI(A)等低信号,T_2WI(B)高低混杂信号,增强(C)后实性成分轻度强化。

瘤侵犯附睾,可经主动脉远端和近端髂总组淋巴通道扩展。肿瘤晚期可经血行转移至远处脏器。睾丸生殖源性肿瘤最常见的血行转移部位是肺,其次是肝、脑和骨。但绒毛膜癌是例外,早期即可发生血行转移(图5-41)。

MRI更重要的价值在于探测其他脏器和淋巴结有无转移,为睾丸肿瘤进行分期,以便拟定合适的治疗方案。目前用得较多的肿瘤分期标准是美国癌症联合委员会推荐的TNM分期标准,该标准根据肿块在睾丸内的侵犯范围、局部和远处淋巴结有无受侵犯及受侵犯淋巴结的大小、远处脏器转移情况和血清标志物情况作出分期判定。

MRI也是睾丸肿瘤患者术后随访的重要影像检查方法,可明确有无术后转移和评估放、化疗疗效。但MRI在判断放、化疗后的残留灶中有无肿瘤活性方面存在一定的限度,必须与放射性核素扫描、血清标志物结合才能作出准确的判断。

2)继发性睾丸肿瘤:淋巴瘤、白血病睾丸浸润可累及一侧或同时累及两侧睾丸。MRI表现为病变睾丸增大伴局灶性或弥漫性的异常信号,合并出血、坏死时信号可不均匀,增强后明显强化。MRI可发现合并的其他脏器的浸润(图5-42)。

(5)诊断要点

睾丸肿瘤的诊断必须结合肿块的部位(睾丸内还是睾丸外)、成分(囊性、实性、囊实性、有无钙化和脂肪)、血供、患儿的年龄、临床症状和血清标志物的高低作出综合判断。对于恶性肿瘤,治疗前的分期及治疗后的随访是必须的。

(6)鉴别诊断

含钙化和脂肪的畸胎瘤影像学上有特征性,无需和其他病变鉴别。不含钙化和脂肪的睾丸肿块良性者血供一般不丰富,而恶性者往往有丰富的血供,增强MRI可鉴别之。婴幼儿最常见的睾丸恶性肿瘤是卵黄囊瘤,年长儿童最常见的睾丸

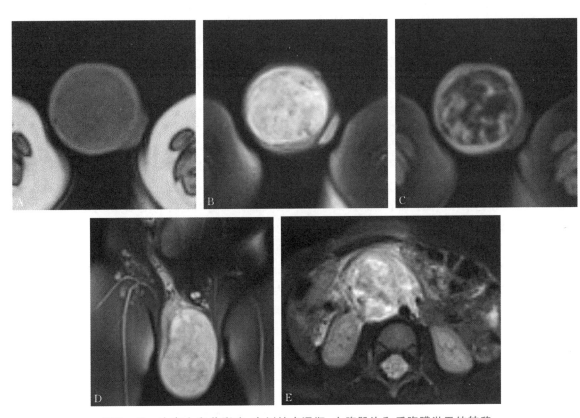

图5-41 右睾丸卵黄囊瘤,右侧精索浸润,右腹股沟和后腹膜淋巴结转移

注:A. 右睾丸肿块 T_1WI 低信号;B. T_2WI FS 高低混杂信号;C. 增强后明显不均匀强化;D. 右精索增粗、信号异常,右腹股沟淋巴结增多、增大;E. 后腹膜见明显不均匀强化的转移淋巴结。

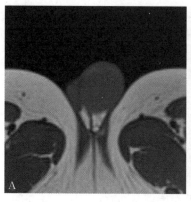
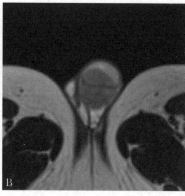
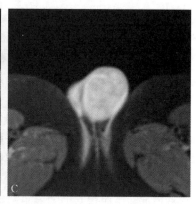

图 5-42 非霍奇金淋巴瘤左睾丸浸润 MRI 表现

注:肿块 $T_1WI(A)$ 等信号,$T_2WI(B)$ 混杂信号,增强(C)后明显不均匀强化。

恶性肿瘤是恶性畸胎瘤和胚胎细胞癌。儿童最常见的睾丸良性肿瘤是成熟性和非成熟性畸胎瘤。结合影像表现、患儿年龄、临床症状和血清标志物水平诊断不难。

阴囊横纹肌肉瘤是最常见的睾丸旁恶性肿瘤,通常位于睾丸上方。它有两个发病峰值年龄,一个是 2~4 岁,另一个是 15~17 岁。其生长缓慢,发现时病灶往往已经很大,早期即可有局部和后腹膜淋巴结转移,但远处脏器转移不常见。影像表现与睾丸恶性肿瘤类似。若侵犯睾丸,则和睾丸的恶性肿瘤很难鉴别。

睾丸肿瘤还须和非肿瘤性病变鉴别。急性睾丸炎、睾丸出血、缺血或梗死起病急、变化快,临床症状和体征对于它们的诊断非常重要,超声短期随访也有助于它们和睾丸肿瘤的鉴别。肉芽肿性睾丸炎常因感染结核、梅毒、真菌、寄生虫后引起,病程长、变化慢,表现为肉芽肿性肿块,往往先累及附睾,然后再累及睾丸,单纯睾丸受累十分罕见。睾丸囊肿可发生在白膜内或实质内,白膜内的囊肿位于睾丸的周边,实质内的囊肿需和囊性畸胎瘤鉴别。睾丸肾上腺残留是一个罕见的引起睾丸肿块的原因,见于先天性肾上腺增生或 Cushing 综合征的患者,胎儿发育时变异的肾上腺残留于睾丸之中,当受到肾上腺皮质激素的刺激后即可增大成肿块,病变往往是双侧、多发和偏心的,MRI T_1WI 和 T_2WI 病变均为低信号。

5.4 儿童泌尿生殖系统血管神经病变

5.4.1 神经源性膀胱

（1）概述

神经源性膀胱(neurogenic bladder)或称膀胱神经性功能障碍,也往往被习惯地称为神经源性膀胱,是由于支配膀胱功能的中枢神经或周围神经受损害,阻断了正常的排尿反射所形成的排尿功能紊乱。

（2）病理与临床

早期病理上根据病变的部位不同而分为 5 型,即 Lapides 分类:①无抑制性神经性膀胱,受损部位在脊髓中枢以上,临床表现为尿频、尿急、尿失禁、遗尿、无排尿困难,膀胱感觉正常,容量较小,尿流通畅,无残留尿。②放射性神经性膀胱,属第 2 骶骨以上的脊髓横贯性病变,临床表现为不能自发排尿及控制排尿,膀胱感觉消失,没有明显排尿要求,排尿力不足并有残留尿。③自主性神经源性膀胱,受损部位在脊髓中枢反射弧的两端,临床表现为膀胱感觉消失,有排尿困难,尿流可突然停止,并有不同程度的尿失禁现象,膀胱容量较大,有多少不定的残余尿。④感觉神经麻痹性膀胱,属供应膀胱的感觉神经支、神经根或感觉传导束病变,而运动支正常,临床表现为膀胱缺乏感觉,不能主动排尿,容量很大,并有大量残余尿。严重者有充盈性尿失禁,尿流细弱及间断性。⑤运动神经瘫痪性膀胱,属运动神经元或运动支发生病变,但感觉仍保留,临床表现为尿潴留及充盈性尿失禁,无膀胱收缩。

神经源性膀胱又可分为先天性、后天性两大类。大多数儿童神经源性膀胱属于先天性,其发生与脊髓脊膜膨出、脊髓发育异常、隐性脊柱闭合不全、骶骨发育不全等先天性畸形有关,仅有少数偶因脊髓、神经根或骨盆神经的创伤(包括臀位难产所产生的严重创伤)等导致后天性神经源性膀胱。而在成人,后天性神经源性膀胱最常见,且多由创伤性脊髓病变引起,两者差别显著。

（3）MRI 表现

神经源性膀胱 MRI 具有特征性表现,表现为不同程度膀胱增大,出现尿潴留征象,膀胱呈典型基底部增宽,向四周突出,顶端变窄,改变似塔状,有不规则膀胱壁的增厚,黏膜面呈现不光整;膀胱壁结节状突起或颗粒状隆起;膀胱出现憩室样改变,憩室数量不等。只有 MRU 成像能够显示泌尿道全貌,能清晰地显示肾脏集合系统、输尿管、膀胱,是其他影像学检查所不可比的(图 5-43)。

（4）诊断要点

根据病史、临床表现及影像学表现等有助于诊断。在多种影像学检查中,MRI 诊断神经源性膀胱具有独特的优势,能多方位、多序列、多参数成像,是诊断神经源性膀胱的最佳影像学方法。

MRI 检查具有特征性表现:膀胱呈近似菱形或"塔状"改变,膀胱底部向周围增粗隆起,上段变尖,膀胱壁一处或者多处不规则增厚,以结节样或乳头状为多见,黏膜凹凸不平,以及膀胱憩室形成。

（5）鉴别诊断

1）前列腺增生症:发生于 50 岁以上男性,有排尿困难、尿潴留,严重可引起肾、输尿管积水。直肠指诊,膀胱造影可明确诊断。

2）先天性尿道瓣膜:多见于小儿,有排尿困难、尿潴留。尿道造影可鉴别。

3）女性压力性尿失禁:逼尿肌功能正常,尿道阻力降低,膀胱尿道造影可见膀胱尿道后角消失,膀胱颈位置降低。

4）膀胱癌:膀胱癌绝大多数为移行细胞癌,MRI 表现为膀胱壁不规则肿块,肿瘤有蒂、无蒂或成斑块状生长,突入膀胱内,膀胱壁局限性增厚、变形,膀胱充盈缺损。T_1WI 肿块呈中低信号,T_2WI 肿块呈中高信号。

5.4.2 肾性高血压

（1）概述

近 5%～10% 患有严重高血压的儿童和青少年存在血管病变。高达 70% 的婴幼儿严重高血压是由肾血管疾病引起的。与脐动脉插管相关的并发症是新生儿最常见的肾血管性高血压的病因。

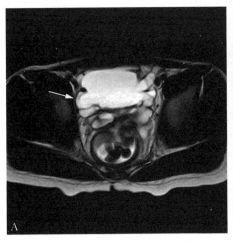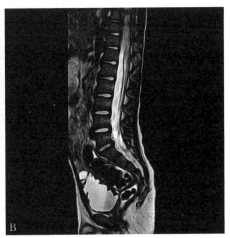

图 5-43　神经源性膀胱 MRI 表现

注:患儿 MR T_2WI 轴位(A)和矢状位(B)膀胱边缘不整,见多发憩室样凸起(箭)。

肾血管性疾病是儿童高血压的一种罕见且重要的病因。通常在正确诊断之前会有较长时间的延误，这是由于儿童很少测量血压，而且较高的血压值往往被认为是测量错误而不予考虑。许多患有肾血管性疾病的儿童还伴有其他血管例如主动脉、脑血管、肠或髂部血管等畸形。

一旦怀疑该病，在使用血管紧张素转换酶抑制剂前后可进一步行 CT、MRI 或肾脏闪烁扫描检查，但血管造影仍然是诊断的金标准。大多数肾血管性疾病患儿需要介入或外科治疗。血管内治疗（用或不用支架）可以使半数以上患儿的高血压得到治愈或缓解，外科治疗（如果需要）最好等待患儿发育完全后再进行。由儿科肾病医生、介入放射医生和血管外科医生组成的多学科团队提供的现代治疗方法，可以使患儿获得很好的长期治疗。

（2）病理

大体病理：肾动脉狭窄呈全程狭窄，无硬条索感，无狭窄后扩张，且不伴有震颤。

镜下病理：以中膜层为主的全层动脉炎表现，有肉芽组织增生，炎症细胞、淋巴细胞浸润。

（3）临床表现

本病临床早期缺乏特异性症状，极易误诊、漏诊。有以高血压脑病起病，多数患儿亦多以头痛、头晕、呕吐起病。腹部血管杂音：有 2/3 的患者可在上腹部或背部听到血管收缩期杂音或伴有轻度震颤。可有间歇性跛行、腰痛、臀部放射痛等下肢供血不足的现象。肾动脉有栓塞时可有腹痛、发热、血象升高的情况。肾功能受损者可出现血尿及蛋白尿。眼底呈现高血压眼底的表现。

（4）MRI 表现

MRA 可作为临床疑似肾性高血压病例的影像学排查手段。由于 MRA 检查可避免电离辐射，应用更加广泛。MRI 一般表现为患侧肾脏体积较小，肾动脉可见狭窄。

MRA 采用三维对比成像的方法可较好地显示肾动脉的解剖结构，其灵敏度为 80%～100%，特异度 9%～99%，多采用相位对比法（PC）和时间飞跃法（TOF）。磁共振血管造影对肾动脉近端损害诊断效果较好，而对远端或肾副动脉常易漏诊。磁共振血管造影可不使用或少量使用专用对比剂，其肾脏损害小，可用于肾功能不全患者的诊断（图 5-44）。

（5）诊断要点

临床表现为高血压，MRI 检查可见肾脏体积较小，肾动脉狭窄基本可以确定诊断。

（6）鉴别诊断

主要与其他原因所引起的高血压相鉴别，比如肾上腺内分泌肿瘤所致的高血压。

5.4.3 肾静脉血栓

（1）概述

肾静脉血栓形成（renal vein thrombosis, RVT）是指肾静脉主干和/或分支内血栓形成，导致肾静脉部分或全部阻塞而引起一系列的病理改变和临床表现，包括腰痛、肉眼血尿、肾肿大，被视为典型的 RVT 三联征。肾静脉血栓可发生于单侧或双侧，发生于主干、单个分支或多个分支，也可同时并存其他脏器血管血栓。由于解剖位置的不同，左肾静脉发生血栓的风险是右侧的 2 倍。急性肾静脉主干血栓可并发急性肾衰竭；慢性肾静脉血栓的临床表现多不明显，因有充分时间形成侧支循环以改善肾静脉回流，绝大多数肾功能不全是可逆的。

（2）病理

肾静脉血栓是最常见的新生儿肾血管病变。脱水和脓毒症是肾静脉血栓形成常见的潜在因素。

年长儿童肾静脉血栓可见于肾病综合征、肾小球肾炎、高凝状态、创伤或腹膜后肿瘤患儿。

（3）临床表现

1）新生儿及婴儿 RVT：主要特点是在腰部出现一外表光滑、侧面坚硬的肿物，伴肉眼血尿。可有发热、吐泻、脱水及代谢性酸中毒等。表现为呼吸增快、面色苍白、休克。肿物出现前后外周血白细胞计数增加。常导致进行性肾衰竭、高渗状态及死亡。原发病症状较明显，多为高渗综合征，一般仅在腰部扪到肿物后才考虑本病。

2）年长儿童 RVT：常继发于肾病综合征，可因血栓形成的急缓、堵塞血管的大小而异。临床表现可分为急性和慢性两种类型。

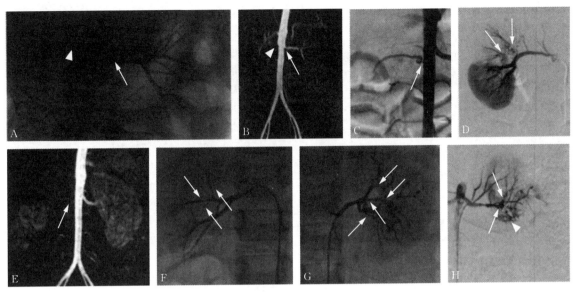

图 5-44 右侧肾动脉狭窄 MRI 表现

注：A. 腹主动脉造影显示右肾动脉近端严重狭窄，近乎完全闭塞（三角箭）；左肾动脉正常（箭）。B. 增强 MRA 显示右肾动脉近端近乎完全闭塞（三角箭），但也提示左肾动脉起始部狭窄（箭）。C. 腹主动脉造影显示右肾动脉开口严重狭窄伴起始部扭曲（箭）。D. 选择性右肾动脉造影显示上段、上前段动脉闭塞伴侧支循环形成（箭）。E. 增强 MRA 仅显示右肾动脉主干纤细（箭）。F、G. 左、右肾动脉造影显示双侧多发性肾段动脉、叶间动脉狭窄（箭）。H. 左肾动脉多发性肾段动脉、叶间动脉狭窄伴有动脉瘤形成（箭），侧支循环建立（三角箭）。

　　A. 急性肾静脉血栓。呈急性发作特点，典型者表现为突发腰痛或腹痛，肉眼血尿，肾功能下降，有时还会出现呕吐，肾区压痛甚至单侧肾脏的肿大。

　　B. 慢性肾静脉血栓。临床表现不如急性肾静脉血栓典型，尤其是侧支循环形成较好者，常无症状。其在肾病综合征患儿中常见，有时可表现为外周水肿加重，蛋白尿增加及肾功能缓慢的恶化。

　　（4）MRI 表现

　　肾静脉血栓形成可以是带状血栓或肿瘤血栓（肿瘤扩展到静脉），左侧肾静脉血栓更常见，可能是由于左肾静脉比右边的长得多。患侧肾体积肿大，皮髓质分界不清，增强后强化不均。MRI肾静脉成像可以直观显示，尤其肾功能较差不能使用对比剂者（图 5-45）。

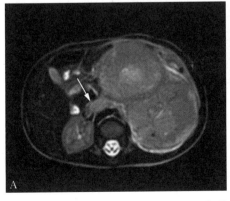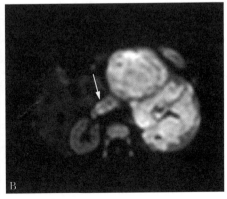

图 5-45 肾静脉血栓 MRI 表现

注：患儿 MR T_2WI SPAIR 轴位（A）左肾巨大肿块，左肾静脉见团块影（箭），DWI（B）受限（箭）。

（5）诊断要点

腰痛、肉眼血尿、肾肿大被视为典型的 RVT
三联征；高凝血症和高黏滞血症；影像学表现肾静
脉充盈缺损，肾脏肿大，皮髓质分界不清。

（6）鉴别诊断

中胚叶肾瘤，新生儿或幼儿多见，肾体积增
大，肾静脉可显示。

（胡喜红　梅海炳　邬晓辉　施莺燕　沈全
力　徐　健）

主要参考文献

［1］李欣,邵剑波.中华影像医学:儿科影像卷［M］.北
京:人民卫生出版社,2010.

［2］潘恩源,陈丽英.儿科影像诊断学［M］.北京:人民卫
生出版社,2007.

［3］乔中伟,李国平,帕米尔,等.儿童腹膜后成神经细胞
瘤侵犯肾脏与肾母细胞瘤的鉴别诊断［J］.中华放射
学杂志,2005,39(7):747-750.

［4］沈全力,黎元,帕米尔.儿童睾丸肿瘤的 CT 诊断［J］.
中国医学计算机成像杂志,2006,12(4):270-274.

［5］王秋艳,朱铭,张水平,等.儿童肾脏恶性非肾母细胞
瘤的 CT 诊断［J］.中华放射学杂志,2002,36:179-
180.

［6］杨洋,周晓玉,周晓光.21-羟化酶缺乏先天性肾上腺
皮质增生症 52 例临床分析［J］.中国当代儿科杂志,
2015,17(6):613-617.

［7］AGRONS G A, KINGSMAN K D, WAGNER B J, et
al. Rhabdoid tumor of the kidney in children: a
comparative study［J］. AJR Am J Roentgenol, 1997,
168:447-451.

［8］BEHR S C, COURTIER J L, QAYYUMI A. Imaging
of Müllerian duct anomalies［J］. Radiographics, 2012,
32(6):E233-E250.

［9］CHARLES A K, VUJANIC G M, BERRY P J. Renal
tumors of childhood［J］. Histopathology, 1998, 32
(4):293-309.

［10］CHUNG E M, GRAEBER A R, CONRAN R M.
Renal tumors of childhood: radiologic-pathologic
correlation part 1. The 1st decade: from the radiologic
pathology archives［J］. Radiographics, 2016, 36(2):
499-522.

［11］EFTEKHARI F, ERLY W K, JAFFE N. Malignant

rhabdoid tumor of the kidney: imaging features in two
cases［J］. Pediatr Radiol, 1990, 21(1):39-42.

［12］HIORNS M P, OWENS C M. Radiology of
neuroblastoma in children［J］. Eur Radiol, 2001, 11:
2071-2081.

［13］HUGOSSON C, NYMAN R, JACOBSSON B, et al.
Imaging of solid kidney tumours in children［J］. Acta
Radiol, 1995, 36(3):254-260.

［14］LILOVA M I, VELKOVSKD I G, TOPALOV I B.
Thromboembolic complications in children with
nephrotic syndrome in Bulgaria (1974 - 1996)［J］.
Pediatr Nephrol, 2000, 15(1-2):74-78.

［15］LOEBENSTEIN M, THORUP J, CORTES D, et al.
Cryptorchidism, gonocyte development, and the risks
of germ cell malignancy and infertility: A systematic
review［J］. J Pediatr Surg, 2020, 55(7):1201-1210.

［16］LONERGAN G J, SCHWAB C M, SUAREZ E S, et
al. Neuroblastoma, ganglioneuroblastoma and
ganglioneuroma: radiologic-pathologic correlation［J］.
Radiographics, 2002, 22:911-934.

［17］LOWE L H, ISUANI B H, HELLER R M, et al.
Pediatric renal masses: Wilms tumor and beyond［J］.
Radiographics, 2000, 20(6):1585-1603.

［18］MCHUGH K, PRITCHARD J. Problems in the
imaging of three common paediatric solid tumours［J］.
Eur J Radiol, 2001, 37:72-78.

［19］MOHAMMAD S A, ABOUZEID A A. MRI of
persistent cloaca: can it substitute conventional imaging?
［J］. Eur J Radiol, 2013, 82(2):241-251.

［20］MONCLAIR T, BRODEUR G M, AMBROS P F, et
al. The international neuroblastoma risk group(INRG)
staging system: an INRG task force report［J］. J Clin
Oncol, 2009, 27(2):298-303.

［21］PEIRO J L, SCORLETTI F, SBRAGIA L. Prenatal
diagnosis of cloacal malformation［J］. Semin Pediatr
Surg, 2016, 25(2):71-75.

［22］RINTALA R J. Congenital cloaca: Long-term follow-
up results with emphasis on outcomes beyond childhood
［J］. Semin Pediatr Surg, 2016, 25(2):112-116.

［23］SHEBEL H M, FARG H M, KOLOKYTHAS O, et
al. Cysts of the lower male genitourinary tract:
embryologic and anatomic considerations and differential
diagnosis［J］. J Radiographics, 2013, 33(4):1125-
1143.

［24］ SILVERMAN F N. Caffey's pediatric X-ray diagnosis ［M］. St. Louis：Mosby，1984.

［25］ SRINIVASAN A， KRISHNAMURTHY G， FONTALV O，et al. Spectrum of renal findings in pediatric fibromuscular dysplasia and neurofibromatosis type 1［J］. Pediatr Radiol，2011，41：308 - 316.

［26］ TASIAN G E，COPP H L，BASKIN L S. Diagnostic imaging in cryptorchidism：utility， indications， and effectiveness ［J］. J Pediatr Surg，2011，46(12)：2406 - 2413.

［27］ VANDERBRINK B A，REDDY P P. Early urologic considerations in patients with persistent cloaca ［J］. Semin Pediatr Surg，2016，25(2)：82 - 89.

［28］ WANG Z，WU H，WANG Y，et al. Measuring the common canal of a persistent cloaca：can MRI replace conventional imaging? ［J］. Clin Radiol，2019，74(6)：488. e489 - 488. e415.

［29］ WARNE S A， HIORNS M P， CURRY J， et al. Understanding cloacal anomalies ［J］. Arch Dis Child，2011，96(11)：1072 - 1076.

［30］ WONG-YOU-CHEONG J J，PAULA J W，MARIA A M，et al. Inflammatory and nonneoplastic bladder masses：radiologic-pathologic correlation ［J］. Radiographics，2006，26(6)：1847 - 1868.

［31］ WONG-YOU-CHEONG J J，PAULA J W，MARIA A M， et al. Neoplasms of the Urinary Bladder：radiologic-pathologic correlation ［ J ］. Radiographics，2006，26(2)：553 - 580.

［32］ XU S，ZHANG J，WANG S，et al. MRI features and differential diagnoses of congenital vaginal atresia［J］. Gynecol Endocrinol，2019，35(9)：777 - 781.

［33］ YU J S，KIM K W，LEE H J，et al. Urachal remnant diseases：spectrum of CT and US findings ［ J ］. Radiographics，2001，21(2)：451 - 461.

 **儿童肌肉骨骼系统疾病**

6.1 骨龄

（1）概述

生长和发育是儿童不同于成人的重要特点。人类生长发育包括从受精卵到成人的成熟过程，无论总的速度还是各器官、系统发育顺序，都遵循一定的规律，可用生活年龄（即日历年龄）和生物学年龄（如骨骼年龄，即骨龄）来表示。个体骨骼生长发育变化基本相似，每块骨的发育过程都具有连续性与阶段性，且不同阶段骨骼具有不同的形态特点，即每块骨在进行骨化时，均按一定的时间顺序及解剖部位顺序有规律性地变化，尽管也存在一定的不同个体间发育差异，和同一个体不同骨骼间的发育不均衡性。譬如，正常出生时乳牙已骨化、隐藏于颌骨中，出生后4～10个月先下颌后上颌、由前而后开始萌出并于 3 岁前出齐；恒牙的骨化也始于新生儿期，18～24 个月第三恒臼齿已骨化，6 岁左右萌出第一恒磨牙，6～12 岁乳牙逐个被同位恒牙替换，12 岁萌出第二恒磨牙、18 岁以后萌出第三恒磨牙（智齿）。颅缝发育也有规律性，新生儿颅缝包括额缝、冠状缝、矢状缝、人字缝、额鼻缝、颞鳞缝、额蝶缝、枕乳缝、蝶颞缝等都很明显，颅缝闭合表现为一个由活跃到退化的软骨——骨缝纤维连合——成骨细胞增生——骨融合的过程，1 岁左右骨缝发育、约 2 岁骨缝间纤维连合形成，出生后第 2 年额缝和部分矢状缝自然闭合，矢状缝完全闭合和冠状缝、人字缝闭合在 40 岁左右，鳞状缝、枕乳缝、蝶颞缝等到 70 岁亦仅部分闭合。缝隙较大的蝶囟、乳突囟出生后即闭合，后囟（枕囟）6～8 周龄内闭合，前囟（额囟）1～2 岁闭合。长骨骨骺的软骨骨化更具有一定的时间顺序和解剖部位出现的规律性，男女各不相同，但骨骺和骨干融合均为该骨成熟及停止生长发育的标志。因此，骨龄即骨骺（骨化中心）出现、闭合（骨骺与干骺端融合及相应形态变化完成）的年龄。同时，基于人体各骨骼不同但规律性时间点上的骨化（骨化中心出现）、骨骺与干骺端融合及相应形态变化的骨骼年龄——骨龄，直观反映了骨骼发育成熟度和个体生物学年龄，比身高、体重等评价指标更能客观、准确、真实地反映儿童和青少年生长发育水平、趋势及成熟程度。

手腕部由于骨骼种类多、数量多，生物学信息量大、骨化中心出现具有较好的代表性和互补性，同时，诸骨骼体积较小、周围软组织较薄且远离躯干，X 线图像数据采集便捷、投照条件低、辐射小、受检者容易配合，故已成为临床重要和常用的骨龄检测靶器官。由于弱势手的掌、指、腕骨及腕关节生长发育无运动锻炼促进，更接近自然生理生长发育过程，更具代表性。因此，对右利手的受检者，采用左侧手腕部 X 线摄影（digital radiology, DR）。医生根据所拍摄的左手掌指骨、腕骨及桡尺骨远端骨化中心影像特征来进行解读、评价和确定骨龄。这种基于影像学的骨龄评估技术简便易行，业已广泛应用在临床医学、生物学、体育

学、法医人类学等众多领域，不仅为精准确定儿童生物学年龄，及早了解儿童生长发育潜力和性成熟趋势，帮助矮小症、性早熟等内分泌、遗传代谢及生长发育性疾病诊断、疗效评估和促生长药物合理使用与过程监控、药物研发等提供决策依据，而且在国民体质监测、运动员选材、法医鉴定、考古学等方面也发挥着不可或缺的重要作用。

目前，国际上基于左手腕部 DR 影像评估骨龄的方法众多，包括计数法、测量法、图谱法或计分法等，其中 Greulich-Pyle（G-P）图谱法和 Tanner Whitehouse（TW）计分法临床上应用较多，国内也有一些机构应用基于 TW3 及当代中国儿童样本的 CHN 计分法，每种方法都各有优势和局限性，医生读片、人工视觉骨龄比对和人脑研判过程机械、耗时、个性化、主观性较强。文献报道基于 G-P 图谱法或 TW2 法人工读片一份骨龄平均耗时分别为 1.4 min 和 7.9 min，医生之间平均误差分别达 11.5 个月和 8.9 个月。

计算机辅助诊断作为临床实践与研究中的一项重要工具，可以通过机器学习和图像处理、数据分析等来实现智能化、自动化影像诊断，解决传统方法存在的低效率和高人力成本问题。国内外相关领域专家一直在为实现骨龄智能诊断而努力。作为一种机器学习方法，深度学习主要有堆栈自编码网络（SAE）、卷积神经网络（CNN）、全卷积神经网络（FCN）、生成对抗网络（GAN）等方法，其由多层非线性运算单元组成，每个较低层的输出作为更高层的输入，从而以层次化方式从海量输入数据中对有效的数据特征表示进行学习，并用高阶特征来表示从输入到输出复杂映射的建模。为此，深度学习的优势，不但在于能够自动提取出表示图像信息的高维度特征，还能进一步提高构建模型的表示和拟合能力。鉴于此，基于知识驱动或数据驱动，我们对手腕部 DR 影像 17 个传统关注区域或整个区域特征进行深度学习，并将构建的骨龄检测人工智能模型完全嵌入现行放射诊断流程的 RIS-PACS 中，实现了基于人工智能引擎的 X 线影像骨龄自动化检测平台。经过 3 年多的临床"并行运行"与应用，骨龄人工智能检测系统诊断效能高，基本实现了"让机器像人一样

工作"。机器放射诊断医生读片与出具诊断报告,不仅实现了秒读骨龄,而且诊断误差在 6 个月以内。

(2)影像学表现

手腕部 MRI 或为继 X 线之后可用于骨龄评估的可行性方法,其基于腕骨的形态、呈现形式、骨骺覆盖情况、关节软骨变化范围、骨化中心出现及程度和骨骺线闭合等观察与评估,以实现完全无创、无 X 线辐射的骨龄测定;也可参照 X 线平片骨龄评定方法,如标准图谱比对或 TW3 方法,类似评价 MRI 影像,从而作出骨龄判断与诊断。

在 MRI 上,正常骨骺骨化中心(图 6-1)呈等 T_1、等 T_2 信号影,质子加权成像上呈稍低信号影,境界清晰,轮廓光整。有报道采用基于膝关节 MRI 的骨龄评估方法,骨龄诊断效果亦佳。由于 MRI 检查时间长,骨龄评估序列可优化,可仅做冠状面自旋回波 T_1WI 扫描即可,或加冠状面质子加权成像(图 6-2、6-3),冠状面梯度回波 $3D-T_1WI$ 扫描及 VR 重建成像与观察,评估效果或更佳。MRI 对软骨、肌腱、拇收肌及拇屈肌旁籽骨尤其骨骺融合等的显示明显优于 X 线平片(图 6-4)。而且,手腕部超声骨龄研究也不断有研究者尝试,

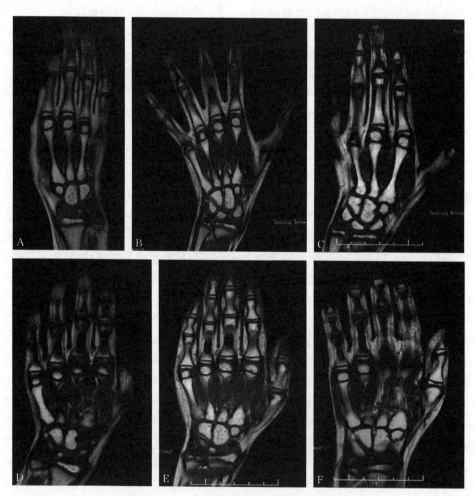

图 6-1　正常骨骺骨化中心 MRI 表现

注:手腕部冠状面 T_1WI 清晰揭示了腕骨、掌指骨及尺桡骨骨化中心出现情况及其形态特征。A. 受检者,女,5 岁,发育正常,3~5 远节指骨近端骨骺与其干骺端等宽;B. 受检者,女,9 岁,发育正常,2~4 近节指骨骨骺与其干骺端等宽;C. 受检者,女,10 岁,发育正常,第 3 远节指骨近端骨骺几乎盖住骨干、尺骨茎突已明显;D. 受检者,男,6 岁,发育正常,小多角骨及舟状骨化中心出现;E. 受检者,男,9 岁,发育正常,尺骨茎突开始出现;F. 受检者,男,11 岁,发育正常,2~5 远节指骨骨骺开始成形以适应指骨的滑车面、拇指近节指骨近端骨骺向中线延伸并超出其干骺端。

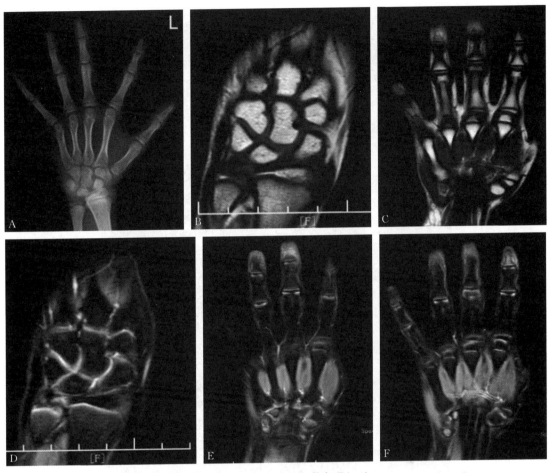

图 6-2　骨龄评估影像学表现（一）

注：受检者，女，8 岁 11 个月，因指间关节疼痛就诊。左侧手腕部（DR）片（A）显示 2~4 近节指骨近端骨骺与其相应干骺端接近等宽，头状骨掌关节面开始成形，钩状骨与第 5 掌骨关节面增长且其桡侧部分可见掌、背面缘线，舟状骨远侧缘变平、中间部分向头状骨延伸，豆状骨骨化中心尚未出现，小多角骨大部分掌、背面缘可辨识，尺骨骨骺扁宽、茎突开始形成，骨龄 9 岁-。2 周后 MRI 冠状面 SE T_1WI（B、C）及 PDWI（D~F）更为清晰揭示了上述改变，但需多个层面图像结合观察与研判，骨龄 9 岁-。

低龄儿童应用效果较为有效。然而，MRI、超声骨龄检查技术一直处于探索阶段，手腕部 MRI 扫描要求受检者手掌张开、平放等长时间配合也较难，类似平片展示全手冠状面扫描与显示不易，尚未能广泛应用于临床，但随着人工智能算法和算力的提升，腕部或手腕部 MRI、超声或将成为无创、无辐射骨龄测定不可或缺的适宜性技术与手段。

需指出的是，影像学上骨龄评估主要是通过发现、测量骨骼尤其骨化中心的结构、大小、形态、密度及相互关系的变化来研判的，在骨龄读片与评价过程中，除了需要关注骨龄的性别、个体差异及随时代进步而逐步提前（例如，目前拇收肌和拇屈肌的籽骨骨化中心在女性 11 岁、男性 13 岁左右出现，而非 20 世纪的 13 岁、15 岁）等特点外，由于个体各骨发育程度不尽相同且骨龄提前或落后常常基于骨、软骨发育异常，还需注意腕骨、掌指骨及尺桡骨骨龄发育不均衡问题，可以根据大多数骨骼发育水平来综合判断；同时，还要注意骨的塑形及骨密度改变，以在准确判读骨龄的同时，及时发现骨龄异常的病因，尤其早期发现和诊断遗传、代谢性骨病。

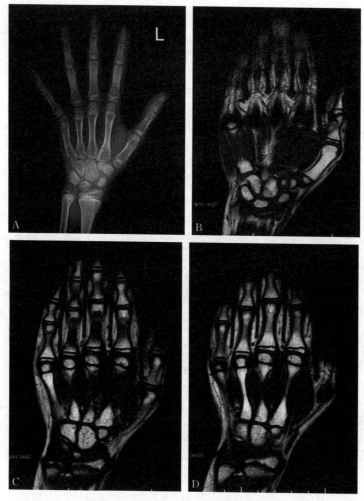

图 6-3 骨龄评估影像学表现(二)

注:受检者,男,8 岁 1 个月时因外伤摄取左侧手腕部 DR 片(A),显示与掌骨关节面相邻的钩骨、头状骨、小多角骨上的白线标志着各自掌侧缘的一部分,舟骨已伸长,其头状骨面的凸起程度减轻,第 2 掌骨底部的小多角骨面凹陷更明显,其尺侧缘开始朝将与其相关节的头状骨延伸,第 2～5 远节指骨骺与骨干已等宽,骨龄 8 岁。随后,8 岁 11 个月时因关节痛就诊,左侧手腕部 MRI 冠状面 SE $T_1WI(B～D)$清晰显示了尺桡骨远端、腕骨及掌、指骨骺及其骨化、适形、塑形情况,平片所示骨骺进一步成熟,但茎突仍未形成,需多个层面图像结合观察与判断,骨龄 9 岁-。

6.2 儿童骨折

(1)概述

创伤是当今全球儿童死亡和致残最常见的原因。欧美自 20 世纪 70 年代开始、我国自 20 世纪 90 年代开始,儿童意外伤害已成为儿童死亡的首要原因,约占儿童全部死亡原因的 50%。骨折是创伤的严重后果之一,主要是骨的骨小梁和/或骨皮质断裂、骨的连续性中断。各年龄段儿童骨折不同于成人,病理生理、临床及影像学表现具有较为鲜明的特点。在骨化、矿化中的骨骼未成熟的情况下,与韧带结构相比,骨骼特别是生长板(骺板)更脆弱且更容易受伤。但也正因为如此,发育中的儿童骨骼韧性较好,骨折可无明确的骨的连续性中断,如 Salter 骨折、青枝骨折及颅缝分离骨折等。同时,与成人相比,由于儿童骨膜具有更高的生物学活性和成骨潜能,儿童常表现出更强的骨折修复和愈合能力。不过,骨骺损伤也可导致儿童骨骺早闭,使骨的生长停止。

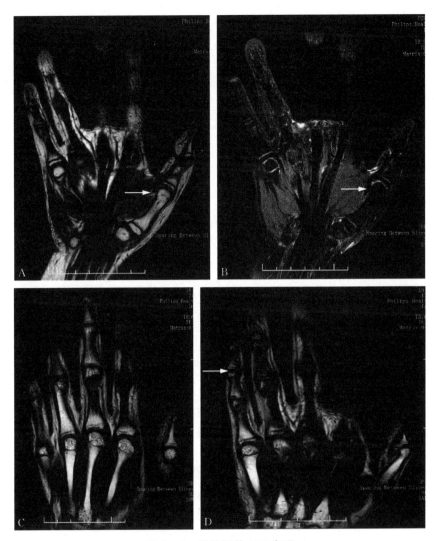

图 6-4 骨龄评估 MRI 表现

注:受检者,男,12 岁 8 个月,因关节炎就诊。左侧手腕部冠状位 SE T_1WI(A)及 PDWI(B)清晰显示拇收肌拇屈肌旁籽骨(箭)情况;另一受检者,男,15 岁,因关节肿胀就诊,左手冠状位不同层面 SE T_1WI(C、D)显示所有远节指骨骺与骨干正在融合,其中拇指及第 3 指骨融合最快、几乎完全融合而第 5 指骨融合最慢、骺板仍较明显(箭),符合 15 岁骨龄表现。

此外,儿童骨折形式亦具有一定的特殊性,如胫骨远端三平面骨折即为青少年时期所特有,是同时发生在水平面、矢状面、冠状面的骨折,极易误诊、漏诊而贻误治疗,从而导致畸形发生和生长障碍等严重后果。

与成人一样,大多数急性外伤性骨损伤可通过常规 X 线平片明确诊断。MRI 是诊断儿童骨折的有效手段,也是鉴别肌骨慢性反复损伤与急性创伤的最佳方法。CT 尤其 3D-CT,或可作为

骨折必要时的诊断、疗效评估与随访的补充措施和工具。

(2)病理

组织病理学上,儿童骨折包括骨的连续性中断、骨骺分离及软骨损伤等。由于直接或间接暴力作用的受力部位和外力类型、大小和方向不同,儿童骨创伤及骨折类型、程度多有不同,可表现为骨挫伤、线性骨折、螺旋骨折、洞形骨折、嵌入性骨折、压缩性骨折、粉碎性骨折、凹陷性骨折、颅

缝分离、骨骺分离、撕脱性骨折等。与成人的一样，儿童骨折多位于直接暴力作用部位，骨折线边缘锐利、光整，受力点及附近部位可伴有软组织损伤和/或出血；儿童骨挫伤也无明显骨皮质断裂，多仅表现为骨髓水肿、微出血和骨小梁微骨折等。不同于成人的是，由于儿童处于骨骼生长发育时期，骨骺与骨干未融合甚至骨骺骨化中心尚未形成，骨孔较多，骨骼柔韧性较大，可塑性较强，而且创伤程度也多较成人轻，所以更容易变形而非断裂，可仅表现为局部骨皮质和骨小梁的扭曲，或局部骨皮质皱褶、凹陷或隆起，如青枝骨折、凹陷性骨折（亦称"乒乓球样骨折"）等；发生于长骨的外力可经骺板达干骺端而引起骨骺分离（骺离骨折）和/或骺软骨骨折，发生于颅骨的外力可致颅缝分离（骨折）。

其中，儿童骺板（生长板，骨骺与干骺端间的软骨板）是一种具有纵向和横向骨骼生长功能的软骨组织，结构力学强度较弱，机械强度远小于关节囊和韧带。组织解剖学上，骺板自骨骺侧至干骺端侧包括静止层、增殖层、基质合成层、肥大层、临时钙化层、软骨骨化层6层。其中，静止层与二次骨化中心相邻，具有产生基质及储备功能；增殖层是软骨细胞复制和生长区域，血氧和糖原供应丰富、代谢率较高，使骨骼快速生长；肥大层软骨细胞增肥、增大，为钙化及骨化作准备。为此，骺板通过严格调控其软骨细胞的增殖、成熟和细胞外基质的分泌，实现管状骨的纵向和横向生长。骺板和骨骺均为儿童未成熟骨骼的生长结构，每个骨骺、骺板及骺板周围环共同组成了骨骺复合体，生长发育与血液供应均相互依存，是骨骼解剖结构的薄弱区，极易导致损伤，其中任何损伤（称为骨骺损伤或骺板损伤）都可产生互为因果的影响。骨骺（复合体）损伤可引起骺软骨细胞增殖、生长、钙化障碍及不同形式的软骨-骨愈合形式。损伤程度与范围不同，骺板损伤后的修复形式不同，关键在于是否发生骨桥形成（生长板内异常的骨性连接）与骺板早闭。纤维组织形成、血管侵入、骺板血运屏障破坏是中央型、周围型或线型骨桥形成的病理学基础和骺板严重损伤的组织学重要标志，可导致完全性或

部分性骺板早闭，继而发生不同程度的肢体生长障碍、短缩、成角畸形及内、外翻畸形等异常。因此，儿童骨折特有的骨骺损伤包括骺板、骨骺、骺板周围环的损伤，亦称 Salter-Harris 骨折或 Salter 骨折。

目前多采用 Salter-Harris 分型法对骨骺损伤进行分型，依据损伤机制、骨折线与骨骺板的关系及预后情况，骨骺损伤分为6型。其中，Ⅰ型骨折仅累及骺板，骺板完全断裂；Ⅱ型骨折累及骺板和干骺端，骺板部分断裂；Ⅲ型骨折累及骺板和骨骺，波及关节面；Ⅳ型骨折累及骺板、干骺端和骨骺；Ⅴ型为骺板压缩性损伤，骨骺及干骺端无骨损伤；Ⅵ型骨折是新增加的一个类型，为骺板边缘切割伤所导致的软骨周围环形损伤及相连软骨环缺失。Salter 骨折对骨骼发育影响大，年龄越小影响越大，可导致生长障碍、两侧肢体不对称，其中Ⅰ～Ⅱ型预后好，Ⅲ～Ⅵ型出现生长障碍可能性大、预后不良、易并发骨骺早闭，Ⅲ型和Ⅳ型需手术治疗，且Ⅳ型骨折内血肿机化可形成较大的纤维桥，使关节形成外翻畸形或杯口状干骺端，更容易造成骺板早闭及肢体短缩。

骨折及愈合是一个复杂而连续的过程，组织病理学的变化主要包括：①撞击期，即暴力的受力过程。②诱导期，不同程度的骨滋养血管撕裂、出血和血肿形成，骨折断端的骨细胞、破损的骨膜和周围细胞等发生坏死。③炎症期，局部血管扩张、血浆渗出、水肿及炎症细胞浸润、破骨细胞清除死骨和大量间充质细胞增生并分化为成纤维细胞与吞噬细胞等，血肿逐渐被纤维蛋白、网状原纤维和胶原纤维的松散网络所代替、机化继而形成纤维性骨痂。④原始骨痂期形成期，骨内、外膜增生，新生血管长入，成骨细胞大量增生、合成并分泌骨基质，使骨折端附近内、外形成的骨样组织逐渐骨化，形成新骨（即膜内成骨）。由骨内、外膜紧贴骨皮质内、外形成的新骨，分别称为内骨痂和外骨痂，填充于骨折断端间和髓腔内的纤维组织逐渐转化为软骨组织并钙化形成骨（即软骨内成骨）、形成连接骨痂。连接骨痂及内、外骨痂相连形成桥梁骨痂，标志着原始骨痂形成，这些骨痂不断钙化加强，达到足以抵抗肌收缩及成角剪力和

旋转力时,标志着骨折临床愈合。⑤塑形与改建期,原始骨痂中新生骨小梁增粗,排列逐渐规则和致密,骨折端的坏死骨经破骨和成骨细胞的侵入完成死骨清除和新骨形成的爬行替代过程,原始骨痂被板层骨所替代,使骨折部位形成坚强的骨性连接,并随着肢体活动和负重,上述过程继续进行,使多余的骨痂被吸收而清除,髓腔重新沟通,骨折恢复正常骨结构。但这种改建有一定的条件限制,畸形严重者将很难完全矫正,可出现骨折延迟愈合、不愈合或畸形愈合。

（3）临床表现

不同年龄段、不同部位、不同类型、不同程度骨折,临床表现、治疗及愈合情况不甚相同。一般表现为局部肿胀,凹陷性骨折则表现为相应头部区域凹陷性改变。长骨骨折三大特征性临床表现,包括畸形、反常活动和骨擦音/骨擦感,三大一般体征包括疼痛与压痛、局部肿胀与瘀斑、功能障碍。但需注意,婴幼儿因不能自诉疼痛及部位,皮下脂肪丰满,畸形也可不甚明显,临床表现可很不典型。例如,肋骨或上肢骨折患儿常仅表现为不愿活动上肢、穿衣伸手入衣袖时啼哭等症状,其他局部表现包括患肢缩短、保护性姿势等。四肢骨折合并软组织损伤,尤其骨折邻近处软组织感染者,可发生迟发性畸形、骨骺早闭,从而导致永久畸形及功能障碍。

（4）影像学表现

尽管 X 线平片是骨折首选检查方法,但由于 MRI 具有良好的组织分辨力和多序列、多轴向扫描成像特点,是唯一能显示软骨,尤其是生长板软骨的影像学方法,对骨发育过程中评价骨骺部血供和鉴别纤维性、软骨性、矿化的骨组织颇为有效,可清晰、直观揭示骨骺、骺板（生长板）、干骺端及关节囊解剖及病变,可单独或辅助 X 线平片进行包括骨折在内的影像学诊断,尤其诊断 X 线平片阴性的骨挫伤（图 6-5）及软骨损伤。生长板软骨及骨骺软骨均表现为 T_1WI 等信号,但 T_2WI 上生长板软骨呈稍高信号、骺软骨呈低信号影;抑脂 PDWI 及梯度回波准 T_2WI 上,生长板软骨与骺软骨均表现为高信号,前者信号稍高于后者但明显低于关节囊滑液信号,而干骺端骨质与骨骺二次骨化中心则表现为低信号影。生长板软骨及骺软骨损伤表现为其高信号结构连续性和完整性中断或增厚、边缘模糊等。骨折线急性期 MRI 上表现为线状或螺旋状长 T_1、长 T_2 信号,由于 T_2WI 上受骨折线周围骨髓水肿高信号影响,骨折线较模糊,所以需结合甚至主要在 T_1WI 上观察与评价。不过,对较小或较薄的骨骼发生的骨折尤其颅骨线性骨折,MRI 显示能力有限、容易漏诊（图 6-6）,多序列扫描如常规加 T_2-FLAIR、DWI、SWI（骨折常在这些序列成像上表

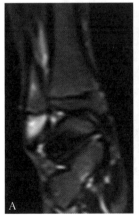
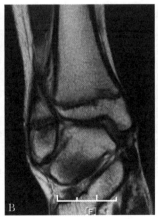
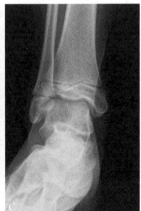
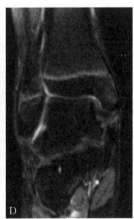

图 6-5 外伤性骨挫伤影像学表现

注:患儿,女,9岁10个月。右侧踝关节冠状面抑脂 T_2WI(A)示外踝骨骺片状高信号影,边缘模糊,未累及骺板;冠状面 T_1WI(B)及当日 X 线平片(C)未明确显示骨骺挫伤病变。1个月后复查 MRI,冠状面抑脂 T_2WI(D)显示原外踝骨骺挫伤病变之异常信号基本吸收。

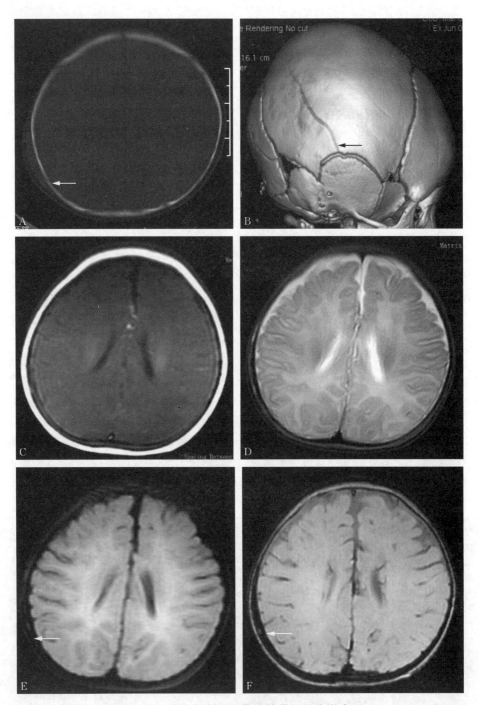

图 6-6　脑外伤右侧颞骨线性骨折影像学表现

注：患儿，女，3月龄。CT骨窗（A）及VR重建图像（B）清晰揭示长线状骨折线（箭），10天后的MRI轴位 T_1WI（C）、T_2WI（D）、T_2-FLAIR（E）及SWI相位图（F）均未显示相应骨折线，仅后两者可见局部板障异常信号，呈稍高信号影改变（箭）。

现为局部板障高信号改变）或联合应用 CT 等，可提高儿童骨创伤评估的精准度。

青枝骨折表现为局部骨皮质皱缩皱褶（图 6 - 7、6 - 8）、凹陷（图 6 - 9）或隆突，或局部骨皮质和骨小梁的扭曲。颅缝分离表现为局部颅缝非对称性增宽。颅骨凹陷性骨折及颅缝分离，CT 检查

尤其是基于容积扫描的三维 VR 重建观察显示较佳（图 6 - 10）。Salter 骨折重点观察骨骺与干骺端相对位置关系及骨折是否累及骨骺、干骺端，并基于此进行分型。儿童桡骨远端骺离骨折常见，但各型出现的几率完全不同：Ⅰ 型 Salter 骨折线完全通过骺板的薄弱带，较少见；Ⅱ 型与 Ⅰ 型类似，

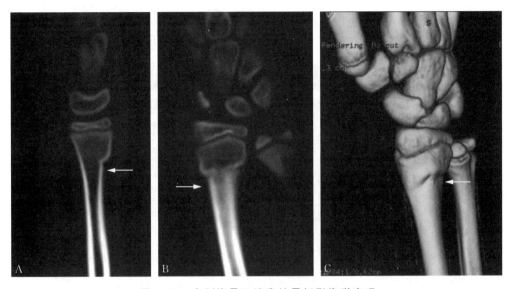

图 6 - 7　右侧桡骨远端青枝骨折影像学表现

注：患儿，男，11 岁 5 个月。CT 矢状面（A）、冠状面（B）及 VR（C）重建图像显示桡骨干骺端掌侧局部骨皮质皱褶、变形（箭），骨皮质连续性尚存。

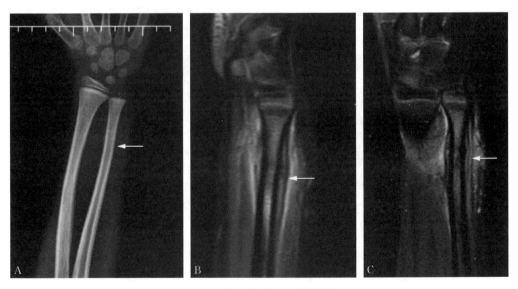

图 6 - 8　右尺骨骨折影像学表现

注：患儿，男，8 岁 9 个月，外伤后局部不适近 3 周，右侧尺骨中远 1/3 处青枝骨折（箭）伴内、外骨痂形成及炎症、骨膜反应。X 线平片（A）仅隐约显示，次日 MRI 检查之矢状面抑脂 PDWI（B）、冠状面抑脂 T_2WI（C）准确揭示病变。

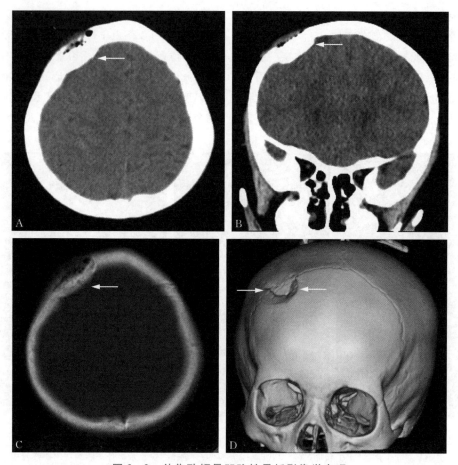

图 6‑9　外伤致颅骨凹陷性骨折影像学表现

注:患儿,女,6 岁。CT 轴位(A)、冠状位(B)及骨窗(C)和 VR(D)显示右额部凹陷性骨折(箭),跨冠状缝累及额骨与右侧顶骨,伴头皮下血气肿。

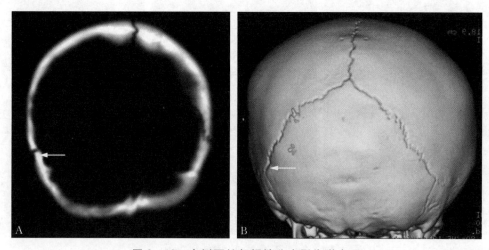

图 6‑10　右侧颞枕部颅缝分离影像学表现

注:患儿,男,17 月龄,因"电瓶车摔落 8 小时余,呕吐 1 次"入院。CT 冠状面骨窗(A)及 VR(B)图像显示右侧人字缝较左侧增宽(箭)。

但骨折边缘处常伴局部撕脱性骨折,最多见(图6-11);Ⅲ型骨折线自关节面进入骨骺达骺板处再沿一侧薄弱带达骺板边缘,少见;Ⅳ型与Ⅲ型类似,但骨折线自关节面进入骺板后继续向前穿过薄弱带延伸至骨骺端形成类似 Barton 骨折移位且骨折片不稳定、易移位,罕见;Ⅴ型为压缩型,即骨骺软骨板的压缩性骨折。儿童其他长骨生长板及骺软骨损伤也较常见,不同类型的生长板损伤预后不同,诊断须根据影像学尤其结合 X 线平片及 MRI,仔细观察与分析骨折损伤解剖结构,准确进行分型。同时,MRI 直接显示骨骺软骨的损伤,特别适用于临床高度怀疑但 X 线平片无异常的病例,急性期骨折线表现为 T_1WI 线形低信号、T_2WI 及 PDWI 高信号,骺板的纤维桥和骨桥表现为连接干骺端和骨骺的低信号,骨髓和软组织挫伤、水肿在 T_2WI 表现为高信号。

(5)诊断要点

1)明确的外伤病史,局部症状与体征包括局部疼痛、肿胀、保护性姿势和功能障碍等。但需注意,儿童尤其是婴幼儿和低龄儿童相关创伤病史采集较为困难,尽量让家长配合询问。此外,读片务必仔细。

2)骨皮质连续性中断及异常锐利骨质裂缝(骨折线)的显示,是骨折可靠的影像学征象。但 Salter 骨折、颅缝分离、青枝骨折包括凹陷性骨折,可无明确骨的连续性中断征象。

3)儿童急性骨创伤 X 线平片无明确阳性发现时,一方面,可随即行 MRI 检查,发现骨皮质、髓腔线状或片状 T_1WI 低信号、T_2WI 及抑脂 PDWI 高信号即可诊断;另一方面,可在 2 周左右后复查,必要时行 3D-CT 检查,以进一步明确隐匿性骨折或骨挫伤等诊断。

(6)鉴别诊断

骨折诊断较容易,但也需与正常骨化中心、籽骨、骨血管沟及一些先天性变异等相鉴别。这要求基于熟悉和掌握不同年龄段儿童各部位正常及其先天性变异和骨骺闭合前的 X 线表现,进行认真甄别,避免误判。同时,骨折累及骨骺及骺板与否要行 MRI 检查及精准判断。佝偻病除外干骺端毛刷样、杯口状改变,骨骺与干骺端间距增宽也常见,需与骺离骨折甄别。此外,创伤性骨折也需与病理性骨折进行鉴别诊断,后者多有明确的基础疾病。

6.3　先天性假关节

(1)概述

先天性假关节是一种罕见的先天性骨骼畸形,以先天性胫骨假关节(congenitial pseudoarthrosis of tibia, CPT)为主,发生在其他部位如锁骨的假关节更加罕见。CPT 的特征为胫骨节段性发育异常、无正常骨形成,伴成角畸形、病理性

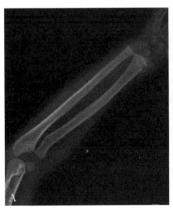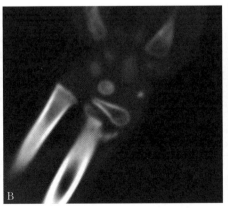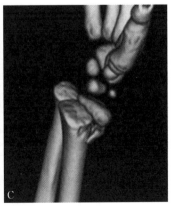

图 6-11　桡骨远端骺离骨折影像学表现

注:患儿,男,5 岁 5 个月。X 线平片(A)示桡骨远端骨折骨骺分离并向桡侧移位,伴近端断端局部撕脱骨折。CT 冠状面(B)及 VR(C)重建图像更为精准揭示桡骨远端骨骺分离及移位情况。

骨折、骨折不愈合和骨不连接,最终形成局部的假关节。多见于胫骨中下1/3交界处,发病率男性稍高于女性,多为单侧,同侧腓骨也可累及,双侧同时发病十分罕见。少数患儿有遗传史,常合并神经纤维瘤病Ⅰ型(neurofibromatosis type Ⅰ,NF-1)。本病预后极差,一旦骨折,几乎不能愈合。

(2)病理

先天性假关节病因及发病机制不明,其中CPT成因有许多学说。宫内压迫学说认为,胎儿足呈极度背屈,压在下1/3胫骨上,严重影响该处血供。宫内创伤学认为,该处骨折产生畸形。但更多的研究者认为,其是一种全身代谢性紊乱引起的疾病,因为几乎所有的患者都合并皮肤色素斑和/或神经纤维瘤。也有学者认为,CPT和骨纤维结构不良可能同一病因,只是临床表现不同。其中,Aegerter认为CPT和骨纤维结构不良(fibrous dysplasia,FD)、神经纤维瘤病都是神经变异导致组织生长与成熟异常,假关节处局部骨膜错构瘤性增殖,干扰骨的生长和骨痂形成,骨膜异常增厚形成的环行缩窄侵袭和压迫胫骨及周围组织,限制其血液供应,导致骨的萎缩。此外,CPT可能是一种发生于骨膜的侵袭纤维瘤病,多种细胞因子的异常表达及Ⅲ型胶原的高表达在CPT发病中起了重要作用。

组织病理学上,主要为成纤维细胞过度增生,同时存在部分成肌纤维细胞,并伴有一些细胞因子的异常表达。CPT骨膜已失去正常结构,正常骨膜深面的生发层消失,浅表的纤维层过度增生并出现成肌纤维细胞,同时异常表达多种细胞因子。这也是其不同于创伤性假关节(traumatic pseudoarthrosis,TP)的主要病理改变。在TP骨膜中,明显增厚的骨膜纤维组织密集,主要为成纤维细胞、血管及细胞成分少。

(3)临床表现

CPT临床表现为胫骨短、向前成角、畸形随患儿年龄的增大逐渐加重,通常轻微外伤后即可引发病理性骨折,骨折后无正常骨痂形成,骨折不能愈合,形成骨不连和假关节。该病虽与生俱来,但通常在出生后18个月内发病,而多数患儿进行出生检查时并不能发现明显畸形,

或仅在胫骨中、下1/3交界处出现向前外侧轻微凸出,或伴随神经纤维瘤病体征,如软组织痉挛、局部组织及四肢、躯干常出现牛奶咖啡斑等才被注意。

CPT通常采用Crawford方法分型,分为4型,各型均有胫骨前弓。Ⅰ型在畸形的顶点能够观察到骨髓腔通畅、皮质骨增厚,预后较好,一些甚至可能不会发生骨折;Ⅱ型是细小的髓腔、骨皮质增厚和骨小梁的缺失;Ⅲ型的特点是囊性病变,多会骨折,须早期治疗;Ⅳ型为胫骨假关节和可能的腓骨不愈合。

目前CPT仍无有效预防措施,早诊断、早治疗是本病的防治关键。婴幼儿采用保守疗法为好,如石膏或支具保护,不要轻易行截骨矫形、取病理或早期刮除植骨,过激的手术治疗将导致严重后果。年长儿童需要采取手术治疗。

(4)影像学表现

影像学尤其X线平片对CPT诊断及临床随访意义重大,疾病的不同过程,影像学表现不同,畸形进展最后会发生骨折不愈合和假关节。假关节多发生在胫骨远段1/3处,也可发生在任何节段水平,腓骨常受到累及(图6-12、6-13),也可见双侧CPT(图6-14)。X线平片在骨折和假关节形成前,可见远段变尖、骨皮质菲薄或宽而肥大的胫骨,骨干纤维变性可见局部透亮区改变;骨折后断端无骨痂生长,且骨髓腔封闭、硬化,形成骨折不愈合、骨不连和假关节;晚期可见骨折两断端变细、变尖,近端也可杯口状增宽,远端可楔入近端断端骨内,常伴腓骨下端骨不连(图6-12~6-14)。MRI可见胫骨中下1/3交界处骨干变细、弯曲形成胫骨前弓,骨质连续性中断,局部骨皮质增厚,骨髓腔变窄,其间见条片状、斑点状稍长T_1、长T_2信号为主的混杂的骨质异常信号改变(图6-13、6-14),骨髓纤维化和囊性变,断端多无骨痂形成,DWI未见明显弥散受限征象,冠状面抑脂T_2WI、抑脂PDWI显示效果尤佳。假关节处骨膜增厚、骨周局部软组织肿胀,抑脂PDWI、STIR呈高信号改变(图6-13),前者在增强T_1WI上可见异常强化。此外,MRI可检出深部软组织神经纤维瘤。

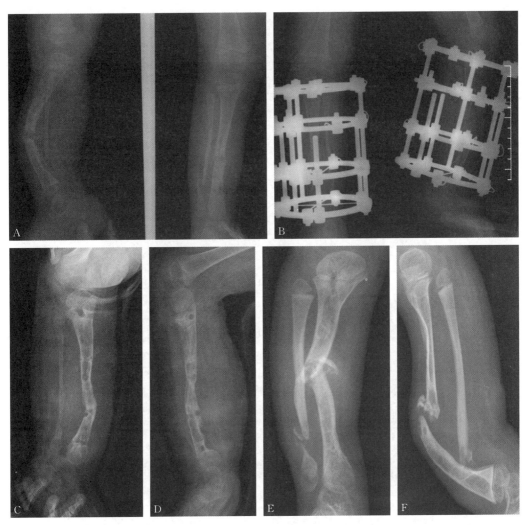

图6-12　右侧先天性胫骨假关节X线平片表现

注:患儿,女,6岁。X线平片胫腓骨侧位及正位片(A)显示胫骨中下1/3处骨折并向前弯曲畸形,骨密度不均,未见正常骨痂形成,部分骨干区域纤维变性形成局部透亮区;腓骨变细、远段1/3处骨折及错位改变。手术内固定治疗近1年复查胫腓骨正侧位片(B),隐约显示胫腓骨骨折及错位基本恢复。随即手术去除内固定装置,改为石膏外固定后再次摄取胫腓骨正(C)、侧(D)位片,证实骨折、错位基本恢复,但骨密度不均,骨质疏松明显、几无骨痂形成。2年后复查胫腓骨正(E)、侧(F)位片,显示胫腓骨原处再发骨折,断端骨髓腔封闭、硬化,骨不愈合,形成骨不连和假关节,局部骨髓纤维化和囊性变,广泛骨质疏松改变。

（5）诊断要点

根据临床病史,尤其在出生后1～2年出现胫骨弯曲、疼痛及影像学表现尤其是X线检查特征性改变,即可作出诊断。

（6）鉴别诊断

鉴别诊断主要包括骨折不愈合、脆骨病和佝偻病。小儿外伤性胫骨骨折,畸形愈合可以发生,而骨折不愈合极为罕见,即使产生不愈合,骨折局部会有大量骨痂形成。脆骨病即成骨不全,是全身性疾病,有多次骨折史,虽易骨折但骨折修复并无障碍,还可伴有特殊症状如巩膜发蓝、听力障碍、性早熟及家族遗传史。佝偻病的四肢长管状骨均有异常变化,下肢因负重引起膝内翻畸形,多为双侧,X线表现为干骺端变宽、骺线增宽且有杯口样毛刷状典型改变,其治愈后虽可遗留胫骨内翻畸形、胫骨内侧骨皮质增厚、骨干增粗,但无明

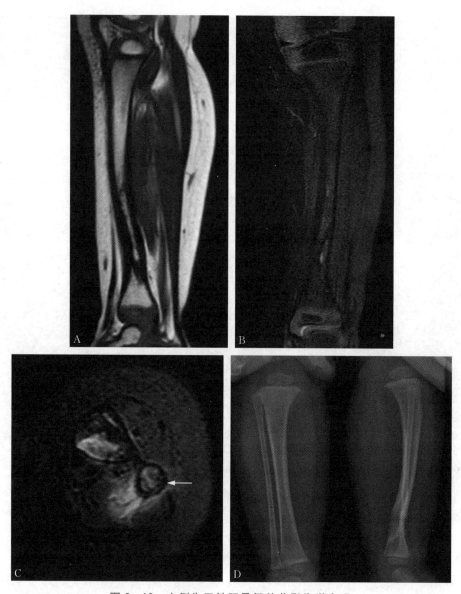

图 6-13　左侧先天性胫骨假关节影像学表现

注：患儿，男，1 岁 7 个月。MRI 矢状位 $T_1WI(A)$、冠状位抑脂 $T_2WI(B)$ 及轴位 STIR(C) 示胫骨中下 1/3 段骨髓腔变窄，骨髓信号不均，其间见条片状、斑点状稍长 T_1、T_2 信号影，腓骨类似改变（箭），假关节处可见异常增厚的骨膜、骨周软组织水肿，几无骨痂形成。双侧胫腓骨正位平片(D)显示对侧胫腓骨正常。

显骨质硬化且骨髓腔通畅。

此外，CPT 还需要与长骨产前弯曲鉴别。长骨产前弯曲是因胎儿在子宫内的肢体位置不正常，相互重叠、挤压和扭曲，造成肢体长骨的弯曲畸形。临床表现为出生后即可见一侧或者两侧肢体弯曲，下肢病变多于上肢，尤以小腿多见。弯曲的肢体无需治疗，可以在出生后短期内或数年内逐渐变直，恢复正常。

6.4　脊柱侧弯

（1）概述

脊柱侧弯又称为脊柱侧凸，是指脊柱的一个或数个椎体节段在冠状面上偏离身体中线向侧方

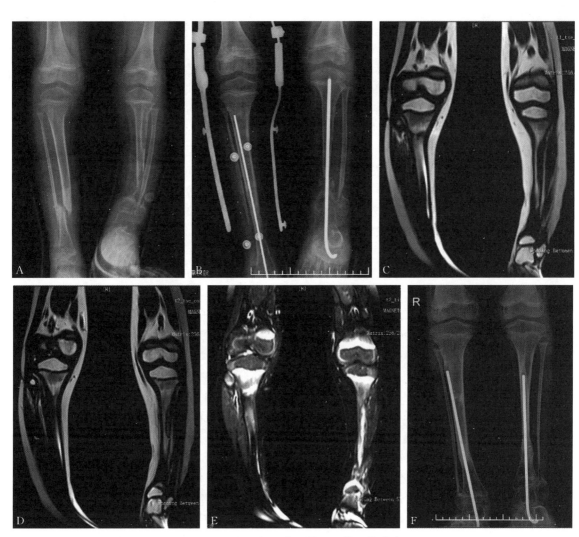

图 6-14　双侧先天性胫骨假关节影像学表现

注：患儿，男，6岁，出生后7个月始发现双小腿畸形，手术病理证实双侧胫腓骨假关节形成。患儿近2岁时X线平片（A）示双侧胫骨中下1/3交界处陈旧性骨折、错位及假关节形成，未见明确骨痂，所示同节段双侧腓骨纤细。随后开放式外科手术进行复位及内固定治疗，复查X线平片（B）示对线对位均可，MRI冠状面 $T_1WI(C)$、$T_2WI(D)$ 及STIR（E）示双侧胫骨内固定中、骨质包括皮质和髓质信号异常，断端间骨痂不明显。5年后平片复查，示双侧胫骨内固定中，病变段骨明显长而粗宽，局部仍见骨质中断、骨膜增厚但几无骨痂。

弯曲，常同时伴有椎体的旋转和矢状面上后凸或前凸的增加或减少，是三个维度上的畸形。好发于婴幼儿、儿童及青少年，我国发病率 1‰～2‰，严重危害其身心健康与发展。其病因及发病机制迄今不甚明了，预防、治疗颇为棘手，是脊柱外科、小儿骨科治疗研究重点和难点之一。

其分类方法很多，按其形成可能原因，可分为结构性（器质性）和非结构性（功能性）两种。其中，结构性脊柱侧弯多伴有脊柱骨骼改变，可存在病理和代偿两个弯曲部，并常有椎体旋转畸形，严重者可继发胸廓畸形、软组织挛缩、脏器功能不全等，临床处置复杂；非结构性侧弯无脊柱骨骼改变，以姿势性、神经根刺激性、下肢不等长、髋关节挛缩等多见，一般矫正不良习惯、功能锻炼、去除病因可恢复正常，但若长期存在，也可发展为结构性侧弯。

结构性脊柱侧弯可进一步分为特发性（idiopathic scoliosis，IS）、先天性（congenital

scoliosis, CS）和其他，后者包括各种继发于其他疾病（如内分泌或代谢性疾病、神经肌肉性病变、神经纤维瘤病、马方综合征等）及手术、创伤、感染等后天获得性脊柱侧弯。其中，IS 多见，约占 80% 以上，分为婴儿型（0～3 岁，包括自然治愈型和进行型）、少年型（4～10 岁）和青少年型（10 岁以上骨骼发育成熟前患者，最为常见），各型均有脊柱侧弯及旋转畸形，但无任何先天性脊柱异常或合并神经肌肉或骨骼疾病，是多因素共同作用的结果。CS 发病率仅次于 IS，是胚胎性椎骨结构畸形，多发生在胸腰段或腰骶段，为脊椎先天性缺陷所致，也常同其他器官缺陷有关。一般认为 CS 是由于妊娠第 4～8 周受母体外环境变化刺激造成胚胎脊椎分节不完全和/或椎体形成障碍（如一侧有骨桥或一侧椎体发育不完全）等脊柱发育异常，从而导致脊柱不对称生长所致。CS 可分 3 种类型：Ⅰ 型，椎体形成障碍，包括半椎体、蝴蝶椎、楔形椎等；Ⅱ 型，椎体分节不良，包括块状椎、阻滞椎、骨桥等；Ⅲ 型，混合型，即一侧椎体分节障碍合并对侧椎体形成障碍。椎体形成障碍和分节不良约占总体的 80%，而混合型约占 20%。其中，半椎体临床最为常见，占比近 50%，是导致 CS 的主要原因，同时据其与邻近椎体的关系特别是否与上、下邻近椎体融合，又分为完全分节半椎体、部分分节半椎体、嵌入型半椎体和未分节半椎体 4 种类型。CS 进展速度个体差异很大，取决的因素很多，主要包括发病时间、侧弯部位及畸形类型等。通常 Ⅲ 型 CS 进展最快，其次为 Ⅰ 型，而阻滞椎（双侧分节障碍）因不含生长板，进展最慢。此外，CS 除了椎体、椎管发育异常与畸形，易伴发其他如心脏、泌尿系统和脊髓等畸形。

影像学检查在脊柱侧弯的诊断与评估中起着十分重要的作用。目前胎儿脊柱超声及胎儿 MRI 检查在先天性脊柱、脊髓发育异常的诊断价值已得到了充分证实与肯定，结合产前筛查及基因检测技术，先天性脊柱畸形在胎儿期即可诊断，对指导选择终止妊娠或产后早期治疗尤为重要。出生后，先天性脊柱畸形的诊断主要依据临床表现及相关影像学检查，早期临床表现主要为双肩不等高、背部骨性凸起等，影像学检查包括全脊柱

X 线平片、CT、MRI、超声等。其中，全脊柱四位片（即立位正、侧位和仰卧位最大左、右弯曲位片，范围上端包括下颈椎、下端包括双侧腰骶关节和髂骨嵴，以反映畸形的真实情况和躯干的平衡状态；较大患儿可使用脊柱拼接成像）更是不可或缺，全脊柱正侧位片可明确脊柱畸形的类型、位置、程度以及测量畸形的 Cobb 角，仰卧位最大左右弯曲位（bending）像上的侧凸 Cobb 角与立位像上 Cobb 角相比较，可准确评估侧弯脊椎的内在柔软性、代偿能力及脊柱活动度等。CT 及 3D 重建影像，可更加清晰直观地观察脊柱畸形情况，排除骨性纵隔，评估手术复杂程度，同时可测量椎体发育程度及椎弓根的有关数据，为手术方案的制订及术中置钉等决策提供可靠的依据，甚至实现模型构造和 3D 打印。Kawakami 等还基于 3D-CT 影像，将 CS 分为 4 种类型：Ⅰ 型，单发简单型；Ⅱ 型，多发简单型；Ⅲ 型，复合型；Ⅳ 型，分节不良型。这种分型或能更为精确地评估脊柱畸形的严重程度。MRI 因无辐射损害并能清楚显示病变、周围软组织及椎管脊髓情况，对术前评估、术后随访及疗效判断更具得天独厚的优势，可及时明确和排查有无合并脊髓神经及泌尿等系统畸形。

脊柱侧弯角度测量一般在正位全脊柱 X 线片上测量，CT、MRI 测量反而无平片方便、准确。常用的方法有两种：① 柯布（Cobb）法，分别作一平行于原发侧弯上端椎体上缘及下端椎体下缘的直线，此两线的交角或在此两线上再作垂线的交角即为侧弯角度（图 6-15A）。通常 Cobb 角小于 20°为轻度侧弯，20°～40°为中度侧弯，40°以上为重度侧弯。② 福格逊（Fergoson）法，原发侧弯两端的椎体中心和侧弯顶点的椎体中心连线的交角（图 6-15B）。脊柱侧弯的国际脊柱侧弯研究学会（Scolioosis Reserrch Society, SRS）定义为：应用 Cobb 法测量站立位脊柱正位 X 线影像的脊柱侧凸，角度＞10°者称为脊柱侧弯。

（2）临床表现

脊柱侧弯是一种症状，导致侧弯的原因很多，各有特点。CS 表现为患儿出生后即有或出生后外观正常，儿童期由于畸形进展而出现侧弯畸形。IS 则表现为患儿出生后脊柱正常，随发育出现脊

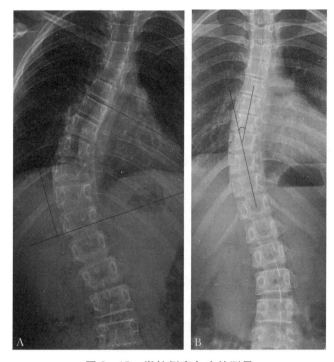

图 6 - 15 脊柱侧弯角度的测量

注：A. 柯布(Coob)法；B. 福格逊(Fergoson)法。

柱侧弯。轻者，脊柱扭转不明显，外观可无明显畸形，多于胸部 X 线检查时无意中被发现。中、重度侧弯患者，脊柱扭转明显，临床上一般可发现：①脊柱侧弯畸形；②侧弯一侧肋骨后凸呈"剃刀背"畸形；③双肩及双侧骶前上棘不等高，胸廓不对称；④内脏压迫症状，最重要的是循环系统的压迫，如心脏移位、心跳加速、心功能受限；其次是肺活量减少，呼吸加速；再次是消化系统受压而致消化不良、食欲缺乏；神经系统方面可产生神经根疼痛、脊髓麻痹症甚至瘫痪。

诊断主要依靠影像学，尤其是全脊柱 X 线平片检查。最近也有研究者开拓性地提出了一种基于患者立位背部数字照片的脊柱轮廓曲线的 Cobb 角的完全无损、无辐射的人工智能检测方法，对青少年脊柱侧弯普查筛查颇有意义。临床治疗包括非手术及手术治疗，其依据主要是脊椎侧弯类型及影像学的评估。常见的非手术治疗方法包括理疗、体操疗法、石膏、支具等，但最主要和最可靠的方法是支具治疗。侧弯进展、症状明显，尤其是 CS 患者，临床处置方法以手术治疗为

主、保守治疗为辅。后路半椎体切除加椎弓根螺钉内固定是最主要的手术方式，并发症少，近、远期矫形效果好，但需依据影像学评估，谨慎选择治疗时期与治疗方法。

（3）影像学表现

立位脊柱全长正、侧位片，对脊柱侧弯诊断与评价非常重要，可直观显示脊柱整体构型、侧弯的部位、弯曲的程度、受累椎体的大致数目及其柔韧性等，常表现为典型的脊柱"C"形或"S"形侧凸征象，原发侧弯部位的椎间隙左右不等宽、凸侧宽凹侧窄、椎体向凹侧倾斜及向凸侧移位，若脊柱扭转可同时发现凸侧椎弓根影内移、凹侧椎弓根多显影不清甚至消失、棘突亦向凹侧移位，结合临床还可初步判断 IS 或 CS。同时，可在立位脊柱全长正位片上测定 Cobb 角，根据角度大小判定脊柱侧弯程度，帮助确定治疗方法。此外，还可在立位脊柱全长正位片上测量与评估椎体旋转度和骨骼成熟度。

椎体旋转程度测量通常采用 Nash-Moe 法，根据脊柱正位片上顶椎椎弓根与椎体侧壁的位置关

系,分为 5 度。

0 度:双侧椎弓根影对称,与两侧椎体边缘等距。

Ⅰ度:凸侧椎弓根影偏离边缘、移向中线,凹侧椎弓根变小。

Ⅱ度:凸侧椎弓根影介于Ⅰ度(椎体边缘)和Ⅲ度(椎体中线)之间,凹侧椎弓根影消失。

Ⅲ度:凸侧椎弓影根移至椎体的中线附近,凹侧椎弓根消失。

Ⅳ度:凸侧椎弓根影已超过椎体中线,靠近凹侧。

一般来说,旋转度越大,脊柱侧弯越严重。脊柱旋转使两侧胸廓宽窄不一,两侧肋骨走行显著不对称,凹侧肋骨呈平行走向,肋前端指向胸外侧面,肋骨颈部常较细,肋骨向下倾斜度较大,导致凹侧胸廓且前缘扁平,凸侧胸廓狭小且前后径变大,侧弯一侧肋骨后凸,背面观肋骨脊柱旋转而隆起,称为"剃刀背"畸形(图 6 - 16),Cobb 角越大,剃刀背畸形越明显。

由于髂骨的髂嵴骨化呈阶段性,骨骺自髂前

上棘到髂后上棘依次出现,因此,观察髂嵴骨骺生长情况成为最常用的骨成熟度评价方法。Risser 将髂嵴分成 4 等分来分阶段描述骨成熟度,即 Risser 征(图 6 - 16A)。判断标准为:①髂嵴骨骺未出现为 0 度;②外侧 25%(1/4)以内出现骨骺为Ⅰ度;③50%以内(即外侧 2/4 以内)骨骺出现为Ⅱ度;④75%以内(即外侧 3/4 以内)骨骺出现为Ⅲ度;⑤75%以上骨骺出现但骨骺未与髂嵴融合为Ⅵ度;⑥骨骺与髂嵴完全融合为Ⅴ度。Ⅴ度 Risser 征时,表示脊柱生长发育已结束。

此外,X 线侧位片上椎体的骨骺环与椎体融合也说明脊柱生长发育停止。骨骼成熟度在评估脊柱侧弯的进展和决定治疗措施中非常重要,其直接关系到治疗方法的选择,也有助于确定保守治疗持续的时间。

然而,对于侧弯严重伴有脊柱椎体旋转或合并前后凸者,平片因椎体影像叠加而显示不清,诊断评估尚有困难;且对先天复杂畸形致椎体不在同一平面及椎体骨质破坏程度、范围及数目,平片也难以准确定位与评价。CT 及其 3D 重建图像

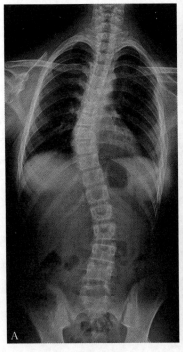
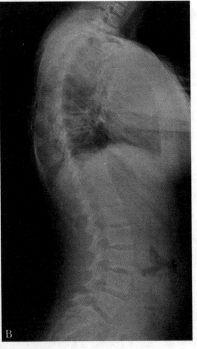

图 6 - 16　先天性脊柱侧弯 X 线平片表现

注:全脊柱拼接正(A)、侧(B)位片,显示"剃刀背"畸形。同时,显示Ⅲ度 Risser 征,外侧 75%以内髂嵴骨骺出现。

（图 6-17）可补充诊断，并可类似进行脊椎 Cobb 角及旋转角等的测量。对于病变性质、累及范围及椎管内病变如脊髓本身病变及椎管内病变累及到脊髓导致脊柱侧弯者，MRI 尤其是基于相控线圈的全脊柱、脊髓拼接成像视为最佳选择，可更为精准地直观揭示脊柱、椎管及脊髓异常改变与毗邻关系（图 6-18），及时发现或排除椎体畸形、椎体滑脱、椎间盘突出、脊柱裂、颅底凹陷、脊髓纵裂、Chiari 畸形、脊髓空洞、脊髓低位栓系、脊髓膜膨出及内脏异常等合并症（图 6-19），并对预防出现术中、术后神经系统并发症具有十分重要价值。

（4）诊断要点

根据病史、体格检查及影像学表现，诊断脊柱侧弯及分型较容易。其诊断要点包括以下 4 点。

1）多见于儿童和青少年，女性较多，好发于脊柱胸段或胸腰段。

2）早期畸形并不明显，10 岁后畸形发展迅速，严重者可致胸廓畸形、心肺功能受阻。

3）体检时可发现脊柱棘突偏离中线、弯曲变形。

4）影像学尤其是立位全脊柱正、侧位片上脊柱呈"C"形或"S"形侧弯的典型表现，以及 MRI、CT 上补充的征象包括脊椎外畸形与病变。

（5）鉴别诊断

诊断脊柱侧弯容易，难点主要是各种类型侧弯的判断与鉴别诊断，尤其需要及时、准确地把功能性、非结构性脊柱侧弯甄别处理。功能性脊柱侧弯为某些原因引起的暂时性侧弯，一旦原因解除，即可恢复正常，在平卧时侧弯常可自行消失，影像学检查常无明显异常。IS 发病原因不清楚，以青少年型最常见，外观和影像学均发现脊柱侧

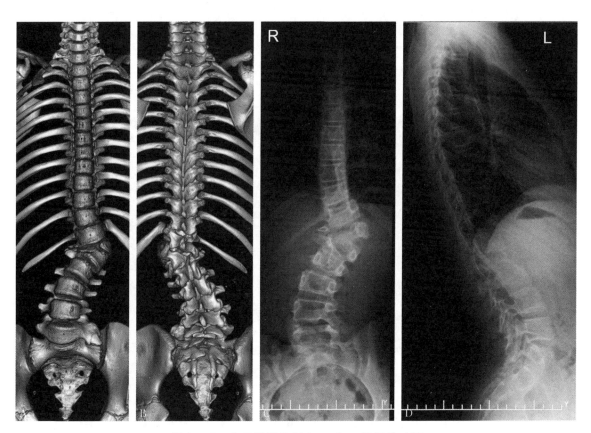

图 6-17　先天性脊柱侧弯 CT 与 X 线平片对照

注：患儿，女，11 岁。全脊柱 3D-CT 正面观（A）、背面观（B）显示脊柱侧弯，同时显示 L_1 半椎体畸形、$T_{12} \sim L_2$ 脊椎后凸左凸伴椎管狭窄及脊柱裂。全脊柱正（C）、侧（D）位片无 CT 揭示病变效果佳。

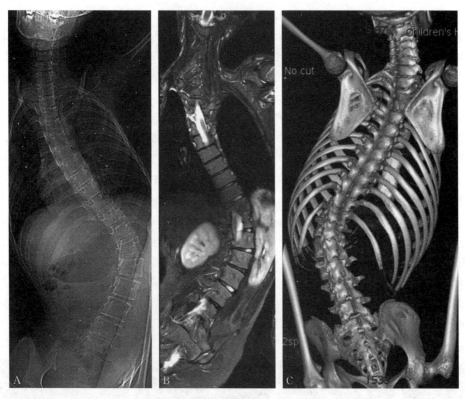

图 6-18　先天性脊柱侧弯 X 线平片、MRI 及 CT 对照

注:患儿,女,14 岁。X 线平片(A)、MRI 冠状面抑脂 T_2WI 全脊柱拼接图像(B)及 CT VR 背面观(C)示脊柱侧弯伴胸廓畸形、骶裂。

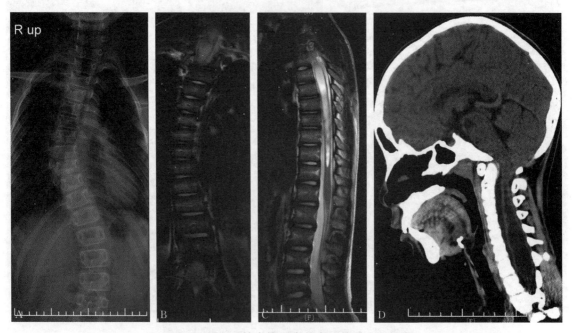

图 6-19　先天性脊柱侧弯并发症的显示与诊断

注:患儿,男,11 岁 10 个月。X 线平片(A)、MRI 抑脂 T_2WI 冠状面(B)及矢状面(C)和 CT 矢状面重建图像(D)显示轻度脊柱侧弯,MRI、CT 还清晰揭示脊髓空洞症及其范围与程度,同时显示颅底凹陷与 Chiari 畸形。

凸异常,但常无脊椎先天性畸形等。CS 则是由于脊柱在胚胎时期出现的脊柱分节不完全,使脊柱两侧生长不对称导致脊柱侧弯,外观和影像学发现脊柱侧凸异常外,常可发现先天性半椎体、楔形椎等畸形。其他如神经肌肉性脊柱侧弯是由于神经或肌肉方面疾病导致肌力不平衡,特别是脊柱旁肌肉左右不对称造成的,常见原因有小儿麻痹后遗症、脑瘫、脊髓空洞症等。

6.5　神经管闭合不全

(1) 概述

神经管闭合不全(spinal dysraphism)又称神经管缺陷(neural tube defects,NTDs)、神经管畸形,系胚胎发育早期神经管不闭合或闭合不全所致头部至脊柱不同程度畸形与缺陷,是新生儿出生缺陷中高发先天性疾病和最常见的先天性中枢神经系统畸形之一。NTDs 可单独出现,亦可与其他畸形同时出现,或为遗传综合征的一个表现,单独发生率为(1.4~2)/1 000 次妊娠。

NTDs 主要表现为躯干中线骨骼、神经组织融合不全或不融合。颅骨缺陷主要包括无脑畸形、脑膜脑膨出等,脊柱缺陷主要包括脊柱裂、脑脊膜膨出等。其中,脊柱 NTDs 是临床比较常见的先天性疾病,脊轴处均可发生但多为腰骶部位发病,因两侧椎板不联合而形成先天性裂隙,造成椎板或棘突缺如。开放性椎管闭合不全(开放性脊柱裂、真性脊柱裂、显性脊柱裂)的特征为脊柱裂口伴发椎管内容物如脊膜或脊膜脊髓的疝出,甚至发生脑脊液漏。闭合性椎管闭合不全(闭合性脊柱裂、隐性脊柱裂)的特点为后部椎弓异常融合引起的椎体融合失败,只涉及骨性结构,缺损部位有纤维组织被覆,背侧皮肤完整,无椎管内容物膨出和神经组织暴露。最常见且最轻的类型为孤立的椎骨骨性缺陷,但椎骨缺陷可能伴发其他更严重的脊髓及骶部结构异常,如脊髓分裂畸形及各种脊髓空洞型缺陷等。常需 X 线平片、CT、MRI 全面检查和综合评估,以及 MRI 术后随访。

(2) 病理

NTDs 是胚胎神经管或其间胚叶衍生的被膜中缝闭合缺陷所引起的一组先天发育失常性病变,是多因素疾病和多基因遗传病,病因学基础极其复杂。在多种不同理论与学说中,目前普遍被接受的是胚胎发育学说。中枢神经管是胚胎发育成脑、脊髓、头颅背部和脊椎的部位,其发育始于胚胎期第 3 周的神经板,之后两侧形成神经皱褶,于胚胎第 4 周末(末次月经后 6 周)在中线融合(完成神经管闭合)形成神经管。在此期间,所有能阻碍、干扰正常发育过程的遗传、环境因素均可使中枢神经管无法正常发育,导致神经管的闭合发生障碍,从而产生 NTDs。组织病理学上,NTDs 表现为中线间充质、骨骼、神经组织的不全或完全不融合,大多数的闭合不全发生于脊轴,主要位于腰骶部并导致脊髓、脑脊膜、脊椎的异常和先天性发育缺损与脊柱裂,较少发生于颅脑部并导致头盖骨、头皮和脑组织的形成异常、发育缺损与颅裂。脑组织和/或脑膜、脑脊液于先天性颅裂、颅骨缺损处脱出颅腔外,形成脑膜(脑)膨出,多发生于枕骨,次为额骨,也可发生于面部。

神经管头段未发育或未闭合即形成无脑畸形,其发生率约 0.1%,属多基因遗传病,女性患病率约高于男性 4 倍,脑部缺如程度不一,可全脑缺如,亦可仅大脑半球缺如或可残存发育较差的小脑、间脑或垂体,无头盖骨。胎膜粘连、前脑泡破裂、前神经孔未闭合、射线照射等均可致无脑畸形,常伴肾上腺过小、颈部脊柱裂、颈部畸形、胸腔狭小等多种畸形,患儿虽可发育至足月,但一般出生后即夭折。

正常情况下,在神经外胚层与表皮外胚层分离、神经管周围间充质迁移至神经管与表皮外胚层之间时,神经管已先期闭合或同时闭合,间充质不会进入神经管中央管内。病理情况下引起局部神经外胚层与表皮外胚层单侧早期分离时,周围的间充质即可进入神经沟内,与初始的室管膜接触并诱导形成脂肪。进入神经沟的间充质妨碍神经沟的闭合,导致神经板后方处于开放状态,软脊膜黏附于神经板的一侧而不能于后方闭合,同样使椎弓、筋膜及肌肉不能在躯干中线处融合,导致脊柱裂的产生。远端胚胎性神经管得以延长是通过管道形成及退行性分化来实现的,结果是形成腰膨大的下半部、脊髓圆锥、终室及终丝,任何原因造成这个过程的发育障碍均可导致异常的管道形成和退化性分化疾病发生。例如,尾部中胚层发育障碍尤其是尾部细胞团在神经管内坏死和退化障碍,可造成轻重不等的脊髓尾端不完全退化和/或形成终丝的神经纤维不能延长,从而导致脊髓栓系综合征、尾部退化综合征、致脊髓囊性突出、终丝脂肪瘤、骶尾部畸胎瘤等;在脊索形成的过程中,若内、外胚层不能完全分开,局部脊索不仅可在局部分成两部分诱导外胚层发育为脊髓纵裂,也可在原肠腔与表皮间形成瘘管窦道(如潜毛窦)、肠源性囊肿或憩室,即分裂脊索综合征。其中,潜毛窦多系胚胎发育过程中局灶性神经外胚层与表皮外胚层不分离,神经管周围的间充质逐渐将其环绕所形成的一条细长的窦道,有学者认为其为胚胎期尾侧神经孔封闭后遗留的痕迹,标志着尾侧神经孔所在部位,是表面外胚层和神经外胚层最后分离的地方。潜毛窦病理表现为一条内衬复层鳞状上皮的小窦道或纤维条索,从皮肤表面通过皮下组织到达脊柱内;临床表现为局限性皮肤小凹或针样小孔,多伴局部色素沉着斑、毛发痣或毛细血管瘤。窦道内口可位于硬脊膜外,也可穿过硬脊膜到达蛛网膜下隙甚至达圆锥、终丝或神经根内部,或连接于一个皮样或上皮样囊肿,或与栓系脊髓的附着部相连。窦道外口多位于骶尾部、腰骶部或枕部体表中线上或旁正中线上。窦道穿行区域常合并椎骨的发育异常如小范围的脊柱裂、棘突和椎板的发育不良等,若窦道经棘间韧带处通过则可不合并骨骼异常。患儿常因感染或合并皮样、上皮样囊肿导致神经压迫而引发症状,细菌可通过窦道外口侵入甚至引起脑膜炎、软脑膜下脓肿及椎管脓肿。此外,脊索在诱导神经管发育的同时也诱导内脏器官的形成,因此,脊索发育异常导致的脊髓异常,通常也合并其他系统如泌尿生殖道或肛门缺陷、心脏畸形、气管食管瘘、肾脏畸形、肢体畸形等。

(3)临床表现

NTDs病变的复杂性决定了其临床表现的多样性和治疗方法、难度、效果的千差万别。不同类型NTDs临床表现及严重程度差别迥异,可轻微到终身无任何症状,也可严重到出生即面临死亡威胁。颅骨缺陷常见大头颅、颅外包块等,患儿通常有智力障碍、发育障碍、颅内高压等临床表现,脑膜脑膨出包块出生后或不久即长出,咳嗽、哭叫时则增大及变硬,触之有波动感,暗室透光试验阳性。无脑儿可致流产、死胎或出生后不久即死亡,且孕妇常伴羊水过多。因胎头较小,肛诊及阴道检查时可触及凸凹不平的颅底,有时易误诊为面先露,B超、X线平片或胎儿MRI检查可见胎头畸形,一经诊断应即破膜引产,及早终止妊娠。新生儿期一般无异常的无脑畸形为积水性无脑畸形(患病率为0.05%~2%),不同于NTDs的无脑畸形,其顶盖骨完整,脑基底神经节、丘脑、小脑和脑干一般尚残存或变形,多在出生后数周至1年内死亡,无有效疗法,预后不良。脊柱缺陷主要临床表现为背部中线局部囊性肿物,腰骶部最多、颈部次之,肿块表面可有完整的皮肤覆盖伴色素斑、血管瘤等,也可伴异常毛发丛、痣及皮肤小凹甚或小尾巴样索条。随着年龄增长、身高增加,脊神经长期受牵拉致缺血、缺氧可引起一系列临床症状,包括双下肢功能障碍、肌肉萎缩、肌力减退、足内外翻畸形、大小便失禁等。患儿多出现感觉障碍、行为障碍、营养障碍、发育障碍、肌肉萎缩等临床表现。部分Currarino综合征(Currarino三联征,即骶骨发育不良、直肠肛门畸形、骶前肿物——通常为前侧脊膜膨出或畸胎瘤)患者由于骶前脊髓脊膜膨出等病变隐蔽,骶骨发育畸形不严重,可因成年后出现习惯性流产、便秘、腹痛、尿频、尿急等症状而被发现。

临床诊断主要依靠影像学检查,并根据影像学所见进行分类、分型以及选择合适的治疗方法。其中,MRI在明确病变范围、性质及其他合并畸形方面具有其他检查手段不可替代的优势,可精确定位、定性诊断,对临床个体化的治疗决策制订具有重要价值。脊柱NTDs的临床分类、分型方法很多,一般采用基于胚胎发育异常的分型方法,以更好阐述、理解各种畸形的产生,指导其诊断与治疗。主要分型包括:①神经胚形成异常所造成的畸形,包括神经胚与表面外胚层不分离造成的疾病(如脊膜膨出、脊髓脊膜膨出、脊髓纵裂和背部皮毛窦)和神经胚与表面外胚层早期分离造成的疾病(如脊柱脂肪瘤、髓内脂肪瘤、脂肪脊膜膨出和脂肪脊髓脊膜膨出)两类;②尾部细胞团异常引起的畸形,包括终丝纤维脂肪瘤(也称脂肪终丝)、脊髓栓系综合征、尾部退化综合征、脊髓囊状突出和尾部脊髓囊样突出、骶骨的前位脊膜突出及骶尾部畸胎瘤;③脊索的发育畸形,包括分裂脊索综合征和脊髓纵裂;④来源不明的畸形,包括单纯脊膜突出和侧方脊膜突出;⑤先天性肿瘤,如椎管内脂肪瘤、表皮样囊肿、皮样囊肿、肠源性囊肿、畸胎瘤等。对于脊柱裂中的脊髓脂肪瘤,根据胚胎发育时期分型可再细分为Ⅰ型(初级神经胚形成失败)、Ⅱ型(初级-次级神经胚过渡期形成失败)、Ⅲ型(次级神经胚早期形成失败)和Ⅳ型(次级神经胚晚期形成失败),以利于理解脊柱裂的发生机制和选择精确个性化的治疗方法。此外,为精准治疗,对脂肪瘤型脊髓栓系(脂肪瘤型脂肪脊髓脊膜膨出)还需具体分析以下不同的病理变化,以提升手术效果。具体包括:①背侧脂肪瘤压迫脊髓,并偏移至腹侧;②脂肪瘤一端与脊髓混合生长,另一端从椎管缺损部位和硬脊膜穿过,牵拉脊髓;③由于缺如背侧硬脊膜,两侧残留的硬脊膜组织在脂肪瘤下方的脊髓上生长,处在脊髓两个侧面神经根的上方和圆锥末端,故而硬脊膜会栓系牵拉硬脊膜,可单独对脊髓造成栓系;④终丝脂肪浸润,对脊髓圆椎形成牵拉。

需指出的是,NTDs在患儿出生之前出现以下表现可以帮助作出早期诊断:①胎儿因不能吞咽羊水而致妊娠期羊水过多;②妊娠期孕妇血清及羊水中甲胎蛋白升高;③妊娠期孕妇血浆及尿中雌三醇浓度显著降低,这是由于胎儿肾上腺皮质发育不全,皮质激素降低所致;④妊娠期进行胎儿X线摄片检查可以发现无颅骨;⑤孕期超声检查可准确发现无脑儿和脊柱裂畸形。NTDs一般主张早诊早治,但对先天性脊柱裂预防性治疗仍颇有争议。对有症状者,一经诊断应及时进行外科手术治疗,包括患儿出生后48小时内手术关闭缺陷。通常脊柱裂口部位越高、预后越差。同时,虽然脑室扩大、颅内压升高可经行脑室-腹腔引流术而缓解(多数脊柱裂和脑室扩大的新生儿

需在出生后1年内接受引流手术),但其中至少有2/3患者在一生中需要多次急诊重复行引流手术。此外,有效防治神经系统感染也是非常关键的临床处置措施。

(4)影像学表现

1)无脑畸形:CT、MRI上可见脑大部或部分缺如,仅存发育不良部分脑叶尤其小脑、间脑及垂体,脑室系统显著扩大、积水,颅盖骨大部或部分缺如,脑膜脑膨出,同时可见颈部脊柱裂、颅颈交界处畸形等异常。骨骼异常改变,CT尤其是VR重建图像显示较佳。

2)脑膜(脑)膨出:属于颅脑神经管闭合不全,主要发生在颅中线区(图6-20),按其膨出部位分为颅盖型和颅底型,以枕部最为多见,可见于顶区(图6-21),也可发生在颅颈交接处(枕骨大孔区,图6-22),膨出程度可轻可重、膨出物可大可小,重者、大者膨出物甚至类似"姊妹脑"(图6-23),也见合并畸胎瘤(图6-24)及颅颈交界处畸形如颈椎裂、Arnold-chiari畸形等。CT尤其是MRI能够准确揭示膨出所形成的疝囊、疝颈,显示疝内容物为脑膜、脑脊液和/或脑组织,且脑膜、脑组织为颅内脑膜、脑组织的颅外疝出与延伸,脑脊液与脑内蛛网膜下隙相连。CT特别是基于螺旋扫描容积数据VR骨显示,对颅骨骨质缺损及特点揭示非常精确,呈圆形或椭圆形、边缘光滑锐利、周围无硬化带颅骨缺损区,常发生于颅骨中线区,尤以枕囟及眉囟最好发,亦可发生于侧囟。CT、MRI可同时明确是否伴发脑发育畸形,其中MRI诊断效果最佳。

3)脊膜(脊髓)膨出:多见腰骶部(图6-25),次为腰部、胸腰部及胸部的后方膨出,少见侧方及椎管尾端(图6-26)的膨出,男女比例约1:1.3。T_1WI对脊柱椎板、棘突缺如的部位、范围等病理改变显示颇为准确,骨质缺损范围常较大且累及数个椎体,包括椎板、棘突的缺如,椎体的形态可出现异常如半椎体、蝴蝶椎、椎体融合等畸形;结合T_2WI及STIR或PDWI等影像,发现椎体无异常信号出现,并可基本确定膨出物的组织性质。在矢状位及横轴位影像上,可清晰显示脊髓、神经基板及其囊样突出,表面无正常皮肤覆盖;神经基

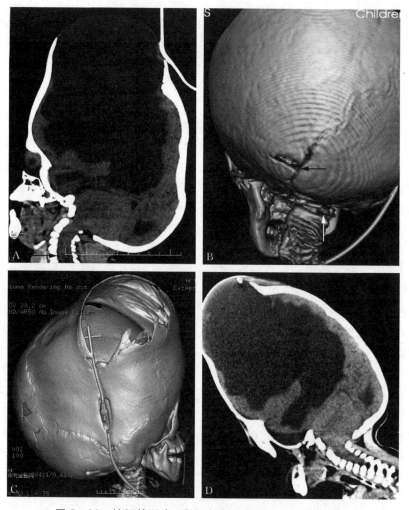

图 6-20　神经管不全,脑积水腹腔分流术后影像学表现

注:患儿,女,4 岁 10 个月。CT 矢状面重建图像(A)显示大脑大部分缺如,小脑、间脑发育不良,脑室积水及显著扩张,枕骨大孔区畸形伴颈髓空洞症(黑箭),顶骨部分缺损及部分脑膜脑膨出;VR 侧后面观图像(B)同时揭示 C_1 颈椎裂(白箭)及枕骨中线处部分缺损(黑箭),VR 侧面观(C)显示顶骨、额骨中线区大范围缺失,骨性颅脑明显变形。与患儿 7 个月时 CT 所见(D)比较,无明显改善。

板从背部中线部较大的骨质缺损疝至体表,周缘黏附于皮肤及前方的硬脊膜,前方可见腹侧和被侧神经根(正常发育时)分别从基板中心部和侧缘发出;局部蛛网膜下隙扩张时,基板及脊髓突出于皮肤表面(脊髓脊膜膨出)。脊髓脊膜膨出常伴发脊髓栓系、脊髓纵裂、脊髓空洞症等畸形,也可伴发脂肪瘤(图 6-25)、皮样或表皮样囊肿(在内外胚层分离及神经管闭合过程中,表面外胚层的细胞被卷入神经管异常发育所致)、肠源性囊肿及畸胎瘤(图 6-26)等先天性胚层组织肿瘤甚至恶性

胚胎性肿瘤(图 6-27);水脂双抑 T_2-FLAIR、功能成像如 DWI 及 Gd-DTPA 增强扫描常为必须序列,以了解椎管内病变更多组织特征、血供及灌注特点尤其是廓清情况,实现精准定位与定性诊断。皮样囊肿或表皮样囊肿位于硬膜下或髓内,前者多呈均匀长 T_1、长 T_2 信号或 T_1WI 上不均匀高信号、T_2WI 高及低信号,多无弥散受限及强化改变,囊壁信号类似脊髓改变、无弥散受限但可见一定程度的强化征象,对应病理上囊内可见毛发、囊壁与马尾神经粘连等;后者多呈混杂信号改变,

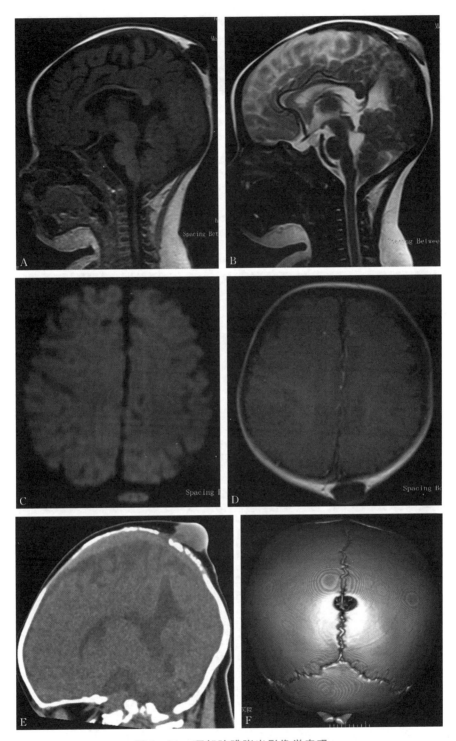

图 6-21　顶部脑膜膨出影像学表现

注:患儿,男,5 月龄。MRI 矢状面 $T_1WI(A)$、$T_2WI(B)$ 清晰揭示顶后部皮下软组织肿块影,局部顶骨骨质缺损,毗邻脑组织正常;轴位 DWI(C)上肿块未见弥散受限改变,Gd-DTPA 增强轴位图像(D)上肿块及毗邻组织未见异常强化征象;CT 矢状面图像(E)类似 MRI 所见顶后头皮软组织肿块及局部骨质缺损,CT 骨 3D 显示双侧顶骨局部半圆形骨质缺失、边缘非常光整、周围无硬化带。手术病理证实软组织肿块主要为脑膜组织。本例脑膜膨出非常局限,需与 LCH 鉴别诊断,后者常有弥散受限及异常强化征象,颅骨缺损系骨质破坏所致、边缘多毛糙或虫蚀状。

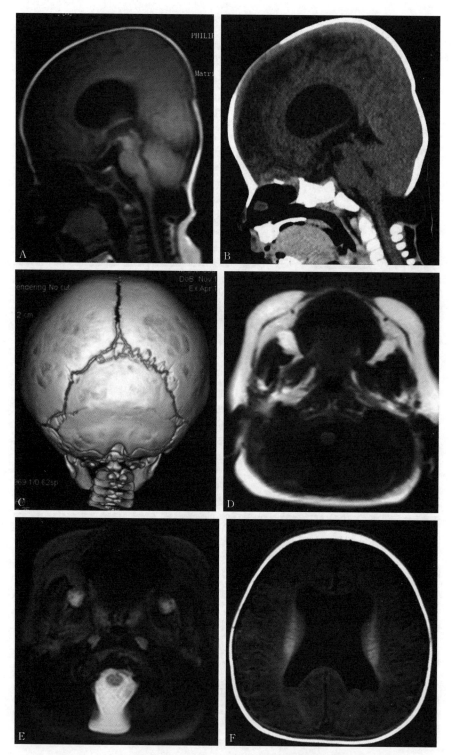

图 6-22　枕部脑膜膨出影像学表现

注：患儿，男，5 月龄，系 35^{+3} 周早产儿。MRI 矢状面 $T_1WI(A)$、CT 矢状面重建图像（B）、VR 图像（C）及枕骨大孔层面轴位 $T_1WI(D)$、$T_2WI(E)$ 显示 $C_{1\sim2}$ 颈椎裂及中线区枕骨局部缺损、脑膜脑脊液膨出；同时，较高层面轴位 $T_1WI(F)$ 显示脑积水、脑室系统扩大、透明隔缺如及脑室旁灰质异位。

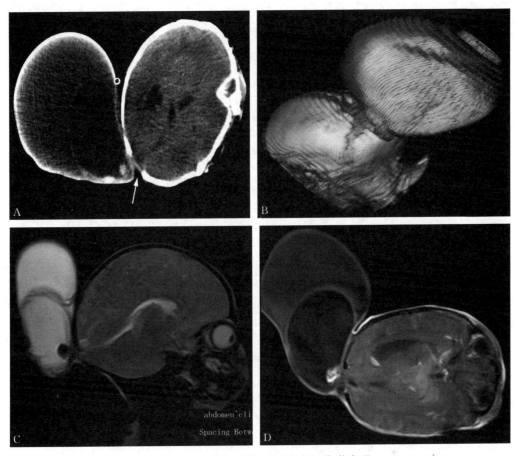

图 6-23　枕凹脑膜(脑)膨出影像学表现

注:患儿,男,6天。CT平扫(A)及VR(B)显示枕凹处骨质缺损(箭)及脑膜、脑脊液及部分脑组织脱出,在颅外形成巨大肿块类似"姊妹脑",同时显示脑积水改变;MRI矢状面 T_2WI(C)及轴位 T_1WI(D)揭示疝囊、疝颈及疝内容物组织性质较CT更佳,但显示颅骨缺损无CT直观。

T_1WI 上可见大小不等的高信号灶、T_2WI 上以高信号为主,DWI上出现一定程度的弥散受限征象,囊壁也类似脊髓所见,增强扫描仅囊壁可见一定程度强化改变。肠源性囊肿多位于脊髓腹侧近中线部位髓外硬膜下,瘤体信号强度与脑脊液相似,无弥散受限及强化改变。畸胎瘤各节段均可见,位于髓外硬膜下,呈囊实性或囊性,常可见典型液体、脂肪及钙化MRI信号或CT密度的混杂信号/密度团块影,无弥散受限及强化改变;恶性畸胎瘤则可见软组织成分区域及弥散受限与强化征象。

4) 脊髓纵裂:可累及多个椎体节段,2个大小不等或类似的半脊髓(均较上方正常脊髓细)位于同一硬膜囊内,硬膜囊被纵贯椎管前后的骨性(图6-28)、软骨性和/或纤维性(图6-29)间隔一分为二,其中一个半脊髓于中线侧形成一个小的脊髓脊膜突出,而另一个半脊髓则由粗大的终丝系于骶部或于更低水平形成脊髓脊膜突出,轴位及冠状位扫描显示脊髓纵裂间隔及2个半脊髓关系较好,后者可同时揭示脊髓纵裂的范围,轴位及矢状面图像可清晰揭示伴发的背部潜毛窦、多呈连接椎管与皮肤的线样异常信号影伴局部皮肤发育不良改变。脊髓(骨性)分隔一般始于脊椎后部畸形变区域,始于脊柱前部椎体的少见(图6-30),多伴黄韧带异常增生、肥厚。矢状面影像或可漏显脊髓纵裂间隔,纤维性或软骨性间隔一般无法被CT准确检出。

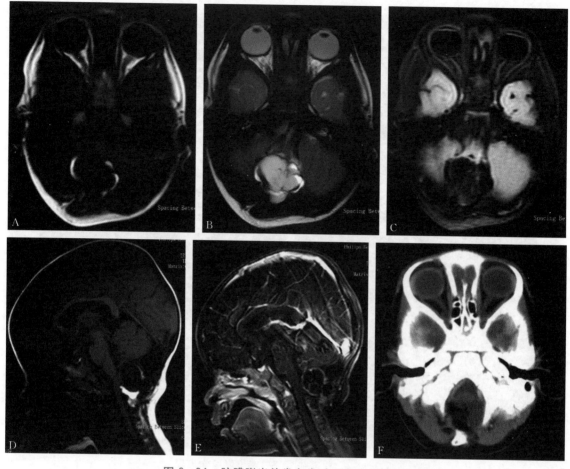

图 6-24　脑膜膨出伴发多发畸形影像学表现

注:患儿,男,16 月龄。MRI 轴位 $T_1WI(A)$、$T_2WI(B)$、T_2-FLAIR(C)、矢状面 $T_1WI(D)$ 及 Gd-DTPA 增强 T_1WI(E)显示Ⅲ型 Arnold-chiari 畸形及后颅窝成熟性畸胎瘤,同时发现 $C_{1\sim2}$ 颈椎裂、枕骨裂,局部脑膜脑脊液及部分畸胎瘤组织经裂口膨出,肿瘤还部分疝入颈椎管内,第四脑室及以上脑室系统轻度扩大、积水。CT平扫(F)也清晰揭示枕骨部分缺失及含脂含钙化灶肿瘤与脑膜脑脊液一起经骨质缺损处轻度膨出。

5)脊髓栓系综合征:主要表现为圆锥低位和栓系、终丝增粗,分为 3 型:Ⅰ型,脊髓圆锥下移低于 L2 椎体下缘,终丝增粗、直径大于 2 mm;Ⅱ型,圆锥位置正常,终丝增粗、内伴脂肪浸润;Ⅲ型,脊髓无明显圆锥结构,下端逐渐变细、末端达腰椎管末端并附着于椎管背侧壁,常合并较大的脂肪瘤。一般认为,神经管形成后,神经管远端和脊索远端在尾部融合形成尾部细胞团,后者最后通过管化、退行性变及分化形成脊髓圆锥下部、终丝及腰骶部神经根;正常情况下,脊髓圆锥下端 2 个月时即退守于 $T_{11}\sim L_2$ 椎体中线水平。终丝为一条细长纤维丝自脊髓圆锥下端向尾侧延

伸,穿过蛛网膜下隙底部和硬膜,终止于第 1 尾椎的背面。终丝在 L_5、S_1 水平直径≤2 mm。胚胎性神经管远端发育异常特别是管化及退化障碍,即可导致脊髓栓系。正中或旁正中矢状位 T_1WI、T_2WI 及抑脂序列成像,可清晰、精确揭示脊髓圆锥位置、终丝横径、栓系位置及合并症如脂肪瘤、脊膜膨出(图 6-31)等,轴位及冠状面 MRI 明确显示脊柱裂、脊髓裂等改变。CT 揭示脊髓栓系困难,但揭示脂肪瘤、终丝脂肪浸润及脊柱骨骼异常效果极佳。椎管脂肪瘤为脂肪、结缔组织的异常聚集,至少有部分的包裹,并与脊髓或软脊膜有明确的粘连;可位于髓外硬膜下或髓内,通常分为

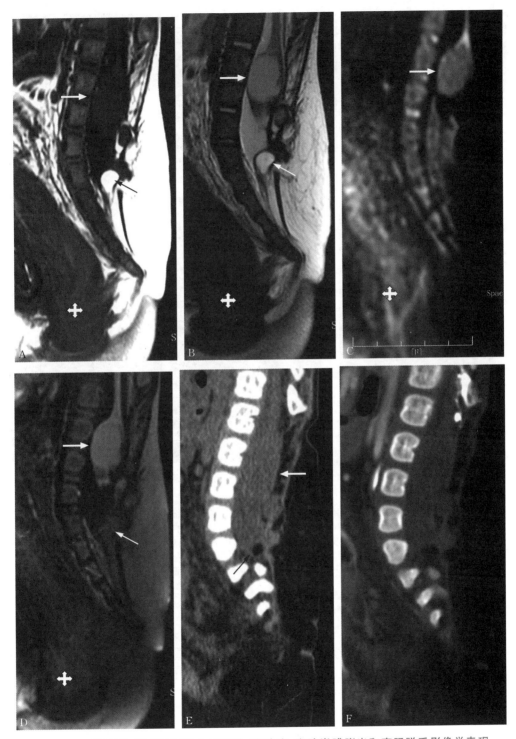

图 6-25　脊柱裂、脊髓栓系伴皮样囊肿、脂肪瘤、脂肪脊膜膨出和直肠脱垂影像学表现

注：患儿，男，17 月龄。MRI 矢状面 $T_1WI(A)$、$T_2WI(B)$、$DWI(C)$ 及 T_2-FLAIR(D) 显示腰骶部脊柱裂和脊髓、圆锥低位，圆锥处见稍长 T_1、T_2 信号囊肿影（粗箭），信号尚均匀，无弥散受限征象，信号稍低于脊髓，抑脂抑水成像信号强度无降低，CT(E) 上类似脊髓密度，增强 CT(F) 上无强化改变；其下方椎管内见多个脂肪（瘤）信号/密度小结节影（细箭），T_2-FLAIR 上信号明显被抑制。同时发现直肠脱入肛管内（十字箭）。

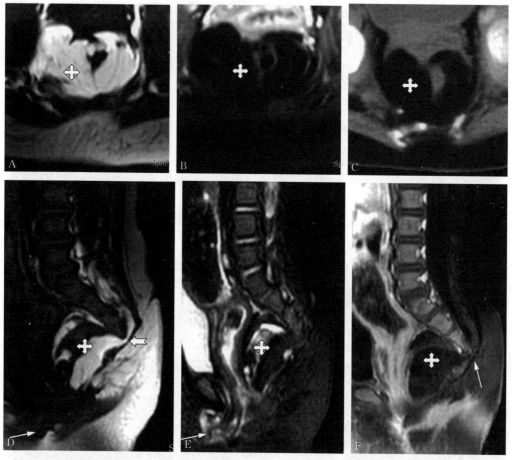

图 6-26　骶尾椎畸形、骶裂伴脊柱尾端脂肪脊膜脑脊液膨出、尾端畸胎瘤及先天性肛门畸形影像学表现

注：患儿，女，8 月龄。因"排便困难 5 天"入院，在骶尾部肿物切除加肛门成形术中，发现骶前带有毛发的脂肪样组织肿块及肛门会阴瘘，切除整个肿块及部分骶尾骨见清亮液体即脑脊液流出。轴位 $T_1WI(A)$、Gd-DTPA 增强抑脂 T_1WI(B) 及 CT(C) 显示骶管后部开放畸形但缺损部位有纤维组织被覆，椎管末端前下见巨大含脂囊实性肿块（十字箭），DWI 上无弥散受限征象，增强扫描未见明显强化改变，背部皮肤见凹陷，皮下脂肪明显增厚；矢状面 T_1WI(D)、STIR(E) 在准确揭示椎管尾端含脂混杂信号肿瘤（十字箭）且瘤内脂肪组织自椎管末端向椎管内延伸（燕尾箭）的同时，清晰显示了直肠会阴瘘（白箭）；旁正中矢状面增强抑脂 T_1WI(F) 还直观显示了椎管尾端未闭（白箭）及尾端脂肪脊膜脑脊液膨出。

硬膜下脂肪瘤、脂肪脊膜膨出/脂肪脊髓脊膜膨出和终丝脂肪瘤 3 型，均呈特征性短 T_1、长 T_2 信号影，表现为均匀或不均匀 T_1WI、T_2WI 高信号影，抑脂成像图像上信号明显被抑制，呈低或极低信号改变，CT 上呈脂肪组织负 CT 值密度的典型表现（图 6-32）。终丝纤维脂肪瘤或系尾部细胞团管化和退行性变异常，使其分化为脂肪细胞所致，表现为等信号或等密度的终丝纤维的短 T_1、长 T_2 信号或负 CT 值密度的脂肪浸润，可累及硬膜下终丝或硬膜外终丝甚或终丝全程，多伴终丝增粗、直径大于 2 mm，圆锥位置可正常。

（5）诊断要点

NTDs 临床表现不典型且千差万别，头端病变临床多呈显性表现，而脊柱段病变多呈隐性表现，尽管也有许多病例表现为局部包块或神经损伤症状，诊断不太容易。诊断主要依靠影像学检查。各类 NTDs 的影像学尤其是 MRI 表现颇为典型，根据其典型征象，不仅可作出精准诊断，还可进行临床分类分型和指导手术治疗。此外，NTDs 胎儿在宫内的一些表现和包括超声在内的影像学检查，能够帮助作出早期诊断，及时筛查出无脑儿、脑膜脑膨出和脊柱裂畸形等。

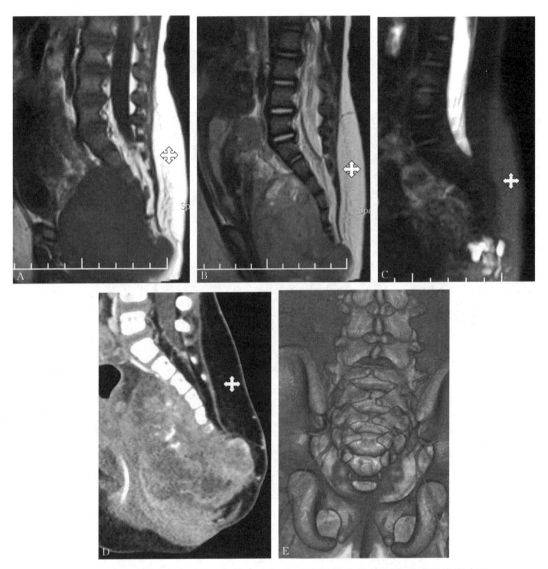

图 6-27 骶裂、骶尾部恶性混合性生殖细胞肿瘤及骶管内外脂肪增生影像学表现

注:患儿,女,14 月龄,因外伤就诊无意中发现骶裂、骶尾部恶性混合性生殖细胞肿瘤(病理上含卵黄囊瘤、精原细胞瘤和畸胎瘤成分)及骶管内外脂肪增生。矢状面 $T_1WI(A)$、$T_2WI(B)$ 及 MRM(C)显示骶部巨大混杂信号肿块,骶管内外见短 T_1、长 T_2 信号脂肪积聚、皮下脂肪(十字箭)明显增厚;增强 CT 矢状面重建图像(D)显示肿块明显非均质强化,骶管内外脂肪(十字箭)积聚明显,VR 背面观图像(E)清晰显示部分骶尾骨未骨化、广泛椎板未融合改变,且双侧不对称、不规则。

(6)鉴别诊断

NTDs 影像学表现典型,基于 MRI 或加 CT 影像的诊断一般不难。但也需与一些疾病进行鉴别诊断。颅中线前部尤其是鼻部脑膜脑膨出(其通过颅骨缺损区与颅内神经系统和蛛网膜下隙相连)需与鼻胶质瘤甄别,后者又称异位脑组织或神经胶质性异位,不伴前颅窝底骨组织缺失,与颅内结构包括脑膜组织无联系。较小的局限性的脑膜膨出需与颅骨 LCH 鉴别诊断,后者头皮下软组织常有弥散受限及异常强化征象,局部颅骨缺损系骨质破坏所致,边缘毛糙。脊柱裂尤其是伴骶尾部脊膜膨出需与骶尾部畸胎瘤或伴脊柱裂的卵巢畸胎瘤等相鉴别,临床上骶尾部脊膜膨出可见骶尾部正中囊性包块,透光试验阳性,且多伴大小便

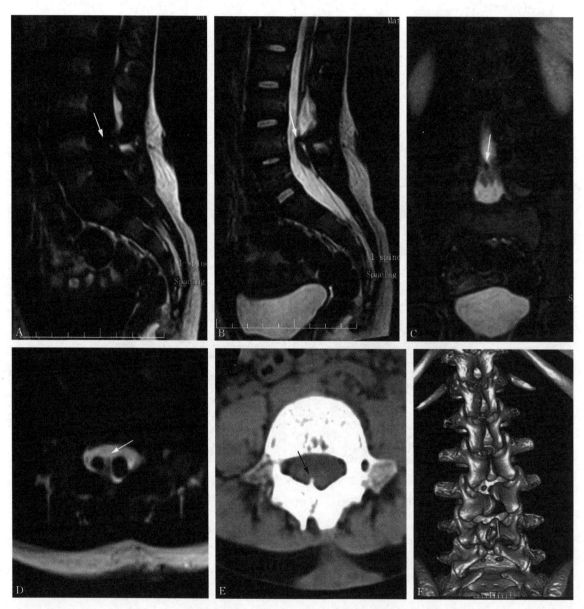

图 6-28　腰骶部脊柱裂、骨性脊髓纵裂及脊髓栓系影像学表现

　　注：患儿，男，8岁。矢状面 $T_1WI(A)$、$T_2WI(B)$、冠状面 STIR(C)及轴位 $T_2WI(D)$显示较低信号始于椎板的骨性脊髓分隔（箭），脊髓被分隔隔断成右小左大2个半脊髓，同时显示脊髓圆锥终丝低位、以上脊髓中央管轻度扩张及分隔以下腰骶椎裂、轻度脊膜膨出、潜毛窦与皮损改变；CT轴位图像（E）显示骨性分隔（箭）非常直观，其VR图像（F）精确揭示了腰骶椎裂范围与程度。

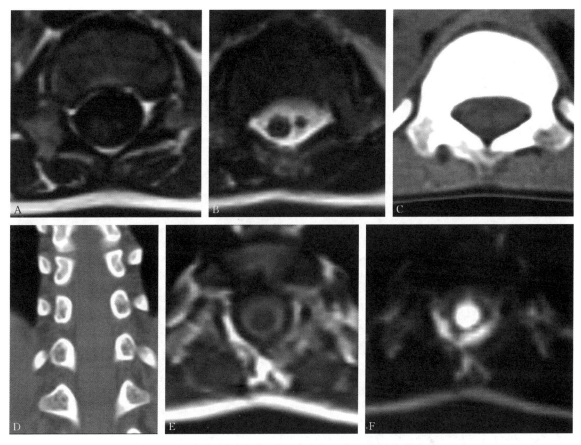

图 6-29　脊柱裂伴脊髓纵裂及脊髓空洞症影像学表现

注:患儿,男,10 岁。MRI 轴位 T_1WI(A)、T_2WI(B)显示脊髓纵裂及分隔,脊髓被分成右大左小的左右 2 个半脊髓,CT 轴位(C)及冠状面(D)图像隐约显示脊髓分隔,前者显示脊柱裂较 MRI 直观,较高层面 MRI 轴位 T_1WI(E)、T_2WI(F)显示长 T_1、长 T_2 信号的胸段脊髓空洞病变。

异常、双下肢麻痹等症状,影像学尤其是 MRI、CT 直接揭示脊柱裂伴脊膜膨出甚至栓系综合征等;而畸胎瘤亦好发于骶尾部,发病率女性高于男性,显性者可见骶尾部肿块,囊实性多见,多见脂肪、钙化或骨化灶,但其为一种独立疾病时无脊柱裂等异常,若系 NTDs 伴发症则可见脊柱裂和骶尾椎发育不良等异常,CT、MRI 可直观显示其鉴别要点,不过需注意骶骨骨化中心发育及正常融合时间与表现。腰骶部脓肿也需与此甄别,脓肿局部有波动感及红肿热表现,透光试验阳性,穿刺有脓液,DWI 上可见液性区域明显弥散受限征象,增强后边缘区域可见环形强化,且 CT、MRI 上无脊柱裂等异常改变。

6.6　颅-锁骨发育不全

（1）概述

颅-锁骨发育不全（cleidocranial dysplasis,CCD）又称颅锁骨发育异常、Schenthaurer 综合征、Marie-Sainton 综合征、Hulkerantt 骨形成不全或骨-牙形成障碍等,是一种罕见的先天性多发骨发育障碍与畸形疾病。锁骨异常病例早于 1865 年即已报道,CCD 于 1897 年始由 Marie 和 Sainton 最初确定命名。CCD 发病率约为 1/100 万,发病与 6p21 上 *RUNX2* 的基因突变有关。编码 runt 相关转录因子 2 的基因 *RUNX2* 是 CCD 的致病

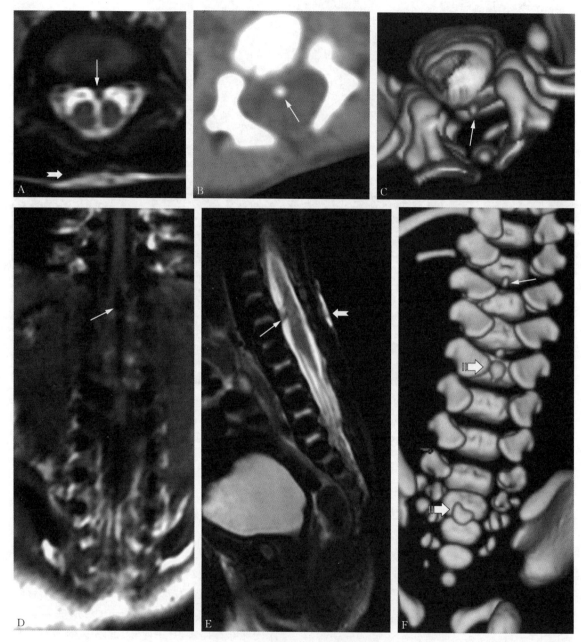

图 6‐30　脊髓分隔影像学表现

注：患儿，男，1 天，出生后即发现腰背部皮肤缺损、局部渗液。L_1 椎体水平轴位 $T_2WI(A)$、CT(B)及其 VR(C)、冠状面 $T_1WI(D)$、矢状面 $T_2WI(E)$ 及 CT 背面观 VR 图像(F)显示始于 L_1 椎体后方骨性及软骨性脊髓间隔（细箭），脊髓圆锥低位，相应水平上下区域背部皮肤不完整及潜毛窦改变（燕尾箭），椎体棘突及部分椎板缺失，黄韧带增厚；较低多个水平脊柱后部发育异常（虚尾箭）、脊柱裂及尾椎发育不良。

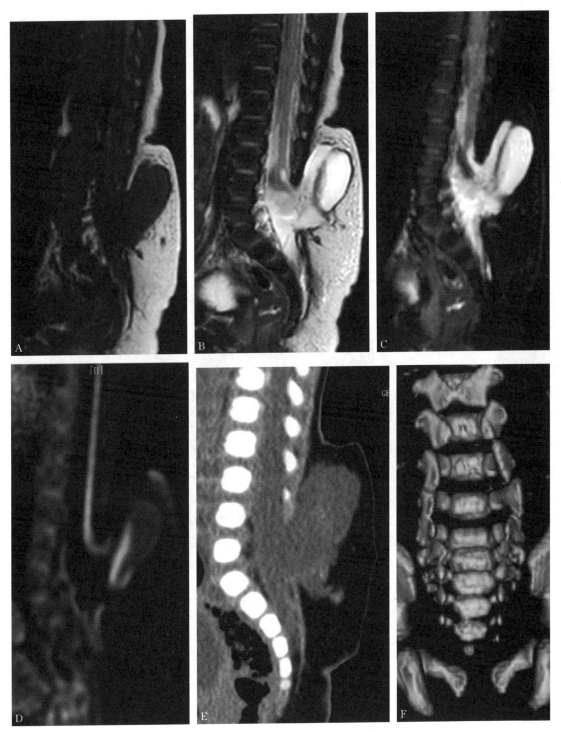

图 6-31 Ⅲ型脊髓栓系伴脊膜脊髓膨出影像学表现

注:患儿,男,1月龄。矢状面 T_1WI(A)、T_2WI(B)、STIR(C)及 DWI(D)显示脊髓无明显圆锥结构,下端逐渐变细、拉长(与终丝难于区分)并与脊膜脑脊液一起经脊柱裂口膨出弯曲变形、末端达椎管末端附着于背侧壁,局部硬膜囊增宽、蛛网膜下隙扩大,背部硬膜因终丝的牵拉而呈向后幕状突起;L_3 及以下椎体棘突未闭,CT 矢状面(E)及其 VR 背面观(F)显示更为真切,局部,背部皮肤完整(隐性脊柱裂),相应椎管内尤其皮下广泛脂肪增生及脂肪瘤形成。脊髓及栓系 DWI 上呈现较高信号影,CT 上几乎无法准确分辨。

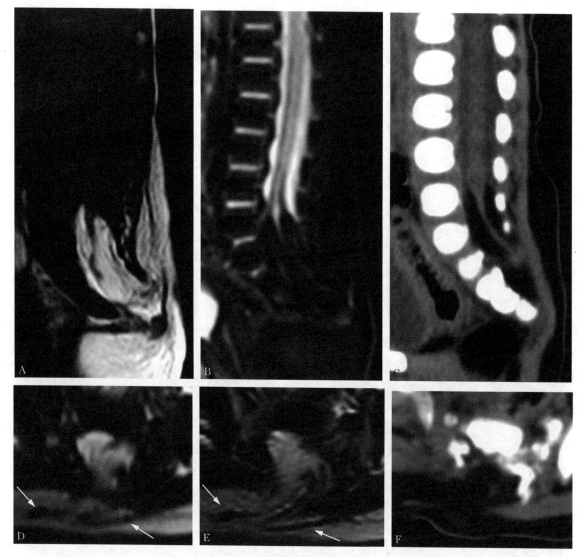

图 6-32　先天性脊髓栓系综合征影像学表现

注：患儿，男，53 天，因"发现骶尾部包块约 50 天，小便不解 6 小时"入院，先天性脊髓栓系综合征（Ⅰ型）伴脂肪瘤脊膜膨出、皮肤血管瘤及肛门狭窄、急性尿潴留。矢状面 $T_1WI(A)$、STIR(B) 及 CT 矢状面重建图像(C)显示脊髓及脊髓圆锥低位，脊髓下端变钝、呈楔形，圆锥尖端达骶椎水平、终丝明显增粗，并见椎管内脂肪瘤及脂肪瘤脊膜膨出征象，圆锥神经板与脂肪瘤边界尚清，脂肪瘤向椎管外延伸并与明显增厚的皮下脂肪几乎融为一体，STIR 上脂肪瘤及脂肪组织信号明显降低；同时可见骶骨厚短，部分骶椎融合，未见明确尾骨影像，骶管开放。轴位 $T_1WI(D)$、$T_2WI(E)$ 及 CT(F)显示骶椎形态异常、两侧半不对称且棘突、椎板缺如及骶裂，脂肪瘤及脊膜等经椎管后部缺损处膨出，局部皮肤异常并见皮下异常曲张血管流空影(箭)。

基因，*RUNX2* 定位于染色体 6p21，由 8 个编码外显子及其相临的内含子序列组成，为骨形成转录因子基因，调控着骨母细胞的分化及骨骼的成熟。

（2）病理

CCD 主要表现为骨骼和牙齿的发育异常，病变主要累及颅骨的膜化骨和锁骨发育不全或缺如，软骨内化骨亦可受累。膜内化骨部位的骨化不良是其病理特点，主要但不仅限于发生在锁骨和颅骨，会导致发育不全或再生障碍，常伴有其他部位如脊柱、骨盆、掌指骨发育障碍与畸形。其中，颅骨病变主要表现为头颅增大，颅骨软化，囟门和颅缝增宽、延迟闭合或不闭合、面骨相对较小、眼距过宽、鼻梁塌陷等。锁骨病变包括完全缺如或部分缺如，双肩下垂，肩关节活动度大等，整个锁骨缺如者较少见。锁骨缺损常伴有肌肉异常，如三角肌前部纤维或斜方肌的锁骨部缺如。臂丛可因残损的锁骨刺激引起疼痛和麻木，偶见并发脊髓空洞症、皮肤和软组织钙化。可伴单侧或双侧髋内翻、股骨颈短、肩胛骨发育不良、肋骨倾斜、胸骨柄缺损、胸腰椎神经弓不连，也可并发脊柱侧弯、颈椎横突加大、脊椎滑脱、骨盆的两侧骨化不正常、耻骨联合及骶髂关节增宽、腕骨和跗骨骨化延迟和第2掌骨过长、指骨短小或缺如等病理改变。牙齿改变主要表现为出牙晚、恒牙不发育或延迟发育、恒牙数目增多（多生牙）、牙齿排列不整齐等。此外，还可常伴身材矮小、胸廓畸形等。

（3）临床表现

CCD患者半数以上有家族史，约40%为散发病例。临床上，表现为4种类型，包括典型症状及家族遗传史、典型症状但无家族遗传史、无典型症状但有家族遗传史、既无典型症状又无家族遗传史。一般表现为轻度侏儒，身材相对较矮、四肢短小、头颅较大、智力多正常。2岁以下畸形最明显，容易诊断。CCD骨骼发育不良经典临床表现为颅骨缝延迟闭合、锁骨发育不全、牙颌面畸形的"三联征"，轻度CCD可无骨骼异常表现而仅单独存在牙齿发育异常。其他临床表现包括胸廓畸形、手臂活动度过大、髋外翻、膝外翻、扁平足、脊椎异常、额窦发育迟缓或发育不足等。胸廓呈钟状，上窄下宽。锁骨缺失的部分可形成假性关节，但患者可轻松将双肩聚拢。

通过临床及相关影像学检查，尤其X线平片征象分析，CCD即可诊断。RUNX2/CBFA1中的杂合突变的致病基因检测，有助于精准诊断。由于其功能影响较小，临床以观察为主，有神经压迫、髋内翻等并发症时可做手术矫治。

（4）影像学表现

CCD的MRI检查与评估研究较少，影像学研究主要集中在X线平片和CT，并以锁骨X线平片或胸部X线平片和颅脑CT检查为主；CT骨窗及3D重建图像尤其是VR图像，对明确诊断帮助非常大。MRI对评估脊椎、脊髓病变、排除合并颅内病变等颇有价值（图6-33）。

影像学上，颅骨部分呈碎裂状，额骨圆突，呈方头，颅顶横径大，颅底相对狭小，囟门增大，颅缝增宽，大小不等的缝间骨较多，形似干裂的土地（图6-33、6-34）。由于颅缝增宽，两眼可分离，可见眼间距过宽（图6-33）。锁骨的改变为特征性表现之一，两侧锁骨或一侧锁骨全部或部分缺如或中部缺损，锁骨中部骨化中心软骨内成骨障碍常形成"假关节"，易误诊为骨折（图6-34、6-35）。胸廓呈锥形或钟形畸形，肋骨下垂，少数见漏斗胸，可见短肋骨、颈部肋骨。骨盆改变主要表现为骨化不全、延迟生长和变形，其中以耻骨改变最为特征，最常见一侧或两侧耻骨局部缺损、骨化延迟及耻骨联合分离。脊椎骨化延迟，婴幼儿期可持续性双凸状，椎体可变扁或附件缺如，可见脊柱后突侧弯。四肢骨干变细，干骺端不规则钙化类似干骺端软骨发育不良。腕骨骨龄落后，第2掌骨细长，两端均见骨骺，拇指末节和食指、小指粗短呈弹头状，并见锥形骨骺（图6-35）。此外，牙齿排列不规则（图6-35），牙根细短，乳、恒牙出牙延迟或缺如，牙槽骨内可见乳牙、恒牙相互重叠，可见下前牙间隙增宽、多生牙等征象。

（5）诊断要点

CCD患者常因牙齿畸形、身材矮小或头围增大等就诊，影像学尤其是X线平片表现典型，诊断并不困难。但因其临床少见，临床症状较少，且大多数颅面异常在青春期才逐渐显露，容易被忽视。诊断可基于以下3个方面，即临床表现、影像学特征和RUNX2/CBFA1中杂合突变的致病基因检测。一般发现锁骨发育不全、囟门颅缝扩大及多发干裂土地状颅骨缝间骨，诊断即可明确。

由于可引起骨骼发育畸形的疾病较多，为了避免仅依据局部征象而造成误诊，CCD诊断过程中应行头颅、胸部、骨盆、脊椎等多骨的X线平片检查，给予手腕部骨龄及牙齿全景拍片评估，并行颅脑CT和脊髓MRI等检查。

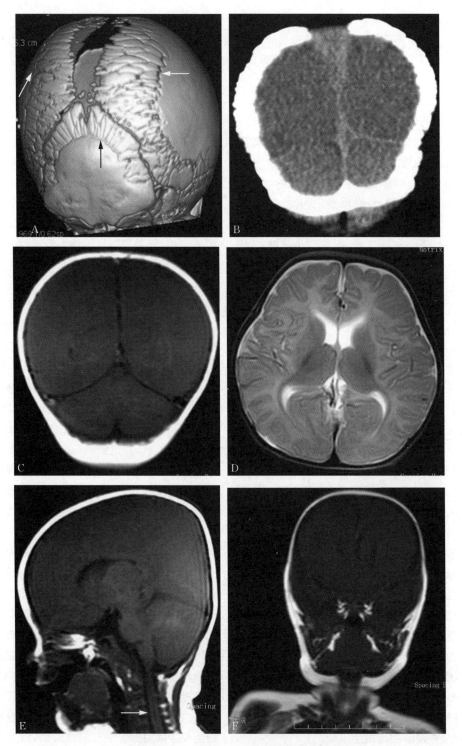

图 6-33 颅锁骨发育不全影像学表现

注：患儿，女，5 月龄。CT 背面 VR 骨观（A）显示头颅较大，囟门增大，颅缝增宽并见大量大小不等的形似干裂土地的缝间骨（箭）；冠状面图像（B）显示颅骨碎裂状，颅内未见明显异常改变。冠状面 T_1WI（C）、轴位 T_2WI（D）、矢状面 T_1WI（E）证实颅内正常，后者并清晰揭示了轻度颈髓空洞改变（箭），但颅骨显示明显差于 CT。冠状面 T_1WI（F）仅显示锁骨近段，但无信号异常改变。

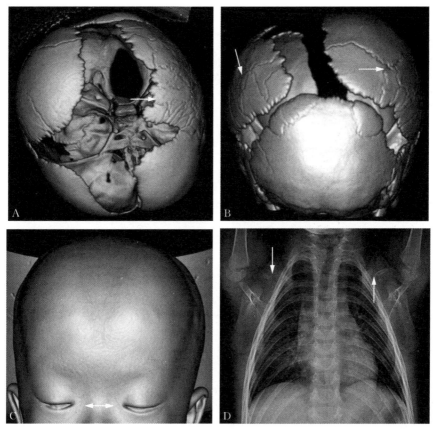

图 6‑34　家族遗传性锁骨颅骨发育不全影像学表现

注:患儿,男,5 岁 8 个月。患儿因阻塞性睡眠呼吸暂停综合征入院,其母亲、祖母、曾祖父均有"颅骨分裂"病史。CT 顶面骨骼观(A)、后面骨观(B)及前面皮肤观(C)VR 图像,显示头颅大,囟门大而不闭,颅缝增宽,并见较多大小不等的缝间骨,缝间骨形似干裂的土地(细箭);鼻背塌陷,两眼间距过宽(左右箭)。胸部 X 线平片(D)显示胸廓呈锥形,两侧锁骨中部影像缺如并形成假关节(细箭)。

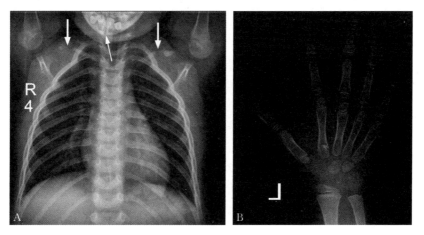

图 6‑35　颅锁骨发育不全伴骨龄落后 X 线平片表现

注:患儿,女,7 岁。胸部 X 线平片(A)显示钟形胸廓畸形,锁骨中部缺损及假关节形成(粗箭),下颌牙齿紊乱、牙根细短(细箭);手腕部骨龄片(B)显示骨龄 4 岁+,骨龄延迟明显,中节指骨粗短呈弹头状,拇指末节呈锥形,第 2 掌骨较细长且两端见骨骺。

（6）鉴别诊断

CCD主要需与引起骨骼发育畸形的其他疾病相鉴别，包括导致锁骨缺如或发育不良的其他疾病，如 Crane-Heise 综合征、Yunis-Varon 综合征、致密性成骨不全、CDAGS 综合征、顶骨孔伴有颅骨锁骨发育不全等；导致前囟延迟闭合或不闭合的其他情况，如解剖学变异、佝偻病、先天性碱性磷酸酶缺乏症、甲状腺功能减低、成骨不全、致密性成骨不全、下颌骨肢端发育不良、Down 综合征、Russell-Silver 综合征等。甄别要点详见相关章节。

下颌骨锁骨发育不全（MAD）是一种罕见的常染色体隐性遗传病，主要为 LMNA 基因突变或锌金属蛋白酶基因 ZMPSTE24 突变所致（后者症状更为严重），临床特点包括出生后生长迟缓、特征性颅面部改变如下颌骨发育不良和鸟喙样鼻、骨骼异常如锁骨和肢端进行性骨质溶解、皮肤改变如驳杂的皮肤色素沉着和脂肪代谢障碍，与 CCD 类似可出现齿列不齐及因锁骨短缩或缺失导致的胸廓畸形（1960 年首次报道的 MAD 即误诊为 CCD），两者最根本的区别在于 CCD 患者的锁骨短缩为发育异常，MRI 上无异常信号，而 MAD 锁骨短缩为进行性的骨溶解所致，MRI 出现信号异常，且 MAD 皮肤色素沉着、脂肪代谢障碍等与早老相关的表现也可与 CCD 鉴别。

致密性成骨不全症表现为弥漫性骨硬化，伴肢端骨溶解和锁骨骨溶解及骨折，MRI 上出现信号异常，与锁骨无信号异常改变的 CCD 鉴别诊断不难。

Yunis-Varon 综合征是一种严重的以骨骼病变为特征的常染色体隐性遗传疾病，拇指/趾严重发育不良或不发育为显著的提示性特征，包括颅骨发育不良、锁骨完全或部分缺失、特征性面容、手指和脚趾畸形以及严重神经系统受累和神经元丢失，其可能系染色体 6q21 的 FIG4（609，390）基因位点的突变所致，患者的神经元、肌肉和软骨细胞质内可见大空泡，MRI 上信号异常明显，且其预后差，通常婴儿期夭折。

Crane-Heise 综合征系一种非常罕见的综合征，其特征为骨矿化度差、面部畸形、椎骨异常和锁骨缺如。

CDAGS 综合征常表现为颅骨前突、锁骨发育不全、囟门延迟闭合和颅骨缺损，常并发肛门异常（包括肛门的无孔和前位）和泌尿生殖系统畸形，部分患者并发耳聋。

Down 综合征即 21-三体综合征，是以短头、面中份发育不足、眶距过宽、舌异常等多发畸形及智力低下为特征的一组症候群。

Russell-Silver 综合征（SRS）也称为 Silver-Russell 侏儒症或 Russell-Silver 综合征（RSS）、Silver 综合征、不对称身材-矮小-性发育异常综合征、先天性一侧肥大症等，是一种先天性生长障碍疾病，发生率为 1/50 000～100 000 新生儿，是 200 种侏儒症之一和 5 种原始侏儒症之一，除半身肥大和多种先天的异常外，2/5 病例伴发低血糖，2/3 伴发肾功能异常，与 CCD 鉴别诊断不难。

6.7　先天性高肩胛症

（1）概述

先天性高肩胛症又称 Sprengel 畸形，是一种少见的先天性肩胛骨高位畸形，特征是肩胛骨处于高于正常的位置，患侧肩关节高于健侧，患肢上臂上举活动受限，可同时合并有肋骨及颈胸椎的畸形。Enlenber 于 1863 年首先描述该病，Sprengel 于 1880 年该病初步报告，于 1891 年又报道 4 例并讨论其病因。

其病因及发病机制不明，可能与遗传因素、羊水量过多引起宫内压力过高、肌肉组织缺损或肩胛骨和椎体间的异常关节等多种因素有关。各种因素主要影响胚胎早期，尤其是颈脊柱及上肢芽发育和肩胛骨下降阶段，引起胚胎发育障碍，限制了肩胛骨的迁移，使本属于颈部附件的肩胛骨在胚胎发育期间不能正常下降至胸壁正常位置，系胚胎期间肩胛带下降不全的结果。左右肩胛发病率相等，约有 1/3 双侧发病。

（2）病理

胚胎发育过程中，作为颈椎旁的一个肢芽，肩胛带随之下降，自胚胎的第 3 个月起逐渐从对应的 $C_{4\sim6}$ 位置下降至 $T_{2\sim7}$ 水平，同时肩胛骨的横径与垂直径的比率逐渐减少。但由于某种原因，肩胛带下降过程中断或受阻，未完成下降进程而降至胸壁后侧正常位置，使肩胛骨处于胸廓后较高处，同时肩胛骨正常发育受到影响、形态发生变化，导致 Sprengel 畸形。先天性高肩胛症为复合病变，不仅有骨骼畸形，而且往往有该区域内软组织发育缺陷和挛缩。常见的病理改变可分为两个方面：①骨和肌肉的变化。前者是肩胛骨位置高，最高时与枕骨相接触，上部向前弯曲超过胸廓顶部呈钩状，内缘及下角向脊柱内移，甚至与相邻的颈椎与上胸椎的棘突有骨性、软骨性或纤维性连接、形成关节。形成全部骨性连接的称为肩椎骨，肩胛骨内上角与颈椎棘突与横突之间有一纤维束和软骨或骨性的束带称之为肩椎骨桥。有的在骨桥与肩胛骨之间有发育较好的关节，有的仅见一些纤维组织连接在骨桥与肩胛骨之间。一般肩胛骨体发育较小，可合并脊柱侧凸、脊椎体缺如、肋骨融合及肋间隙变窄等异常改变。②肌肉的变化。肩胛骨的诸组肌肉部分或完全缺损，肩胛提肌和菱形肌变得纤细且伴不同程度的挛缩或纤维化，椎旁肌肉如斜方肌、半棘肌、斜角肌等通常萎小。

因此，Sprengel 畸形及其肩胸活动受限表现，与上述肩胛骨位置及发育畸形不无关系：①肩胛骨内上角向前弯曲，超过胸廓的顶部；②肩胛骨的内缘紧靠邻近椎体的棘突，以致脊柱侧凸；③肩椎骨桥一般桥架于肩胛骨内上角或内缘与 C_4 棘突、椎板或横突，使上肢上举时肩胛骨内角下移受限，阻碍肩胛骨旋转；④挛缩的肩胛提肌和纤维束带。患侧肩胛骨的内上角与颈椎、上胸椎间的肩椎骨桥或纤维索带是妨碍肩胛骨下降的重要因素之一。此外，高位的肩胛骨形状较正常为小，横径增宽、纵径变短，冈上区向前倾斜，与上胸壁适应，肩胛骨内上角和内缘增宽，肩胛骨周围的肌肉多有欠缺、缺如、发育不良或纤维化，以斜方肌受累最常见；同时可伴发脊柱侧弯、脊柱后凸、肋骨缺如、肋骨融合、颈椎融合、半椎体、短肱骨或锁骨发育不全等畸形。

（3）临床表现

临床表现主要为患儿在 1 岁后即能发现患肩增高，呈耸肩短颈的外形，肩关节外展上举功能明显受限。年龄稍大的患者，可合并脊柱及胸廓畸

形。触诊可摸到高位的小的肩胛骨，也可触及肩椎骨。功能障碍取决于畸形的程度。

Cavendlish 将其畸形严重程度分成 4 级。

1 级（非常轻微）：畸形不明显，肩胛骨几乎等高、双肩处于同一水平，穿衣后外观近于正常。

2 级（轻度）：畸形较轻，双肩接近同一水平，但穿衣后可以看出畸形，颈蹼处可见隆起肿块。

3 级（中度）：中等度畸形，患肩关节可高于对侧 2～5 cm，畸形则很容易被发现。

4 级（重度）：严重畸形，患肩高出 5 cm 以上，肩胛骨内上角几乎与枕骨相抵，有时常合并有短颈畸形。

畸形的分级，对治疗决策与预后评估有一定的指导意义。一般需采取手术治疗，手术年龄以 3～7 岁为宜，过小、过大效果不佳。手术治疗的目的在于切断或切除纤维束带，切除不正常的肩椎骨，剥离肩胛骨使其从高位下移至正常部位，或切除部分肩胛骨。

（4）影像学表现

影像学征象主要包括肩胛骨位置异常、肩胛骨畸形和毗邻结构尤其是脊柱、胸廓先天性异常。X 线平片检查是首位诊断手段，常需包括正、斜位片，正位宜采用改良法胸部前后位摄片，以对比显示双侧肩胛骨的位置、形态、大小及脊柱、胸廓和其他畸形。X 线表现为一侧肩胛骨高于正常侧，肩胛骨发育较小，正位片上近似方形或三角形，上界可超过胸廓高度，肩胛骨的腋缘与脊柱缘之间宽度（横径）增加，下角升高并转向腋部，内上缘转向脊柱；斜位片上或可见到肩椎骨征象。偶见双侧肩胛骨高位改变，肩胛骨位置均升高，肩胛骨内上角居 C_4～T_1 椎体水平。颈胸部联合 CT 尤其是 3D 重建图像揭示诊断、明确病因、评估病变程度更佳，VR 图像对先天性高肩胛症病理改变和伴发畸形精确、直观显示，肩胛骨较小，内上角变尖，内下角内收且逆时针旋转，肩胛骨与脊柱间以肩椎骨桥相连及肩椎骨显示清晰，肩椎骨呈柱状（图 6 - 36）或尖朝内上的三角形（图 6 - 37）或椭圆形（图 6 - 38）桥架于肩胛骨内上角或内缘与颈椎棘突、椎板或横突，肩椎骨脊椎侧可与棘突或椎板融合（图 6 - 39）；胸颈椎、胸廓及肋骨等其他

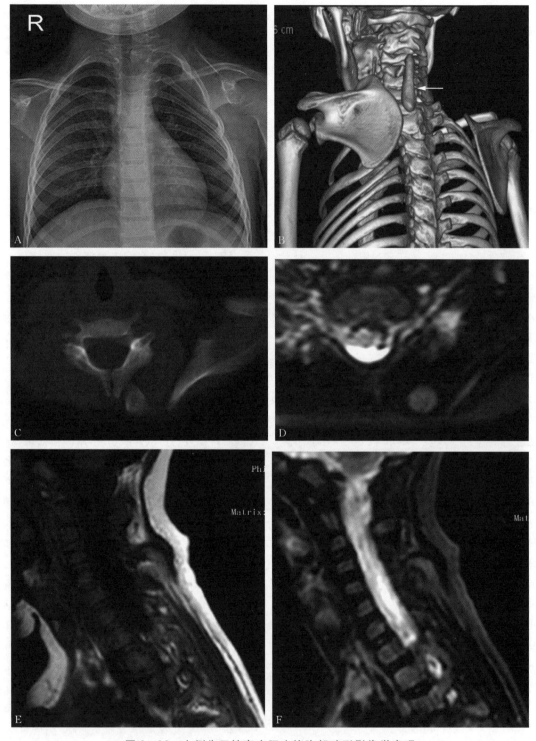

图 6-36　左侧先天性高肩胛症伴胸部畸形影像学表现

注：患儿，女，5岁。胸部X线平片（A）显示左侧肩胛骨高位，呈方形畸形，毗邻左侧胸廓塌陷畸形。CT背面骨观 VR 图像（B）及骨窗影像（C）显示颈椎裂、部分椎板融合及肩胛骨与 C$_5$ 左侧椎板间长柱形肩椎骨（箭），轴位抑脂 T$_2$WI（D）及矢状面 T$_1$WI（E）、STIR（F）进一步佐证肩胛骨高位、骨桥及肩椎骨与肩胛骨、椎板间软骨及纤维连接（关节相连），同时发现脊椎及肩胛骨未见明显异常信号改变，脊髓正常。

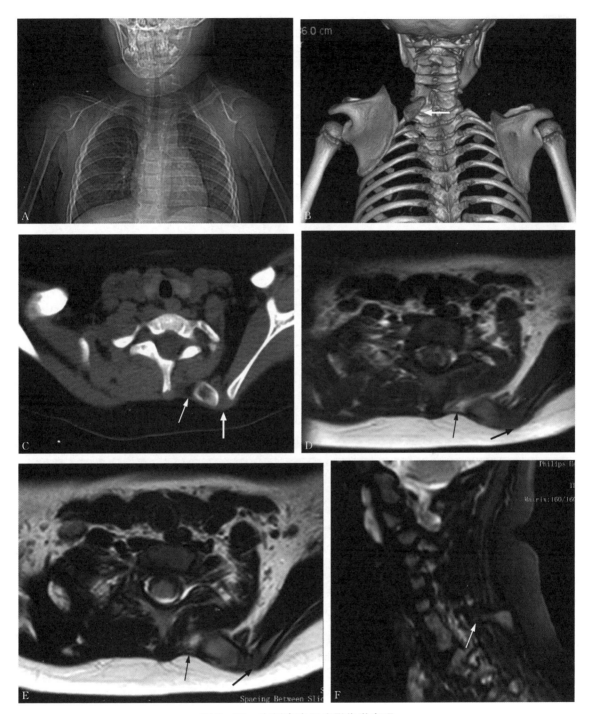

图 6-37　左侧高肩胛症影像学表现

注：患儿，男，3 岁 2 个月。胸部 X 线平片（A）及 CT 背面观 VR 图像（B）显示左侧肩胛骨高位，寰椎后缘未闭，$C_{6\sim7}$ 棘突融合，肩胛骨与脊柱间见尖朝内上的三角形肩椎骨桥（箭）。横断面 CT（C）及 T_1WI（D）、T_2WI（E）、矢状面 STIR（F）显示肩椎骨与 C_6 棘突以纤维相束带连接（细箭）、与肩胛骨以软骨相连接（粗箭），左侧肩胛骨区及颈椎旁肌肉尤其肩胛提肌、斜方肌、半棘肌、斜角肌纤细，椎体及肌肉信号尚属正常，脊髓正常。

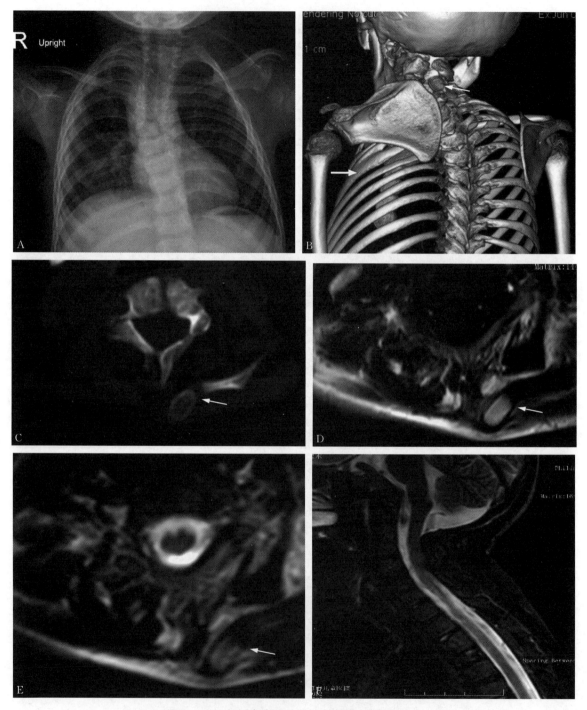

图 6-38　左侧高肩胛症伴脊柱侧弯影像学表现

注：患儿，男，9 岁 11 个月。胸部 X 线平片（A）及 CT 背面观 VR 图像（B）显示左侧肩胛骨高位及短颈、斜颈畸形，肩胛骨与脊柱间见椭圆形肩椎骨桥（细箭），并胸椎侧弯、部分肋融合（粗箭）、胸廓畸形及部分颈胸椎半椎畸形、融合畸形及脊柱裂。横断面 CT（C）及 $T_1WI(D)$、$T_2WI(E)$、矢状面 STIR（F）显示多发椎体畸形但信号正常，肩椎骨与棘突及肩胛骨均以关节相连（细箭），左侧肩胛提肌、菱形肌及斜方肌、半棘肌、斜角肌萎小，所示脊髓正常。

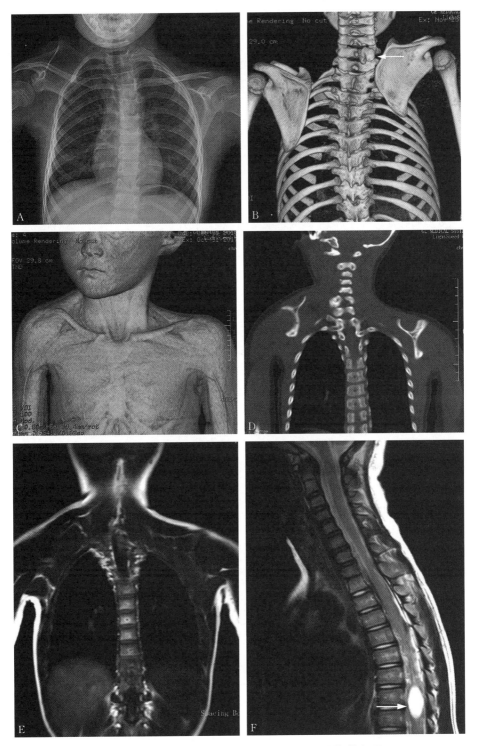

图 6-39　右侧先天性高肩胛症及并发症影像学表现

注：患儿，女，4 岁 11 个月。胸部 X 线平片（A）、CT 背面骨组织观（B）、正面软组织观（C）图像显示右侧肩胛骨高位、右肩上抬、右颈缩短，肩胛骨与脊柱间见椭圆形肩椎骨桥（箭），肩椎骨与 C_6 颈椎裂右侧未融合棘突融合、椎板增厚明显且 $C_5 \sim T_1$ 椎板部分融合及脊柱侧弯；冠状面 CT（D）、T_1WI（E）显示右侧肩胛骨高位及颈胸椎畸形与侧弯更为直观，矢状面 T_2WI（F）同时显示脊髓内囊肿（箭）。

畸形也一目了然。颈胸部 MRI 及直接冠矢状面扫描和多序列成像,不仅在于发现畸形,而且可清晰揭示肩椎骨桥的纤维束、软骨或骨性束带情况和评估骨骼、肌肉形态、大小、信号异常改变,同时能够准确显示脊柱、脊髓病变如脊柱裂、脊柱侧弯、椎体融合畸形、脊髓空洞症等(图 6-39)。

(5)诊断要点

肩关节外展活动受限主要是肩胸活动受限而肩肱关节活动正常,体格检查发现双侧肩胛不对称、一侧异常高位、脊椎与肩胛角之间可触及骨桥,X 线平片发现肩胛骨高于正常侧、斜位片上或可见肩椎骨,诊断即可明确。

(6)鉴别诊断

本病根据临床病史、体格检查及影像学检查即可明确诊断,一般无需鉴别诊断,但仍需与 Klippel-Feil 综合征等甄别。

Klippel-Feil 综合征又称短颈畸形、颈椎先天融合畸形,为先天性 2 个或 2 个以上颈椎分节异常,并出现短颈、低发际和颈椎活动受限"三联征"表现。1912 年由 Klippel 和 Feil 首先报道,常伴发其他先天性发育畸形,其中以高位肩胛为多见,约占 1/3;其次为面颌部及上肢畸形,约占 1/4;也可伴有四肢骨骼发育不全及斜颈等畸形,同时可继发颈胸段脊柱侧弯及胸廓畸形。X 线平片及脊柱 MRI 等影像学表现不同于 Sprengel 畸形,检查到位后鉴别诊断不难。

6.8　发育性髋关节发育不良

(1)概述

发育性髋关节发育不良(developmental dysplasia of the hips,DDH)即发育性髋关节脱位,旧称先天性髋关节脱位(congenital dislocation of the hips,CDH),是小儿骨科最常见的髋关节疾病,发病率在 0.3‰~3‰左右,农村及边远山区发病率更高,女性高于男性 5~7 倍以上,左侧发病率约为右侧的 2 倍,双侧性约占 35%。DDH 是髋关节在发育过程中以空间和时间上的不稳定为特征的一组病变,包括髋关节脱位、半脱位和髋臼发育不良。髋关节脱位与发育不良关系密切,

股骨头和髋臼先天性发育不良导致髋臼变浅、股骨头较易脱出髋臼而形成脱位。DDH 可造成患儿的步态异常、相邻关节发育异常和继发脊柱畸形,致残率较高,是导致儿童肢体残疾的主要疾病之一,并常可致成年后下腰痛和髋关节退行性变。

DDH 确切病因及发病机制不甚明了。近年来,有学者认为与胎儿体位有关,宫内髋关节处于过度屈曲和内收伸膝的臀位时易于造成关节脱位。也有人认为股骨头和颈部发育异常,前倾角增大,髋臼发育不良,盂唇增厚而导致髋关节脱位。此外,还有遗传因素及其他危险因素。

(2)病理

DDH 根据病变及程度分为 3 型:①髋关节发育不良(髋关节不稳定);②髋关节半脱位;③髋关节全脱位。

新生儿期主要表现为髋臼发育较差,髋臼软骨不规则,髋臼浅小,髋臼顶斜度增加并向前旋转,股骨前倾角增大,股骨头发育落后、失去球形结构且后上方稍扁平,部分患儿关节囊松弛。病变可随年龄增长而加重,在负重和行走后,股骨头完全脱出髋臼并逐渐向上移位,关节囊牵拉伸长、变形呈葫芦状。也可见关节韧带和附近肌肉先天性发育不良或异常。

总之,DDH 病理改变包括但不限于:①髂腰肌紧张、挛缩,压迫髋臼的入口;②关节囊变形呈葫芦样;③股骨头颈变形,主要包括股骨头呈椭圆形,股骨颈短,股骨颈前倾角增大;④髋臼变形,主要有髋臼窝浅小、呈三角形,髋臼指数增大,关节盂唇内翻;⑤股圆韧带增粗变长,关节软骨变性;⑥股骨头部分或完全脱出髋臼等。

(3)临床表现

由于 DDH 与髋关节发育过程密切相关,不同年龄段、脱位程度、单侧或双侧发病等的临床表现和相应的治疗各不相同。患儿一般开始行走的时间较晚,单侧脱位时患儿患肢活动少、蹬踏无力、双下肢不等长,以跛行就诊;双侧脱位者行走呈鸭行步态,大腿、小腿与对侧不对称,可表现为增粗变短或变细及外旋(单侧)或臀部增宽(双侧)。为此,临床早期诊断髋关节脱位的主要检查方法包括观察大腿和臀部的皮纹是否对称,双下肢长

度是否等长。典型的畸形型先天性髋脱位呈双髋脱位,双膝关节处于伸直位僵硬、不能屈曲,双足平足呈外旋位,常还合并上肢畸形。

DDH 的预后关键在于早期诊断与早期治疗。其治疗目标是,获得髋关节的同心圆复位,为股骨头和髋臼发育提供好的条件,同时防止股骨头缺血坏死。治疗越早、效果越佳。随年龄增大、病理改变加重,治疗复杂性增加,临床效果变差,发生股骨头缺血坏死以及将来发展为髋关节退行性变和骨性关节炎等并发症的风险增加。

(4)影像学表现

婴幼儿特别是 6 个月以内婴儿,髋关节超声检查是 DDH 诊断公认首选的方法,其中,Graf 静态检查和分类法是目前临床应用最广泛的超声诊断方法。采用高频探头置于股骨大转子处获取髋关节冠状面的图像,以获取类似髋关节前后位片的测量、诊断关键的标准图像,然后通过判断髋臼形态和软骨性股骨头与髋臼的位置关系来诊断 DDH。Graf 方法要求在标准图像上必须见到平直的髂骨、圆弧形的骨性髋臼顶和软骨性髋臼顶,并测量以髂骨声影为基线同骨性髋臼顶的夹角 α 角和同软骨髋臼顶的夹角 β 角,即 α 角是骨性髋臼顶与髂骨基线的角度、β 角是软骨髋臼顶与髂骨基线的角度。Graf 分类有两种,简单型分类和标准型分类,两种分类都将检查后的髋关节分为 Ⅰ、Ⅱ、Ⅲ 和 Ⅳ 型。简单型分类各型髋关节测量指标分别为:① Ⅰ 型,$\alpha > 60°$,$\beta < 55°$;② Ⅱ 型,$\alpha 43° \sim 60°$,$\beta 55° \sim 77°$;③ Ⅲ 型,$\alpha < 43°$,$\beta > 77°$;④ Ⅳ 型,α 和 β 均无法测量。各型还可分为若干亚型。新生儿和婴幼儿期股骨头骨骺为软骨,X 线平片无法准确显示,超声对其敏感性高且能同时辨别盂唇、圆韧带和完全无创、无辐射重复操作与跟踪观察,测量髋臼形态变化比 X 线检查更精确,对脱位、半脱位和髋臼发育不良诊断的特异性和敏感性均大于 90%。

随着股骨头骨化中心的形成和增大,超声检查的作用随之下降,出生后 6 个月将完全被 X 线平片检查所取代(3 个月以内 DDH 一般不建议 X 线检查)。拍片时要求患儿安静,下肢与肩同宽,脚尖向内旋转 20° 左右。X 线主要表现为:髋臼指

数(即髋臼角,是自髋臼外缘至髋臼中心连线与两侧髋臼中心连线相交成角的度数)增大、沈通氏线连续性中断(正常情况下耻骨下缘弧形线与股骨颈内侧弧形线相连形成圆滑的抛物线)、正常股骨头骨化中心不在由 Hilgenreiner 水平线(通过两侧髋臼 Y 形软骨中心的连线)和 Perkin 线所构成的方格(即 Perkin 方格、Perkin 象限)的内下 1/4 象限内(股骨头骨化中心在内下格为正常,在外下格为半脱位,在外上格为全脱位)。10 岁以内"Y"型软骨尚未闭合的儿童,髋臼指数可直接测量髂骨最下缘与髋臼最外缘的连线与 H 线(即 Hilgenreiner 线,两侧髋臼髂骨最下缘的连线)的夹角,其随年龄的增大而变小,1 岁以内 22° ~ 29°,1 ~ 10 岁为 12° ~ 24°,女童略大;成年后为 20° ~ 25°,半脱位时增大到 25° ~ 30°,全脱位在 30° 以上。髋臼指数可较准确、直观地反映髋关节脱位趋势,髋臼指数越大,髋臼与股骨头之间的剪切力越大,髋关节脱位的倾向越大。一般地,小于 8 岁儿童,髋臼指数是测量髋臼发育的可靠指标。5 岁以上受检者,测量 CE 角(即 Wiberg 中心边缘角,两侧股骨头中心点连线的垂直线与髋臼外侧边缘和股骨头中心点连线的夹角,正常为 20° ~ 25°,小于 15° 提示股骨头向外移位)的临床价值较大。同时,基于影像表现,DDH 有多种分类分型。其中,Crowe 分型是文献中引用最多的分型标准,由 Crowe 等于 1979 年提出,其认为正常髋关节的股骨头颈交界的下缘与两泪滴点下缘连线的垂直距离接近 0,当此垂直距离为骨盆高(髂棘最高点至坐骨结节下缘的高度)的 10% 时,即可认为髋关节不全脱位 50%;从而根据髋关节不全脱位的程度将 DDH 分为 4 型:Ⅰ 型,不全脱位小于 50%;Ⅱ 型,不全脱位 50% ~ 75%;Ⅲ 型,不全脱位 75% ~ 100%;Ⅳ 型,不全脱位大于 100%,即完全脱位。

MRI 对髋关节诸结构尤其对软骨和关节盂唇显示效果颇佳,对评估继发股骨头坏死良好效果更为其他手段所无法比拟,可用于完全无创性显示闭合复位或切开复位后股骨头与髋臼之间的对应关系,也可作为无电离辐射副作用的临床随访有效手段。MRI 上,主要表现为结构异常与畸

形(图6-40),一般仅在继发股骨头坏死(图6-41)、骨软骨炎、髋关节积液等病理改变时才出现相应MRI信号异常。同时,由于CT及其3D后处理图像对髋关节骨性结构及毗邻关系显示最为直观、有效,也可作为DDH尤其年长儿童DDH诊断与评估的补充手段(图6-42)。

此外,髋关节间隙改变可分为5级(单侧病变与正常侧相比较,双侧病变与同年龄正常者比较):测定股骨头最高点的面与髋臼软骨底面的距离,4级为正常间隙,3级较正常窄1/4,2级较正常窄1/2,1级较正常窄3/4,0级关节间隙完全消失。MRI评估髋关节间隙改变效果最佳。

另需指出的是,髋关节发育不良常以髋臼指数增大为特点,采用髋关节外展位多数可自愈,仅约10%可发展为先天性髋脱位,少数病例可持续存在髋臼发育不良多年后才出现症状;髋关节半脱位以髋臼指数增大、髋臼仅覆盖部分股骨头为特征,其可为一种独立的类型长期存在而不转化为全脱位;髋关节全脱位以股骨头完全脱出髋臼为特征,根据股骨头脱位的高低可分为4度,即:Ⅰ度,股骨头仅向外方移位,位于髋臼同一水平;Ⅱ度,股骨头向外、上方移位,相当于髋臼外上方水平;Ⅲ度,脱出的股骨头位于髂骨翼的部位;Ⅳ度,脱出的股骨头上移达骶髂关节水平。

(5)诊断要点

目前小儿DDH临床诊断方法金标准,仍然是临床检查及影像学尤其是X线平片检查。Ortolani试验阳性即可诊断髋关节脱位。临床表现不典型者早期诊断尤其是出生6月内DDH诊断主要依靠超声检查,6月以上患儿主要依靠髋关节平片检查,MRI、CT是补充手段,髋臼浅小、髋臼指数增大、Shenton线中断等是DDH典型征象,其中确定有无股骨头坏死继发改变以MRI敏感性和特异性最佳。

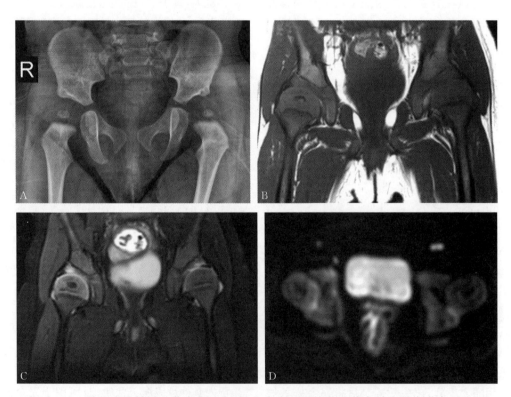

图6-40 左侧发育性髋关节发育不良,髋臼发育不良伴髋关节半脱位影像学表现(一)

注:患儿女,14月龄。髋关节X线平片(A)显示左侧股骨头骨骺较小,并位于Perkin方格外下格内(半脱位),髋臼浅小,髋臼指数增大,Shenton线中断;冠状面T_1WI(B)和抑脂T_2WI(C)类似平片所见,并见内侧间隙增宽,髋关节及其诸构成骨和软骨信号正常,轴位DWI(D)未见弥散受限征象。

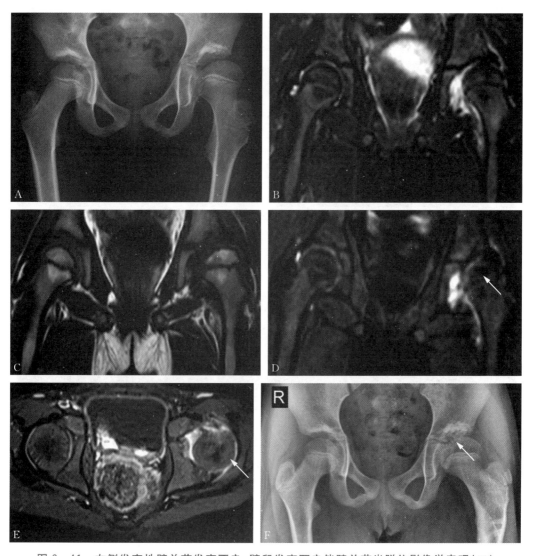

图 6 - 41 左侧发育性髋关节发育不良,髋臼发育不良伴髋关节半脱位影像学表现(二)

注:患儿,女,5 岁。髋关节 X 线平片(A)显示髋臼浅小,髋臼指数增大,Shenton 线欠圆滑,股骨头半脱位;冠状面 STIR(B)、T$_1$WI(C)及 Gd-DTPA 增强抑脂冠状面(D)、横断面(E)T$_1$WI 类似平片所见,并见少量关节积液及内侧间隙增宽,股骨头矿化骨骺信号不均、局部区域增强后出现低灌注(箭),关节滑膜增厚及异常强化。3 年后手术复位并随访,术后 2 年平片(F)显示局部股骨头坏死(箭)、关节间隙变窄及髋臼退行性骨软骨炎改变。

(6)鉴别诊断

需要与多发性关节挛缩、多种综合征合并的髋关节脱位、化脓性髋关节炎合并的髋关节脱位、先天性髋内翻等疾病相鉴别。多发性关节挛缩、脑瘫以及多种综合征合并的髋关节脱位因为有其原发病的一些特点,鉴别比较容易。化脓性髋关节炎合并的髋关节脱位,询问病史既往有高烧、髋关节活动障碍等,影像学上可见股骨头、髋臼破坏

及关节积脓等征象,甄别不难。先天性髋内翻亦称发育性髋内翻,系幼儿时发生的股骨颈干角进行性减小(小于 120°)所致的畸形,可能与股骨头颈骺软骨病变形成纤维组织代替正常软骨内骨化、从而导致骺板断裂、消失和一个分离三角骨块形成有关,患儿跛行出现较 DDH 晚,X 线检查发现颈干角进行性减小、股骨头骨骺线由水平变为垂直,在股骨颈部近股骨头处可见一个被裂隙分

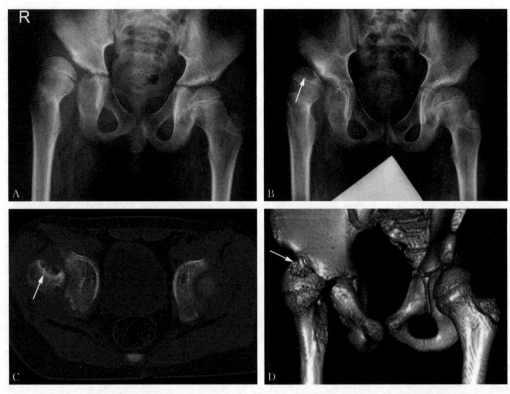

图 6‑42　右侧发育性髋关节发育不良,髋臼发育不良伴髋关节全脱位影像学表现

注:患儿,男,9岁。髋关节 X 线平片(A)显示左侧股骨头位于 Perkin 象限的外上象限内(全脱位),髋臼浅平,髋臼指数明显增大,Shenton 线中断,但股骨头形态、大小及密度尚属正常;半年后随访平片(B)则出现股骨头多发囊状骨坏死(箭)及髋臼退行性变,此时 CT 骨窗(C)及 VR 图像(D)证实股骨头坏死(箭)及退行性骨关节炎改变。

开的三角形骨块,有两条透亮带穿越股骨颈,形成 Y 形裂隙,且随着骨的生长内翻越来越明显、髋臼出现适应性改变,可伴骨盆斜向患侧和脊柱侧凸畸形,鉴别诊断不难。

6.9　胫骨结节缺血坏死

(1)概述

胫骨结节缺血坏死是一种以骨或干骺部原发骨化中心或二次骨化中心发生骨软骨缺血坏死为特征的骨软骨缺血坏死常见类型之一,又称 Osgood‑Schlatter 病(OSD)、胫骨粗隆骨软骨病、胫骨结节骨骺炎、胫骨结节骨软骨炎、牵引性骨骺炎等。OSD 于 1903 年由 Osgood 首先报道,随后 Schlatter 指出其为胫骨上端骨骺的舌状下垂部分的骨骺炎。本病好发于 10~15 岁喜欢运动特别是爱好跑跳类剧烈运动的青少年,男多于女,表现

为胫骨结节粗大伴疼痛,常见一侧发病,可双侧发病,多有外伤史,但双侧 OSD 常无明显外伤史。

OSD 是一种自限性、可自愈性疾病,预后较好。一般多认为是由于股四头肌长期、反复、猛烈收缩,暴力通过髌骨、髌韧带,集中于胫骨结节骨骺,使其发生牵引损伤、结节部分撕脱、剥离与营养血管中断,继而导致的缺血坏死。但其确切原因及机理不清。有研究者认为,OSD 主要发生于髌韧带而非骨化中心,是肌腱末端病,髌韧带水肿发生率高达 100%,骨骺愈合后的成人也可发生。也有研究者发现,膝关节的解剖变异也可能是 OSD 的发病危险因素之一,认为髌韧带插入位置靠近近心端或局部韧带较宽大等解剖变异均可能诱发 OSD,髌骨向外扭转增多也可能是 OSD 发生的机械因素之一。此外,有人提出儿童关注力缺陷可能与 OSD 有一定相关性,同时发现 OSD 与患者的体型有关,超重或体质量指数较高的青少

年患病几率更大，程度更加严重。

（2）病理

胫骨结节是仅次于股骨头的，以骨或干骺部骨软骨缺血坏死为特征的骨软骨缺血坏死的好发部位，这与其解剖、功能的特殊性有关。胫骨结节是髌韧带的附着点，婴儿期为胫骨上端骨骺向前下方延伸的舌形突起。其骨骺骨化始于 7～9 岁或更晚些时候，有单一或多个骨化中心，骨化从远端向近端延伸，16 岁左右骨骺与胫骨上端骨骺融合，18 岁左右胫骨结节与胫骨上端骨融为一体。在发育过程中，胫骨结节可存在形态上差异，可不对称、异常融合或不融合，最终可表现为结节下端数个小的分离骨块。

对胫骨结节骨骺未闭合的生长期的青少年来说，胫骨结节为一牵伸骨骺，血供来自止于其上的髌韧带，通过髌韧带附着于此的人体最强大的肌肉——股四头肌发育较快，因此，使其承受经常性的牵伸张力，肌肉收缩可使髌韧带的胫骨结节附着处张力增高并肿胀，引起胫骨结节骨软骨炎。而且，胫骨结节与胫骨融合前，两者之间依靠一层增殖的软骨联系，软骨下方的新生骨较薄弱，剧烈运动或外伤可导致胫骨结节牵拉损伤、积累性劳损、撕裂、不完全性髌离骨折和/或肌腱炎、骨骺炎，从而影响其血循环，造成骨骺的缺血、坏死。此外，由于成纤维细胞的分化和成骨细胞的活跃增生，髌韧带及其附近的软组织可出现骨化及新生小骨形成，这些新生小骨的组织学表现与骨化性肌炎的骨化组织完全相同。同时，由于髌韧带的牵拉，胫骨结节处的成骨细胞活动，促进骨质增生，使胫骨结节增大，明显向前突出。根据病变发展过程，OSD 可分为坏死期、修复再生期和愈合期 3 期，各期可反复、交叉出现，病程持续 2～3 年，尤其骨骺完全骨化后多能自愈。

（3）临床表现

OSD 临床表现主要为胫骨结节部位疼痛、肿大和压痛，无明显功能障碍。多见于 10～15 岁的青少年，男多于女，右侧多见，亦可双侧（占 30％～50％），好发于喜爱剧烈运动（如跑跳、球类等）的中学生，发病缓慢，多有外伤史或与青少年运动量过大及训练方法不当有关。成年后可遗留局部无症状的隆凸，偶尔在髌韧带处留有伴疼痛的小骨片或形成高位髌骨、膝反屈。OSD 一般采用膝关节侧位 X 线平片及 MRI 来检查和发现病变，偶尔也应用 CT 进行诊断与鉴别诊断。

目前认为大部分 OSD 可不治而自愈，预后较好。急性症状如疼痛时，可制动、适当休息、减少膝关节屈曲尤其限制剧烈活动或给予对症处理即可，多不必用石膏外固定或注射激素类药物。但并非所有患者都是自限性的，其结构及功能或不能完全恢复，若骨骺闭合后疼痛等症状仍不消失，治疗无效或明显畸形者甚至胫骨结节与髌韧带之间出现游离骨化块等，可行手术切除治疗，疗效良好。

（4）影像学表现

膝关节侧位片和 CT 均可显示髌韧带的肿胀、增厚及胫骨结节骨质异常改变，对 OSD 的诊断颇有帮助，且 CT 还在胫骨结节有无撕脱骨折及小骨片的显示方面具有得天独厚的优势。然而，骨化结节形成前的 OSD 诊断，这种基于密度差异 X 线成像的平片、CT 检查手段却均有明显的局限性，MRI 则可准确揭示骨骺病理改变与过程，发现髌韧带炎症、髌下脂肪垫渗出及周围软组织水肿及演变，在诊断与鉴别诊断的同时，实现 OSD 的分期，也是 OSD 临床随访有效的无创性方法。

1）早期（坏死期）OSD：MRI 上可见胫骨结节及髌韧带水肿、增粗征象（图 6 - 43），呈长 T_1、长 T_2 信号改变为主，信号多不均匀，可见胫骨结节骨骺碎裂、髌骨质缺损或髌韧带下石堆状骨化结构，DWI 上可见轻度弥散受限征象，病变边缘模糊、毛糙，但境界尚清；胫骨结节骨骺与胫骨干间距可增宽（图 6 - 44）；Gd - DTPA 增强扫描可见局部低灌注改变，亦可见缺血边缘区域微小血管增多征象。同时，周围软组织可显示水肿改变，髌下囊甚至髌上囊可见少量渗出、积液，但多无关节滑膜增厚及异常强化。随着病变进展，髌韧带远端或可见小斑片状低信号钙化或骨化灶，但其显示效果往往没有膝关节侧位片及 CT 佳（图 6 - 45）。矢状面、轴位抑脂 T_2WI 和 PDWI 图像，对病变显示与评价效果颇佳。此时 X 线平片上可见

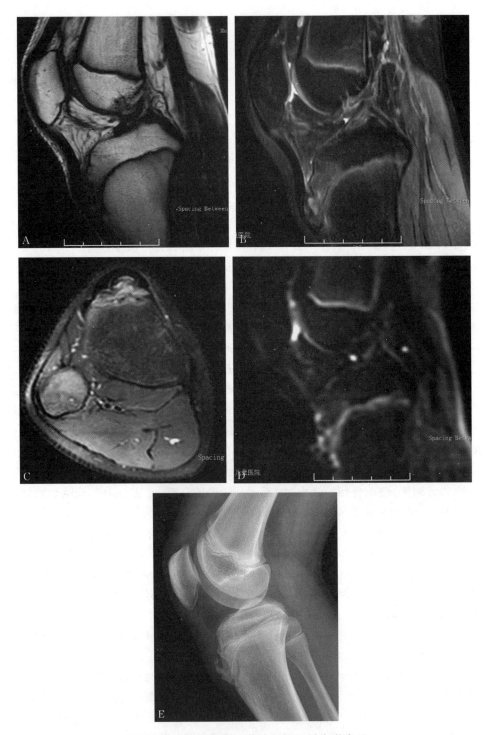

图 6-43 早期胫骨结节缺血坏死影像学表现

注：患儿，男，12 岁 10 个月。MRI 矢状面 $T_1WI(A)$、抑脂 PDWI(B) 及轴位抑脂 $T_2WI(C)$ 显示，胫骨结节粗大，局部向前突出，形态不规则，信号不均匀，皮质下骨髓呈稍长 T_1、稍长 T_2 信号改变为主，矢状面 DWI(D) 上局部骨髓信号稍高、提示缺血引起的轻度弥散受限；髌韧带胫骨附着处局部肥厚，周围围以线状水肿带异常信号改变，毗邻皮下软组织轻微水肿。膝关节侧位片(E)显示胫骨结节不规则增粗、隆起，部分呈裂隙状且与骨干轻度分离，分离部位的骨干边缘呈小的缺损状，局部软组织尤其髌韧带肿胀、肥厚，皮下脂肪间隙消失。

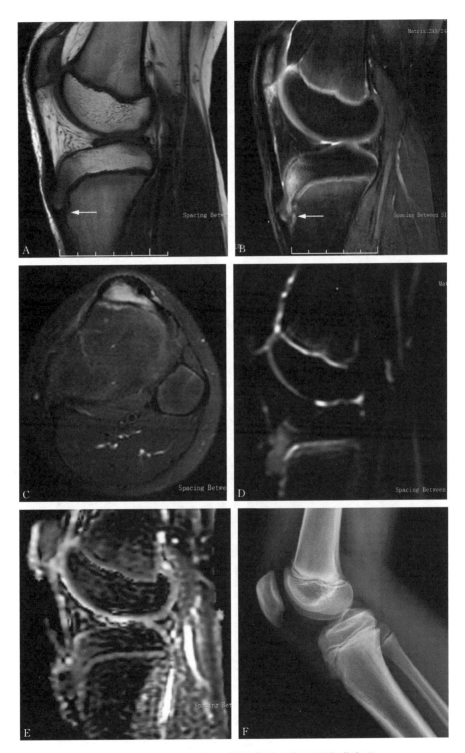

图 6 - 44　外伤后早期胫骨结节缺血坏死影像学表现

注:患儿,男,12 岁 2 个月。MRI 矢状面 T_1WI(A)、抑脂 PDWI(B)及轴位抑脂 T_2WI(C)显示,胫骨结节不规则增大、局部隆起,主要呈稍长 T_1、稍长 T_2 信号改变,矢状面 DWI(D)上呈稍高信号而 ADC 图(E)上呈稍低信号的轻度弥散受限改变,舌状骨骺与胫骨干间距增宽且信号不均(箭);髌韧带局部水肿及增厚。4 月前因外伤所摄膝关节侧位片,显示胫骨结节稍粗、骨密度不均,前下方局部呈骨质缺损状,髌韧带明显肿胀、模糊(F)。

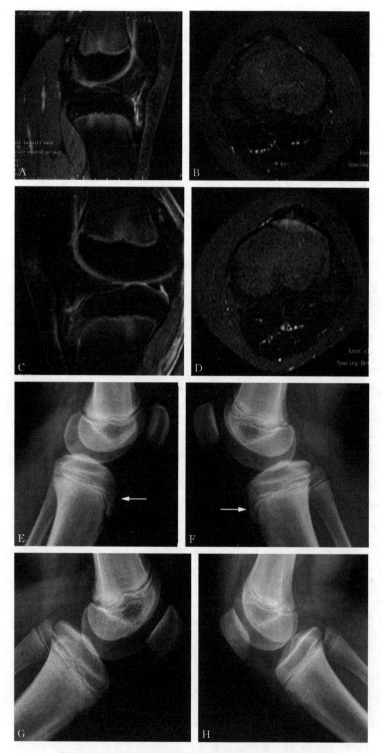

图 6-45　双侧早期胫骨结节缺血坏死影像学表现

注：患儿，男，12 岁 6 个月。右膝矢状面抑脂 PDWI(A)、轴位 STIR(B) 及左膝矢状面抑脂 PDWI(C) 及轴位 STIR(D) 图像，显示双侧胫骨结节、髌韧带、髌下脂肪垫水肿，信号增高且不均匀，病变边界不清，毗邻皮下组织肿胀；但 3 个月前右侧(E) 及左侧(F) 膝关节侧位片上即已显示的髌韧带下端条状钙化灶(箭)未明确揭示出来，而且 6 个月前病发之初的相应平片(G、H) 未见髌韧带钙化灶。

胫骨结节前方软组织肿胀,软骨表面正常浅弧线影消失,髌韧带肿胀、肥厚,皮下组织密度稍增高,边缘模糊不清;胫骨结节骨骺下方前面可见骺碎裂、骺骨质缺损(囊性透亮区)或髌韧带下游离条片状钙化影,胫骨粗隆增大、密度增高、部分向前突出,胫骨结节骨骺间隙增宽或变小。CT 上,可见髌腱增粗及韧带下骨片或钙化灶,胫骨结节骨骺不规则增大,密度不均匀,或可显示二次骨化中心部分撕脱改变。

2)中期(修复再生期)OSD:胫骨结节仍粗大,骨密度或信号可不均匀,亦可恢复正常,撕脱之骨块可因软骨骨化而继续长大,并与胫骨粗隆融合而形成较大的骨性隆起,亦可长期游离于髌韧带内或下方;或仍可见到碎裂状骨片,可伴骨质增生、骨赘形成。胫骨结节附着处髌韧带增粗、迂曲,边缘不光整,周围软组织肿胀已不明显(图 6 - 46)。

3)晚期(愈合期)OSD:局部软组织肿胀消失,坏死的骨骺密度不均匀增高,部分撕脱的二次骨化中心可完全从基底部分离,胫骨结节也可呈不规则的碎块增生融合,相邻骨质正常;髌韧带远端可见游离小骨片。此期可出现不可逆的结构、功能障碍及继发并发症,骨骺畸形多不能恢复,如胫骨粗隆异常粗大等。需强调的是,务必注意与胫骨结节解剖变异的有效甄别。胫骨结节变异大,可有多个骨化中心,双侧胫骨结节骨化中心出现也可不同步,有时在胫骨结节远端可多出现一个骨化中心且可永久性不与骨干相结合。

(5)诊断要点

OSD 主要为髌韧带慢性牵拉性损伤所致的胫骨结节撕脱性骨折和髌韧带的骨化及胫骨结节增大。为此,其诊断要点包括:①发生于青少年,尤其是 10~15 岁爱好剧烈运动者的局限性膝前区疼痛;②胫骨粗隆处软组织肿胀,压痛明显,膝关节屈伸疼痛;③膝关节侧位片显示典型 X 线征象和/或 MRI 典型表现。

(6)鉴别诊断

OSD 诊断和鉴别诊断不难,根据患者临床表现、X 线平片所显示的胫骨粗隆碎骨片和/或 MRI 胫骨结节缺血坏死征象等,一般即可做出诊断。但

一些时候,其仍需与胫骨结节变异、急性胫骨结节撕脱性骨折、外伤或退行性变所致胫骨结节骨质水肿、胫骨结节感染及风湿、痛风等病变相鉴别。

1)胫骨结节变异:胫骨结节发育变异多种多样,主要是多发骨化中心,可根据 CT、MRI 上多个骨块边缘光滑、间隙匀称且骨髓、髌韧带及周围软组织无水肿及渗出,临床上无疼痛、压痛等与 OSD 进行鉴别。

2)急性胫骨结节撕脱性骨折:有明显外伤史,局部剧痛及肿胀,髌韧带下端水肿、胫骨结节处骨块缺失且游离骨块部分边缘毛糙,MRI 上可见骨片撕脱、骨髓水肿、出血等,结合临床病史及影像学检查等可资鉴别。

3)Sinding-Larsen-Johansson 病:即髌骨软化症,也是引起膝前痛的常见原因,是以膝关节髌骨软骨因劳损、创伤引起的髌骨软骨面软化、碎裂和脱落、变性等退行性变为病理特征的一种膝前疼痛症。但其发生、发展及预后与随年龄增长因素而发生发展的一般骨关节炎不完全一样,而与髌股关节的解剖关系紊乱更为密切,可发生在年龄更轻的青少年患者中。其临床及 MRI 软组织表现与 OSD 类似,但其主要累及髌骨下极和髌腱起始部。

此外,退行性变所致胫骨结节骨质水肿常常发生于中老年人,胫骨结节可见增生,但不见髌韧带内的骨化结节。胫骨结节感染及风湿等病变均有一定的全身临床症状或有局部的红肿热痛等体征,影像学尤其是 MRI 表现有一定的特征性,结合临床实验室资料鉴别诊断不难。胫骨结节痛风罕见,可见胫骨结节的骨质破坏,局部碎骨块形成,髌韧带肿胀等,单据影像学表现与 OSD 鉴别有一定难度,但血尿酸增高可帮助鉴别。

6.10 Legg-Calve-Perthes 病

(1)概述

Legg-Calve-Perthes 病(Legg-Calvé-Perthes disease,LCPD)亦称 Legg-Perthes 病或 Perthes 病,是由美国学者 Legg、法国学者 Calve 和德国学者的 Perthes 于 1910 年最早相继描述和报道的一

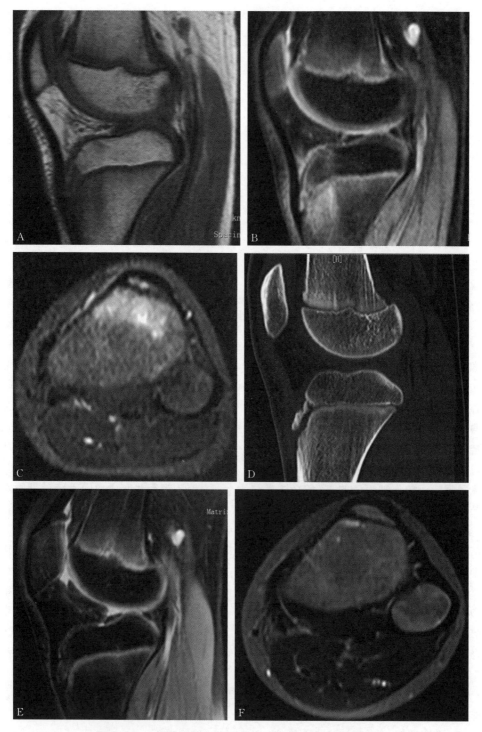

图 6‑46　左侧胫骨结节缺血坏死及随访的影像学表现

注:患儿,女,10岁7个月。早期胫骨结节呈碎裂状、水肿明显,矢状面 T_1WI(A)、抑脂 PDWI(B)及 STIR(C)图像显示其信号不均,以稍长 T_1、稍长 T_2 信号改变为主,同时显示髌韧带局部水肿、增厚,周围皮下软组织肿胀。CT 矢状面重建图像(D)显示胫骨结节不完全性撕脱骨折、骨密度不均,髌韧带水肿、增厚,毗邻皮下组织肿胀、模糊、密度增高。半年后病变好转,呈修复再生的中期表现,矢状面抑脂 PDWI(E)及轴位 STIR(F)显示胫骨结节及髌韧带水肿基本消退,骨骺修复、形态变规整,周围软组织肿胀不明显。

种自限性和自愈性无菌性股骨头坏死,又称儿童股骨头缺血性坏死、儿童股骨头无菌性坏死、股骨头骨骺缺血坏死、股骨头骨骺骨软骨炎、股骨头骨骺炎、扁平髋、股骨头扁平症等,是最常见的一种以干骺部骨软骨缺血坏死为特征的骨软骨缺血坏死和儿童股骨头骨软骨病与髋关节结构紊乱症,也是骨科常见疑难病症之一。

关于LCPD研究及理论的学说很多,但确切病因及发病机制至今仍不甚明了。目前认为疾病的发生可能与血管闭塞、创伤、炎症、遗传、代谢、内分泌及其他一些生物或环境因素有关。其发病率为(0.2～19.1)/10万,多见于2～12岁的儿童,发病高峰为4～9岁,男性多于女性,男女比例约4∶1,多为单侧,偶见双侧发病,少部分患儿合并泌尿系统畸形。由于为自限性疾病,其自然病程需要2～4年,愈后往往遗留不同程度的畸形和关节功能障碍,并可发展为早期骨性关节炎和退行性骨关节病,甚至严重致残、致畸。

(2)病理

LCPD的发生或与儿童髋关节尤其股骨头独特的解剖学特点有关。髋关节由髋臼和股骨头构成,其形成需要髋臼与股骨头的充分接触及协调发育。成人髋臼周缘有纤维软骨形成的关节盂唇以加深髋臼深度和容纳股骨头2/3区域,且髋臼与股骨头之间存在真空吸引作用,坚韧的关节囊及其周围韧带也加强关节的稳定性;儿童髋臼、股骨头尚未发育完全,髋臼较小、较浅,仅包绕约1/2的股骨头,髋关节稳定性较差,髋臼与股骨头之间缺乏适当的接触,故而容易发生LCPD。儿童颈干角(NSA,股骨头中心和股骨颈峡部中心的连线所代表的股骨颈轴线与股骨干轴线的夹角)较成人的大,股骨头的负荷与股骨颈所承受的应力之间尚未达到生理平衡,股骨头的负荷大、承受的压力大,容易损伤股骨头、产生缺血性坏死。此外,髋关节解剖变异如髋臼后倾等或与LCPD发病有关。

同时,股骨头血供主要来自始发于股深动脉颈升支的旋股内、外侧动脉和圆韧带动脉、股骨干滋养动脉,其中旋股内、外侧动脉(多于股骨颈基底部形成动脉环)发出的数支前、上、下、后支持

带动脉是股骨头血供最主要的来源。就儿童尤其4～9岁的儿童而言,婴儿期的骨骺、骺板滋养血管尤其是骨骺次级骨化中心出现前的软骨管结构、功能和Hunter血管环、跨骺板血管基本退化、消失,骺板成为屏障,骨骺和干骺端血管不再相通,发自旋股内侧动脉的干骺动脉被阻,供应股骨头的血液中断,同时骨骺与干骺端间在骨内不能形成吻合支,仅在骨外吻合,骺外侧动脉则成为供应股骨头血液的唯一来源,这也许是该年龄段股骨头骨骺动脉供应障碍性缺血坏死和Perthes病高发的原因和解剖学基础。其次,胎儿、新生儿期整个股骨头颈均为软骨,骨骺包括了股骨头和颈的大部分,骺板虽构成了骺与干骺间的静脉回流屏障,但其位于关节囊外;随着次级骨化中心的出现,股骨头、颈骺内的软骨成分逐渐被骨组织取代,骺板的位置从股骨颈基底部向内侧推移,从囊外移入囊内,股骨头骨骺即被完全隔离在囊内,骺内的静脉回流则完全依靠滑膜下静脉网、颈升静脉、股骨头韧带静脉,髋关节囊内压力增高时(如暂时性滑膜炎等),极易首先压迫这些骺引流静脉使其血液回流受阻、骨内静脉淤血、毛细血管通透性增加和骨内压升高,从而进一步加重静脉血回流障碍,并继发动脉血流受阻、血流量减少,导致股骨头发生静脉淤血性缺血、坏死。

也有研究表明,以下亦或为LCPD的致病因素:①血液黏滞引起的血管栓塞;②血管发育异常、外伤及体位造成的血运障碍;③髋关节炎症病变导致囊内压力增高,影响股骨头的供血;④髋关节反复轻微的损伤;⑤股骨头过度生长受压导致的缺血;⑥内分泌异常,如生长激素水平低,股骨头骨化延迟,软骨增厚,骨骺周围难以长入血管,诱发和/或加重缺血;⑦种族基因与生活环境等。近有研究还表明,糖皮质激素及Wnt/β-catenin信号通路与LCPD的发生、发展有密切关系。

LCPD的病理特征是股骨头发生不同程度的缺血和坏死,同时骨的再生和修复也在进行。损伤轻者改变是可逆的、病愈无后遗症,重者改变不可逆,可后遗各种畸形,如严重损伤纵行生长骺板导致发育停滞,而股骨颈峡部骺板和大转子骺板往往未受累、继续生长,即出现股骨颈粗短、大粗

隆高位和关节转子间距（ATD，股骨头上方关节面到股骨头大转子之间的垂直距离）值减少或成负值，形成短髋畸形，并发粗隆过度发育。疾病发展的不同阶段，病理改变不同。初期为滑膜炎期，持续1~3周，关节囊肿胀，滑膜充血水肿和关节液渗出增多，但滑液中不含炎症细胞，关节囊软组织轻度肿胀。早期为缺血坏死期，历时6~12个月，股骨头前外侧骨骺最早受累，或整个骨骺缺血坏死，骨髓成分如造血细胞、骨细胞和脂肪细胞先后开始死亡，骨结构保持正常，但骨陷窝多空虚，骨髓腔由无定形的碎屑填充，骨小梁碎裂成片状或压缩成块，骨骺的骨化中心软骨内化骨受到暂时性抑制而关节面表层软骨由滑液营养可继续生长，坏死的骨小梁因碎裂、压缩和新骨沉积在坏死骨小梁的表面，使其骨密度增高，并易至股骨头软骨下应力骨折，同时坏死区周围出现反应性充血、与周围活骨交界处发生炎症反应，局部骨质吸收特别是干骺端疏松脱钙，股骨头大体形态和轮廓无明显变化，骨骺基本保持圆形；Salter称此阶段为临床静止期，系潜在的股骨头缺血坏死，若血供恢复可不后遗严重畸形。碎裂或再生期为疾病进展期，多历时2~3年，Salter称之为"生物性塑形"，由于死骨的刺激，毛细血管和单核细胞所组成的连接组织，侵入坏死区，吸收坏死的骨小梁碎片，并在髓腔内形成纤维组织，破骨细胞增多、功能活跃，参与吸收坏死的骨小梁；与此同时，丰富的成骨细胞活动增强，在坏死的骨小梁之间和其表面形成正常的类骨质，干骺端血管或进入骺板或与骨骺板周围的组织相连接，起初新生的类骨质所形成的骨小梁较纤细，之后转变成板层骨，坏死区周围软骨仍无明显的变化，但其基底层软骨因远离关节面得不到滑液的营养而可失去活性。这个阶段新生的骨质强度较低，并根据承受应力情况逐渐塑形成正常骨。愈合期出现骨骺修复及标志性的软骨下新骨形成，大量新生血管和新生骨向坏死区生长，死骨被清除。因为新形成的骨小梁是一种不成熟的板层骨，且纤细脆弱，容易与尚未吸收的坏死骨小梁压缩在一起，压缩区多局限在股骨头的前外侧，蛙位X线片上表现为杯状缺损，正位片上这个杯状缺损与完整的骨质重叠

则显示出囊性改变。若整个骨化骨骺受累，多出现不同程度的变形，类似蘑菇样外观，股骨头明显增大，由一个位于髋臼中心的圆形股骨头变成扁平状股骨头。Salter强调股骨头颈变形是由于坏死期并发了软骨下骨折，启动了坏死骨的吸收和原始交织骨沉着，同时可发生滑膜反应和肌肉痉挛，继而发生内收肌和髂腰肌挛缩，使股骨头向前外侧半脱位，髋关节活动受限；若股骨头的应力集中区承受过多的应力，使股骨头呈扁平状或马鞍状畸形，从而导致股骨头向前外侧半脱位。缺血坏死累及骺板，使骺板过早闭合，导致股骨颈变短和功能性髋内翻。后遗期股骨头密度不再发生改变，但在骨骼发育成熟以前股骨头的外形仍可继续改变，骨头出现蕈状或圆帽状畸形，大部分变扁平，NSA缩小而成髋内翻，髋臼增大变浅畸形变（扁平髋畸形）伴骨赘增生，可出现关节间隙变窄及继发性退行性关节病改变。

（3）临床表现

LCPD起病隐匿，病程长久，以患髋疼痛与跛行为主要症状。常因发现步态异常或无痛性跛行而就诊。疼痛多位于腹股沟区，往往活动时出现。部分患儿疼痛放射至股部和膝关节，也有些病例仅表现为膝关节疼痛而无腹股沟区疼痛和股部疼痛，容易导致漏诊。10%~15%的患儿双髋受累。髋关节活动受限早期是由于滑膜炎和肌肉痉挛所致，晚期则是由于扁平、增大的股骨头与髋臼相碰撞，产生"外展性嵌顿"所致。另外，双下肢可能因为内收肌挛缩或骨骺塌陷而致不等长，股四头肌萎缩。

LCPD具有自限自愈性，但其病因不明，治疗尚无定法，疗效不一，更缺乏特效疗法。因其可能造成髋关节严重畸形、致残，预后也不能在短期内明确，故而主张诊断后密切随访，并根据基于影像学的临床分期分型进行相应临床处置。治疗主要目标是保持股骨头良好形态和髋臼与股骨头间良好的对应关系。因此，采取有效措施预防在愈合期产生股骨头畸形和扁平髋，是治疗的基本原则。LCPD具有较高的可复性与可塑性，股骨头血运重建后即可自愈。预后不良的因素主要包括发病年龄较大、超重、活动范围严重受限和女性。一般

地,发病年龄越早,预后越佳。6～8岁多作为预后情况的"分界线",小于 6 岁发病预后好,大于 8 岁患儿髋臼和股骨头的生物塑形潜力已逐步丧失、预后不佳,超过 12 岁股骨头骨骺基本已无再塑性。同时,发病时年龄越大,骨骺受累范围越大,尤其累及股骨头外侧柱,塌陷越重,病程越长,预后越差。此外,一般女孩患病时股骨头受累程度较男孩严重,预后较差,这与女孩骨成熟年龄早、股骨头的再塑形潜力相对较低有关。临床处置不当,可遗留扁平髋、中央型或外周型骺板早闭、股骨头塌陷及骨软骨炎等 4 种残余畸形。

(4)影像学表现

由于 MRI 对揭示骨骺缺血、缺血性骨坏死及其修复改变非常敏感,能够在股骨头骨质变化特别是骨质塌陷、骨化骨骺变形及修复以前精确反映出骨骺细胞的病理变化,所以在超声成像、X 线平片、CT 及核素骨扫描等众多影像技术中,MRI 已成为临床 LCPD 诊断尤其是早期骨骺坏死诊断的首选技术和方法,亦成为股骨头坏死临床分期、预后评估尤其是髋关节适配性分析与股骨头畸形、骨关节炎发生预测等的主要手段。X 线平片、CT 仅在骨质异常尤其骨结构形态发生改变后方可出现阳性影像征象,且几乎均无法明确揭示未矿化骨骺结构及病变,对股骨头骨骺坏死尤其早期病理改变敏感性差。

早期股骨头骨骺血供障碍主要引起骨骺骨化中心部分骨髓细胞死亡,使其正常骨髓脂肪减少,骨陷窝空虚和骨髓水肿,而骨骺周边非矿化骨化部分影响不大,随即出现 MRI 信号异常改变而股骨头轮廓正常,信号异常也主要集中在骨骺这矿化骨化区域(图 6-47),主要表现为骨化骨骺信号不均匀,出现 T_1WI 上高信号骨骺内的线状、带状异常低信号影,T_2WI、PDWI 及 STIR 上低信号骨骺内的异常高信号影;缺血严重时也可累及骨骺非矿化骨化区域(图 6-48),主要表现为骨骺非矿化的软骨信号不均匀,T_1WI 低信号软骨影中出现更低信号灶,T_2WI、PDWI 及 STIR 稍高信号软骨影中出现更高信号灶。骨骺坏死 T_2WI 上信号改变较为复杂,低信号病变中的高

信号影表示脂肪成分或出血,低信号则常为病变晚期明显的纤维化和骨质硬化。早期坏死整个骨骺可稍增大、骨骺软骨增厚,但骨化中心多变小,缺血坏死灶在 DWI 上可出现弥散受限征象,Gd-DTPA 增强 T_1WI 上呈低灌注和无强化改变,而正常存活骨骺组织则多呈正常较高灌注与较均质强化征象。也有早期表现为股骨头及股骨颈弥漫性异常 T_1WI 低信号、T_2WI 高信号改变的报道。早期病变多未累及干骺端,股骨头形态尚未见明显异常。此外,LCPD 多见双侧股骨头病变(图 6-49),但病变进展或可不一致,影像表现可不同。而且,大部分患儿可伴不同程度的髋关节积液,早期多为静脉回流障碍或局部充血所致,中晚期与滑膜血管翳增生并产生渗出液有关。早期可无骨质改变,平片及 CT 仅表现为髋关节间隙尤其内侧或上部间隙增宽、股骨头轻度外移、关节囊软组织轻度肿胀、股骨头骨化中心较对侧小及密度增高或干骺端骨质稀疏、模糊,骨骺轮廓光整、类圆形,也可出现软骨下骨折尤其是股骨头前上部软骨下微骨折,但多在矢状面 MRI 上显示较为清楚,表现为弧形线形长 T_1、长 T_2 信号影。有研究发现,LCPD 外侧半脱位者常伴不同程度股骨头内侧软骨增厚、关节积液、滑膜增厚等改变,且持续性外侧半脱位程度越重越明显。

中期即血运重建与修复期,股骨头骨骺坏死进展,多广泛累及骨化中心及非骨化骨骺区域,且出现肉芽组织长入坏死区和血管再生等改变,病理变化过程复杂、持续时间长。X 线平片上出现骨骺断裂、囊性变,骨骺受压变扁,坏死骨质碎裂成多个小致密块影,有时伴大小不等囊性透亮区,骺线可不规则增宽,干骺端受累且伴囊性变,临时钙化带中断,股骨颈增宽。此期 MRI 上常同时出现股骨头信号及形态的异常改变,T_1WI 上一般呈低信号或低等混杂信号,T_2WI、STIR 及 PDWI 上多呈高低混杂信号(图 6-49、6-50),边缘多较模糊,坏死周边区域 DWI 上或可出现弥散受限改变(图 6-50),增强扫描可见坏死灶周边区域强化明显及较高灌注改变,这主要与血运再通再灌注及肉芽组织、纤维组织、骨细胞吸收与再生有关。同时,MRI 上可见骨骺局部骨质缺损、塌陷变

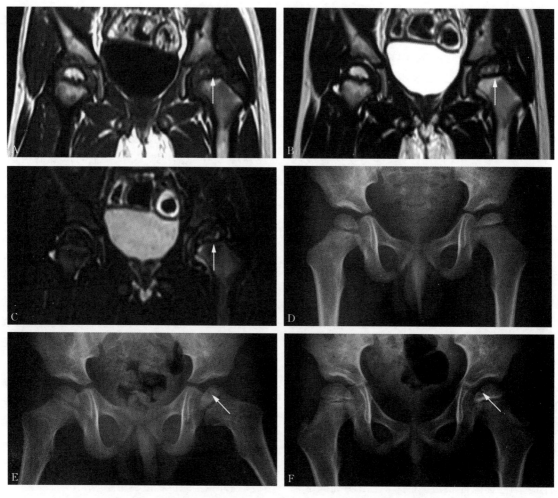

图 6－47　左侧早期 Legg-Calve-Perthes 病及随访的影像学表现

注:患儿,男,3 岁,因"左下肢跛行 2 月余"入院,体格检查发现双下肢不等长,Allis 征阳性。冠状面 $T_1WI(A)$、T_2WI (B)及 STIR(C)显示左侧股骨头骨骺骨化区域信号不均匀,正常骨化骨骺 T_1WI 高信号几乎消失殆尽、并未异常低信号影取代,T_2WI 及 STIR 上主要呈异常高信号改变;骨骺非骨化区域信号正常,股骨头形态正常。X 线平片(D)仅显示左侧股骨头骨骺较小。行左髋内收肌松解加股骨头钻孔减压术后 3 月余复查蛙式位片(E),显示左侧股骨头骨骺内局灶性小囊状骨质破坏(箭)、但关节面尚完整。随访近 3 年 X 线平片(F)仍显示股骨头骨骺小囊状骨质破坏且毗邻骨骺关节面局部塌陷(箭)。

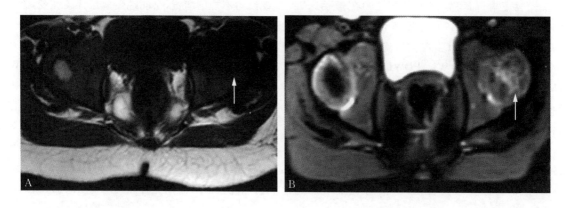

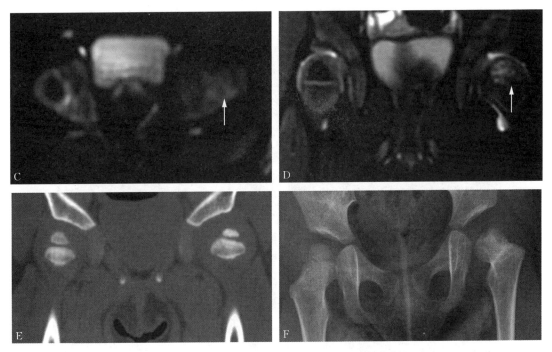

图 6-48 早期 Legg-Calve-Perthes 病的影像学表现

注:患儿,女,2 岁 2 个月。轴位 $T_1WI(A)$、抑脂 $T_2WI(B)$、$DWI(C)$ 及冠状面 $STIR(E)$ 显示,左侧股骨头骨骺早期坏死异常信号累及骨化中心及周围非骨化骺软骨(箭),DWI 上出现轻度弥散受限改变。但 CT 冠状面重建图像(E)及 X 线平片仅示左侧股骨头骨骺骨化中心较小,关节间隙稍髋,骨质未见明显异常。

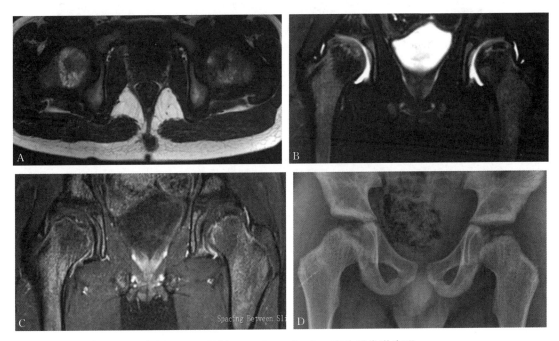

图 6-49 双侧 Legg-Calve-Perthes 病的影像学表现

注:患儿,男,6 岁。轴位 $T_1WI(A)$、冠状面抑脂 $T_2WI(B)$ 显示双侧股骨头骨骺坏死、碎裂及囊性变,增强冠状面抑脂 $T_1WI(C)$ 显示低灌注坏死区周围局部强化及灌注增高改变,骨骺较扁平,干骺端信号不均、对比剂灌注不均,股骨颈增宽,并见少量关节积液及关节间隙变窄。X 线平片(D)显示双侧股骨头骨骺坏死、碎裂,干骺端毛糙、临时钙化带模糊不清。

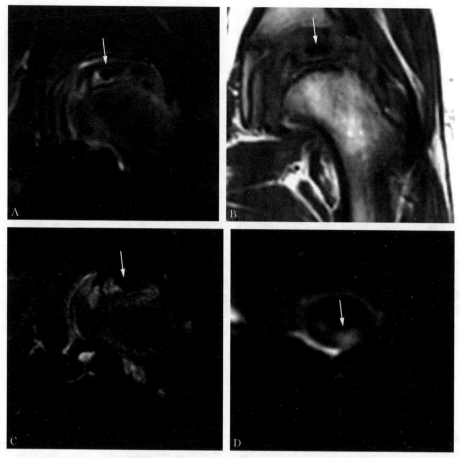

图 6-50　左侧 Legg-Calve-Perthes 病（进展期）的影像学表现

注：患儿，男，7 岁。冠状面 $T_2WI(A)$、$T_1WI(B)$ 显示股骨头骨骺变扁、多囊性骨坏死区及死骨（箭），骨骺软骨增厚，Gd-DTPA 增强冠状面抑脂 $T_1WI(C)$ 显示骨坏死区周边对比剂高灌注及明显强化征象，轴位 DWI(D) 显示骨坏死区周缘组织轻度弥散受限改变（箭）。

扁甚至碎裂，以及关节积液或关节间隙变窄等征象。CT 尤其冠状面重建图像上，可见股骨头骨骺坏死及不规则高密度硬化影（图 6-51），其间可见多个囊状结节影或伴少许气体影。

晚期股骨头坏死不再进展，呈 LCPD 愈合后遗改变。MRI 上，主要是股骨头形态改变尤其畸形变（图 6-52），表现为股骨头蕈状或圆帽状畸形，大部分变扁平，硬化反应明显，不再出现前期呈现的 T_2WI、PDWI 或 STIR 上高信号影，或仅见少许信号异常和混杂信号改变；同时，由于在骨骼发育成熟以前股骨头的外形仍在改变，且生长障碍仅累及股骨头骨骺而非大转子，大转子可见相对过度增长，颈干角缩小而成髋内翻，髋臼增大变浅、外形不规整及骨赘增生，并可出现关节间隙

变窄、髋关节半脱位及继发退行性关节病表现。

影像学尤其是 MRI 的价值，不仅在于 LCPD 的诊断、分期与监测，还在于作出指导临床治疗的方案决策、预后评估的 LCPD 分类分型。分型方法较多，各有优缺点，不同观察者评估结果也不尽一致，但多基于骨骼发育成熟前病变累及的大小、区域或骨骼成熟后股骨头畸形和髋臼匹配程度来分类判断预后，临床价值肯定。目前大多采用的是基于髋关节 X 线正侧位片股骨头病变累及范围的 Catterall 分型，即：Ⅰ型，仅骨骺前侧部（<50%）受累，股骨头外形完整无塌陷，坏死区的吸收及新生骨的爬行替代完全，没有或仅轻度畸形残留，无干骺端反应；Ⅱ型，骨骺前侧较大区域（>50%）受累但内侧和外侧柱均未受损，坏死部

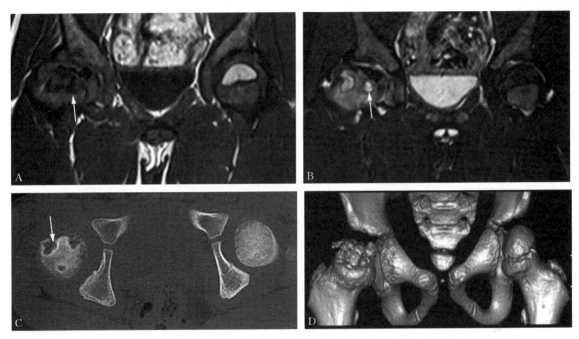

图 6-51　右侧 Legg-Calve-Perthes 病(进展期)的影像学表现

注:患儿,男,7 岁。冠状面 T_1WI(A)及 STIR(B)显示右侧股骨头骨骺坏死、扁平变形,骨坏死累及干骺端并见其间多个结节状囊性变区(箭);CT 骨窗(C)显示骨坏死区囊状结节及其硬化缘(箭),VR 图像(D)显示股骨头碎裂、变形,股骨颈粗短。

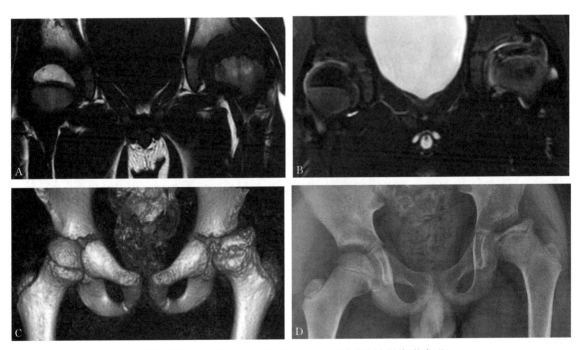

图 6-52　左侧 Legg-Calve-Perthes 病(晚期)的影像学表现

注:患儿,男,8 岁 2 个月。冠状面 T_1WI(A)、抑脂 T_2WI(B)显示左侧股骨头坏死、整体塌陷、扁平,呈蕈状畸形,硬化反应明显,主要为死骨及硬化缘信号改变,无长 T_1、长 T_2 信号影,骺板变薄,临时钙化带近乎消失,股骨颈粗短,并伴髋关节半脱位及退行性骨关节炎表现。

分吸收时可出现股骨头塌陷,有死骨形成,干骺端前外侧受累;Ⅲ型,包括外侧柱的75%以上股骨头受累,广泛干骺端反应,仅骨骺外侧小部分未受累,前后位X线片上因较大的密度增加部分覆盖于较小的未受累区,可出现"头在头中"的特异性表现;Ⅳ型,全骨骺环死,伴弥漫性干骺端反应,骺板与髋臼顶的距离变短,表明股骨头扁平,骨骺可向前侧或后侧移位,晚期表现为股骨头蘑菇样改变。

MRI参照平片方法,基于冠、矢状位图像尤其 T_1WI、T_2WI 上骨骺病变受累范围,也可类似分为Ⅰ~Ⅳ型,且因MRI揭示骨骺病变较平片精确而更为科学,临床指导意义更大。一般地,Ⅰ、Ⅱ型仅需密切观察,无需手术干预,预后良好;Ⅲ、Ⅳ型的预后不佳,需要手术治疗。需指出的是,股骨头骨骺"临危症"的出现,警示预后不良,应积极治疗,其征象包括股骨头侧方半脱位、头骺外侧斑点状钙化、干骺端出现弥漫性囊样改变、骺板呈水平位、骨骺外侧和邻近的干骺端外侧出现Ⅴ形骨缺损区(即Gage征)。

(5)诊断要点

结合病史、体格检查及影像学征象,LCPD诊断不难。尤其2~12岁的儿童出现不明原因的髋部疼痛、跛行,间歇性发作或症状持续数周无好转,X线平片发现关节囊肿胀和股骨头向外侧轻度移位,MRI发现骨骺信号异常或骨骺软骨增厚,即使X线平片及CT上骨骺无密度改变,早期LCPD诊断也可确定。随访过程中,影像学上出现股骨头软骨下骨折、囊性变、硬化缘甚至骨骺塌陷等异常改变,诊断更为明确。LCPD影像诊断,X线平片是基础,MRI检查是关键,必要时加行CT评估。

(6)鉴别诊断

LCPD常需与以下几种疾病进行鉴别诊断。

1)髋关节结核:好发于儿童,多有结核接触史和全身症状,常继发于肺结核,髋关节各方向活动均受限,PPD阳性及T-SPOT检测阳性,影像学上关节骨质破坏明显,可见关节间隙狭窄、关节周围软组织内冷脓肿征象。

2)髋关节暂时性滑膜炎:好发于3~9岁儿童,多病毒感染引起,影像学上主要表现为关节积液,MRI上无股骨头骨骺信号异常,患肢制动等保守治疗有效,病程短暂,症状多于2周内缓解,关节液病毒抗原、抗体检测阳性表达可资鉴别。

3)化脓性髋关节炎:临床常见髋关节红肿热痛表现,血象升高,关节穿刺可抽出脓液,DWI上关节积液明显弥散受限改变,滑膜增厚及异常强化,骨骺多可无异常表现。

4)先天性髋内翻:系幼儿时发生的股骨颈干角进行性减小(小于120°)所致的畸形,患儿走路跛行,患肢短缩,外展受限、屈髋自如,Allis征阳性、Trendelenburg试验阳性,影像学上颈干角明显变小、股骨颈近股骨头内下方可见三角形骨块、大转子高位等表现有助于有效甄别。

5)Meyer发育不良:即股骨头骨骺发育不良,系股骨头骨化中心以多点异常延迟出现的一种无自觉症状的发育异常;通常为双侧性,平均发病年龄2.5岁,男性多见,无需治疗,或可遗留骨骺高度损失;影像学上仅表现为延迟出现的碎小骨化中心,X线平片上酷似骨骺坏死而误诊为LCPD,但股骨头骨骺无压缩、无塌陷、无脱位,尤其MRI上无信号异常改变,可资鉴别。

6)克汀病:患者股骨头骨骺病变多表现为不规则的钙化点,骨骺骨化中心出现及融合时间均较正常儿童延迟,且由于软骨内化骨障碍而使骨的长径变短,患儿智力低下,甄别不难。

另外,临床上青少年特发性关节炎、骨骺发育不良、激素性股骨头坏死等疾病,也需与LCPD进行鉴别诊断,其相应病史、体格检查及影像学表现可资鉴别。

6.11 佝偻病

(1)概述

维生素D缺乏病是一种慢性营养缺乏性疾病,主要是由维生素D及其代谢物缺乏引起的钙、磷代谢紊乱,使骨样组织钙化不良,从而导致骨骼病变。发生在儿童(多见婴幼儿),常引起生长的长骨干骺端骨组织矿化不全,导致儿童生长发育迟缓、骨骼畸形及神经、肌肉等组织器官功能异常,以骨骼病变为特征者称为营养性维生素 D 缺乏性佝偻病。发生于成人,则使成熟骨脱钙与矿化不全,表现为骨质软化症。尽管随着人们生活水平的提高、维生素 D 及钙剂预防应用与儿童保健服务的增强,重度佝偻病发病率明显降低,但轻、中度佝偻病临床上仍常见,迄今仍为发展中国家和发达国家一些地区儿童常见的健康问题之一。

（2）病理

骨发生于胚胎时期的间充质,约在胎龄第 8 周,脊索周围及其他部分由间充质分化出胚性结缔组织,形成膜性骨。此后膜性骨大部分被软骨所取代,再由软骨发展成骨（次骨）,小部分则直接从膜性骨衍化为骨（原骨）。这种由结缔组织膜或软骨衍化为骨的过程即骨化。骨化始于胚胎期、止于出生后骨的发育完成。长骨发生时,在间充质内先形成软骨性雏形,软骨体中部形成初级骨化中心（骨干部的原形）并在此形成成骨细胞和破骨细胞而造骨。长骨的两端（骺）,于出生前后也出现骨化点,即次级骨化中心（骺的原形）,并在此也形成成骨细胞和破骨细胞而造骨。一般先进行软骨内化骨,然后进行软骨膜化骨形成骨骺。包在骨外面的骨膜和初级骨化中心、次级骨化中心造骨,分别形成一个骨干和两个骨骺,骨干与骨骺之间为骺软骨板（即骺板,亦即生长板）。骺板软骨一直维持着一个平衡的生物过程,即软骨细胞不断分裂增殖及退化、使骺板增厚,而在干骺端一侧破骨细胞、成骨细胞不断从骨髓腔侧分解、吸收钙化的软骨基质,形成过渡性骨小梁,基质不断钙化、骨化,即临时钙化带随着软骨内成骨而不断向骨骺侧移动,使骨化不断向两端推进、长长,最后由于基因的限制因素至一定年龄骨骺停止增殖和合成基质,骺软骨逐渐变薄及全部骨化,骨骺闭合,仅遗留骨干与骺之间的骺板软骨痕迹即 X 线平片上能看到的骺线。

此外,1,25 - 二 羟 维 生 素 D$_3$[1,25 - (OH)$_2$D$_3$]是维持机体钙、磷代谢平衡的主要激素之一,其系维生素 D 经过 2 次羟化作用生成的活性维生素 D。维生素 D 是一组具有生物活性的脂溶性类固醇衍生物,包括维生素 D$_2$ 和维生素

D$_3$,植物来源的维生素 D$_2$ 和动物来源或皮肤合成的维生素 D$_3$ 在体内经过相同的活化与代谢过程,即维生素 D$_2$ 或维生素 D$_3$ 与血浆中的维生素 D 结合蛋白（vitamin D binding protein, DBP）结合后被转运至肝脏,在肝微粒体 25 -羟化酶作用下,转变为 25 -羟维生素 D$_3$[25 -（OH）D$_3$],25 -（OH）D$_3$ 由肝脏生成后再进入血循环,并被 α-球蛋白运载至肾脏,经近曲小管上皮细胞线粒体中 1α-羟化酶作用下再次羟化,生成具有很强生物活性的 1,25 -（OH）$_2$D$_3$。血液循环中的 1,25 -（OH）$_2$D$_3$ 通过维生素 D 受体在体内发挥生物效应,主要与 DBP 结合后通过作用于靶器官（肠、肾、骨）而发挥其抗佝偻病的生理作用。维生素 D 缺乏可引起体内钙、磷代谢异常,造成肠道对钙、磷吸收减少和低钙血症,以致甲状旁腺功能代偿性亢进、甲状旁腺激素（parathyroid hormone, PTH）分泌增加以动员骨钙释放使血清钙的浓度维持在正常或接近正常水平;但 PTH 同时也抑制肾小管重吸收磷,继发机体严重钙、磷代谢失调特别是尿磷显著增高及严重低磷血症后果,导致骨样组织正常的钙化过程被抑制甚至发生骨质溶解。细胞外液钙、磷浓度不足破坏了软骨细胞正常增殖、分化及凋亡的程序,钙化管排列紊乱,使长骨钙化带消失、骺板失去正常形态与参差不齐;骨基质不能正常矿化,成骨细胞代偿性增生,碱性磷酸酶（alkaline phosphatase, ALP）分泌增加,骨样组织堆积于干骺端,使骨端增厚、向外扩展膨出甚至形成"串珠""手足镯";骨膜下骨矿化不全及成骨异常,骨皮质被骨样组织替代,骨膜增厚,骨皮质变薄,骨质疏松,负重出现弯曲畸变;颅骨骨化障碍致颅骨软化,颅骨骨样组织堆积产生"方颅"。为此,维生素 D 缺乏性佝偻病主要系膜内化骨及软骨中的钙化过程受阻,骨样组织不能正常矿化且钙化的骨组织亦可生理性脱钙,干骺端生长板和骨前质矿化不良与软化,肥大细胞柱无法正常成熟与退行性变,但软骨细胞维持正常增生,出现软骨细胞柱明显增多、排列紊乱和堆积,生长板横径增宽、厚度增加,干骺端周长增大,毛细血管无法正常生长,骨小梁无法生成,临床出现一系列佝偻病症候群。

（3）临床表现

维生素D缺乏原因主要包括：①膳食缺乏，进食不足；②合成不足，如高纬度、防晒剂使用、日照量少、黑皮肤；③生长速度过快；④其他因素，如疾病和药物影响，导致维生素D摄入不足、代谢异常及患者体内缺乏钙、磷等元素或钙、磷比例不当等。维生素D缺乏性佝偻病是婴幼儿时期常见且多发的慢性营养缺乏性疾病，多见于3岁以下婴幼儿。主要表现为生长较快部位的骨骼改变，常造成儿童生长发育迟缓并可影响肌肉与神经等组织器官及其功能发育。由于不同年龄的骨骼生长速度不同，为此，维生素D缺乏性佝偻病临床表现各不相同、与年龄密切相关。

从维生素D缺乏到佝偻病形成，需要经过维生素D缺乏期、生化改变期及形态学改变期3个阶段。一般地，佝偻病的骨骼改变通常发生在维生素D缺乏数月之后，围生期患儿症状出现得比较早；重度佝偻病可出现消化及心肺功能障碍，并可影响行为发育及免疫功能。临床上，根据病情进展，可分为初期（早期）、活动期（激期）、恢复期和后遗症期4期：①初期，多见于6月龄内尤其3月龄内小婴儿，为神经兴奋性增高的表现，如易急惹、烦闹、夜哭夜惊、浑身出汗等，血清25 -（OH）D_3下降、PTH升高、血磷降低、ALP正常或稍高，此时无骨骼病变，骨骼X线正常或仅临时钙化带稍模糊。②活动期，系早期病变进展，症状加重，出现枕秃，严重会出现全身免疫力降低、高热不退并容易引发腹痛和肺炎等情况。此期出现典型佝偻病骨骼改变、表现部位与该年龄骨骼生长速度较快的部位相一致，6月龄以内患儿以颅骨改变为主（前囟变大、枕骨或顶骨后部触碰有压乒乓球样感觉），6月龄以后可见"方颅""串珠肋""手（足）镯征"，1岁以上可见"鸡胸"畸形，出牙较迟、牙齿不整齐，容易发生龋齿，行走后可见"O形腿""X形腿"和脊柱后凸等，可有长骨骨干弯曲或青枝骨折。③恢复期，为治疗后症状减轻或消失，血钙逐渐恢复正常，治疗2～3周后骨骼平片改变有所改善，出现不规则钙化线、钙化带密度增高增厚、生长板变窄＜2 mm。④后遗症期，多见于2岁以上儿童，因婴儿期严重佝偻病残留不同程度

的骨骼畸形，无临床症状、血生化正常。

临床上，根据骨骼改变的程度，佝偻病活动期可分为轻、中、重度，其中：①轻度，只有轻度的骨骼改变，如方颅、颅骨软化、肋骨串珠及肋膈沟，或有某些神经症状，血钙近于正常，血磷低，ALP正常或稍增高，X线影像学检查正常或仅见干骺端临时钙化带模糊；②中度：已发现较明显的骨骼体征，如鸡胸、肋骨串珠、肋膈沟、囟门大、囟门迟闭及出牙延迟，手（足）镯征及下肢畸形等，血钙稍低，血磷低，ALP明显升高，X线平片上具有典型的活动性佝偻病症象；③重度：严重骨骼畸形，如重度鸡胸、漏斗胸、脊柱弯曲、下肢畸形，或有运动功能障碍，神经精神发育滞缓，营养障碍及贫血等，血钙、磷均降低，ALP显著增高，X线影像学表现除活动性佝偻病症象外，尚有严重畸形或骨折。

维生素D缺乏性佝偻病临床及时干预疗效佳、预后佳，早期轻度者可完全恢复、不遗留骨骼畸形，但重度至恢复期者则常遗留轻重不等的骨骼畸形，如方颅、鸡胸、"O"形或"X"形腿等。因此，需早发现、早诊断、早治疗。其治疗目的主要在于控制活动期、防止骨骼畸形，针对佝偻病维生素D摄入，合成不足或吸收不良的主要病因，采用补充维生素D、钙剂及其他辅助治疗，治疗原则以口服为主，主张应联合服用维生素D和钙剂，如鱼肝油丸和活性钙片，同时注意保证户外活动和足够光照与营养。

（4）影像学表现

X线平片为本病主要检查方法，MRI或CT用以补充诊断，其中MRI对软骨及关节结构显示效果最佳，但揭示骨样组织钙化、骨化过程能力非常有限。此外，低幼儿可采用钼靶进行手腕部影像学检查，其不但能清晰显示骨细微结构、准确反映骨骼病理变化及程度，而且电离辐射效应极弱。影像学上，佝偻病主要表现为骨骺区软骨成骨障碍和普遍性骨质疏松、骨质软化两个方面。

1）临床早期（初期）：骨骼X线平片上无明确异常发现，或仅显示腕关节尺骨远端先期钙化带密度稍降低、干骺线桡骨侧模糊及不规则毛糙、干骺端整体呈微凸状等异常改变（图6-53）。

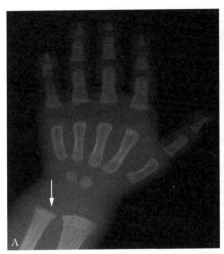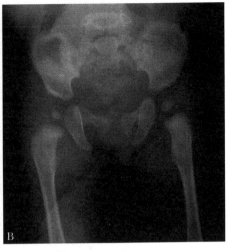

图 6-53　佝偻病初期影像学表现(一)

注:患儿,女,6月龄。左侧手腕部骨龄片(A)示骨龄近6个月,腕骨、掌指骨及桡骨远端正常,仅尺骨远端密度稍减低,干骺线毛糙且桡骨一侧模糊(箭),干骺端整体呈微凸状;骨盆片(B)显示盆骨及所示双侧股骨未见明显异常改变。

2)活动期(激期):主要改变发生在干骺端尤其生长发育较快的尺桡骨远端、胫腓骨和肱骨近端、股骨下端和肋骨前端,影像学表现颇为典型,是诊断佝偻病主要且最为可靠的依据。激期不仅钙质沉着少,且先期钙化的骨组织也持续性脱钙,腕关节 X 线平片上,继尺骨干骺端的钙化带密度降低、干骺线模糊及毛糙改变,桡骨远端出现类似改变,先期钙化带不规则、模糊且变薄,尺、桡骨远端外侧或内侧骨皮质形成小钩或侧刺、先期钙化带变平或轻度凹陷,随着病变进展,骨骺和干骺端间距(生长板)明显增宽(>2 mm)、甚至容易误判为骨骺分离,干骺端骨小梁粗乱、稀疏且边缘毛糙呈毛刷样改变、中央部凹陷呈杯口状改变,该处骨皮质模糊或消失,骨干骨皮质菲薄、密度减低、模糊并呈多层改变(图 6-54)。其他生长活跃的长骨骨端也出现类似改变,表现为骺板明显增厚、增宽、膨大致干骺端外展、宽大而中央部位相对凹陷呈毛刷样、杯口状改变,先期钙化带呈现不规则性变薄、边界模糊甚至消失;二次骨化中心出现延迟,骨骺密度降低、不均匀,边缘较为模糊;骨干也因骨膜下存有钙化不全的类骨质而使其边缘显示较为模糊或骨皮质呈"双边"甚至"多边"征象(图 6-54、6-55)。此外,激期佝偻病患儿全身骨密度降低,骨小梁稀疏且较模糊,骨皮质变薄,局部或多处尤其管状长骨可出现假性骨折线或合并病理性骨折,下肢承重长骨出现膝外翻或内翻等程度不等的弯曲和变形征象。肋骨前端膨大、毛糙呈杯口状改变(图 6-56),或由于软骨堆积呈圆形中等密度阴影,表现为"串珠肋"及"鸡胸"等胸廓畸形,肋骨串珠向胸廓内膨大可压迫肺组织导致局限性肺膨胀不全或外压性肺不张甚至并发肺部感染。3~6 月龄患儿,可表现为颅骨软化、颅缝增宽、方颅、前囟闭合延迟。脊柱包括椎体及附件骨密度较低,椎间隙较宽,生理曲度异常特别是腰椎均匀性侧后凸。

3)恢复期:系患者接受治疗后骨端尤其干骺端骨化趋于正常的过程。长骨远端可见不规则性钙化线,干骺端先期钙化带重现(致密线状影)、增宽、密度增加,边缘逐步变得清晰、整齐,表现为在毛刷状远端出现新的钙化带、多呈双层状,杯口状凹陷逐渐浅平、密度逐步增高变厚;骨化中心相继出现,骨骺与干骺端间距(骨骺软骨盘)变窄小(<2 mm),并随着病程推移可逐渐恢复正常,全身骨骼骨密度逐渐恢复正常。但长骨骨干弯曲变形、弯曲侧皮质增厚及干骺端膨大等异常改变可长期存在(图 6-57)。

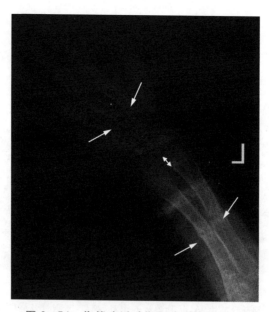

图 6-54　佝偻病活动期影像学表现(二)

注:患儿,女,4岁7个月。左侧手腕部诸骨普遍骨密度降低,骨皮质菲薄、边缘较模糊,尺桡骨远端及第2、3掌骨近端见更低密度模糊的假性骨折线(箭),尺桡骨远端干骺端膨大、毛糙呈毛刷状,桡骨远端骨骺与干骺端距离(双箭)明显增宽、生长板增厚,类似骺离骨折改变(假性骨骺分离)。

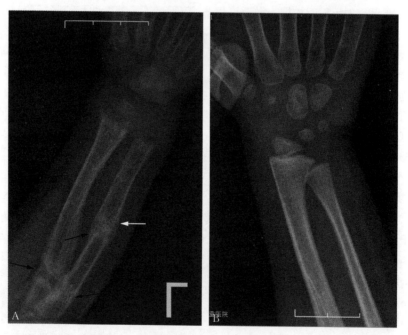

图 6-55　佝偻病及随访的影像学表现(三)

注:患儿,女,2岁9个月时查前臂X线平片(A)显示诸骨普遍明显骨密度减低,骨小梁稀疏、粗乱,骨皮质菲薄,桡骨近端及尺骨近端和中段见多发假性骨折征象(黑箭)、部分区域因骨干骨膜下成骨组织钙化不足而使骨皮质呈分层征象与"双边影"(白箭),尺、桡骨远端干骺端膨大、毛糙、边缘模糊呈毛刷样及杯口状改变,桡骨远端骨骺与干骺端间距增宽。治疗后于4岁7个月时复查(B),仅显示尺、桡骨远端膨大及所示骨骺中央骨质稀疏等佝偻病后遗改变。

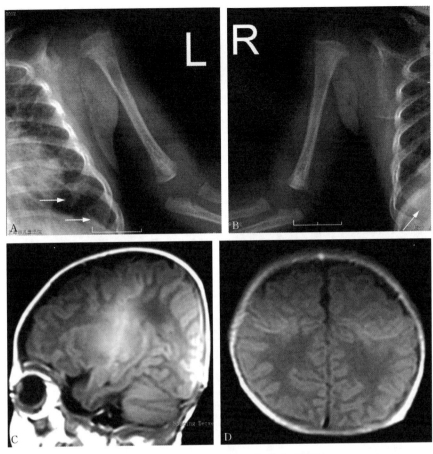

图 6-56 佝偻病活动期影像学表现(四)

注:患儿,男,3 月龄(胎龄 27^{+3} 周,早产)。左(A)、右侧(B)肱骨 X 线平片显示,双侧肱骨近端膨大、边缘毛糙呈毛刷状,密度不均匀性增高,所示肋骨前端明显膨大、骨结构模糊、边缘毛糙呈杯口状(箭)。颅脑 MRI 矢状面(C)及轴位(D) T_1WI 显示前囟较大。

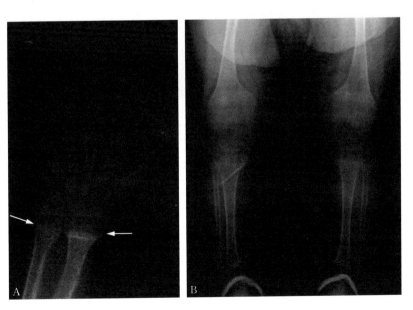

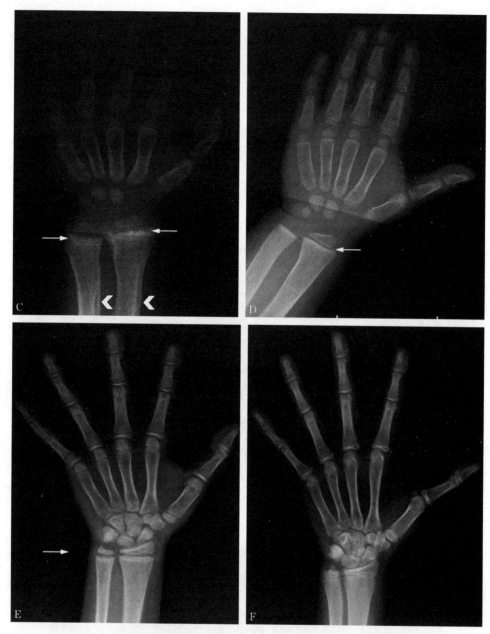

图 6-57 佝偻病及随访的影像学表现(五)

注:患儿,女。出生后19月龄时骨龄X线平片(A)显示手腕部诸骨广泛骨密度降低与骨小梁菲薄、稀疏、粗乱且骨干边缘也略显毛糙、模糊,骨龄相当于8个月,明显落后,尺桡骨及第2~4掌骨远端、第1掌骨及部分指骨近端钙化带消失且干骺端毛糙、宽展呈毛刷样、杯口状,尺、桡骨远端外侧骨皮质形成侧刺(箭)。双下肢X线平片(B)显示双侧股骨远端及胫腓骨两端骺板增宽明显,钙化带消失,干骺端膨大、毛糙呈杯口状改变,骨小梁稀疏、骨皮质菲薄,股骨及胫骨轻微向内弯曲。治疗后于2岁2个月时复查骨龄X线平片(C),显示尺桡骨远端钙化带重新呈现、密度增高并向骨干方向增厚(箭),提示治疗见效,干骺端病变开始恢复与愈合,但干骺端尤其尺桡骨远端干骺端仍较宽、边缘仍较毛糙及毛刷样、杯口状,骨骺与干骺端间距仍较宽,同时所示所有骨骨干及骨骺密度仍较低、骨皮质较薄且较模糊,尺桡骨远端骨皮质由于骨膜下成骨钙化不全而呈"双边影"与假性双层骨皮质改变(箭);骨龄相当于20个月,在正常范围内。3岁1个月时复查骨龄X线平片(D)示骨龄3⁺岁,正常范围内,诸骨骨密度明显改善、增高,骨骺及干骺端轮廓变清,尺、桡骨干骺端边缘变平(原来宽展及毛刷样、杯口状改变基本消失),骨骺与干骺端间距变窄(箭)。9岁1个月时复查骨龄X线平片(E)揭示骨龄10⁻岁,正常范围内,桡骨干骺端平直、骺板宽度正常,尺骨干骺端显浅凹、骺板稍宽(箭),且诸骨骺中央骨质稀疏,属佝偻病后遗改变。11岁3个月复查骨龄X线平片(F)示骨龄12岁,正常范围内,诸骨塑形及密度正常。

后遗症期：病情改善、佝偻病静止后，骨骼原先的一些异常改变在一定时期甚至长期存在，残留下骨骼畸形，多发生于2岁以上患儿，主要由于佝偻病严重、治疗不彻底所致，患儿无明显临床症状，且血生化检查无异常发现，但X线平片检查可长时间观察到干骺端膨大、骨骺中央的骨质稀疏，"O"或"X"形腿及承重的股骨、胫骨甚至腓骨因弯曲而至凹陷面骨皮质增厚等改变，但双侧下肢长度基本一致（图6-58），也可见包括骨盆骨及椎体在内的松质骨骨小梁稀疏、变形甚至局部多发小气囊样改变（图6-59）。

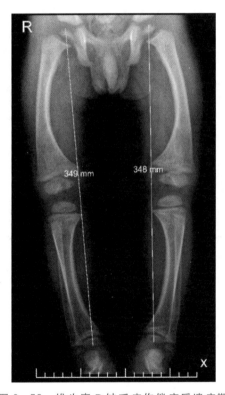

图6-58　维生素D缺乏症佝偻病后遗症期影像学表现（六）

注：患儿，男，2岁8个月。下肢全长测量X线平片显示"O"形腿，诸骨干骺端明显膨大但钙化带存在，边缘清晰、整齐，双侧股骨及胫骨内侧弯曲且凹陷面骨皮质增厚，双侧下肢等长。

（5）诊断要点

病史和临床表现是诊断佝偻病的基础和主要参考条件，但确诊仍须依靠血生化实验检测指标及影像学尤其骨骼X线平片检查。

血生化检查主要测定血钙、磷、ALP及活性维生素D水平，其中血清25-(OH)D$_3$和1,25-(OH)$_2$D$_3$在佝偻病活动早期就明显降低、为可靠的早期诊断指标［一般认为，25-(OH)D$_3$<8 ng/mL即可诊断］。血浆中ALP升高及尿钙、尿ALP排泄量增高也有助于佝偻病的诊断。骨骼X线检查影像表现颇具特征，诊断价值非常大。

（6）鉴别诊断

维生素D缺乏性佝偻病需与非维生素D缺乏性佝偻病（如肾性骨营养障碍、肾小管性酸中毒、低血磷抗维生素D性佝偻病、维生素D依赖性佝偻病、范可尼综合征）及遗传、代谢性骨病（如坏血病、甲状腺功能减低、成骨不全、软骨发育不全、黏多糖病）等鉴别。儿童患慢性腹泻或肝胆、胰腺疾病或服用抗癫痫药物因可影响维生素D在体内的吸收、代谢、羟化而可导致继发性维生素D缺乏及其佝偻病，亦需甄别。

鉴别要点参照相关章节。其中，坏血病系因人体缺乏维生素C所引起的疾病，发病年龄有显著性范围、好发于6～18月龄婴幼儿，好发部位在膝关节、肩关节、踝关节和腕关节，可同时合并佝偻病。维生素C缺乏使胶原蛋白不能正常合成、导致细胞联结障碍，使毛细血管的脆性增加，从而引起消化道、皮下组织和骨骼出血。为此，出血部位在毛细血管且亦往往乃生长发育迅速的部位如干骺端与骨膜下，导致坏血病性佝偻病。其病理学改变主要是在干骺端毛细血管祥长入骨化区内有不规则的斑片状出血点，妨碍新骨生成；同时因出血使骨骺出现分离，严重影响了生长层的发育；此外，骨膜下出血可相当广泛，使长段骨膜从骨干上掀起。X线平片（重点摄取膝、踝、腕部X线影像）表现分活动期和愈合期不同特征，活动期显示骨干因成骨细胞形成原始骨中断或放缓、骨样组织生成受阻而致骨松质萎缩、骨皮质变薄、骨小梁呈磨玻璃样模糊不清，严重者骨骺及干骺端皮质如铅笔勾画的细线状；临时钙化带因钙盐沉积过多而增宽、增厚、致密，呈横行不规则致密带（亦称Trummer或Frankel带），该带状线超过骨干宽度、向外突出呈"骨刺"状，干骺端高密度的临时钙化带下方可见密度降低的透亮线/带，即"坏血

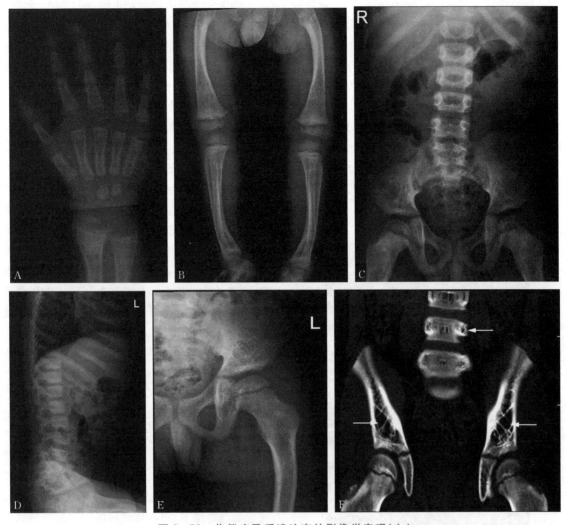

图 6-59　佝偻病及后遗改变的影像学表现(七)

注:患儿,男。2岁时手腕部X线平片(A)显示骨及骨骺普遍骨密度降低,骨皮质菲薄且呈多层、多边影改变,尺桡骨及掌骨远端及指骨近端膨大、干骺端边缘毛糙呈毛刷样、杯口状,尺桡骨远端干骺端改变尤为明显,典型佝偻病活动期表现。治疗中于2岁6个月时查下肢X线平片(B),显示双侧股骨及胫腓骨普遍骨质稀疏、密度减低,骨干均向内侧弯曲且弯曲面局部骨皮质增厚,"O"形腿,骨骺密度更低且不均匀、边缘模糊欠光整,干骺端毛糙、宽展呈毛刷样、杯口状改变但钙化带显示且密度较高,提示骨骼病变处在修复与愈合期中。治疗后于4岁8个月时查腹部正(C)、侧位(D)X线平片,主要显示胸腰椎及骨盆诸骨、股骨近段骨质稀疏,提示佝偻病后遗改变。7岁1个月时随访左侧髋关节X线平片(E)仍示诸骨轻度骨质稀疏改变,左侧股骨向内侧弯曲,弯曲侧骨皮质较厚,同时显示左侧髂骨、坐骨局部气囊样异常低密度改变,属佝偻病后遗症期所呈现的后遗改变。8岁时查骨盆CT,骨盆及椎体尤其髂骨松质骨局部骨质稀疏及多个小气囊样改变(箭),血钙、血磷、碱性磷酸酶等指标均正常。

病线/带",系骨小梁减少所致。同时,此处骨质脆弱、容易发生骨折,横行骨折可致骨骺骨化中心移位和骨骺分离、边缘性骨折可引起干骺端两侧皮质和松质骨间的裂隙,即"成角征",由于干骺端临时钙化带骨干一侧或双侧骨皮质与骨松质缺损在X线平片上呈三角形透亮区影,即称"角样征"。骨骺的边缘钙化带增厚,中心骨小梁消失,呈现特征性"骨骺环"或环状骨骺表现(也称Wimberger环或"指环征",即骨骺中央呈中空状、周围为密度增高的环状边缘)。愈合期骨皮质增厚、骨密度恢复正常,临时钙化带的增白线经改建塑形后逐渐变为一条状致密横线(即生长障碍线)

并埋入骨干中。骨骺分离可恢复、不留下畸形。骨膜下出血经吸收机化和骨化、数年内均可见局部骨皮质增厚。

6.12 遗传代谢性骨病

（1）概述

以骨病为主要特征（主要累及骨骼或骨骼主要受累）的遗传代谢性疾病，系因遗传和/或代谢因素致发育紊乱而造成的骨骼病变，多为常染色体显性或隐性遗传，少数为 X 连锁隐性遗传，病变种类繁多，致病基因达数百种，可逐代或隔代遗传，致残致死率高，主要涉及遗传性钙、磷、维生素 D、甲状旁腺激素、ALP、溶酶体等代谢异常所致的代谢性骨病，临床上相对常见的主要包括低磷酸酶血症、戈谢病、黏多糖病等，以及因遗传因素所致的遗传性骨病，临床上相对常见的主要有低血磷性佝偻病、成骨不全、骨发育不全、假性软骨发育不全、多发性骨骺发育不全等，可表现为骨生长不良或发育不全、骨密度或骨骼形态结构异常、软骨结缔组织生长异常等。遗传代谢性骨骼疾病不常见但非常重要，临床表现多样，多表现为难治性佝偻病、骨软化、骨质疏松、骨硬化、骨浸润等，致病因子及机制复杂，或主要集中在骨生成、骨吸收和矿物质沉积等方面的异常，治疗与预后也各不相同，诊断主要依靠影像学、实验室检查尤其基因检测，尽管基因检测为其诊断金标准，但仍需紧密结合临床表现、家族史、影像学检查及相关的实验室检查综合考量，以明确诊断。为了便于理解与记忆，本节主要对比分述儿科临床较为常见的一些遗传代谢性骨、软骨发育障碍性疾病，重点讨论其临床影像学诊断与甄别要略。

（2）病理与临床

1）低磷酸酯酶症（hypophosphatasia，HPP）：由编码组织非特异性碱性磷酸酶基因（*TNAP* 基因）功能失活、变异所致，是一种罕见的以血清及骨组织碱性磷酸酶活性降低、骨骼和/或牙齿矿化/骨化不全/不足为主要特征的遗传代谢性疾病。HPP 多为常染色体隐性遗传，少数为显性遗传，发病率约 1/10 万。HPP 由于骨化不全、矿化不足，极易发生骨折，但其临床表现及严重程度差异很大，根据发病年龄和病情严重程度分为 6 型：围生期良性型、围生期致死型、婴儿型、儿童型、成人型、牙型，诊断需结合病史、临床表现、影像学及实验室检查尤其血清碱性磷酸酶活性降低。基因检测对了解疾病的遗传方式、复发风险和产前评估非常重要，筛选 *TNAP* 基因突变可确诊。酶替代治疗是国际上公认的针对病因治疗的方法，对低龄患儿及症状明显患者可作为首选治疗方式，但各型 HPP 预后不同，围产期致死型通常在出生后数日或数周内死亡，成人型和牙型患者的预后较好，寿命不受影响。

2）黏多糖病（mucopolysaccharidosis，MPS）：又称为黏多糖贮积症，是一组少见的累及骨骼、脑、心、肝、皮肤、角膜等多器官、多系统的遗传代谢性疾病。除 II 型（Hunter 综合征）为 X 连锁隐性遗传外，其他各型 MPS 均属常染色体隐性遗传，故常无阳性家族史。其系黏多糖降解酶缺乏或活性低下导致黏多糖代谢和分解障碍，继而造成黏多糖异常沉积于全身各种细胞溶酶体内，引起细胞肿胀、肥大、营养不良、变性和细胞功能障碍等，最终导致产生骨骼畸形、智能障碍（I-S 型、IV 型和 VI 型例外，无智能落后）、体格异常等一系列临床症状与体征。根据不同缺乏的酶，MPS 可分为 8 型。其中，I 型分 I-H 型（Hurler 综合征，最典型，多 10 岁前夭折）、I-S 型（Scheie 综合征）和 I-HS 型（Hurler-Scheie 综合征）3 个亚型，均为 α-L-艾杜糖醛酸苷酶缺乏症；II 型因艾杜糖醛酸-2-硫酸酯酶缺乏引起，依据临床症状严重程度分重型（IIA）和轻型（IIB）；III 型即 Sanfilippo 综合征，分 IIIA（硫酸酰胺酶缺乏）、IIIB（α-N-乙酰葡糖苷酶缺乏）、IIIC（N-乙酰基转移酶缺乏）和 IIID（葡糖苷-6-硫酸酯酶缺乏）4 个亚型；IV 型即 Morquio 病，分 IVA（半乳糖-6-硫酸酯酶缺乏）和 IVB（β-D 半乳糖苷酶缺乏）2 个亚型；V 型，已改称为 I-HS 型；VI 型即 Maroteaux-Lamy 综合征，由 N-乙酰半乳糖苷-4-硫酸酯酶缺乏所致，分重（VIBA）、轻（VIB）2 个亚型；VII 型为 β-D 葡萄糖醛酸酶缺乏症，VIII 型为 N-乙酰氨基葡糖-6-硫酸酯酶缺乏症；IX 型为透明质酸酶基因突变引起的溶酶体黏多糖贮积症,临床表现轻,仅有轻度身材矮小和关节粗肿,无神经系统与内脏受累表现。MPS各型遗传方式、致病基因位置、发病率、临床症状及程度、预后等各不相同。同时,近年随着生化及酶代谢研究深入,发现一些不同于上述各型的黏多糖病边缘性疾病,包括类风湿型黏多糖病、甘露糖累积病、岩藻糖或去氧半乳糖累积病和黏脂质累积病Ⅰ型、Ⅱ型与Ⅲ型,其症状与黏多糖病类似,但尿中排出黏多糖不增加。诊断主要依据临床表现、家族史、影像学尤其X线平片和实验室检查包括相关酶活性检测、尿黏多糖测定阳性发现等。MPS以Ⅰ型和Ⅳ型较为常见,两者需重点相互甄别,其鉴别要点是:Ⅰ型貌丑、智力低下、角膜混浊、听力逐渐下降和肝脾大,Ⅳ型则无以上表现;而且,椎体前方鸟嘴样改变Ⅰ型发生在椎体下缘、Ⅳ型发生在椎体中部,Ⅳ型1岁左右病发、3~4岁症状渐明显,Ⅰ型起病自胎儿、1~2岁出现症状并渐进性加重。MPS无病因治疗方法,主要为对症治疗,酶学替代治疗在Ⅰ型、Ⅵ型患者中取得了较好的临床效果,造血干细胞移植、基因治疗或可大有希望。

3) 成骨不全(osteogenesis imperfecta, OI):又称脆骨病或脆骨-蓝巩膜-耳聋综合征,是一种罕见的遗传性骨疾病,表现为一组以骨骼脆性增高及胶原代谢紊乱为特征的先天性全身性结缔组织疾病。90%以上发病是由于Ⅰ型前胶原a链的*COL1A1*基因突变引起的胶原合成量不足或结构异常,少数系常染色体隐性遗传OI突变基因导致胶原翻译后过度修饰和折叠、装配、分泌过程异常所致。病变非限于骨骼,也可累及眼、耳、皮肤等,其特征为易骨折、多发性骨折、关节松弛、牙质发育不全、蓝巩膜和进行性耳聋等。骨骼病理变化主要为成骨细胞生成减少、活力减低和/或不能产生碱性磷酸酶,使骨膜下成骨和骨内成骨障碍、不能正常成骨,从而造成骨质脆弱和骨质软化。本病具有遗传性和家族性,但也有少数为单发病例。OI分类方法较多,目前至少已达18个类型(Ⅰ~ⅩⅧ型)。有根据首次发生骨折时间分的先天型和迟发型OI,有据病情轻重分胎儿型(病情严重,常见颅骨骨化不全,胎儿期已有多次骨折,大多是死胎或出生后短期夭折)、婴儿型(较少见,出生后即可有骨折,以后较轻微的外伤甚至无外伤都可造成多发性骨折,女性患者多于男性,蓝色巩膜及韧带松弛多见)和少年型(迟发型,病情最轻,出生时可无骨折,儿童期容易发生骨折,青春期后有自动改善的趋势,20岁前后可因耳硬化造成耳聋)3型OI。但应用最广的是Sillence于1979年基于遗传方式和临床表现的分型(Sillence分型),分4型:Ⅰ型为常染色体显性遗传,临床特点是骨质脆弱、出生后骨折、蓝巩膜,2个亚型为牙齿正常的A型、成牙不全的B型;Ⅱ型为常染色体隐性遗传,可在围生期死亡,存活者表现为深蓝色巩膜、股骨畸形和串珠肋;Ⅲ型为常染色体隐性遗传,出生时有骨折,因多次骨折、骨骼畸形进行性加重,巩膜和听力正常;Ⅳ型为常染色体显性遗传,巩膜和听力正常,仅表现为骨质脆弱。分型诊断需基因高通量测序检查。无创性超声是目前产前筛查最为主要手段,多可产前诊断出Ⅱ型病例、Ⅲ型较少,而Ⅰ型和Ⅳ型患者出生前可正常、其他各型病例临床极为罕见。OI目前尚无有效治疗方法,主要是对症处理,如骨折患者可行夹板、石膏、支具等固定,也有报道行下肢多段截骨加髓内钉内固定以纠正长骨畸形;药物治疗用药包括氟化物、维生素D、降钙素和性激素等,目前起主导地位的药物为双膦酸盐,甲状旁腺素氨基端片段、抗硬化蛋白抗体等,药物治疗有望增加骨密度、改善骨骼微结构和降低骨折风险。

4) 软骨发育不全(achondroplasia, ACH):是一种全身软骨发育障碍的非致死性的罕见的常染色体显性遗传疾病,国内发病率为0.18/万,围产期死亡率为0.01‰,主要表现为四肢粗短但躯干近乎正常的侏儒畸形,也称软骨营养障碍性侏儒,多由软骨内成骨缺陷所致,是先天性侏儒症中最常见的一种。病理上,主要是软骨细胞增生、分化受到抑制,软骨内骨化受限,软骨母细胞稀少、排列紊乱,不能形成软骨钙化层,软骨黏液样变性,从而导致骨的长长障碍或生长速度缓慢,但膜内化骨不受影响,骨的长粗正常进行,使得骨骼尤其管状长骨变形。颅底部蝶骨、枕骨的软骨结合处亦有类似的发育障碍。由于骨骺本身并无发育不良,在早期也不会出现关节的退行性变。临床表现包括出生时即可见特殊面容(前额突出、面中部后缩)和非匀称性身材矮小,手呈"三叉状"或"车轮状"展开,常见膝关节过度伸展,而肘关节伸展和旋转受限,四肢短粗、以近端肢体明显,站立时常见"O"形腿、腰椎前凸、臀部后凸等,也可出现一些并发症,如脑积水、严重驼背、中耳炎甚至耳聋和基于脊柱硬化的跛行、进行性肌肉张力减退、行走障碍和大小便失禁等;婴儿期肌张力低下是典型表现,运动发育里程碑的达成通常出现模式异常及时间延迟。尽管颅颈交界区压迫的存在增加了婴儿期死亡的风险,但患者的智力及寿命通常接近正常。大部分 ACH 患者可通过特异性的临床及影像学表现来诊断,一些诊断不明确或表现不典型的患者,分子遗传学技术可用于检测目前唯一已知与 ACH 相关的基因 FGFR3(成纤维细胞生长因子受体 3)的致病性变异(FGFR3 基因突变绝大多数是 1138G>A 突变、少数是 1138G>C 突变),该检测手段能在 99% 的患者中发现致病性变异。ACH 无特殊治疗方法,主要为对症处理,生长激素对部分病例有效、能够提高生长速率,肢体延长手术可使改善患儿外观和肢体功能。

5) 假性软骨发育不全(pseudoachondroplasia, PSACH):是一类以身材矮小、短肢(短肢型侏儒)、骨骺发育不良为特征的更为罕见的常染色体显性或隐性遗传病,发病率为 1/(1.5~2)万,80% 患者为散发病例,男女发病比例为 7:5。研究发现,PSACH 为软骨寡聚物基质蛋白(COMP,又称血小板反应蛋白 5)基因突变所致,热点突变为 c.1417_1419delGAC。COMP 基因突变主要发生在 III 型钙调蛋白样结构域,导致 COMP 无法与钙离子结合、干扰 COMP 折叠,使得突变产物在生长板软骨细胞的内质网中大量蓄积,细胞处于炎症和氧化应激状态,从而最终导致生长板软骨细胞过早死亡、影响长骨生长;而发生在球状羧基末端结构域的 COMP 基因突变,主要致病原理是软骨细胞处于应激状态,使细胞增殖能力降低以及凋亡增加;突变的 COMP 基因也可通过干扰软骨和肌腱细胞外基质中的胶原纤维的形成与组装,包括 II 型胶原蛋白、IX 型胶原蛋白、matrilin-

3(MANT3),导致假性软骨发育不全。此外,COMP 基因突变产物在细胞内蓄积,使 miR-223 上调,干扰脂肪形成与成骨平衡,导致骨密度、骨质量、骨的机械强度及软骨下骨厚度降低。需指出的是,COMP 基因突变可致 PSACH 及多发性骨骺发育不良(multiple epiphyseal dysplasia, MED)两种不同的疾病,但导致 MED 的原因还包括 COL9A1、COL9A2、COL9A3、DTDST 和 MATN3 这 5 种基因突变;同时,PSACH 不一定全是由 COMP 基因突变引起,曾有报道 1 例 COMP 基因正常的 PSACH,该患者具有典型的 PSACH 临床表现及影像学特征,其发病机制可能与 Willebrand 因子相关蛋白——一种细胞外基质多聚糖蛋白有关。此外,PSACH 和 MED 两种疾病的临床表现相互交叉,但一般后者症状较轻,如很少出现脊柱受累情况,甄别需结合临床表现、家族史、影像学及实验室检查。PSACH 实验室检查无明显特征,血钙、血磷等骨代谢指标一般在正常范围内,部分患者维生素 D 缺乏,但血清 COMP 水平显著低于正常人群,血清 COMP 水平的降低可提示其诊断。治疗上,生长激素用于改善其最终身高效果不佳,关节畸形严重者可在成年后进行正畸手术,但整体上预后不甚理想。

低磷性佝偻病(hypophosphatemic rickets, HR)是一组由于血磷水平低和活性维生素 D 生成不足而引起骨骼矿化不良、骨软化的肾失磷性代谢性骨病,为儿童常见的代谢性骨病(尽管也见成年发病者),发病率约为 1/25 000。儿童期常见的 HR 多为遗传性,包括 FGF23 基因突变引起的常染色体显性遗传性低磷性佝偻病(ADHR)、DMP1 基因/ENPP1 基因突变引起的常染色体隐性遗传性低磷性佝偻病(ARHR)、PHEX 基因突变引起的 X 连锁低磷性佝偻病(XLH)、SLC34A3 基因突变引起的伴高钙尿症的遗传性低磷性佝偻病(HHRH)及其他遗传性低磷性佝偻病如表现为皮肤、眼、脑异常和低磷性佝偻病的表皮痣综合征、GNAS 基因突变引起的 McCune-Albright 综合征、由 NF1 基因突变引起的神经纤维瘤 I 型、由 FAM20C 纯合或杂合突变引起的 Raine 综合征等;获得性的 HR 有 Fanconi 综合征

（或由 SLC34A1 基因突变引起但无 FGF23 水平增高）、肿瘤性骨软化症（TIO，一种罕见的副肿瘤综合征，由肿瘤引起肾脏磷重吸收障碍、磷排泄增加导致的低磷血症从而造成骨骼矿化不良）等。研究发现，XLH、ADHR、ARHR、TIO 共同的生化特征即由于肾脏磷回吸收障碍所致的低磷血症，通常情况下，低磷血症会刺激肾脏 1α-羟化酶的活性，使 $1,25$-二羟维生素 D3[$1,25$-$(OH)_2D_3$]升高，但上述 4 种低磷性佝偻病/骨软化症患者血液中活性维生素 D 的水平降低或正常。低血磷抗维生素 D 佝偻病（也称家族性低磷血症或肾性低血磷性佝偻病或抗维生素 D 佝偻病，vitamin D-resistant rickets，VDRR）是 HR 最常见的类型，为一种肾小管遗传缺陷性疾病，多为 X 连锁显性遗传，亦可为常染色体显性或隐性遗传，也有散发病例，为肾小管重吸收磷及肠道吸收磷的原发性缺陷所致：肾小管缺陷，肾脏丢磷使钙、磷代谢紊乱，从而导致佝偻病；其佝偻病症状多发生于 1 岁以后，2～3 岁后仍有活动性佝偻病表现，活动期与恢复期病变常同时存在，血钙多正常、血磷明显降低和尿磷增加，对用一般治疗剂量维生素 D 治疗佝偻病无效时应与本病鉴别。维生素 D 依赖性佝偻病（Vitamin D-dependent rickets，VDDR，即低血钙性抗维生素 D 性佝偻病，也称遗传性维生素 D 抵抗性佝偻病，HVDRR）是一种罕见的常染色体隐性遗传病，包括维生素 D 依赖性佝偻病Ⅰ型和Ⅱ型，血钙降低、血磷正常或稍低、血氨增高并可出现氨基酸尿，男女发病率相同，为常染色体隐性遗传，所涉及的基因主要包括 1α-羟化酶基因、维生素 D 受体基因以及同源 X 染色体肽链内切酶磷酸盐调节基因，分 2 个类型，Ⅰ型为 1α-羟化酶基因突变致肾脏 1α-羟化酶缺陷，使 25-$(OH)D_3$ 转变和生成 $1,25$-二羟维生素 D3[$1,25$-$(OH)_2D_3$]发生障碍，血液中 25-$(OH)D_3$ 升高、$1,25$-$(OH)_2D_3$ 明显降低，为假性维生素 D 缺乏性佝偻病（PDDR）；Ⅱ型为维生素 D 受体基因突变致靶器官 $1,25$-$(OH)_2D_3$ 受体缺陷，对 $1,25$-$(OH)_2D_3$ 的作用抵抗，血液 $1,25$-$(OH)_2D_3$ 浓度增高；两型均有严重的佝偻病临床表现，低钙血症、低磷血症和碱性磷酸酶明显升高及继发性甲状旁腺功能亢进，但仅Ⅰ型患儿可有高氨基酸尿症、Ⅱ型患儿有特征性秃发或伴搐搦与严重肌无力；其通常在出生后 12 周即出现症状，2 岁以前出现佝偻病，可早期出现牙齿病变，如牙折断、磨损、脱落、釉质过少等。一般认为，肾磷酸盐排泄紊乱和失磷，是 HR 的重要原因，辨别这些紊乱也是其治疗关键。HR 临床共同特征主要包括生长发育迟缓、身材矮小、骨骼钙化缺陷及 $1,25$-$(OH)_2D_3$ 生成不足等类佝偻病表现和低磷血症，多在 1 岁左右起病，并常因骨骼畸形、步态异常或身材矮小就诊，首发症状多为骨骼畸形尤以下肢"O"形腿或"X"形腿多见，不能通过 B 超进行产前诊断，治疗困难、仍在探索阶段，活性维生素 D 联合磷酸盐治疗具有改善 HR 骨骼矿化不良、促进身高生长等作用，且 FGF23 或将成为 HR 新的治疗靶点。

（3）影像学表现

X 线平片至今仍是骨骼疾病的一线诊断方法和首选检查技术，具有读片诊断直接、直观和"短（检查时间短）""准（因各种骨病尤其遗传代谢性骨病的平片影像多颇具特征性而诊断精准）""快（读片和报告出具快速）"的特点，加之儿童尤其新生儿和低龄儿童 CT、MRI 扫描无法自主配合、常需药物镇静甚至全麻状态下方可完成检查，只能作为有效补充手段、完善其诊断，尽管其中 MRI 对软骨及病变揭示效果得天独厚。

HPP 骨病在影像学上主要呈骨矿化不足的表现，骨密度减低、骨皮质模糊、先期钙化带增宽，可并发骨折。长骨常同时伴骨干弯曲，干骺端膨大、呈杯口状及毛刷样改变，骨骺发育小或出现延迟；颅骨常伴颅缝增宽，牙齿主要表现为乳牙过早脱落、缺失及严重龋齿等。但不同年龄、不同分型，影像学表现呈多样性特点。围生期致死型患者 X 线表现为严重骨矿化不足甚至骨结构的完全缺失，前臂或腿部骨骨干出现骨/软骨刺突起（Bowdler 骨刺）对本病具有诊断意义。婴儿期 HPP 可出现佝偻病样改变、骨缝增宽，成年期 HPP 可见愈合不良的应力性骨折（好发于趾骨）和假性骨折（疏松带侧向假性骨折，好发部位为股骨转子下）、骨质疏松、软骨钙质沉着症，部分病例可表现为二水焦磷酸钙结晶沉积、焦磷酸盐关节病和钙化性关节炎。X线平片即可评估HPP所导致的骨矿化不全、佝偻病及其严重程度，MRI表现研究鲜见，其不仅有助于发现骨结构的早期改变或骨骼肌肉系统炎症征象，对合并慢性疼痛的HPP患者，MRI可及时发现长骨干骺端局部充血或水肿。超声检查可发现肾结石或肾脏钙质沉着，而且其为产前诊断的重要手段，若妊娠中期发现管状骨的骨干尚未骨化则可高度怀疑HPP，应用3D超声可直观揭示面部、四肢、椎骨、肋骨和颅骨等骨骼发育不良，发现胸廓较小和/或多处肋骨骨折提示出生后呼吸困难，死亡风险更大。产前CT是超声检查怀疑骨骼发育不良的进一步检查方法，宜于妊娠30周以后采用低剂量螺旋扫描及VR重建观察与诊断。

MPS骨病的影像学尤其X线平片检查为重要的诊断依据，影像学表现或与骺板软骨细胞正常增厚发生障碍有关，多表现为骨生长缓慢、成熟障碍及形态异常，各型MPS影像学表现不尽相同。胸腰椎、肋骨及四肢长骨MPS的X线影像表现较为典型，临床诊断价值肯定。胸片可发现肋骨似"飘带样"，肋骨后部较细而前部呈飘带样增宽（图6-60）；脊柱侧位片显示胸腰椎发育不良，局部生理曲度陡然异常后突，椎体前缘呈"鸟嘴样"突起（图6-61），其中Ⅰ型椎体前鸟嘴样发生在椎体下缘而Ⅳ型发生在椎体中部；四肢骨骨干粗短、髓腔膨胀、皮质变薄、可伴骨小梁模糊，上肢较下肢明显，桡骨下端骨骺向尺侧成角、导致尺桡骨远端关节面呈相对的倾斜位，掌、指骨增粗且掌骨近端、指骨远端变细变尖，各指骨似"子弹头"样（图6-62）。颅骨呈舟状，部分患者蝶鞍增宽、变浅，板障增宽或局限性内板增厚，眶顶和颅底骨致密硬化，部分患儿前额明显突起，蝶窦及乳突气化不良。骨盆髋臼变浅，髋关节间隙和耻骨联合增宽，髋臼及股骨头发育不良，可伴髋外翻。Hurler综合征的骨骼表现较典型，出生后即可出现骨损且累及全身骨骼系统，四肢管状骨变短、增粗，骨干的一端或两端变尖，常以生长慢的一侧明显，早期骨皮质增厚、髓腔变窄，晚期骨皮质变

薄、髓腔增宽；$L_{1\sim2}$椎体发育不良、细小呈前上部缺如下部喙状突出状，并向后移位致脊柱以此为中心向后成角畸形，其他椎体上下缘膨隆呈类圆形，椎弓根细长；肋骨脊柱端变细，远段增宽，形似"飘带"（"飘带征"）；髂骨底部发育不良、变窄，致髋臼角加大、髋内翻或外翻；头颅常不对称性增大、颅盖骨增大、颅底骨较小，呈舟状颅，前额明显突出，颅骨板障增宽、内板增厚，蝶鞍较浅、前后径增大形似横置的小提琴状，眶顶和颅底致密硬化，眼眶间距加大，下颌骨髁状突变扁平或凹陷。Ⅳ型骨损出现较晚，累及除颅骨外的全身各骨（颅骨、蝶鞍无明显改变）尤以脊柱及四肢骨骼为重，引起普遍性严重骨质疏松，脊柱改变以胸椎或T_{12}、L_1椎体为重，主要病变是椎骨骨化不全致椎体变扁变形、近似等腰三角形，椎体的上下缘不规则，椎间隙增宽，椎体前缘中部呈舌状突起并随年龄增加逐渐加重和畸形变，如联合椎体畸形、脊椎滑脱及脊柱呈"S"形弯曲等；四肢短小和畸形，骨皮质菲薄，骨小梁稀疏，较细骨小梁消失、较粗骨小梁因受应力作用而纵行排列，四肢骨的关节呈球状肿大，腕关节松弛过伸，膝关节的胫骨关节面向外下方倾斜呈膝外翻，骨盆变窄，髋臼上缘骨化不良，髋关节脱位，髋外翻，股骨头压缩变扁、碎裂，股骨颈短而宽或正常。MPS可累及包括中枢神经系统在内的其他系统，可出现肝脾增大、视网膜变性、脑白质病、脑积水等，尽管黏多糖沉积主要发生于神经元，但进行性加重的脑白质营养不良样白质变性改变更具影像特征，为黏多糖浸润或沉积及髓鞘形成不足所致，MRI上呈局灶性或广泛白质异常长T_1、长T_2信号及T_2-FLAIR高信号改变，但DWI上多无弥散受限征象，脑后部尤其双侧脑室后角旁白质病变表现较为突出，或伴灰、白质界面不清、脑萎缩等改变（图6-61）。CT显示脑白质病变无MRI敏感。脑积水系由黏多糖沉积于脑脊膜下导致脑脊液循环不畅、吸收障碍而引起的。

OI影像学上主要表现为骨质的缺乏、普遍骨质稀疏，先天型和迟发型骨损表现有所不同，前者多表现为全身长骨的多发性骨折伴骨痂形成及骨骼变形，后者表现为明显的骨质疏松伴多发骨折。

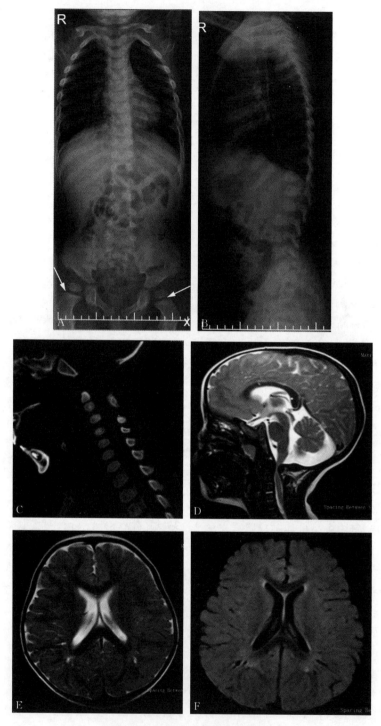

图 6-60　黏多糖病影像学表现

　　注:患儿,男,21月龄。正(A)侧位(B)X线平片显示胸腰椎生理曲度异常、$T_{11\sim12}$椎体局部陡然后突,腰椎前缘呈鸟嘴状突出,肋骨前部飘带样增宽,骨盆变形、髋关节间隙和耻骨联合增宽、髋臼及股骨头发育不良,髂骨下部逐渐变窄、髋臼顶陡峭、髋外翻、股骨近端生长板增宽(箭)。矢状面CT(C)、MRI(D)显示颅增大呈舟状畸形、颅板增厚、前额突起、蝶鞍扁宽、蝶窦气化不良、齿状突发育不良伴周围软组织增厚、枕骨大孔狭窄,颅脑轴位$T_2WI(E)$、T_2-FLAIR(F)显示双侧脑室旁尤其三角区白质稀疏、VR间隙增宽及局灶性白质髓鞘化异常改变。

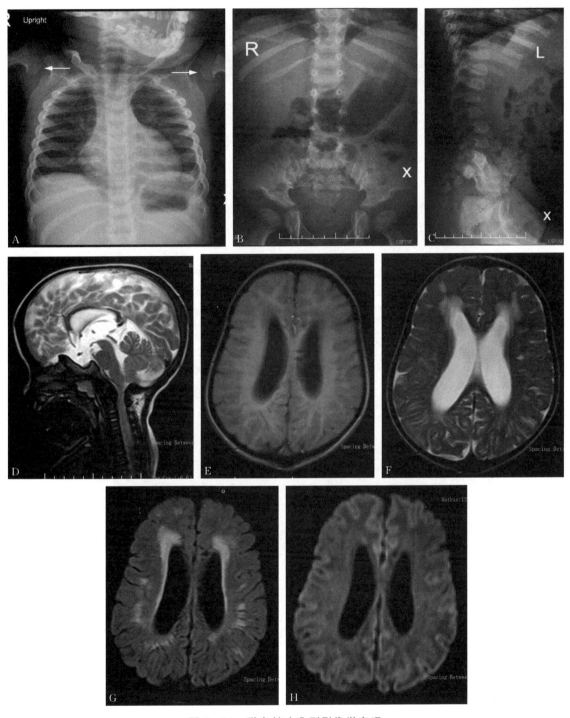

图 6-61　黏多糖病 I 型影像学表现

注：患儿，女，7 岁。胸部 X 线平片（A）及腰椎正（B）、侧位（C）X 线平片显示胸腰椎生理曲度异常及 T_{12}～L_1 椎体局部后突、腰椎前下缘呈鸟嘴状前上突出、肋骨前部飘带样增宽、骨盆变形、双侧髋关节间隙和耻骨联合增宽及髋臼、股骨头及肱骨头（箭）明显发育不良与变形，矢状面 T_2WI（D）显示舟状颅畸形、颅板增厚、前额明显突起、蝶鞍扁宽、蝶窦气化不良及枕骨大孔狭窄。颅脑轴位 T_1WI（E）、T_2WI（F）、T_2-FLAIR（G）及 DWI（H）显示侧脑室旁及皮层下广泛白质异常长 T_1、长 T_2 信号影，T_2-FLAIR 上呈高信号改变，但 DWI 上未见弥散受限征象，灰、白质界面不清，伴轻度脑积水及脑萎缩改变。

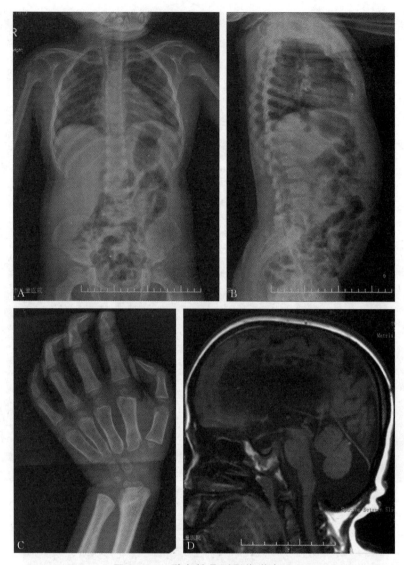

图 6-62　黏多糖Ⅱ型影像学表现

注:患儿,女,9岁1个月。胸腹部正(A)、侧位(B)X线平片显示胸腰椎生理曲度异常及 T_{12}~L_1 椎体局部后突,腰椎椎体后宽前窄、呈鸟嘴样上翘,肋骨呈"飘带样"异常改变。骨龄片(C)显示腕关节及指关节屈曲畸形、伸直展平障碍,掌、指骨增粗且掌骨近段、指骨远段尖细呈"子弹头样"改变,手远端关节呈爪状,骨龄评估相当于5岁,明显延迟。矢状面 $T_1WI(D)$ 显示舟状颅畸形、脑发育不良、中度脑积水及侧脑室旁多发脑软化灶。

长骨表现为骨干细长但两端相对膨大呈杵状(骨干膜内成骨发生障碍可致骨干变细、但由于软骨钙化和软骨内成骨依然正常而使组成关节的骨端相对粗大),干骺端见多道横行致密线(图6-63)、干骺端近骺软骨盘处密度增高而不均匀,骨小梁稀少呈半透光状,皮质菲薄如铅笔画,髓腔相对变大,重者伴囊性变,多处见新鲜或陈旧性骨折甚至形成丰富的被误以为骨肉瘤的球状骨痂,

皮质缺损毛糙,骨干弯曲或伴假性假关节形成,偶见骨皮质较厚、骨干过粗,称"厚骨型"。肋骨从肋角处向下弯曲、常伴多发骨折。骨龄延迟,手指呈花生样改变。牙槽骨吸收。骨盆呈三角形、盆腔变小。头前后凸出、枕部下垂,颅骨异常、颅底扁平、前囟宽大,乳突硬化。椎体变薄呈双凹形,骨小梁稀少,椎间盘呈双凸形代偿性膨大,可伴脊柱侧弯或后凸畸形;也可表现为小椎体、椎弓根增

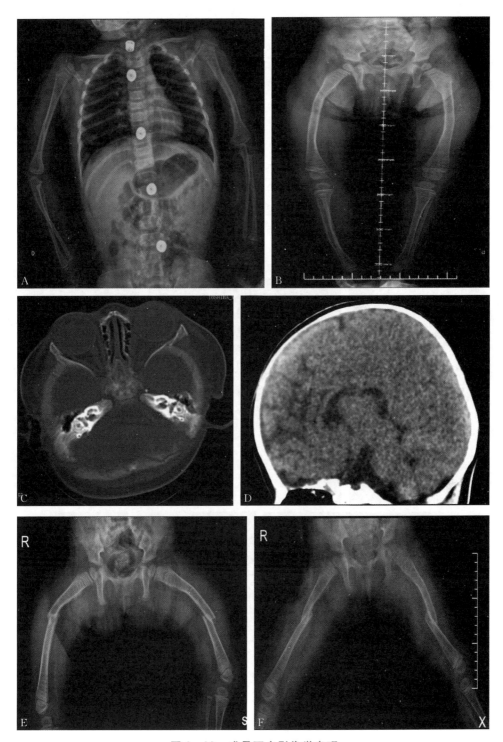

图 6-63　成骨不全影像学表现

注:患儿,女,1 岁 11 个月,出生后 2 个月时即确诊为成骨不全。X 线平片(A、B)显示双侧肱骨、尺桡骨、股骨及胫腓骨的骨干细长、略弯曲,广泛弥漫性骨量减少、骨密度低,干骺端膨大并见多道横向致密线影(弹簧状生长障碍线),骨小梁稀少、皮质菲薄、生长板增宽;肋骨从肋角处向下弯曲,骨盆畸形、盆腔小。颅脑 CT(C、D)显示头后部凸出、颅底扁平、乳突硬化表现。2 岁 5 个月时发生双侧股骨中段骨折(E)、2 岁 9 个月时复查(F)示骨痂形成、错位愈合与畸形,骨盆畸形和股骨及所示胫腓骨病理改变较近 1 年前无明显改善。

长。部分患者因骨软化可引起髋臼和股骨头向骨盆内凹陷,骨骺内可伴钙化灶(可能由于软骨内成骨过程中软骨内钙质未吸收所致)。CT尤其MRI对酷似骨肿瘤的球形增生性骨痂的甄别颇有帮助,功能成像如DWI及增强MRI的鉴别诊断价值更高。

不同于OI的骨密度减低、皮质变薄及易骨折、畸形变等异常,ACH一般无骨密度降低、也无骨折改变。其典型X线征象,包括:①$L_{1\sim5}$椎弓根间距自上而下逐渐减小或等宽(与正常逐渐变宽相反),连线呈"V"形,椎弓根增粗,椎体前缘变

尖呈"弹丸"状或后缘凹陷或椎体楔形变(图6-64)。②长管状骨粗短而弯曲,骨皮质厚,干骺端宽、呈喇叭状(图6-65),骨骺出现延迟,可见斑点状骨骺,股骨远端生长板呈倒"V"形,且肢体近端和内侧受累甚于远端和外侧,如股骨较胫腓骨而肱骨较尺桡骨更为粗短,腓骨相对于胫骨过度生长时可导致下肢成角畸形与膝内翻,年龄越长,这些特征越明显。这是由于生长板较正常的薄,骺软骨生长发育障碍,软骨母细胞稀少而不能形成软骨钙化层,而骨膜化骨正常,长骨骨干正常长粗却不能正常长长,使得长骨变得粗短。

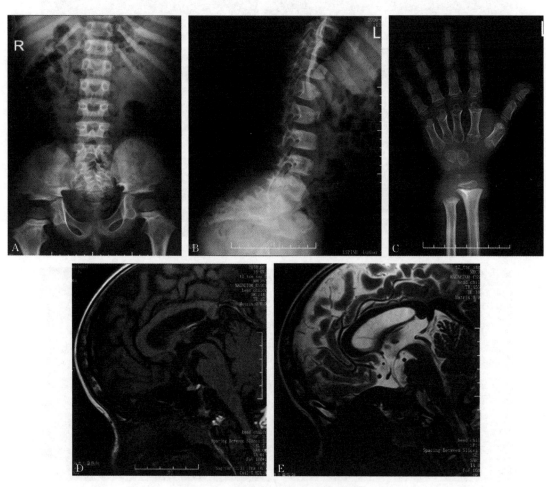

图6-64 软骨发育不全影像学表现

注:患儿,男,6岁8个月。X线正位平片(A)显示$L_{1\sim5}$椎弓根间距由上而下逐渐变小,呈"V"型,骨盆宽而浅,呈三角形,髂骨翼变短变宽呈方形,髋臼顶扁平、髋外翻,坐骨切迹小,股骨颈粗短,股骨干骺端增宽,骨骺密度较低;腰椎侧位片(B)显示$L_{1\sim2}$椎体前缘变尖呈弹丸状。7岁3个月时手腕部骨龄(C)仅约4岁,骨龄延迟,诸骨塑形异常且中指与环指不能并拢(即"三叉戟手")。MRI矢状面$T_1WI(D)$、$T_2WI(E)$显示斜坡蝶骨、枕骨结合处软骨发育障碍,失去正常形态,枕骨大孔狭窄,轻度幕上脑积水。

③手腕部骨龄延迟,中指与环指不能并拢、表现为"三叉状"手或"车轮状"手(图6-64)。④骨盆宽而浅、呈三角形,髂骨翼呈方形,坐骨切迹小(图6-65)。⑤其他,如肘关节屈曲挛缩及桡骨头脱位,下肢短而弯曲呈弓形,肌肉尤显臃肿。ACH骨骼MRI检查相关报道少,其对揭示平片无法显示的软骨病理改变如软骨增厚、不同阶段软骨改变及评估脊髓受压情况有较明确的临床价值。直接矢状面T_1WI、T_2WI或加T_2-FLAIR可直观揭示蝶枕软骨连接发育异常、枕骨大孔狭窄、寰枢椎不稳及脊髓背侧和蛛网膜下隙受压、脑积水等情况(图6-64)。MRI显示脊柱椎体呈方形,椎体前缘为明显增厚软骨(对应X线平片所示的椎体前缘变窄征象,因为软骨无法显示于平片上),

上下缘软骨厚薄不均、呈深浅凹陷表现,椎体后缘呈扇形,终板椎间盘后突、椎管横径变窄、椎管狭窄、硬膜囊及脊髓受压,患儿年龄越大征象越明显。MRI可见骨盆组成骨之间软骨增厚、骨盆较小,髋臼软骨增厚、扁平,股骨头骺软骨明显增厚增宽、骨组织量少,不成形且T_1WI、T_2WI上信号均较高,髋臼与股骨头大小不相吻合甚至髋内翻征象;年长患儿膝关节软骨信号可不均匀并见斑片状高信号,为干骺端软骨明显黏液样变性所致;股骨及胫腓骨等长骨生长板软骨形态失常、边缘模糊、分层消失且信号异常。

　　PSACH病变常广泛累及脊椎和管状长骨骨骺及干骺端,但颅面骨不受侵犯、颅面及智力发育正常系其特点。为此,其影像学尤其脊柱和骨盆

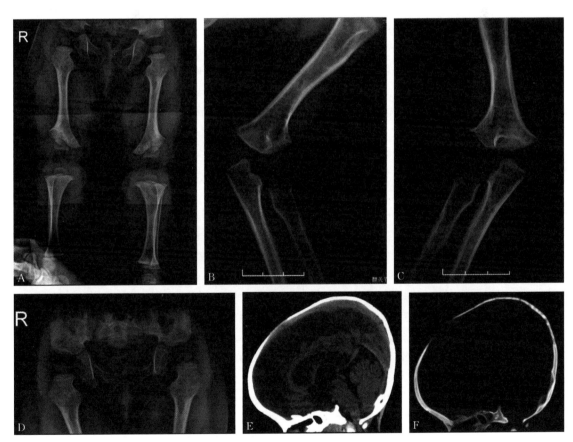

图6-65　软骨发育不良影像学表现

注:患儿,女,2岁。双侧下肢骨(A)及左(B)、右侧(C)上肢骨粗短,股骨较胫腓骨、肱骨较尺桡骨及胫骨较腓骨改变更为明显,腓骨反而比胫骨长;骨干骨皮质厚,干骺端扩展宽大并呈喇叭状,股骨远端生长板呈倒"V"形。骨盆(D)宽而浅、髂骨翼呈方形,髋臼浅平。CT矢状面重建(E、F)显示斜坡蝶枕联合软骨发育障碍、失去正常形态,蝶鞍浅,斜坡短,枕骨大孔狭窄,轻度幕上脑积水。

X线平片影像也颇具特征性(图6-66),主要特征包括:①脊柱枢椎齿状突多有发育不良,椎体不同程度变扁变宽,椎体上下缘多不规则、略呈双凸变形、形似横置的"花瓶"状,椎体前缘上下角缺损而呈台阶状,椎间隙相应增宽,腰椎弓根间距正常(不同于ACH的逐渐变小)、椎管无明显狭窄,至青春期部分椎体可恢复正常。②骨盆发育小,髂骨上下径变短、下部增宽,髋臼角多变小,髋臼顶扁平、边缘不规则,髋内翻,骶骨小,骶髂关节面不规则。③手足部短管状骨短粗、近乎等长呈叉状,骨龄延迟。④肋骨增宽但无明显飘带征,肋骨前后端临时钙化带呈杯口状致密影、形如括弧状而称之为"括弧征"。⑤四肢管状骨近端和远端受累程度较一致,长骨明显短缩,两侧干骺端扩张宽展、边缘刺状突出呈干骺端包埋状,骨骺发育延迟或发育较小、形态不规整、边缘不光滑,关节面倾斜、胫骨两端常向内侧倾斜而形成"O"型腿,股骨颈短、颈干角变小、股骨头小而不规则。

由于低磷血症及活性维生素D生成不足,HR导致了骨骺、骺板软骨内化骨障碍及骨化、矿化不良与骨软化。但各种HR骨骼影像学特异性不强,主要表现为类似营养性维生素D佝偻病骨病影像特征(钙盐沉积不足、骨质软化及骺软骨成骨障碍),早期易与维生素D缺乏性佝偻病相混淆而延误治疗(但单独应用维生素D治疗不敏感),故而诊断HR时常已出现严重的骨骼畸形,如身材矮小、膝内/外翻、髋内翻、胫骨扭转畸形等。早期X线平片上,由于钙盐沉着不足,先期钙化带密度减低、不规则、模糊、变薄甚至消失,其下可见透亮带,进而干骺端破损、增宽且呈杯状或毛刷状改变,二次骨化中心出现延迟,骨骺轮廓不清,骨骺与干骺端间距加大(骺软骨板增宽),骨小梁模糊,骨干弯曲变形且弯曲面皮质变厚而外突面皮质变薄(图6-67);中晚期可见不规则性钙化线、钙化带致密性增厚及骨骼畸形等异常改变。低血磷抗维生素D佝偻病(VDRR)影像学上可见轻重不等、典型佝偻病及骨软化征象(图6-68),活动期与恢复期病变常同时存在,在股骨、胫骨最易查出,干骺端增宽呈碎片状,骨小梁粗大,胫骨近端、远端以及股骨、桡骨、尺骨远端干骺端皆可

出现杯口状改变,骨龄落后,膝外翻或内翻,实验室检查血清磷下降、血钙正常或稍低。维生素D依赖性佝偻病(VDDR)表现为典型佝偻病及骨软化影像征象,但实验室检查血清钙下降、血磷正常或稍低,且Ⅰ型VDDR血清$1,25-(OH)_2D_3$降低或不能测出而Ⅱ型则正常或升高。

(4)诊断要点

遗传及代谢性骨病诊断主要依据:①典型临床症状与体征,包括特殊面容及体格体形;②家族史,尤其家族中有相关遗传代谢性疾病患者对早期诊断有帮助;③影像学尤其是X线平片的典型影像表现;④实验室检查,如MPS尿中黏多糖定性试验阳性、骨髓中特殊颗粒阳性等;⑤基因检测,如ACH的*FGFR3*基因突变等、PSACH的*COMP*基因突变等。一般综合分析患者的临床表现、家族史、影像学检查及相关实验室检查结果,明确诊断有些也不是太难。

(5)鉴别诊断

遗传性骨病系一组与骨骼发育相关基因和蛋白异常的疾病,包括*FGFR3*相关疾病、2型胶原蛋白障碍相关疾病、硫酸化障碍相关疾病、串珠蛋白聚糖相关疾病、*TRPV4*相关疾病、多发型软骨发育不良和假性软骨发育不良、严重椎骨发育不良、成骨不全症等。代谢性骨病是指机体因先天性或后天性因素破坏或干扰了正常骨代谢与生化状态和过程,导致骨生化代谢障碍而发生的骨骼疾病,包括骨吸收、骨生长和矿物质沉积3个面的异常而引起的骨质疏松、骨质软化、骨质硬化等。遗传性骨病有代谢问题、代谢性骨病有遗传因素,且各种遗传及代谢性骨病包括临床及影像学表现各有特点甚至颇具特征性,但也有交叉甚至混淆鉴别诊断之处,容易导致误诊误治,甄别非常重要。

HPP四肢长骨X线平片影像表现类似维生素D缺乏性佝偻病的,可见临时钙化带不规则毛糙、部分或完全消失,干骺端呈"杯口样"改变,但维生素D治疗无效;其与ACH甄别要点是,后者一般无骨密度降低,腰椎椎弓根间距自上而下逐渐变小呈V型,四肢长骨对称性粗短,干骺端增宽、倾斜状或凹陷,骨骺延迟并见包埋,颅底缩短,

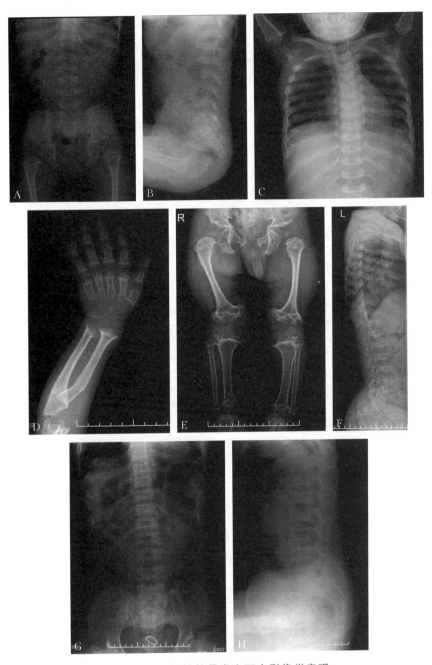

图 6-66　假性软骨发育不全影像学表现

　　注：患儿，男，7岁。腹盆部正（A）、侧位（B）X线平片，显示椎体上下缘不规则略呈双凸变形，形似"横置的花瓶"，腰椎椎弓根间距正常，侧位上椎体前缘上下角缺损呈台阶状，椎体后缘无明显凹陷，椎间隙增宽；骨盆发育小，耻骨联合间距宽，髂骨方型，坐骨粗短，髋臼顶扁平、边缘不规则，髋内翻，股骨干骺端增宽不规则、侧缘刺状突出，股骨头小、不规则，骺板增宽。胸片（C）显示肋骨前后端杯口状临时钙化带呈"括弧征"改变、无"飘带征"，胸椎扁平、椎间隙增宽，肩胛骨上下径短缩、下角钝，所示肱骨近端骨骺扁小、边缘不规则且干骺端不规则宽展、侧缘刺状突出。骨龄片（D）显示手腕部骨龄延迟，诸骨塑形异常，掌骨、指骨短粗、几乎等长变形，尺桡骨干骺端不规则、增宽且密度不均，腕关节、肘关节不规则增大、关节间隙增宽，桡骨骨干略弯曲。药物治疗后3年后复查下肢正位（E）及脊柱侧位（F）X线平片，显示所示骨骼广泛骨密度减低，长骨干骺端膨大、不规则，骨骺小、边缘毛糙，髋关节、膝关节及髋关节增大、变形及内翻改变；脊柱及骨盆病变无明显改善，胸腰椎普遍扁平、前缘呈喙状、椎间隙明显增宽。同时查其母腰骶椎正（G）、侧位（H）X线平片揭示椎体、骨盆、髋关节及肋骨等类似异常改变但病变程度较轻。

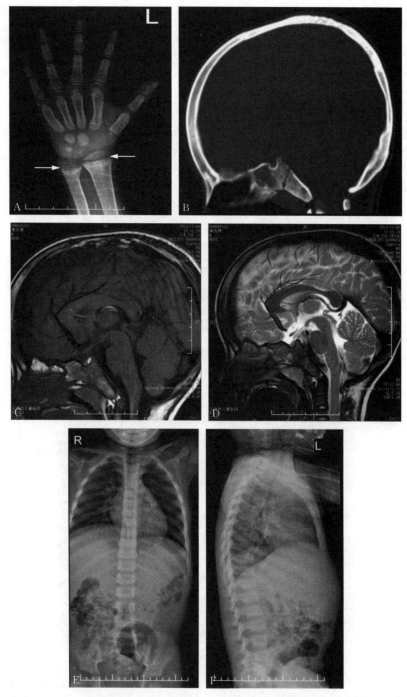

图 6 - 67　低磷性佝偻病影像学表现

注:患儿,男,4岁3个月。患儿出生后即发现双下肢骨骼畸形,入院体格检查双下肢呈"X"形、身材矮小但匀称,多次查血磷较低、血碱性磷酸酶升高,但肾功能及血 25 -(OH)D$_3$ 等正常。手腕部骨龄片(A)显示骨龄尚属正常,诸骨骨小梁稀疏、骨密度减低,尺桡骨远端干骺端增宽,桡骨干骺端呈毛刷状、尺骨干骺端呈杯口状,干骺端边缘较模糊,生长板破损、形态不规则(箭),桡骨远端骨化中心较小较扁、尺骨远端骨化中心未出现。颅骨板较厚且厚薄不均、骨质稀疏(B~D),斜坡较短,板障尤厚且CT(B)上密度不均,T$_1$WI(C)、T$_2$WI(D)上信号较高且不均匀。胸腹部正(E)、侧位(F)平片显示,肋骨及胸廓轻度变形,肋骨前端膨大呈"串珠"状,脊柱骨质稀疏、密度较低,椎体略扁平,椎间隙较宽,所示骨盆形态异常及骨质稀疏。

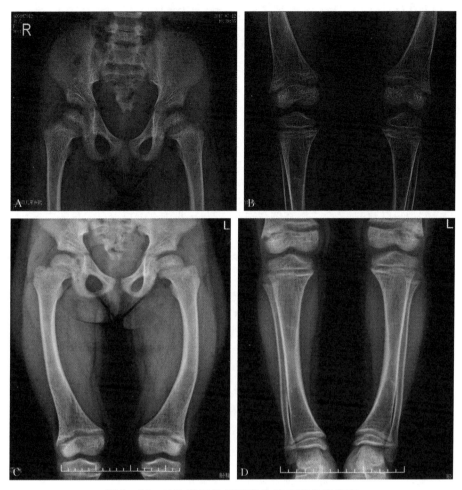

图 6-68 X 连锁显性低磷性佝偻病影像学表现

注:患儿,女,X 连锁显性低磷性佝偻病(*PHEX* 基因测序突变位点 C.1645+1G>A)。4 岁时查下肢 X 线平片(A、B),显示骨盆及下肢诸骨骨密度减低,骨小梁稀疏、粗大呈长条状,双侧股骨略弯曲变形,诸长骨干骺端膨大增宽、边缘较毛糙并呈杯口样改变,骨骺与干骺端间距增宽,临时钙化带几乎消失。7 岁时随访下肢 X 线平片(C、D),仍示骨密度减低、密度不均匀但较前略有好转,长骨干骺端仍宽大、不规则,骺板仍较宽,但临时钙化带较明显,双侧股骨、胫骨弯曲程度较前进展且弯曲面皮质增厚而外突面皮质变薄明显。

枕骨大孔缩窄,ALP 正常;与 OI 鉴别要点是,后者四肢长骨密度减低,但一般无干骺端"杯口状"改变;HPP 确诊主要依据血清碱性磷酸酶活性检测和分子遗传学检测,而 *FGFR3* 基因检测是目前诊断 ACH 最为准确的检测和诊断方法。

ACH 与同样为 *FGFR3* 基因突变的常染色体显性遗传的软骨发育低下(HCH)鉴别要点是,后者虽亦呈四肢短小、躯干相对较长的不成比例的短肢型侏儒,但其临床及影像学表现较 ACH 轻,腰椎弓根间距轻微逐渐变窄或未增宽,轻中度的

短指(或短趾)畸形,股骨颈短,髂骨变短呈方型。ACH 与 PSACH 甄别要点是,后者出生时正常、2 岁后出现发育迟缓,头不大、面容正常,腰椎椎弓根间距正常,中度短指/趾畸形,手、膝、踝部韧带松弛及关节伸展过度。尽管如此,但 ACH、HCH、PSACH 三种疾病有时只从临床特征及影像学表现上仍很难鉴别,需进一步进行致病基因的分析。三种疾病的遗传方式均为常染色体遗传,ACH 和 HCH 的致病基因均为 *FGFR3* 基因,但突变位点不同,ACH 多为第 10 外显子的 1 138

位核酸(即 G1138A),HCH 多为第 13 外显子的 1620 位核苷酸(即 N540K),而 PSACH 的致病基因为 COMP 基因。

此外,PSACH 还需与脊柱骨骺发育不良(SEDC)、多发性骨骺发育不良(MED)等疾病相互鉴别诊断。SEDC 为常染色体显性遗传的软骨发育异常疾病,发病率约 1/10 万,表现为短躯干侏儒、一半伴发近视,影像学上脊椎普遍扁平,椎体呈卵圆形或梨形,椎间隙变窄,胸椎尤著;枢椎齿状突发育不良,手足骨骼影像大致正常。MED 临床症状易变,有自行好转的趋势,主要表现为关节疼痛、僵硬及轻中度的身材矮小,其临床表现和遗传方式具有显著的遗传异质性,遗传方式以外显完全的常染色体显性遗传为主、少数为隐性遗传,常染色体显性 MED 中的一些类型和 PSACH 一样由 COMP 基因突变所致、呈现等位基因异质性的特征,常染色体显性 MED 中的其他类型分别由编码 IX 型胶原蛋白 α1 链的 COL9A1 基因、α2 链的 COL9A2 基因、α3 链的 COL9A3 基因和 matrilin-3(MATN3)基因突变引起,编码畸形发育不良硫酸盐转移因子(DTDST)的基因突变则导致了隐性 MED。MED 分轻型(Riing 型)和重型(Fairbank 型),前者多发性骨骺发育异常、骨骺扁,手部骨质病变较轻微;后者骨骺小,腕骨骨化中心延迟,掌指骨骼变明显,可见退行性关节病改变。此外,PSACH 和 MED 两种疾病的临床表现相互交叉,但一般后者症状较轻如很少出现脊柱受累情况,甄别需结合临床表现、家族史、影像学及实验室检查。PSACH 实验室检查无明显特征,血钙、血磷等骨代谢指标一般在正常范围内,部分患者维生素 D 缺乏,但血清 COMP 水平显著低于正常人群,血清 COMP 水平的降低可提示其诊断。

同时,遗传代谢性骨病与肾性骨营养不良等疾病临床及影像学表现多有交叉与重叠,但其治疗及预后完全不同,及时早期有效甄别意义重大。后者即肾性骨病系肾小球或肾小管功能障碍所引起的骨骼疾病,影像学上肾小球性肾性骨病表现为佝偻病、骨质软化、纤维囊性骨炎及骨硬化等征象,肾小管性肾性骨病(较少见)以佝偻病及骨质软化为主,发生纤维囊性骨炎和骨质硬化少。其中,肾小管酸中毒(renal tubular acidosis, RTA)是由于先天性或继发性原因致近曲小管对 HCO3⁻ 重吸收障碍和/或远曲小管排泌氢离子障碍所产生的一组临床综合征。RTA-I 型为远端肾小管酸中毒,儿童多为家族性常染色体显性遗传病(也有隐性遗传和特发病例),常伴高钙尿;RTA-II 型为近端肾小管酸中毒,常伴严重遗传性疾病如 Fanconi 综合征、Wilson 病、Lowe 综合征等;RTA-III 型为混合型肾小管酸中毒,I 型、II 型并存,临床表现同 I 型但尿重碳酸盐丢失比 I 型多;RTA-IV 型为一种散发于成年人中可无临床症状的轻度肾功能不全疾病。影像学上,RTA 骨骼显示骨密度普遍降低、骨质疏松和佝偻病表现(图 6-69),可伴陈旧性骨折,其他可见泌尿系结石和肾钙化影像征象。范科尼综合征(Fanconi Syndrome, FS)在发病机制、临床诊断、影像学特征(图 6-70)和治疗诸方面与 RTA 存在异同点,其系原发性或获得性近端和/或远端肾小管多种功能异常所致。继发性 FS 包括继发于遗传性疾病与继发于后天获得性疾病的。原发性 FS 是一类罕见的常染色体隐性遗传病,因 HNF4A 等基因缺陷导致近端肾小管功能障碍、重吸收受阻引发营养物质丢失及电解质紊乱、从而产生以多饮、多尿、生长发育落后、佝偻病为主要表现的一组征候群,分婴儿型、成人型和特发型(刷状缘缺失型)3 个类型。婴儿型表现为小儿维生素 D 缺乏病,包括有急性型和慢性型,前者起病早,新生儿期或婴儿期即发病,部分患儿预后较差,常因尿毒症或继发感染死亡;后者多于 2 岁以后发病,症状较轻,表现为抗维生素 D 性佝偻病及侏儒症。成人型 10～20 岁以后起病,常有氨基酸尿、糖尿、磷酸盐尿、高血氯性酸中毒、低钾血症等多种肾小管功能障碍,临床及影像学突出表现是骨软化症和骨质软化改变。特发型 FS 系近曲小管刷状缘完全缺失所致,该型葡萄糖及各种氨基酸载运系统完全丧失,导致这些物质清除率近于肾小球滤过率,骨软化及肾性糖尿、氨基酸尿、高磷酸尿症状重。

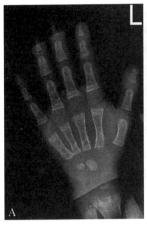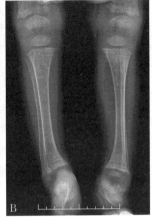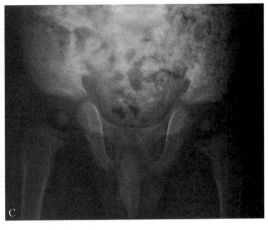

图 6-69　肾小管酸中毒Ⅰ型影像学表现

注：患儿，男，3 岁 4 个月。因"发现血钾低近 3 年"入院。骨龄 X 线平片（A）显示骨龄 3 岁，正常，但左手诸骨呈佝偻病改变，广泛骨密度减低，尺、桡骨远端及掌骨近、远端干骺端密度不均及毛刷样改变；双侧胫腓骨正位片（B）显示双股骨远端干骺端及胫、腓骨近、远端干骺端毛糙，密度不均，诸骨骨密度弥漫性减低；双侧髋关节正位片（C）显示骨盆诸骨及股骨密度减低，股骨颈干骺端毛糙及轻度杯口样改变。

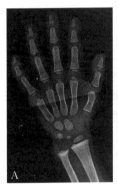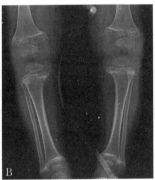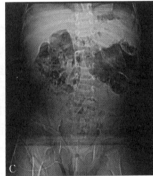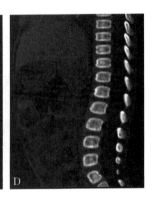

图 6-70　婴儿型范科尼综合征影像学表现

注：患儿，女，3 岁 5 个月。因"病初多饮多尿，检查发现血肌酐升高 2 年余"入院。手腕部骨龄 X 线平片（A）揭示骨龄 1.5 岁，骨龄延迟大于 2 个标准差；尺、桡骨及掌骨远端干骺端较毛糙与杯口样改变。其 1 岁 7 个月时住院即明确原发性范科尼综合征诊断，表现为低血磷性骨软化及佝偻病，当时查胫腓骨 X 线平片（B）显示双侧股骨远端及双侧胫腓骨近、远端干骺端密度不均，呈毛刷状及杯口样改变，诸骨骨密度较低；腹部 CT 定位（C）及矢状面重建图像（D）显示腰椎、盆骨及股骨广泛骨密度降低，所示椎体缘不规则，部分胸椎较扁平。

6.13　儿童钙化性椎间盘病

（1）概述

儿童钙化性椎间盘病即儿童椎间盘钙化（intervertebral disc calcification，IVDC），是一种少见的儿童椎间盘内发生钙化现象、呈自限性过程的良性疾病。儿童 IVDC 于 1924 年由 Baron 首次报道后，至今文献报道仅约 400 例病例，且以个案

报告为主，尽管近年由于 CT、MRI 广泛应用、临床报道略有增多。

（2）病理

与创伤性、感染性、退行性、代谢性疾病等所致的椎间盘钙化不同，儿童 IVDC 是一种独立的疾病，新生儿期至青春期儿童均可发病，发病高峰为 5～12 岁、几无性别差异，多为单个椎间盘受累，亦可多发累及 2 个或多个椎间盘，好发于颈部，其次为胸椎和腰椎。少数病例合并先心病。

病因不明,尚存多种学说:①外伤学说。外伤后椎间盘出现局部血肿,血肿演变机化和钙化。但研究发现,既往报道的小儿椎间盘钙化病例中,有明确外伤史者仅占30%左右,或因儿童活动量较大、轻微外伤未引起足够重视。②感染学说。有研究发现,约30%患者可出现血沉增快,白细胞增高。也有研究者认为,小儿椎间盘血运丰富,有邻近椎体终板穿通血管供血,细菌可能通过血液进入椎间盘。然而,文献报道绝大多数病例未使用抗生素钙化即可消失。③其他。如新陈代谢障碍学说、血供障碍学说、脊柱畸形失稳学说等,但目前支持者较少。

儿童IVDC组织学研究发现,钙化仅限于椎间盘髓核,主要表现为髓核组织钙盐沉积与胶原增生;椎间盘钙化的髓核可以向各种方向膨出甚至脱出,多见向前后或上下方向呈边缘性或中心性凸出,髓核组织通过软骨终板和骨性终板向相邻椎体内突出可形成许莫氏结节(由Yon Luschka等1858年首次描述、1927年被Schmorl再次提出并命名的特殊类型的椎间盘突出),受累椎体终板受损致终板炎及退行性变,前、后凸出可使毗邻组织尤其肌肉、血管、神经及硬脊膜囊、脊髓受到压迫,周围组织可存在炎症反应,相邻尤其上方椎体可变形、变扁。一般认为成人IVDC与退行性变有关,而儿童IVDC与一般椎间盘钙化过程与表现不同,这与儿童椎间盘特殊的解剖生理特点密不可分。一般椎间盘为无血供组织,由上下软骨终板、胶冻样的髓核组织及外层纤维环构成,内部细胞营养物质供给通道主要依靠终板和纤维环的渗透途径,其中通过软骨终板上营养通道的弥散作用进行物质交换占据主要地位;胚胎期和儿童期尤其8岁之前椎间盘血运丰富,椎间盘血供主要来自邻近椎体的表面血管特别是邻近椎体软骨板(终板)穿通支血管。同时,研究表明,椎间盘软骨终板是一层薄层软骨,与关节软骨组织类似,其内部也存在调控组织稳态的干细胞,即软骨终板干细胞;后者作为软骨终板内的组织内源性干细胞,较其他外源性干细胞具有更好的椎间盘内环境适应能力及向软骨细胞分化能力。因此,小儿椎间盘钙化后椎间盘可利用自身循环代

谢旺盛的特点,来逐步修复尤其恢复软骨终板的弥散功能、纠正椎间盘内基质代谢稳态失衡,钙化组织随骨骼生长而缓慢被吸收,椎体变形等病理改变也会逐渐恢复,且多能痊愈。一般情况下,椎间盘钙化在数周至数年内(多在3个月~3年内)吸收、消失,椎体的修复较钙化的吸收缓慢,但长期随访也发现少部分病例椎间盘仍留有钙化。正确认识儿童IVDC的病理生理过程,是准确把握其发生发展及转归的基础,也可避免不必要的手术创伤。

(3)临床表现

儿童颈椎间盘钙化病临床表现不尽相同,可分为消失型、潜伏型、静止型3型:①消失型,急性症状起病,急性症状包括疼痛、相应神经节段支配区痛、活动受限、上呼吸道感染等,常于数周至数月内钙化在X线影像上消失;②潜伏型,常为一种不太重要的X线表现,但不久就会有症状发生,以后钙化也可在X线影像上消失;③静止型,偶然的X线检查发现有椎间盘钙化,无症状和体征。一旦出现发热、白细胞增高,钙化将被吸收。

儿童IVDC常有以下特点:①儿童期发病;②颈痛和牵涉痛;③颈椎活动受限;④影像学发现椎间盘钙化;⑤病程自限性、预后良好。但由于其较少见,临床认识不够,且少数患儿无临床症状或症状轻或不典型(如颈部钙化椎间盘前凸可致吞咽困难),也容易漏诊误诊。其治疗以对症处理为主,予以休息、制动、牵引和口服非甾体抗炎药,必要时颈托固定,一般保守治疗后2周至1个月症状多数消失,3个月至3年钙化即可吸收。当钙化椎间盘突入椎管、压迫脊髓产生神经系统症状,或前凸造成食管压迫症状重,经保守治疗无效、病变进展较快时,可行椎间盘切除或溶解术等处理。

(4)影像学表现

钙化椎间盘部位多见于颈段及颈胸段,也可见于胸段、腰段;可为单个、也可为多个,多个钙化椎间盘可呈连续性、或跳跃性、或部分连续性部分跳跃性分布。脊椎正侧位片上,钙化位于椎间隙内,多见于椎间隙中央区,呈条片状、盘状、结节状、团块状、碎裂状、碎块状或不规则状,正、侧

位影像上形态及具体位置表现可不一致(图6-71),密度类似或高于骨皮质影像,境界清晰;毗邻椎体正常或变扁、弧凹,或伴有椎间隙增宽及椎体生理曲度改变。颈胸交接区病变,平片多难以显示,CT、MRI则可精准检出(图6-72)。

CT尤其矢状面、冠状面及VR重建图像盘状、团块状、碎块状或不规则形椎间盘钙化更为清晰、直观,可见钙化椎间盘突出甚至脱出,突出方位及所压迫组织结构明确显示(图6-73);毗邻椎体变扁、弧凹及许莫氏结节形成,或伴有椎间隙增宽及椎体生理弧度改变。椎间盘钙化灶在MRI上均表现为极低信号或以极低信号为主的混杂信号影,无X线平片及CT揭示钙化组织特性、形态、大小清晰,多易低估钙化灶大小及钙化程度;但MRI对整个椎体含水量及基于此的椎间盘变性评估效果尤佳,对毗邻椎体影响尤其许莫氏结节与终板炎、脊椎骨质及曲度改变的判断更为平片和CT所望尘莫及。许莫氏结节平片上显示为在椎体相应上/下缘边缘清晰隐窝状压迹,椎体缺损的边缘骨质常呈硬化增白改变;CT表现为椎体上缘或下缘、边缘清楚的凹陷,可上下对称出现,其中心低密度为突出的钙化髓核及软骨,外

周为反应性硬化带;MRI表现因疝入椎体内髓核性质而异,疝入椎体终板内的钙化髓核或髓核脱水、纤维化均呈极低信号甚至无信号改变,椎体终板骨质吸收、骨髓水肿及周缘硬化与骨软骨炎表现(图6-72、6-73),静脉注射Gd-DTPA增强MRI可见边缘非均质强化。同时,MRI多方位及多序列成像能够准确显示椎间盘纤维环、髓核、钙化灶与周围组织尤其上下椎体及硬脊膜囊、脊髓关系(图6-74),可同时揭示后纵韧带增厚及钙化情况。此外,钙化椎间盘突出或脱出方向与程度仅在CT、MRI上能获准确显示及评价,并显示与判断突出或脱出的髓核对脊髓和/或神经根压迫及程度(图6-75);同时,可根据CT值及MRI信号改变,随访髓核钙化变化情况及吸收演变过程。

(5)诊断要点

儿童钙化性椎间盘病多有颈痛和颈椎活动受限,影像学可发现椎间盘钙化,病程具有自限性,诊断不难,平片多能诊断。进一步的CT、MRI检查,主要是明确椎间盘钙化范围、钙化髓核突出方向及脊髓和/或神经根受压程度,同时排除其他病因及疾病。

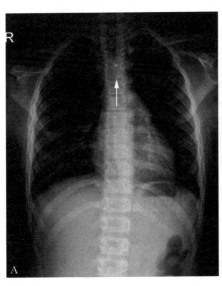

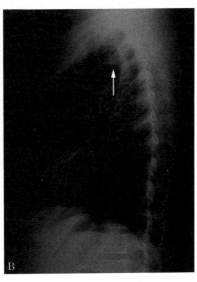

图6-71 $T_{3/4}$椎间盘钙化X线平片表现

注:患儿,男,11岁。胸部X线平片正位图像(A)显示结节状钙化灶(箭)位于$T_{3/4}$椎间隙中央,侧位图像(B)显示钙化灶呈略宽于毗邻椎体缘的条片状类似骨皮质密度影(箭)横置于$T_{3/4}$椎间隙内,边界清晰、边缘欠规则,椎体及椎间隙尚属正常。

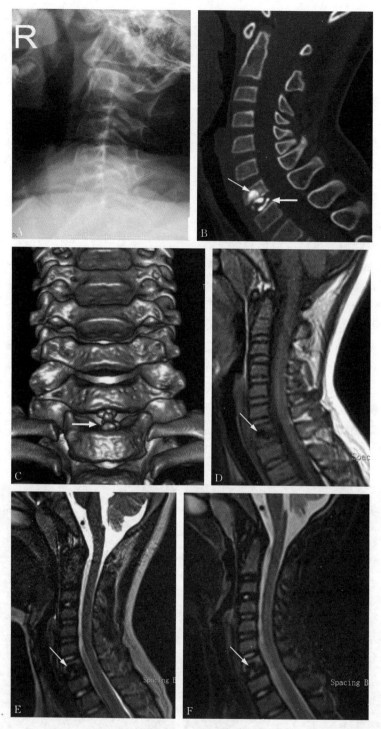

图6-72 C_7/T_1 椎间盘钙化伴许莫氏结节影像学表现

注:患儿,男,10岁。颈椎侧位片(A)未检出椎间盘钙化。CT矢状面重建(B)及VR(C)图像清晰、直观显示 C_7/T_1 椎间盘钙化,呈碎块状改变(粗箭),部分凸入 C_7 椎体前中1/3处并形成许莫氏结节(细箭)、椎体下缘凹陷。矢状面 T_1WI(D)、T_2WI(E)及STIR(F)清晰揭示中心性椎间盘突出、许莫氏结节(细箭)及 C_7 椎体下缘终板炎改变,局部椎体 T_2WI及STIR上信号稍有增高,钙化灶呈呈极低信号为主的混杂信号改变、无CT显示效果佳,前、后方向上未见椎间盘膨、突出,椎管内未见异常。

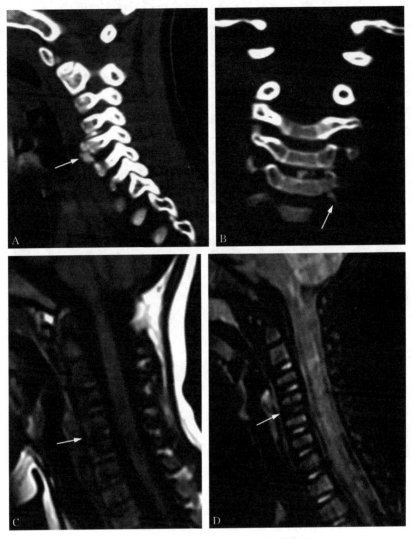

图 6-73　$C_{4\sim6}$ 椎间盘钙化影像学表现

注：患儿，男，4 岁 3 个月。矢状面（A）、冠状面（B）CT 重建图像显示 $C_{4\sim6}$ 椎间盘钙化并部分左前方突出，$C_{4/5}$ 椎间盘髓核碎裂状钙化，$C_{5/6}$ 椎间盘仅部分髓核小团块状钙化但前凸明显（箭）；矢状面 T_1WI（C）及 STIR（D）显示 $C_{4/5}$ 椎间盘部分钙化呈无信号影（箭），髓核脱水变性，$C_{5/6}$ 椎间盘钙化几未显示，明显低估了钙化灶大小及钙化程度；但其同时显示 $C_{3\sim6}$ 椎体较扁平，信号不甚均匀，为轻度压缩性骨折后改变。

（6）鉴别诊断

儿童 IVDC 需与一般的椎间盘钙化进行鉴别诊断，主要包括维生素 D 中毒、褐黄病、椎间盘炎等。维生素 D 中毒有其特有的临床表现，影像学上表现为骨质疏松、硬化，椎间盘的钙化较广泛且多见于纤维环，呈半环状钙化位于椎体缘，鉴别不难。褐黄病多见于成人，临床表现可见深褐色尿及关节强直，影像学上表现为四肢大关节及脊柱的变形性骨关节病、椎间盘的钙化为多发的层状纤维环钙化，同时可见椎体边缘的骨质增生。椎间盘炎多有明确的由创伤或感染病史，其导致椎间盘缺血坏死、钙化，相邻椎间隙多变窄，相邻上下椎体边缘出现反应性增生、硬化，鉴别也不太难。需指出的是，影像学随访对其诊断及甄别意义重大。

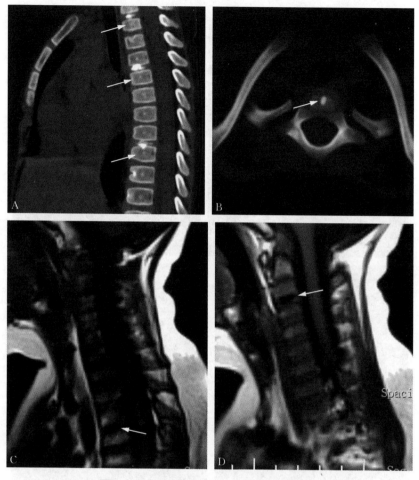

图6-74　颈胸段椎间盘钙化影像学表现

注：患儿男，3岁。CT矢状面（A）及轴位骨窗（B）显示 $T_{2/3}$、$T_{5/6}$、$T_{9/10}$ 椎间盘中央区部分髓核小团块状钙化（箭），MRI不同矢状面 T_1WI（C、D）也揭示 $C_{2/3}$ 及 $T_{2/3}$ 椎间盘中央区局部钙化呈无信号改变（箭），其颈胸段椎间盘钙化呈跳跃式多发分布特点，病变椎间盘变性、髓核脱水，未见椎间盘突出征象，椎管内未见明显异常改变。

6.14　进行性骨化性肌炎

（1）概述

骨化性肌炎包括局限性骨化性肌炎和进行性骨化性肌炎两大类，也见外伤性、局限性和进行性3类型分法，其中外伤性骨化性肌炎指一定部位的肌肉反复受外力损伤所致骨化，局限性者通常于肌肉的瘢痕内形成骨质。进行性骨化性肌炎（myositis ossificans progressiva，MOP）又称进行性骨化性纤维增殖不良/进行性骨化性纤维发育异常（fibrodysplasia ossificans progressiva，FOP）、

进行性骨化性蜂窝组织炎或 Muenchmeyer 病，是进行性骨质结构在骨骼肌及结缔组织内沉积引起的肌肉软组织硬化、指/趾畸形综合征，即骨骼肌间质内的结缔组织、筋膜、腱膜、韧带和肌腱发生进行性骨化并伴有小指（趾）畸形的一种遗传性疾病。1692年，Guy Patin 描述该病患者为"枯树枝样人"，随后 Munchmeyer 首次报道该病，并于1868年由 von Dusch 正式命名为 MOP。

MOP 特征性表现为对称性双侧拇趾（指）短小畸形及进行性软组织异位骨化，发生骨化的组织主要包括横纹肌、韧带、肌腱、筋膜及皮肤，但肌肉本身正常，缺陷在结缔组织内，骨骼肌、筋膜、

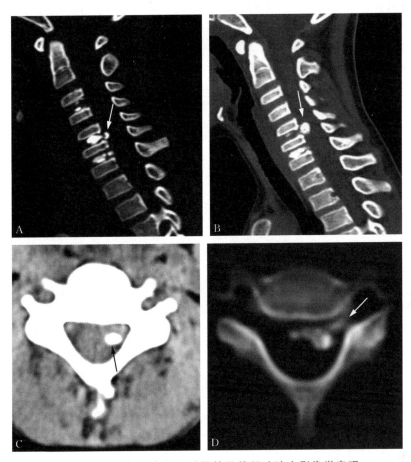

图 6 - 75　颈椎间盘钙化致椎管及椎间孔狭窄影像学表现

注：患儿，男，8 岁。CT 矢状面骨窗（A）及不同层面矢状面（B）显示 $C_{3/4}$ 及 $C_{5\sim7}$ 椎间盘不同程度、不同形式钙化，呈跳跃式及部分连续式多发分布特点，$C_{5/6}$ 钙化椎间盘后突（箭）并明显压迫毗邻硬脊膜囊及脊髓，伴 $C_{3\sim7}$ 椎体轻度变扁；轴位 CT（C）及另一层面骨窗（D）显示左后脱出的钙化髓核（箭）占据了部分椎管及几乎完全左侧椎间孔，明显压迫脊髓及左侧神经根。

腱膜、韧带和肌腱渐进性异位骨化后逐渐导致关节失去功能甚至全身所有大关节固定而高度致残，是一种灾难性的先天性疾病。发病率约 1/200 万，无明显性别、种族等差异，略多见于男性，大多在 10 岁以前发病，约 20% 在 1 岁之前发病，平均发病年龄为 3 岁，新生儿期发病很少见。病因及发病机理尚未完全明确，一般认为系结缔组织某些成分遗传缺陷所引起的继发性钙化和骨化，属常染色体显性遗传疾病，有不完全外显率；研究显示，MOP 与骨形态发生蛋白 4（bone morphogenetic pro tein，BMP - 4）过度表达有关，MOP 表型基因位于常染色体 2q23 - 24，编码

ⅠA 型激活素受体（activin A type Ⅰ receptor，ACVR1，为 BMP Ⅰ型受体亚型），ACVR1 的甘氨酸-丝氨酸活化区域发生了等位杂合错义突变可引起 BMP 异常激活，导致异位骨形成。MOP 发病的诱因主要有创伤、肿瘤或感染，病变多由头颈部向上肢、脊柱和骨盆发展，肢体的远端受累较晚，预后差，目前尚无有效的预防和治疗方法。

（2）病理

MOP 病变常先侵犯韧带、肌腱膜、肌间筋膜，而后侵犯肌肉，病理改变部位主要在间叶组织，大体标本上可见肌肉的结缔组织的异位骨化和钙化，肌肉本身多无异常。早期组织学改变为水肿、

成纤维细胞及成肌纤维细胞增生,受累肌细胞表现为直径改变、横纹消失、细胞核减少或消失、细胞质玻璃样变;间叶细胞增生导致纤维间质增生形成大块胶原纤维、局部颗粒形成,这些颗粒逐渐融合形成软组织包块,肌肉组织被压迫而变薄并逐渐形成异位骨化块的包膜,随后包块逐渐转化为骨组织。最后,全部肌肉组织为纤维结缔组织取代,肌肉和肌腱胶原纤维钙化形成薄板状或柱状骨。由于软组织大量骨化且病变常侵犯关节周围韧带,可导致关节运动障碍甚至关节畸形、强直,最终导致其永久性功能丧失。

（3）临床表现

MOP好发于幼儿,多在10岁前发病,偶尔出生时即可见到筋膜与肌腱的异常。病变首先侵犯颈、肩、头部,多见于背侧,病变呈节段性发展,新老病灶同时存在,发作期和间歇期反复交替。同时,几乎所有患者出生时即可发现拇指（趾）畸形,可为该病最早的特征表现。

本病特点为最初局部软组织肿胀,外周血白细胞数及血清CPK、LDH可正常,数日后肿胀消退,遗留比较坚实的大小不一的结节或包块,包块可消退,但反复出现,2～8个月后局部形成骨性组织、包块骨化;骨化出现具有一定规律,即从上到下、从背部到腹侧、从近端到远端（躯干首发,四肢远端累及较晚）、中线部位多见,异位骨化过程多自发出现,但感染、外伤、手术、肌内注射亦可诱发。可合并双侧胫骨近心端软骨瘤。病变早期进展较快,随着年龄增长,病变进展速度可减慢但不会停止,异位骨化会终生存在,疾病晚期因骨化出现关节融合、咀嚼肌骨化、张口进食困难、胸廓功能不全、呼吸困难,多数患者在30岁左右不能起床,基本丧失自主生活能力,死亡年龄中位数约为41岁。致命合并症是出现限制性胸廓活动障碍,易引起肺部感染,心功能降低,心力衰竭甚至危及生命。此外,约30%的患者存在耳聋,听力异常可能与中耳骨化有关。也可伴有脱发、智力迟钝、骨骼畸形等。约95%患儿出生时存在脚趾的短小畸形,约55%患儿伴有拇指的短小异常。指趾改变可分为4型:Ⅰ型,拇指短小,多有跗跖关节外翻;Ⅱ型,拇指长度正常,于婴幼儿期

关节僵硬,随着年龄增长出现进行性骨性融合;Ⅲ型,幼儿期无症状及体征,X线检查亦正常,多在20年内逐渐趾骨唇状骨质增生,关节僵硬;Ⅳ型,所有指（趾）多种畸形。其中,以Ⅰ型最为常见。

为此,MOP临床常具有对称性双侧指趾短小畸形及进行性软组织异位骨化2个主要特征。而且,软组织骨化及指（趾）畸形影像学改变也颇具特征性,诊断一般不难。尽量避免穿刺活检,因为局部肌内注射、腰椎穿刺、软组织穿刺活检甚至手术均是MOP的诱发因子。本病无特殊治疗方法,手术切除无效、甚至可加重骨化,干细胞移植或可为治疗MOP带来希望。

（4）影像学表现

MOP的影像学评估主要包括软组织、骨骼及关节的异常改变与征象。影像学上,MOP特征性征象包括特殊分布的软组织骨化与指（趾）畸形。平片即可诊断,CT、MRI主要用以补充和完善,但MRI由于具有良好的软组织对比度,能够精确反映骨化性肌炎的病理演变过程,可作为MOP早期诊断的优选。

X线平片上,软组织早期改变为肿胀,从颈背开始,后累及及躯干、四肢,主要侵犯颈项和椎旁竖脊肌群、肩带、上肢上臂肌群、盆肌、下肢大腿肌群及头面部肌肉;中期受累肌内出现点条状、羽毛状钙化斑,以胸锁乳头肌、胸背部及腋窝部骨化灶最为常见,分布与肌肉走行方向一致,躯干及上肢钙化灶可呈对称性,脊柱韧带也可广泛骨化而使脊柱呈竹节状;晚期全身大部分肌肉受累广泛钙化、骨化,脊柱的韧带、髋部及骨盆均可骨化,致躯干、四肢畸形。约95%病变有骨骼发育异常,常见指（趾）发育短小、发育不全或不发育（"趾骨缺损"）,近端常见掌、趾骨发育畸形,肌腱韧带附着处骨疣突起及软骨瘤。指（趾）畸形最常见拇外翻合并短趾、趾骨发育不全及趾间关节融合等。还可合并其他畸形,如股骨颈粗短、胫骨双侧皮质骨变薄、骶髂关节融合、椎体融合（如Klippel-Feil综合征）、脊柱侧弯及脊柱裂等。病变常继发一些关节异常改变,如长骨近端干骺异常可导致肩和髋关节脱位、髋臼浅斜可发生股骨头向上半脱位、股骨颈宽短等。CT上,可见病变肌

群萎缩,肌肉内见斑点状、结节状、条片状形态不一的高密度钙化骨化灶,境界清晰;钙化灶多按肌肉、肌腱或韧带的走向排列与分布。骨化的肌肉呈条状、板状或壳状致密影,互相交叉呈多种形状,多不累及毗邻骨骼,也可部分与毗邻骨骼融合,邻近骨骼呈明显的废用性骨质疏松。骨化的密度可高于、等于和低于附近骨骼骨皮质,密度可不均匀,其中可见骨小梁样结构。受累关节间隙变窄或宽窄不一,但基本上仍然存在,不同于其他骨化性疾病及关节疾病。MRI上,早期可见受累肌群肌膜、筋膜增粗、水肿,肌间隙模糊,T_1WI上信号强度稍高于健康肌群,T_2WI、STIR上信号强度增高明显,肌肉尤其筋膜内可见斑点状、条片状或团块状异常信号(钙化、钙化灶);随着病程进展,病变骨骼肌逐渐萎缩,MRI信号变低,其间出现异常骨化影,骨化灶早期 T_1WI 中等偏高信号、T_2WI 高信号为主的混杂信号改变,DWI多无弥散受限征象,Gd-DPTA增强后几无强化改变(图6-76),病灶边缘水肿明显;中期骨化灶 T_1WI、T_2WI 信号强度均较早期降低,病灶边缘的钙化骨化在 MRI 上表现为边缘低信号环,纤维化和出血后的含铁血黄素沉着也表现为低信号环,且这个低信号环在病变的成熟过程中会变得越来越清楚,一般认为是骨化性肌炎 MRI 典型表现,动态观察更是 MRI 诊断和鉴别诊断 MOP 的重要依据;晚期 T_1WI、T_2WI 上均呈低信号改变,病灶的形态也可变为长圆形和梭形。

值得一提的是,由于 MRI 对早期钙化或骨化灶的显示缺乏特异性和敏感性,尽管采用 T_2 抑脂序列可更好揭示局部骨化组织的高信号软组织水肿内的极低信号影,早期诊断需要结合 X 线平片或 CT 检查。此外,超声也是诊断 MOP 的非侵袭性的有效手段,早期的骨化性肌炎高频超声表现为不均匀低回声肿块、边缘清晰,后期的骨化性肌炎表现为不连续的壳状强回声或不规则点片状强回声,表面光滑或凹凸不平,其后方可见声影,后缘边界示不清,未完全骨化者周围可见低回声带。

(5)诊断要点

MOP 是一种原因不明的中胚叶发育异常的常染色体显性遗传性、进行性结缔组织疾病,诊断

要点包括:整个病变进展与缓解交替进行、呈阶段性反复、进行性全身发展及特征性的骨化顺序;骨化多从头向尾、从背侧向腹侧、从躯干向四肢发展,小腿和前臂多不受累,外伤、感染和手术等可促使骨化加速。影像学特征性表现为胸锁乳头肌、胸背部、腋窝部软组织及脊柱韧带钙化、骨化,同时合并手足畸形尤其指(趾)短小畸形。其中,对称性双侧指(趾)短小畸形和进行性软组织异位骨化,是 MOP 两个主要特征。因此,当发现小儿先天性拇趾(指)畸形,存在进行性全身软组织包块,影像学检查提示多中心进行性异位骨化时,应考虑 MOP 诊断。

(6)鉴别诊断

结合病史、临床表现及影像学征象,MOP 诊断并不难。但由于本病罕见、临床认识不足,易被误诊为骨软骨瘤、强直性脊柱炎、局限性骨化性肌炎、虐童等,需要仔细甄别,鉴别诊断要点详见相关章节。

其中,骨软骨瘤与骨骼融为一体、无典型的拇趾畸形表现及特征性的骨化顺序,鉴别诊断不难。

强直性脊柱炎 90% 发生在男性,最初发病在两侧骶髂关节,并向上侵犯脊椎,影像学显示脊椎骨质疏松、增生、硬化及椎小关节模糊,椎间盘和前、后纵韧带钙化,呈竹节状,骶髂关节炎改变,可资鉴别。

局限性骨化性肌炎又称外伤性骨化性肌炎,发生原因多与外伤或手术创伤有关,由于外伤后软组织的损伤形成血肿,在血肿机化过程中纤维细胞演变成骨母细胞,形成异位骨化;或由于骨质创伤,促使其周围骨成形蛋白(bone morphogenetic protein,BMP)转移到肌肉等损伤软组织中,软组织内血管周围的间叶细胞在 BMP 的刺激下演变成骨母细胞、骨细胞,造成异位骨化。病变常在一个部位,外伤后软组织内出血,在此基础上发展形成骨化,男性青年多见,好发部位以肘关节的肱肌以及股四头肌、股内收肌和上臂的肌肉为最常见,其他部位的肌肉也可发生。发生时间一般为伤后的 2~3 周。患者有局部疼痛和温度升高,邻近的关节出现运动障碍,局部有边界不清的肿块,影像学上病变沿骨干方向排列,呈结节状或层状钙化、

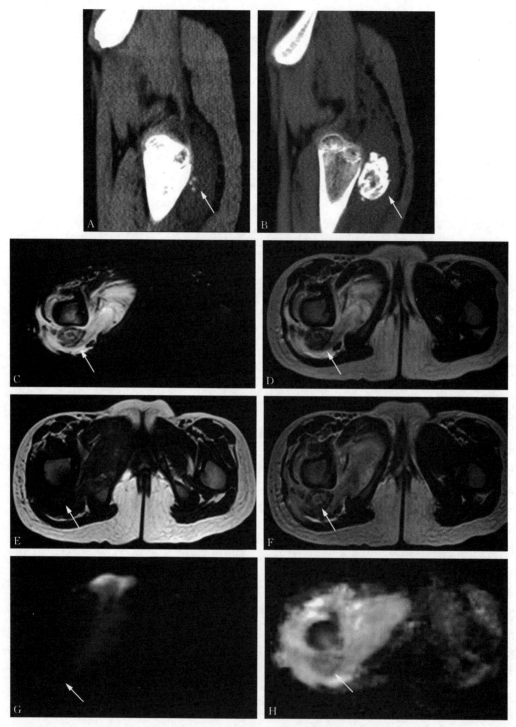

图 6-76　进行性骨化性肌炎影像学表现

注：患儿，女，7 岁。因右下肢及臀部疼痛就诊，X 线平片未见异常，CT 矢状面重建图像（A）显示髋关节周围部分肌肉肿胀伴少许斑点状钙化灶（箭），1 个月后 CT 复查钙化灶进行性增多、增大（B，箭），毗邻肌肉萎小但骨骼未见累及；此时 MRI 检查，显示髋关节及股骨周围部分肌肉间隙及筋膜明显水肿、边界模糊，其间见边缘不整团块状骨化灶，轴位 STIR（C）、T_2WI（D）及 T_1WI（E）均呈稍高-等信号为主的混杂信号改变（箭），Gd-DTPA 增强 T_1WI（F）未见明确强化（箭），DWI（G）及 ADC 图（H）上均呈等-低信号改变（箭），未见弥散受限征象，毗邻肌肉明显较对侧萎小。

骨化区,边界多不规则,但与周围界限清楚,病变不侵犯骨干(图6-77)。病变可分早期(炎症反应期)、中期(骨化蔓延期)和晚期(静止期),病理上可见肌组织水肿、变性、轻度炎症、出血,继而成纤维细胞活跃增生,以后转变为骨母细胞,发展形成骨质。关节活动明显受限或合并神经受压者可手术治疗,但术后复发率甚高。

虐童常有患儿被虐待及反复骨折病史,影像学上尽管可见全身多处软组织内骨化灶,但在发现骨化性肌炎征象的同时总可见到骨折痕迹或骨痂(图6-78)。

此外,MOP的这种骨胳外骨形成没有一定的密度规律,骨呈废用性萎缩,常易与全身性间质钙化症相混淆,但后者除骨骼肌和肌膜钙化外,皮肤及皮下组织也发生钙化,这种钙化可自行吸收,不同于MOP的骨化一旦形成永难消失。MOP还需与皮肌炎相鉴别,后者也是先累及肢体再延及躯干,局部有压痛、硬结、肿胀、肌无力,同时还有坏死病灶和皮下脂肪钙化等,可资鉴别。

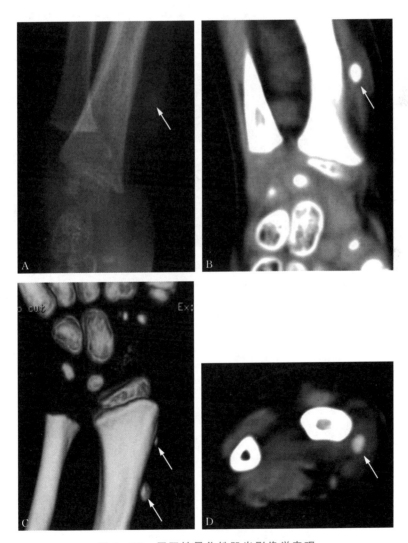

图6-77 局限性骨化性肌炎影像学表现

注:患儿,男,5岁,2年前有右侧桡骨远端骨样骨瘤手术切除史。X线平片(A)、CT冠状面(B)、VR(C)及横断面(D)图像显示桡骨远端外侧肌肉内结节状高密度灶(箭),密度稍低于骨皮质,密度尚均,沿骨干方向排列,与周围界限清楚,病变不侵犯骨干。

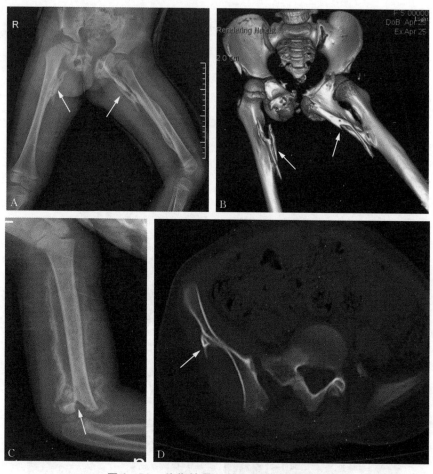

图 6-78　外伤性骨化性肌炎影像学表现

　　注：患儿，女，5 岁，被虐待儿童。下肢 X 线平片（A）及 CT 重建 VR 图像（B）显示双侧大腿及会阴部软组织内条状及斑片状骨化钙化灶（箭），大腿钙化灶纵向走行，与肌肉方向一致。左侧上肢平片（C）显示软组织肿胀及条片状纵向分布的钙化灶，并见肱骨远端髁上骨折（箭）。骨盆 CT（D）显示右侧髂骨旁软组织内骨化灶（箭）。手术病理符合骨化性肌炎改变。

6.15　幼年型特发性关节炎

（1）概述

　　幼年型特发性关节炎（juvenile idiopathic arthritis, JIA）是一组原因不明、以慢性关节滑膜炎为主要特征的伴有机体各器官、组织不同程度损害的慢性全身性疾病。JIA 属于以自身免疫性损伤为特征的风湿性疾病，但起病方式、临床表现、治疗、病程及转归等各不相同，命名亦繁多，如 Still 病、儿童慢性关节炎、幼年关节炎、幼年慢性多关节炎（JCA）和幼年类风湿关节炎（JRA）等，直至 2001 年国际风湿病学联盟（International

League of Associations for Rheumatology, ILAR）儿科常委专家会议，将 16 岁以下不明原因、持续 6 周以上的关节肿胀、疼痛，统一命名为 JIA。为此，该病包括全身型、少关节型、多关节型（包括 RF 阴性和 RF 阳性 2 个亚型）、银屑病性、与附着点炎症性反应相关性、未定类性 JIA 等 6 种类型。2018 年儿童风湿病国际试验组织（Pediatric Rheumatology International Trials Organization, PRINTO）基于循证方法对 JIA 进行了新分类与定义：18 岁以前起病、持续 6 周及以上病程（必须符合分类标准之一）并除外其他疾病所致的一组炎症性疾病，包括全身型 JIA、RF 阳性 JIA、与附着点炎症及脊柱炎相关的 JIA、早发抗核抗体

（ANA）阳性JIA、其他类型JIA和未分类JIA等6种类型。

JIA是儿童时期最常见的慢性风湿性疾病，好发于新生儿至15岁，约80%于7岁前发病、60%于4岁前发病，以女性多见，易迁延不愈，约55%患者进入成年期后病情仍处于活动状态、需要治疗，多数病例预后尚好，少数发展为慢性关节炎可造成软骨破坏、骨质侵蚀甚至关节畸形与功能丧失，合并慢性眼葡萄膜炎可导致视力受损和障碍，是儿童致残、生存质量受影响的重要原因，疾病的早期尤是发病的前2年内最易致残，未经治疗者2年致残率达50%、3年致残率达70%，甚至并发巨噬细胞活化综合征危及生命。

（2）病理

JIA病因及发病机制迄今仍不甚明了。致病因素包括感染因素、遗传因素、免疫学因素等。

病理上，JIA病变组织的典型改变是滑膜组织以淋巴细胞、浆细胞浸润为特征的慢性炎症。早期关节呈非特异性水肿、充血、纤维蛋白渗出、淋巴细胞和浆细胞浸润，反复发作后滑膜组织增厚，呈绒毛状，向关节腔突起，附着于软骨上并向软骨延伸形成血管翳。血管翳是一种以血管增生和炎症细胞浸润为特征的肉芽组织，早期为细胞浸润和血管增生，晚期则以纤维化为主。一旦血管翳侵蚀到关节的软骨性关节甚至是骨性关节面时，关节面被纤维性和骨性结缔组织所代替，从而破坏关节软骨。病变过程中淋巴样细胞在滑膜中聚集，局部大量聚集的活化T细胞，使炎症性细胞因子大量增加。反复、连续的炎症侵蚀关节软骨，致关节面粘连融合，并被纤维性或骨性结缔组织所代替，导致关节僵直、变形。受累关节周围可以发生肌腱炎、肌炎、骨质疏松、骨膜炎。病变组织中淋巴结呈非特异性滤泡增生和生发中心增多，分泌免疫球蛋白及类风湿因子的浆细胞增多。胸膜、心包膜及腹膜可见纤维性浆膜炎。皮疹部位毛细血管有炎症细胞浸润，眼部病变可见虹膜睫状体的肉芽肿样浸润。

（3）临床表现

JIA为遗传背景、临床特征、疾病进程及预后诸方面高度异质疾病群，6大类型各具临床特点。

1）全身型JIA：每月连续发热2周以上，同时伴浆膜炎、红斑样皮疹、肝脾大、全身淋巴结肿大等症状中的一项或多项。其起病特点多急骤，多伴有明显的全身症状和关节局部炎症表现，反复发作可致发育迟缓。男性多于女性，发病年龄跨度较广，发病高峰集中在5～7岁，关节炎在起病初期可不出现，如有关节炎则最常累及关节为下肢大关节，抗核抗体阳性并不能排除诊断。病情较凶险且反复，预后较差。需在及时明确诊断的同时，对疾病的活动状态、病程和病情加以综合评估，及时发现预后不良的早期指标，及时调整以糖皮质激素联用非生物和生物改变病情药物为主的治疗方案，从而改善顶后。

2）少关节型JIA：发病最初6个月1～4个关节受累，包括持续型、扩展型两个亚型，患儿可因关节周围组织挛缩，导致屈曲障碍、双腿长度不等和跛行，可并发慢性虹膜睫状体炎、继发性青光眼、白内障从而导致严重视力障碍或失明，也可伴发于强直性脊柱炎、炎症性肠病和瑞特病等。

3）多关节型JIA：起病最初6个月受累关节数≥5个，根据伴否类风湿因子（rheumatoid factor，RF）分为RF阳性及RF阴性两种亚型；其中，RF阴性JIA预后良好，尽管其中一部分患儿长期处于活动状态，但较少发生关节功能残废，而RF阳性多关节型JIA患儿半数以上要发生永久性关节破坏和残废。

4）银屑病性JIA：至少1个以上关节合并银屑病，或关节炎合并以下任意2项：①指/趾甲炎；②指甲凹陷或脱离；③一级亲属患有银屑病。

5）与附着点炎症反应相关的JIA：关节炎和/或附着点炎症，伴有以下情况中的任意2项：①骶髂关节痛或炎症性腰骶部及脊柱疼痛，而不局限在颈椎；②一级亲属有HLA-B27相关疾病；③HLA-B27阳性；④＞8岁的男性HLA-B27阳性关节炎患儿。

6）未定类的JIA：不符合上述任一类型或符合上述2种类型以上的关节炎。

其治疗原则主要是对症而非对因治疗，治疗目标在于改善患儿临床症状，预防进一步损伤的发生,降低药物不良反应及最大程度改善患儿生活质量;治疗方式主要包括内科用药、外科手术、康复及自体干细胞移植治疗等,治疗时应综合考虑患儿各项检查结果,并结合其自身身体状况选择合适的治疗方案。有研究发现,关节腔内糖皮质激素注射治疗 JIA 疗效多获肯定,超声、MRI影像引导介入关节内皮质醇(曲安西龙)注射可作为少关节型 JIA 的一线治疗方法,对一些复杂关节如颞下颌关节、髂关节等尤为重要,可明显降低关节内注射失败率,起效快(通常 24 小时内起效),预防双腿不等长及挛缩,且无系统性副作用。

（4）影像学表现

影像学观察重点,包括关节滑膜炎、关节积液、骨髓水肿、软骨损伤、骨质侵蚀、关节对位、关节狭窄及淋巴结肿大等情况。X 线平片有助于排除其他病因,对评价骨骼成熟度及肢体长度差异等具有优势,常见异常表现包括:软组织肿胀、关节周围骨质因局部充血而显稀疏与骨质疏松、关节间隙变窄及不规则、骨侵蚀、关节僵硬、生长障碍等,但对 JIA 早期改变如骨膜炎、滑膜增生及软骨损伤存在一定的局限性。超声在显示关节积液和滑膜增生方面比 X 线平片敏感,可准确评估软骨厚度、骨皮质侵蚀、腱鞘炎和发现亚临床滑膜炎,尽管其对大关节、复杂关节显示效果欠佳,对发现软骨及骨损伤早期病变能力有限。MRI 是最适合评估 JIA 的检查方法,也是唯一准确显示骨髓水肿和最敏感揭示早期骨侵蚀的影像学技术,还可精确揭示 JIA 早期关节受累主要依据的活动期滑膜炎征象,Gd-DTPA 增强早期扫描即可显示炎症滑膜明显强化,延迟扫描可见关节液强化征象,后者系对比剂自富含血管的血管翳向外渗出、扩散所致,关节液的强化或使滑膜边界显示模糊,因而增强扫描宜早不宜迟。MRI 可准确揭示 JIA 受累关节尤其病灶累及范围、浸润程度及活动性等,是评估的金标准,为个性化精准治疗提供依据。

MRI 上,滑膜增生和关节囊积液是 JIA 最基本的影像表现,一般均呈长 T_1、T_2 信号改变,信号较为均匀,DWI 及 ADC 图上信号均较高、ADC 值不低(图 6-79),明显不同于化脓性关节炎的弥散受限和 ADC 值下降;静注 Gd-DTPA 后增强扫描,异常增生及不同程度增厚的滑膜自动脉期早期始即可出现持续、明显的强化(图 7-80),延迟期积液可出现强化表现。起病早期对无症状关节进行 MRI 检查可以发现亚临床滑膜炎,随访 MRI 发现关节渗出液减少或为临床改善最早出现的影像表现。滑膜炎反复发作,滑膜增厚可呈绒毛状突向关节腔甚至血管翳,增强后持续显著强化(图 6-81)。滑膜炎晚期,滑膜多已纤维化,MRI 上以低信号为主,增强扫描强化程度明显减低甚至几无强化征象。早期 JIA 表现之一的基于炎症的骨髓水肿,主要表现为 T_1WI 稍低信号、T_2WI 稍高信号改变,抑脂 T_2WI 或 STIR 图像显示效果极佳,均呈明显的骨髓脂肪信号抑脂背景上的高信号影,边缘毛糙、模糊,DWI 上无弥散受限改变,增强扫描多比毗邻正常骨髓灌注、强化略微明显,抑脂 T_1WI 揭示效果最佳。一般认为,以骺板为基底部的、背向关节腔"火焰"状的干骺端骨髓水肿,是 JIA 典型的骨髓水肿表现。关节软骨及骨的损害,是 JIA 的后期病理改变,提示病变晚期和不可逆特性,随之出现的即为关节间隙狭窄,关节脱位和/或畸形变等。MRI 对关节不可逆性软骨损伤的早期发现比实验室指标更敏感、客观。软骨侵蚀 MRI 上主要表现为关节软骨面下多发小囊状或条片状异常信号(图 6-82),T_1WI 呈稍高或低信号、T_2WI 呈稍高信号,增强后可见非均质中等度强化,软骨面毛糙,可见裂隙形成或完全剥脱或塌陷改变。骨质破坏多见骨骺骨化中心或干骺端近骺板处,病变进展不同时期表现不尽相同,包括不同程度的骨髓水肿、骨骺受损及骨侵蚀,晚期出现骨坏死及骨关节塌陷等改变。

不同关节 JIA,MRI 影像表现也不尽相同。颈椎 JIA 多见于多关节型,单关节型罕见,主要表现为椎小关节强直,特征性累及 $T_{2\sim3}$,常累及多个水平,伴寰枢关节/下位关节半脱位及椎体发育不全、"幼稚型颈椎"。颞颌关节 JIA 可致面部畸形及下颌骨功能障碍,HLA-B27 阳性病例少见,增强 MRI 可精确揭示关节侵蚀情况,显示滑膜异常强化、关节积液、下颌骨髁突破坏变形等。腕关

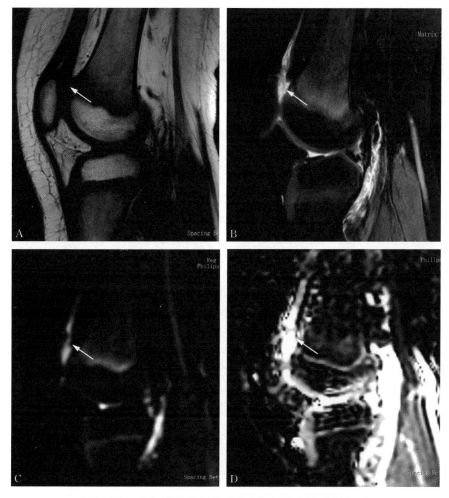

图 6-79　幼年型特发性关节炎（全身型）MRI 表现（一）

注：患儿，男，10 岁。膝关节矢状面 $T_1WI(A)$、抑脂 $T_2WI(B)$ 显示少量关节积液、以髌上囊积液及滑膜增厚稍显（箭），呈长 T_1、长 T_2 信号改变，信号较为均匀，抑脂 T_2WI 显示效果佳而常规 T_1WI 揭示病变困难；病变在 DWI(C) 及 ADC 图（D）上信号均较高（箭），未见弥散受限征象。

节是除与附着点相关性关节炎外各种类型 JIA 最常受累的关节，受累最严重的是腕骨间关节、桡腕关节和第 2、3 腕掌关节，常见继发性生长发育障碍、腕骨及尺骨骨龄提前、尺骨短小；偶见腕骨见关节侵蚀不明显，但掌、指关节病变显著（图 6-83）。髋关节是 JIA 尤其多关节型病例中破坏性关节炎最常见受累部位，30%～50% 患儿通常在发病 10 年内出现，多双侧对称，最常见的 MRI 征象是滑膜增生、关节积液，关节狭窄及关节对位异常相对少见。膝关节也是 JIA 最常受累的关节，MRI 尤其增强 MRI 可精准评估关节滑膜增生、软骨侵蚀、多房性渗出甚至韧带与半月板病变。踝

关节 JIA 亦常见，关节肿多继发于腱鞘炎和滑膜炎，MRI 可同时准确揭示骨骼侵蚀与骨质破坏等改变（图 6-83）。

同时，MRI 对 JIA 关节受累全面评价还包括 MRI 评分及其优化与改良，以更为准确评估关节病变的严重程度。其中，髋关节 JIA 的 MRI 评分项目如下：①滑膜（根据滑膜强化和增厚评分）。无强化 0 分，局部强化并增厚＜2 mm 1 分，弥漫强化并增厚 2～4 mm 2 分，弥漫强化并增厚≥4 mm 3 分。②关节积液（根据关节积液量的多少评分）。无积液 0 分，少量积液且不引起关节间隙增宽 1 分，大量积液且引起关节间隙增宽 2 分。

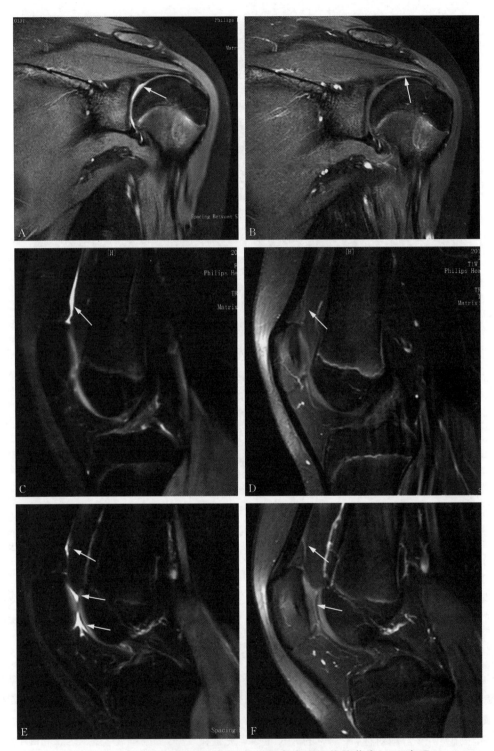

图 6 - 80　幼年型特发性关节炎(与附着点炎症相关关节炎)MRI 表现

注:患儿,女,13 岁。左侧肩关节抑脂 PDWI(A)显示肩关节腔内少许积液(箭),静推 Gd - DTPA 对比剂抑脂 T$_1$WI (B)显示局部滑膜明显强化(箭);同期右侧膝关节抑脂 PDWI(C)显示髌上囊少量积液(箭),增强后增强抑脂 T$_1$WI(D)显 示局部滑膜明显强化(箭)。半年后随访病变略有进展,右侧膝关节抑脂 PDWI(E)显示关节积液范围增加(箭),增强后增 强抑脂 T$_1$WI(F)显示滑膜增厚及强化明显(箭),并见轻微髌骨软骨损伤表现。

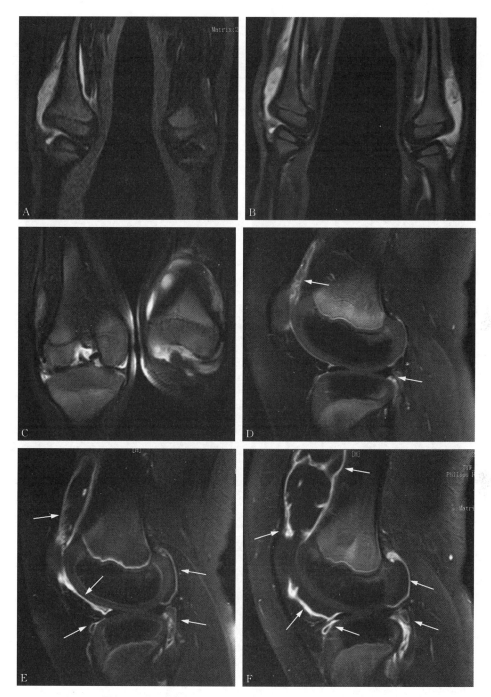

图 6‑81　幼年型特发性关节炎(全身型)MRI 表现(二)

注:患儿,男。完善相关检查确诊断为全身型 JIA 并给予相关治疗至今,但疗效一直不甚理想。1 年后随访 MRI,冠状面 STIR 图像(A)显示双膝关少量节积液(高信号影)、右侧为主;20 个月后复查 MRI,冠状面 STIR 图像(B)显示左膝关节积液明显增多,双膝关节滑膜增厚;4 年半后冠状面抑脂 $T_2WI(C)$ 显示双膝关节积液及软骨损伤,关节滑膜增厚更明显,关节间隙变窄;7 年半后 Gd‑DTPA 增强矢状面抑脂 $T_1WI(D)$ 显示滑膜广泛增厚、强化明显(箭),并见少许血管翳形成;8 年后增强矢状面抑脂 $T_1WI(E)$ 显示关节积液增加,异常强化的滑膜更厚(箭),血管翳增生更多、更明显,部分骨骺被侵蚀;9 年半随访复查 MRI,增强矢状面抑脂 $T_1WI(F)$ 显示关节积液进一步增多,出现骨质侵蚀,显著强化、增厚滑膜(箭)满布全关节,血管翳广泛分布。

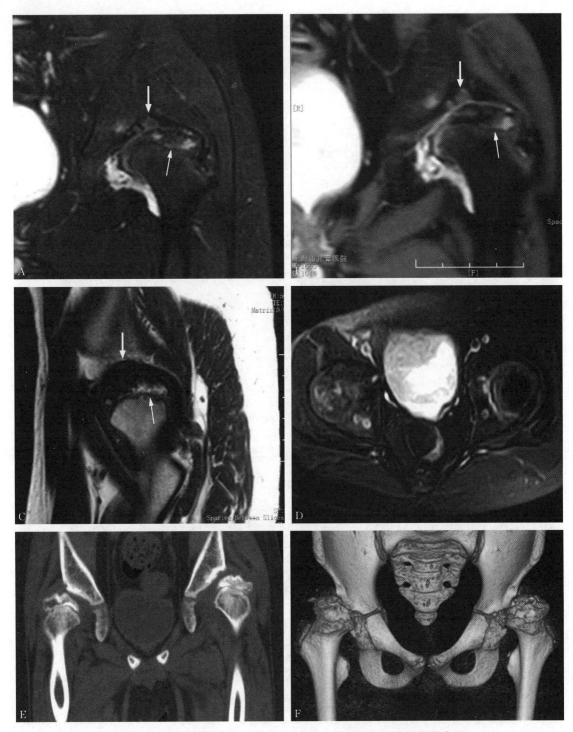

图 6-82　幼年型特发性关节炎(全身型)及随访进展的影像学表现

注:患儿,男,9 岁。左侧髋关节冠状面抑脂 T$_2$WI(A)、抑脂 PDWI(B)及矢状面 T$_1$WI(C)显示股骨头(细箭)及髋臼(粗箭)关节软骨及骨的破坏,关节软骨面毛糙,股骨头骨骺坏死,关节滑膜增厚明显,关节积液少但关节间隙明显变窄并伴关节半脱位改变;轴位抑脂 T$_2$WI(D)显示双侧髋关节类似改变,1 年半后 CT 冠状面(E)及 VR(F)重建图像显示髋关节病变加重并出现股骨头塌陷。

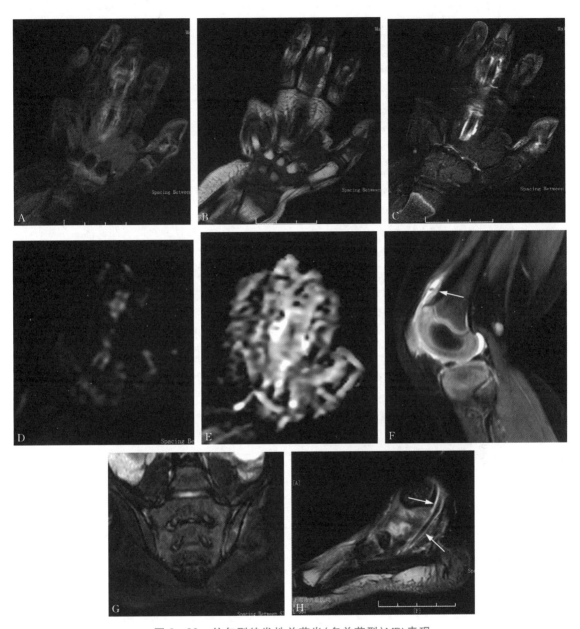

图 6‑83 幼年型特发性关节炎（多关节型）MRI 表现

　　注：患儿，女，2 岁，因"步态异常伴多关节肿胀 2 月余"入院，MRI 检查发现多个关节炎症病变，排除感染、肿瘤等因素后考虑诊断为多关节型 JIA，予以甲氨蝶呤等治疗好转。右手腕部冠状面抑脂 PDWI（A）、T_1WI（B）、增强 T_1WI（C）显示第 3 掌骨、中指诸节指骨、拇指近节指骨周围及毗邻关节软组织水肿，关节滑膜增厚并见明显异常强化，DWI（D）及 ADC 图（E）上异常强化相关区域信号均较高，未见 ADC 值下降表现；掌腕关节少量积液，腕骨改变不明显。同时，右侧膝关节矢状面抑脂 T_2WI（F）少量关节积液及滑膜增厚，髌上囊（箭）尤甚；双侧骶髂关节冠状面抑脂 PDWI（G）显示软骨面毛糙、水肿及少许积液；左侧足踝部矢状面增强 T_1WI（H）显示关节滑膜及肌腱膜增厚与异常强化（箭），部分骨质侵蚀。

③骨髓水肿(根据骨髓水肿面积评分)。无水肿0分,0~33% 1分,34%~67% 2分,68%~100% 3分。④骨侵蚀(根据骨侵蚀面积评分)。无侵蚀0分,0~33% 1分,34%~67% 2分,68%~100% 3分。⑤关节软骨。正常0分,表面关节软骨受损1分,关节软骨深部受损2分。⑥骨骺(根据骨骺受累面积评分)。无侵蚀0分,0~33% 1分,34%~67% 2分,68%~100% 3分。⑦腹股沟淋巴结。无肿大0分,肿大>10 mm 1分。⑧肌肉。正常0分,肌肉出现异常信号1分,肌肉萎缩2分。⑨关节对位。关节对位正常0分,关节半脱位1分,关节脱位2分。⑩关节狭窄。无狭窄0分,<50% 1分,>50% 2分,关节强直3分。且研究发现,淋巴结肿大、关节对位异常与其他的MRI征象之间相关性弱、甚至不相关,且关节对位异常出现的几率低。因此,有研究者去掉这两项,改良了MRI评分方法。改良的髋关节MRI评分内容包括滑膜增生、关节积液、骨髓水肿、骨侵蚀、关节软骨受损、骨骺受损、肌肉炎症、关节狭窄等8个常见的MRI征象,共21分。其为半定量方法,检查时间短,受检儿童舒适度高,简单、准确。一般地,评分越高,病变程度越重,预后越不理想。

(5)诊断要点

JIA的诊断主要依据临床表现、实验室及影像学尤其增强MRI检查,凡全身症状或关节病变持续6周以上,排除其他疾病后即可考虑本病。

JIA的MRI检查以增强关节MRI为主,滑膜炎、滑膜增生增厚、关节积液、骨髓水肿为可逆性病变的MRI征象,骨侵蚀、关节软骨受损、骨骺受损、关节狭窄等为不可逆性病变的MRI征象。关节MRI评分可更为准确评估JIA病变程度及预后,软骨序列MRI延迟增强扫描等技术可提高软骨半定量测量精确度。

(6)鉴别诊断

JIA临床表现与实验室检查均无特征性,诊断难度大,关键在于排他性诊断,需要除外一些有关节炎、关节病表现的疾病;实验室检查的任何一个项目都不具备确诊价值,但有可能帮助除外其他疾病。以高热、皮疹等全身症状为主者应与全身感染(如败血症、结核和病毒感染)、恶性病(如白血病、淋巴瘤及其他恶性肿瘤等)相鉴别。以关节受累为主者,除了与风湿热、化脓性关节炎、关节结核、创伤性关节炎等鉴别外,还应与系统性红斑性狼疮、混合性结缔组织病、炎症性肠病和银屑病以及血管炎综合征(过敏性紫癜、川崎病等)合并关节炎相鉴别。

化脓性关节炎可表现为红肿热痛,血象高,关节积液DWI上呈明显弥散受限改变,抗生素治疗有效,关节液抽吸和滑膜液检验为甄别金标准。关节结核常累及单一关节,关节软骨及骨破坏较JIA迅速而广泛,常见合并窦道和死骨形成,可资鉴别。病毒性关节炎为自限性疾病,同期或近期感染史,血清标志物阳性。痛风性关节炎以第1跖趾关节为典型发病部位,无明显骨质疏松,骨端有边界锐利的穿凿样骨破坏为其特点。急性风湿热表现为游走性关节炎伴皮肤红疹、心内膜炎、皮下结节,有近期链球菌感染史。系统性红斑狼疮常表现为颊部红疹、肾炎及补体不足等。淋巴瘤、白血病多见血小板减少,嗜中性白细胞减少,淋巴细胞增多症,夜间痛,轻压痛,骨痛。其他类似表现的疾病,综合其临床表现、实验室检查及影像学征象,也多能有效鉴别诊断。

6.16 先天性梅毒

(1)概述

梅毒(syphilis)是一种全身性、传染性、慢性疾病,传播途径主要有两种,即性传播和母婴传播。先天性梅毒(congenital syphilis, CS)系胎儿时期梅毒螺旋体(treponema pallidum, TP)经母婴传播即经由胎盘从母体感染胎儿所致,大多发生于孕4个月后,可出现于新生儿期、婴儿期或儿童期。CS并非遗传因素造成的,是TP由母体经胎盘进入胎儿血循环而引起的。为此,CS现多已改称更为贴切的"胎传梅毒"。

(2)病理

TP感染胎儿的主要途径包括:①经过胎盘脐静脉进入胎儿体内,发生胎儿梅毒,累及胎儿各脏器如骨梅毒、神经梅毒等。②感染胎盘发生动脉内膜炎,形成多处梗死灶,使胎盘功能严重障碍,导致流产、死胎、新生儿死亡及胎传梅毒。胎传梅毒主要通过血源传播,一般在妊娠16～18周;分娩过程中,胎儿也可通过接触孕母外生殖器初疮而受染,但较为少见;父亲的TP不能随精子或精液直接传给胎儿。梅毒的发生影响母婴健康与妊娠结局,胎儿的感染也与孕母梅毒病程及妊娠期治疗情况相关。孕母早期梅毒或Ⅱ期梅毒传染性最强,无论原发或继发感染,胎儿受累几乎达100%,其中50%胎儿发生流产、早产、死胎或新生儿期死亡;未经治疗的晚期梅毒孕母,感染胎儿的可能性亦近30%。

一般认为,妊娠早期由于绒毛膜朗格汉斯细胞层阻断,孕母血中TP不能进入胎儿体内;孕4个月后,朗格汉斯细胞层退化萎缩,TP则极易通过胎盘和脐静脉进入胎儿血循环。但也有学者应用荧光免疫技术研究发现,第9周自然流产胎儿组织中存在TP,提示TP在妊娠早期甚至妊娠任何时期均可进入胎儿组织,继而发生胎传梅毒。不过,尽管TP在孕5个月前可通过胎盘进入胎儿体内,但只有到孕5个月后才会发生典型的病理改变;同时,目前也尚不清楚,为何一些宫内感染的婴儿出生时没有症状,却在出生后最初几周或几个月中发展成显性表现。

胎传梅毒可多器官受累,但以皮肤黏膜、骨骼及内脏损害为主,较少累及心脏与大血管。可见胎盘增大、纤维化、变硬及苍白,可见纤维结缔组织增生、局灶性绒毛膜炎、绒毛血管内膜炎或周围血管炎,小动脉壁变硬。胎肝体积变大,出现明显的纤维化及髓外造血。肺组织弥漫纤维化,淋巴细胞和巨噬细胞灶性浸润,成为白色肺炎。类似病变还出现在胰、脾等脏器中,亦可发生肾炎、角膜炎、脉络膜视网膜炎及慢性脑膜炎等。病理改变在骨骼系统主要包括骨软骨炎、骨膜炎及骨髓炎,以骨软骨炎为主,表现为软骨生长发育发生障碍,骺板不规则增厚,先期钙化带增宽,中重症者3种病理改变常同时存在。胎儿软骨内有血管,干骺端血供丰富,TP容易停留,积聚于干骺端、软骨中繁殖,产生骨软骨炎,继而导致局部骨质破坏性、增生性病变。骨膜炎、骨髓炎可单独存在,

但多伴随骨软骨炎发展而发生,使骨干骨质破坏,多伴骨质增生硬化、骨外膜反应及骨干增粗。骨骼病变呈多发性、对称性、广泛性的特点,四肢管状骨尤其长骨的干骺端既是最早受累的部位,也是病变最广泛、最严重的部位,但病变一般不侵犯到骨骺骨化中心。这与干骺端为软骨内化骨生长最活跃、血供丰富及TP经母体传入胎儿容易在此滞留、繁殖、肉芽组织形成并破坏、取代正常骨组织有关。或因TP侵入干骺端引起骨营养障碍、抑制正常骨细胞活动甚至形成梅毒性肉芽肿,从而导致局部钙质沉着异常、软骨生长及骨化障碍,使得先期钙化带吸收不足、局部钙化延伸到纵行软骨管的软骨内,表现为X线平片上的临时钙化带锯齿状增厚及临时钙化带下方透亮带等征象。临床表现与骨骼病变不一定相一致,多数患儿骨骼病理改变出现在出生后7个月以内,病变广泛而相应临床症状常多不明显。

(3) 临床表现

梅毒的潜伏期为60～90天,多数在6周以内。胎传梅毒可出现于新生儿期、婴儿期或儿童期,但在围产期出现症状更为常见。据其临床表现,胎传梅毒主要分为3型:①胎死宫内型,主要为患潜伏期梅毒孕妇引起宫内感染而致流产或死胎,胎儿呈浸软状态,全身各脏器有大量梅毒螺旋体,此型较罕见;②早期胎传梅毒型,主要在出生后或新生儿期内出现典型症状,如肝脾大、皮疹、黄疸、贫血等症状,此类患儿死亡率高;③晚期胎传梅毒及先天性潜伏梅毒型,出生时无症状或症状极其轻微,在出生后数月至数年出现症状,早期诊断迄今仍是难题。胎传梅毒在胎儿期可表现为肝脏大、胎盘增厚、胎儿水肿、宫内生长迟缓、非溶血性贫血、早产、死胎等。也有人将其分为早期(2岁以内出现症状)和晚期梅毒(2岁以后出现症状)。

诊断胎传梅毒,诊查婴儿父母梅毒与否颇为重要。母亲有梅毒史、血清反应阳性即为疑似病例,母亲梅毒血清反应强阳性,子女中约70%受染;临床出现典型症状、体征及患儿血清反应阳性(需注意的是,3个月内可因来自母体抗体而呈假阳性者)或分泌物找到TP则可确诊。X线平片

发现骨膜下骨样组织增生及干骺端"梅毒线"等征象对诊断颇有帮助。本病青霉素治疗有效,预后取决于梅毒损害程度,越早发现,越早治疗,疗效越佳。

(4) 影像学表现

骨骼是胎传梅毒最常侵犯的组织之一,影像学尤其 X 线平片在其诊断中具有重要价值,是诊断及研判病情尤其是否处于活动期最为有效的手段;出现骨骼 X 线影像异常,有症状者达 90%,无症状者亦约 20%。

骨梅毒以长骨改变明显,主要集中在长骨软骨内成骨活跃的干骺端,但一般不侵犯骨骺(尽管 TP 可感染骨、软骨、骨膜与软骨膜),主要表现为多发性、对称性、广泛性的干骺(端)炎及骨膜炎、骨髓炎征象。影像学上,干骺端骨软骨炎是出现最早的征象,骨膜炎是最常见的征象,但不同病例或同一病例的不同阶段,影像表现不尽相同、呈明显的多样性。一般干骺炎出现在出生后 6 个月内,以尺、桡骨远端及胫骨、肱骨近端最为明显。干骺炎最早的 X 线征象为基于先期钙化带增浓、增厚的长骨干骺端致密线影,系局部钙质异常沉着及先期钙化带吸收不足、局部钙化所致。随着病变发展,先期钙化带变毛糙、不规则,边缘呈致密小锯齿状突出于干骺端软骨内,干骺端松质骨破坏,使干骺端致密带下原本整齐的稀疏层渐变

为边缘不规则多齿状横行透亮带,X 线平片上表现为干骺端锯齿状致密线下方出现透亮横带影(图 6-84)。骨软骨炎向骨干蔓延形成骨髓炎,TP 肉芽组织对骨骼的侵蚀深入骨干内,在干骺端近骺板处可出现局限性或大片不规则溶骨性骨质破坏与骨质缺损;感染灶直接扩展或沿海绵质内的静脉或淋巴道向骨干迅速扩展、发生骨干炎,X 线平片上表现为虫蚀状骨皮质破坏或"猫咬征",长骨干骺端尖角样突起及骨膜反应,骨膜下皮质增厚,骨髓腔可变窄(图 6-85、6-86)。骨干炎常局限于骨干的一端,也可达骨干全长,骨干一般不增粗、无死骨形成(有人认为系因死骨细小未能检出),也见不同程度增生、增厚的骨膜与骨干融合使骨干增粗改变。胫骨近端内侧对称性骨质缺损称为 Wimberger 征(魏伯格征),股骨远端干骺端也可出现类似的骨质破坏。有人认为,胫骨近端 Wimberger 征加上相对应股骨远端骨质破坏,以及骨质破坏明显而无明确死骨形成,是胎传骨梅毒较为特征性的表现。也有研究发现,由于孕母抗生素的应用,患儿出生后先期钙化带异常或改变不明显,长骨干骺端尖角样突起或成 TP 浸润引起软骨生长障碍的早期表现,常于其他征象出现之前存在,以股骨下端及胫骨上端内侧多见、呈对称性,干骺端明显增宽。骨膜增生伴随干骺炎及骨干炎出现,影像学上表现为平行于骨干单层

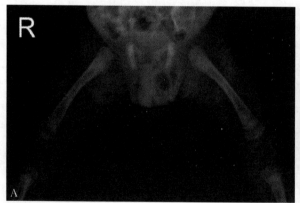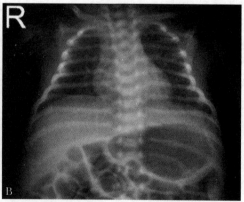

图 6-84 胎传梅毒 X 线平片表现

注:患儿,男,1 月龄。下肢 X 线平片(A)及胸部 X 线片(B)显示双侧股骨近、远端及胫骨、肱骨近端干骺端先期钙化带不规则增宽、密度增高,钙化带下见低密度透亮带。所示脊柱、肋骨、锁骨未见明显异常征象。

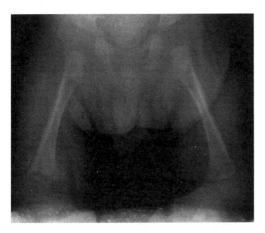

图 6-85 新生儿胎传梅毒 X 线平片表现(一)

注:大腿 X 线平片显示右侧股骨远端干骺端虫蚀状溶骨性骨质破坏,先期钙化带消失,干骺端变形、边缘毛糙,骨膜反应明显;左侧股骨远端干骺端先期钙化带模糊,钙化带下见边界不清的透亮带影。

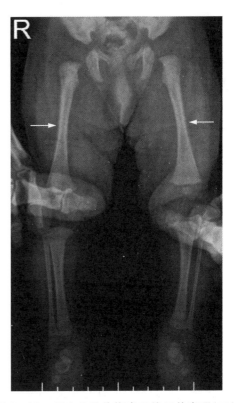

图 6-86 新生儿胎传梅毒 X 线平片表现(二)

注:下肢骨 X 线平片显示双侧股骨远端及胫腓骨近、远端增宽的临时钙化带下,可见不规则透亮带影,边缘模糊;双侧股骨骨干外侧见平行于骨皮质的骨膜增生(箭)。

或多层葱皮样骨膜反应,可对称性位于长骨的一侧或两侧。一般情况下,干骺端及骨干破坏越重,骨膜增生越明显。但也有骨膜反应与骨质破坏表现不完全互为因果关系的。

梅毒累及其他骨骼如盆骨、肩胛骨、锁骨等不规则骨仅次于四肢长骨,但颅骨、脊柱一般不受累。影像学上,不规则骨梅毒也可出现先期钙化带下透亮带(图 6-87),类似干骺炎表现,其中以髂骨、肩胛骨喙突发生率较高。坐、耻骨以虫蚀状骨质破坏和增生为特征,锁骨则以骨膜增生及骨质增生硬化主要表现,肋骨则多表现为对称性骨膜增生和肋骨软骨端下斑片状骨质破坏、以第 8 以下肋骨病变多见。胎传梅毒不规则骨改变报道不多,主要表现为不规则骨边缘透亮线和尖角样改变,前者以髂骨多见、表现为不规则骨边缘皮质下沿骨外形环形包绕的线状或带状透亮影,发

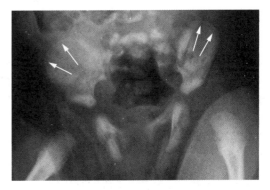

图 6-87 新生儿胎传梅毒髂骨病变 X 线平片表现

注:骨盆 X 线平片显示双侧髂骨翼边缘骨皮质下见弧形线状透亮影(箭),沿骨外形环形包绕。

生机制或与长骨干骺端先期钙化带下方出现透亮带相似,TP 聚集在不规则骨边缘的软骨区、引发骨软骨炎,继而导致软骨营养不良、钙质沉积受限;后者常见于足跟距骨梅毒,可能与干骺端尖角

样变一样为局部钙质异常沉着及软骨生长障碍所致。

（5）诊断要点

胎传梅毒根据病史、血清学检查及骨骼X线平片表现多可作出诊断。临床表现为出生后2～3周内眼、鼻腔出现脓性分泌物，并有皮疹、黄疸、肝脾大、四肢疼痛性假性瘫痪等。患儿家长尤其孕母有梅毒病史。X线平片上发现多发性、对称性、广泛性干骺炎、骨膜炎、骨髓炎改变，尤其长管状骨干骺端增宽、密度增高临时钙化带下方平行或锯齿状透光带——"梅毒线"的出现，非常有助于其诊断。皮疹、黏膜及鼻腔分泌物查见TP或特异性血清试验阳性可确诊。青霉素治疗临床效果显著，也可进一步佐证诊断。

（6）鉴别诊断

胎传性骨梅毒具有多骨、对称、早期干骺炎和骨质无稀疏、骨骺不受侵犯等特点，结合实验室检查及病史鉴别不难。但仍需主要与佝偻病、坏血病、婴儿骨皮质增生症、急性骨髓炎、先天性骨结核等疾病相鉴别，鉴别要点详见相关章节。其中，无论何种类型的佝偻病，主要影响骺板，活动期主要表现为骨质稀疏，干骺端呈喇叭状、杯口状毛刷样改变，先期钙化带也可增厚，但无骨梅毒的先期钙化带下透亮带（"梅毒线"）及骨干炎、骨膜炎改变；坏血病主要系成骨活动受抑制而软骨钙化正常进行，表现为先期钙化带致密、坏血病带及角征、骺板骨折变形和边缘骨刺形成。急性骨髓炎多有明确发热及局部红、肿、热、痛临床表现，血象升高，梅毒血清学检查阴性，非对称性单骨发病，病情发展快，骨破坏由干骺端迅速向骨干蔓延，骨质破坏多为局限性且无对称性，常见大块死骨及显著骨膜增生甚至形成骨包壳。骨骺骨髓炎几乎只见于骨骺与干骺端之间有血管通道存在的骺板发育成熟前的18月龄内的婴幼儿，骺板成熟后儿童因骺板成为阻挡感染扩散的防御屏障而不可能发生；其可造成骨骺早闭、骨坏死缺损、关节畸形、肢体不等长、患肢功能障碍等不良后果，多单发、易向骨骺侧扩散进而并发关节炎，而干骺炎骨干炎可不明显。先天性骨结核呈囊性骨质破坏，同时存在骨质增生，可见砂砾状死骨，结合孕母有结核而非梅毒感染病史，以及其他临床资料可资甄别。

6.17 婴儿骨髓炎

（1）概述

婴儿骨髓炎是指发生于1岁以内的骨髓炎。不同于一般骨髓炎很少累及骨骺，婴儿型骨髓炎主要表现为骨骺骨髓炎（epiphyseal osteomyelitis in infants），是一种骨骺的感染和破坏。不过也有研究发现，骨骺骨髓炎亦可发生于1岁以上的幼儿，这与幼儿尚未骨化的骨骺、骺板病理解剖学尤其软骨管结构、功能和骨骺的血运分布、血流动力学有关。婴儿骨髓炎的致病菌呈多源性和多样性，包括一些条件致病菌（如表皮葡萄球菌）。目前引起婴儿骨髓炎的病原菌主要是金黄色葡萄球菌，革兰阴性杆菌（如大肠埃希菌）和肺炎克雷伯菌感染有明显上升趋势。好发部位为血供良好的长骨如股骨、胫骨、肱骨与尺桡骨干骺部，以急性血源性感染为常见，系化脓性细菌经血行侵袭骨髓内结缔组织所引起的炎症，少数从邻近软组织感染扩散而来或继发于开放性骨折。

婴儿骨髓炎发病率低，活产新生儿发病率仅1/1 500～1/500，但有逐年上升的趋势，且由于临床表现不典型，患儿主诉不明，及时诊治不易，可造成骨骺早闭、骨坏死缺损、关节畸形、肢体不等长及患肢功能障碍等严重不良后果，致残率高、危害性大。为此，充分认识和早诊早治，意义重大。

（2）病理

婴儿骨髓炎有其自身发病特点及其病理解剖学基础。骨骺是儿童出生后在不同的时间内出现的次级骨化中心，骺板的发生发育稍晚于骨骺。骺板根据组织学及功能特点，自骨骺侧至干骺端侧分为静止层、增殖层、基质合成层、肥大层、临时钙化层、软骨骨化层6层，其中静止层与次级骨化中心相邻，虽不参与骨质的纵向生长，但可产生基质以及具有储备的功能；增殖层是软骨细胞复制和生长区域，代谢率较高，血氧和糖原供应丰富，三磷酸腺苷和骨胶原可使骨骼快速生长；肥大层有肥大的软骨细胞,随着软骨细胞的增大,为钙化作准备。为此,骺板的代谢和软骨化骨演变十分活跃,随着软骨细胞的凋亡,蛋白多糖从集聚至扩散,从中性转为酸性黏多糖而促进钙化,加上线粒体的活性、ATP酶的作用,特别是基质小泡在钙化过程中起重要的作用。这样,骺板一直维持着一个平衡的生物过程,即软骨细胞不断分裂增殖及退化、使骺板增厚,而在干骺端一侧破骨细胞、成骨细胞不断从骨髓腔侧分解吸收钙化的软骨基质,形成过渡性骨小梁,基质不断钙化、骨化,即临时钙化带随着软骨内成骨而不断向骨骺侧移动,使骨化不断向两端推进、加长。

干骺端是血管、骨形成和再塑的区域,该部位清除了钙化的基质,形成编织骨,并由板状骨代替。骨骺在骨化前拥有丰富的软骨管及走行其间的终末动、静脉(成熟的软骨管具有一支动脉、数支静脉,其间散布毛细血管及间充质细胞),这些血管来源于干骺端及软骨周围营养血管及其围以干骺端形成的血管袢吻合与血管环(hunter vascular circle)。骨骼血管解剖对骨髓炎的发病机制有重要作用。软骨管内血管及跨骺板血管血流丰富、流速缓慢(骨髓炎发出生后更为缓慢),细菌入血后容易滞留于此繁殖、感染,导致骨骺骨髓炎,或干骺端感染穿破骺板形成骨骺骨髓炎,由于婴幼儿干骺端也位于关节囊内,感染灶和脓液可穿破囊内无骨膜区形成化脓性关节炎和/或穿破关节囊向周围间隙扩散;且由于婴儿骨膜疏松,感染突破骨膜致软组织水肿和脓肿形成,通常早于骨异常改变。骺板血运屏障学说认为,胎儿及婴儿血管从干骺端经骺板通向骨骺,但次级骨化中心出现、骨骼成熟后,骺板闭合、软骨下骨板形成,来自干骺端营养血管的骺板血管及跨骺板血管则很少见到(一般认为骺板血管及穿越骺板供应骨骺的血管于出生15个月后闭塞、消失),血运屏障逐渐形成与完善,骺板能作为一种屏障阻止干骺炎症向骨骺扩散,血源性感染与骨髓炎则只发生于骨干,骨骺多无累及。骨感染后的病理改变取决于病变部位、病原体类型和宿主反应。初期反应为急性炎症性改变,骨髓腔内充满中性粒细胞和纤维素性渗出物,随着渗出物增加,骨髓腔内压力增大,加上酶的消化,导致骨表面局限性腐化和坏死。渗出物还可以通过皮质骨的哈弗斯管进入骨膜下,坏死骨形成死骨片,骨膜抬高引起骨膜下化骨(起源于骨膜内层),骨膜下形成的新骨形成包壳、部分或全部包绕受累骨,婴幼儿骨膜疏松、容易剥离,因此骨膜明显抬高、形成大量的包壳。骨膜下渗出的脓液可以扩展到软组织,并穿破皮肤形成窦道。由于骺板破坏,可致骨骺早闭,继而发生短肢畸形等。

(3)临床表现

婴儿骨髓炎早期临床表现无特异性,全身症状可轻可重,主要表现为发热、烦躁不安、哭闹、食欲下降,肢体成屈曲状、活动受限,拒绝搬动等,常不发生高热,血象可正常、升高或降低。早期最具诊断意义的是患肢的假性(保护性)瘫痪和弥漫性肿胀。由于患肢多无红、热表现,需在患儿安静状态下进行双侧对比才能发现,但局部压痛明显、活动受限更可提示。患肢被动活动时哭闹是另一常见的体征,其他部位如肺炎、败血症患儿出现这种情况尤其需要考虑骨髓炎的诊断。

婴儿骨髓炎多为急性期炎症,好发于生长快的膝关节骨的干骺端,多有败血症病史,处理不及时可演变为亚急性和慢性骨髓炎,出现肢体不等长畸形,产生皮肤瘘管甚至出现经窦道排出死骨。慢性骨髓炎迁延可引起骨萎缩和病理性骨折,使骨质脆弱。

为此,对于败血症的新生儿,临床需警惕骨髓炎的可能性,应及时进行X线平片、超声及MRI等检查,以及时明确诊断,及时根据相应病原菌给予足量、足疗程的早期静脉应用抗生素治疗,脓肿形成则及早实施引流等临床处理,预防和严控致残率。及时有效的临床处置,预后良好。

(4)影像学表现

影像学上,婴儿骨髓炎依据病灶侵犯的不同部位和范围,一般可分为骨骺型、骨骺干骺型、干骺型、骨干型、骨干干骺型5种类型,各型及其各型急性、亚急性、慢性期等不同时期骨髓炎,影像学表现及特点不同;而且,不同于儿童与成人,婴儿骨髓炎容易累及骨骺和骺板,骨骺感染灶也容易破坏关节面蔓延至关节腔,导致滑膜充血、水肿、白细胞浸润和关节腔内渗出液聚积,形成关节炎、关节积脓、滑膜增厚及关节周围炎,关节及患骨周围软组织水肿明显,且由于婴儿骨膜、骨皮质疏松,炎症、脓液可跨关节经软组织穿过骨膜、骨皮质扩展至关节构成骨,形成骨膜下渗出、脓肿,进而导致多骨多发性骨髓炎。

MRI具有良好的组织分辨力,易于区分髓腔内的炎症浸润和正常的黄骨髓。骨髓炎早期即可在MRI上敏感检出,为病变组织的充血、水肿和炎症细胞反应、局部骨组织坏死等,呈斑片状或斑点状异常稍长 T_1、稍长 T_2 信号灶改变,T_1WI 上表现为稍低信号,T_2WI、PDWI 及 STIR 上表现为稍高信号,DWI 上多无明显弥散受限征象,病变边缘毛糙或模糊不清,Gd-DTPA 增强后局部可出现不同程度尤其轻度雪花状或不规则形非均匀强化、抑脂 T_1WI 显示好。骨髓内或骨膜下脓肿形成,脓肿则呈明显弥散受限征象,表现为DWI上高信号、ADC图上极低信号,ADC值下降,脓肿壁强化较为明显。对病变显示,抑脂 T_2WI、抑脂 PDWI 及 STIR 图像效果尤佳(图6-88),主要表现为骨髓及骨膜下异常高信号影改变,为感染物质、未矿化的细胞性骨膜反应和骨膜抬高(葱皮样表现),X线平片多为阴性;矿化的骨膜反应为局部骨皮质增厚或层状皮质外无信号影,X线平片、CT上显示更为直观、直接。X线平片、CT揭示早期骨髓炎病变能力较差,骨质破坏、骨膜反应常需在2~3周后的X线平片上才能明确显示,其最早出现的征象仅是干骺端周围深部的局限性软组织肿胀、软组织间隙消失。婴儿急性骨髓炎有时MRI上骨内异常改变较轻,主

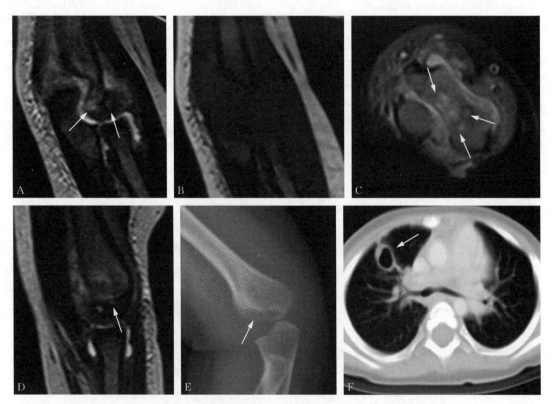

图6-88 左侧肱骨远端骨髓炎(骨骺干骺型,急性期)影像学表现

注:患儿,女,10月龄。冠状面 T_2WI(A)、T_1WI(B)及轴位抑脂 PDWI(C)显示左肱骨远端骨髓内多个大小不等斑点及斑片状异常信号灶(箭),呈稍长 T_1、稍长 T_2 信号改变,病变信号不均、边缘不整、境界欠清并呈融合趋势;矢状面 T_2WI(D)显示骺板孔隙状浸润、破坏(箭)。同时可见肱骨远端轻度骨膜反应、肘关节少量积液及周围软组织水肿改变。MRI检查9天前平片(E)肱骨远端局部骨密度减低及可疑骨质破坏(箭)及肘关节肿胀,但未见明显骨膜反应。患儿半月余前接触感冒家人而出现发热、咳嗽和败血症,于MRI检查前10天胸部增强CT(F)发现肺脓肿(箭)。

要为骨髓水肿及骨膜反应征象,而骨周病变较重甚至整肢软组织水肿(图 6‑89)。亚急性期病变进展,MRI、X 线平片均可准确检出病变,MRI 上病变信号变得不均匀,感染逐渐局限,境界逐渐变清,骨质破坏尤其骨膜下骨质缺损明显,但死骨少

见,其间多可见呈明显弥散受限改变的脓肿信号灶或表现为 Brodie 脓肿,脓肿周围可出现基于不同组织的不同信号/密度环形带影(即环征),脓肿壁内衬肉芽组织形成内环,T_1WI 和 PDWI 上信号稍高于脓腔、T_2WI 上与高信号脓液类似、增强后

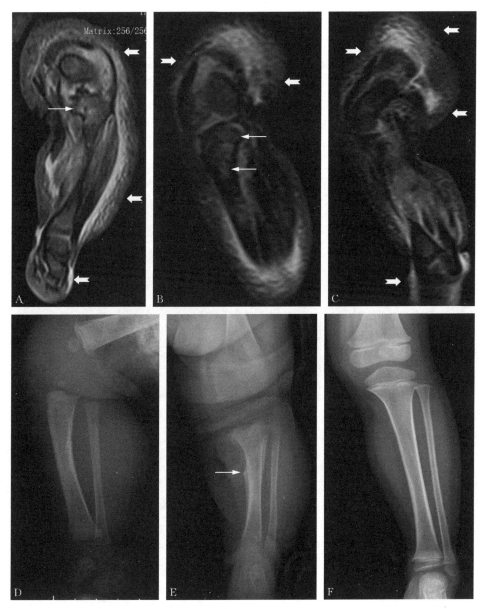

图 6‑89　骨骺干骺型骨髓炎(急性期)影像学表现(一)

注:患儿,女,2 月龄。冠状面(A)、矢状面(B)及矢斜状面(C)STIR 显示左侧胫骨近端干骺端及骨骺高信号感染灶(细箭),融合成片但边缘毛糙、边界不清,骨膜反应明显,膝关节受累,整个下肢软组织明显水肿(燕尾箭)、增粗,肌间隙模糊。但 2 天前 X 线平片(D)仅示软组织肿胀,未见明确骨质异常及骨膜反应;MRI 检查后 18 天复查 X 线平片(E)则显示明显层状增厚的骨膜反应(箭)。及时有效治疗,预后良好,4 年后复查 X 线平片(F)显示左侧胫骨及膝关节、踝关节正常,未见后遗症。

明显强化,脓肿壁周围为纤维化、硬化的骨松质,T_1WI、T_2WI上均为低信号的纤维性反应及硬化的脓肿外环,CT、X线平片上表现为透亮区(中央脓腔)高密度硬化边影像、显示效果更好(图6-90)。皮质内也可见到小脓肿灶,高分辨率MRI揭示病变及组织特性较好。骨膜反应及软组织肿胀更明显,可见软组织脓肿和窦道等改变。临床处理不及时或治疗不当,急性骨髓炎可发展为慢性骨髓炎,病变骨皮质周围可见大量骨膜骨,这与受累骨髓内丰富的海绵状骨小梁有关,部分为治疗反应;骨质增生、骨膜骨可导致广泛骨重塑,骨内多见囊变和死骨,软组织肿胀多已消退。慢性化脓性骨髓炎在T_1WI表现为髓腔内低信号的骨质硬化,无信号的不规整骨皮质增厚影,T_2WI示骨髓腔和骨皮质信号混杂,可见高信号的死腔和脓液以及其内低信号的死骨。常伴窦道或瘘管形成,抑脂T_2WI上显示佳,呈曲线状高信号改变,增强抑脂T_1WI上可见中等程度强化。婴儿型骨髓炎演变为慢性骨髓炎者非常少见。

婴儿骨髓炎的5种分型具体影像学表现如下。

1) 骨骺型:较常见,感染病变位于骨骺尤其周边未矿化骨化的软骨内(图6-91),多呈虫蚀状或带状局灶性组织破坏,可形成骨骺脓肿,病变常累及关节面,脓肿破入关节腔内可引发化脓性关节炎,关节囊及周围软组织肿胀明显,但早期骨骺多保持完整,多无骨膜反应。这与婴儿骨骺血供除了来源于干骺端血管环(hunter vascular circle)外,存在跨骺板血管有关,这些源自干骺端营养血

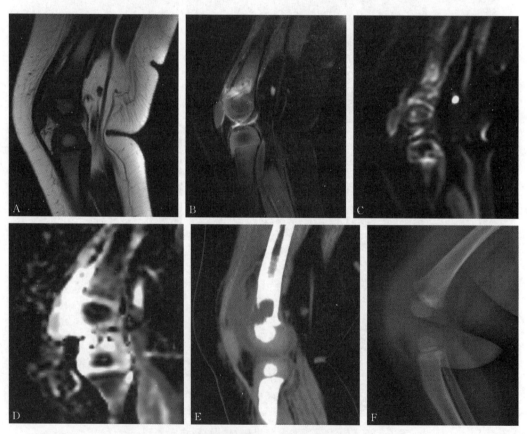

图6-90　骨骺干骺型骨髓炎(亚急性期)影像学表现

注:患儿,男,8月龄。患儿膝关节切开引流及骨髓灌洗术后半月MRI矢状面$T_1WI(A)$、抑脂$T_2WI(B)$显示右侧股骨下端骨髓水肿、局部骨质破坏伴骨脓肿残留,病变累及骺板和部分骨骺,干骺端骨膜增厚、掀起及骨膜下局部骨皮质缺损与脓肿形成,病变轮廓较模糊,以T_1WI稍低信号、T_2WI稍高信号改变为主,DWI(C)上部分病变信号较高且相应ADC图(D)信号较低(为弥散受限的骨脓肿),周围软组织水肿。术前CT矢状面重建图像(E)直观揭示干骺端及毗邻骨骺局部骨质破坏与骨脓肿形成情况,膝关节侧位片(F)也可见干骺端局部骨质破坏、关节肿胀。

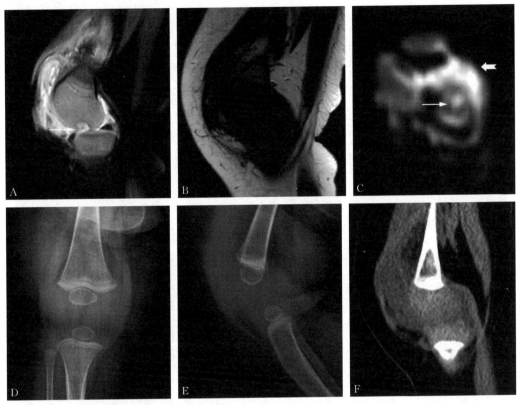

图 6‑91　右侧股骨远端干骺型骨髓炎(急性期)伴右膝化脓性关节炎影像学表现

注：患儿，男，8 月龄。抑脂矢状面 $T_2WI(A)$、$T_1WI(B)$ 及轴位 DWI(C)显示右侧股骨内侧髁局灶性骨质破坏及微小脓肿形成(细箭)，可见轻度弥散受限征象，位于骨骺边缘非骨化区，累及关节面并破入膝关节腔内，关节滑膜增厚伴少量积液积脓(脓液呈明显弥散受限改变，燕尾箭)、膝周软组织肿胀明显。膝关节正(D)、侧位(E)X 线平片甚至 CT 矢状位重建图像(F)仅显示关节积液及软组织肿胀、密度增高，未能揭示骨骺软骨病灶。

管的跨骺板血管可直接穿过骺板达到骨骺。诊断主要依靠 MRI，病灶局限于骨骺，骺板及干骺端正常。关节积液 MRI 表现典型，脓液则呈明显弥散受限改变，DWI 上高信号而 ADC 图上极低信号，增厚的关节滑膜强化可较明显。骨骺炎症反应、脓肿形成可致骨骺分离，继而使次级骨化中心发生障碍，影响骺板发育成熟，病愈后可后遗骨骺变形、缩小甚至短肢畸形，化脓性关节炎可致病理性关节脱位。治疗不及时或不当，演变为慢性骨髓炎可见小死骨或侵犯骺板，干骺端进展为骨骺干骺型。

2)干骺型：常见，感染病变位于干骺端(图 6‑92)，早期干骺端炎症以髓腔内充血、水肿和渗出为主，可见局部骨髓破坏及髓腔内脓肿，炎症经

哈弗斯管系统扩展则可导致骨皮质破坏，形成骨膜下脓肿、骨膜反应及软组织脓肿。骨膜反应及层状增生增厚常较明显，而死骨形成较少、偶见碎骨片。

3)骨骺干骺型：最为常见，感染病变累及干骺端、骺板及骨骺，骨骺主要侵犯已骨化区(图 6‑93)，亦可侵犯骨骺骨化区，非骨化区多灶或成片(图 6‑94)受累，干骺端及毗邻骨干可见明显骨膜反应甚至呈包壳状骨膜增厚，也可见骨膜下脓肿(图 6‑95)、骨骺分离、移位；可形成化脓性关节炎甚至跨关节广泛感染患肢骨周软组织。化脓性关节炎表现为滑膜增厚及关节积液，DWI 上出现弥散受限改变是脓性关节积液区别于普通积液可靠征象，增强扫描图像上病灶及周围软组织、

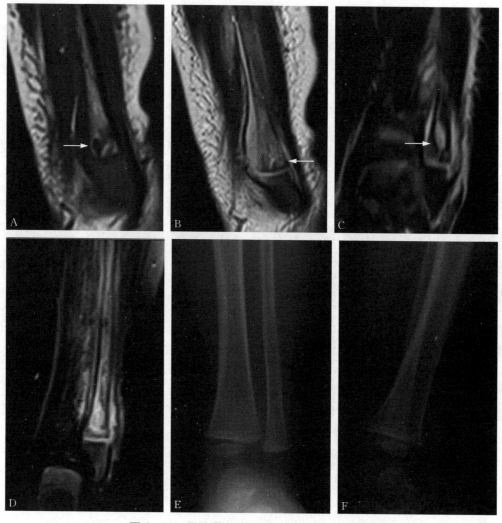

图6-92　婴儿骨髓炎(亚急性期)影像学表现

注：患儿，男，12月龄，婴儿骨髓炎，亚急性期，干骺型，2周后演变为骨干干骺型。矢状面 $T_1WI(A)$、$T_2WI(B)$ 及冠状面 STIR(C)显示腓骨远端干骺端骨质破坏(箭)伴广泛骨膜反应及周围软组织水肿，增厚骨膜呈等 T_1、稍长 T_2 信号改变，为未矿化的细胞性骨膜反应；毗邻骺板及骨骺正常。2周后复查 MRI 冠状面抑脂 $T_2WI(D)$显示病变向骨干进展，演变为骨干干骺型，毗邻骺板及骨骺仍正常。治疗中于首次 MRI 检查12天后复查左踝正(E)、侧位(F)X线平片，仅示胫腓骨及外踝周围软组织肿胀、未见明确骨质破坏及骨膜反应。

增厚滑膜呈斑片状、条状或不规则形明显不均匀强化。本型骨髓炎由于不同程度损伤、破坏了骺板，使骨的纵向发育与次级骨化中心发育成熟受到影响，可造成病愈后患肢短缩等畸形。同时，病变常累及邻近关节，读片时需留意化脓性关节炎及病理性关节脱位征象辨识与诊断。

　　4)骨干型：婴儿少见，多见于骨骺闭合后的儿童，病变主要位于骨干(图6-96)，干骺端未见明显异常改变，骺板及骨骺正常。可见骨干广泛

骨髓破坏及区域性骨皮质破坏、缺损，骨膜反应及骨周围软组织水肿明显。一般为干骺端炎症向髓腔方向扩展或骨膜下炎症穿破骨皮质经骨皮质进入远端的骨髓腔内，引起骨干广泛骨质破坏及层状、花边状骨膜反应，可能与婴儿血供丰富，血管床组织疏松、血管间隙较大，骨膜及骨皮质较薄弱、柔韧性较差，骨外膜与皮质附着较疏松等解剖特点有关。骨干型骨髓炎一般累及关节，但容易伴发病理性骨折(图6-97)。

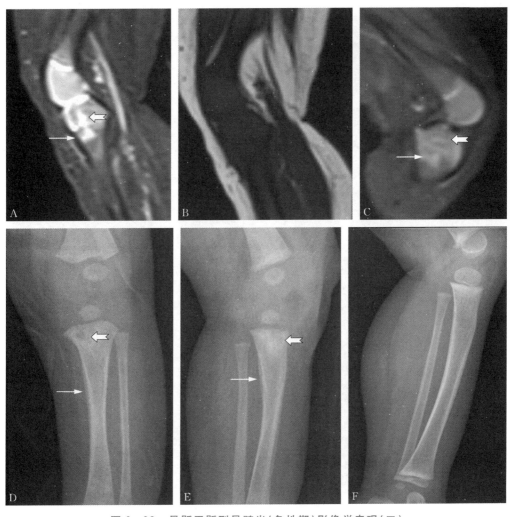

图 6-93　骨骺干骺型骨髓炎(急性期)影像学表现(二)

注:患儿,男,7周。矢状面 STIR(A)、T_1WI(B)及斜冠状面抑脂 T_2WI(C)显示左侧胫骨近端干骺端(细箭)及骨骺骨化区(燕尾箭)局部骨质破坏,病变小孔状侵犯并穿过骺板,干骺端及毗邻骨干可见层状骨膜增厚、周围软组织水肿。膝关节正(D)、侧位(E)X线平片仅显示胫骨近端干骺端骨髓水肿破坏改变(燕尾箭)及明显层状骨膜反应、增厚(细箭),骨骺及骺板病变未明确显示。治疗康复后 2 年随访平片(F)显示膝关节及胫腓骨发育正常,无后遗改变。

　　5)骨干干骺型:较少见,病变主要位于骨干和干骺端,骺板及骨骺正常,可为干骺端炎症向骨干浸润扩展与延伸的结果,亦可系骨膜下甚至软组织炎症经骨皮质侵犯骨干所致。影像学上,多呈骨干骨质破坏、骨膜反应及骨周围软组织浸润较重表现(图 6-98),关节肿胀可不明显,也可伴化脓性关节炎。

　　需指出的是,由于 X 线平片检查时间极短,完全无需药物镇静睡眠配合,图像易获得且价廉,因此,目前仍作为骨髓炎首选检查手段。但事实上,

骨髓炎较为典型的 X 线改变如骨膜反应及骨质破坏通常仅在症状出现后 2～3 周才较明确,而且婴儿骨髓炎多为骨骺骨髓炎,非骨化骨骺、骺板及其病变无法对比成像在 X 线平片甚至 CT 上(但却能清晰显示在 MRI 上),早期检查阳性率低、假阴性结果较多,故而 X 线平片乃至 CT 对婴儿骨髓炎尤其早期病变诊断价值有限,不能作为确诊手段,主张宜常规及时 MRI 检查。MRI 不仅可精确揭示骨内外感染病变、脓肿形成、骨膜反应及关节浸润、积液等情况,还可基于其信号改变等评估

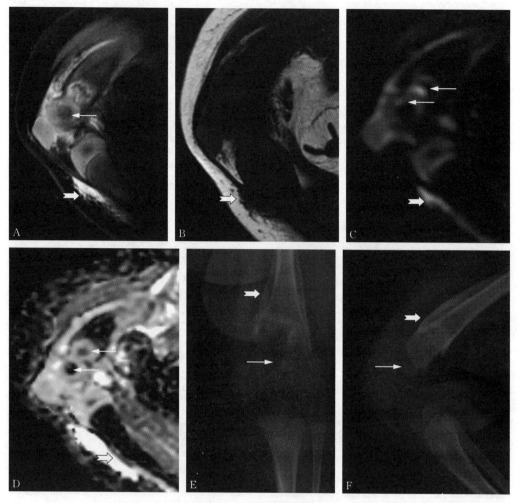

图6-94　骨骺干骺型骨髓炎(急性期)影像学表现(三)

注:患儿,男,4周。矢状面抑脂 T_2WI(A)、T_1WI(B)显示股骨下端之干骺端、骺板、骨骺融合成片骨质破坏,其中骨骺以非骨化区软骨破坏为主,骨化区仅部分受累(细箭),部分骨质破坏区小脓肿形成呈弥散受限改变,表现为DWI(C)上高信号、ADC图(D)上稍低信号(但较骨化骨质信号稍高,箭),干骺端及毗邻骨干明显骨膜增厚及周围软组织水肿,并可化脓性膝关节炎、关节周围软组织炎症改变,髌韧带附着处及周围软组织亦呈水肿改变,毗邻胫骨骨膜增厚及骨膜下少许积脓,后者呈明显弥散受限改变(燕尾箭)。膝关节正(E)、侧位(F)片显示股骨下端干骺端大片骨质坏死、骨骺骨化中心仅少许累及(细箭),股骨下段骨膜反应明显(燕尾箭),但胫骨未见明显异常改变(MRI所示早期骨膜反应平片尚未反映出来),膝关节肿胀明显。

病变演变过程与治疗效果,如 T_2WI 上病变由高信号变为等信号、最后成为低信号,即反映了脓肿逐渐被纤维组织代替的过程。此外,矢状面可作为其基本成像平面(冠状面及轴位扫描为辅),抑脂 T_2WI(可加个短 TE 同时获取抑脂 PDWI)、DWI 和 T_1WI 应作为其基本采集序列,STIR、T_2 – FLAIR 等选用,并常规应用 Gd – DTPA 增强、采集矢状面、冠状面、轴位抑脂

T_1W 图像。同时,影像评估时需注意:①骨骺骨化区炎症浸润后,原本 T_1WI 较高、T_2WI 较低信号反转为 T_1WI 较低、T_2WI 较高信号改变;②骨骺炎症反应、脓肿形成可致骨骺分离,继而使次级骨化中心发生障碍,影响骺板发育成熟,病愈后可后遗骨骺变形、缩小甚至短肢畸形;③婴儿骨髓炎易致化脓性关节炎,后者常引发病理性关节脱位。

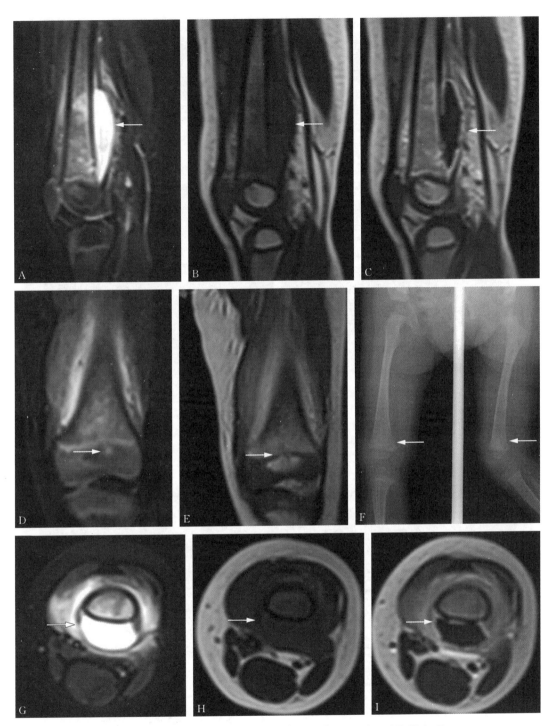

图 6-95　股骨远端骨骺干骺型骨髓炎(亚急性期)影像学表现

注:患儿,男,20 月龄。矢状面 STIR(A)、T₂WI(B)及 Gd-DTPA 增强 T₁WI(C)显示左侧股骨远端骨髓水肿、信号不均及其雪花状不规则强化,局部骨皮质破损、骨膜反应明显且骨膜下脓肿形成(箭)、脓肿壁开环形强化,周围软组织肿胀;冠状面 STIR(D)及增强 T₁WI(E)显示干骺端病变穿破骺板累及骨骺(箭)。但此时 X 线正侧位平片(F)仅显示股骨下段周围软组织肿胀、肌间隙模糊,下端干骺端可疑低密度破坏灶(箭),尚无骨膜增厚征象。横断面 STIR(G)、T₁WI(H)及Gd-DTPA 增强 T₁WI(I)显示明显的骨膜反应、骨膜下脓肿(箭)和骨周软组织水肿,脓肿壁较软组织强化更为明显,同时显示骨髓水肿、局部骨皮质破损。

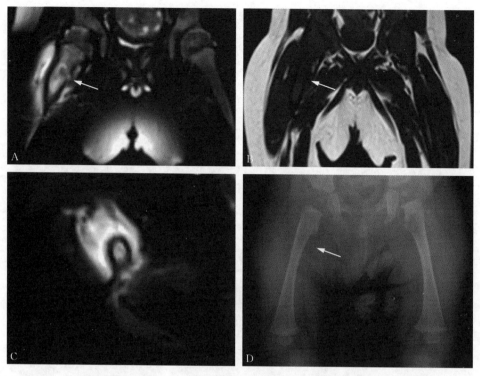

图 6-96 骨干型骨髓炎(亚急性期)影像学表现

注:患儿,男,19月龄。冠状面抑脂 T_2WI(A)、T_1WI(B)及轴位 STIR(C)显示右侧股骨广泛骨髓水肿、破坏及局灶性骨皮质破损(箭)与包壳状骨膜反应,骨髓内似见小死骨;毗邻干骺端未见明显受累,骺板及骨骺正常。MRI 检查前 1 天 X 线平片(D)仅示右侧股骨小粗隆边缘不甚光整、未见明确骨质破坏及骨膜反应征象,表明平片发现早期甚至进展期骨髓炎价值有限。

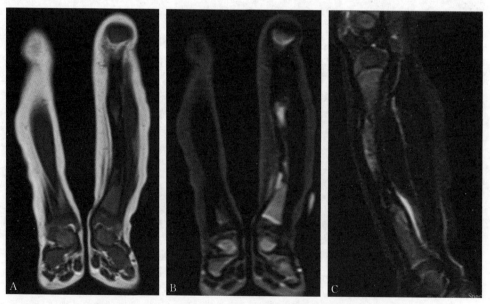

图 6-97 骨干型骨髓炎(慢性期)伴病理性骨折 MRI 表现

注:患儿,男,5月龄。冠状面 T_1WI(A)、STIR(B)及矢状面 STIR(C)显示左侧胫骨骨干慢性骨髓炎表现,可见骨髓及骨皮质内小脓肿及死骨,骨皮质明显不规则增厚,轻度前弓畸形伴骨折,软组织无明显肿胀。

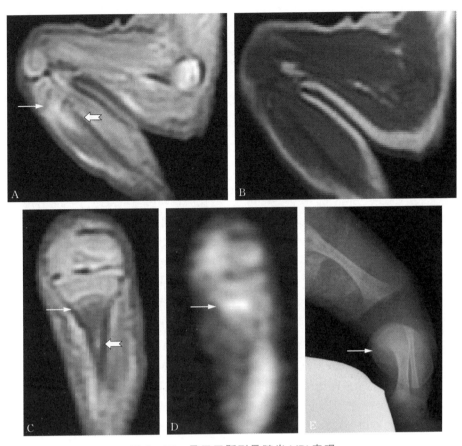

图 6‑98　骨干干骺型骨髓炎 MRI 表现

注：患儿，女，15 天，胎龄 33^{+2} 周早产、败血症，3 天前开始发现左膝关节肿胀。矢状面 STIR(A)、T_1WI(B)、冠状面 STIR(C) 显示胫骨近端干骺端（细箭）骨骺（燕尾箭）骨髓水肿、骨质破坏，伴骨膜反应、广泛软组织水肿及膝关节积液，DWI 上显示干骺端病变局部弥散受限明显(D,细箭)。MRI 检查后第 18 天 X 线平片(E) 显示下肢明显软组织肿胀，胫骨近段骨干及干骺端局部骨质破坏及骨膜反应(细箭)。

（5）诊断要点

婴儿骨髓炎早期症状较隐匿，但也有其特点。根据临床发热、患肢肿胀拒动、婴儿尤其患有败血症的新生儿，MRI 发现累及骨骺、关节的骨髓及毗邻软组织异常信号，诊断意义较大；同时 X 线平片发现长骨端骨质破坏、骨膜反应重及软组织肿胀明显、肌间隙消失、抗生素治疗有效，诊断基本肯定。

（6）鉴别诊断

婴儿骨髓炎有其自身特点，大多数结合临床表现、实验室和影像学检查能够明确诊断。但未治疗的婴儿急性血源性骨髓炎血培养阳性率不足 50%，加之临床表现特征性不强，影像学征象与其他一些疾病也多有交叉，明确诊断不易，常需与骨骺干骺端结核、婴儿骨皮质增生症、骨 LCH、骨肉瘤、尤因肉瘤、骨转移瘤等疾病相鉴别。其中，骨骺干骺端结核也常累及邻近的骨骺及关节，但早期主要是局部骨质疏松、进而出现骨质破坏，骨质破坏灶边缘尚清并可见碎屑状、砂砾状死骨，骨膜反应少见、几无骨质增生，软组织肿胀较轻。婴儿骨皮质增生症系自限性病变，新骨形成于受累骨邻近肿胀的软组织之中，密度进行性增高，大量沉积的骨质与骨组织融合，骨髓腔可变窄；影像学上显示特征性的未累及干骺端及骨骺的套筒状骨膜增生及骨膜下新骨形成。骨 LCH 影像学上显示骨膜反应更为显著且明显超过骨髓病灶长度范围，同时可见瘤软组织"涌出征"及异常强化改变。骨转移瘤尤其白血病骨浸润，也容易与婴儿型骨髓炎相混淆,但前者常有白血病病史,骨髓破坏明显但常无骨膜反应或较轻,骨周软组织多无肿胀。其他详见相关章节。

6.18 婴儿骨皮质增生症

(1) 概述

婴儿骨皮质增生症(infantile cortical hyperostosis, ICH)也称 Caffey 病或 Caffey-Silverman 综合征、Caffey-Smith 综合征/Smith-Caffey 综合征、DeToni-Silverman-Caffey 综合征、Roske-DeToni-Caffey 综合征、婴儿骨皮质肥厚综合征、婴儿骨皮质增殖、增生性骨肥大综合征、增生性骨膜肥厚综合征、骨膜下骨皮质肥厚等,是一种罕见的婴儿时期的自限性骨骼疾病。

ICH 由 Caffey 和 Silverman 于 1945 年首次报道,发病率国外报道为 48/10 万(国内尚无相关数据),可散发或家族性发病,病因、发病机制迄今未明,多以为常染色体不完全显性遗传疾病,属先天性的骨发育障碍和胶原性疾病;也有人认为其或为一种由病毒引起的感染性疾病,表现为一种炎症性骨病。近年研究发现,其多存在 COL1A1 基因同一位点的突变:c. 3040C>T,导致 p. R1014C,其遗传方式符合常染色体显性遗传伴不完全外显率。不过,也有一些散发和家族性患者并未发现该基因的突变,提示尚存其他发病机制。

ICH 通常表现为无明显诱因的婴儿暂时性骨皮质增生,可于数周或数月内自行消退甚至完全自愈。其特点为管状长骨、扁骨显著的骨膜反应、骨膜下新生骨形成及骨皮质肥厚,毗邻患骨的肌肉及筋膜亦可累及,多伴患处肿胀、疼痛及运动受限,临床上极易误诊为其他疾病特别是慢性骨髓炎甚至恶性骨肿瘤。需指出的是,ICH 也可在产前发病,而且 35 周以前发病的胎儿致死率高,35 周之后发病者则症状较轻,胎盘水肿、羊水过多是其预后不良的标志。为此,需重视产前检查尤其超声筛查。

(2) 病理

ICH 病变主要侵犯骨骼,以单发或多发性骨膜病变为主,骨膜损伤似乎是发病的诱因、5~6 月龄以内的婴儿对骨膜损伤更加敏感,常累及长骨骨干、下颌骨和锁骨,干骺端、骺软骨及关节多不受影响,患骨邻近的筋膜和肌肉也可受累。早期病理改变主要为骨膜及其周围软组织中有明显炎症改变,局部有少许炎症细胞,骨膜外层的纤维组织消失,骨膜疏松,细胞呈多数核分裂状态和胶样改变,伴有黏液性水肿,骨膜水肿并与邻近的筋膜、肌肉和肌腱粘连与分界不清。而后随着病情发展,炎症逐渐消退,骨膜的组织结构重新恢复,骨膜外层纤维组织再现、并形成骨膜下新生骨,骨髓呈纤维化样改变,导致骨皮质肥厚、髓腔窄小。也有研究发现,病损骨的小动脉内膜闭塞,造成缺氧而致骨皮质肥厚。恢复期可见增生的骨膜下新生骨逐渐消失,增厚的骨皮质由内向外逐渐变薄,骨髓腔亦随之增大,最后随着生长发育自行塑形、矫正恢复正常,亦可留有部分畸形变。

(3) 临床表现

ICH 临床极少见,常在出生后 10 周内起病,男性多见,男女发病率约为 3:1。首发症状常表现为婴儿烦躁不安及短暂发热,继而出现受累部位肿胀、疼痛和明显触痛。最易发病的部位是下颌骨、占 75%~80%,因此脸部症状多见、明显。若累及长骨,肢体可因疼痛而产生假性瘫痪。实验室检查常可见 ALP、骨钙素、C 反应蛋白升高、血沉增快、中性粒细胞增高,ALP 及骨钙素的异常升高提示患儿成骨异常活跃。部分患儿可伴有贫血即红细胞和血红蛋白减少。根据病程进展,ICH 可分为 4 期,即软组织肿胀期、骨膜增生期、骨皮质增生期及恢复痊愈期,各期具有相应表现及特点。

由于 ICH 是一种自限性疾病,有自愈趋向,对患儿的生长和发育影响较小,预后好,无需特殊处理及治疗,一般在 1 个月至数月内可自愈,实验室检查亦随之恢复正常,不留任何痕迹,仅少数可遗留轻微病变痕迹、肢体弯曲及过长等,致死病例罕见。但 ICH 也有一定的复发率,成人病例多为复发 ICH,因此需对患儿进行长期随访与观察。

(4) 影像学表现

影像学对 ICH 诊断、评估与随访十分重要,无论 X 线平片或 MRI,ICH 影像表现颇具特征性。

X线平片上，ICH主要表现为受累骨明显的骨膜增生增厚及骨膜下新生骨形成（先为轻度骨皮质增厚，以后逐渐出现明显的骨膜下新骨形成），也可表现为广泛的骨皮质增厚，病骨变粗变形，且常伴与骨膜增生增厚范围一致但与脂肪层分界清楚的软组织肿胀。全身骨骼除指/趾骨、腕骨和脊柱外均可受累，最常见的是下颌骨，其次分别为肋骨、锁骨、尺骨、桡骨、肩胛骨、胫骨及腓骨，常单侧发病，少数为双侧对称性、多发性受累，长骨病变最明显的部位是骨干，骨骺、干骺端及关节软骨常不受累。也有研究发现，ICH早期常先有软组织肿胀，再出现骨干骨外膜层状增生，增生骨膜逐渐增厚、致密并与原皮质融合，从而导致骨皮质增厚、骨干增粗；同时，骨干骨内膜也可增生成骨，导致骨髓腔变窄。修复期增生的骨皮质可呈分层状或多孔状改变，偶见囊状骨皮质缺损，骨皮质逐渐变薄，骨髓腔逐渐扩大，病愈后可遗留骨干粗大、过长及弯曲畸形，尺桡骨或胫腓骨间也可伴骨桥畸形。

ICH的骨膜增生形状多种多样、外缘不整。有学者将其分为线状、层状、带状、丘状、花边状与簇状6个类型，其中，丘状骨膜增生极似骨折后骨痂形成，骨膜增生显著、新骨形成过多亦可类似恶性肿瘤表现。增生的骨膜可环绕病骨，呈现"包壳征"或"套管征"。原有骨皮质大多正常或变薄但界限仍可见，原骨干可出现向心性变细，骨髓腔大多正常或变窄、变性；部分骨皮质可出现疏松、模糊或与增生骨膜相融合，形成"骨皮质增厚"征象。

骨膜增生、硬化及皮质增厚也是下颌骨ICH特征性表现，骨皮质厚度可达原皮质2～3倍，但通常6～12个月内经自身吸收、改建而恢复正常。颅盖骨ICH多累及顶骨和额骨垂直板，主要表现为颅板增厚、板障变窄，修复期可见单个或多个囊状溶骨性骨质缺损。锁骨和肋骨病变常先始于一侧，而后对称性受累，并可合并胸腔积液。

MRI上，ICH长骨病变表现为骨干显著的套筒样骨膜增厚及信号异常。骨骼MRI可揭示特征性异常增厚骨膜、骨膜下新生骨、变薄的原骨皮质及其形成的"分层征"，横轴位上还可显示"包壳征"或"套管征"。病变骨骼呈稍长T_1、T_2信号为主的混杂信号影，骨髓可伴局部脂肪变性和黄髓化（或许为患儿贫血的原因）、抑脂序列上信号明显被抑制（图6-99）。患骨周围软组织可呈不同程度长T_1、长T_2水肿信号改变，肌间隙尚清。在弥散加权成像上，无论病骨或毗邻软组织，均无明显弥散受限征象。为此，MRI不仅在ICH诊断、病变组织特性及肌间隙显示、骨髓功能评价诸方面颇具价值，而且在ICH与骨髓炎、骨肿瘤等容易混淆的疾病甄别上也不可或缺、意义重大。

（5）诊断要点

发生于婴幼儿及少数成人（多为复发）的ICH，根据典型的影像学表现及临床特征多可进行诊断，基因检测出相应异常突变即可确诊。本病由于少见，首诊极易误诊。但ICH发病有明显的年龄限制，一般为5月龄内婴儿、6月龄以后发病者罕见，主要症状是烦躁不安与哭闹，病变部位可有触痛性肿胀而患处皮肤无红热表现，影像学上显示特征性的未累及干骺端及骨骺的套筒状骨膜增生及骨膜下新骨形成。

（6）鉴别诊断

ICH需与以下疾病进行鉴别诊断，主要包括先天性梅毒、婴儿骨髓炎、坏血病、维生素A中毒、成骨不全、进行性骨干发育不良等，也需与骨折后骨痂形成、外伤性骨膜下出血、骨肿瘤、药物引起的骨皮质增生、高磷血症、感染及虐童等相鉴别。MRI尤其增强MRI及DWI等功能成像，在其鉴别诊断中的作用与价值得天独厚。其中，进行性骨干发育不良（progressive diaphyseal dysplasia，PDD）即Engelman病，为常染色体显性遗传病，*TGFB1*基因C.652C>T(P.R218C)突变是PDD致病原因之一，P.R218C突变是该病的热点突变，导致患儿骨骼异常及肌肉减少。PDD多为家族性发病，患儿多纤瘦和肌萎缩，早期病变起始于长骨骨干，随病变进展可多骨受累，也可累及颅骨；其特点是长骨对称性、进行性骨皮质增厚及硬化，以承重的双下肢骨为甚，同时伴有肌肉萎缩和营养不良；基因检测发现*TGF-β1*基因突变即可明确诊断。其他病变甄别详见相关章节。

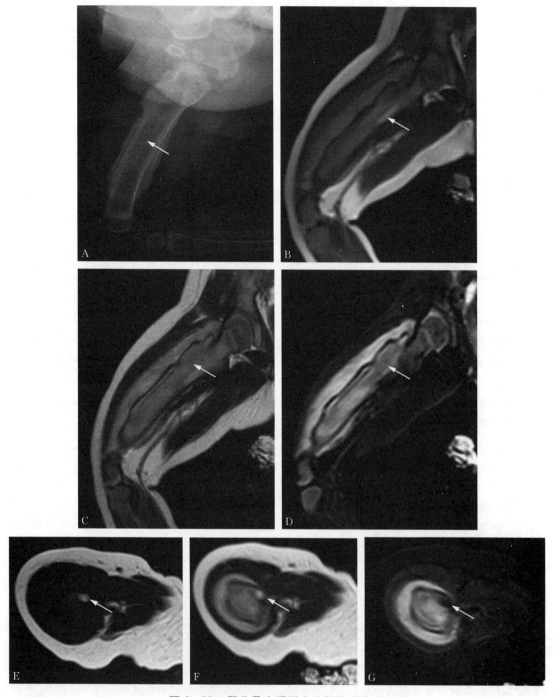

图 6-99　婴儿骨皮质增生症影像学表现

注：患儿，女，6 月龄。X 线平片（A）显示，右侧股骨以中段为主的明显层状、丘状环绕股骨的骨膜增生及骨膜下新骨形成，外缘不规则隆起及凸凹不平，原骨皮质外侧份变薄、疏松及模糊（箭），髓腔密度减低，骨干增粗弯曲，病变未累及干骺端和骨骺。MRI 冠状面 $T_1WI(B)$、$T_2WI(C)$ 及 STIR(D)显示类似平片所见尤其特征性的套筒样增厚骨膜及分层征象，同时明确揭示了平片无法展现的病变组织特性及其异常信号改变，股骨近、远端尤其骨骺及干骺端未受累；轴位 T_1WI(E)、$T_2WI(F)$ 及 STIR(G)显示近乎完整的围绕骨干增生的骨膜所呈现的"包壳征"/"套管征"；病变骨尤其骨膜、骨膜下新骨及骨髓呈程度不等的稍长 T_1、T_2 信号为主的混杂信号影，骨髓较模糊，其间见局部脂肪变性与骨髓黄髓化（箭）、STIR 图像上(D、G)脂肪信号明显被抑制。患骨周围软组织也呈稍低程度的稍长 T_1、T_2 水肿信号改变，肌间隙尚清晰。

6.19 先天性髌骨脱位

（1）概述

先天性髌骨脱位（congenital dislocation of the patella，CDP）是儿童髌骨脱位一种较为常见的类型，后者还包括急性髌骨脱位（acute dislocation of patella，ADP）、复发性髌骨脱位（recurrent dislocation of patella，RDP）、习惯性髌骨脱位（habitual dislocation of patella，HDP）及神经源性髌骨脱位等。其中，ADP系各种原因所致的初次髌骨脱位，多由于间接暴力所致；RDP多系先天性解剖学因素首次急性脱位后容易再现的髌骨脱位，这些因素包括髌骨及其相关解剖结构存在一种或多种异常，如高位髌骨、股内侧肌发育不良、内侧软组织松弛、股骨前倾角增大、股骨滑车发育异常，以及使Q角（即股四头肌角，为股四头肌力线与髌韧带力线的夹角）增大的因素，如膝外翻、胫骨结节外侧移位等；若先天性膝发育缺陷、髌骨不稳程度严重，一些日常活动即可发生髌骨脱位，即为HDP；脑瘫或一些神经肌肉疾病可导致神经源性髌骨脱位；若先天性髌骨解剖异常，不足以维持髌骨正常位置，则可导致CDP。HDP因也存在局部解剖结构的异常而被认为是CDP的一种。

CDP是一种罕见的、多因胚胎时期膝关节生长发育异常造成的髌骨脱位与骨关节畸形，1968年由Green和Waugh首先报道，常为双侧性，有家族性遗传倾向，偶可并发其他先天性畸形，如先天性多关节挛缩症（arthrogryposis multiplex congenita，AMC）、唐氏综合征、nail-patell综合征（指甲-髌骨综合征）、唐氏综合征和rubinstein-taybi综合征（阔拇指/趾综合征）等。临床上，CDP极易与存在本质区别的HDP相混淆，同时有先天性滑动性髌骨脱位和先天性永久性髌骨脱位之区别。先天性滑动性髌骨脱位手法即可复位，先天性永久性髌骨脱位手法不能使其复位，后者也称先天性髌骨外侧脱位、不可复性髌骨脱位，是一种罕见的出生时髌骨已移位于股骨外侧髁外侧且不能自行复位的新生儿畸形。临床上，CDP一般都指这种出生时便存在的持续性不可复性的

髌骨外侧脱位。为此，CDP具有以下发病特点：①在膝关节屈伸活动中，髌骨始终位于脱位状态；②膝关节被动活动正常，主动伸膝受限（主动伸膝无力或不能主动伸直膝关节）；③患者出生时股骨髁间窝无髌骨。此外，CDP常伴膝关节屈肌挛缩及膝关节屈曲畸形，也可出现膝关节被动伸膝活动范围缩小。

（2）病理

髌骨是人体最大的籽骨，具有加强、传递股四头肌力量和稳定膝关节的重要功能。不同个体髌骨形态不尽相同，因而稳定性亦各异。髌骨Wiberg分型Ⅰ型为内外侧关节面几乎等大，Ⅱ型为内侧关节面小而平坦，Ⅲ型为内侧关节面极小、凸起近乎垂直，Ⅳ型为Baumgats补充（指髌骨仅存外侧关节面与股骨滑车互为关节）。髌骨的稳定有动力稳定因素和静力稳定因素。髌骨与股骨滑车互为关节，股骨髁间窝的形状与髌骨关节面的纵行嵴状凸起结构，使关节面相互吻合，阻止髌骨左右滑动，是骨性防止髌骨脱位因素之一。有研究者将股骨滑车横截面的形态，归纳为以下4种类型：Ⅰ型，滑车沟相对较浅；Ⅱ型，滑车扁平或凸出；Ⅲ型，滑车关节面不对称，外侧面凸出、内侧面发育不全；Ⅳ型，滑车关节面不对称，具有垂直的关节面与峭壁征。髌骨关节面的形态与其对应的股骨滑车沟互为影响。此外，股四头肌的收缩尤其是股内侧肌及髌股韧带的牵拉也对髌骨的稳定起着重要作用。髌骨稳定因素缺陷或破坏，包括髌骨周围软组织平衡破坏，可导致髌骨的后关节面与股骨下端两髁之间的关节面脱位，即髌骨脱位。髌骨脊脱离股骨髁间凹底部向外移位，外缘滑出股骨外髁边缘外，但髌骨未完全脱离股骨髁间凹，则为髌骨半脱位。

CDP是膝关节生长发育异常造成的一种髌骨脱位，但具体病因不详，或包括解剖学因素如髌骨发育小、股骨外侧髁发育不良等，以及非解剖学因素如女性、运动等，发病机制迄今亦尚未完全明了。

一般认为，CDP与髌骨高位、髌腱过长、Q角过大、外侧支持带的紧张挛缩、髌骨的发育异常（如发育差、过小）、股骨髁滑车发育不良（如股骨

外髁发育扁平、髁间沟不明显）、股骨下端内旋、胫骨上端外旋、膝外翻畸形及股四头肌内侧头肌张力不良等因素有关。其病理学改变主要包括以下几个方面：①先天性髌骨发育不良；②先天性股骨髁发育异常尤其外侧髁发育不良、滑车成形不良；③股四头肌发育异常或内侧肌缺如，肌肉松弛无力尤其股内侧肌牵拉作用减弱；④股外侧肌挛缩，紧张的肌纤维向外侧牵拉髌骨；⑤伸膝装置外移、膝外翻、胫骨外旋畸形或髌韧带止点外移。髌骨外侧脱位使髌股关节内侧的稳定结构，包括髌股关节内侧支持带、股内侧肌、内侧髌股韧带，均被牵拉甚至撕裂损伤，导致膝关节腔内血肿、滑膜炎及继发性骨关节炎。

也有理论认为，CDP 的发生与胚胎时期组成股四头肌和髌骨的肌节内旋障碍有关。正常情况下，该肌节在胚胎早期位于股部前外侧，于胚胎 3 个月时发生向内旋转至正常位置；但因不明原因，其内旋障碍而保留在原处，发生髌骨脱位。CDP 与 HDP 的解剖病理类似，但其更为严重。尸体解剖发现，CDP 的股四头肌短缩，轴向向外侧偏移，使其产生一个屈曲膝关节的作用力。同时，髌骨因未处在正常的股骨髁间凹而发育不良、变得很小，并与股骨外髁外侧面形成假关节，髌骨不能被内移到正常的滑车关节面上。因此，CDP 与其他类型髌骨脱位的本质区别，一是髌骨外侧脱位畸形出生前即已形成而且较为严重，二是伸膝时髌骨不能自然复位。

（3）临床表现

CDP 临床罕见，多见于女性，常双侧发病，早期症状较为隐蔽，不易察觉和发现，是一种临床上容易忽视、不易被早期诊断的先天性畸形。一般临床表现为，患儿出生后无明显创伤史出现的伸屈膝时髌骨分别向内、外侧滑动移位；或出生时股骨滑车窝无髌骨，髁间凹内空虚感，髌骨保持于外侧脱位状态，膝关节不能主动伸直但被动活动正常；或在学习走路出现容易摔跤，上下楼困难等症状。同时，由于髌骨骨化中心开始出现于 2 岁以后，小儿髌骨尚未骨化或体积很小，皮下脂肪较厚，不易检查与触及。

为此，CDP 早期诊断存在一定困难。但其病

程越长，关节畸形越严重，越会影响患儿生长发育；同时，由于其为不可复性的持续性脱位，故而，一旦临床诊断，应尽早治疗与手术矫正。治疗总的原则是，尽早切开复位，并重建伸膝装置，以恢复髌骨解剖位置，改善股四头肌、髌骨和髌腱的解剖力线、维持髌骨周围软组织平衡。早期发现、早期手术是决定其预后的关键，早期治疗关节功能多可恢复，预后良好。

（4）影像学表现

MRI 不但可直接冠、矢、轴位多方向扫描与成像，而且具有良好的软骨成像特点，能够精准揭示髌股关节、股胫关节诸解剖结构尤其骨、软骨、关节囊及韧带等情况，实现受检者髌骨、股骨滑车面及关节软骨具体结构、形态、角度的直观表现与精确测量。同时，MRI 能够清晰揭示关节软骨的磨损程度及关节面下细微的骨质水肿、囊变等，提供更为详尽的髌股关节功能信息。髌骨骨化中心开始出现，女性约在 2 岁、男性约在 3 岁以后。骨化中心出现前，髌骨软骨为透 X 线的软骨、在 X 线平片上无法显示，MRI 上呈均匀稍长 T_1、稍长 T_2 信号影，PDWI 上呈均匀稍高信号影，钆剂增强扫描呈轻度均质强化且其间可见对比剂灌注充盈的网格状微血管结构，以矢状面和横断面图像展示为主，横断面上髌骨及其与股骨滑车面关系显示尤佳（图 6 - 100、6 - 101）；骨化中心开始出现时，髌骨中央区可见线状或串珠状均匀一致的稍短 T_1、长 T_2 信号影，PDWI 上表现为均匀稍高信号影中稍低信号影（图 6 - 102）。已骨化的髌骨，膝关节正位片上，髌骨重叠于股骨下端的松质内，呈尖端向下的"粟子"形致密影，但因其皮质极薄不能显示出致密的边缘；侧位片上，髌骨位于股骨髁前方，呈不规整的长方形，其后上角和前下角比较尖锐，髌骨前缘皮质比较致密清晰，后缘皮质较淡，显示出对应股骨髁的关节面，有时可分出内、外关节面，且髌骨内部骨质稀疏，有时也可见前后横行的骨小梁；髌骨轴位片上，髌骨、股骨髁间窝形态、大小、骨质改变及其关节面适形性一目了然。对比 MRI 检查，X 线平片操作简单、空间分辨率高、辐射剂量小、快捷方便、价格低廉、普适性强，髌骨轴位片观察异常的股骨滑车和髌骨脱

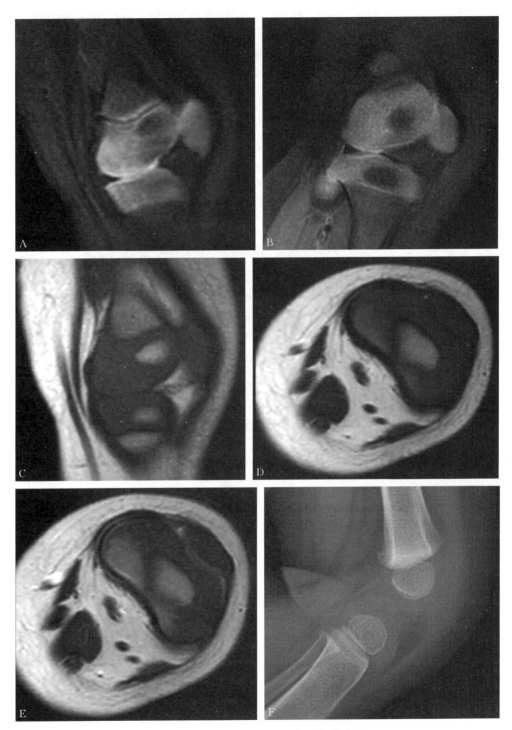

图 6 - 100　左侧正常膝关节影像学表现

注:患儿,男,12 月龄,因左侧小腿中段血管瘤而查 MRI。正常髌骨、骨化中心未出现。此时的髌骨,在脂肪抑制 T_2WI (A)及 PDWI(B)上呈均匀稍高信号影,在 T_1WI 矢状面(C)、轴位(D)图像上呈均匀稍低信号影,Gd - DTPA 增强扫描(E)轻微均匀强化并见网格状强化微血管影,轴位(D、E)揭示股骨髁间窝与髌骨关节面凸起结构相互吻合及程度颇佳。膝关节侧位 X 线平片(F)未见髌骨骨化中心影像。

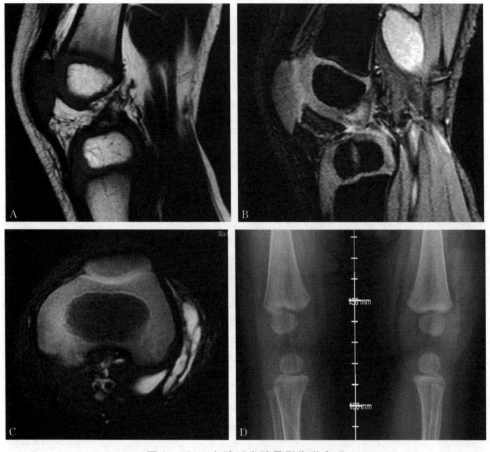

图 6-101　左膝正常髌骨影像学表现

注:患儿,男,2 岁,左膝关节外侧淋巴管瘤,正常髌骨骨化中心未出现。MRI 矢状面 $T_1WI(A)$、抑脂 $T_2WI(B)$ 及轴位抑脂 PDWI(C)显示髌骨信号均匀,未见骨化中心。双膝正位 X 线平片(D)证实髌骨尚未骨化。

位的程度,正、侧位片主要观察髌骨的位置和大小,可发现高位髌骨和外移的髌骨。

　　MRI 上,CDP 的髌骨多较小,整体位于股骨外侧髁的外侧或上外侧(图 6-103),可无信号异常,但长久未治者可出现骨软骨炎的异常信号改变,也可发现由于股四头肌伸肌装置位置异常产生异常牵拉力所致的膝外翻、外旋、内侧副韧带松弛、膝屈曲等系列继发性畸形。同时,多见股骨内侧髁发育较浅,滑车沟不明显,髁间窝浅平,滑车间凹内无髌骨,髌股关节面多光滑。髌上囊积液较常见,髌股关节周围尤其内侧软组织损害的信号及结构形态异常也可为 MRI 检出。

　　CT 也可直观显示和诊断 CDP,并可用以评估其是否存在解剖引发因素,如髌股线性排列、高位髌骨、髌骨倾斜、滑车沟浅及股骨髁发育不良等。X 线平片对 CDP 诊断价值颇高,膝关节正、侧位片可发现高位髌骨,但正位片对髌骨脱位意义较小,轴位片意义最大、可显示脱位的髌骨及滑车沟有无变浅等解剖异常,尽管 2～3 岁前由于髌骨的骨化中心尚未出现,X 线平片对髌骨脱位几无诊断价值。需指出的是,脱位的髌骨或伴发育迟缓,致髌骨骨化中心出现延迟、骨龄落后。为此,对疑 CDP 且 X 线摄片尤其侧位片显示髌骨缺如的患儿,可加行超声或 MRI 检查,以帮助其诊断;同时,对髌骨未骨化尤其 2 岁内小儿髌骨脱位的早期检查、早期发现及早期诊断,MRI 更为价值凸显。

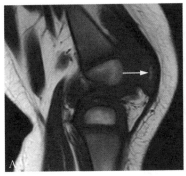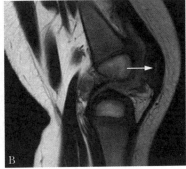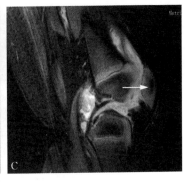

图 6-102 正常髌骨骨化中心 MRI 表现

注：患儿，女，2岁，关节炎，髌骨骨化中心开始出现。矢状面 MRI 图像上显示髌骨中央区出现串珠状骨化中心（箭），呈 $T_1WI(A)$ 稍高信号、$T_2WI(B)$ 稍高信号、抑脂 PDWI(C) 稍低信号改变，其他区域尚未骨化的髌骨信号均匀。

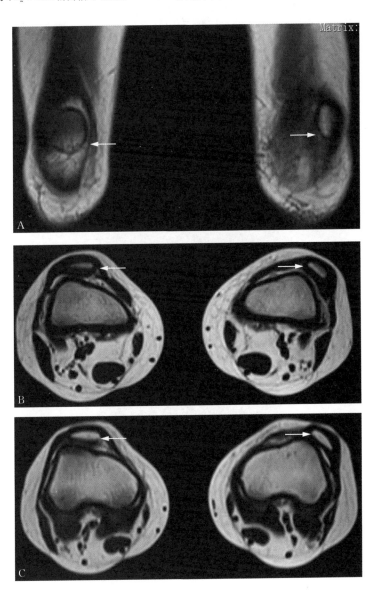

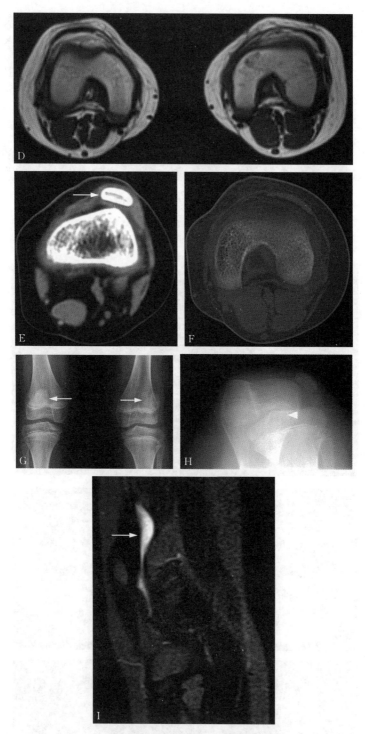

图 6-103　左侧先天性髌骨脱位,右侧髌骨高位 MRI 表现

注:患儿,女,10 岁。冠状面 PDWI(A)及轴位 T_1WI(B)、T_2WI(C)显示双侧髌骨(箭)高位,左侧向外侧脱位。于其较低层面 T_1WI(D)显示股骨滑车凹沟前未见髌骨,左侧内侧髁发育不良、髁间窝浅平。左膝髌骨层面(E)及其下方髁间窝层面(F)类似 MRI 所见,左侧髌骨高位(箭)、外侧脱位,股骨髁间窝浅平、空虚。膝关节正位片(G)也证实双侧髌骨(箭)高位,左侧髌骨外侧脱位;左侧髌骨轴位片(H)示髌骨(箭)位于股骨外侧髁外方且发育小。MRI 矢状面 STIR 图像(I)在显示髌骨小、外侧脱位的同时,提示髌股关节囊积液(箭)。

（5）诊断要点

凡出生时有膝关节屈曲性挛缩，排除了先天性多发性关节挛缩症，则CDP的可能性最大。影像学发现无明显创伤史的髌骨位于股骨外侧髁外（上）方且发育小，诊断CDP把握性非常大。但因患儿膝关节被动活动多正常，加之髌骨小，膝部脂肪组织较多，触诊扪诊困难，且2～3岁以前X线摄片又无法检出髌骨影像，征象缺乏特异性，其早期诊断难度较大，易被家长忽视。临床上，CDP多在患儿学习走路后甚至随着患儿生长发育继发性了一系列膝外翻、膝屈曲畸形时，才被发现与诊治。

（6）鉴别诊断

CDP为出生后即见的一侧或双侧的膝关节屈曲挛缩与髌骨已移至股骨髁外侧的先天性畸形。其首先需与其他类型的儿童髌骨脱位尤其HDP相鉴别，尽管CDP和HDP两者均可存在膝关节发育缺陷及髌骨外侧脱位，但后者伸膝时髌骨可自然复位。其次，CDP需与髌骨不发育或发育不全相鉴别，后者髌骨缺如或髌骨发育小，位置高，多无侧方异位，可合并甲髌综合征（指甲发育不全及髌骨缺失或发育不良），可资鉴别。

6.20　盘状半月板

（1）概述

盘状半月板（discoid meniscus）又称盘状软骨（limbus），是膝关节解剖上的一种异常和一种不常见的发育变异，系半月板宽度和高度异常增大使其形态近似盘状、显著增大了覆盖胫骨平台面积的一种畸形。盘状半月板在人群中发生率为3%～5%，不同种族发病率各异，好发于亚洲人群（文献报道患病率可高达16%以上），常累及双侧膝关节，多发生于膝关节外侧软骨板，偶见于内侧（发病率1.5%以内）。外侧盘状半月板于1889年由Young首次描述，内侧盘状半月板则于1930年为Jones首次报道。盘状半月板的这种特殊结构不利于膝关节传导负荷，膝关节活动时易致其磨损、变性甚至撕裂，为半月板损伤的病因之一。同时，外侧盘状半月板常伴小腿腓侧畸形，如腓骨头高位、腓骨肌腱滑脱、腓侧肌缺损等；内侧盘状半月板除伴有胫骨内侧髁稍扁平外，少有其他胫侧异常。胫骨外髁平坦、杯形改变、外侧间隙增宽等胫骨外侧及其周围结构容易出现发育异常的表现，抑或外侧盘状半月板多见之原因。

（2）病理

盘状半月板发病原因及机理至今未明，成因目前包括多种理论学说，包括盘状半月板的成因有3种假说：先天性、后天性和多病因性。先天性学说即由Simllie等于1948年提出的盘状半月板先天性发育停滞假说，认为在胚胎发育早期，半月板由中胚叶细胞分化而成，开始为完整盘状，并形成软骨板间隔；随着交叉韧带的发育，软骨板中心吸收形成内、外侧软骨板；到胚胎发育的后期，由于应力作用，股骨髁压迫盘中央，使其骨质逐渐吸收、变薄、发育形成半月形的正常的半月板；当某些原因使这种生理吸收过程被中断或吸收不完全时，半月板即保留其不同程度的盘状结构。但目前并没有支持此假说的解剖学证据。后天性学说是Kaplan等人提出的盘状半月板后天获得性假说，认为外侧半月板无后角附着点，由板股韧带固定，缺乏与胫骨的连接，在发育过程中受Wriberg韧带牵拉和膝关节异常运动、研磨影响，软骨逐渐增生、变厚而形成盘状。目前，学者们多认为盘状半月板的形成，与遗传、发育、力学等多种因素有关。

半月板为膝关节内股骨内外髁与胫骨内外髁之间的半月形的纤维软骨板，正常为周缘厚、内缘薄的楔形结构，内侧近似"C"形，外侧近似"O"形并与关节囊相连，位于胫骨平台与股骨内、外髁之间，在维持膝关节功能中扮演着极其重要的角色。在膝关节活动过程中，半月板可与增加胫、股关节面的吻合度，缓解来自股骨的载荷，以及向周缘推动应力，具有传播负荷、吸收震荡、减少应力及稳定、润滑、营养膝关节等生物学功能。此外，正常半月板外围1/3部分有血管供应和神经支配，血供来自膝内、外侧动脉所形成的关节囊毛细血管丛，血管丛发出穿通支进入半月板，在半月板内形成环状血管环及辐射状分布的小分支；半月板内侧2/3部分无血液供应与神经支配，其营养来自滑液。为此，半月板撕裂引起的疼痛，定为半月板的外围损伤或其韧带附着点受到牵扯所致。不同于正常半月板,盘状半月板体部厚大、近似圆形,充分填充在股骨髁与胫骨平台之间,导致半月板与股骨接触面不完全匹配,影响膝关节活动,屈伸膝时半月板不能随股骨髁运动,生物力学发生改变,不利于膝关节负荷传导,且在膝关节的运动中带来异常的水平剪切应力,容易引发半月板自身的损伤和胫骨平台、股骨髁软骨面的破坏,诱发关节退行性变。

盘状半月板形态、大小千差万别,分型方法多种多样。Smillie 根据盘状半月板的先天性学说将其分为 3 型,即原始型、中间型和幼儿型;其中,原始型呈完全盘状,股骨髁与胫骨髁的相对关节面完全被分开,不仅不直接接触,而且其间存在的纤维软骨盘可以厚达数毫米,原始型半月板的周围虽亦有较厚者,但其平均厚度与正常者无异;幼儿型在某些方面与足月胎儿的半月板相同,其结构与正常者最为接近;中间型较原始型为小,近乎盘状,但不完全,中央部较薄,其中央游离缘有二切迹,中央游离缘薄而透明。但由于先天性学说多被认为是不可信的,Smillie 又根据盘状半月板的形态分为硕大型、中间型、类正常型。Hall 根据膝关节造影,将盘状半月板分为Ⅰ型(厚板型)、Ⅱ型(双凹型)、Ⅲ型(楔型)、Ⅳ型(不对称前后角型)、Ⅴ型(介于正常与Ⅰ型之间的半月板)和Ⅵ型(上述 5 个类型的盘状半月板伴撕裂),以Ⅰ型、Ⅲ型和Ⅵ型多见,临床应用较为广泛。另一种临床上常用的分型,是基于关节镜下盘状半月板形态、大小和活动度的 Wantanabe 分型,按照外侧胫骨平台覆盖的程度和后方半月板胫骨附着部是否正常,分为完全型、不完全型和 Wrisberg 韧带型 3 种类型,完全型和不完全型主要是依据盘状软骨覆盖胫骨平台大小而定,但其均有完整的半月板胫骨韧带(冠状韧带),完全型的半月板呈一圆盘形,不完全型呈不同程度的增宽;Wrisberg 韧带型半月板大小和形态正常,但缺乏后侧半月板胫骨韧带,和关节囊不相连;完全型和不完全型两种类型盘状半月板发生率较高。

盘状半月板和正常半月板在组织学上存在很大的不同,前者失去了正常半月板所具有的径向

和环形纤维的规则排列,纤维排列杂乱、更无纵向排列纤维,同时内部有许多均质的胶原结构,在形态结构上比正常半月板适应性差,使其不能很好地完成负荷的传递和转化,相同承受负荷与压力下盘状半月板更易出现应力集中和关节液不均匀分布,从而导致半月板的损伤。完全型盘状半月板较不完全型盘状半月板更易发生撕裂,也更易发生关节退行性变和骨软骨炎等。盘状软骨损伤后,可呈水平撕裂,也可和普通半月板一样破裂、变成厚薄不匀的形状;病理上出现局部黏液变性、钙化、裂隙、边缘磨损、形态失常,严重者可出现碎片脱落及半月板囊肿形成等异常改变。盘状半月板呈盘状几何形状,其上下面虽也略呈曲面,但与股骨髁曲面并不相吻合,因此,其较正常半月板与股骨髁接触面积小,在膝关节滚动、滑动和转动中所产生的反向运动、扭动等非生理性运动,容易造成半月板的挤压、破裂及关节软骨磨损等损伤。盘状半月板伴撕裂的发生率为 38%～100% 不等。按其解剖特点,盘状半月板损伤分为:水平裂、纵裂、放射裂、横裂及复杂撕裂等类型。完全型盘状半月板过于肥厚,在膝关节伸直到一定程度时充填于关节间隙前侧,阻挡股骨髁前移,若继续伸直则股骨髁突然越过软骨阻挡将盘状半月板突然挤向后方,从而导致其因受到研磨力量而产生水平撕裂;不完全型盘状半月板形态较接近正常半月板形态,体部增宽,多以放射性撕裂和横裂常见。

(3)临床表现

尽管盘状半月板患儿半月板发育不良,呈宽盘状,形态不利于膝关节负荷的传导,压力往往集中于较小的面积上,且受胫股关节间挤压部分多,极易发生损伤,但并非一定都有症状,一般 6～8 岁后才出现相关症状。临床上通常表现为膝关节弹响、活动受限,合并撕裂时出现疼痛、腿无力、关节交锁等,交锁多发生在恒定的方位且能自行解锁,出现膝关节交锁时容易跌跤或跪下。主要临床特点有:①发病年龄较半月板撕裂者年轻;②早期仅关节不适、腿打软或踩空和不稳定感;③明显破裂后,有疼痛、弹响、交锁等症状。检查时可发现股四头肌萎缩,膝外侧压痛,伸屈、旋转

膝关节时出现弹响,以及伸屈膝到最后10°~15°时多受限,McMurray征绝大多数阳性。影像学包括超声、X线平片、膝关节造影、MRI等,可从不同角度不同程度揭示其病变。其中,X线平片可发现膝关节间隙外侧较内侧增宽,胫骨外侧平台略凹陷,X线平片与CT一样不能直接显示半月板;空气或碘溶液膝关节造影及MRI可直观显示病变特点及损伤类型、帮助确诊,超声便捷、价廉、准确性高,也不失为盘状半月板有用的辅助诊断方法。关节镜检被认为是盘状半月板金标准的诊断手段。但目前诊断盘状半月板,MRI几乎完全替代了传统创伤性关节造影和关节镜检,成为诊断盘状半月板及损伤的新的金标准,同时MRI还可用以无创性无辐射的临床随访和疗效评估。

不同类型、不同状态的盘状半月板,临床处置方式不同,治疗方法还需综合考虑半月板损伤的部位、大小及稳定性等。无疼痛及不影响膝关节功能者可不治疗。轻症者,可保守治疗,如整复及固定、中医药治疗、关节腔注射及口服非甾体抗炎药等。症状明显或影响膝关节功能者,尤其反复发生膝关节交锁者可将盘状软骨切除或行盘状半月板成形术,关节镜手术已成为其主流治疗方法。

(4) MRI表现

膝关节半月板位于胫骨和股骨之间,为半月形和楔形纤维软骨,包括内侧和外侧半月板,分别由前、后角及体部3部分组成,主要为Ⅰ型(半月板外围)和Ⅱ型(内部区域)胶原组织。半月板上面微凹以相适应于股骨内、外侧髁,下面平坦以与胫骨平台相适应。在MRI各序列扫描的图像上,正常半月板均呈低信号影像表现;在3 mm或4 mm层厚矢状面采集图像上,半月板体部可在1~2层影像上显示出"领结"样结构,在近髁间窝的矢状面上可见半月板前、后角分成2个尖端相对的三角形结构。同时,外侧半月板较小,呈"O"形,前、后角形态、大小相近;内侧半月板较大,呈"C"形,后角较前角宽大,至少可在2~3个层面上见到分开的半月板前、后角;冠状面上,半月板呈一个尖端指向髁间窝的三角形低信号影,其宽度一般不超过15 mm。

盘状半月板及其损伤后出现的变性、钙化、撕裂裂隙、形态失常及碎片甚至"关节鼠"等病理改变,均可在MRI上区别成像,从而为MRI检出、发现与诊断。盘状半月板主要表现为半月板的增大、增宽、增厚,以外侧半月板多见(欧美内侧半月板多见),可双侧膝关节发病。在MRI上主要表现为:①以3 mm或4 mm层厚(不同于成人5 mm的层厚标准,但青春期后期也以5 mm为准)扫描的矢状面上,≥3层连续显示半月板的前、后角相连,呈"领结样"改变;②矢状面上半月板的后角明显增厚,呈尖端向前的楔形;③盘状半月板外侧缘的高度高于对侧2 mm以上;④冠状面上半月板的中间层面即半月板体部最窄处的宽度>15 mm,或超过胫骨内(外)侧平台关节面的一半以上;⑤半月板最小横径与胫骨平台最大横径的比值>0.2,即板/台比值(冠状位上半月板最小横径与胫骨平台最大横径的比值)>20%,对盘状半月板的诊断具有特征性。同时,MRI可直观揭示盘状半月板类型,完全型主要在冠状面上观察,表现为增厚、增宽的半月板游离缘延伸至髁间窝,外侧胫骨平台完全覆盖;不完全型也主要在冠状面上观察,表现为增厚、增宽的半月板游离缘在中1/3处显著延长、外侧胫骨平台几乎完全覆盖;Wrisberg韧带型则主要在矢状面及轴位上观察,表现为后方半月板胫骨附着部异常,半月板胫骨韧带缺乏。

MRI可作为无损伤性检查的有效手段与最佳方法,来确定盘状半月板类型,以及是否伴有损伤尤其撕裂及其撕裂程度,为术前治疗方案的制订提供重要依据,在诊断盘状半月板及其损伤中具有无可比拟的优势。盘状半月板比普通半月板更容易发生变性和撕裂,MRI表现为半月板信号和形态改变,抑脂T_2WI、PDWI显示效果佳;变性在MRI各序列成像上均表现为半月板内线状、条片状或不定形高或稍高信号,但不接触半月板的关节面;撕裂则在MRI各序列成像上表现为半月板内异常高或稍高信号接触半月板的关节面或半月板发生变性、分离。根据半月板内部信号及形态的不同改变,对半月板损伤程度一般分为3级。Ⅰ级表现为不与半月板关节面相接触的灶性椭圆形或球形异常稍高信号影(图6-104),在病

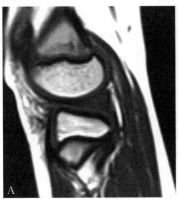
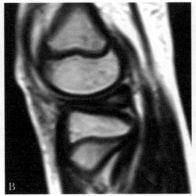
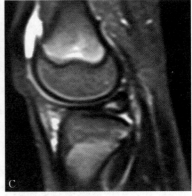

图 6-104　左膝关节外侧盘状半月板(不完全型)伴Ⅰ级损伤 MRI 表现

注:患儿,男,10岁。矢状面 MRI 显示外侧半月板异常肥大,后角见局灶性异常信号,呈椭圆形 $T_1WI(A)$、$T_2WI(B)$ 稍高信号及 STIR(C)高信号影改变,且异常信号未接触半月板关节面。此外,可见少量髌上囊积液。

理上表现为灶性的早期半月板黏液样变性,半月板形态无明显变化;Ⅱ级表现为半月板内水平线性或条片状异常高信号更为明显,可延伸至半月板的关节囊缘,但未达到半月板关节面缘(图6-105),为Ⅰ级病理改变的延续,半月板内黏液样变性范围更明显。Ⅰ级和Ⅱ级均代表半月板的退行性变与变性,关节镜检查很少见有相应撕裂。Ⅲ级表现为半月板内线状或不规则的高信号影,且达半月板关节面缘(图6-106),病理上不但表现为半月板黏液样变性,还有半月板裂隙与撕裂。也有人参考这个3级分类的 Stoller 标准,将半月板损伤分为4级或5级,如将 Stoller Ⅲ级半月板形态不完整(呈部分缺损,不规则变薄,形态消失或半月板关节囊分离,图6-107)者划归为Ⅳ级。这样,Ⅰ级、Ⅱ级为半月板变性,Ⅲ级、Ⅳ级为各种形式的半月板纤维软骨撕裂。其中,水平撕裂 MRI 显示为与胫骨平台平行的条状高信号影,内缘达半月板游离缘。垂直撕裂 MRI 显示为与胫骨平台垂直的条状高信号影;斜行撕裂 MRI 显示为与胫骨平台成一定角度的条状高信号影;纵行撕裂 MRI 显示为高信号影方向与半月板的长轴方向平行;放射状撕裂 MRI 显示为高信号影的方向与半月板的长轴方向垂直,较小的放射状撕裂 MRI 上仅表现为冠状面或矢状面上"领结样"结构内侧部分的灶性缺损,较大的撕裂表现为撕裂部位与扫描面有关,如半月板体部的放射状撕裂

冠状面上表现为带状半月板中间出现灶性缺失、矢状面上表现为连续扫描层面上2层正常半月板之间出现半月板的缺失或截断;桶柄样撕裂 MRI 显示为髁间碎片征、双后交叉韧带征、领结消失征、双前交叉韧带征,几乎累及半月板的所有部位,为半月板撕裂的一个特殊而严重的类型,多来源于纵行撕裂,半月板后角发生纵行撕裂后经体部向前角延伸,其内侧片段发生移位类似于桶的柄,在 MRI 上常易漏诊;鹦鹉嘴样撕裂为半月板游离缘的水平和垂直状撕裂的复合体。半月板关节囊分离是指半月板与关节囊附着处的纤维撕裂,半月板与关节囊分离,半月板与关节囊之间距离增宽。该类型的撕裂常导致半月板的不稳定,造成半月板与关节囊分离并滑移至股骨髁间窝,称之为半月板关节囊分离并反转,MRI 显示为领结消失征、反转半月板征和双前交叉韧带征。

需指出的是,盘状半月板大而厚、表面不光滑且边缘附着坚固等的结构特殊性,使其容易受到损伤、造成撕裂,尽管 MRI 可清晰揭示半月板撕裂程度及类型,但同质化的 MRI 盘状半月板损伤诊断及标准质控实施不易,对下面几种容易误判误诊情况,势必引起重视,以提高其诊断准确性。

1) 连接内、外侧半月板前角的膝横韧带走行不规则时,可被误判为半月板前角的斜行撕裂。

2) 位于外侧半月板后角的后外侧腘肌腱滑膜增生的信号改变,容易误认为外侧半月板后角

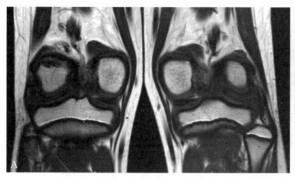
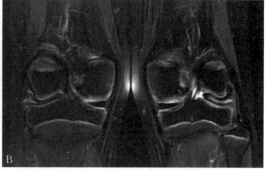

图 6 - 105　双膝外侧盘状半月板(右侧完全型、左侧不完全型)伴Ⅱ级损伤 MRI 表现

注:患儿,女,8 岁 5 个月。冠状面 T_1WI(A)及抑脂 T_2WI(B)显示双侧膝关节的外侧半月板异常增宽、增厚,半月板游离缘在中 1/3 处显著延长(左膝)或延伸至髁间窝(右膝),胫骨平台被半月板组织包围;其间均见条片状异常稍高/高信号、延伸至半月板的关节囊缘但未达到半月板关节面缘,水平撕裂为主。双膝内侧半月板尚属正常。

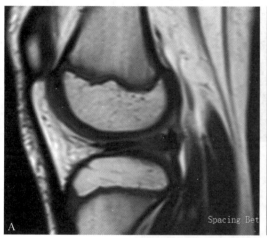
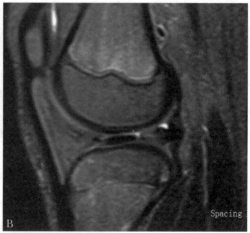

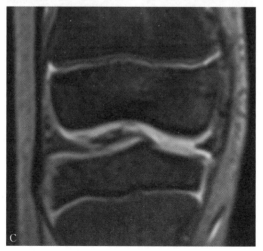

图 6 - 106　右膝关节外侧盘状半月板(不完全型)伴 3 级损伤 MRI 表现

注:患儿,女,7 岁。矢状面 T_1WI(A)、抑脂 T_2WI(B)及冠状面抑脂 T_2WI(C)显示外侧半月板异常增宽、增厚,其间均见条片状异常稍高/高信号并延伸至半月板上、下关节面,水平撕裂及斜行撕裂并存,但半月板形态尚完整。

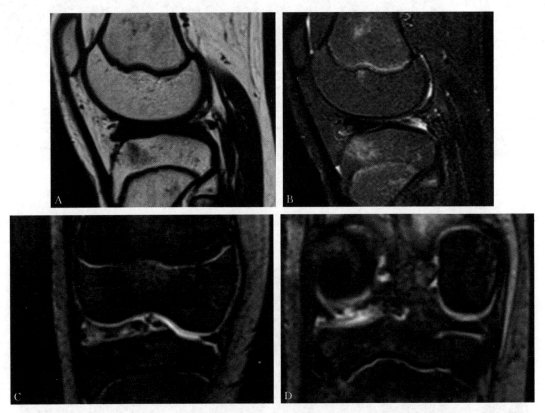

图6-107　右膝关节外侧盘状半月板(完全型)伴4级损伤MRI表现

注:患儿,女,12岁。矢状面T_1WI(A)、抑脂T_2WI(B)及冠状面抑脂T_2WI前后不同层面图像(C、D)显示外侧半月板异常增宽、增厚,其间均见不规则异常稍高/高信号并延伸至半月板上、下关节面,水平撕裂、垂直撕裂、纵向撕裂及不规则撕裂混存,半月板形态不完整、部分缺失。

的斜行撕裂。

3)起自外侧半月板后角、斜向内侧至股骨内髁外侧面的板股韧带,经过后交叉韧带的前面或后面,前方为Humphry韧带和后方为Wrisberg韧带,其外侧半月板后角的插入部,容易误判为外侧半月板后角垂直撕裂。

4)变性、退行性变可引起半月板游离缘的纤毛化或毛刷样改变,MRI上可呈Ⅲ级信号改变。

5)经半月板体部近关节囊缘的矢状面MRI,因部分容积效应可显示类似半月板Ⅱ级信号改变,实为凹面向外的半月板内缘内脂肪与神经、血管结构所致假象。

6)半月板外缘不规则,呈波浪状改变,多为半月板与关节囊交界处撕裂。

7)半月板形态呈"逗点状",多提示半月板水平撕裂,撕裂部分半月板碎片向外翻转重叠在外侧半月板外缘上,造成半月板一部分增厚而另外小部分变薄,有时在厚薄交界处还可见到一小切迹。

8)放射状和垂直纵向撕裂时,损伤范围较小时,内侧小碎块难以显示,仅见半月板变小、内侧缘变钝,容易误诊为正常半月板。

9)半月板撕裂尤其桶柄样撕裂,后角或体部的半月板纤维软骨向前方移位,与前角一起形成"肥大"半月板前角影像的假象和半月板前角假性肥大,从而导致"半月板前角肥大"误诊误判。

(5)诊断要点

盘状半月板儿童并非罕见,其MRI诊断标准也较为明确,结合临床病史特别是无明确外伤史的膝关节疼痛、弹响、交锁、伸屈受限及外侧间隙压痛等,诊断不难。但由于盘状半月板不一定出现症状,症状多出现在青壮年或继发半月板撕裂损伤严重者,早期诊断也并非易事。怀疑盘状半月板时,宜及时行膝关节 MRI 检查,在层厚 3～5 mm 矢状面 MRI 上发现连续 3 层以上半月板前、后角相连、呈蝴蝶结样改变或半月板后角明显增厚、呈尖端向前的楔形或冠状面上半月板体部的中间层面半月板体部最窄处超过胫骨平台关节面一半以上等,即可诊断。

（6）鉴别诊断

盘状半月板主要需与半月板撕裂、化脓性关节炎、JIA 等疾病相鉴别。其中,半月板撕裂多有明确外伤尤其膝关节扭伤史,膝关节活动受限,关节肿胀,MRI 可见关节积血、积液及半月板撕裂,但半月板无肥厚及宽盘状等畸形改变,常伴交叉韧带损伤(图 6‑108)。化脓性关节炎病程短、起病急,患儿可有发热、不适及关节红肿痛等表现,体格检查可见关节肿胀、压痛明显、活动受限、皮温增高,白细胞、C 反应蛋白等升高,MRI 可发现关节积脓、DWI 上可见明显弥散受限征象,增强扫描显示增厚滑膜明显强化。其他疾病甄别详见相关章节。

6.21　纤维性骨皮质缺损

（1）概述

纤维性骨皮质缺损(fibrous cortical defect,FCD)又称干骺端纤维性缺损(metaphyseal fibrous defect,MFD),是一种良性纤维组织细胞性肿瘤。其最早于 1941 年由 Sontag 和 Pyle 发现,1955 年由 Caffey 正式命名,1958 年为 Jaffe 采用至今。本病的病因及发病机制目前尚未明确,存在包括循环障碍、局部骨化障碍、发育异常、纤维组织增生、骨膜纤维组织皮质侵入、外伤后异常反应及骺板发育障碍等致病的多种学说。

（2）病理

大体病理上,肿瘤境界清楚,红棕色杂以黄色区,边缘硬化,可见囊性变;合并病理性骨折时可见出血和坏死。镜下病灶主要由坚韧的纤维组织所构成,组织学成分是较密集的梭形成纤维细胞,呈编织状、漩涡状或车辐状排列,细胞间有多少不等的胶原纤维,部分细胞胞质内含有较多含铁血黄素,并见散在分布的多核巨细胞,部分细胞向泡沫细胞转化,未见新生骨组织形成。

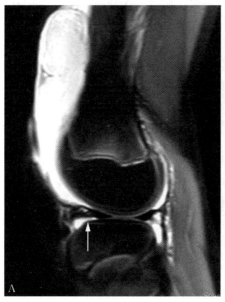

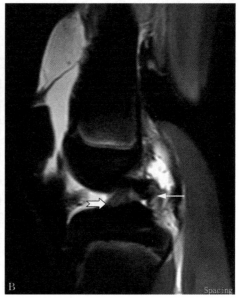

图 6‑108　右膝外侧半月板撕裂 MRI 表现

注:患儿,男,13 岁,右膝外伤 2 天。MRI 不同矢状面抑脂 T_2WI 图像显示外侧半月板前角撕裂(A,细箭)及前(B,燕尾箭)、后(B,细箭)交叉韧带撕裂,但无半月板肥厚、宽盘状改变;同时,显示大量关节积液。

FCD具有自限自愈性,大多能自行消失。缺损存在期平均约为2.5年,大多数自发现后2～5年内自愈,并完全恢复正常,但亦可长期存在,或病变进展增大并膨入骨髓腔成为非骨化性纤维瘤(non-ossifying fibroma,NOF)。研究发现,缺损修复方式包括:①原位骨化型,即缺损区硬化线逐渐增厚并充填缺损区、最后缺损区全部硬化(骨化)而愈合;②平复型,即缺损区硬化线厚度无明显变化但向骨皮质表面迁徙,缺损逐渐变浅、消失而愈合。

(3)临床表现

FCD好发于男性,男女比例约为2:1,发病高峰年龄为4～8岁,4岁以下少见;发病部位以股骨远端最多见、占80%,其次为胫骨近端,典型部位为股骨远端和胫骨近端干骺端尤以股骨远端干骺端内、后侧多见,双侧可对称性出现,也可见于股骨近端、胫骨远端和上肢骨。一般无临床症状,多于外伤后或体检时偶然发现,偶尔因局部肿块就诊。通常无症状者无需治疗,症状明显者可行肿瘤切除及植骨术等治疗,预后良好。

(4)影像学表现

FCD病变的不同时期不同阶段,MRI表现不尽相同。病灶可为单发、单骨多发或多骨多发,后者常呈对称性。好发部位为长骨干骺端特别是股骨远端及胫骨近端干骺端皮质内(图6-109),也可发生于长骨骨干骨皮质内(图6-110),邻近关节不受侵犯。形态上,FCD一般都呈局限在骨皮质表层或骨皮质内的皮质缺损,病灶长轴与骨干长轴一致,病灶较小,境界清晰,边缘较光整,内缘可不同程度尤其轻度突向(内侧硬化缘完整)但非突入(内侧硬化缘破溃)髓腔,也无膨胀改变;位于骨皮质表层者,其外壳缺损,局限于骨皮质内

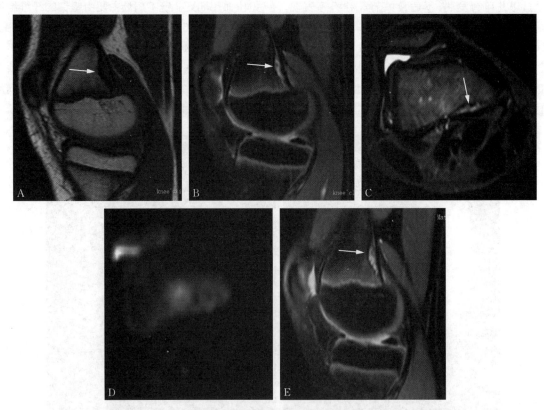

图6-109 右侧股骨远端纤维性骨皮质缺损(单房性)MRI表现

注:患儿,男,10岁。矢状面T₁WI(A)、抑脂T₂WI(B)及轴位STIR(C)显示股骨下端干骺端内后份局部骨皮质缺损(箭),病灶位于骨皮质内并轻度弧形突向骨髓腔,纵轴与骨干纵轴平行,边界清楚,呈稍长T₁、稍长T₂信号改变,信号尚均,外周围以极低信号的硬化缘,缺损外壳完整;DWI(D)上未见弥散受限征象,无骨膜反应。半年后复查MRI(E),病变几无变化。此外,可见少许膝关节积液。

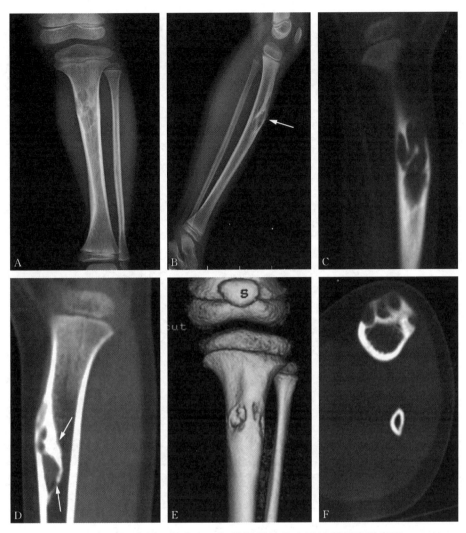

图 6 - 110　左侧胫骨中上 1/3 段纤维性骨皮质缺损影像学表现

注:患儿,男,6 岁 6 个月。患儿因"发现左胫前局部肿物 1 月余"入院,诊断为 FCD。左侧胫腓骨正(A)、侧位(B)X 线平片显示,胫骨中、上 1/3 段骨皮质内见长轴与骨干一致的不规则低密度影,病灶内见多个骨性分隔分成多个伴骨质硬化边缘的囊性结节,周围骨皮质菲薄,局部胫骨前缘轻度弓形隆起(箭)。CT 平扫冠状面骨窗(C)、矢状面软组织窗(D)及 VR 骨观(E)重建图像显示,病变位于胫骨前方骨皮质内,灶内见多个骨性分隔,内侧硬化缘完整且整体突向髓腔(箭),前份局部骨壳缺失;轴位骨窗揭示胫骨前份骨皮质内病变多囊状、多处皮质骨壳缺失,毗邻软组织无肿胀、无侵蚀。

者、缺损外壳可完整。其 MRI 信号改变尚缺乏一定的特征性,但不同的信号改变反映了病灶内部组织成分的不同。对比正常骨松质,早期病变 T_1WI 上呈较为均匀的等信号或以等信号为主的等-低混杂信号影,T_2WI 上呈稍高信号影,脂肪抑制 T_2WI 或 STIR 上呈稍高信号为主的高-低混杂信号影,DWI 上呈等或稍低信号影、无弥散受限改变,Gd - DTPA 增强 T_1WI 上可见较均匀强化(图 6 - 111)。这种信号改变反映了病变内部

成熟纤维组织特性,尤其早期病变主要由纤维组织和脂肪性的泡沫细胞组成的特点,细胞成分明显多于胶原纤维时 T_2WI 上表现为高信号,T_1WI、T_2WI 上的低信号相当于基质细胞内的含铁血黄素,硬化边缘的信号与骨皮质相似、呈明显低信号。中后期病灶逐渐愈合、硬化,MRI 各序列主要表现为低信号,愈合开始在病变的骨干部分,表现为局灶性愈合,随着病程进展,表现为弥漫性低信号,病灶边缘薄层硬化边可表现为病灶周围见

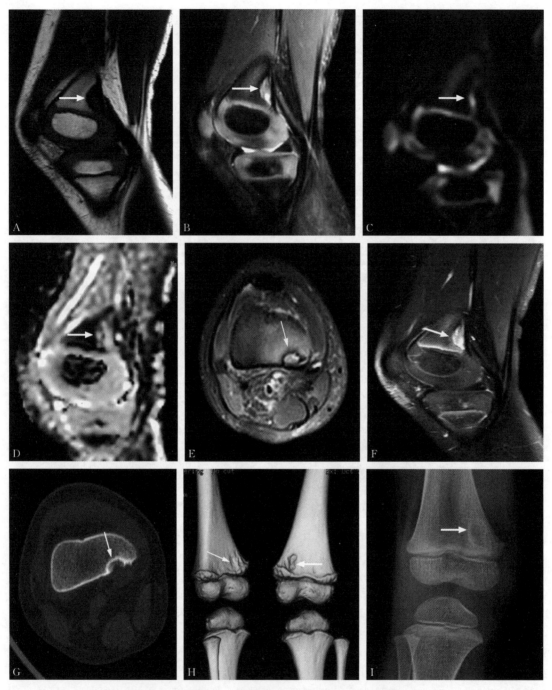

图6-111 左股骨远端干骺端纤维性骨皮质缺损影像学表现

注:患儿,男,3岁11月。因"家长无意间发现患儿行走困难"入院。矢状位 T₁WI(A)、抑脂 PDW(B)、DWI(C)、ADC 图(D)及轴位抑脂 T₂WI(E)显示,股骨远端干骺端内后侧局部皮质内见小片状椭圆形异常信号影(粗箭),信号不甚均匀,以稍长 T₁、T₂ 信号改变为主,无弥散受限征象,病灶边缘见线状极低信号骨质硬化影(细箭);Gd-DTPA增强矢状面抑脂 T₁WI(F)上,病灶明显较均匀强化(粗箭)。CT 轴位骨窗图像(G)更为直观显示改变骨质缺损灶内侧菲薄的硬化边缘(细箭)、骨壳缺失处周围局部软组织稍肿胀,其 VR 骨骼背面观图像(H)在显示左侧病变(粗箭)的同时,清晰揭示了右侧股骨相应部位对称性病变(细箭)。左侧膝关节正位 X 线平片(I)隐约显示股骨远端干骺端类圆形低密度结节影,周围见淡薄的骨质硬化缘(粗箭)。

线样更低信号。晚期病灶骨化，T$_1$WI和T$_2$WI均可呈现均匀皮质样极低信号；增强扫描病灶边缘可有强化，提示有反应性充血区。无论哪个阶段，FCD病变周围均无明显软组织肿块，仅位于骨皮质表层且外壳缺损者，毗邻周围软组织可伴轻度水肿改变。

X线平片可直观揭示和确定FCD病灶的部位、大小、形态，观察边缘硬化及有无骨膜反应，至今仍是首选的检查技术与方法。其典型的X线征象是，病灶位于长骨干骺部，长轴与骨干一致，呈类圆形或椭圆形的骨皮质缺损区，边缘可见清晰的薄层硬化边，无骨膜反应及软组织肿块。

病变的不同时期，其X线表现多有不同。早期病灶多表现为皮质表层不规则骨缺损，边缘模糊。晚期（多在2～5年后），缺损区逐渐缩小并出现明显的边缘硬化，最后由骨质充填，可恢复至正常的骨结构形态，偶尔似骨岛长期存在。CT揭示FCD病变亦颇具特征性，表现为皮质内囊状或不规则形的无膨胀骨破坏区，单房或多房，纵轴与骨干纵轴平行，长径多小于2 cm，边界清楚；除非合并病理性骨折，一般无骨膜反应，灶内无骨嵴，可见骨性分隔，外侧骨壳完整或缺损，外侧骨壳完整者周围软组织无肿胀、外侧骨壳缺损者可伴周围局部软组织轻微肿胀（图6‐111、6‐112）；CT能

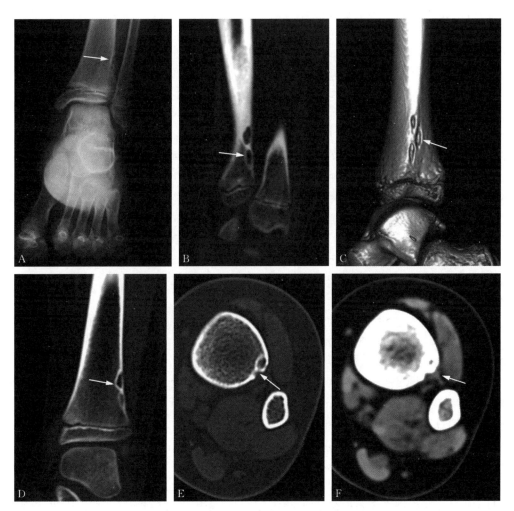

图6‐112　左侧胫骨远端纤维性骨皮质缺损（多房性）影像学表现

注：患儿，男，9岁。X线平片（A）显示胫骨远端干骺端外侧骨皮质局灶性缺损（箭），似见分隔，内侧硬化缘明显。CT冠状面（B）、VR（C）、矢状面（D）重建图像显示病变位于干骺端外后份骨皮质表层（箭），包括3个积聚的硬化缘围绕的病灶，病变长轴与骨长轴一致；CT轴位骨窗（E）及软组织窗（F）显示病灶外侧骨壳部分缺损（E，箭）及毗邻软组织轻微肿胀改变（F，箭），病灶内无骨嵴，亦未突入骨髓腔。

够直观展示和明确病灶在骨内的位置、骨皮质缺损的深度、有无突入髓腔(图6-110),同时对显示灶内密度及有无钙化、病灶的膨胀性和周围组织结构改变明显优于平片。

需指出的是,随访中平片发现FCD消失,需CT和/或MRI检查以进一步明确病灶是否真正消失。此外,有学者认为,缺损区膨胀性增大、表面骨壳包绕、灶内出现骨嵴等征象,可能是FCD转化为NOF的影像学表现。

(5)诊断要点

FCD好发于4~8岁的男童,以股骨干骺端后内侧好发,病灶可自愈。诊断主要依靠影像学,尤其是X线平片,典型FCD一般X线平片即可诊断。X线平片表现为长骨端局限性单房或多房骨皮质缺损低密度区,纵轴与骨干纵轴平行,内侧有硬化缘,无骨膜反应、无周围软组织肿胀。对于不典型FCD,诊断需要结合CT、MRI及发病年龄、临床表现与随访改变来综合考虑,CT上表现为长骨端皮质内单囊状或多囊或不规则形的无膨胀骨破坏区,外侧骨壳完整或缺损,MRI上表现为极低信号的骨皮质局部中断,中断区皮质内见沿长骨纵轴分布的中等信号类圆管状病变,边缘清晰,CT、MRI上无骨膜反应及软组织肿块。

(6)鉴别诊断

FCD影像学表现典型,为股骨远端或胫骨近、远端干骺端或干骺端连接处小($<2\sim3$ cm)的皮质缺损,并可随时间推移愈合而硬化,诊断比较容易。但一些不典型者,仍需与骨囊肿、骨化性纤维瘤、骨的纤维结构不良、骨样骨瘤及其他骨的良性纤维组织细胞性肿瘤等疾病进行鉴别诊断。其中,作为一种骨的良性纤维组织细胞性肿瘤,FCD与NOF、良性纤维组织细胞瘤(benign fibrous histiocytom,BFH)等其他骨的良性纤维组织细胞性肿瘤表现多类似,尤需甄别。一般认为,NOF与FCD是同一疾病的不同发展阶段,具有相同的好发部位和组织病理学表现,但病灶大小、侵犯范围尤其是临床过程及生物学行为存在差异,诊断和鉴别诊断必须结合并依据临床、影像学表现(临床、影像、病理"三结合")。区别主要在于FCD多局限性长骨干骺端骨皮质内,皮质侧局部硬化缘

(骨壳)缺失,无症状且呈自限自愈趋势;而NOF好发年龄较大、多见于8~20岁,瘤体较大并膨胀侵入髓腔,几乎只累及长骨尤其股骨远端及肱骨、胫骨近端且好发于长骨干骺端而非骨干部,具有典型清晰的泡状硬化边缘,可有症状且术后可复发。为此,病变局限于骨皮质时为FCD,当FCD处于增生期或病变由皮质扩展、侵及髓腔时即考虑为NOF。BFH被WHO最新版骨肿瘤分类与NOF并列、归为同一疾病代码下,即NOF/BFH(ICD-O代码8830/0)。但BFH多不累及或非局限于干骺端,发病年龄较大甚至大多大于20岁,临床上多有明显疼痛等症状,生物学行为可由良性变为中间性而具有局部侵袭性,手术刮除植骨后有复发可能,并有转移或恶变倾向,可转变为恶性纤维组织细胞瘤。影像学上,BFH常表现为中心性或偏心性溶骨性骨质破坏,界限较清但无完整的骨质硬化边缘(图6-113),其组织细胞比例较高时,病灶T_1WI上呈较低信号、T_2WI上呈高信号;纤维细胞比例较高时,病灶T_1WI和T_2WI上均呈较低信号;纤维细胞与组织细胞分布较均匀时,T_2WI上呈高或稍高信号;纤维细胞与组织细胞分布不均匀时,T_2WI上呈斑片状或索条样低信号;在Gd-DTPA增强T_1WI上,肿瘤实质因富含毛细血管而表现为实性部分及分隔的明显强化、囊性部分无强化改变。FCD与其他疾病鉴别诊断要点详见相关章节。

6.22 非骨化性纤维瘤

(1)概述

非骨化性纤维瘤(NOF)又称非生骨性骨组织纤维瘤,是一种由成熟的非成骨性结缔组织发生的良性肿瘤。1942年Jaffe和Lichtenstein报道并命名为NOF。对NOF的认识过程复杂,对其病因、组织来源、性质及其与FCD关系等争议较多。最初被认为是肿瘤,随后研究发现其系骨化障碍引起局限性纤维组织异常增生所致、没有细胞异型性改变而被视为非肿瘤性疾病——肿瘤样病变,但目前仍认为其为一种良性骨肿瘤,是干骺端FCD病变的进展,2013版WHO骨肿瘤分类将其

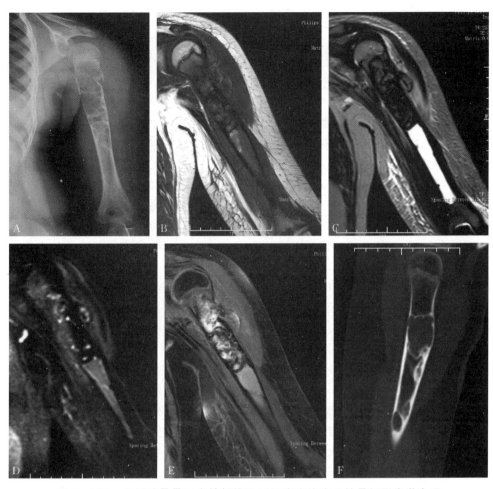

图 6‑113　左侧肱骨骨干良性纤维组织细胞瘤伴病理性骨折影像学表现

注:患儿,女,7岁。患儿因"外伤发现左肱骨病变1天"入院,体格检查见左上臂局部略隆起,活动受限,有触痛,皮肤无色素沉着及毛发异常生长。术中见病灶处皮质完好,病灶呈黄色脂肪样组织,上下径约8 cm,彻底刮除病灶组织后行同种异体骨植骨及弹性髓内钉固定术。术前X线平片(A)示左侧肱骨中上段多囊性低密度病变、无明确骨质硬化缘、骨皮质变薄,局部骨皮质中断,周围软组织肿胀,无骨膜反应;冠状面T_1WI(B)、STIR(C)显示病变主要位于髓腔内、呈混杂信号改变,上份以等-低信号为主、下份主要呈高信号改变,DWI(D)上病变未见明显弥散受限征象,Gd‑DTPA增强后抑脂T_1WI(E)示病灶上份明显非均质强化,边界尚清,未侵及骺板、骨骺及关节,骨皮质菲薄伴局部中断,邻近肌肉及皮下筋膜广泛水肿、部分肌间隙欠清但未见明显异常强化。术后2年余复发,CT冠状面重建图像(F)显示左肱骨中上段见多个囊状低密度病变,其间伴骨性分隔,毗邻骨皮质菲薄,部分边缘轻度硬化,大部分位于皮质内并膨大突入骨髓腔,未见明显骨膜反应,周围软组织未见肿胀。

与骨的良性纤维组织细胞瘤(BFH)归为同一类肿瘤、统称为良性纤维组织细胞性肿瘤——NOF/BFH(ICD‑0代码8830/0),但2020年最新版却将其归属于良性"富含破骨性巨细胞的肿瘤"。而且,新近研究发现,NOF是RAS通路病(RASopathy)家族的新成员,约80%的肿瘤存在包括 *KRAS*、*FGFR1* 和 *NF1* 基因突变的RAS‑MAPK信号通路异常激活、发生RAS通路病,进一步明确了NOF的肿瘤特性。

NOF发病率约占骨肿瘤的0.81%、良性骨肿瘤的1.45%,好发于10~30岁,多见于青少年,首次发病年龄平均约16岁,男女发病率无明显差异,下肢长骨特别是膝关节周围好发。当骨骼发育趋于成熟时,NOF或可自行消失和自愈。

(2)病理

肿瘤由坚韧而致密的纤维组织构成,并为一

硬化的骨壳所包围,因含有类脂质而切面呈黄色或棕褐色,镜下可见多核巨细胞,为此曾被误认为是黄色瘤或巨细胞瘤的分属。之所以谓之"非骨化性",是由于其无成骨倾向。NOF 与 FCD 类似,好发于长骨干骺端、靠近骺板,下肢股骨下端、胫骨及腓骨上端干骺端多见,上肢肱骨及尺、桡骨干骺端较为少见。其多被认为系 FCD 病发 2～5 年未自愈,且病变继续进展并侵及到骨髓腔所致。可多发,双侧长骨对称性多骨多发或单骨多处多发。多发 NOF 常见于 NF-1 和 Jaffe-Campanacci 综合征患者,后者表现为在多发性 NOF 的基础上伴发皮肤损害的症候群。NOF 病变可随骺板生长而扩大、骺闭合后或可停止生长,也可自行发生骨质硬化,随后处于相对静止的状态,或可对硬化带进行扩大,逐渐对缺损区进行填充而自愈。NOF 可合并病理性骨折,发生肿瘤恶变少见。

1) 大体病理:肿瘤呈单个或者多个散在灰黄或褐色大小不一的结节,境界清楚,多发者互相毗邻、并可形成分叶状,与正常骨有明显界限。瘤体内由坚韧的纤维结缔组织构成,外周由一层较薄的硬化或纤维骨质(骨壳)包绕,形成一个界限分明的骨腔。肿瘤邻近的骨组织可有反应性骨质增生、硬化。邻近骨皮质完整,除非发生病理性骨折,一般无骨膜反应。

2) 镜下病理:肿瘤主要成分为梭形结缔组织细胞,细胞大小不等、松散排列,主要由成纤维细胞排列成席纹状,其间混杂分布一些破骨细胞型巨细胞和灶性泡沫状组织细胞,可见含铁血黄素沉积及核分裂现象,未见骨组织的再生形成,肿瘤内无成骨活动,这也是 NOF 组织病理学改变的一大特点。偶见囊性变和小灶性坏死。

(3) 临床表现

NOF 好发于 8～20 岁,临床病程经过缓慢,起病后一般无症状,有时长期隐匿,常因外伤后 X 线检查而偶然发现。部分患者尤其病灶较大者,可出现局部疼痛和肿胀,症状轻微,劳累时疼痛可加重。有时可引起邻近关节不适和轻度压痛,偶可引起病理性骨折。

病变多位于四肢长骨干骺端,发病率依次为胫骨、股骨、腓骨、脊椎、颅骨等,大多数病变可通过硬化或重构而自行消退、愈合,一般仅需定期随诊观察,无需特别治疗,预后良好。病灶不断发展扩大且有骨折倾向时,可选择病灶刮除及植骨手术。病变横径超过骨髓腔 50% 以上、纵径大于 6 cm,是目前广为采用的手术治疗指征。因病灶位于长骨干骺端、紧邻骺板,手术过程中容易损伤毗邻的生长期骺板与骨骺,从而影响肢体发育和长高,为此手术适应证或宜从严或可延迟手术。

NOF 误诊率较高,国内报道甚至高达 95%～100%。误诊原因主要包括:临床少见,认识和重视不够,影像学检查虽有特征性改变,但与骨的纤维结构不良、良性纤维组织细胞瘤、骨巨细胞瘤、单纯骨囊肿、动脉瘤样骨囊肿、软骨黏液样纤维瘤、软骨瘤等病变征象多有交叉与重叠,而且鉴于患者生长发育期特殊性其影像学检查常都不到位等。为此,一方面,临床需对 NOF 给予足够的重视,加强研究、提高认识;另一方面,NOF 诊断不能单纯依赖 X 线平片检查,增强 MRI 通常是必需的,疑难病例必要时甚至结合 CT 表现,以提高术前诊断的准确性、避免误诊漏诊的发生。

(4) 影像学表现

NOF 在 X 线平片及 CT 上表现颇为典型,征象具有一定的特征性。病灶常位于干骺端近骺板的一侧皮质内或紧邻皮质,好发于股骨远端及胫骨近、远端,表现为单房或多房界限清楚的圆形、卵圆形、串珠状或泡沫状膨胀性、偏心性骨质破坏区(图 6-114),病灶长轴多平行于骨干纵轴,1～20 cm 不等,4～7 cm 大小多见,常有清晰的硬化边缘特别是内侧泡沫状硬化缘。肿瘤局部骨皮质大多向外膨胀、变薄,可部分或完全断裂;向骨内发展可突入髓腔,周围被致密囊壳或硬化带环绕;无骨膜反应,无骨周软组织肿块,仅在发生病理性骨折后出现骨膜增生。病变始于长骨的干骺端,可随骨的生长发育逐渐向骨干移行,并随骺板生长而扩大,骺闭合后病变或可停止生长。多发 NOF,可表现为同一骨内不同区域不同节段的多个病灶(图 6-115),也可表现为非同一骨内多发病变,影像特征类同单发病灶。MRI 上,由于肿瘤组织内的成分一般包括纤维组织、含铁血黄素、

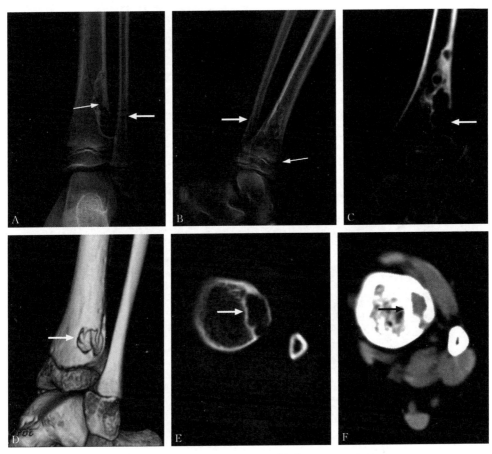

图6-114　左侧胫骨远端非骨化性纤维瘤影像学表现

注：患儿，男，9岁7个月，因外伤行X线平片检查偶然发现。X线正(A)、侧位(B)平片显示，胫骨远端干骺端近骺板外侧骨皮质内多房性突入髓腔内的偏心性囊性病灶，呈类圆形膨胀性骨质破坏改变，病灶长轴与骨干纵轴一致，髓腔侧见清晰、锐利的硬化边缘，并见穿过病灶的线性骨折线且累及骺板(细箭)。同时，毗邻腓骨见螺旋状骨折线(粗箭)。保守治疗半年后CT冠状面(C)、VR(D)重建图像及轴位骨窗(E)、软组织窗(F)图像显示，胫腓骨远端骨折线消失，但仍见胫骨远端干骺端外侧局部骨皮质内偏心性多囊性病灶(粗箭)，髓腔侧硬化缘明显，外侧部分骨皮质缺损，但骨周围未见明确骨膜反应及软组织肿块。

出血、胶原、泡沫细胞和骨小梁等，因此病变信号改变取决于肿瘤组织的组成成分与含量，且信号表现不甚均匀；多数病灶内泡沫细胞较多，在T_1WI上信号较骨髓的低、骨皮质的高，T_2WI、PDW、STIR上呈较高信号改变为主(图6-115、6-116)；少数病灶纤维组织、含铁血黄素较多，病变在MRI各序列成像上均呈低信号甚至极低信号改变为主(图6-117)。DWI及ADC值对疾病的诊断无明显特异性，病变一般无弥散受限征象。增强T_1WI上，肿瘤一般有明显较均匀强化(图6-115、6-116)。病灶周围骨髓及软组织一般不被累及，MRI信号正常。血管造影可见少许肿瘤血管及轻度肿瘤染色改变。

基于病变起源、发生部位、生长扩散方式及影像学特征等，可将NOF分为皮质型及髓腔型。皮质型病灶主体多位于一侧皮质内或皮质下(图6-114~6-116)，表现为偏心性单房或多房透亮区域，灶内可见厚度小于5mm规则或不规则的残留骨嵴分隔，病灶一般沿骨长轴发展，膨胀性生长，有清楚的硬化边，以髓腔侧明显，可致局部皮质变薄甚至断裂。皮质型表现为典型的NOF影像学征象。髓腔型病灶侵犯骨横径的大部或全部，表现为骨内呈中央型膨大的单房或多房性囊状病变，实非髓腔起源的中心性病变，CT、MRI多

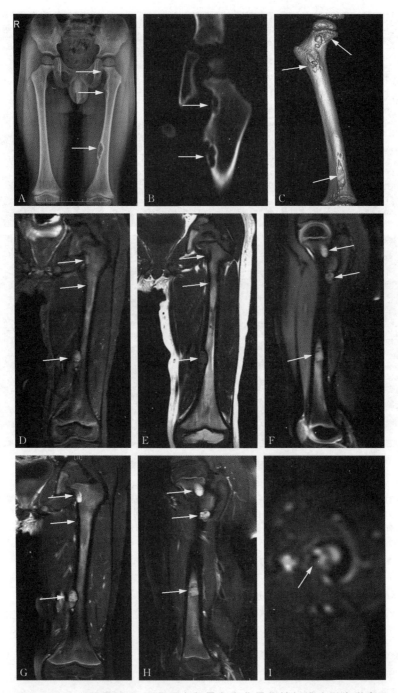

图 6 - 115 左股骨近端、上段及中段骨多发非骨化性纤维瘤影像学表现

注：患儿，男，3 岁 11 个月。因"发现双侧髋、膝关节弹响 2 年余"入院，体格检查无明显异常。X 线平片（A）显示左侧股骨近端、上段及中段内侧骨皮质内 3 处多房性界限清楚的泡状膨胀性、偏心性骨质破坏（箭），髓腔侧伴硬化缘，近端病灶靠近骺板，病灶长轴均与骨干一致，无骨膜反应及骨周软组织肿块。CT 冠状面骨窗（B）、VR 骨观（C）重建图像更为直观揭示皮质内病变部位、多房分隔、内侧硬化缘及部分局部皮质缺损等特点。MRI 冠状面 STIR（D）、T₁WI（E）、矢状面抑脂 PDWI（G）及 Gd - DTPA 冠状面（G）、矢状面（H）抑脂 T₁WI 准确揭示了病灶（箭）的组织特性及中等程度富血管度情况，病变表现为 T₁WI 类似骨骼肌信号、T₂WI 稍高于骨骼肌信号的混杂信号影及中等度非均质强化（箭），DWI 上无明确弥散受限征象、病灶信号（箭）略低于毗邻骨髓信号，内侧硬化缘完整且与骨皮质一样呈极低信号影，包括局部皮质缺损在内的骨周未见软组织肿胀及骨膜增生改变。

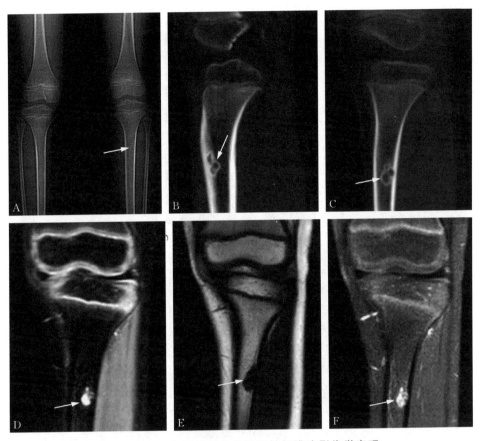

图 6‐116　左胫骨近段非骨化性纤维瘤影像学表现

注:患儿,男,8岁10个月。X线平片(A)显示左侧胫骨上段骨干皮质内串珠状膨胀性、偏心性骨质破坏,内侧突入骨髓腔并为致密硬化带环绕(箭),外侧骨皮质完整、无明显外膨改变。CT矢状面(B)、冠状面(C)揭示多个囊状低密度病灶围以完整的厚约3 mm的囊壳(箭),呈梅花状,沿骨组织径线纵向发展,无骨膜反应。MRI冠状面STIR(D)、T_1WI(E)及增强抑脂T_1WI(F)显示病变(箭)呈长T_1、长T_2信号改变,信号不甚均匀,Gd-DTPA增强扫描明显强化,境界清晰,轮廓光整,毗邻骨髓无水肿及侵蚀,局部骨皮质完整,无骨周软组织肿块,毗邻肌肉及皮下组织正常。

角度、多平面成像仔细观察,仍可发现其一侧皮质起源甚至偏心性生长(图6‐117),对侧骨皮质不受累,病变密度/信号较为均匀,毗邻骨髓及软组织未见明显异常改变。

（5）诊断要点

NOF临床表现缺乏特征性,诊断主要依靠影像学尤其X线正、侧位平片检查,复杂病例需平片加增强MRI检查,诊断原则要求临床、影像、病理"三结合"。典型征象包括:①病变好发于8～20岁长骨干骺端,近骨骺板处病变不累及骨骺也不越过骺板,常偏于一侧生长,多突入、推移骨髓腔,但不累及对侧骨皮质;②病变长轴与骨干平行,边缘锐利、清晰,髓腔侧有完整的骨质硬化

缘,宽度为2～5 mm;③多呈溶骨性膨大性骨质破坏,平片、CT上呈典型低密度囊性透亮影改变,病灶内多可见残留骨嵴,宽度一般＜5 mm,毗邻骨髓及软组织无浸润征象;④病变MRI信号改变缺乏特征性,但显示毗邻骨髓及软组织信号正常征象颇佳,评估其血供较丰富、强化明显特点最佳;⑤多发性NOF常见于NF‐1和Jaffe-Campanacci综合征患者;⑥除非并发病理性骨折,病变一般无骨膜反应,也无骨髓水肿及软组织肿胀改变。

（6）鉴别诊断

NOF诊断比较容易,但仍需与纤维性皮质缺损、骨囊肿、动脉瘤样骨囊肿、骨巨细胞瘤、纤维结

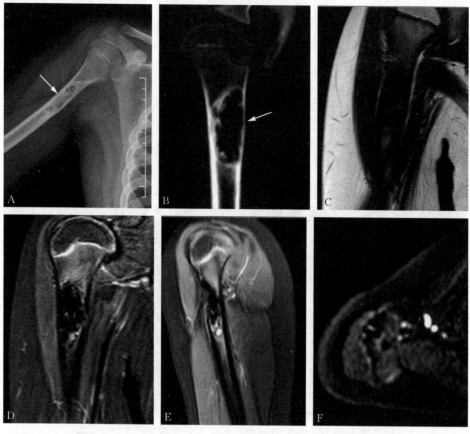

图 6‑117　右肱骨近段非骨化性纤维瘤(髓腔型)影像学表现

注：患儿，男，7 岁 10 个月。因"咳嗽行胸部 X 线检查时发现右侧肱骨病变"入院。X 线平片(A)示肱骨近端骨内中心性膨大性骨质破坏(箭)，病变侵犯骨横径近全部，其间见网状骨嵴分隔，无骨膜反应及骨周围软组织肿胀。CT 冠状面重建图像(B)进一步证实平片所见，并揭示病变主要始于一侧皮质内，该侧骨皮质菲薄(箭)，对侧硬化缘明显，边界清楚。MRI 冠状位 T_1WI(C)、抑脂 T_2WI(D)、矢状位抑脂 PDWI(E)及轴位 DWI(F)上，病灶均呈低/极低信号为主的混杂信号改变，其间见少许稍长 T_2 信号灶，未见明显弥散受限征象，与相关镜下所见交错排列的骨小梁间梭形细胞增生、少许破骨细胞样多核巨细胞和泡沫细胞、伴间质出血、灶性含铁血黄素沉积一致；肱骨周围软组织信号正常。

构不良、骨性纤维结构不良等疾病鉴别诊断；病变扩大侵犯到大部或整个干骺端或骨干需与软骨黏液样纤维瘤等甄别，多发病变需与多发(多骨型)纤维结构不良等疾病相鉴别，鉴别诊断要点详见相关章节。其中，骨巨细胞瘤好发于 20～40 岁膝关节周围，多见于骨骺融合之后的长骨干骺端，单发多房性病灶，偏心性、高度膨胀性、皂泡样骨质破坏改变，边界模糊不清，一般无硬化缘，无骨硬化与骨膜反应，血管造影多数有轻度至中度血运增加；多发性 NOF 常见于 NF‑1 和 Jaffe-Campanacci 综合征患者，需紧密结合临床、影像学甚至病理学进行综合判断。

6.23　骨化性纤维瘤

(1) 概述

骨化性纤维瘤(ossifying fibroma, OF)是一种正常骨组织被混合性纤维组织和/或其衍生的矿化(骨化/钙化)物替代的良性纤维-骨性病变(fibro-osseous lesions)之一，组织学上属骨组织起源的良性肿瘤，是一种由富于细胞的纤维组织与表现多样的矿化组织等成骨性纤维结缔组织构成的、边界清楚的良性骨肿瘤。最早于 1872年由 Menzel 首次报道。病因或与第 12 对染色体长臂的重排覆盖了 MDM2 和 RASAL1 基因有关。

（2）病理

OF 发生于骨髓腔，具有向骨质及纤维组织双向分化、发展的特点，既有纤维组织的瘤性增生，又有瘤骨的形成。病理上主要表现为纤维组织代替了原有的骨组织，由成骨性纤维构成，包括丰富的纤维细胞、成纤维细胞和骨样组织；纤维组织与骨样组织的构成比例不一。根据含纤维组织的多寡及钙化程度的差异，OF 可分以纤维组织为主的纤维骨瘤和以骨样及钙化组织为主的骨纤维瘤。组织学上含有骨质小体、纤维基质和黏液样物质 3 种主要成分，其中骨质小体是其最具特征性的病理表现，为无细胞的嗜碱性类牙骨质沉积物，呈圆形或卵圆形，周界光滑，类似于牙骨质小体。肿瘤界限清楚，多有包膜，切面呈灰白色（侵袭性 OF 可呈鱼肉样外观），多为实性，触之质韧；囊性少见，常为多房性、为大小不一的囊肿，偶为单房，与周围组织分界清楚，液体呈黄褐色或黏液。镜下可见成熟或幼稚的骨小梁及骨样组织骨针、骨岛或钙化的类骨样组织散在分布于纤维基质中，近骨小梁和近骨质小体周边有成骨细胞及破骨细胞，成纤维细胞、成骨细胞、破骨细胞一般无细胞异性及核分裂象。

OF 分为普通型和幼年型，其组织病理学表现及临床过程不同，后者纤维梭形细胞及骨母细胞更加肥胖、幼稚，细胞重叠及胞界不清，增生可更活跃，可见核分裂象，成骨现象较明显，MDM2、CDK4 免疫组织化学检测阳性，并可在无 MDM2 免疫组化表达时存在 MDM2 和 RASAL1 基因的共扩增，更具侵袭性的生物学行为，术后更易复发。同时，幼年型 OF，据光镜下形态表现又分为小梁状型（JTOF）和砂砾体样型（JPOF）2 个亚型。JTOF 由含丰富细胞的纤维组织构成，可见含细胞的带状类骨质和纤细幼稚的骨小梁，内有骨陷窝和骨细胞，骨小梁相互吻合成网状，小梁外周密集围绕一排较大的成骨细胞，细胞丰富区域可见核分裂。JPOF 的特征是在成纤维基质内含有丰富的、卵圆形或弯曲的砂砾体样骨小体。两种亚型或只是形态学的差异，即 JTOF 为富于细胞的纤维基质内有小梁状骨质，JPOF 为富于细胞的纤维基质内有砂砾体样骨质，临床预后及遗传学并无差异。此外，研究发现，幼年型 OF 偶见沙砾体样和小梁状骨质成分混存现象，或提示混合型 OF 这个第 3 种亚型。

需指出的是，尽管 OF 组织学形态上与 FD、OFD 相似，临床上容易混淆，既往中英文献中也常混用，但实际上是 3 种不同的纤维-骨性病变。其中，FD 主要指全身任何部位正常的板层松质骨被异常的纤维组织和异常排列的编织骨小梁所替代，该骨小梁是纤维性基质化生而来，在光镜下骨小梁表面缺乏骨母细胞的环绕（即骨小梁裸露征象）、无成骨倾向，长骨 FD 多见于青少年胫腓骨，并可伴发长骨釉质瘤，FD 和 OF 均可存在牙骨质样组织学变型，GNAS 基因突变辅助检查阳性则为 FD。OFD 主要指几乎仅发生于胫、腓骨骨干的纤维-骨性病变，镜下特征是骨小梁表面覆衬骨母细胞、具有成骨活动。OF 主要指发生于颅面部骨骼的纤维-骨性病变，镜下表现类似 OFD、具有骨小梁表面覆衬骨母细胞和成骨倾向特征，但其常有明显的骨质小体形成（外周性 OF 例外，其为骨外病变，常发生于牙龈，主要为纤维性间质伴有不同程度的骨样组织形成或骨化，无明显骨母细胞环绕，与发生于颌骨的所谓之中心型 OF 不同）；但长骨 OF 已归入 OFD。

（3）临床表现

OF 好发于青少年，女性稍多于男性，临床少见，约占原发骨肿瘤的 2.3%、良性骨肿瘤的 4.38%，可累及全身骨骼，好发于面颅骨，四肢长骨 OF 较为罕见。面颅骨以上颌骨多见，颅骨以额骨、筛骨、蝶骨易发，偶见于枕骨和颞骨，四肢多见于胫骨。病变破坏力较弱，生长缓慢，具有病程长、发病缓慢等特点，病程可长达数年至数十年不等，但临床表现无明显特异性，早期可无症状，发病较为隐匿。发生于四肢长骨者，多见于 10 岁以下儿童胫骨骨干，常侵袭性进展，可出现胫骨前弓畸形。不同类型甚至不同组织学亚型的 OF，临床特点不尽相同。普通型 OF 多发生于成年人的下颌骨，平均发病年龄 35 岁；幼年型 OF 常发生于儿童和青少年的上颌骨和鼻窦、眼眶周围的骨骼,有生长迅速及术后易复发的特点,其中JTOF好发于颌骨,发病年龄较小(8～12岁);JPOF好发于筛窦,平均发病年龄约20岁。

OF诊断主要依靠X线平片及MRI,MRI联合CT检查可明显提高颌面部病变诊断准确度,确诊需要影像学、病理学及临床"三结合",病理学需强调重点部位取材、多部位取材和多视野观察,必要时进行特殊染色和免疫组化检查。治疗以外科手术完整切除为主,治疗方案需结合患者年龄、病损部位及大小等因素综合考虑,预后较好,极少恶变,但具有一定的侵袭性,特别是幼年型OF,发病年龄越小,侵袭性生长的特点越明显,可短期内迅速进展和进行性破坏骨质,病灶切除后也容易复发,复发率高达25%～30%,术后需长期随访包括X线平片和/或MRI复查。

(4)影像学表现

MRI上,无论颅骨或长骨OF,影像表现特征性不强,但也有一定的特点。病变以髓腔为中心向周围膨胀性生长,边界较清楚,毗邻骨髓无水肿,无骨膜反应,周围无软组织肿块、无水肿,肿瘤实质因纤维及骨样组织构成比例不同而信号多变、混杂,纤维组织及瘤骨在T_1WI、T_2WI上均呈低/极低信号,其他组织细胞则多呈等信号;囊变区表现为长T_1、T_2信号,T_2WI低信号背景上出现点片状高信号表现较为特征;DWI上未见明显弥散受限改变,Gd-DTPA增强T_1WI上,肿瘤呈非均质强化,实质部分强化呈中等程度,囊壁及间隔则多呈显著强化(图6-118)。发生于上颌骨的OF,病变常较弥散,而发生于下颌骨者则较局限,后者有时可伴发慢性骨髓炎且久治不愈、反复发作。长骨OF多发生在骨皮质,以胫骨中上段前方皮质最为常见,股骨骨干次之,偶见胫、腓骨同时受累,一般不累及干骺端及骨骺;影像表现较具有特征性,典型征象包括:①发病部位位于胫骨骨干前侧皮质内,多见于中上段,一般不跨骺线;②病变沿患骨长轴扩展,呈偏心性膨胀性囊性改变,单囊或多囊,病变长轴与骨干平行;③囊内可见瘤骨及粗细不等的骨嵴、骨性间隔或骨质硬化,瘤骨呈囊内不规则片状骨化影(图6-119);④病灶范围大者,承瘤骨可出现弯曲畸形;

⑤除非合并骨折,一般无骨膜反应和软组织异常改变。MRI上病变实性部分T_1WI等低信号、T_2WI表现多样化,纤维成分或骨组织为主时呈低信号,囊变或黏液变则呈高信号并可见液-液平面,毗邻骨髓一般无浸润表现。

OF在X线平片及CT上呈多样化表现,但也不乏特征可寻。一般病变呈膨胀性生长,密度混杂不均,在主要为纤维组织的低密度背景上出现不规则或片絮状磨玻璃样骨化/瘤骨影(图6-119),病变内可有不规则的钙化影及骨嵴或骨性间隔,可呈多囊或大单囊状,边缘可有完整的粗细不一的线状硬化骨壳,边界清楚或分界不明显,一般不侵犯邻近结构,无骨膜反应及软组织肿块。颅面部OF病变常为单发,偶见多骨多处病变,病灶以髓腔为中心向周围膨胀性生长,呈单房性或多房性磨玻璃样或不均匀高低密度肿块(图6-120),其间可见低密度液化囊变区,病灶与正常骨质之间无明显边界,病灶周围骨皮质菲薄但多完整,承瘤骨膨大变形或局部隆起,无骨膜反应、无软组织肿块形成。

(5)诊断要点

OF主要诊断要点包括:①OF主要见于颌骨尤其下颌骨,上颌骨多位于尖牙窝、颧弓及鼻窦处,下颌骨以前磨牙区下缘和下颌角处多见;长骨如胫骨也可发生;②不同组织学亚型OF,好发部位差别较大,JPOF主要发生于副鼻窦的骨壁,JTOF则好发于上颌;③不同亚型OF,发病性别及平均年龄不同,普通型OF的约为35岁、好发于女性,幼年型OF为男性儿童及青少年,其中JTOP 8～12岁、JPOF约20岁;④影像学上可见病骨局部膨隆及混杂软组织、硬组织成分密度/信号骨内肿块,增强扫描可见非均质强化征象,边界多较清楚,毗邻骨皮质多完整,病灶周围无骨膜反应、无软组织肿块;⑤影像学诊断需结合发病部位、年龄甚至性别等,确诊需综合病理、临床及影像学表现。

(6)鉴别诊断

无论临床、影像学还是组织病理学表现,OF和FD、OFD、骨母细胞瘤等肿瘤非常相似,常需密切结合临床、影像学和病理学表现,综合考虑其

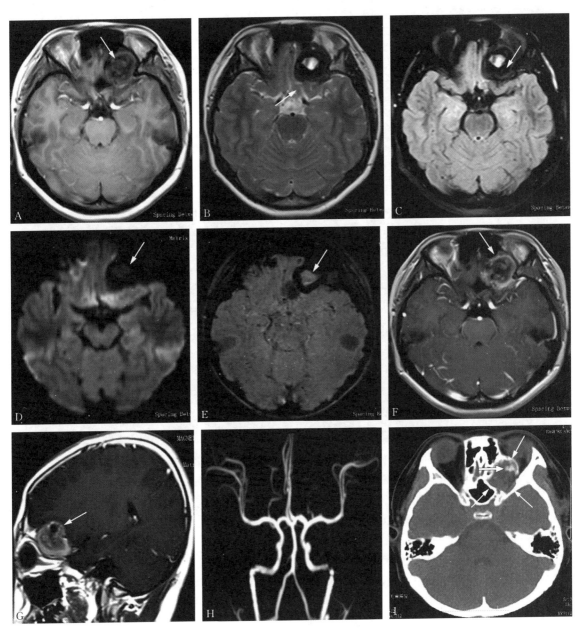

图 6-118　左侧筛骨骨化性纤维瘤影像学表现

注：患儿，男，12 岁。术前 MRI 轴位 T$_1$WI(A)、T$_2$WI(B)显示左侧前颅窝底眶外后方混杂信号肿块影(箭)，其间黏液变区 T$_2$-FLAIR(C)呈高信号改变(箭)；病变在 DWI(D)上未见明显弥散受限征象(箭)，SWI(E)上病变中央区信号与脑实质类似(箭)，Gd-DTPA 增强轴位(F)、矢状位(G)T$_1$WI 上病变非均质中等程度强化，外围区域强化明显(箭)；筛骨大部分被病变所替代，边界尚清，毗邻脑组织尤其直回及眶内侧解剖结构受压推移，但未见明显脑水肿、软组织肿块；MRA(H)未见明显异常血管征象。术后 2 月复查 CT(I)显示呈软组织密度伴瘤骨(粗箭)影像改变的病变残留(细箭)。

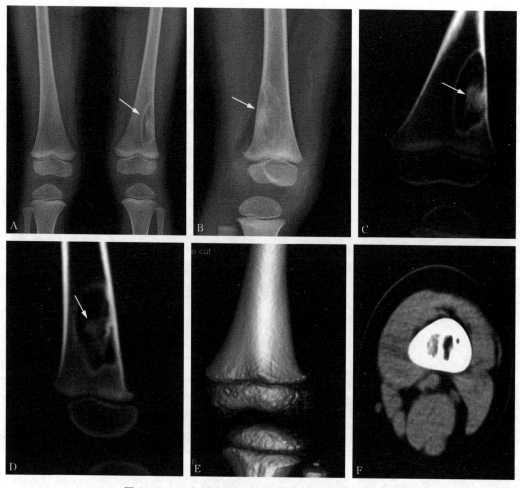

图 6-119　左侧股骨远端骨化性纤维瘤影像学表现

注:患儿,男,2岁11个月,因"左膝无明显诱因疼痛1周"入院,诊断为OF。正(A)、侧斜位(B)X线平片显示左侧股骨远端干骺端偏心性膨大性骨质破坏区,边缘见完整的硬化骨壳(箭),囊内见骨嵴及瘤骨,边界清楚,无骨膜反应及软组织肿块。CT冠(C)、矢状面(D)重建图像揭示瘤骨(箭)更佳、呈不规则片絮状高密度影改变,结合VR骨观(E)与轴位软组织窗图像(F)显示毗邻骨皮质完整,骨周软组织正常。

诊断与甄别;而且,病理学检查需强调重点部位取材、多部位取材和多视野观察的重要性,必要时还需进行特殊染色、免疫组织化学甚至基因检查。

　　发生于颅面部的OF主要需与FD相鉴别,前者边界多较清楚和/或有包膜,后者病变与正常骨逐渐移行与融合,没有确切边界、分界不清。同时需与临床更少见的骨母细胞瘤甄别,后者具有血供丰富的纤维组织间质、程度不等的钙化骨样基质及骨母细胞的组织学特点。发生于长骨的OF主要需与OFD、FD、骨样骨瘤、骨巨细胞瘤、非骨

化性纤维瘤、骨性纤维结构不良样造釉细胞瘤等相鉴别,鉴别诊断要点详见相关章节。其中,骨性纤维结构不良样造釉细胞瘤罕见,好发于未成熟的骨骼中,多见于胫骨中1/3段,影像学表现类似OF、造釉细胞瘤(偏心性轻度膨胀的溶骨性破坏,单灶或多囊状,境界清晰,可见骨质硬化缘且病程越长越明显,累及大部分骨干并可破坏皮质侵及软组织形成软组织肿块,增强扫描病灶显著强化,骨膜反应不多见),鉴别诊断主要依赖免疫组化检查。

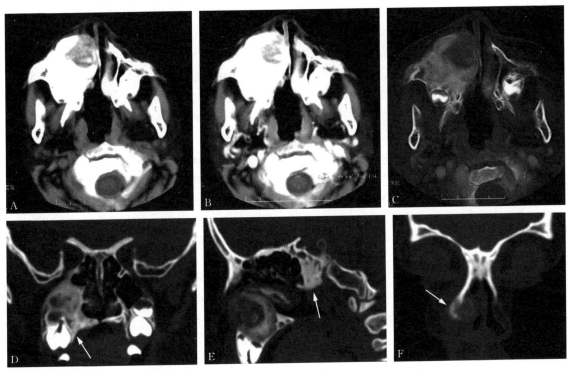

图 6 - 120 右侧颌面部多骨骨化性纤维瘤影像学表现

注:患儿,女,5 岁。CT 平扫(A)显示上颌骨右前份局部膨大隆起,密度异常,以髓腔为中心的弥漫性磨玻璃样密度为主的混杂密度改变,增强后(B)明显非均质强化,部分病变与正常骨质之间无明显边界,但边缘骨皮质尚完整,无骨膜反应及软组织肿胀,病变突入毗邻鼻腔,使其明显狭窄。骨窗影像(C)揭示病变特点更为清晰,并累及牙周骨质(D)、蝶骨(E,箭)及鼻骨(F,箭)等,病变骨均呈磨玻璃样密度异常改变、骨外形膨大畸形,病灶周围无软组织肿块。该例与 FD 影像鉴别困难,后者组织病理学上无成骨活动。

6.24 骨性纤维结构不良

(1)概述

骨性纤维结构不良(osteofibrous dysplasia,OFD)也称骨纤维结构不良,是骨的良性自限性纤维-骨性病变,一般特征性地发生于儿童的胫骨和/或腓骨中段皮质内。1966 年,Kempson 首先提出胫骨骨化性纤维瘤(OF)的命名,1976 年 Campanacci 称该病为 OFD,但此后多将 OFD 与 OF 混为一谈,误以为 OFD 是长骨的 OF,而且中文译名更为混乱,包括皮质纤维结构不良、Kempson-Campanacci 病变、骨性纤维发育异常、骨性纤维结构发育不良、纤维骨瘤等,甚至常与纤维结构不良(FD)混淆。2020 年,第五版 WHO 骨肿瘤分类将其归属为良性"骨的其他间叶性肿瘤"。其为一种独立的良性骨肿瘤,与 OF、FD 等疾病存在病理学上本质区别,即 OFD 在光镜下的表现虽类似于 OF 和 FD,但其特征是具有 FD 没有的骨小梁被包裹征象(即骨小梁表面衬覆着增生活跃的骨母细胞),却无 OF 常有的明显的牙骨质样小体。

OFD 可能与生长激素应用并刺激骨纤维结构不良进展有关,部分病例为常染色体显性遗传疾病,有家族性 OFD 及 OFD 患者染色体变异尤其 7 号和 8 号染色体三体的报道,肿瘤组织具有向骨质和纤维组织双向发展的特点,但具体病因及发病机制至今不甚明了。

(2)病理

大体病理上,OFD 病变为实性,位于骨干骨皮质内,多不累及骨骺,呈偏心性、膨胀性生长,呈灰白色、灰黄色或微红的纤维组织,质地坚实,切开有砂砾感。骨皮质变薄或缺乏,骨膜完整,无骨膜增生反应,与骨髓腔之间常有一层硬化带相隔。镜下由纤维组织和骨小梁构成,纤维组织疏密不等,但一般较致密,间质中含不等量的胶原纤维,核分裂罕见,骨小梁为不规则的编织骨碎片,边缘常衬覆着板层骨,其周围有较多骨母细胞围绕及数量不等的破骨细胞。病变的中央区纤维较多、骨小梁较少,周边区骨小梁逐渐增多,形成丰富的互相吻合的板层骨,常与周围皮质骨相互融合在一起。为此,OFD 组织学特点为:骨小梁周围有增生活跃的骨母细胞围绕——骨小梁被包裹征象,形态学上骨母细胞围绕的骨小梁分布于整个病灶中,病变自中央至周边均可见骨小梁表面骨母细胞被覆。

(3)临床表现

OFD 临床少见,约占原发性骨肿瘤的 0.7%。发病年龄跨度较大,自新生儿至 60 岁以上老人,但主要集中在 10 岁以内的低龄儿童;男女均可发病,无明显性别差别。病灶几乎特异性的只发生于胫骨和/或腓骨骨干近侧中上 1/3 段或中段,并常限于前侧骨皮质内,病变进展可侵犯松质骨,一般不累及干骺端和骨骺;罕见部位包括股骨、尺骨、桡骨、肱骨、距骨和指(趾)骨。同一骨可发生多个孤立性病变,一个以上的骨也可同时或先后发生病变,偶见双侧对称性 OFD。常无任何临床症状,也可表现为局部肿物或变形,特别是小腿前弓畸形,偶因病理性骨折来就诊。体格检查多见局部轻微膨胀,无红、热,可有轻微压痛,关节活动无障碍。化验检查多无明显异常改变,有时 ALP 增高。

OFD 可早在婴幼儿期即被发现,病灶生长缓慢,往往长期稳定,15 岁左右甚至会自行消退并康复。一般采用病灶清除术加植骨术,局部刮除或手术切除病灶,预后大多良好,很少恶变,但病灶局部切除术后复发率较高,且年龄越小复发率越高。术后需定期复诊及影像学复查。

(4)影像学表现

OFD 具有较为典型的影像学特征,但病变发展所处阶段不同,组织病理学及影像学特点不尽相同。影像学特征性表现主要包括:①病变多位于胫骨中上段 1/3 段前侧骨皮质内;②表现为单个或多个皮质内偏心性、溶骨性骨质破坏区,局部皮质膨胀变薄、甚至部分缺损,病灶上、下缘骨皮质增厚硬化,膨胀皮质骨髓腔侧可呈硬化带改变。病灶可向骨髓腔扩展致髓腔受压变窄。干骺端受累少见,从不累及骨骺;③毗邻骨髓无水肿、浸润征象,无软组织肿块及肿胀,骨膜反应一般仅见于病理性骨折后;④可见胫骨前弓弯曲畸形。MRI 上,除了上述特征外,与正常骨髓信号相比,病灶的纤维及骨化部位 T_1WI、T_2WI 均呈极低信号或无信号,其他部分尤其细胞成分一般为 T_1WI 稍低信号及 T_2WI、PDWI、STIR 高信号,DWI 上可见弥散受限征象,Gd-DTPA 增强扫描可见明显强化(图 6-121)。同时,T_2WI、PDWI、STIR 上骨皮质内可见多个泡状等/高信号灶及带状低信号间隔影,也颇具有特征性,反映了其组织学特点:OFD 由纤维组织和骨小梁构成,整个病变呈带状分布,中央带纤维较多、骨小梁较少,多个中央带在 MRI 图像上形成了骨皮质内多发泡状等/高信号灶,周边带骨小梁逐渐增多、成熟,形成丰富的互相吻合的板层骨,形成多发泡状等/高信号灶之间厚度不等的带状低信号间隔。MRI 揭示病灶周围髓腔受压变窄但无骨髓水肿、周围无软组织肿块形成、无骨膜反应特点最佳。合并病理性骨折者可见骨膜反应,也可致假关节形成,骨折内出血可在 T_1WI 上出现高信号灶。

OFD 影像学特征在平片上表现典型(图 6-122),病变特征性地位于胫骨骨干前侧皮质内,病灶较大时亦可扩展到并推移骨髓腔,呈类圆形、偏心性、膨胀性的溶骨性骨密度减低的透亮区,境界清楚,骨皮质变薄、膨胀甚至消失,膨胀的皮质常在靠近骨髓腔侧可见不太明显的硬化边缘。CT 揭示皮质内病变及其细节、边界、累及范围,尤其与髓质骨之间硬化带分界、无骨周软组织浸润等特点,更为清晰、直观,有时可见病灶内骨嵴或骨性间隔,并在增粗及相互重叠的骨嵴衬托下病灶呈多房性囊状改变,囊多呈透亮影和/或磨玻璃样影(图 6-121)。OFD 可多发于同一骨,亦可不同骨尤其胫腓骨同时(图 6-123)或先后发病,双侧对称性 OFD 少见。

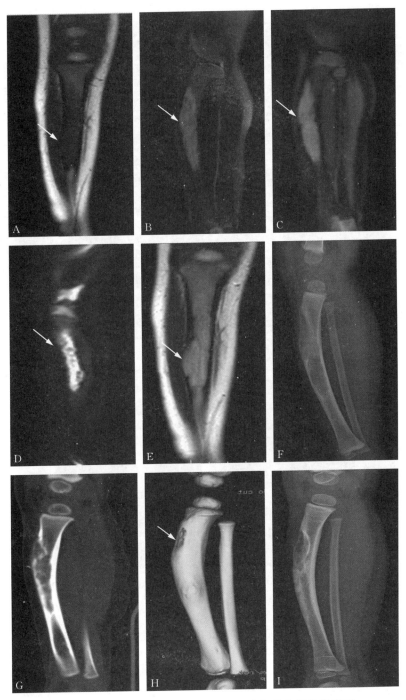

图 6‑121　右胫骨中上段骨性纤维结构不良影像学表现

注：患儿，男，1 岁 3 个月，右胫骨中上段 OFD，累及干骺端但无骺板、骨骺受累。MRI 示胫骨骨干中上段前弓弯曲畸形，局部增粗膨隆，邻近骨皮质变薄但尚完整（箭），无骨膜反应及软组织肿块，毗邻骨髓及周围软组织无水肿无浸润征象；病变主要位于前侧骨皮质内，矢状位 T_1WI（A）呈稍低于骨髓信号影改变，矢状位抑脂 T_2WI（B）、抑脂 PDWI（C）及 DWI 上（D）均呈高信号影，信号不甚均匀，其间可见线带状低信号间隔，Gd‑DTPA 增强冠状面 T_1WI（E）病灶中度非均质强化，病灶灌注稍高于毗邻骨髓。X 线平片（F）及 CT 矢状面（G）、VR 骨观（H）示病灶呈磨玻璃样密度改变，内见粗细不均及相互重叠的不规则骨嵴，硬化缘髓腔侧较完整、皮质侧部分缺损（箭）；肿瘤刮除加同种异体骨植骨术后 1 年复发，X 线平片（I）上呈多房性囊状透亮影和磨玻璃样影，内上份硬化缘更明显，仍无周围软组织肿胀及骨膜反应。

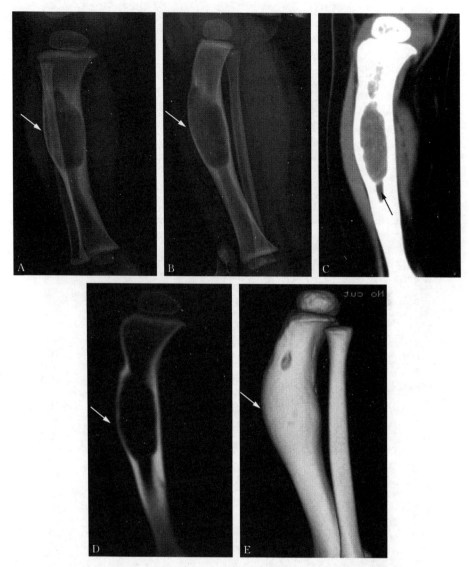

图 6-122　胫骨中上 1/3 段骨性纤维结构不良影像学表现

注:患儿,男,13 月龄。正(A)、侧位(B)X 线平片及 CT 矢状面软组织窗(C)、骨窗(D)、VR(E)重建图像,显示病变特征性地位于胫骨骨干前侧皮质内(白箭),呈类圆形、偏心性、膨胀性的低密度透亮影,明显扩展至髓腔并使其推移,边界清楚,膨胀皮质在靠近髓质骨侧见一硬化缘使病变与毗邻结构明确分界,无骨膜反应、无骨周软组织浸润。

（5）诊断要点

OFD 诊断可根据典型的临床和影像学特征,一般需平片及 MRI 检查。低龄儿童小腿前弓畸形及无痛性硬块是其较为特征性的临床表现。典型的影像学表现是,局限于胫骨中段前侧皮质内单房性或多房性、偏心性界限清楚的低密度/稍长 T_1、T_2 信号为主的混杂密度/信号病灶,病变不跨越骺板,局部骨皮质膨胀变薄,胫骨前弓弯曲畸

形,一般无骨髓水肿、无骨膜反应、无软组织肿胀。当新生儿、年幼儿童发现小腿局部肿胀及骨骼变形,特别是结合典型的 X 线平片表现时,应首先考虑 OFD 的可能。

（6）鉴别诊断

OFD 病变不同发展阶段可有不同的组织病理学表现和影像学特点,而且造成胫骨骨皮质变薄、膨胀的溶骨性病损还包括 FD、NOF、骨样骨

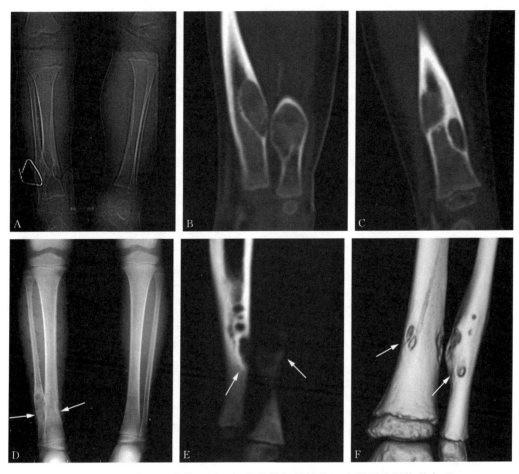

图 6‑123　右侧胫腓骨远侧 1/3 段骨性纤维结构不良及随访影像学表现

注：患儿，男，1 岁。CT 定位片（A）显示右侧胫腓骨下段近干骺端同一水平膨大性、偏心性骨质破坏（定位标记），冠（B）、矢状面（C）重建骨窗图像揭示胫骨皮质内多房性、腓骨皮质内单房性囊状磨玻璃样密度影，可见硬化缘及骨嵴，边界清晰，局部骨变粗隆起，无骨膜反应及软组织肿胀。术后 5 年复查，X 线平片（D）及 CT 冠状面骨窗（E）、VR 骨观（F）重建图像显示病变原位复发（箭），并均呈皮质内偏心性、多房性囊状骨质破坏改变，部分骨皮质缺损，但仍无骨膜反应及软组织肿块。

瘤、长骨造釉细胞瘤等，临床上极易误诊，相互鉴别诊断详见相关章节。其中，长骨造釉细胞瘤在临床、病理及影像学表现上与 OFD 颇为相似，但前者为低度恶性肿瘤且大多数病例需广泛切除，为此需重点甄别。OFD 病理学上缺少类上皮细胞，造釉细胞瘤在上皮细胞岛的基质中含有细胞角蛋白 14、免疫组化检查 CK14 阳性。然而，越来越多的研究结果显示，OFD 和造釉细胞瘤之间存在联系，甚至认为系同一疾病的两种表现：OFD 是造釉细胞瘤的前体病变，OFD、造釉细胞瘤样骨纤维结构不良（纤维结构不良性釉质瘤）、造釉细胞瘤是一个疾病的 3 个连续阶段。也有人认

为，是 OFD 合并了造釉细胞瘤。影像学上，造釉细胞瘤密度/信号更为不均，DWI 上弥散受限征象明显，髓腔侧硬化缘常部分破坏，凸凹不平甚至肿瘤组织可部分突入并侵犯髓腔，术后容易复发。

6.25　纤维结构不良

（1）概述

纤维结构不良（fibrous dysplasia，FD）常称为骨的纤维结构不良、骨纤维结构不良、骨纤维异常增殖症（俗称"骨纤"）等，是一种发生在骨髓腔内的、基于成骨异常的纤维-骨性增生和以增生纤维

骨组织取代正常骨结构为特征的良性纤维性骨病。Weil于1922年首先发现，由Lichtenstein和Jaffe在1938年及1942年初次命名，因此也称Jaffe-Lichtenstein综合征。2020年第五版WHO骨肿瘤分类将其归属于良性"骨的其他间叶性肿瘤"。

按病变范围及合并与否内分泌障碍，FD可分为单骨性（monostotic fibrous dysplasia，MFD）、多骨性（polyostotic fibrous dysplasia，PFD）及McCune-Albright综合征（McCune-Albright syndrome，MAS）3种，前者只累及单一骨骼，可为一骨单发或一骨多发病灶，占75%～80%的病例；多骨型为多骨多发或病变限于一个肢体或一侧肢体；MAS为多骨型伴内分泌紊乱（常为女性性早熟）及皮肤色素沉着，由Albright于1937年首先报道，又称为Albright综合征、Albright病、Fuller-Albright综合征播散性纤维性骨炎、弥漫性纤维性骨炎、多发性骨纤维营养不良症、播散性囊性纤维性骨炎、播散性纤维性骨炎、多发性纤维性骨发育异常、多发性骨纤维异常增殖症、纤维性骨营养不良综合征、囊性纤维性骨炎、骨纤维性发育异常-色素沉着性综合征、棕色斑综合征、骨营养障碍性纤维化、多发性骨纤维性结构不良症等。也有人将FD分为单骨型、多骨型、MAS和颅面骨型4型。MFD好发于颅面骨，PDB全身任何骨骼均可发病、儿童多发生在四肢长骨尤以股骨、胫骨多见。FD或MAS合并肌内黏液瘤时，即为Mazabraud综合征（Mazabraud Syndrome，MS），非常罕见。

FD的发病率为1/5 000～1/10 000，发患者群以青少年为主，多发生在骨骼的快速生长期，约占骨肿瘤的2.5%和良性骨肿瘤的5%～7%。病因及发病机制尚未明确，可能与形成成骨细胞的间叶组织活动异常转变成为纤维细胞有关。有学者认为是内分泌及新陈代谢机能失调，由于垂体功能失调、先天性骨发育异常、伤后骨质修复作用异常所致。实验室检查约有1/3患者出现血ALP升高，但其升高程度与骨病范围并非相关。目前大多数学者认为FD是非遗传性疾病，与位于人类染色体20q13.2-13.3的鸟苷酸结合蛋白活性刺激肽（GNAS）基因编码产生的激活型Gsa有关，在胚胎形成过程中的 *GNAS* 基因功能获得性

突变，导致腺苷酸环化酶持续被激活，第二信使cAMP不断产生，从而引起内分泌器官的高分泌性变化。同时，由于突变的细胞数目常随年龄增加而减少，故而FD具有年龄自限性特点，在青少年人群中好发，病程发展缓慢，成年后有自愈或静止倾向。

（2）病理

大体病理上，FD病灶呈灰黄或者灰褐色，因含纤维组织与骨组织成分比例不同而质地各异，有沙砾感。较大病变内可见小囊肿，内含有浅黄色液体。病灶局限在骨内，但病变尤其颅面骨病灶与宿主骨多分界不清楚。病灶内可有囊变和出血。镜下病灶由不同比例的纤维性和骨性成分构成，纤维性成分细胞呈梭形，主要为梭形成纤维细胞，细胞核细长，核仁不明显，通常无核分裂象，胶原纤维多少不等，但一般较少，呈束状或旋涡状排列，故背景疏松，少数纤维间质可见显著黏液变；骨性成分由不规则的弯曲的不成熟的编织骨骨小梁构成，骨小梁纤细菲薄，可形成特征性的"C"形或"O"形骨针，骨小梁周围无增生活跃的骨母细胞围绕和衬覆（即骨小梁裸露征象），编织骨无成熟的板层骨结构；有时骨性成分呈现沙砾体或牙骨质样结构。

需指出的是，FD合并骨折后，骨小梁周围可出现较丰富的骨母细胞，容易误诊为OFD。但此时FD可见出血、含铁血黄素沉积和炎症细胞浸润，而这些在OFD中很少出现。同时，网状纤维染色有助于两者甄别，OFD的骨小梁中网状纤维少且与周围间质中网状纤维不连续，FD的骨小梁中网状纤维较多且与周围间质中网状纤维连续。

（3）临床表现

FD多发病于儿童时期，就诊年龄范围在2～60岁，但约80%在30岁以前，以10～30岁最多，男女差别不大。一般儿童期病变不侵犯骨骺，成人期不侵犯骨的关节端。FD多为偶然发现，一般无症状或症状轻微，主要症状有骨痛、肿块、畸形、病理性骨折等，临床表现各异，与FD类型及其生物学特性相关。单骨型患者症状多较轻微，病灶随骨骼生长成比例增大，骨骼成熟、停止发

育，病变也多逐渐趋于静止甚或自愈。多骨型患者或病变范围较广泛者症状多较重，多骨型FD明显好发于身体的一侧（大于90%的病例），并随年龄增大病灶可能加重，可合并MAS或MS，MAS患者症状较为明显，主要表现为内分泌功能障碍、骨纤维发育不良和皮肤色素斑3类症状。性早熟为最常见的内分泌异常表现，可伴甲状腺、甲状旁腺肿大或腺瘤。色素沉着斑主要为按神经节呈节段性分布，棕褐色斑块或"咖啡牛奶斑"，外形不规则，常见于背、臀、大腿，很少发生于面部，多发于骨病灶的同侧，躯干上的皮肤色素斑分布具有靠近中线但不跨越中线的特点。骨骼发育多提前，骨骺早期融合，成年后比正常人矮小。股骨近端典型的FD患者呈羊鞭样弯曲，脊柱FD可致脊柱侧弯。颅面骨FD多出现面部畸形及功能障碍，由于受累颅骨广泛明显增厚，致头部外突畸形，常并钝痛或头痛，并可向颅外发展，如累及眶骨使眼球突出、累及上颌骨可致"骨狮面"、累及鞍区和蝶窦可致视力减退和失明，血中ALP升高，但无内分泌异常。承重骨FD常可导致病理性骨折，骨折的发生率与FD病变大小、数量及代谢异常有关。

诊断主要根据病史及X线平片等影像学表现，实验室检查无特征性，病变部位活检或术后病理有助于FD的诊断，基因检测发现GNAS基因突变可协助FD病因学诊断，但外周血基因检测阳性率低。FD尚无特殊治疗，一般主张随访观察、对症处理和保守治疗，并需考虑患者年龄、临床表现、病变部位及类型等综合因素决定是否选择手术、药物或两者结合治疗，大病灶可行病变刮除加植骨术治疗，预后良好，但需定期随访及影像学复查，个别病例可恶变，恶变率约0.5%，PFD比MFD更易恶变，放射治疗是公认的危险因素，可促使PFD恶变为肉瘤，如纤维肉瘤、骨肉瘤等。

（4）影像学表现

FD的X线平片表现颇具特征性，是其首选的影像学检查方法。CT、MRI显示病骨内、外结构及病变组织细节，特别是病理性骨折软组织损伤、颅面部神经血管并发症及少见的恶性变等较好，也是评估病骨强度及有无合并肾上腺增生、甲状腺结节、垂体肿瘤等疾病的有效手段。增强CT、MRI及其血管造影（CTA、CE-MRA），不仅能准确评价病变富血管程度、肿瘤染色及廓清特点，还可帮助判断血供来源与血管病变，恶变时多出现血管侵蚀、破坏、包埋等征象。典型病变的影像学特点包括：①X线平片及CT上病变呈磨玻璃样或丝瓜瓤样较为均匀的稍高于正常骨髓的密度影和稍低于骨髓密度的透亮区域、骨小梁结构消失，MRI上主要表现为T_1WI、T_2WI上稍低于正常骨髓的信号、抑脂序列包括抑脂T_2WI、抑脂PDWI及STIR上为稍高信号（因正常骨髓脂肪成分信号被抑制凸显出病变的相对高信号改变），囊变区域则呈稍长T_1、长T_2信号改变；②髓腔发病且局限于骨干内，表现为髓内膨胀性肿块，骨外仍光滑但局部骨皮质可变薄、局部骨骼可弯曲变形；③病灶与正常骨之间可呈移行过渡状，也可有硬化边。其中，长骨病变边界多较清晰、范围较广泛且可累及干骺端，但一般不累及骺板或跨骺板累及骨骺（图6-124），颅面骨病灶多缺乏明确边界、与周围宿主骨分界模糊不清（图6-125），并可不对称性膨大、呈"骨性狮面"样改变；④毗邻骨髓无浸润、无水肿；⑤无骨膜反应，除非合并病理性骨折；⑥无软组织浸润、水肿及肿块。FD恶变则多出现明显骨质破坏、周围软组织侵犯及肿块，此时需与术后残留、复发伴局部炎症肉芽性肿块甄别，后者软组织肿块无明显弥散受限征象（图6-126）。

FD影像学表现取决于病变组织成分及其构成比。由于其主要为增生的纤维结缔组织以及由纤维性基质骨质化生而来的新生骨组织，因此其影像学征象主要取决于病变中成纤维组织增生的程度和新生骨小梁与成熟骨小梁的含量。病变主要为纤维组织时，MRI上呈T_1WI、T_2WI低信号改变，平片及CT表现为囊状透光区；病变主要为新生骨小梁及增生的纤维组织编织骨时，T_1WI、T_2WI上较正常骨髓信号稍低，抑脂序列成像则较正常骨髓信号稍高，X线平片及CT上表现为磨玻璃样密度影；病变主要以纤维组织为主，伴有间质黏液样变性、囊性改变时，则T_1WI呈低信号、T_2WI呈明显高信号，其间可见低信号的线状

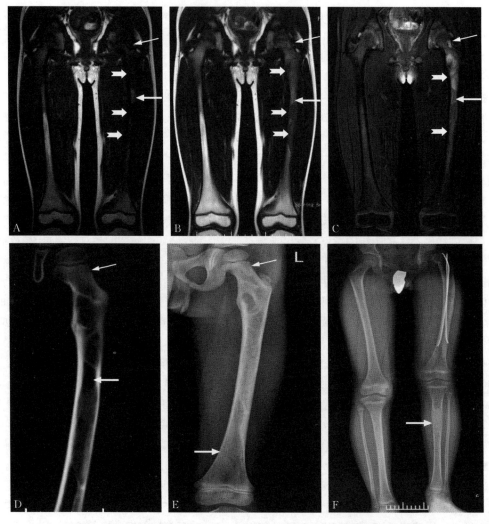

图 6-124　左侧股骨中上段纤维结构不良及随访进展影像学表现

注:患儿,男,5 岁 11 月,无明显症状。大腿 MRI 示左侧股骨中上段骨干略增粗、膨胀,髓腔信号异常,对比正常骨髓(粗箭)、病变呈 T_1WI(A)、T_2WI(B)稍低信号而抑脂 PDWI(C)稍高信号(燕尾箭),对应 CT(D)及 X 线平片(E)上呈磨玻璃样密度影;囊变区呈 T_1WI(A)稍信号、T_2WI(B)及抑脂 PDWI(C)高信号,对应 CT(D)及 X 线平片(E)上呈低密度透亮区改变,其一病灶累及干骺端骺板面(细箭);骨嵴、骨间隔在所有 MRI 序列图像上均呈线状或不规则形的低信号影。病变广泛但边界较为清晰,毗邻骨皮质菲薄,骨皮质完整、无骨膜反应,也无病灶周围骨髓及骨旁软组织浸润、水肿改变。术后 5 年随访下肢全长片(F),显示患侧下肢稍短且髓内翻畸形(尽管仍在内固定中),病变复发并几乎累及骨干全长(但未跨骺板侵犯骨骺),同侧胫骨中上 1/3 段骨髓腔内也出现类似磨玻璃样密度病变(粗箭)。

分隔影,平片及 CT 上可见磨玻璃样密度影伴低密度透亮单/多囊灶及骨嵴。病灶内若有出血、软骨岛和骨髓脂肪时,可见散在的 T_1WI、T_2WI 高信号,完全囊变时则为 T_1WI 低信号、T_2WI 高信号。一般病灶 DWI 上以高信号为主,但 ADC 图上呈等或稍高信号,无明显弥散受限及 ADC 值减低征象。黏液样 FD 平片、CT 上密度较低,MRI 上信号较高,牙骨质样 FD 则密度较高、信号较

低。磨玻璃样病变内可见条线状骨嵴及斑点状钙化灶,颅底骨病变可表现为高密度斑块样硬化或完全硬化,若病灶内软骨成分较多即所谓的纤维软骨结构不良(fibrocartilagious dysplasia),可出现典型的软骨基质环状钙化影。CT、MRI 增强扫描,病变可有一定程度的强化;Gd-DTPA 增强抑脂 T_1WI 上,病变信号明显增高(图 6-127),揭示病变及其特点效果极佳。

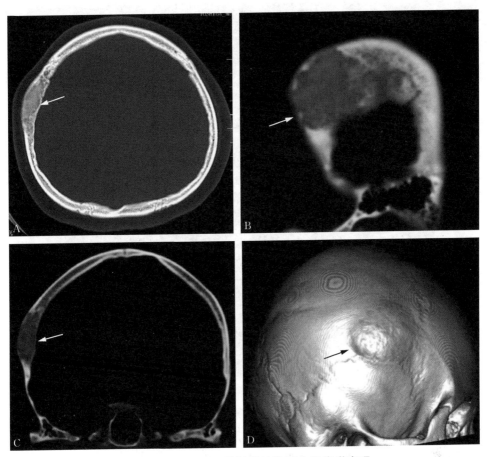

图 6-125　右侧顶骨纤维结构不良影像学表现

注:患儿,女,14岁。CT轴位(A)、矢状面(B)及冠状面(C)骨窗显示病灶(白箭)位于板障内,呈磨玻璃样密度的膨胀性骨质破坏改变,与周围正常板障无截然分界,边界模糊,毗邻内、外板明显变薄但骨皮质完整,无骨膜反应及骨周软组织肿胀;VR骨观(D)隐约勾勒出病变整体轮廓,帮助进一步定位定性诊断。

FD可继发动脉瘤样骨囊肿(aneurysmal bonecyst,ABC),影像学上主要表现为在上述FD影像征象的基础上,出现明显囊性结构且多伴有较大的液-液平面影,增强后病灶明显强化或环绕病灶周围环形结构出现环形强化(图6-128)。MAS患者影像学上多骨FD病灶较明显,可伴病理性骨折(图6-129),并同时出现性早熟和皮肤咖啡牛奶斑等临床表现(彩图1)。FD合并骨折时,可出现骨髓水肿、骨周软组织水肿与骨膜反应。

(5)诊断要点

依据临床表现及特征性影像学征象,FD诊断基本可以作出。诊断要点包括:①临床上,FD好发于青少年,其中MFD可无任何症状,也可出现病理性骨折及肢体弯曲畸形;PFD约50%累及颅骨,2/3的患者有临床症状包括肢体疼痛、跛行等,位于下肢者可合并髋内翻以及膝内、外翻畸形或病理性骨折;MAS患者病变为多骨多发性,常在一侧并伴色素沉着斑、性早熟。②影像学上,FD特征性表现为骨髓腔内轻度膨胀性磨玻璃样密度影,长骨病变边界较清而颅面骨病变边界模糊,长骨病变范围虽广泛但一般不累及骨骺,发病率下肢骨较上肢骨高、近端较远端高,无骨膜反应及骨周软组织肿块。③组织病理学上,FD为不成熟的编织骨与纤维间质的混杂排列,骨小梁周边无骨母细胞衬覆。④基因检测发现*GNAS*基因突变,可明确FD的病因学诊断。

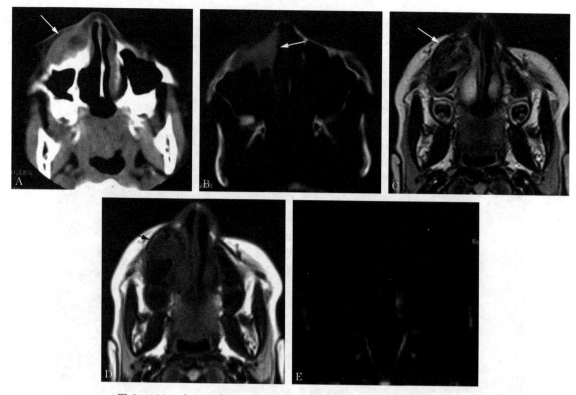

图6-126 右侧眶鼻骨纤维结构不良术后残留及进展影像学表现

注：患儿，男，8岁。CT(A)显示右侧眶鼻骨膨大改变及骨旁软组织肿块(箭)，后者术后病理镜下为鳞状上皮下急慢性炎细胞浸润，并见无结构坏死物伴大量中性粒细胞，诊断为炎症肉芽组织；毗邻层面骨窗(B)显示骨内弥漫性磨玻璃样密度影(箭)，边界模糊，鼻腔狭窄；3月后MRI上显示病变略有进展，$T_2WI(C)$上呈稍高信号为主的混杂信号，$T_1WI(D)$上主要呈低信号改变，DWI(E)骨内病变及骨旁软组织肿块均无明显弥散受限征象。

（6）鉴别诊断

FD的临床、影像学表现具有一定的特征性，根据患者年龄、病发骨骼部位、磨玻璃样基质表现和非侵袭性外观，诊断一般不难。但有些时候，MFD表现类似OFD、OF、NOF、单纯骨囊肿、巨细胞瘤、骨母细胞瘤、血管瘤和Paget病，PFD表现类似神经纤维瘤病、内生软骨瘤病和LCH等，鉴别诊断要点详见相关章节。其中，Paget病即畸形性骨炎，1876年由英国病理学家James Paget首先报道并命名，是一种原因不明的慢性进展性局限性骨病，以单骨或多骨性骨重建增加、骨肥大、骨结构异常为特征。发病机制不清，可能与病毒感染、遗传因素有关。一般多见于40岁以上中老年人，儿童也可发病，无明显性别差异。但本病有明显的地域性，好发于北美、北欧人，美国60岁以上人群患病率约3%，而亚洲人和黑人很少发病。根据病变时期、范围、部位和程度及并发症不同，其临床表现差异很大，最常见的症状局部骨痛，颅面骨病多见膨大及畸形，全身各骨均可发病，依次好发于股骨、胫骨、颅骨、骨盆、脊椎等。病理上，为破骨性及异常增生性骨病变，破骨细胞及成骨细胞增生活跃，一般分为早期（以溶骨为主）、中期（溶骨、成骨并存）及晚期（以骨质硬化为主）。影像学上，因病变的不同时期而呈现不同的征象，早期以骨质疏松为主，可见粗大的骨小梁；中期溶骨、破骨并存，病灶密度/信号混杂；晚期骨密度增高，骨皮质增厚并明显硬化。5%～10%可肉瘤变。实验室检查血清ALP升高，且升高的程度与病变范围成正比。

此外，FD还需与低级别骨肉瘤包括低级别中央型骨肉瘤及骨旁骨肉瘤鉴别。组织学上，经典的低级别中央型骨肉瘤呈浸润性生长，主要为平

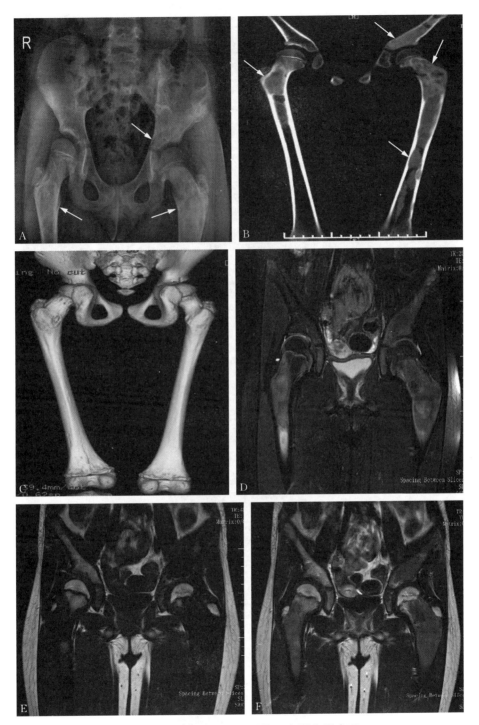

图 6-127　多骨型纤维结构不良影像学表现

注:患儿,女,7 岁 6 个月。骨盆 X 线平片(A)显示双侧股骨近段及左侧髂骨骨髓腔内磨玻璃样膨大性骨质异常改变(箭),边界不清,无骨膜反应。CT 冠状面(B)及 VR 骨观(C)重建图像揭示病变(箭)位于骨髓腔内,呈磨玻璃样密度改变,骨小梁消失,病灶与正常骨髓分界尚清,骨皮质完整。病变在抑脂 T_2WI(D)上呈稍高于骨髓信号为主的混杂信号,T_1WI(E)上呈稍低于骨髓的信号,Gd-DTPA 增强 T_1WI(F)上显示病变中等度非均质强化但信号仍低于正常骨髓信号,股骨病变广泛且累及近端干骺端骺板侧,股骨头未见受累征象。

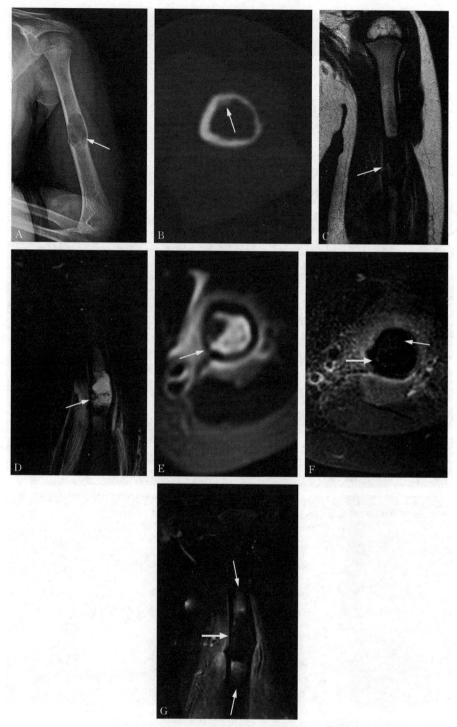

图 6 - 128　纤维结构不良合并动脉瘤样骨囊肿伴病理性骨折影像学表现

注:患儿,男,8 岁 11 个月。因"外伤后检查发现左侧肱骨干病灶 4 小时"入院。X 线平片(A)显示左侧肱骨中段髓内膨大性囊性肿块,其间伴斑片状磨玻璃样影(箭),局部骨皮质菲薄及线状骨折,无骨膜反应但周围软组织肿胀。CT 骨窗(B)证实平片所见,病变区域骨髓腔扩大,主要为低密度改变,伴少许磨玻璃样密度影(箭)。病变呈 $T_1WI(C)$ 低信号、抑脂 $T_2WI(D)$ 及 STIR(E)高信号为主的混杂信号改变,Gd-DTPA 增强抑脂 T_1WI 轴位(F)及冠状位(G)病变周围环形强化(粗箭),非囊性区域中呈等度非均质强化(细箭),灌注高于正常骨髓,病变局部肱骨骨折伴周围软组织水肿。

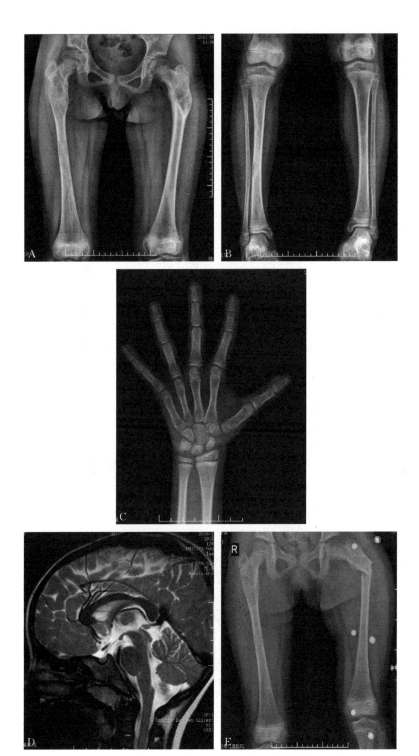

图 6-129　McCune-Albright 综合征影像学表现

注：患儿，女，6 岁。双侧下肢 X 线平片显示双侧髋骨、股骨（A）及胫腓骨（B）骨髓腔内广泛磨玻璃样密度影，其间伴少许透亮区及骨嵴，边界尚清，周围无软组织肿块；手腕部骨龄发育提前、骨龄相当于 9 岁（C）；患儿出生后即有腰背部皮肤咖啡牛奶斑，颅脑正中矢状面 T_2WI（D）显示颅内未见异常、垂体正常。10 个月前患儿因"外伤后左侧股骨骨折"住院治疗，X 线平片（E）不但发现左侧股骨病理性骨折，同时发现双侧股骨 FD 病变，但病变范围较为局限。

行排列的编织骨伴纤维样间质,骨小梁有相互融合连接倾向,梭形间质细胞轻度不典型性,镜下形态类似FD;低级别中央型骨肉瘤中一个组织学变型可为FD样,其内骨小梁不呈平行排列。但其临床上主要以疼痛为首发症状,影像学上为恶性肿瘤改变,骨膜反应及骨外软组织浸润等恶性征象明显。

6.26 骨囊肿

(1)概述

骨囊肿也称单纯性骨囊肿、孤立性骨囊肿,是一种常见的骨内形成的一个充满浆液或血性液体的囊性良性肿瘤,约占原发性骨肿瘤的2.1%。2020年第五版WHO骨肿瘤分类将其归属于良性"骨的其他间叶性肿瘤"。病因尚未明,多认为与外伤有关,由于骨髓腔内出血形成局限性包裹,进而局部骨质吸收、液化及囊肿形成,随后囊内渗液增加而促使囊腔扩大。也有人认为可能与骨骺板损伤、局部骨营养不良或炎症有关,或因骨内血管末梢阻塞、液体淤滞而形成骨囊肿。

(2)病理

骨囊肿最初病变位于长骨干骺端,随着骨骺生长,囊肿可被逐渐推向骨干中部而远离骨骺,年龄越小越靠近干骺端。病灶多为单房,位于干骺端松质骨内或骨干的骨髓腔内,呈膨胀性生长,囊壁衬覆纤维组织,内壁为一层纤维包膜,肉眼观察囊壁厚度如蛋壳,囊内含有淡黄色或褐色液体,局部骨皮质变薄。骨折后囊内浆液可变为血性液体。显微镜下可见囊内纤维膜为结缔组织,其中含巨细胞、吞噬细胞、反应性新骨、含铁血黄素棕色颗粒和黄色瘤细胞,有时可见类固醇裂隙和泡沫状组织细胞。合并病理性骨折时,可见骨痂和新生的骨样组织。

(3)临床表现

骨囊肿好发生于儿童或青少年(尤其是4~10岁,90%患者年龄在20岁以下)四肢长管状骨的干骺端,60%~75%位于肱骨及股骨上端,尤其是近端肱骨(50%),发病率由高而低依次为肱骨上段、股骨上段、跟骨、胫骨上下段、腓骨上段、

掌骨、跖骨、颅骨等,病变发生于骨干骺端的骨松质内,但随着年龄的增长逐渐向骨干中段移位,男女发病率比例约为3∶1。临床上分为活动型(囊肿与骺线距离小于0.5 cm)及潜伏型(囊肿与骺线距离大于0.5 cm)。病变生长缓慢,病史长短不一,一般为2~3个月,常无自觉症状或临床症状不明显,囊肿多于外伤或病理性骨折后意外发现。

本病具有一定的自限性,小的骨囊肿常可自愈,特别是骨折后囊内被新生骨填塞,尤其潜伏型病变预后良好,但活动型及10岁以内活跃期病变术后易复发,总体复发率为10%~20%。手术宜选择囊肿已远离骺板、生长已不活跃的阶段施行,以防止术中损伤骺板,并减少复发机会。

(4)影像学表现

骨囊肿好发于骨干的骨髓腔内或干骺部的松质骨内,骺线未闭者病变不侵及骺线及骨骺,病变由干骺端向骨干延伸,其长度总是超过宽度。X线平片及CT上呈中心性(偏心性少见)类圆形或圆锥形囊状透亮区,轻度膨胀性生长,囊肿长径与骨长轴一致,大小不等,小者1~2 cm、大者可累及病骨2/3以上,病变边界清晰,多有硬化边,单房者囊壁光滑(图6-130),囊内可见粗细不等的线条状或网格状骨嵴间隔;多房者囊壁较厚,囊内结构粗糙,间隔常与骨干长轴垂直(图6-131);毗邻骨皮质膨胀、变薄,无骨膜反应。MRI显示囊肿清晰,液性成分揭示准确,囊内容物主要为液性成分、类似水的信号,即T_1WI上为低信号、T_2WI、PDW、STIR上为明显高信号,信号尚均,DWI上无弥散受限征象,Gd-DTPA增强扫描无强化,囊肿周围硬化缘诸序列成像上则均呈更低信号,毗邻骨髓无浸润,骨皮质完整,无骨膜反应及骨周软组织肿块,病变定性定位诊断不难,可与X线平片一起,作为首选和最基本的检查方法。

骨囊肿合并囊内出血,MRI上可见液-液平,信号表现因出血时间、血肿时期及出血量不同而不同,由于其一般为多次反复出血的结果,故而多可同时显示自上而下的急性(脱氧血红蛋白为主)、亚急性(高铁血红蛋白为主)及慢性血肿(含铁血黄素为主)的等、高、低信号液体积聚与液-液平(图6-131);囊内出血继发于病理性骨折时,还

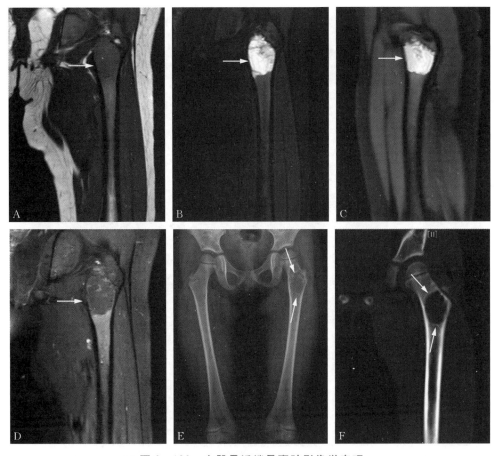

图 6 - 130　左股骨近端骨囊肿影像学表现

注：患儿，女，3 岁。因"左大腿疼痛 6 月余"入院，体格检查局部无红肿热，轻度深压痛。MRI 示左侧股骨近端轻微膨胀，骨髓腔内见中心性类圆形异常信号影（箭），边界清楚，囊壁光整，囊内容物冠状位 T_1WI（A）上呈低信号、抑脂 T_2WI（B）及抑脂 PDWI（C）上呈高信号，其间见线样低信号分隔；Gd - DTPA 增强抑脂 T_1WI（D）上病变未见明显强化；毗邻骨髓未见水肿及异常强化征象，骨皮质完整，周围软组织正常。X 线平片（E）及 CT 冠状面重建图像（F）显示左侧股骨近端病变局限于局部骨髓腔内，呈低密度透亮影，边缘清清晰且见轻微硬化（箭），病灶内见不规则线状分隔骨嵴，未累及骺板及骨骺，邻近骨皮质变薄但尚完整，未见骨膜反应及周围软组织肿块。

可见碎骨片向囊腔内陷入（"骨片陷落征"或"落叶征"）、骨膜反应和周围软组织挫伤、水肿等征象（图 6 - 132）。病变处发生骨折，增加其复发风险，复发病灶的影像学改变与原发灶的类似。

（5）诊断要点

骨囊肿的诊断，一般都较为容易。诊断要点包括：①骨囊肿好发年龄为 4～10 岁、90％在 20 岁以下，男女比例约为 3：1，多为无痛性生长、骨折后就诊；②60％～75％的病变好发于肱骨及股骨上端，其中肱骨近端病变占 50％，主要位于干骺端，不跨越骺板；③囊内主要为液体，MRI 表现典型，增强扫描病变多无强化；④病变边界清楚，大部分为单房，也可在增粗且相互重叠的骨嵴衬托下呈多房囊状；⑤除非病理性骨折，骨囊肿无骨膜反应、无软组织肿块；⑥组织病理学上，囊壁内衬和间隔由纤维结缔组织构成，可见灶性反应性新生骨、含铁血黄素和散在的巨细胞。

（6）鉴别诊断

根据临床及影像学表现，尤其是 X 线平片、增强 MRI 征象，骨囊肿诊断基本可以确定，但其仍需与动脉瘤样骨囊肿、FD、骨巨细胞瘤、软骨瘤、骨样骨瘤及 LCH 等疾病相鉴别，鉴别要点详见相关章节。

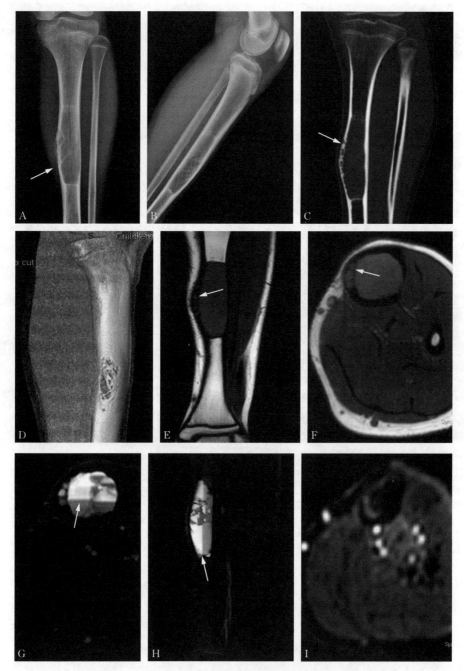

图 6-131　胫骨单纯性骨囊肿伴出血影像学表现

注:患儿,男,12 岁 7 个月。因"发现左侧小腿局部肿物 3 年余"入院,体格检查示左侧胫骨内侧局部明显隆起,皮肤无红肿、色素沉着及毛发异常。正(A)、侧位(B)X 线平片及 CT 冠状面(C)、VR 骨观(D)图像显示左侧胫骨中段髓内膨大性骨质破坏及其低密度透亮影,其间可见粗细不等的线状及网格状骨嵴间隔("网格征"),部分呈多个小囊泡状突向皮质内(箭),局部骨皮质缺损,但无骨膜反应及周围软组织肿块。MRI 上显示多房性囊性病变,信号不均,边界清晰,囊壁较厚,囊内结构粗糙,间隔与骨干长轴垂直,毗邻骨髓正常,未见骨膜反应及周围软组织肿胀,其中冠状面(E)及轴位(F)T$_1$WI 显示病变信号明显低于毗邻骨髓,并见数个小囊突入内侧骨皮质内、局部皮质菲薄(箭);轴位(G)及矢状面(H)抑脂 T$_2$WI 上可见大小不等的液液平(箭);轴位 DWI 上病变未见明显弥散受限征象。

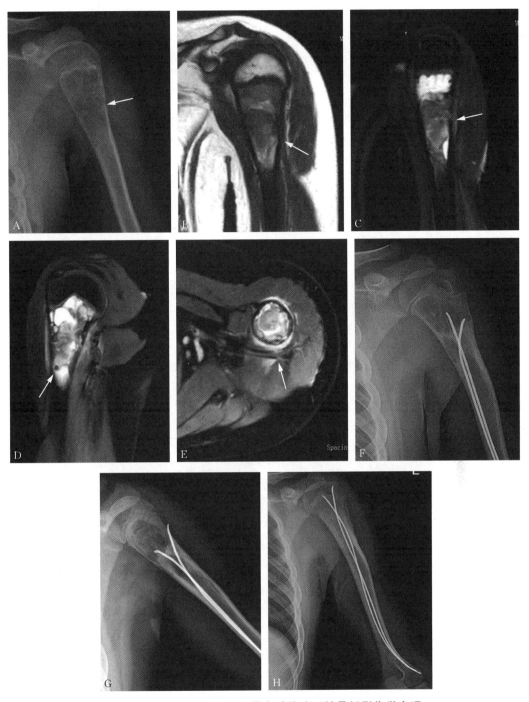

图 6-132 左侧肱骨近端骨囊肿伴病理性骨折影像学表现

注:患儿,男,10 岁 7 个月,1 个月前因摔伤行 X 线平片检查无意间发现。X 线平片(A)显示左肱骨上端干骺端髓内中心性膨大性骨质破坏,呈边缘较清晰的低密度透亮影,其间见不规则骨嵴间隔,并见明显的骨折线(箭)及毗邻局部层状骨膜反应。MRI 上病变呈 $T_1WI(B)$ 等-低信号、$T_2WI(C)$ 稍高-高信号的混杂信号改变,增生增厚的骨膜信号较毗邻骨皮质为高(箭),矢状面抑脂 $T_2WI(D)$ 可见低信号的小骨片陷入骨髓腔内(箭,"落叶征"),骨周软组织肿胀,毗邻肌肉、肌腱轻度挫伤、水肿(E,箭),肌间隙模糊。"病灶清除、髓内针内固定及植骨术"治疗后 1 年局部复发,正(F)、斜(G)位 X 线平片显示左肱骨近端髓内伴不规则骨嵴的低密度透亮性病变,并见内固定针影。再次手术治疗近 1 年后复查 X 线平片(H),显示左肱骨近端病变消失,未见骨膜反应及软组织肿胀。

6.27 动脉瘤样骨囊肿

（1）概述

动脉瘤样骨囊肿（aneurysmal bone cyst，ABC）又称骨化性骨膜下血肿、骨膜下血肿、良性骨动脉瘤、出血性囊肿等，是一种由充满血液的多房囊腔所组成的破坏性、膨胀性生长的骨肿瘤。因其外形似动脉瘤样的囊状膨出，而于1950年由Jaffe和Lichtenstein命其名。2013年WHO骨肿瘤分类将其归于局部侵袭性的中间性肿瘤，但2020年最新版回归于良性"富含破骨性巨细胞的肿瘤（osteoclastic giant cell-rich tumors）"。ABC可独立发病，即原发性ABC，约占70%；也可在多种良、恶性骨病变如FD、骨巨细胞瘤、软骨母细胞瘤或骨母细胞瘤等的基础上并发病变（出血和/或囊性变），称为继发性ABC，约占1/3。

ABC曾一度被误认为骨巨细胞瘤的一种变态，称之为骨膜下巨细胞瘤；1942年Jaffe及Lichtenstein发现其为一个独立的骨病变，与骨巨细胞瘤无关。但其发病原因及机制迄今仍不甚明了。多认为系患骨局部静脉血栓形成，或因动静脉交通，产生了局部持久性血流动力学障碍，引起静脉压持续性极度升高，导致血管扩张，受累骨吸收并发生继发性反应性修复而形成囊肿。外伤可能是主要诱因，71%患者有外伤史。研究发现，原发性ABC存在染色体17q13上USP6（泛素特异性蛋白酶）基因断裂和平衡易位，进一步明确了其肿瘤性质。目前发现的易位伙伴基因包括CD11、ZNF9、COL1A1、TRAP150和CMD，染色体重排使USP6基因的编码区与上述伙伴基因高度活跃的启动子区结合，上调USP6基因转录，使Jak1去泛素化，活化Jak1-STAT3信号通路，并可能通过阻滞骨母细胞成熟和基质金属蛋白酶产生异常等参与疾病发生与发展。继发性ABC中尚未发现存在USP6基因的易位重排。此外，也有研究发现，ABC可见正常骨组织缺乏的胰岛素样生长因子1（insulin-like growth factor，IGF1）表达及RANKL/OPG信号通路失调，其术后的高复发率或与RANKL分子高表达有关。

（2）病理

ABC一般发生在骨髓腔中央，少数发生在骨皮质及骨膜或骨表面（即骨表面ABC），为一孤立性、膨胀性、出血性、多房性骨囊肿。肉眼见病骨局部呈薄壳状、向外膨出，病变呈灰白色或棕色，病灶的固体成分占全部病灶的一半以下，囊壁为钙化或未钙化的骨膜形成的骨包壳，囊外有薄膜，囊内呈蜂窝状结构，多小房空隙内含暗红色不凝陈旧或新鲜血液，空隙之间有厚薄不等囊壁间隔、由纤维结缔组织构成，内有类骨小梁或钙化骨。显微镜下，病变由腔隙状血窦组成，血窦的间隔及囊壁组织由疏松的纤维结缔组织、出血、含铁血黄素及沿囊壁分布的小型多核巨细胞形成，灶性呈彩带样结构；内衬囊腔的纤维性间隔由中等细胞密度成分构成，包括温和的成纤维细胞、散在的破骨细胞型多核巨细胞以及围绕骨母细胞的编织骨（纤维性骨小梁）等成分，富于毛细血管，囊壁间可见柔软易碎的巨细胞肉芽组织，部分区域可见"蓝骨"成分（骨组织嗜碱性、"蓝染"），内皮细胞不常见，囊壁内衬残缺不全的内皮细胞或完全缺如（即非真性血管壁）。为此，囊壁组织乃非正常的血管壁，可分两型，其中肉芽肿型的囊壁厚薄不等，主要由丰富的多核巨细胞及间质细胞所构成；纤维型的囊壁主要为成熟的纤维组织，亦可见不等量纤维性骨化，囊壁的血管改变见中小静脉明显扩张充血，血管壁呈不同程度的增厚。有时，ABC可见到实性区或大部分为实性固体成分，提示实性ABC（ABC的实性变型）或继发性ABC样改变的其他肿瘤。实性ABC是一种较为少见的病变，呈囊实性，虽具备典型ABC囊壁结构及组织学特点，但以较多间隔较厚的实性区为主，缺乏经典ABC的海绵样腔隙，临床和病理表现不典型，仅据组织学表现难以明确诊断，应用FISH法检测出USP6基因重排阳性，有利于原发性ABC的诊断。

（3）临床表现

ABC临床上不多见，约占原发性骨肿瘤的1.3%～6%，可发生于任何年龄，70%为5～20岁儿童及青少年，90%病变见于20岁以下的患者，女性略为多见，常有外伤史。全身骨骼均可发病，但长骨及脊柱好发，尤以股骨上端多见，病变多累及干骺端、偏骨干部位或脊柱椎体后部特别是棘突和椎板。一般病史较长，临床症状缺乏特征性，实验室检查一般无异常。目前，原发性和继发性 ABC 的病理诊断主要依靠常规 HE 染色切片的形态观察，尚缺乏客观的免疫组化和分子诊断指标。但已有研究显示，*USP6* 基因分离重排对原发性 ABC 的特异性为 100%，敏感性接近 70%，并可藉此区分继发性 ABC。不过需指出的是，*USP6* 基因重排也见于结节性筋膜炎（约 90% 的病例）及类似结节性筋膜炎的骨化性肌炎等疾病中，故而有学者认为这两种病变可统一归为软组织的 ABC，尽管此类病变中 *USP6* 基因最常见的易位伙伴是 *MYH9* 基因，位于 22q12.3，而该易位伙伴并未发现于骨的 ABC 中。此外，局部穿刺抽出棕色液体或血性液体多可确诊。一般地，ABC 早诊早治，预后良好，几无恶变倾向，治疗以彻底的外科手术为主，如手术刮除并植骨，但其术后复发率可高达 40%；原发性 ABC 还可采用非手术方式如介入性血管内栓塞治疗，术后需定期随访。

（4）影像学表现

影像学尤其 MRI 能够准确反映 ABC 的基本病理改变，揭示其孤立性、膨胀性、出血性、溶骨性骨质破坏、多房性骨囊肿形成及其发展程度、病理分期、分型等特点，MRI、CT 上可见不规则骨嵴间隔与液-液平面征，增强扫描可见粗大营养血管以及囊腔周缘因为富含血管纤维结缔组织而明显强化征象，囊间隔在 CT 上呈高密度，在 MRI 各序列上均呈低或极低信号。液-液平面征对 ABC 具有重要甚至特异性诊断价值，尽管其亦可出现在骨囊肿、骨巨细胞瘤、血管瘤等疾病中。液-液平面征在 MRI 上特别是 T_2WI 显示效果颇佳，囊内血液 MRI 信号因出血时间长短不同而不同，出血后血红蛋白从含氧血红蛋白、脱氧血红蛋白、高铁血红蛋白、含铁血黄素依次演变，且各自顺磁性不同，缩短 T_1、T_2 弛豫时间也不同，同时基于比重之不同，一般液平面上层含浆液或高铁血红蛋白，在 T_1WI 上呈低或高信号、T_2WI 上呈高信号，液平面下层含含铁血黄素，在 T_1WI、

T_2WI 上均呈极低信号。CT 对液-液平面征的敏感性较低，而且仅当血浆和血细胞分离达到相当的密度差异时方可显示，一般液平面上层密度低于下半部分。X 线平片一般对液-液平面征的揭示无能为力，但对 ABC 溶骨期、膨胀期、稳定期、愈合期 4 个病理改变过程方便、快捷，其中，溶骨期表现为边界清楚的溶骨性骨质破坏，伴或不伴有骨皮质的变薄；膨胀期呈特征性的"气球样"外观，皮质变得菲薄或侵蚀破坏，可出现骨膜反应；稳定期的囊肿多见清楚的骨壳包绕，有明显的骨嵴间隔形成，呈"皂泡样"表现；愈合期病变进行性钙化、骨化，囊壁增厚、间隔增粗，最后形成不规则的致密骨块。

ABC 病变早期多为单纯性溶骨性改变，成熟期多呈典型的膨胀性、多房性囊状表现，一般发生在骨髓腔、向骨内扩张性生长，少见的骨表面 ABC 发生在骨表面、向骨外扩张性生长。骨表面 ABC 呈始于一侧骨皮质表面的多囊性、偏心性肿块，边界清晰、光整，外围完整或部分区域缺失的薄层骨性包壳，囊内含有粗细不一的骨嵴或小梁分隔，毗邻骨髓多无明显异常改变，其他区域骨皮质甚至病变骨皮质髓腔面可正常，无骨膜反应，病变周围软组织正常（图 6-133）。髓腔内 ABC 典型表现为中心型，为干骺端或骨干髓腔中央呈显著膨大性"皂泡状"囊性骨破坏区，内有粗细不一的骨性间隔，破坏区可横向或纵向发展（图 6-134），早期类似骨囊肿、边界清晰，病变进展膨大性改变逐渐明显呈"气球样"膨胀，囊内可见粗细不等骨嵴，将病灶分隔呈多房性或皂泡样，骨皮质菲薄；也可表现为偏心型，在骨干一侧出现囊状骨破坏，膨大性改变可不太显著，外覆以骨膜形成的膨胀骨壳，壳薄如纸，颇似附着在骨皮质上的囊泡或呈气球样改变，囊内含有粗细不一的骨嵴或小梁分隔，使破坏区呈"皂泡状"，病变长轴与承瘤骨长轴一致（图 6-135）。

也有研究者根据影像学表现及特点，将原发性 ABC 分为 5 型：①Ⅰ型，即中心型，骨包壳完整，无或仅有轻度的膨胀性生长；②Ⅱ型，即膨胀型，整个病变节段呈现膨胀性生长，骨皮质菲薄；③Ⅲ型，即偏心型，病变位于一侧骨皮质，膨胀或

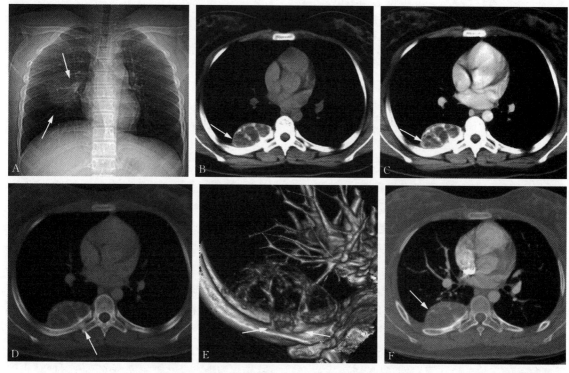

图 6-133 骨表面动脉瘤样骨囊肿影像学表现

注：患儿，女，12岁7个月。患儿2月前因腹痛外院CT检查发现右侧胸壁占位病变，增强MRI提示后纵隔神经鞘瘤可能，体格检查未见明显异常。入院后CT定位片(A)显示右肺中内带境界清楚的团块影(箭)，平扫(B)显示发生于右侧第6后肋胸腔侧骨皮质的骨外生长肿块(箭)，远皮质侧肿块边缘围以不完整的菲薄骨壳，肿块内见不规则分隔、部分为骨嵴，增强扫描(C)部分区域可见强化(箭)，非骨嵴分隔亦见强化、分隔影增多；骨窗(D)显示病变仅累及骨皮质外表面，髓腔侧及其他区域皮质未见异常(箭)，VR骨观(E)更为直观证实病变仅累及肋骨胸腔侧骨表面(箭)，病变轮廓光整、边缘清晰，毗邻胸膜及肺组织仅受推移(F，箭)，胸膜外脂肪存在。

轻度膨胀性生长；④Ⅳ型，即骨皮质型，一侧骨皮质表面被破坏，病变向骨膜下发展；⑤Ⅴ型，即骨膜下型，病变自骨膜下穿透骨皮质，向骨内发展。这种分型非常直观、明了，便于学习掌握和临床应用。

ABC除了长骨干骺端多见外，脊椎尤其椎体后部包括椎板、棘突也多见。脊椎ABC一般同时累及椎体后份及一侧椎弓(图6-136)，呈边界清晰的局限性囊状、膨胀性、溶骨性骨质破坏，局部骨皮质虽薄但尚完整，也可部分骨皮质缺损但多无软组织肿块，病灶内可见分房分隔的骨嵴及液-液平面影；病变膨大明显时可突入椎体外缘或椎管内，造成毗邻结构尤其硬脊膜囊和脊髓受压移位。ABC除非合并骨折，一般无骨膜反应及软组织肿胀。不过，由于其生长活跃且具有较强的侵袭性，也可引起骨膜反应，但大多局限于薄层骨皮

质内。此外，复发性ABC具有与原发灶类似的表现及影像学特点，但其复杂性增加，尤其反复术后复发的ABC影像学表现更为复杂(图6-137)。

(5)诊断要点

动脉瘤样骨囊肿发生部位、类型不同，临床病理改变各异，影像学上虽然主要表现为骨溶解、膨胀和向骨内、骨外扩张性生长，但其影像征象复杂多样，误诊率较高，掌握诊断要点、综合考虑非常重要，必要时进行分子病理检测，发现USP6基因断裂重排有助于确诊原发性ABC。

诊断要点包括：①10~20岁的青少年发病；②病变位于长骨干骺端、近干骺端骨干或脊柱后部，但不侵犯骨骺；③多无症状或症状轻微；④影像学尤其平片及MRI检查，发现境界清晰的膨胀性、多房性、囊状骨质破坏及囊内多发液-液

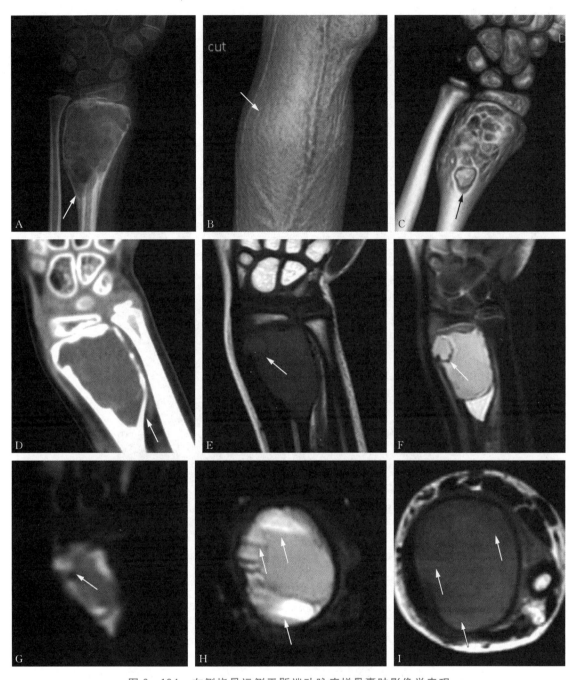

图 6－134　左侧桡骨远侧干骺端动脉瘤样骨囊肿影像学表现

　　注:患儿,女,7岁。因"无意间发现左腕部无痛性肿大5天"入院,体格检查左腕部桡侧见骨性隆起,周围皮肤无红肿热痛、活动自如。X线平片(A)示左侧桡骨远端显著膨胀性多囊状透亮区(箭),伴网状骨嵴,局部骨皮质变薄,边界清晰但边缘骨质硬化不明显,无骨膜反应及周围软组织肿块。CT之VR皮下组织观(B)显示前臂局部肿胀、隆起(箭),皮肤、血管正常;VR骨观(C)示桡骨远端气球样膨大,并为不规则骨嵴分隔成多个小房,局部骨皮质菲薄部分缺失(箭);冠状面重建图像(D)示病变(箭)境界清晰、未累及骺板及骨骺,未见骨膜反应及软组织肿胀。MRI上,病变呈 T_1WI(E)稍低信号、T_2WI(F)高信号、DWI(G)稍高信号(轻度弥散受限)改变为主,其间伴极低信号分隔影(箭),轴位抑脂 T_2WI(H)、T_1WI(I)示多个。液-液平面(箭),骨周软组织无水肿、无肿块。

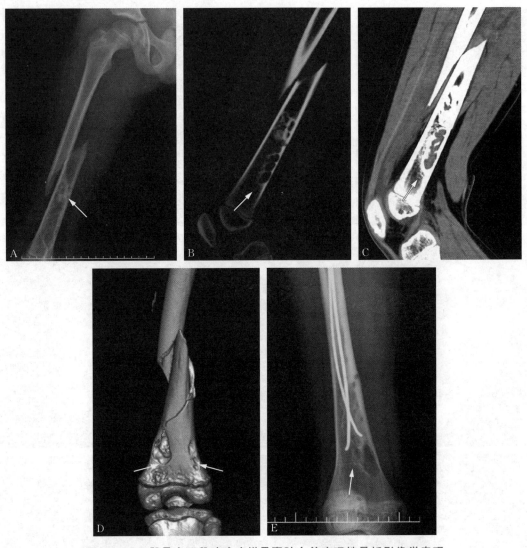

图 6-135　股骨中下段动脉瘤样骨囊肿合并病理性骨折影像学表现

注:患儿,男,11 岁。因"不慎滑倒跌伤右腿 1 天"入院。X 线平片(A)示右侧股骨中下段螺旋骨折及错位,骨折远端骨密度不均并见大小不等透亮区,局部皮质菲薄。CT 矢状面骨窗(B)、软组织窗(C)及 VR 骨观(D)重建图像证实平片所见,同时显示右侧股骨中下 1/3 段病变(箭)在骨干一侧,呈偏心性、膨胀性骨质破坏,内见骨嵴分隔病变为多房性大小不等囊腔,局部皮质变薄、部分骨皮质缺损,可见局部骨膜反应及软组织肿胀改变。术后近 2 年复查平片(E)显示骨折完全愈合,ABC 病变复发(箭),内固定针无滑脱、移位。

平面征,且无骨膜反应及骨周软组织肿块,或见骨膜反应但局限于薄层骨皮质内;⑤局部穿刺抽出多量血性液体,支持 ABC 的诊断。

(6)鉴别诊断

ABC 需同单纯性骨囊肿、骨巨细胞瘤、纤维结构不良、非骨化纤维瘤、软骨黏液样纤维瘤、毛细血管扩张性骨肉瘤等鉴别,鉴别诊断要点详见相关章节。其中,软骨黏液样纤维瘤多见于青少年,偏心性生长,分叶状,并呈蜂窝样,突入软组织时多无包壳,破坏区内见斑点状及片状钙化;其系实性病变,增强 CT、MRI 上强化明显,DWI 上可见弥散受限征象,液-液平面征少见;毛细血管扩张性骨肉瘤呈浸润性生长,无包膜,多见多形性骨膜反应及软组织肿块,病程进展快,平均为 3 个月,病变内部坏死囊腔周围和囊腔之间可见厚层(>2 mm)或结节样的肉瘤组织、增强后强化明显,

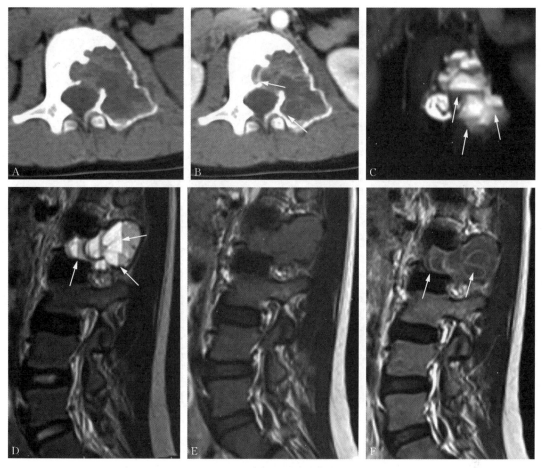

图 6-136　腰椎动脉瘤样骨囊肿影像学表现

注:患儿,女,11 岁。CT(A)显示腰 2 椎体左后份及左侧椎弓囊状膨胀性骨破坏,边界清楚但凹凸不平,密度不均,其间见蜂房样更低密度区,增强扫描(B)显示部分区域边缘强化(箭),毗邻骨皮质菲薄及部分缺损,周围未见软组织肿块。MRI 轴位(C)、矢状位(D)T_2WI 上显示病变呈多房性囊状膨大及高低不等的多个液-液平面(箭)改变,矢状面 $T_1WI(E)$ 及 Gd-DTPA 增强 $T_1WI(F)$ 几未显示出液-液平面征,但后者可见囊内纤维间隔及病灶周缘明显强化改变(箭),未见骨膜反应及软组织水肿、肿块。

且实性部分及囊壁、囊间隔内可出现骨样组织及瘤骨。

6.28　骨母细胞瘤

(1) 概述

骨母细胞瘤(osteoblastoma,OB)又称成骨细胞瘤,是一种少见的以大量骨母细胞增生及其产生大量矿化不良的骨样组织和编织骨为特点的骨肿瘤。1935 年,Jaffe 报道了首例"骨母细胞-骨样组织肿瘤"。1954 年,Dahlin 首提"巨型骨样骨瘤"。1956 年,Lichtenstein 和 Jaffe 各自报道"良性骨母细胞瘤",认为其为一种良性肿瘤并获共识。但随后研究发现,约 25% 的 OB 病例在影像学、组织学上显示出侵袭性征象,一些病例出现了术后复发。自 1967 年 Mayer 报告髋臼良性骨母细胞瘤恶变以来,OB 恶变案例陆续见报,Sehajowicz 等遂于 1976 年提出了"恶性骨母细胞瘤"概念。但由于 OB 肿瘤并无远处转移特性,因而之后也有学者提出了"上皮样骨母细胞瘤""侵袭性骨母细胞瘤"等概念,以避免误解其为恶性肿瘤。鉴于此,基于对 OB 及其分类概念认识的变迁与更新,2020 年第五版 WHO 骨与软组织肿瘤分类将其确定为具有局部侵袭性的中间性骨源性肿瘤。

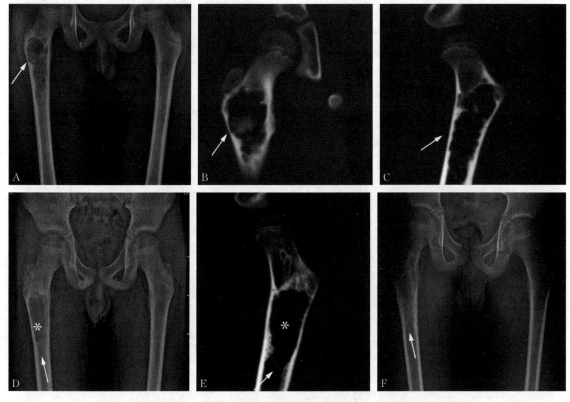

图6-137　股骨上段动脉瘤样骨囊肿及随访影像学表现

注:患儿,男,8岁。X线平片(A)显示右侧股骨近段髓腔内见大片骨密度减低透亮区(箭),内见网状骨嵴,局部骨皮质变薄但尚完整,未见骨膜反应及软组织肿胀。CT冠状面(B)、矢状面(C)重建骨窗图像显示病变(箭)轻度膨胀性、多房性、溶骨性骨质破坏,其间见粗细不等骨嵴分隔及大小不等囊状骨小梁缺乏区,局部骨皮质变薄。行病变切除、同种异体骨植骨等术后1年余复发,X线平片(D)及CT(E)均显示右股骨近段膨胀性囊状骨质破坏区(箭),以大囊(＊)改变为主,但膨胀性仍不明显、局部骨皮质仍完整、光滑,无骨膜反应及周围软组织肿块。再次病灶刮除及植骨等治疗,术后2年再次复发,X线平片(F)显示原右侧股骨上段囊腔内多房性囊性透亮影改变,且病变范围较原来更为广泛,但仍局限于骨内,未见骨膜反应、骨周软组织肿块及恶变征象。

OB病因及发病机制至今未明。有学者认为OB是对非化脓性感染的反应,且认为可能与病毒感染有关;也有学者通过血管造影发现血管发育异常,认为其发生与血管异常有关。此外,近年骨样骨瘤向OB转化的报道陆续增多,骨样骨瘤转化学说亦不无道理。组织学上,OB与骨样骨瘤类似,但在生物学上两者则大相径庭,不像骨样骨瘤良性、稳定,OB容易复发,有潜在的局部侵袭性,且有恶变倾向。

（2）病理

OB好发于骨松质,发生于骨皮质或骨膜少见。肿瘤同时表现为成骨和溶骨两种特性。组织学上与骨样骨瘤相似,可见丰富血管的结缔组织基质,基质中有活跃的骨样组织及原始的网状骨。大体病理上,肿瘤长径2～13.5 cm,平均3～4 cm,红色或红褐色,砂砾感,骨皮质膨胀、变薄,肿瘤外缘常为骨膜及一层菲薄的硬化骨所包绕,毗邻骨皮质变薄甚或被侵蚀,但骨外膜保持完整。肿瘤质地随瘤内钙化程度而定,钙化程度高者表现较坚实或坚硬,颗粒状或沙粒状钙化者则较脆弱、易碎裂,在质地柔软的区域内亦可出现囊性变。镜下在不太成熟的病变中可见大量结缔组织,基质中有多形核破骨型巨细胞和小的骨样病灶;在成熟肿瘤中,骨样组织有进行性的盐沉积并转化成排列紊乱的网织样骨小梁,骨小梁边缘是丰富而活跃的骨母细胞。良性OB的骨母细胞未见明显异型性和核分裂,组织学表现为丰富的骨母细胞、间质有丰富的血管及丰富的骨样组织互相连接成条索状伴不同程度钙盐沉积形成的排列规则的骨小梁等3大特征;侵袭性OB呈局部侵袭性生长,瘤细胞异型性不明显,但可见核分裂象,生长活跃,局部可见破骨样细胞,骨小梁不规则,常侵犯周围组织,破坏周围骨质和软组织,可出现反应性新生骨板及纤维组织增生带,不过与被侵犯的周围组织分界清楚。OB的侵袭性与含有大量上皮样骨母细胞(亦称上皮样骨母细胞瘤)或印戒状骨母细胞有关,有局部复发及恶变风险,多次复发后可恶变为预后极差的骨肉瘤或纤维肉瘤。

(3)临床表现

OB的发病率较低,约占所有原发性骨肿瘤的0.5%~2%,与骨肉瘤、骨样骨瘤发生率之比分别为1:20和1:4。其发病年龄跨度大,6月龄~75岁均可发生,但好发于10~30岁人群,且90%病例在20岁前发病,男性多见,约为女性的2~3倍。可发生于任何部位的骨组织,以脊柱附件多见(占40%~50%),四肢长管状骨远端次之,发生在下颌骨、颅骨、鼻窦、髌骨、髂骨等的OB少见,骨外组织OB罕见。一般单发,偶见多发,包括多骨多发。

OB起病隐匿,多无明显临床症状,可有进行性钝痛,局部肿胀,或可触及硬性包块,病变较大尤其压迫周围软组织、神经、血管时,可引发相应症状。肿瘤发生部位不同,临床表现不尽相同,但其具有两个共同特点,一是症状多较轻且呈渐进性,病程较长,一般在明显影响生活质量前约有18~24个月的相关病史;二是其引起的疼痛主要表现为局部钝痛、隐痛,夜间疼痛多不加剧,且服用水杨酸类药物不可缓解。实验室检查基本正常,仅个别病例血沉增快,恶变时血清ALP升高。OB总体上预后良好,一般病灶刮除即可,较大者需局部切除甚至广泛病灶切除及自体骨移植,放疗易引起恶变;且其具有浸润性、局部破坏性生长的生物学特性,约10%术后局部复发率,局部切除范围包括瘤周部分正常组织,同时需要定期随访观察与影像学复查。

(4)影像学表现

OB多见于脊柱,半数在腰椎,其次是胸椎、颈椎和骶椎,主要位于脊柱的后方,尤以椎弓易受累,棘突、横突及上下关节突也常见,椎体病变多由附近病变蔓延所致,单独累及椎体者少见。长骨特别是股骨两端、胫骨近端也是OB好发部位,病变通常位于骨干,少数位于干骺端,骨骺受累罕见。主要表现为病骨局限性膨胀性骨质破坏,骨皮质变薄甚至断裂、继而形成病灶周围或非完整的钙化性、硬化性薄壳,也可见骨皮质明显增生、增厚,瘤内可见斑点状或大片状瘤骨、钙化或骨化灶。根据受累部位的不同,OB可分为中心型、皮质型、骨膜下型和松质骨型。中心型病变发生于骨髓腔内,多见,呈中心性囊状膨大性骨质破坏(图6-138);皮质型病变位于骨皮质内,偏心性生长,骨皮质呈薄壳状膨胀,周围骨硬化明显(图6-139);骨膜下型病变多见于长骨干骺部,表现为局部皮质压迫性骨质吸收;松质骨型病变位于骨端骨松质内,周围无明显骨质硬化或仅呈线状硬化环(图6-140)。病变常呈成骨性及溶骨性骨质破坏,以膨大性溶骨性骨质破坏征象为主,瘤灶内包括瘤巢中心可见多枚斑点状钙化灶,甚或2个瘤巢(图6-138),病变局限者呈"多靶点征"表现(图6-139、6-140),不同于骨样骨瘤典型"牛眼征"或"靶征"("单靶点征"),钙化灶早期常较为浅淡、中晚期完全成熟后则骨化明显,瘤巢周围骨质增生硬化及骨膜反应可不明显;病变最大截面上长径多大于2cm,位于长骨者可见以瘤巢为中心的骨干梭形增粗,周围软组织肿胀。瘤巢骨化或钙化,对诊断骨样骨瘤及骨母细胞瘤相对特异性,但对两者甄别价值不大,钙化或骨化的病理学基础在于肿瘤中央富于血管的结缔组织内含有可产生骨样基质的骨母细胞;此外,肿瘤可引起较为特征性的局限性甚或广泛的邻近骨质硬化,这对瘤巢无骨化/钙化的骨样骨瘤及骨母细胞瘤颇有提示诊断的作用。X线平片乃其首选影像学检查方法,同时须配套增强MRI检查,其中功能成像如DWI在其鉴别诊断尤其恶性肿瘤、感染疾病排除诊断中举足轻重。不过,在显示特征性的瘤巢中心钙化尤其早期病变浅淡钙化灶及瘤周骨

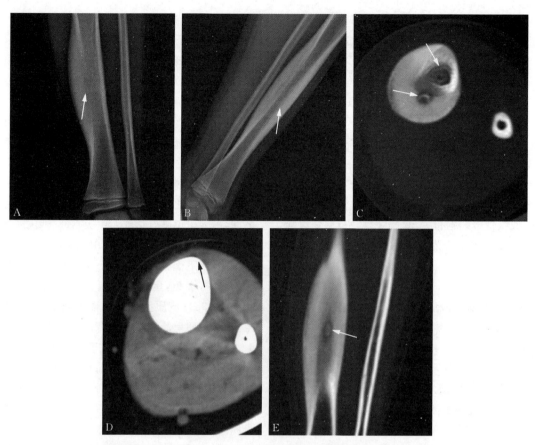

图 6 - 138　左胫骨骨母细胞瘤影像学表现

注:患儿,男,6岁11个月,因"发现左下肢无痛性肿物1月余"入院,结合影像学和临床考虑骨母细胞瘤。X线正(A)、侧(B)位平片显示胫骨中段梭形增粗,骨髓腔密度增高,骨皮质明显增厚,其间隐约可见中心高密度的低密度灶(箭);CT骨窗(C)显示2个类圆形呈"牛眼征"的瘤巢(箭)、局部骨髓腔密度增高,软组织窗(D)骨髓腔几乎消失,胫骨前方局部皮下筋膜密度稍增高(水肿所致),冠状面重建图像(E)揭示瘤巢形成的"靶征"(箭)及周围骨髓密度增高、皮质增厚和骨干梭形增粗。

质硬化方面,CT较平片和MRI更具优势,诊断中经常不可或缺,尽管电离辐射效应阻碍其广泛应用。一般地,当发现类似骨样骨瘤征象病变时,肿瘤边界不清、骨皮质不完整或肿瘤突破骨皮质,或病变内部出现液-液平面征或继发动脉瘤样骨囊肿,或病变在随访观察过程中出现侵袭性生长尤其中心膨胀性生长并渐进性成骨、骨壳局限性缺损,无论病灶直径是否2cm以上,则均提示OB之诊断(图6-139)。侵袭性OB病灶边界更不清,形态更不整,钙化及骨化影模糊,并出现骨皮质破坏和软组织肿块形成等征象,发生在脊柱时易造成脊髓受压变形等改变。

MRI上,瘤巢信号改变与病程及病理基础密切相关。早期未成熟的病灶,富含结缔组织基质和类骨质,T_1WI上多为等信号、T_2WI上为等或稍高信号;肿瘤成熟时类骨质逐渐矿化,T_2WI、T_1WI上多为低信号,少数可因骨化不够成熟或含钙量较低而在 T_1WI 上呈中等信号改变;病灶内斑点状或片状的瘤骨或钙化组织,T_1WI、T_2WI上均为低信号(图6-141),随着病程进展,病灶内的低信号区可逐渐增大。伴坏死、囊性变时,病灶内可见长 T_1、长 T_2 信号灶。肿瘤出血时,病灶内出现 T_1WI 高信号灶。OB伴动脉瘤样骨囊肿(ABC)并非少见,并发 ABC 的 OB 征象变得十分不典型,膨胀性更加明显,DWI上可见轻度弥散受限征象,并可见到大小不等的多房含液-液平面

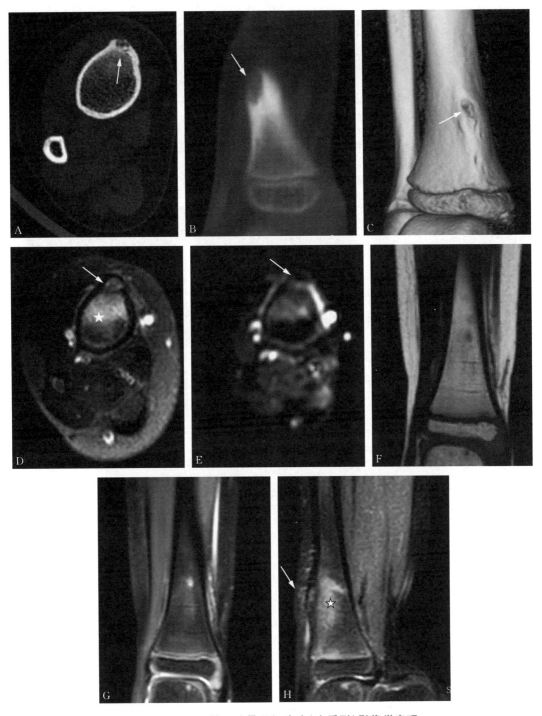

图 6 - 139　胫骨远端骨母细胞瘤(皮质型)影像学表现

注:患儿,男,6岁。CT(A)及斜矢状位(B)和 VR 骨观(C)重建图像显示右侧胫骨下 1/3 段内侧骨皮质内见局部轻度膨大性骨质破坏区(箭),呈类圆形稍低密度影间以数枚多发沙砾样稍高密度浅钙化灶("多靶点征")改变,长径约 1.5 cm,边界尚清楚,毗邻骨皮质部分增厚、部分变薄甚至缺损,周围软组织未见明显改变。轴位抑脂 $T_2WI(D)$ 上瘤巢呈稍高信号为主的混杂信号(箭),毗邻骨髓大部分呈水肿高信号改变(星),DWI(E)上未见明显弥散受限征象,冠状位 $T_1WI(F)$ 及抑脂 PDWI(G)上瘤巢呈稍长 T_1、T_2 信号影,矢状位 STIR(H)上信号混杂,毗邻骨髓(星)及部分软组织水肿,MRI 表现特征性不强。

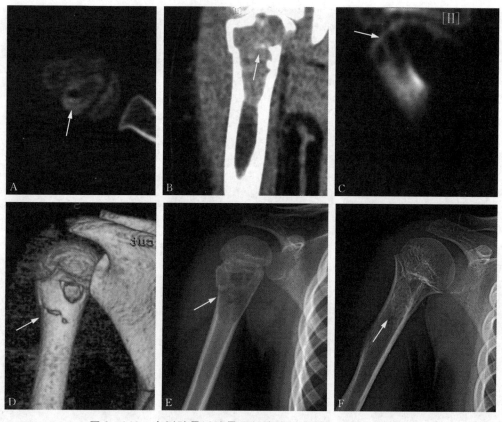

图6-140　右侧肱骨近端骨母细胞瘤(松质骨型)影像学表现

注:患儿,女,3岁9个月。因外伤发现肱骨病理性骨折。CT轴位骨窗(A)显示肱骨近端膨大性溶骨性骨质破坏,病灶呈低密度为主的混杂密度改变,其间可见数枚斑点状的浅钙化灶(箭);冠状位软组织窗图像(B)显示干骺端骨松质为软组织所替代,伴斑点状钙化灶(箭),病变累及骨皮质且部分皮质连续性中断或缺损;矢状位骨窗图像(C)显示病变累及干骺端骺板面(箭)但未累及骺板;VR骨窗(D)显示肱骨近端膨大伴病理性骨折(箭)及部分区域骨质缺损。X线平片(E)显示肱骨近端低密度改变为主的膨胀性骨破坏,并见骨折线(箭)。术后近2年复查X线平片(F)显示骨折愈合、低密度病变消失,但松质骨区局部密度稍高(箭)。

的囊腔(图6-142),读片、诊断时应仔细寻找肿瘤实性成分特别是瘤骨成分。增强MRI上,血供丰富的骨样组织明显非均匀强化,病灶相邻髓腔和软组织轻度强化,而病灶内钙化、囊变和出血区无强化。瘤巢边缘在T_1WI、T_2WI上可呈连续或不连续的低信号环,与CT显示的壳样骨硬化缘相对应。瘤巢周围可见非特异性的、斑片状、边缘模糊的骨髓水肿征象,抑脂T_2WI、STIR上显示尤为明显高信号,其病理基础主要是因为肿瘤细胞释放的前列腺素刺激骨髓中纤维血管组织的增生和血管周围淋巴细胞和血浆细胞的渗出。一般骨膜反应不明显,周围软组织可轻度肿胀、但多无软组织肿块。

(5)诊断要点

OB诊断要点包括:①OB以20岁以内的男性多见,多无症状或疼痛轻微、夜间不加重且服用水杨酸类药物无效;②好发于中轴骨,约半数发生于脊柱、椎弓根最易受累,其次见于四肢长骨尤其股骨、胫骨骨干;③不同时期病变,由于其成熟度不同,影像学征象不同,但相关骨内出现伴有多发沙砾样、斑片状或不规则瘤骨、钙化的瘤巢和膨胀性溶骨性破坏、围以菲薄的硬化缘或非完整骨壳等特征性征象可提示OB诊断。肿瘤边界不清、骨皮质不完整或瘤软组织破入骨旁,或瘤内出现液-液平面征(多继发ABC),或病变在观察过程中明显侵袭性生长,不论其直径是否大于2cm,

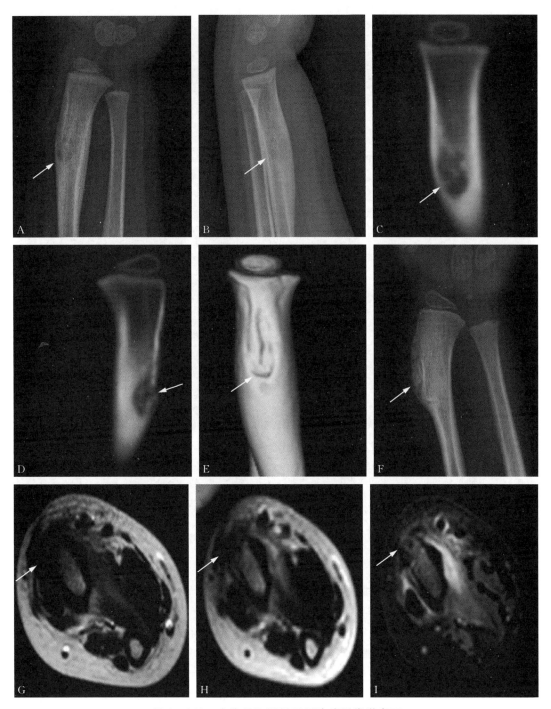

图 6-141　右桡骨远端骨母细胞瘤影像学表现

注：患儿，男，3 岁 8 个月，因"发现右上肢桡骨远端包块伴局部疼痛 2 天"入院，体格检查示右上肢桡骨远端外侧近腕关节处隆起约 3 cm＊3 cm 大小硬块，边界不清，压痛（＋），皮肤色泽正常。正（A）、侧（B）位 X 线平片隐约显示桡骨远端溶骨性骨质破坏区（箭），毗邻骨皮质增厚。CT 冠状面图像（C）明确显示膨大性溶骨性骨质破坏，其间见多枚沙砾样浅瘤骨与钙化灶（箭），即"多点靶征"，钙化灶密度稍低于皮质但高于髓质，属早期病变，骨壳不明显；矢状位图像（D）显示局部骨皮质破损（箭），VR 骨观图像（E）直观揭示局部骨皮质缺损改变（箭）。手术病理证实为骨母细胞瘤。术后 1 年余局部复发，平片（F）显示皮质内溶骨性破坏及不规则钙化灶（箭），轴位 T_1WI（G）、T_2WI（H）及 STIR（I）上病灶呈长 T_1、稍长 T_2 信号为主的混杂信号影（箭），周围骨髓及软组织轻度水肿。

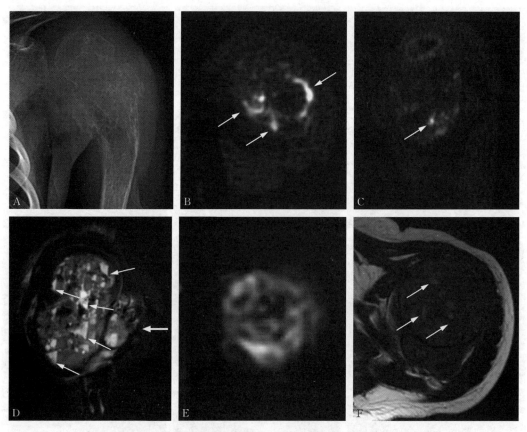

图 6-142　左肱骨近端骨母细胞瘤合并动脉瘤样骨囊肿影像学表现

注：患儿，男，5岁6个月，因"左上臂摔伤伴肿痛进行性加重1月余"入院。X线平片（A）显示左侧肱骨近端膨大性溶骨性骨质破坏，其间见形态不规则钙化和骨化影，骨皮质菲薄且多处缺损，周围软组织肿胀。CT轴位（B）及矢状位（C）揭示膨胀性骨质破坏病变分界欠清，其间伴不规则瘤骨、钙化（箭）及软组织密度影，骨包壳不完整，周围软组织明显肿胀。MRI矢状位抑脂 T_2WI（D）显示病灶内见大量大小、高低不等含液-液平面（细箭）囊腔，信号混杂，外围低信号骨壳多处破损并见稍高信号的瘤软组织自破口"涌出"（粗箭）；轴位 DWI（E）上病灶部分区域呈轻度弥散受限的稍高信号改变；轴位 T_1WI（F）上病灶呈低信号为主的混杂高信号影，其间见不规则短 T_1 高信号出血灶（箭）。手术病理证实为骨母细胞瘤合并动脉瘤样骨囊肿，免疫荧光检查 USP6 阳性。

也提示诊断。同时，X线平片征象基本可反映 OB 的组织病理学特点，对其诊断非常有价值。CT 对早期病变尤其尚未成熟的瘤骨、钙化直观揭示颇有价值。MRI 征象虽特征性不强，但其对评估瘤软组织、骨髓及骨周软组织水肿与侵犯等情况优势明显，其包括 DWI 功能成像的多序列完全无损性成像在 OB 诊断与甄别中意义重大。

（6）鉴别诊断

OB 与骨样骨瘤、骨巨细胞瘤、软骨母细胞瘤、骨肉瘤、动脉瘤样骨囊肿、骨化性纤维瘤、骨纤维异常增殖症和朗格汉斯细胞组织细胞增生症（LCH）等相鉴别，鉴别要点详见相关章节。其

中，骨样骨瘤（osteoid osteoma）与膨胀不明显尤其是病灶较小 OB 的临床表现及影像学征象类似，其于 1935 年由 Jaffffe 首先报道，好发于颌面骨及长骨尤其骨干，约 20% 也发生于脊椎，亦属于成骨性肿瘤，亦可见到典型的瘤巢、钙化或骨化以及邻近骨质硬化，瘤巢主要由血管性骨样组织及周围骨质硬化带所组成，但病灶较小、通常小于 1 cm（大于 2 cm 者则多为 OB），且其临床上以夜间疼痛、疼痛局限、程度剧烈为特点，口服非甾体抗炎药（水杨酸类药物）疼痛多可缓解，病变较常见、发病率是 OB 的 4～10 倍，X线平片、CT 上多特征性表现为类圆形低密度透光性瘤巢、瘤巢中心

可见单枚小点状钙化灶、瘤巢周围有不同程度的骨质硬化(即"牛眼征"或"靶征",不同于 OB 的"多靶点征"),同时多可伴有骨膜反应、周围软组织或相邻关节肿胀、积液及滑膜增生,病变常见于

皮质、髓质部分膨胀性改变不明显,增强扫描强化程度较 OB 低,MRI 上呈典型的瘤巢小、骨髓水肿范围大、骨周软组织水肿明显表现(图 6-143);同时,骨样骨瘤属良性自限性病变,与 OB 不同,

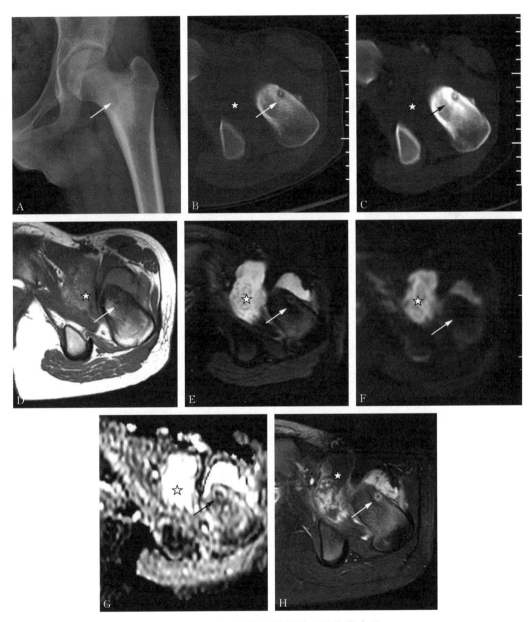

图 6-143　左股骨颈骨样骨瘤影像学表现

注:患儿,女,12 岁 2 个月,因"左髋部间歇性疼痛半年"入院,伴左髋部压痛及左侧跛行,无发热、乏力。髋关节功能位片(A)显示左侧股骨颈类圆形低密度病灶(箭)、表现为"牛眼征",周边骨质呈磨玻璃样密度增高改变。CT 骨窗(B)显示瘤巢呈典型"靶征"(箭),增强扫描(C)显示瘤巢及周围骨髓轻微强化,未见明确骨膜反应,但见明显髋关节积液(星)。轴位 $T_1WI(D)$、抑脂 PDWI(E)及 DWI(F)、ADC 图(G)上,相应 CT 上低密度环影呈等 T_1、稍长 T_2 信号改变,中心高密度钙化灶各序列成像上均呈极低信号改变,瘤巢未见弥散受限征象,增强抑脂 $T_1WI(H)$ 上瘤巢环形部分轻度强化,关节积液明显(星)且毗邻髋关节增厚滑膜明显强化。手术病理结果为骨样骨瘤。

无侵袭性生物学特性,亦无恶变倾向,但可向 OB 转化。此外,脊柱 OB 还需与结核甄别。脊柱结核好发于椎体内,可见"虫蚀样"骨质破坏及死骨,周围骨质硬化少见,而且常累及 2 个或多个椎体及椎间盘,可见椎间隙狭窄及椎旁脓肿。

6.29 骨肉瘤

(1) 概述

骨肉瘤(osteosareoma, OS)是一种以产生骨样基质且骨样基质钙化、骨化直接形成骨或骨样组织和瘤骨为特点的恶性成骨性肿瘤,故亦名成骨肉瘤、骨生肉瘤。OS 是骨骼最常见的原发性恶性肿瘤,全球发病率约为 3/100 万,占所有恶性肿瘤的 0.2% 以下,两个发病高峰为 10~19 岁及 60~79 岁,主要好发于 10~25 岁,中位年龄 16 岁,是儿童、青少年期最常见的原发恶性骨肿瘤;男性多见,男女发病率比例约为 1.5:1,好发于长骨干骺端。病因及发病机制尚未明确,被认为是多因素作用的结果,与多种癌基因和抑癌基因有关。

OS 分为原发性和继发性两大类,原发性 OS 根据所处骨的部位分为骨内骨肉瘤(中央性/骨髓型骨肉瘤)和骨表面骨肉瘤,继发性 OS 是继发于其他骨肿瘤或骨病的恶性变,如 Paget 病、FD 及其他肿瘤放疗后(即放射后骨肉瘤)或梗死骨等。多发者称多发性(多中心性)OS。原发性 OS 又分普通型和非普通型 OS,其中 90% 为普通型 OS,普通型 OS 根据其主要基质成分的不同分为骨母细胞型(约近 80%)、软骨母细胞型(约占 10%)及成纤维细胞型(约占 10%)3 个亚型,但普通型骨肉瘤通常包含不同数量的肿瘤软骨和/或成纤维细胞成分,2020 年 WHO 最新版分类不再细分,并删除了这 3 个亚型;非普通型 OS 根据其发病部位、生物学行为分为毛细血管扩张型、小细胞型、富巨细胞型、骨母细胞样型、髓内低级别型(中心型低度恶性 OS/骨内高分化 OS)、皮质内型、骨膜旁型(骨旁 OS)、骨膜型(骨膜 OS)及高级别表面型(骨表面高度恶性 OS)等。此外,除了发生于常见的长骨干骺端外,OS 也可发生于长骨

干或骨外,并分别谓之骨干骨肉瘤(diaphyseal osteosareoma, DOS)和骨外骨肉瘤(extraosseous osteosareoma, EOS)。DOS 一般指 OS 发生于长骨中部 40% 的部位或距长骨最远端 5 cm 以上的部位,主要发生于青少年,胫骨发生率较高、更易并发病理性骨折。EOS 于 1941 年由 Wilson 首次描述,是一种罕见的恶性间充质肿瘤,一般具有如下特点:①病灶中心多位于软组织内,可产生骨样和/或软骨样骨基质,病理特征与典型骨肉瘤相似,但不伴骨或骨膜附着;②可发生于任何部位,但大腿部位最为常见,其次是上肢和腹膜后,偶见于颅内、肺及脊柱等;③临床和影像学上有别于 OS,多见于中老年患者,中位发病年龄为 50 岁。

虽然各种类型 OS 均有在儿童发病的报道,但临床上儿童仍以普通型 OS 多见(其好发年龄为 11~20 岁,10 岁以前及 40 岁以后少见),骨旁 OS、EOS 及继发性骨肉瘤等在儿童罕见,后者常见于 40 岁以后。

(2) 病理

OS 肿瘤细胞具有分化为骨样组织、骨质以及纤维组织的潜能,不同类型 OS,其组织病理学特点不同,但共性特点也颇为明显。主要表现为,破坏骨小梁和沿骨髓腔扩散,并向外侵犯和突破骨皮质,在骨膜下形成骨膜新生骨、瘤软组织且破坏骨膜新生骨浸润周围软组织,也可扩展至骨骺或关节腔,在瘤灶周围甚至关节的另一侧形成"跳跃灶",或经血流发生以肺为主的远处转移。为此,大体病理上,典型普通型骨肉瘤可见长骨干骺端骨髓腔内肿物,瘤组织呈灰白色、脆弱,易出血、出血坏死区可呈暗红、灰黄色,部分区域有砂粒感甚至硬如象牙;骨质破坏明显,较大者可达骨干,肿瘤并穿透骨皮质到达骨膜,可见骨膜抬高及骨膜下方垂直于骨干的针状反应骨,并见破入周边软组织内的瘤块。显微镜下组织形态多样,可呈上皮样、梭形、小圆形,有显著异型性和多形性,胞质嗜伊红色,偶可透明,核分裂象易见;主要成分有瘤性骨母细胞、瘤性骨样组织、肿瘤骨、软骨组织和纤维组织,骨样组织呈网格样、花边状,并可互相吻合、钙化成编织骨等。

（3）临床表现

骨肉瘤发生于成骨组织，好发于膝关节处（股骨远端和胫骨近端），其次为肱骨近端，是恶性骨肿瘤中最常见和恶性程度最大者，侵袭性强，发展快，转移早，15%～20%的患者就诊时即有临床可检测的转移灶，肺转移最常见，占比超过85%，预后差。临床表现为局部疼痛、肿胀和运动障碍3大主要症状，约15%病例合并病理性骨折。OS诊断主要依靠影像学、血清生化及组织病理学检查尤其穿刺活检，影像学具有较为特征的征象，且约半数患者外周血生化实验指标ALP、乳酸脱氢酶升高，镜下发现骨肉瘤细胞即可诊断。OS预后不良，及时治疗5年生存率约70%，治疗以多药物联合化疗后手术切除、瘤段骨灭活回植术为主，介入治疗、冷热消融治疗等也已成为其辅助治疗手段，放疗多仅作为一种减轻疼痛的无奈选择。

（4）影像学表现

骨髓与骨皮质破坏、恶性骨膜反应（放射状骨膜反应和Codman三角征）、软组织肿块以及骨质破坏区和软组织肿块内瘤骨形成，是骨肉瘤典型的影像学表现（图6-144）。骨质破坏可分为溶骨性和成骨性，且多同时出现，破坏区呈浸润性虫蚀状或地图状，边界不清，无骨质增生硬化边缘，移行带宽；好发于长骨干骺端，以股骨远端和胫骨近端最多见。MRI对病灶组织特性、大小及其侵犯范围等的揭示更敏感、更准确，可见肿瘤位于髓腔内，并沿长骨长轴及周围侵犯，局部突破骨皮质向外延伸；病灶多呈混杂信号影，以T_1WI不同程度低-等信号、T_2WI等-高信号改变为主，抑脂序列尤其STIR、抑脂T_2WI上显示效果更佳，瘤组织在T_2WI及STIR上为中-高信号而囊变、坏死灶则为更高信号；DWI上病灶大部分呈明显弥散受限改变，增强扫描尤其抑脂T_1WI上呈不均匀显著强化，呈"快进快出"或"平台型曲线"强化特点（图6-145），受累及的周围组织亦见不同程度的强化，囊变、坏死区无强化。肿瘤可累及骨骺（图6-146），甚至扩展至关节腔。瘤骨的显示，对OS影像诊断颇为关键。X线平片尤其是CT揭示瘤骨及钙化效果甚佳，因瘤骨为不成熟的骨质，不会出现骨小梁或骨皮质结构，且呈向心性骨

化趋势，故而其大多数呈云絮状、斑片状、针状或光芒状，CT上中央密度高、周边密度低，MRI各序列成像上均呈不同程度的低信号，边界模糊不清。软骨母细胞型及成纤维细胞型OS钙化性骨样组织较少，瘤骨及钙化有效检出不易。伴Codman三角的放射状骨针的显示，也是诊断及甄别OS的重要征象，MRI显示价值有限，CT显示效果最佳，一般表现为骨膜三角底的外侧放射状粗长不规则骨针影。

骨旁OS病变基底附着于一侧骨皮质，骨髓腔多不受累（病变进展可同时侵犯骨质、骨髓及周围软组织），且其几乎只发生于长骨，约70%位于股骨下端后方的腘窝。EOS影像上多表现为：①肿瘤单发多见，体积常较大，且易侵犯周围组织；②呈非均质肿块，密度/信号不均匀，其间可见棉絮状瘤骨或骨样物质，且CT影像显示颇佳，也可见囊变、坏死、出血；③弥散受限征象明显；④增强扫描呈不均匀中等程度强化及"快进快出"或平台型曲线强化特点。

（5）诊断要点

OS诊断要点包括：①临床上有疼痛性肿块，且发展迅速、局部静脉充盈、皮温升高及压痛明显；②影像学上发现长骨尤其膝关节构成骨干骺端的骨髓与骨皮质破坏，伴恶性骨膜反应、Codman三角征、软组织肿块以及骨质破坏区与软组织肿块内瘤骨形成。影像学检查X线平片为首选，增强MRI多为必需，必要时行CT平扫检查。但最终确诊需要组织病理学检查中发现骨肉瘤细胞。

（6）鉴别诊断

OS常需与尤因肉瘤、长骨髓腔型软骨肉瘤、LCH、骨巨细胞瘤、骨淋巴瘤、化脓性骨髓炎等相鉴别，鉴别要点详见相关章节。其中，骨淋巴瘤发病年龄大，病程长，临床症状轻微，软组织肿块明显但骨质破坏较轻，MRI尤其T_2WI上肿瘤信号多较均匀。此外，特殊类型的OS甄别侧重点不同，如骨膜骨肉瘤需与骨膜软骨瘤、骨化性肌炎相鉴别，骨旁骨肉瘤需与骨软骨瘤恶变甄别，EOS需与横纹肌肉瘤、神经母细胞瘤、尤因肉瘤等相鉴别，结合临床病史及影像学征象，鉴别诊断一般不

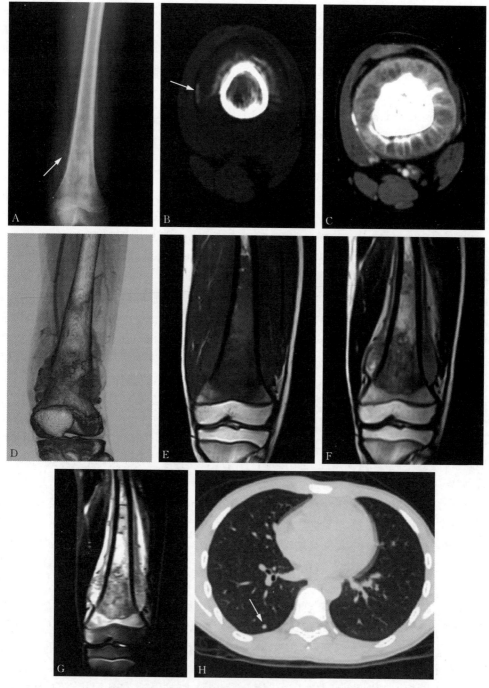

图 6-144　左侧股骨远端干骺端骨肉瘤影像学表现

　　注：患儿，男，14岁。股骨 X 线正位片（A）显示股骨远端干骺端不规则骨质破坏，边界不清，周围伴层状、放射状骨膜反应及 Codman 三角征（箭）。CT 平扫轴位骨窗（B）显示股骨混合型骨质破坏，周围伴放射状骨膜反应及瘤软组织，瘤软组织内也见不规则瘤骨（箭）；增强扫描软组织窗（C）显示骨内外瘤软组织明显强化，骨膜新生骨也见明显强化，骨针呈轮辐状，与正常软组织分界尚清；基于动脉期 VR 重建图像（D）显示病变血供丰富，并清晰揭示骨质破坏、骨膜反应、瘤软组织和瘤骨全貌。MRI 上，病变呈浸润性生长，T_1WI（E）等-低信号，T_2WI（F）等-高信号，STIR（G）上呈高信号为主的混杂信号改变，骨髓受累显示更为清晰，但瘤骨及骨膜反应无 CT 显示佳。同时，胸部 CT（H）显示肺内转移灶（箭）。

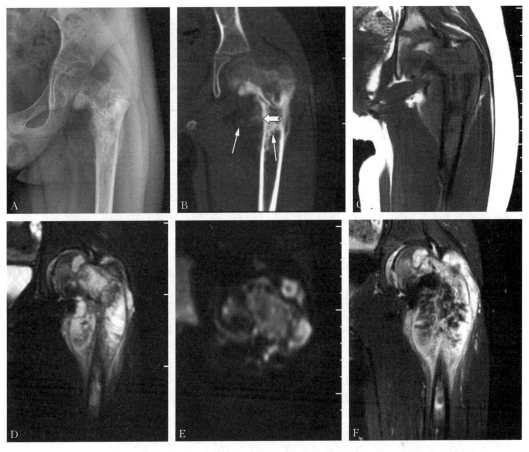

图 6–145　左侧股骨近端骨肉瘤影像学表现

注:患儿,女,8岁。X线平片(A)显示股骨上端干骺端同时存在的溶骨性、成骨性骨质破坏伴明显骨膜反应、Codman 三角及软组织肿块。CT平扫冠状位重建图像(B)揭示混合型骨质破坏、恶性骨膜反应征象更为直观,并清晰显示伸入瘤软组织块内的放射状粗长骨针(燕尾箭)与斑点、斑片状肿瘤骨(细箭)。MRI上,肿瘤边界不清,呈不均匀混杂信号影,以$T_1WI(C)$等-低信号、抑脂$T_2WI(D)$等-高信号改变为主,DWI(E)上病灶大部分区域呈弥散受限的高信号改变,增强扫描抑脂$T_1WI(F)$显示病灶呈明显不均匀强化,肿瘤侵入骨骼。

难,但各亚型 OS 影像学鉴别一般都不太容易。

6.30 尤因肉瘤

（1）概述

尤因肉瘤（Ewing 肉瘤，Ewing sarcoma，EWS）是一种多见于骨、少见于软组织的、起源于神经外胚层或具有向神经外胚层分化的间叶组织的小圆形细胞肉瘤。1921 年由 Ewing 首先报道，亦称尤文肉瘤、未分化网织细胞肉瘤、骨内皮细胞瘤或骨髓网织肉瘤等。2020 年，WHO 最新版分类将其归属为"骨和软组织未分化的小圆细胞肉瘤"（该版骨与软组织肿瘤分类包括 4 部分内容，即软组织肿瘤、骨和软组织未分化的小圆细胞肉瘤、骨肿瘤和遗传性骨与软组织肿瘤综合征），并自上一版即根据组织病理学与遗传学特点分为经典型、非典型型和原始神经外胚层肿瘤（primitive neuroectodermal tumor，PNET）型 3 个亚型，不再将 EWS 和 PNET 并列为同一肿瘤类别，即"尤因肉瘤/原始神经外胚层肿瘤"。

EWS 约占原发性骨肿瘤的 2.3%、恶性骨肿瘤的 5%～8%，好发于儿童和青少年，是儿童及青少年仅次于骨肉瘤的第 2 位常见恶性骨肿瘤，70%发生在 20 岁以下、10 岁以下占 20%，5 岁以

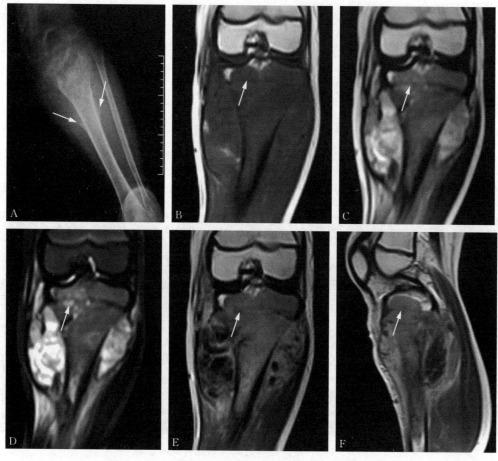

图 6 – 146　左侧胫骨中近端干骺端骨肉瘤影像学表现

注:患儿,男,13 岁。X 线平片(A)显示胫骨近端干骺端混合型骨质破坏伴明显骨膜反应、Codman 三角(箭)及软组织肿块,其间可见云絮状肿瘤骨。MRI 上,肿瘤边界不清,累及邻近骨骺(箭),呈不均匀混杂信号影,以 T_1WI(B)等-低信号、抑脂 T_2WI(C)等-高信号改变为主,STIR(D)上骨质破坏及瘤软组织浸润范围显示更清,其间伴斑片状囊变、坏死区更高信号影;增强扫描冠状位(E)及矢状位 T_1WI(F)显示病灶呈中等程度不均匀强化,囊变区无强化。

前及 30 岁以后极少发生,发病高峰年龄为 10~20 岁,男性多见,男女比例约 1.5:1。发生于骨的 EWS 好发于长骨的骨干或骨干-干骺部,其次是骨盆和肋骨。10%~20% 的 EWS 原发于骨外组织,即骨外尤因肉瘤(extraskeletal Ewing sarcoma,EES)。EES 分布范围广泛,多见于躯干(如脊柱旁、胸壁等)、四肢及头颈部软组织,少数位于腹膜后、鼻腔鼻窦,偶见发生于肾、膀胱、输尿管、宫颈、卵巢、肾上腺、肺、小肠等内脏器官及脑、乳腺等。

　　EWS 病因与发病机制不明,与遗传、环境等多种因素综合作用有关。尤因肉瘤家族肿瘤

(ESFT)是一组侵袭性疾病,包括 Askin 肿瘤、周围神经外胚层肿瘤、外周神经上皮瘤和尤因肿瘤家族的病变,其特征在于 22 号染色体上的 EWSR1 基因与属于 ETS 家族的转录因子 FLI1 基因之间的平衡易位[t(11;22)(q24;q12)]。约 90% EWS 病例存在 t(11;22)(q24;q12),导致 EWSR1 基因与 FLI1 基因或 ERG 基因重排,产生 EWS/FLI1 融合基因。约 10% EWS 病例表现为 EWSR1 与其他 EST 转录因子(包括 ERG、ETV1、ETV4 或 FEV)之间的易位,染色体相互易位类型包括 t(21;22)(q22;q12)、t(7;22)(p22;q12)、t(17;22)(q12;q12)、t(2;22) （q33；q12），分别产生 *EWS/ERG*、*EWS/ETV1*、*EWS/E1AF*、*EWS/FEV* 融合基因。极少数病例为 TEF 转录因子家族的 *FUS* 和 *EWSR1* 之间易位。为此，EWS 是一种发生于骨或骨外组织的、带有 *FET*（通常为 *EWSR1*）- *ETS* 基因融合的小圆细胞肉瘤。

（2）病理

EWS 是主要发生于骨及软组织的小圆细胞恶性肿瘤。骨 EWS 表现为髓腔内浸润性生长肿块，极易穿破骨皮质，侵犯骨膜及软组织，形成骨膜下及软组织病变与肿块；EES 表现为骨外侵袭性软组织肿块。肿瘤剖面灰褐色或者灰红色，质软，鱼肉状，常有明显的出血、坏死、囊变。镜下经典型肿瘤由弥漫密集的小圆形细胞组成，小圆细胞形态一致，核呈圆形或卵圆形，染色质细腻，胞膜清晰，细胞边界不清，细胞之间的间质少，有纤细的纤维间隔分成索条或片状，常有显著出血和大片凝固性坏死，胞质空泛或嗜酸且 PAS 染色阳性；非典型型的肿瘤细胞体积较大，轮廓不清，核仁明显，核不规则，核分裂象较多，胞质内糖原少；PNET 型肿瘤细胞向神经外胚层分化，形成典型的假菊形团，核染色质细，缺乏核仁。

由于镜下缺乏典型的形态特征，小圆细胞对于 EWS 的诊断无特异性，容易与其他小圆细胞恶性肿瘤如横纹肌肉瘤、淋巴瘤、小细胞神经内分泌癌、神经母细胞瘤等相混淆，通常需要进一步的免疫组化染色及分子生物学检测，以明确 EWS 的诊断。EWS 免疫组化染色可见 CD99、波形蛋白、NSE 等阳性，其遗传特征是 *EWS* 基因和 *ETS* 基因家族的几种基因（*FLI1*、*ERG*、*ETV1*、*ETV4*、*FEV*）相融合，形成 *EWS - ETS* 融合基因，其中以 t（11；22）（q24；q12）染色体易位形成的 *EWS - FLI1* 最多见、占比 85%，其次是 t（21；22）（q22；q12）形成的 *EWS - ERG*、占 5%～10%，荧光原位杂交法检测肿瘤细胞发现 *EWS - ETS* 基因融合信号即可确诊 EWS。同时，Masson 三色染色可显示横纹肌肉瘤的微纤维和横纹，嗜银染色可显示稀疏的网状组织纤维和细胞间的胶原，淋巴瘤免疫组化染色 CD19、CD20 均阳性等，有助于其组织病理学诊断与甄别。

（3）临床表现

尤因肉瘤的临床表现缺乏特异性，并因其原发部位、组织学类型等不同而不甚相同。

骨 EWS 常累及长骨的骨干及骨干-干骺区，年龄较小者多发生于管状骨，20 岁以上者多见于扁骨，最常见的症状是局部骨痛伴肿胀，呈进行性加重，早期疼痛呈间歇性、病变进展后呈持续性，约 2/3 的病例可形成明显的软组织肿块，局部压痛明显，皮温增高，表浅静脉怒张；可有间歇性发热、消瘦、白细胞升高、血沉增快，类似骨髓炎表现，也可伴有继发性贫血，偶尔可发生病理性骨折。一般起病急，发展快，病程 6～12 个月，早期即发生血行转移到肺或其他骨，约 30% 病例发现时已有肺、淋巴结和其他骨转移。骨 EWS 可分为 4 期，Ⅰ 期为单一肿瘤且局限于骨内，Ⅱ 期为单一肿瘤但已波及骨外，Ⅲ 期为多中心肿瘤但仍位于骨内，Ⅳ 期肿瘤已有广泛转移，不同分期的临床表现、治疗及预后不尽相同。发生于骨外组织的 EWS，可见于腹膜后、脊柱旁、胸壁及四肢软组织或内脏器官等，临床表现与肿瘤发生部位、生长速度等有关，常以局部肿块就诊，多无疼痛，随肿块增大可出现局部压迫、梗阻及浸润等表现，转移率高。EWS 主要治疗方法是以手术、化疗、放疗为主的综合治疗，由于肿瘤高度恶性，发展迅速，具有高度侵袭性和转移性，5 年生存率仅约 10%，预后很不理想。针对其不同发病机制尤其相关信号通路治疗研究，或能为改善预后甚至攻克 EWS 另辟新径。

（4）影像学表现

尤因肉瘤原发部位、组织类型不同，影像学表现不同。影像学上，EWS 分骨内型（medullary Ewing sarcoma，MES）、骨外型（extraskeletal Ewing sarcoma，EES）和骨膜型（periosteal Ewing sarcoma，PES）。MES 起源于骨髓腔（间充质性结缔组织），最为常见，多为经典型 EWS；EES 起源于骨外或软组织，较少见，存在一个组织学谱系、形态学可从经典型到非典型型甚或具有特殊形态变异的亚型，但多为非典型型 EWS 或 PNET；PES 起源于骨膜，罕见；各型影像征象的特征性都不强。

MES 主要影像征象为骨髓腔破坏、骨膜反应及软组织肿块等,其病理基础是肿瘤通过浸润骨髓腔及哈弗斯管生长,侵及、掀起并穿透骨膜。影像表现以溶骨性骨质破坏为主,肿瘤起源于骨髓腔,骨皮质破坏呈虫蚀状或朽木状、自内向外逐渐变薄直至完全消融,但大范围的骨质破坏、缺损少见;肿瘤无成骨性,不能形成瘤软骨和瘤骨,无骨化、钙化性肿瘤基质,但可见反应性骨硬化或残留骨碎片,并常见形态多样的明显的骨膜反应及反应性新生骨(扁骨 EWS 少见),如表现为粗细、长短较一致的短针状新生骨以及横断面长骨病灶同心圆状改变(图 6-147),年长者骨膜反应较轻。骨膜反应为肿瘤向周围浸润扩散、侵入骨膜下形成瘤软组织块并掀起骨膜所致,可表现为呈不规则层状(特征为"葱皮样")、针状、放射状,当骨膜下肿瘤继续进展可破坏骨膜新生骨,破坏的骨膜新生骨的两残端则形成了骨膜三角即 Codman 三角,并可见垂直于骨表面的短而纤细、密集的放射状骨针,部分区域骨皮质不规则增厚。肿瘤生长突破骨皮质、骨膜及骨膜新生骨时,可在病骨周围形成较为明显的软组织肿块和瘤软组织,其间可伴出血、坏死及瘤周水肿。X 线平片及 CT 揭示

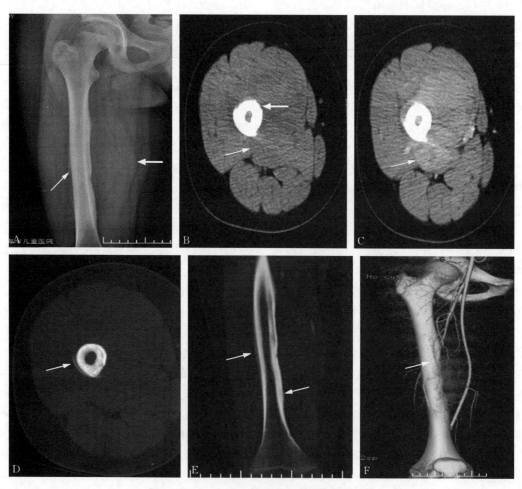

图 6-147 右侧股骨尤因肉瘤影像学表现

注:患儿,女,10 岁。X 线平片(A)显示右侧股骨骨干广泛层状骨膜反应及 Codman 三角(细箭)形成,大腿内侧可见明显软组织肿块(粗箭)。CT 平扫(B)显示股骨局部骨质朽木状破坏伴软组织肿块(细箭),局部骨皮质毛糙、增厚及虫蚀状缺失(粗箭);增强扫描(C)显示骨内外瘤体明显强化(箭),边界不甚清晰;骨窗横断面图像(D)显示病灶呈同心圆状改变(箭),斜矢状面图像(E)骨膜病变(箭)显示较清,骨髓腔内病变显示不清,基于增强容积扫描的 VR 动脉观(F)显示肿瘤血供丰富,肿瘤血管及染色明显(箭)。

骨质破坏及骨膜反应颇为直观、明了,后者还可显示瘤软组织及富血供与"快进快出"强化特点,但骨髓腔内早期病变、肿瘤浸润范围、瘤周水肿及瘤软组织等只有 MRI 才能准确显示与评估。肿瘤在 T_1WI 上常表现为低信号,T_2WI 上呈稍高信号为主的混杂信号,DWI 上可见弥散受限征象,增强扫描骨内、外瘤体明显非均质强化;反应性新生骨病变呈 T_1WI 等信号,T_2WI 稍高信号,增强扫描亦见明显强化(图 6-148)。瘤内可见多发性细薄的纤维间隔,少数病例可见骨内跳跃式转移灶,骨周软组织可受侵犯而变得模糊不清及异常强化。扁骨如肋骨、髂骨等的 EWS 骨膜反应较少见,且多为层状骨膜反应,也可表现为垂直于宿主骨长轴的细短骨针,同时反应性新生骨破坏并形成 Codman 三角(图 6-149);此外,盆骨、肩胛骨病变多呈类圆形或斑片状、泡沫状破坏,可增生硬化、破坏区内可见棉絮样瘤骨及少量钙化点,多合并软组织肿块。MES 发生于颅骨、脊柱者少见,影像特征不典型,椎体骨质破坏不对称且较广泛,无骨膜反应,椎旁可见软组织肿块,并可引起楔形变及脊柱成角畸形,但椎间隙正常(图 6-150)。

PES 男性好发的特点更明显,文献报道男女比例达 5.7:1,多见于肢体近端,中轴骨少见(不同于骨内型好发生于长骨和中轴扁骨远近端),且诊断时肿瘤分期常为 ⅡB 期,一般无远处转移,预后较其他类型 EWS 好(一般认为或因得益于长于骨膜者较早引起疼痛而促使患者早就诊、早治疗)。影像学上,病变位于骨膜,骨髓腔内无肿瘤侵犯;骨膜下肿物、骨膜增厚、Codman 三角对其诊断有价值,且不同于 MES"葱皮样"骨膜反应,PES 的骨膜反应呈连续性改变。骨外型 EWS 无性别偏向,肿块多呈分叶状,可合并坏死、液化及囊变,增强扫描不同程度强化,不同部位与脏器发生的 EES 表现各不相同。软组织 EES 发生在年龄较大的人群中,分布广泛,头颈部(图 6-151)、躯干(图 6-152)、膈肌及四肢均可发生,有人认为四肢软组织高发,但也有人包括作者观察到其实际上主要发生在躯干而非肢体。影像学上,软组织 EES 一般肿块较大,边界不清,CT 上类似或稍低于肌肉密度,MRI 上呈稍长 T_1、稍长 T_2 信号

改变,DWI 上多见弥散受限征象,增强扫描常中等度-重度非均质持续强化及"快进慢出"的强化特点,出血、囊变、坏死多见,无明显钙化,病变可浸润邻近肌肉,也可穿越关节,但多无毗邻骨质破坏及骨膜反应,偶见骨质侵犯也表现为由外而内(不同于 MES 的由内而外)的破坏。胸腔(图 6-153)、腹膜后、盆腔、椎管或消化道及肾(图 6-154)等内脏器官也可发生 EES。影像学上,瘤体也多巨大,甚至侵占一侧胸腔,由于出血和坏死,肿瘤是异质的,但钙化少见,增强扫描一般也呈非均质性持续强化,可见液-液平面征。不过,内脏尤其肾 EES 影像学表现略有不同,瘤内多见钙化,且增强扫描多呈"快进快出"强化特点;此外,肿瘤呈 T_2WI 上较低信号(低于肾组织的)背景上的稍高信号改变,可见假包膜,增强后对比剂灌注程度低于肾组织,DWI 上信号略低于肾组织,ADC 值或高于肾组织,病变较小也可侵犯集合系统及肾盂肾盏。

(5)诊断要点

骨骼或骨外 EWS 的诊断要点不尽相同,但主要包括:①儿童及青少年尤其 10~20 岁男性患者,临床表现为局部包块及疼痛,且快速进行性加重,局部皮温增高并可见浅表静脉充盈;②影像学上表现为溶骨性骨质破坏、"葱皮样"骨膜反应尤其伴 Codman 三角、放射状细短骨针及骨旁软组织肿块特别是瘤软组织影,即可考虑骨内型 EWS(即 MES),尤其发生于长骨的骨干或骨干-干骺端及扁平骨;③巨大软组织肿块不伴骨质破坏、骨膜反应且无钙化,边界欠清,DWI 上有弥散受限征象,增强扫描呈持续非均质强化及"快进慢出"强化特点,多可考虑软组织 EWS;④鼻腔、胸腹腔巨大软组织肿块,伴有出血、囊变、坏死且无明显钙化,DWI 上有弥散受限征象,增强扫描呈持续非均质强化,即可考虑骨外 EWS 之可能;⑤临床上有血尿或便血,影像学上发现肾、肠道等内脏软组织肿块,DWI 上有一定程度的弥散受限征象,增强扫描呈"快进快出"强化特点,即可考虑内脏 EWS 的可能性;⑥肿瘤细胞组织学 HE 染色为蓝色小圆细胞,免疫组化 CD99 呈阳性,发现特征性染色体易位即 t(11:22)(q24:q12)或存

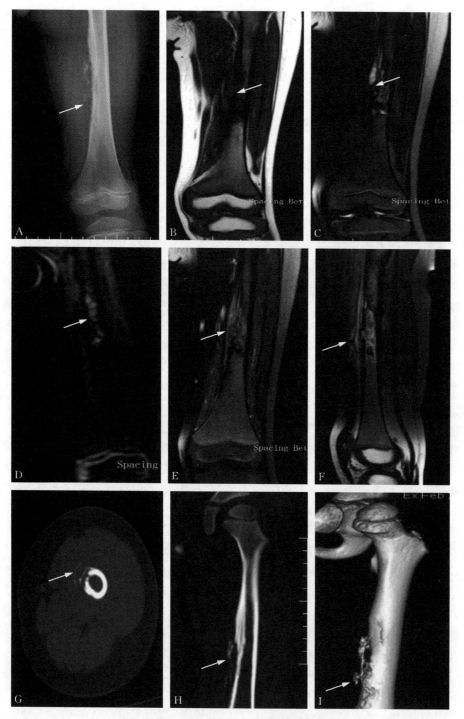

图 6-148　左侧股骨尤因肉瘤影像学表现

　　注:患儿,男,4岁。X线平片(A)显示左侧股骨中段虫蚀状边界不清的溶骨性破坏,局部骨皮质糜烂、呈筛孔状,伴"葱皮样"骨膜增生及反应性新生骨不规则溶骨性破坏(箭),骨周软组织肿胀。骨髓腔内病变呈 T_1WI(B)低信号、T_2WI(C)呈稍高信号为主的混杂信号改变,反应性新生骨病变呈 T_1WI 等信号、T_2WI 稍高信号改变(箭),DWI(D)上病变呈弥散受限的高信号(箭),骨周软组织水肿;Gd-DTPA增强冠(E)、矢状面(F)抑脂 T_1WI 上,病变明显非均质强化(箭)。CT骨窗轴位(G)显示筛孔状骨质破坏,病变呈同心圆状改变(箭),矢状位骨窗(H)及 VR 骨观图像(I)显示股骨局部骨干及不规则层状骨膜反应新生骨朽木状骨质破坏(箭)。

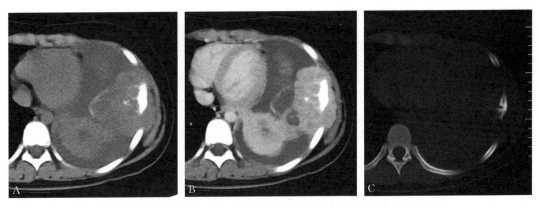

图 6‑149　骨膜型尤因肉瘤（PNET 型）影像学表现

注：患儿，女，12 岁。CT 平扫（A）显示左侧第 6 肋骨局部不规则骨质破坏及软组织肿块，增强扫描（B）显示病灶不均匀明显强化，并广泛浸润毗邻胸膜和肺组织，骨窗（C）可见垂直于肋骨表面的短小、密集放射状骨针。

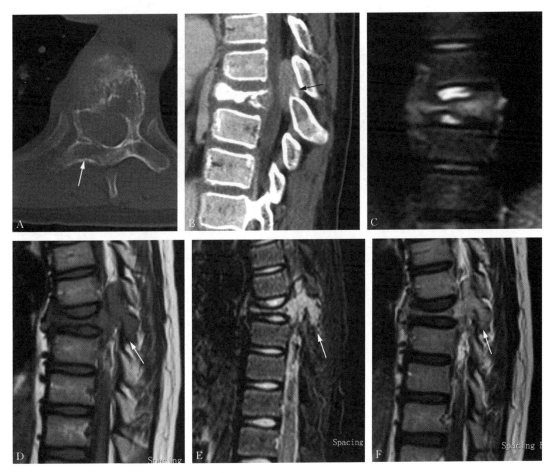

图 6‑150　胸椎尤因肉瘤（PNET 型）影像学表现

注：患儿，男，12 岁。CT 平扫骨窗（A）显示 T_8 椎体广泛溶骨性破坏，不对称性累及椎弓（箭），未见骨膜反应；增强 CT 矢状面重建图像（B）显示 T_8 椎体楔形变，椎旁及椎管内硬膜外可见较均匀强化的软组织肿块（箭），椎间隙基本正常。MRI 冠状位抑脂 T_2WI（C）及矢状位 T_1WI（D）、STIR（E）及 Gd‑DTPA 增强抑脂 T_1WI（F），显示骨内、外病变呈稍长 T_1、稍长 T_2 信号，信号尚均，中等度较均匀强化，毗邻上下椎间盘形态及信号正常，并无异常强化改变。

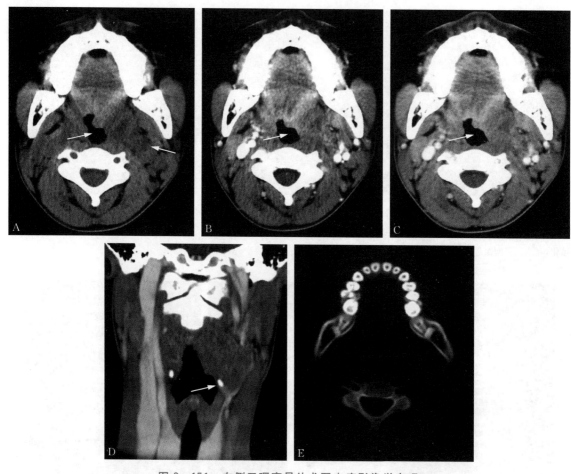

图 6 – 151　左侧口咽旁骨外尤因肉瘤影像学表现

注:患儿,男,13 岁。CT 平扫(A)显示左侧口咽旁不规则软组织团块影(箭),密度稍低于毗邻肌肉;增强扫描动脉期(B)、静脉期(C)显示病灶持续非均质强化,其间伴斑片状未明显强化的囊变区(箭),肿块跨中线、边界不清,侵犯毗邻组织,左侧颈动脉鞘受压外移,未受浸润,舌骨部分包埋、下外推移(D,箭),但包括舌骨、下颌骨、椎体等毗邻骨骼未见明显骨质破坏(E)。

在 EWSR1 与 ETS 家族基因的融合或 FUS 与 ETS 家族基因信号,EWS 即可确诊。

（6）鉴别诊断

依据病史、临床表现、影像学征象等,EWS 多可获得提示性诊断,确诊依靠组织病理学甚至基因分析特别是 EWS – ETS 融合基因测定。为此,其术前诊断颇为不易,鉴别诊断非常重要,且因其发生部位不同,需要甄别的疾病及要点也不同。骨 EWS 应与急性骨髓炎、骨肉瘤、骨 LCH、骨巨细胞瘤及骨淋巴瘤等相鉴别。EES 发生于软组织时,主要需与横纹肌肉瘤、神经母细胞瘤、淋巴瘤及婴儿纤维肉瘤等鉴别诊断,EES 发生在鼻腔时

还需与鼻腔淋巴瘤、嗅母细胞瘤等鉴别,发生于胸部时还需与胸膜型肺母细胞瘤等相鉴别,肾 EES 需与肾母细胞瘤、转录因子 E3（TFE3）基因融合肾癌等鉴别诊断,各鉴别诊断要点详见相关章节。其中,横纹肌肉瘤好发于 2～6 岁及 10～19 岁儿童及青少年,近 50％发生于 5 岁以前儿童,常位于深部软组织内,约 50％发生于头颈部,偶见于骨及胆道等,影像学上表现为轮廓尚清的非均质软组织肿块,钙化、出血、坏死及囊变少见,CT 上肿块密度稍低于骨骼肌,T_1WI 上信号稍高于骨骼肌,T_2WI 上信号明显高于肌肉、呈较高亮甚至接近自由水信号,DWI 上可见中-重度弥散受限征

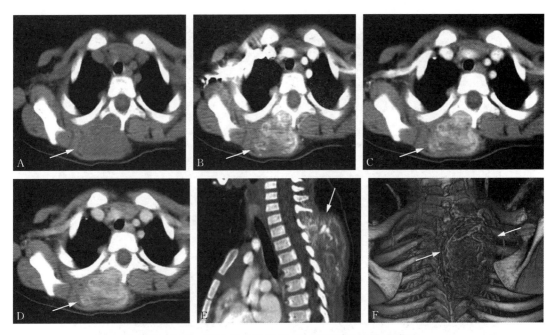

图 6‑152　椎旁骨外尤因肉瘤（PNET 型）影像学表现

注：患儿，男，3 岁。CT 平扫（A）、增强扫描动脉期（B）、静脉期（C）、延迟期（D）及动脉期矢状面重建（E）、VR 骨观（F）显示 C$_5$～T$_5$ 脊椎右侧椎板后外方软组织团块影（箭），边界不清，密度尚均、类似毗邻肌肉密度，未见钙化及脂肪组织；增强后病灶明显不均匀持续强化，比较肌肉其明显呈对比剂高灌注，肿块内外可见丰富的肿瘤血管及粗大营养血管，瘤体长轴与竖脊肌一致，部分向毗邻椎间孔延伸，毗邻结构尤其竖脊肌受压推移与变形，椎管内未见明显侵犯，邻近脊椎、肋骨、肩胛骨未见明显骨质破坏。

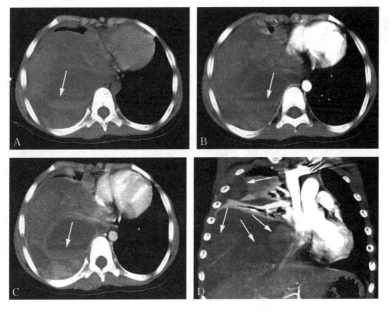

图 6‑153　胸腔骨外尤因肉瘤影像学表现

注：患儿，男，7 岁 5 个月。CT 平扫（A）及增强体循环期（B）、平衡期（C）扫描显示右侧胸腔巨大软组织团块影，边界不清，轮廓不整，密度不均，可见液-液平面（箭），未见钙化；实性部分呈中等程度持续强化，液性部分无强化，冠状面重建图像（D）显示部分周边区域结节状强化（箭），并见膈下动脉参与肿瘤血供，正常肺组织受压、膨胀不全。另见少量胸水，邻近肋骨、脊椎未见明显骨质异常改变。

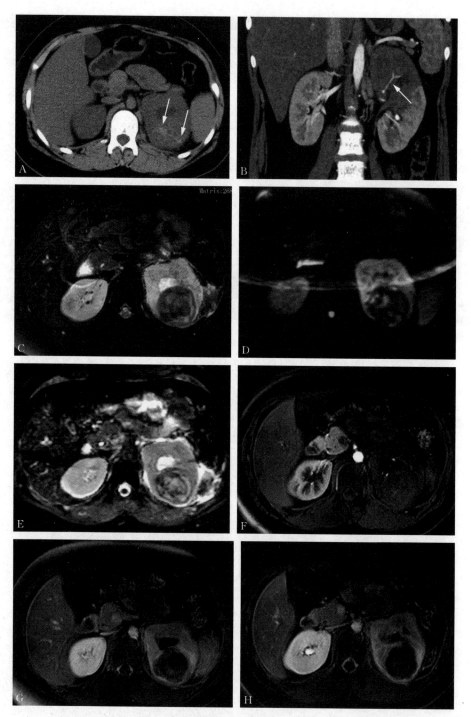

图 6-154 左肾尤因肉瘤(PNET型)影像学表现

注:患儿,男,12岁9个月。因"因血尿检查发现左肾肿块3天"入院。CT平扫(A)显示左肾中上后份软组织肿块,密度不均匀并见少许斑点及斑片状浅钙化灶(箭),边界不清,增强后非均质强化、强化程度明显低于正常肾实质,冠状位重建(B)上可见正常肾动脉分支穿行其间(箭)。MRI上肿块边界尚清、轮廓不整,抑脂 T_2WI(C)上呈稍高信号为主的混杂信号,DWI(D)上病灶局部呈弥散受限的稍高信号、相应 ADC图(E)上信号稍低,增强后动脉期(F)、静脉期(G)及排泄期(H)扫描显示病变快速稍高灌注及快速廓清改变,病变主要位于肾髓质内,边缘毛糙,可见假包膜及其异常强化,局部肾皮质受压变薄、邻近肾小盏浸润、肾盂盏扩大,但肾被膜尚完整。

象,增强扫描呈渐进性持续强化及周边强化明显的特点,葡萄状胚胎型横纹肌肉瘤通常特征性表现为"葡萄串征",包括多发葡萄簇状"囊性"结节积聚、结节显著弥散受限但仅结节外围环线状强化等征象;肿瘤可围绕甚至包埋邻近骨骼,但侵蚀、破坏骨组织不常见,少数破坏毗邻骨骼则呈自外而内的边界不清的溶骨性骨质破坏且多无骨膜反应。神经母细胞瘤瘤50%以上发生于2岁以内的婴幼儿,表现为硬实肿块,绝大部分肿块内可见斑块状及沙砾样钙化灶,MRI上呈中等信号,DWI上轻-中度弥散受限改变,增强扫描强化程度较轻,血供一般,且组织包绕现象常见,容易累及椎间孔、椎管甚至侵犯椎体。淋巴瘤发病年龄偏大,虽也不伴钙化,但其表现硬实,CT上等或稍高密度,MRI上多呈类似肌肉信号,DWI上弥散受限征象明显且ADC值极低于其他恶性肿瘤,信号/密度较为均匀,增强扫描呈轻-中度较均匀强化,多见动脉穿行其间及血管漂浮征,多无周围软组织组织侵犯,也可见颅面病变可浸润毗邻骨骼并伴明显针芒状骨膜反应。嗅母细胞瘤好发于11~20岁及51~60岁两个年龄段,发病率低,罕见,多起源于嗅神经分布区,易侵犯前颅底,密度/信号较均匀,增强扫描多呈中等度均匀强化,可见散在、斑点状钙化。胸膜型肺母细胞瘤多表现为胸腔内巨大囊实性或实性肿块,增强扫描其实性部分中-重度不均匀强化或延迟强化,强化程度较高,且常伴胸腔积液。肾母细胞瘤明显较EES多见,好发于6岁以前的儿童,肿瘤主要由未分化的胚芽组织、间胚叶性间质及上皮样成分构成,免疫组化标志物CD10、WT-1阳性,影像学上瘤体较巨大,呈实性、囊实性或囊性肿块,增强扫描肿瘤实性及囊壁、纤维间隔明显强化,钙化多见,肾内畸胎瘤样肾母细胞瘤因含脂肪鉴别诊断容易。TFE3基因融合肾癌即Xp11.2易位/TFE3基因融合相关性肾癌,系一种较少见的肾细胞癌亚型,好发于儿童及青少年,占儿童肾细胞癌的20%~40%,瘤体多较小,CT上密度高于肾实质,边界清晰;MRI上呈等短T_1、等短T_2信号改变,增强后皮质期、髓质期呈中等度持续不均匀强化,延迟期强化减低,呈"快进快出"强化特点,与肾EES可资鉴别。

6.31　朗格汉斯细胞组织细胞增生症

（1）概述

组织细胞增生症是一组以巨噬细胞、树突细胞或单核细胞增生与大量聚集为特征的组织细胞疾病。目前,见诸报道的组织细胞增生症已达100余种。1987年首次提出病理分类时,包括朗格汉斯相关疾病、非朗格汉斯相关疾病和恶性组织细胞增生症3类。随后也见树突细胞相关性疾病、巨噬细胞相关性疾病和恶性疾病的3分类法,前者包括朗格汉斯细胞组织细胞增生症(LCH)、幼年性黄色肉芽肿(juvenile xanthogranuloma, JXG)和树突状细胞表型的单一组织细胞瘤等,后者包括恶性组织细胞疾病、树突状细胞或巨噬细胞相关的组织细胞肉瘤。基于其细胞起源、分子病理学及临床特征的知识更新,2017年版WHO组织细胞疾病和巨噬-树突细胞系肿瘤分类标准将其新分类为以下5组:①L组。LCH相关性疾病,包括LCH、Erdheim-Chester病(Erdheim-Chester disease, ECD)和位于皮肤外的JXG等。②C组。皮肤及黏膜组织非LCH,包括皮肤JXG、非JXG及位于皮肤的罗道病(Rosai-Dorfman病)等。③R组。罗道病,包括皮肤外的罗道病和混合性非皮肤、非朗格汉斯细胞组织细胞增生症等。④M组。恶性组织细胞增生症,包括恶性组织细胞增生症及组织细胞肉瘤、交错突细胞肉瘤、朗格汉斯细胞肉瘤或不确定的细胞肉瘤,但不包括滤泡性树突细胞肉瘤。⑤H组。嗜血细胞综合征,包括嗜血细胞性淋巴组织细胞增生症(hemophagocytic lymphohistiocytosis, HLH)及巨噬细胞活化综合征(macrophage activation syndrome, MAS),前者是一种罕见致命性的由异常激活的巨噬细胞和细胞毒性T细胞诱发的严重过度炎症反应综合征、主要表现为免疫功能异常,后者为表现HLH症状时的风湿病,但多建议以继发性HLH代替MAS的命名,或称之为"MAS-HLH"。

LCH也称朗格汉斯细胞肉芽肿病、网状细胞肉芽肿等,是临床上一种最为常见的和主要类型的组织细胞增生症，系一种起源于骨髓树突状细胞、以最强抗原呈递细胞的树突状细胞家族中的朗格汉斯细胞（一种髓样树突细胞前体）异常克隆性扩增、聚集、浸润并导致组织损伤为特点的组织细胞肿瘤。1865 年，由保罗·朗格汉斯（Paul Langerhans）首次报道。最初被分别报道和命名为上述前 3 种疾病，直到 1942 年 Green 和 Farber 因为这 3 种疾病相同的病理表现才将其联系起来、认为可能是同一疾病过程中的不同表现、不同类型或不同发展阶段。但因为其组织细胞起源不明，1953 年 Lichtenstein 将这 3 种疾病统称为组织细胞增生症 X（histiocytosis X, HX）。1969 年，Friedman 和 Hanaoka 等进一步提出了这 3 种疾病中的病理组织细胞均为特殊的朗格汉斯细胞，1987 年国际组织细胞协会协作组遂将其正式命名为 LCH。2013 年 WHO 将 LCH 归为未定类肿瘤的中间型即具有局部侵袭性肿瘤，2016 年组织细胞学会修订的组织细胞分类定义其为炎症髓系肿瘤，2016 年 WHO 将其归为造血与淋巴组织肿瘤中的组织细胞和树突细胞肿瘤范畴，2017 年 WHO 血液与淋巴造血组织肿瘤分类归其为抗原呈递细胞肿瘤，2020 年第五版 WHO 骨及软组织肿瘤分类将 LCH 与 Erdheim-Chester 病、罗道病等一起归类在骨的造血系统肿瘤中。

传统上，LCH 包括 4 个亚型，即 Letterer-Siwe 病（勒-雪病）、Hand-Schuller-Christian 病（韩-薛-柯病）、嗜酸性肉芽肿（eosinophilic graluloma）和 Hashimoto-Pritzker 病（哈-朴病），不同类型的临床表现、病变范围与程度以及预后不同，这也体现了对 LCH 认识过程的曲折、复杂和漫长性。其中、勒-雪病亦称急性广泛性 HX，为 4 型中最重型、恶性程度最高，预后最差，发病年龄小，大多发生在 3 岁以内尤以 1 岁以内，主要表现为多系统、多病灶，常累及皮肤、骨、淋巴结、肝脾及骨髓等；韩-薛-柯病亦称慢性广泛性 HX、黄脂瘤病，多见于 3 岁以上儿童，可见多个脏器多处受累，但几乎总发生于骨，主要表现为单系统、多病灶骨质破坏伴周围软组织肿块，常累及颅骨蝶鞍、蝶骨、颌骨等，常见骨病变、尿崩症、眼球突出的临床三联征；嗜酸性肉芽肿亦称局限性 HX，20 岁前发

病者病变主要累及颅骨、股骨、椎骨，20 岁以后发病者多发生于肋骨和下颌骨，主要表现为单系统、单病灶孤立性溶骨性骨质破坏，偶见累及肺、淋巴结、皮肤等；哈-朴病亦称先天自愈性 LCH 或先天自愈性网状细胞组织细胞增生症，1973 年由 Hashimoto 和 Pritzker 首次报告，为 4 型中最轻型，常发生于新生儿，多仅有皮损而无系统性损害，良性转归，一般呈自限自愈性，无需特殊治疗。

LCH 发病原因及机制迄今不甚明了，可能涉及基因突变、病毒感染、细胞克隆增殖及肿瘤微环境如细胞因子介导、免疫功能紊乱等的影响，主要争论在于 LCH 病变是基于树突状细胞（抗原呈递细胞，具有专职抗原提呈功能，在肿瘤免疫过程中发挥关键的调节作用）的恶性转变还是基于炎症浸润与反应，目前倾向于肿瘤性增生疾病。LCH 组织细胞起源最初不甚明了，电子显微镜下发现患者皮肤组织特征性的 Birbeck 颗粒（亦称朗格汉斯颗粒、朗格汉斯小体）后认为来源于皮肤的朗格汉斯细胞，但随后基因分析证明其更象是来源于髓样树突细胞前体而非皮肤。此外，Berres 等发现 *BRAF - V600E* 突变存在于高危 LCH 患者的 CD34$^+$ 造血干细胞中，从而坐实了 LCH 的髓系起源。总之，目前业已证实 *BRAF - V600E* 突变、*TP53* 突变及 PI3K（PI3K - AKT - mTOR）通路基因突变（如 *PICK1*、*PIK3R2*、*PIK3CA* 突变）等是 LCH 的驱动因素。其中，MAPK 通路（即 RAS - RAF - MEK - ERK 信号通路）几乎在所有 LCH 患者中被异常激活驱动，80％患者有 MAPK 信号通路基因靶点突变，突变频率依次为 *BRAF - V600E*（50％ ～ 70％）、*MAP2K1*（12％）、*BRAF* 缺失（6％）、*ARAF*（1％）、*ERBB3*（1％）、*BRAF* 融合（1％）。同时，发现基因突变还与 LCH 病程及治疗反应相关，*BRAF - V600E* 突变主要发生在危险器官受累的高危患儿中，与突变阴性者相比，其反复进展/复发率增加，且常导致治疗失败，尽管其并非独立预后因素。然而，也并非朗格汉斯细胞出现了 *BRAF* 等基因突变，即可演变为 LCH 中的肿瘤细胞。研究发现，这些突变的细胞遇到特殊的刺激因素（如病毒刺激）激活了胞内的某些通路（如 IL - 1 通路、MyD88 通路）后，方可导致朗格

汉斯细胞的异常增殖与破坏,即只有同时满足基因突变和炎症2个条件时LCH才会发生。同时,也有学者认为,LCH组织炎症环境中存在免疫抑制因素,产生诸如IL-10、TGF-β等抑制因子,导致肿瘤细胞逃避免疫监视,进而引发病损。

（2）病理

LCH的病理组织学标志为朗格汉斯细胞表型的组织细胞肉芽肿浸润,夹杂着不同比例的嗜酸性粒细胞、巨噬细胞、成纤维细胞、T淋巴细胞、单核或多核细胞,组织细胞吞噬类脂质形成充脂性泡沫细胞。不同病变阶段与类型中,各细胞数量出现及比例不等,但主要表现为朗格汉斯细胞增生、浸润,而后逐渐形成肉芽肿,侵犯、破坏局部组织,最后病灶纤维化。早期为朗格汉斯细胞增殖期,表现为病变初期及急性期的朗格汉斯细胞异常增生、聚集和浸润,以及组织细胞吞噬类脂质形成充脂性泡沫细胞;中期为肉芽肿期、系病变进展期,表现为嗜酸性细胞堆积,伴有坏死、出血;晚期为退缩期,系病变的修复期,以纤维愈合（纤维化）方式修复。

大体病理上,病变呈灰红色或者灰白色,质软,似肉芽肿。光镜下LCH中朗格汉斯细胞大致有4种形态,即典型朗格汉斯细胞、单核细胞样、多核巨细胞型及大圆细胞型,前者中等大小,常成簇分布,胞质较丰富,嗜伊红色或淡染,边界不清,细胞核卵圆形,可见核沟、折叠、凹陷或呈咖啡豆样,有时肾型或分叶状,染色质细腻、核仁不太清晰、核膜薄。有时病变中大量嗜酸性粒细胞,甚至形成"嗜酸性脓肿"。长期病变可出现明显纤维化和骨化,细胞成分减少。免疫组化染色已成为LCH诊断的重要手段,瘤细胞表达CD1a、S-100蛋白和CD207（Langerin,一种可诱导形成电镜下特征性的Birbeck颗粒的细胞表面受体）,也表达CD4、vimentin、HLADR及胎盘碱性磷酸酶（placental alkaline phosphatase,PLAP）,CD68、溶酶体酶呈弱表达但有差异,但不表达滤泡树突状细胞标志物CD21或CD35。电子显微镜检查中,恒定出现特殊的胞质内细胞器,即呈杆状或长颈瓶状的、中等电子密度且其一端或中间部可有电子透明膨大的特征性标志颗粒——Birbeck颗粒。

不同部位LCH,其组织病理学表现也不尽相同。其中,骨骼LCH病灶肉眼下为结节状肿块,呈灰红或灰黄色,部分可有出血,质软易碎,骨小梁被破坏,骨组织吸收,周围可有反应性新骨形成;常分为朗格汉斯细胞集聚和增生期（早期）、肉芽肿期（中期）和修复期（晚期）3个阶段,早期主要病理改变是骨组织内大量朗格汉斯细胞增生、聚集及骨髓坏死、溶解,同时可见嗜酸性粒细胞、部分炎症细胞增及前述细胞彼此融合形成的形态类似于炎症肉芽肿的多核巨细胞、吞噬脂类的泡沫细胞等,21.5%病灶内可见嗜酸性脓肿,中期大量泡沫细胞及肉芽肿形成,晚期细胞成分减少,甚至无嗜酸性粒细胞,大量纤维组织增生,肉芽肿边缘骨小梁增生及不规则纤维化、骨化,病灶纤维化。肺LCH大体标本表现为肺散在的结节伴不同程度的囊腔样改变,也可见支气管内的肿块,单结节病变罕见,结节的形状不规则、边缘呈星状,上中肺叶受累明显,肺底部通常不受累;其病理过程分为早、中、晚3期,病理表现依次为结节、囊性结节、厚壁囊腔、薄壁囊腔等;其中,早期为富细胞期,以细支气管壁为中心的肺间质渗出,以朗格汉斯细胞及嗜酸性粒细胞为主;中期为增殖期,朗格汉斯细胞及嗜酸性粒细胞逐渐减少而巨噬细胞增多,细支气管及伴随动脉周围结缔组织肉芽肿形成,侵犯细支气管壁及小动脉导致组织坏死、肉芽肿内气腔形成;晚期为愈合或纤维化期,肉芽肿逐渐纤维化,纤维化的囊腔壁形成,最终为致密的纤维化和囊腔改变,呈蜂窝肺表现。肝胆LCH组织病理过程一般包括增生期、肉芽肿期、黄色瘤期和纤维化期4个时期,在增殖期和肉芽肿期,朗格汉斯细胞增生和炎症细胞浸润引起门脉周围炎症和肉芽肿结节形成,黄色瘤期可见肝实质内门脉周围线样病灶及脂肪结节形成,纤维化期胆管周围广泛性纤维化、胆管硬化,继发性门脉高压,肝脏形态异常,边缘凹凸不平等。

（3）临床表现

LCH发病率为（2～9）/100万,可发生于任何年龄,好发于自出生至15岁的儿童,尤其婴幼儿,占60%以上,发病高峰时间为1～3岁,成人LCH少见,占36.7%～39%。LCH发病率男女比约为 2.5：1。此外，有研究显示，LCH 发病有人种及遗传易感性。西班牙裔美国人的发病率高于黑人和非西班牙裔白人，也见家族性发病报道，并发现单卵双生双胞胎的病发一致率高于双卵双生双胞胎，表明至少在某些情况下的遗传易感性。

LCH 可累及全身任何脏器，包括骨、皮肤、淋巴结、肺、肝脾、中枢神经系统、甲状腺、胸腺、涎腺、生殖器及胃肠道等，以骨骼、皮肤、淋巴结和垂体多见。其中，颅骨特别是额骨的骨髓从婴儿到成年期间均有造血功能而为 LCH 最好发部位。同时，2.6％的儿童及 32％的成人 LCH 患者可合并 Erdheim-Chester 病、嗜血细胞综合征等其他组织细胞增生症或淋巴瘤等其他恶性肿瘤。

LCH 是一类高度异质性的少见疾病，临床表现、治疗反应及预后存在较大的差异。其临床表现多样，病情轻重不一，并常因病变累及的部位、范围的不同而不同，轻者仅有自限性性单纯性骨或皮肤受累，重者表现为致死性全身多器官或多系统病变。约 2/3 的患者仅累及单一器官，常见受累器官为皮肤、骨、淋巴结及中枢神经系统；约 1/3 患者则出现多器官受累，通常见于年龄较小的患儿，骨髓、肝脾受累往往预后不良。临床上，LCH 分单灶性、单系统多灶性和多系统多灶性 3 大类型，后者又进一步分为低危和高危 2 种形式，其中累及重要脏器如骨髓、肝、脾者为高危，累及其余器官（包括肺）为低危 LCH。一般地，累及骨骼、皮肤者多见于单系统病变，累及其他部位、脏器者多为多系统病变。皮肤受累虽不如骨的多见，但皮疹是其最具特征的症状，也是 LCH 重要的诊断线索。骨破坏可出现局部疼痛，或可触有轻压痛的隆起性肿块，累及颞骨者可出现与中耳炎、乳突炎相似的症状，累及颌骨的病变可导致牙齿松动或脱落，累及垂体可出现突眼、尿崩症，椎体病变可致压缩骨折或伴相应节段神经损害症状。此外，LCH 侵犯骨髓时，患者可出现贫血及白细胞、血小板减少，但骨髓功能异常的程度与骨髓内 LC 浸润的数量不成正比。同时，LCH 患者也可伴有糖代谢异常，或由于其促炎状态加重胰岛素抵抗而导致糖尿病。儿童 LCH 往往发病急、进展快，病程短，但也可无明显症状或 X 线拍片

检查偶然发现病变，一些病例呈自限自愈过程及多发病变此起彼伏的特点，诊断需结合临床表现、影像学、组织病理学及免疫组织化学检查。LCH 治疗决策及预后，与临床分期、分级尤其是年龄、脏器受累数及功能受损程度密切相关，也因单系统 LCH、危险器官未受累的多系统 LCH 及危险器官受累多系统 LCH 而有所不同，亦即个体预后的相关因素包括发病年龄、受累器官多少、功能受损程度、信号通路基因突变及治疗反应等。LCH 病程难以预测，可自然消退、进展、恶化、康复、复发或转化为白血病等，但整体生存率高，10 年总生存率约 70％，死亡率约 10％~20％，其中 2 岁以内患者病变进展快，如无有效治疗，常在数周或数月内由于严重贫血和全血细胞减少，并发感染或出血而死亡。MAPK 信号通路抑制剂或 BRAF 抑制剂，或可为 LCH 治疗提供新途径、新药物。

（4）影像学表现

发病年龄、部位、病程阶段及病变类型等不同，LCH 影像学表现不甚一致，检查技术及评估效果也不尽相同。但各期病灶往往无明显界限，多种征象可同时存在，影像检查技术也常需联合应用，且 X 线平片及增强 MRI 多为必选、CT 作为备选，以充分、详实反映 LCH 的病理基础与疾病发展过程。

一般地，按病程进展，骨 LCH 分为朗格汉斯细胞聚集与增生期（早期）、肉芽肿期（中期、进展期）、退缩期（晚期、修复期）3 个阶段，影像学上主要相应表现为骨质吸收、范围明显超过瘤灶长度的骨膜反应、溶骨性骨质破坏伴瘤软组织肿块形成和骨质增生硬化等。早期骨 LCH，病灶内血管充血、扩张及通透性增加，部分区域伴灶性坏死，局部骨髓及松质骨可见虫蚀状骨质破坏，病灶及毗邻骨髓水分逐渐增加，MRI 上表现为形态不规则、边界尚清或不清的骨质吸收与溶骨性骨质破坏，病灶常位于骨干或干骺端，长轴与病骨的一致，骨破坏区可伴交错线状骨嵴；与正常骨髓相比，病变呈 T_1WI 稍低信号、T_2WI 稍高信号改变（图 6-155），脂肪抑制序列成像上病灶信号更高（包括抑脂 T_1WI 上，因骨髓含脂信号抑制与衰减，病灶类似或稍高于骨髓信号），各序列成像上

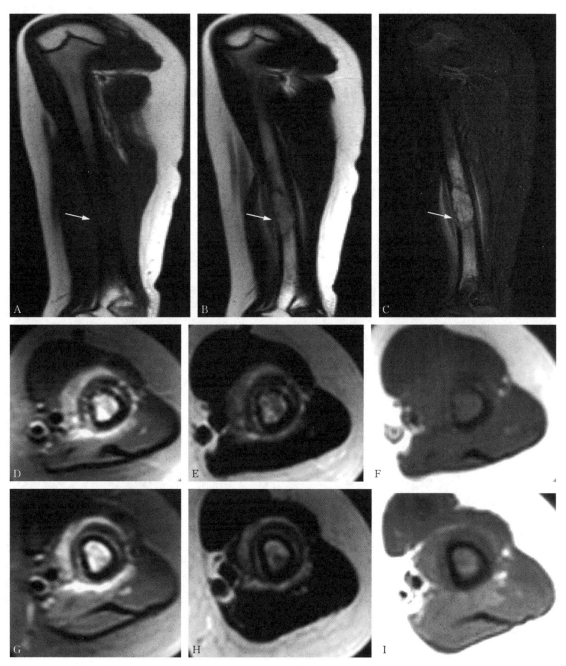

图 6 - 155　左侧肱骨朗格汉斯细胞组织细胞增生症 MRI 表现

注:患儿,女,8 岁,左上肢酸痛 2 周就医,术后病理诊断 LCH。病灶(箭)位于左侧肱骨骨干髓腔内,与正常骨髓比较,呈 $T_1WI(A)$ 低信号(但较邻近水肿骨髓信号高)、$T_2WI(B)$ 稍高信号改变,STIR(C)上信号更高,信号不均匀,边界尚清,形态不规则,部分区域呈微小"钻孔样"突破骨皮质,但未突破基于明显骨膜反应的骨膜新生骨,矢状面图像上表现为袖套状包绕病变的"袖套征",不同节段的轴位上表现为"轮毂征"(D~F,分别为 STIR、T_2WI、T_1WI)及"同心圆征"(G~I,分别为 STIR、T_2WI、T_1WI);骨膜反应长度明显超过病灶范围。

病灶信号不均匀,或见不规则残留骨;也有一些病灶,或许由于吞噬脂类的泡沫细胞出现、增多与积聚,呈稍短 T_1、稍长 T_2 信号改变,一般抑脂序列成像上其信号多无明显衰减(图6-156)。DWI上,一般仅瘤巢出现轻-中度弥散受限征象,且其ADC值多稍高于正常骨髓的ADC值;增强扫描,主要为瘤巢中-重度持续性非均质强化。毗邻骨髓水肿,其信号 T_1WI 上低于、T_2WI 上类似瘤巢的信号,无明确弥散受限及异常强化征象。病变邻近的骨皮质多较完整,或仅出现单个或多处微小"钻孔样"破坏与破损以及瘤巢"棘突状"长入;但长骨、扁骨病变的骨膜反应可较明显,甚至在冠、矢状面图像上尤其抑脂序列图像上表现为"袖套征",在轴位图像上尤其抑脂 T_2WI、抑脂

PDWI、STIR 上表现为"同心圆征"或"同心半圆征";部分层面上,也可见瘤巢软组织辐射状向外突破骨皮质,使邻近骨皮质呈现"小钻孔样"破坏与缺损,瘤软组织伸入骨皮质"小钻孔样"缺口内但未在骨膜下形成软组织肿块,与骨膜新生骨一起构成了"轮毂征"或"半轮毂征"。早期 LCH 一般缺乏明确的骨周瘤软组织肿块,仅出现不同程度的骨周软组织水肿。为此,平片或可漏诊,但CT尤其 1 mm 以内薄层冠、矢状面重建图像显示骨质破坏、残留骨及骨膜反应等较为直观、明确,效果更佳,尽管其对瘤巢组织及成分揭示欠佳。

肉芽肿期病变活动进一步发展,病灶内朗格汉斯细胞积聚、融合伴有大量炎症细胞,并形成肉芽肿替代骨组织,溶骨性骨破坏范围扩大,骨膜反

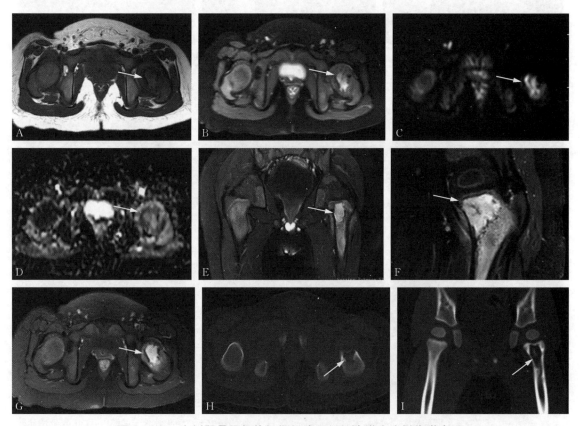

图6-156 左侧股骨颈朗格汉斯细胞组织细胞增生症影像学表现

注:患儿,男,1岁半。对比骨髓,病灶(箭)在 MRI 上呈 T_1WI(A)稍高信号、T_2WI(B)高信号改变,信号不均,DWI(C)及 ADC 图(D)上均呈稍高信号的轻-中度弥散受限征象,静脉团注 Gd-DTPA 后依次冠(E)、矢(F)、轴位(G)扫描,呈持续性非均质强化;病灶边缘毛糙,未累及骺板,毗邻骨髓水肿,但未见明确骨膜反应,骨周软组织轻度水肿且有强化表现。CT轴位(H)及冠状位(I)骨窗图像显示股骨颈干骺端局部骨髓及松质骨局部虫蚀状溶骨性骨质破坏,病灶内可见残留骨(箭)邻近骨皮质尚较完整,未见明确骨膜反应征象。

应更为显著、病骨因此增粗,且病变发展速度快,多数病灶可向外"钻孔样"突破骨皮质使肉芽组织自内而外"涌出"骨外("涌出征"),并在骨膜下形成大小不等的软组织肿块(图6-157),也可见瘤软组织进一步向外生长与拓展,局部破坏和"涌出"反应性增生增厚的骨膜,在骨膜新生骨外形成瘤软组织肿块(图6-158),"袖套征""涌出征"更为典型,但一般无骨膜三角征,骨内瘤巢、骨外瘤软组织呈中等度的弥散受限改变,并与骨膜新生骨均呈明显持续强化征象,周围软组织受推移、水肿甚或浸润,亦可见一定程度的非均质强化表现。

修复期病变逐渐退缩、自限修复与开始愈合,病灶内朗格汉斯细胞及炎症细胞明显减少,纤维结缔组织增生,肉芽肿缩小,大部分区域特别是病灶周围纤维组织增生及骨化。MRI上,病变信号更为不均,由于肉芽肿边缘骨小梁增生及中间不均匀纤维化、骨化,通常在混杂信号病灶内可见索条状 T_2WI 低信号影,病灶周边骨质增生,可见斜行或小弧形硬化缘;骨周软组织水肿也逐渐消退,软组织肿块局限化。增强扫描早期病灶强化可不明显,仅延迟期扫描逐渐出现轻度不均匀强化及不规则分隔样强化,周围软组织多已不再强化(图6-159)。

其中,颅骨LCH以颅盖骨尤其顶骨、额骨最为多见,亦可累及颅底骨、以颞骨的岩部及乳突居多(图6-160),病灶起自板障或骨膜下,早期主要局限于板障,进展期可穿透颅板并形成颅外或硬膜外软组织肿块,颅外板破坏及颅外瘤软组织更早出现或属病变早期阶段,颅内板破坏较晚;病变多表现为类圆形单个或多个穿凿样、溶骨性骨质破坏,大小不一,边界清楚、锐利,一般无骨膜反应、无钙化、无硬化缘(修复期或可见硬化边缘),病灶内可有残存骨,可跨越颅缝,也可相互融合、重叠,破坏颅内板后可侵犯邻近脑膜,可见

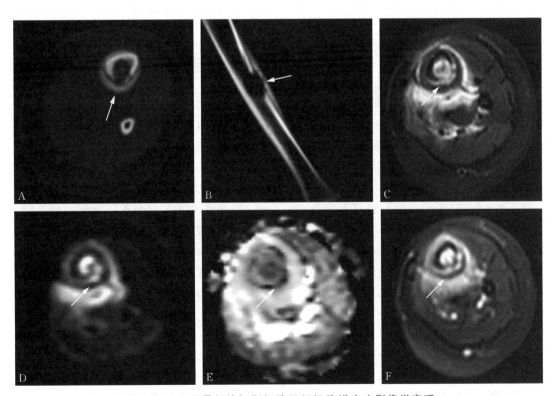

图6-157　胫骨朗格汉斯细胞组织细胞增生症影像学表现

注:患儿,女,2岁。CT轴位(A)及矢状位(B)骨窗显示病变位于骨干骨髓内,瘤巢局部突破骨皮质并长入层状增生骨膜(箭)下,骨膜下新生骨密度较骨皮质的低、尚无明确破坏与破损。MRI显示瘤巢软组织自骨皮质破口(箭)"涌出",长入骨皮质外与骨膜新生骨之间,抑脂 $T_2WI(C)$、DWI(D)及ADC图(E)上信号不均及轻度弥散受限改变,Gd-DTPA增强抑脂 $T_1WI(F)$ 上呈显著非均匀强化,骨周软组织水肿及轻度强化、提示肿瘤浸润。

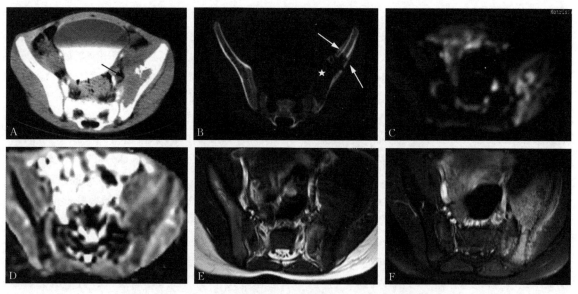

图 6-158　左侧髂骨朗格汉斯细胞组织细胞增生症影像学表现

注：患儿，女，4 岁。CT(A)显示左侧髂骨局部大片溶骨性破坏伴软组织肿块(箭)，骨窗(B)显示密度低于骨皮质的骨膜新生骨(箭)破坏，内侧者明显并出现较大范围的骨质缺损(五角星)，肿瘤组织经缺损处"涌出"骨外、形成软组织肿块，MRI 揭示其特点更佳，DWI(C)及 ADC 图(D)上呈中等程度弥散受限改变，但 ADC 值较对侧正常骨髓的稍高，T$_1$WI(E)上信号低于对侧正常骨髓但稍高于毗邻水肿骨髓，增强抑脂 T$_1$WI(F)上明显不均匀强化，骨膜新生骨亦见轻度强化，毗邻髂腰肌等软组织受推移。

局部脑膜增厚、异常强化及脑膜尾征（图 6-161），脑组织一般不受压或受压程度较轻，增强 T$_2$-FLAIR 上揭示病变与中枢神经系统及骨外组织关系尤其是毗邻硬膜窦血管、脑膜、脑浸润更为准确，但微小病灶 CT 尤其基于容积 CT 之 VR 骨观图像显示更佳。脊柱 LCH 以胸椎多见，其次为腰椎和颈椎，80% 发生于 10 岁以下儿童，可为单个椎体病变（图 6-162），也可为相邻（连续分布）或不相邻（间断分布）多个椎体同时受累或病变混合分布（图 6-163），表现为椎体溶骨性破坏并塌陷、变扁，并较为特征性地出现椎体横径及前后径较邻近椎体增宽和扁平椎，增强后病变可见不同程度持续强化，约 40% 病例出现椎旁瘤软组织肿块，并与椎体病变同步强化，椎旁软组织及硬脊膜囊可受压推移、水肿或浸润，晚期修复愈合可出现硬化缘，也可出现椎间盘椎体包绕征，邻近椎间盘完整，椎间隙正常或增宽。长骨 LCH 以股骨多见，骨破坏多位于骨干和干骺端，一般不累及骨骺，也不跨越骺板，常可穿破一侧或周边多处骨皮质形成肿瘤软组织肿块及瘤软组织涌出征，

并见明显一侧或一圈围骨性骨膜反应及其形成的袖套征、同心圆征或同心半圆征（图 6-164），骨膜新生骨长度明显超过骨破坏区，但无骨膜三角征象。肋骨 LCH 病变以中后段多见，表现为不规则或囊状、膨大性溶骨性骨质破坏，可形成胸壁软组织肿块，MRI 抑脂序列成像显示病变范围更广，病灶尤其肋骨内外瘤软组织在 DWI 上可见弥散受限征象，毗邻软组织水肿或浸润，增强扫描病灶呈不同程度不均匀持续强化（图 6-165），骨膜反应少见。骨盆骨 LCH 以髂骨翼和髋臼上缘多见，常表现为不规则囊状溶骨性破坏，可见明显骨膜反应、瘤软组织及弥散受限征象（图 6-158）。肩胛骨（图 6-166）、锁骨（图 6-167）、胸骨尤其手足骨（图 6-168）LCH 较少见，影像学表现类似，均可出现不规则溶骨性膨大性骨质破坏征象，多无死骨及钙化。肩胛骨病变或可见到明显的内骨膜增生、骨膜新生骨的破坏，以及骨内病灶中央部分强化程度较周边的更为显著。

临床上，LCH 也可呈单灶或多灶的皮下软组织结节或肿块，毗邻皮肤可受累，但无明显骨骼侵

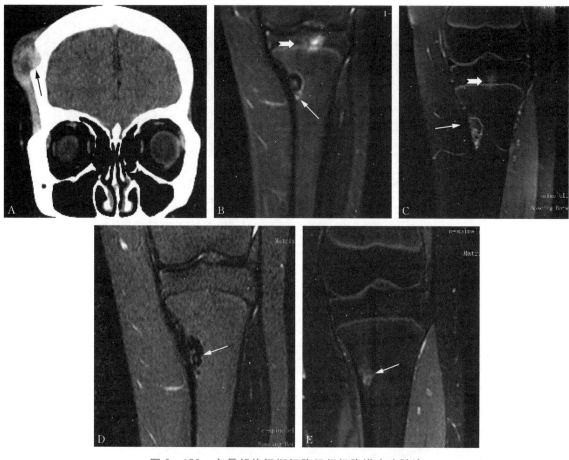

图 6 - 159　多骨朗格汉斯细胞组织细胞增生症随访

注:患儿,女,12 岁,因"发现右额部皮下肿物且逐渐增大 3 周"入院,完善影像学检查发现额骨、左侧胫骨干骺端及骨骺病变,额骨病变切除术后病理诊断为 LCH。颅脑 CT(A)显示额骨局部骨质破坏及软组织肿块(箭),后者突破颅外板,可见瘤软组织"涌出征",毗邻颅内板尚完整。左膝冠状面 STIR(B)上显示左侧胫骨近端(细箭)及骨骺(燕尾箭)以高信号为主的混杂信号病灶,增强扫描抑脂 $T_1WI(C)$ 上明显强化,干骺端病变邻近的局部增厚骨膜(细箭)也见异常强化改变。多次化疗半年后复查 MRI 提示修复愈合期改变,STIR(D)上显示原骨骺病灶基本消失、增强抑脂 $T_1WI(E)$ 上也未见异常强化影,干骺端病灶大部分纤维化、边缘硬化明显,表现为极低信号为主的混杂信号与轻度不均匀强化,无明确骨膜反应及周围软组织水肿。

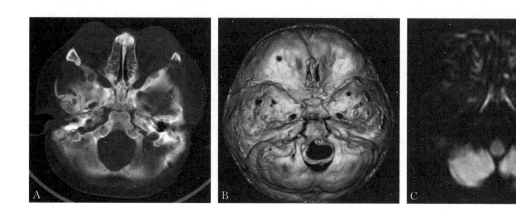

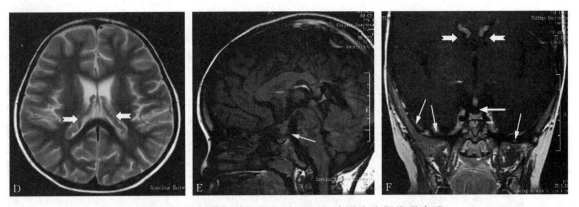

图6-160 颅骨朗格汉斯细胞组织细胞增生症影像学表现

注：患儿，男，4岁11个月，出生后间歇性皮疹反复发作，对症治疗病程持续1周左右好转，半年前出现眼球稍有突出，仅1月加重并出现中枢性尿崩症状，影像学发现多病灶性LCH，其中肋骨病灶切除术后病理明确其诊断。颅脑CT骨窗(A)及VR骨观(B)显示颅底诸骨多发大小不等穿凿样骨质破坏，其中颅中窝颞骨及蝶骨病变呈筛孔状骨质缺损改变。颅脑MRI包括DWI(C)、T₂WI(D)及矢状面T₁WI(E)揭示颅底骨病变不甚清晰，但明确显示脉络丛、垂体及脑膜受侵病变，双侧脉络丛不规则粗大且呈较为特征性的T_2WI低信号改变(D，燕尾箭)，垂体后叶正常高信号消失、垂体柄及漏斗部增粗(细箭)，增强后冠状面抑脂T_1WI(F)显示颅底局部结节状及条片状的脑膜及脑膜旁异常强化灶(细箭)，垂体柄局部也呈结节状异常强化(粗箭)，同时可见增粗脉络丛异常显著强化(燕尾箭)。

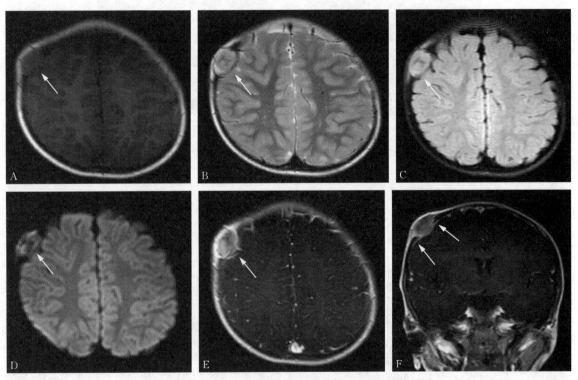

图6-161 颅骨朗格汉斯细胞组织细胞增生症，累及脑膜影像学表现

注：患儿，男，4岁5月，右顶骨LCH。MRI示右顶骨局部骨质破坏伴软组织肿块，病灶T_1WI(A)、T_2WI(B)及T_2-FLAIR(C)上类似脑皮层信号改变，信号不均，DWI(D)上呈非均质弥散受限改变，增强后呈中等度不均匀强化(E)；冠状面增强T_1WI(F)上显示病灶邻近脑膜受侵稍增厚及异常强化，并见脑膜尾征(箭)，局部额叶脑组织轻微受压推移。

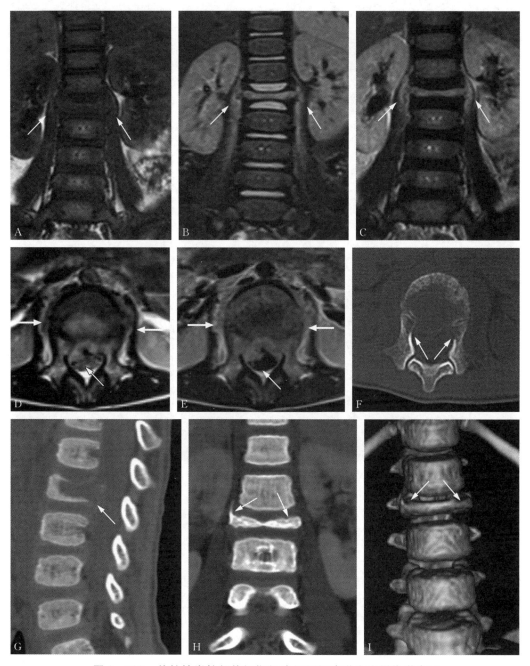

图 6-162 单灶性脊柱朗格汉斯细胞组织细胞增生症影像学表现

注：患儿，男，3 岁。冠状面 MRI 显示 L_2 椎体溶骨性骨质破坏，主要呈 $T_1WI(A)$ 低信号、STIR(B)稍高信号改变，信号不均，增强 $T_1WI(C)$ 上呈中等度非均质强化；该椎体变形、变扁，呈"扁平椎"改变，且椎体横径及前后径均较邻近上下椎体的宽，邻近椎间盘信号正常、椎间隙增宽，椎体两旁可见软组织肿块（箭）并浸润腰大肌，轴位 $T_2WI(D)$ 及增强 $T_1WI(E)$ 上骨质破坏累及双侧椎板，同时显示椎体两旁（粗箭）及后旁椎管内软组织肿块（细箭），椎体病灶与椎旁瘤软组织同步明显强化，硬脊膜囊受压被推移；CT 轴位(F)显示椎体及双侧椎板（箭）破坏更为直观，矢状面骨窗图像(G)显示椎体中后分破坏明显（箭）、前后径增宽。多疗程化疗随访 2 年后 CT 冠状面中间窗(H)及 VR(I)图像显示 L_2 扁平椎征象更为明显，椎体横径增宽，椎体内主要呈愈合期的骨质增生硬化改变，且上位椎间盘往椎体陷入、椎体特别是硬化缘对其呈包绕改变（箭），即椎体椎间盘包绕征，毗邻椎间隙尚属正常。

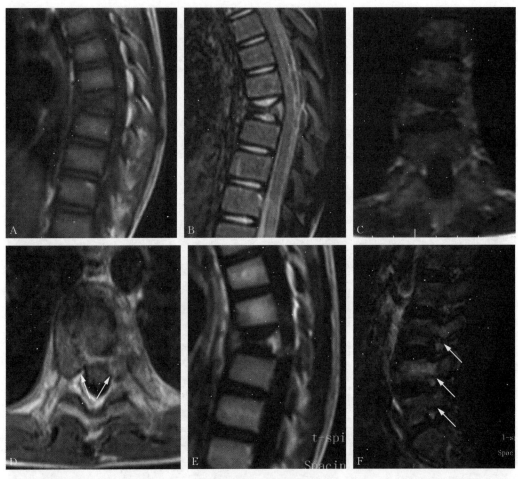

图 6 - 163　胸腰椎多发性朗格汉斯细胞组织细胞增生症（混合性分布）影像学表现

注：患儿，男，11 岁。胸椎 MRI 显示 T_8 椎体呈扁平椎征象，且信号不均，主要呈 T_1WI（A）稍低信号、T_2WI（B）稍高信号改变，增强后依次冠状面（C）、轴位（D）及矢状面（E）扫描显示病变呈中度程度不均匀持续强化，椎体横径及前后径均稍增宽且轻度后突，病变累及椎弓根（D，箭），毗邻椎间盘、脊髓等未见明显异常信号及异常强化改变，邻近上下椎间隙稍宽。同时腰椎 MRI 发现 $L_{3\sim5}$ 椎体病变，矢状面 STIR（F）上示 $L_{3\sim5}$ 椎体及附件斑片及斑点状稍高信号影。

犯（图 6 - 169）。此外，多系统多灶性 LCH 可累及肝脾等脏器，其中肝脏 LCH 包括直接和间接侵犯，高选择性侵犯 Glisson 系统周围肝组织和肝内胆管，尤其有很强的胆管侵犯倾向，表现为肝内大小不等呈结节状或条带状沿门脉分布的异常密度/信号灶，Glisson 鞘肿胀、增宽及边缘模糊毛糙，胆管多不规则囊状或管状扩张，平扫 T_1WI 第一肝门层面显示最佳，且脂肪抑制序列成像及 DWI 上呈高信号、ADC 图上呈低信号，增强扫描病变边缘呈一定程度持续强化改变；晚期肝脏、胆管形态异常，边缘凹凸不平，胆管壁不均匀性增厚，胆管不规则狭窄或伴局部扩张及腔内多发结节影（图 6 - 170），为胆管周围广泛性纤维化、胆管硬化、肝硬化及继发性门脉高压所致。为此，当发现儿童肝内多发结节病变，且既有沿门脉系统分布又有胆管炎表现的特征时，需考虑 LCH 之可能。同时，LCH 侵犯中枢神经系统虽少见，但病变包括轴外和轴内两部分，主要好发于中枢神经系统无血脑屏障区域，如垂体、脑膜、脉络丛、松果体等，其中下丘脑垂体是最常累及、最早受累部位的轴外病变，表现为相对特征的垂体后叶 T_1WI 高信号消失（正常垂体后叶因贮存短 T_1 特性的含抗利尿激素的神经分泌颗粒而呈 T_1WI 高信号）、垂体柄（直径 3 mm 以上）和/或漏斗部增粗，松果

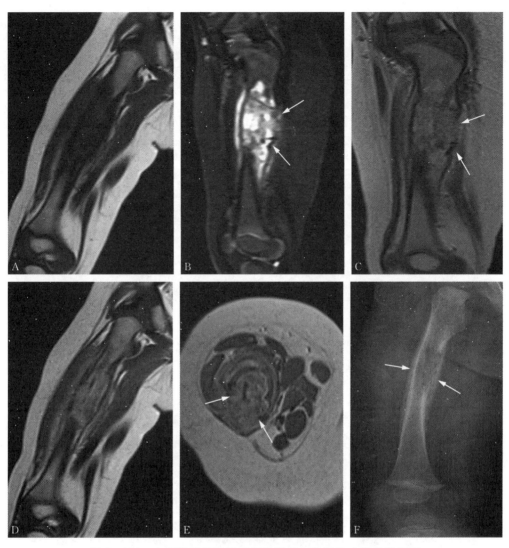

图 6-164　右侧股骨朗格汉斯细胞组织细胞增生症影像学表现

注：患儿，男，1 岁 4 个月。MRI 示右股骨中段中心性溶骨性骨质破坏，瘤巢信号较混杂，与骨髓对比，以 T_1WI（A）稍低信号、抑脂 T_2WI（B）稍高信号为主，增强后矢（C）、冠（D）、轴位（E）扫描显示瘤巢中等度非均质强化，瘤巢并经股骨后份局部骨皮质破损区由内而外"涌出"（箭），于骨外形成瘤软组织肿块（瘤软组织涌出征）；同时，可见明显多层状骨膜反应及其异常强化，且长度明显超过瘤巢，在冠、矢状位上形成"袖套征"，轴位上形成同心半圆征。X 线平片（F）也可清晰揭示虫蚀状局部骨皮质缺损及长度明显超过骨破坏区的层状骨膜反应及其形成的"袖套征"（箭）。

体病变与垂体柄受累之间存在一定的相关性，可表现为实性或囊性肿块，LCH 脉络丛、硬脑膜侵犯的特点为 T_2WI 低信号；轴内病变以灰质受累最常见，多见于小脑齿状核、基底节和脑桥，以小脑齿状核和基底节为主，常呈对称性分布，也可见脑灰质、白质受累，后者表现为病变多位于脑室周围白质的脑白质病型和以血管周间隙（VRS）扩大为主的血管型两种类型，一般 T_1WI、T_2WI 上均呈等或稍低信号改变以及增强后轻度不均匀强化，偶见脑萎缩、以小脑半球最常见，认为是大量神经元及轴突损失的结果，反映了组织损伤的不可逆性。需指出的是，多系统多灶性低危 LCH 可见肺的侵犯，MRI 诊断价值极为有限，高分辨率肺 CT 表现具有一定的特征性：早期病变多表现为小叶过度充气、小叶中心性小结节及网点状阴影或磨玻璃样影，结节呈双侧弥漫对称性或散发，

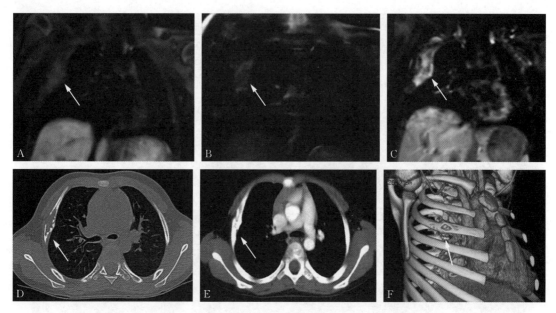

图 6‑165　肋骨朗格汉斯细胞组织细胞增生症

注:患儿,男,4 岁。冠状面抑脂 PDWI(A)及 T_2WI(B)显示右肋局部胸壁片状稍高信号为主的混杂信号病灶(箭),增强抑脂 T_1WI(C)上病灶显著不均匀强化,肋骨内、外瘤软组织明显但分界不清,病变边缘也不甚清晰,邻近胸部软组织水肿及浸润改变;同期 CT 平扫(D)显示局部肋骨膨大性、溶骨性骨质破坏(箭),增强扫描(E)显示骨质破坏区明显强化(箭),VR 骨观(F)直观显示右侧第 3 肋中段局部膨大性骨质破坏与皮质缺损(箭),未见明确骨膜反应,所示病灶范围较 MRI 局限。

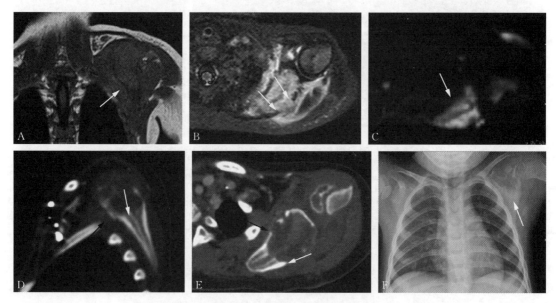

图 6‑166　左侧肩胛骨朗格汉斯细胞组织细胞增生症

注:患儿,男,2 岁。左肩 1 月前摔伤后出现活动障碍且逐渐加重,影像学检查发现肩胛骨病变,活检病理诊断 LCH。MRI、CT 均清晰揭示了左侧肩胛骨不规则膨大性、溶骨性骨质破坏及骨内、外瘤软组织肿块,与肌肉相比较,病灶呈 T_1WI(A,箭)等信号、T_2WI(B)高信号改变,DWI(C)上呈中等度弥散受限征象(箭),病变信号不均匀,轴位抑脂 T_2WI(B)上显示瘤巢从局部骨皮质缺损处(双箭间)"涌出"并在骨外形成瘤软组织肿块("涌出征"),周围肌肉组织受浸润。增强 CT 矢状位(D)、轴位(E)显示左侧肩胛骨囊状骨质破坏,内骨膜增生与破坏明显(白箭)、外骨膜反应轻微(黑箭),部分骨皮质破坏、缺损,骨内病灶中央区域强化较周边的更为明显。胸部 X 线平片(F)也可显示左侧肩胛骨大片状不规则溶骨性骨质破坏改变(箭)。

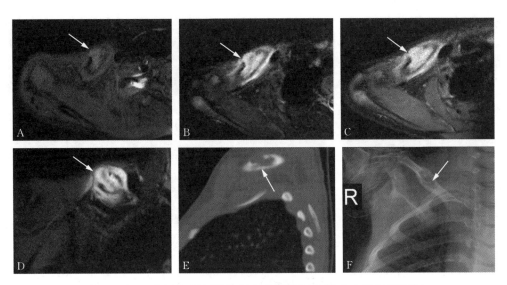

图 6‑167 右侧锁骨朗格汉斯细胞组织细胞增生症影像学表现

注:患儿,男,6 岁,活动后出现右肩疼痛,间歇性发作,无外伤史,右侧锁骨病变活检病理诊断 LCH。与骨骼肌对比,锁骨病灶(箭)在抑脂 $T_1WI(A)$ 呈上等信号、抑脂 $T_2WI(B)$ 及抑脂 PDWI(C)上均呈高信号改变,轴位(A~C)显示瘤软组织自锁骨前方、冠状位(D)显示其上方破损处"涌出"(箭),周围软组织广泛水肿;CT 矢状面骨窗(E)显示右侧锁骨中段局部膨大性溶骨性骨质破坏,上方局部骨皮质虫蚀状破损(箭),胸部 X 线平片(F)也显示右侧锁骨中段膨大性骨质破坏及骨膜反应(箭)、局部骨骼增粗。

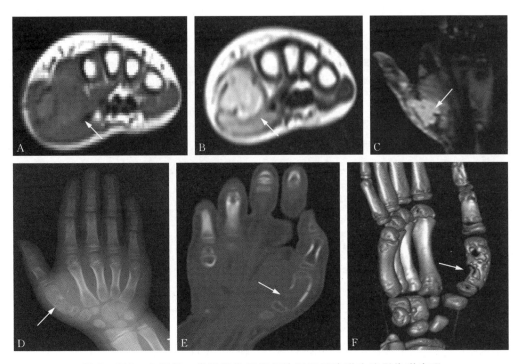

图 6‑168 右侧第一掌骨朗格汉斯细胞组织细胞增生症影像学表现

注:患儿,男,10 岁,因右手外伤就医。MRI 上,与骨髓比较,病变(箭)呈 $T_1WI(A)$ 稍低信号、$T_2WI(B)$ 稍高信号、抑脂 PDWI(C)稍高信号改变,信号不均,局部骨皮质破损,瘤巢软组织"涌出征"明显,冠状面抑脂 PDWI(C)揭示病变特点佳,周围软组织水肿。X 线平片(D)示第 1 掌骨膨大性溶骨性骨质破坏(箭),CT 冠状面骨窗(E)示其骨皮质变薄、局部缺损(箭)、VR 骨观(F)揭示掌骨增粗、膨大性骨质破坏、局部骨皮质破损(箭)更为直观,未见明确骨膜反应,未见死骨及钙化灶。

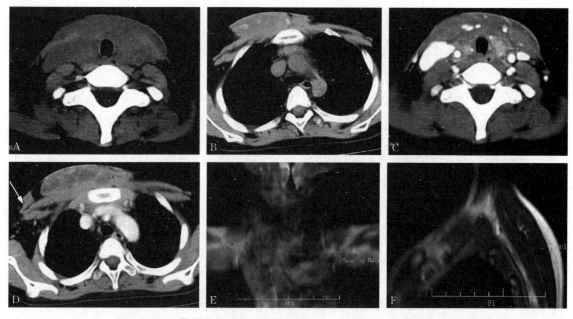

图 6-169　骨外多灶性朗格汉斯细胞组织细胞增生症影像学表现

注：患儿，男，13岁。CT平扫显示颈前弥漫性皮下软组织肿块，广泛侵犯皮肤、皮下组织、甲状腺及双侧胸锁乳突肌（A），边界不清，甲状腺轮廓不清，正常高密度消失，局部皮肤增厚，病变未突向皮肤表面，但向下累及前胸壁软组织，病灶内可见少许散在斑点状钙化灶（B），增强扫描显示病灶血供丰富，呈非均质持续强化（C），部分区域囊变，并见皮下子灶（D，箭），无骨浸润征象。化疗后随访增强MRI显示病灶部分退缩，冠状面抑脂 T_1WI（E）及矢状面 T_1WI（F）仍示颈胸皮下病灶不均匀异常强化改变。

直径 0.5～10 mm 不等，边缘多较模糊；中期可见囊泡样改变，并可与结节并存（图 6-171），直径多小于 10 mm，也可融合至 20～30 mm，多为薄壁、也可为厚壁或壁厚薄不均，囊泡破裂可出现气胸或纵隔气肿；晚期囊泡及残存肺实质纤维化，出现条索状影或蜂窝状改变甚至蜂窝肺或遍布全肺的囊腔影。肺LCH可伴胸膜反应、叶间裂增厚，但纵隔淋巴结浸润和胸腔积液少见。

（5）诊断要点

临床上，LCH诊断主要依据临床及影像学表现，最终诊断需要组织病理学检查，组织病理学特征是朗格汉斯细胞伴有咖啡豆样细胞核、电镜下细胞质中存在特征性的 Birbeck 颗粒并表达 CD1a、Langerin（CD207）、S-100 等免疫组化标志物。

影像诊断要点包括：①15岁以下特别是1～3岁儿童的中轴骨、长骨尤其颅骨、脊柱及长骨骨干或干骺端病变，伴局部疼痛、肿胀和/或皮疹，或累及脊柱时出现后凸畸形、脊髓症状等；②源于髓腔的钻孔样、溶骨性骨质破坏，边界尚清但多呈

虫蚀状，骨膜反应明显且范围明显超过骨质破坏区，邻近骨髓水肿明显，骨膜新生骨内外瘤软组织肿块形成，可见"涌出征""袖套征""同心圆征"等而无 Codman 三角征；脊柱 LCH 常多发，可见椎体压缩变形及椎旁瘤软组织肿块，椎体扁平（扁平椎征）且横径及前后径较邻近椎体的宽；偶见膨大性骨质破坏改变；③DWI上呈中等程度的弥散受限改变，但 ADC 值及 ADC 图上信号多较正常骨髓的高，增强扫描包括瘤软组织呈中-重度持续强化；④骨 LCH 一般无死骨、钙化，晚期可见边缘骨质增生、硬化；⑤可单独发生或合并具有一定影像学特点的垂体、胸腺、肺、肝胆 LCH 等。

（6）鉴别诊断

由于病变的多样性、多变性及高度异质性等特点，LCH影像学诊断尤其单灶性骨LCH甄别迄今仍为临床一大难题，常需与骨髓炎、骨结核、骨肉瘤、尤因肉瘤、横纹肌肉瘤、造血系统恶性肿瘤甚至良性骨病等鉴别，鉴别诊断要点详见相关章节。此外，头面部皮样囊肿有时也类似LCH表

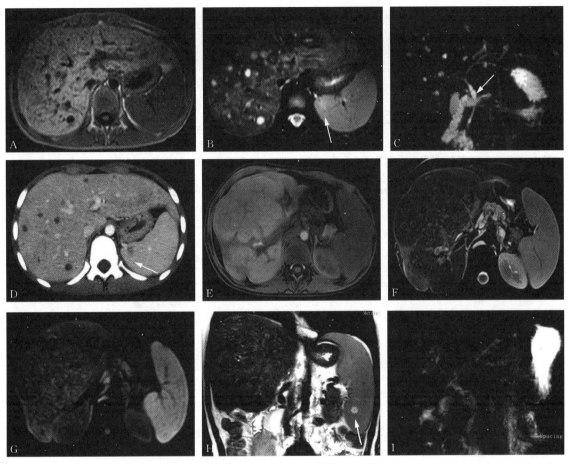

图 6-170　高危朗格汉斯细胞组织细胞增生症影像学表现

注:患儿,女,10岁。MRI、CT显示肝脾多发大小不一结节影,呈 $T_1WI(A)$ 低信号、$T_2WI(B)$ 高信号,肝内病灶弥漫分布,脾内病灶(B,箭)较为散在,MRCP(C)揭示肝内病灶沿胆管树周围分布的特点,胆管包括胆总管多处囊状扩张(箭)、边缘较毛糙,CT增强扫描(D)显示包括脾脏病变(箭)在内的肝脾低密度病灶边缘区域轻度强化。近3年后随访MRI,肝表面凹凸不平,肝裂增宽,各叶比例失调,肝内仍满布小结节影,但抑脂 $T_1WI(E)$ 几乎未明确显示,抑脂 $T_2WI(F)$ 上仍呈较高信号改变,DWI(G)上呈高信号之弥散受限征象;冠状面 $T_2WI(H)$ 上仍示病灶密布于 Glisson 系统周围肝组织,脾内亦仍见高信号病灶(箭);MRCP上,胆管树广泛不规则狭窄伴扩张,胆管见多发结节及充盈缺损影。

现。其因胚胎时颅缝闭合部位表面外胚层成分包埋及异常生长所致,囊壁由结缔组织构成,内面衬有与皮肤相同的鳞状上皮,壁内尚有发育不全的皮肤附件成分如毛发、毛囊、汗腺、皮脂腺及血管甚至软骨、肌肉等,囊腔内含有淡黄色油状液体及豆渣样物质。由于病灶内含液态脂类物质,为此,其可表现较为特征性的 T_1WI 及 DWI 高信号(图6-172),信号明显较肌肉甚至骨髓高,增强扫描囊内容物及囊壁一般不强化,肉芽肿形成、合并感染或恶变时可出现强化。影像学表现主要取决于瘤内容物成分及比例。病变可主要位于板障内,

呈膨大性溶骨性骨质破坏及"钻孔样"骨质尤其颅外板缺损,并经局部缺损处"涌出",CT还显示"孔中孔征"及少许残留骨,但毗邻组织结构无水肿及浸润征象。

6.32　软骨源性肿瘤

(1)概述

软骨源性肿瘤(chondrogenic tumours)是一类起源于软骨细胞或向软骨分化的间叶组织细胞的肿瘤,分良性、中间性(局部侵袭性)及恶性3大类。

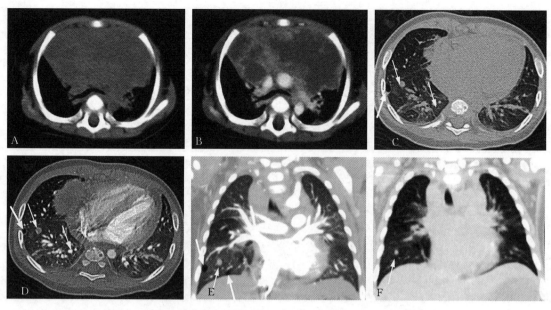

图 6-171 胸腺朗格汉斯细胞组织细胞增生症累及肺影像学表现

注：患儿，男，5 月龄。CT 平扫（A）及增强（B）显示胸腺巨大肿块，密度不均，呈中等度非均质强化，肺及胸膜受累；高分辨 CT 平扫（C）显示双肺散在小结节（细箭）及网点状阴影，边缘较模糊，增强扫描（D）结节状轻度强化、边缘强化较明显，同层面肺内可见大小不等之薄壁小囊泡影（粗箭），部分小叶间隔增厚，胸膜包括纵隔胸膜增厚、粘连。冠状面（E）上，右下肺见局部过渡充气及磨玻璃样影，小结节灶（细箭）内、外侧均见小囊泡（粗箭），胸腺肿块切除及静脉化疗后随访 CT（F）显示右下肺小囊泡消失、小结节（细箭）退缩变小。

在 2020 年第五版 WHO 骨肿瘤分类中，良性软骨源性肿瘤包括骨软骨瘤、软骨母细胞瘤、骨软骨黏液瘤、软骨黏液样纤维瘤（chondromyxoid fibroma，CMF）、骨膜软骨瘤、内生性软骨瘤、奇异性骨旁骨软骨瘤样增生（bizarre parosteal osteochondromatous proliferation，BPOP）及甲下外生骨疣等，中间性包括软骨瘤病及非典型软骨样肿瘤（atypical cartilaginous tumor，ACT），恶性包括软骨肉瘤（1 级、2 级、3 级）、骨膜软骨肉瘤、透明细胞软骨肉瘤、间叶性软骨肉瘤和去分化软骨肉瘤等。对照前版分类，新版软骨源性良性肿瘤中删除了软骨瘤，滑膜软骨瘤病更名为软骨瘤病并从良性升级为中间性，CMF 和软骨母细胞瘤从中间性降级为良性，新增了骨膜软骨肉瘤。同时，鉴于肿瘤发生部位不同、预后包括术后复发率差异明显（肿瘤部位决定预后），原属中间性的非典型软骨样肿瘤/软骨肉瘤 Ⅰ 级（ACT/CS1）按部位区分，拆分为 ACT 和 CS1 两种独立疾病。其中，ACT 为发生于四肢骨如长、短管状的病变，预后较好，仍归类于中间性；发生于中轴骨（包括颅底骨）和扁骨（如骨盆、肩胛骨）者称为 CS1，局部复发率达 7.5%～11%，且约 10% 复发的中心型病灶进展至更高级别的软骨肉瘤，颅底 CS1 的死亡率更可高达 5%，需更彻底手术切除，预后较差，升级归类于恶性。

软骨源性肿瘤诊断颇具挑战性，有时需分子病理检测。其多由体细胞异柠檬酸脱氢酶（isocitrate dehydrogenase，IDH）基因突变引起，50%～70% 肿瘤为 $IDH1/2$ 突变，但主要见于软骨瘤病、中央型（起源于骨内）软骨肉瘤、骨膜软骨瘤、骨膜软骨肉瘤和去分化软骨肉瘤，不存在于骨软骨瘤、周围型（继发于骨软骨瘤）软骨肉瘤、透明细胞软骨肉瘤、间叶性软骨肉瘤、滑膜软骨瘤病、CMF 及软骨母细胞瘤中。$IDH1/2$ 突变与软骨源性肿瘤的等级无关，也不能用以鉴别良恶性。CS2、CS3 的 $IDH1/2$ 突变率超过 50%，借此用以鉴别软骨母细胞型骨肉瘤。同时，高级别软骨肉瘤和去分化软骨肉瘤的 $IDH1/2$ 突变，提示其

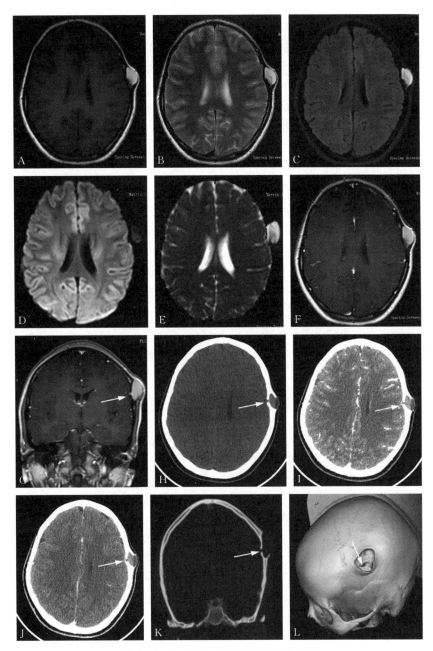

图 6 - 172　颅骨皮样囊肿影像学表现

注：患儿，女，13 岁，因"无意中发现左侧头部隆起并逐渐加重 6 年余"就诊，无明显头痛，局部无红、热、痛及皮肤破溃，质硬，无活动。术后病理考虑皮样囊肿，免疫组化标志物 S100 弱＋、CD1a－、Langerin－。MRI 上，病灶主体位于板障内，与正常板障相比较，其信号不甚均匀，主要呈 T_1WI(A) 高信号、T_2WI(B) 稍高信号改变，水脂双抑成像序列的 T_2 - FLAIR(C) 上信号无明显衰减、仍以高信号为主，DWI(D) 及 ADC 图(E) 上信号稍高、提示轻度弥散受限改变，Gd - DTPA 增强轴位(F)、冠状位(G)T_1WI 上无明显强化，毗邻局部颅外板破损及病灶涌出并推移头皮组织，颅内板可见"小钻孔样"破口(G，箭)，邻近脑膜未见明显浸润征象。CT 平扫(H)、增强动脉期(I) 及静脉期(J) 显示主要位于板障的病灶替代了骨组织且无明显强化改变，邻近颅外板局部膨大性骨质破坏及缺损，颅内板亦呈"小钻孔样"骨质缺损(箭)，冠状面骨窗(K) 及 VR 骨观(L) 重建图像揭示骨质破坏效果更佳，后者还明确显示了"孔中孔征"(箭)。

可能从良性软骨瘤或 ACT、CS1 进展而来，虽然其同时常还存在 *TP53* 突变、非整倍体或复杂核型，去分化软骨肉瘤 PDL1 阳性率亦达 50%。多数 Ollier 病和 Maffucci 综合征可出现 IDH1/2 突变，且存在突变的患者肉瘤变风险增加。*H3F3B*（位于第 17 号染色体上的 *H3F3B K36M*）在软骨母细胞瘤中突变率高达 95%，特异性强，其他形态类似的骨肿瘤如骨巨细胞瘤、动脉瘤样骨囊肿、软骨母细胞型骨肉瘤等均不出现该突变。GRM1（代谢型谷氨酸受体 1）重排在发生率低、但在诊断不易的 CMF 中表达约 90%，偶尔也可用 FISH 检测 GRM1 重排以鉴别与 CMF 有类似形态的恶性肿瘤，如 CMF 样骨肉瘤、高级别软骨肉瘤等。此外，几乎所有间叶性软骨肉瘤均可检出 *HEY1NCOA2* 基因融合，软骨肉瘤的其他亚型则无此特征，特异性较高；而且，用 FISH 检测到约 50% 的 *FN1ACVR2A* 基因发生于软骨瘤病，其可用于软骨瘤病的诊断。

（2）病理

骨软骨瘤是一种位于骨表面、由伴有软骨帽的骨性突起构成的良性软骨性肿瘤。大体病理上，病变骨皮质和骨髓腔与其下的宿主骨相延续，表现为由骨皮质向外突出的肿块，可有蒂或无蒂，表面的软骨帽较薄、厚度一般 2 cm 以内，病变基底宽窄不一，可借广基或蒂与皮质骨相连；软骨帽以下为骨柄，是由疏松骨质组成，与其下宿主骨相连。骨软骨瘤的平均最大直径为 4 cm，大于 8 cm 或软骨帽厚度超过 3 cm 时提示恶变。镜下自病变表面至病变中心分 3 层结构：外层为纤维软骨膜（相当于正常骨膜），与其下宿主骨的骨膜相延续；中层为分化成熟的透明软骨帽，其表面软骨细胞呈簇状生长，深部类似生长板；内层软骨化骨，为成熟的板层骨，骨小梁之间为成熟的血管脂肪组织（黄骨髓）或造血组织（红骨髓）。骨软骨瘤生长常与正常的骨骺生长板平行，随着骨骼发育成熟而停止生长，病变的顶部常呈"菜花样"，即不规则骨面覆盖不同厚度的软骨帽（多由骨骺透明软骨组织构成，儿童时期厚度多为 2～3 cm，骨发育成熟后多小于 1 cm），软骨帽也可发生钙化，尤其是骨组织梗死时。成年人的骨软骨瘤因长期

磨损，软骨帽可变薄乃至消失。单发或多发，多非对称性分布，多发性骨软骨瘤（病）常合并骨骼畸形，多累及膝关节周围，常呈侵袭性生长，术后易复发，并可恶性变。

甲下外生性骨疣是特殊类型的骨软骨瘤，镜下显示典型的分层（4 层）结构：由病变表面至病变中心依次为外层纤维层（相当于纤维软骨膜）、增生活跃的成纤维细胞层与纤维软骨层（相当于软骨帽）以及软骨化骨（形成的骨小梁）区域（相当于骨柄），病变松质骨和正常髓腔松质骨之间无延续。

内生性软骨瘤大体病理上呈多结节状，结节之间由骨髓组织分开，瘤体大多小于 3 cm，超过 5 cm 罕见，可见钙化。镜下肿瘤主要由分叶状成熟透明软骨结节构成，细胞密低，软骨细胞呈圆形或卵圆形，位于陷窝内，细胞核小，胞质丰富，细胞间为软骨基质，可伴有钙化或软骨内成骨，透明软骨节之间被骨和骨髓组织围绕。可单发或多发，好发于四肢短管状骨特别是手指和足的短骨，长骨和扁骨少见。多发软骨瘤即内生性软骨瘤病或 Ollier 病，常伴肢体畸形（如缩短、弯曲等），同时合并软组织血管瘤者即 Maffuci 综合征，可恶性转化，其中发生于盆骨、胸骨、肋骨、四肢长骨或椎骨者恶变几率高，发生在指（趾）骨者极少恶变。镜下外生性软骨细胞静止无活动，软骨基质可见水肿及胶原纤维，并有散在的钙化。骨膜软骨瘤也即邻皮质软骨瘤，大部分由透明软骨组成，来源于骨膜、骨质周围的肌腱韧带或滑膜组织，常发生于长管状骨骨端，肱骨、股骨及掌指骨多见，偶见颈椎椎体及锥板，肿瘤与骨皮质交界区可见骨膜新生骨增厚、钙化。

软骨母细胞瘤为含有大量幼稚软骨细胞（软骨母细胞）和多核巨细胞的良性肿瘤，也称 Codman 肿瘤、钙化性巨细胞瘤、骺软骨巨细胞瘤、成软骨细胞瘤等。大体病理上，肿瘤呈蓝灰色到灰白色，有沙砾状的黄色钙化灶及坏死区，质地橡皮样，与周围骨松质分界清楚，可有囊变区甚至多个大小囊，囊内多有出血性改变，周边硬化，囊壁有不规则骨嵴隆起；突出骨外则皮质变薄或仅有纤维包膜。镜下显示病变内含有软骨母细胞，

软骨母细胞间散布大的多核巨细胞，多核巨细胞也可集中在出血或坏死区域中，细胞周围有钙化，呈网格状（"格子样钙化"）；细胞间有少量疏松间质，呈明显的软骨样基质。15%～25%伴有动脉瘤样骨囊肿。

BPOP 大体病理上为骨旁钙化性肿块，肿块外形光滑或轻度分叶，基底部可有蒂或呈孤立无蒂柄，剖面可见斑块状钙化区域。镜下病理特点包括：①由分化成熟的骨、软骨及纤维组织 3 种成分混合构成；②脱钙后可见特征性的"蓝骨"；③软骨细胞增大，有轻度异型性改变。

CMF 为良性软骨源性肿瘤，非起源于软骨细胞及其黏液样变，而是发生于具有分化为软骨和产生胶原纤维特性的幼稚黏液样间胚叶细胞，多呈分叶状肿块；镜下主要由黏液样组织、软骨和纤维组织 3 种成分构成，但各病灶内比例不同。

软骨肉瘤可分为原发性和继发性，前者从开始就为肉瘤特性，后者是指继发于畸形性骨炎、纤维结构不良、孤立性骨囊肿、Maffucci 综合征、Ollier 病、软骨母细胞瘤、多发性遗传性骨疣、CMF 等恶性肉瘤变；按部位可分为中央型（发生于骨髓腔或皮质内部）、周围型（边缘型/周缘型，发生于骨膜下皮质或骨膜）及骨皮质旁软骨肉瘤、骨外黏液样软骨肉瘤等；按细胞组织学特点可分为普通髓腔型、黏液样型、纤维软骨型、透明细胞型及混合型软骨肉瘤，且一般认为，普通髓腔型恶性程度较低，而纤维型、纤维软骨型、混合型则属高度恶性；按细胞分化程度可分为低度、中度、高度恶性软骨母细胞瘤或软骨肉瘤 1 级、2 级、3 级及去分化软骨肉瘤。大体病理上，瘤体较大，肿瘤最大径一般超过 4 cm，约 50%超过 10 cm，最大可达 20 cm 以上，肿瘤所在处骨外形略有膨胀，骨皮质表面增厚、粗糙并有凹陷，也可见局部骨皮质的完全破坏，形成膨大突出的瘤块与骨组织相连；部分肿瘤因退行性变而形成假性囊肿或黏液样变；中央型软骨肉瘤常发生在长管状骨且常造成骨皮质破坏、侵犯软组织（区别于内生软骨瘤的重要特点），边缘型软骨肉瘤外观上呈粗大的骨外球型或结节状肿块，虽侵犯软组织但常有较好的分界线。镜下基本瘤组织是发育完全的软骨组织，无肿瘤

性骨样组织，主要成分为肿瘤性软骨细胞、钙化软骨和软骨化骨，软骨细胞排列紊乱、大小不一、核深染及可见大量双核细胞、单核或多核巨大肿瘤细胞，可见少许黏液样细胞，部分软骨有不规则的钙化或骨化，但高度恶性者钙化不明显，只有发现骨皮质破坏才是诊断软骨肉瘤可靠依据。同一瘤体不同部分，分化程度可不尽相同，其分级一般依据软骨细胞丰富程度、细胞分化程度、异型程度、双核及核分裂多寡和有无软骨基质黏液变性及程度综合评定。1 级异型性少，分化程度较高，常见双核细胞，从未见到有丝分裂象（细胞以直接分裂方式增殖），极少含有黏液区，为低度恶性；3 级细胞核呈双核、多核或怪异核改变，软骨小叶周围为一厚的细胞晕，由密集深染的成软骨细胞的、未分化的间充质组成，软骨细胞异型性明显，数目丰富，以细胞核多形性明显、染色过深为特征，恶性程度高；2 级介于 1、3 级之间，为最常见的软骨肉瘤，软骨组织显示出明显的异型性，细胞核大，特征性的染色过深，双核细胞常见，三核细胞少见，一些细胞核 4～5 倍于正常核和/或外形怪异。去分化软骨肉瘤是一种高度恶性肿瘤，由低级别软骨肉瘤和去分化高级别梭形细胞肉瘤两种分界清楚且呈突然转变的成分构成。

（3）临床表现

骨软骨瘤也称外生骨疣，是最常见的骨肿瘤，占良性骨肿瘤的 20%～40%及所有骨肿瘤的 10%～17%，男性较多见，男女之比为（1.5～2）：1，好发年龄为 10～30 岁。凡软骨化骨的骨部位均可发生，但好发于四肢长骨的干骺区，依次为股骨远端、肱骨近端、胫骨近端、桡骨、胫骨下端及腓骨两端，其中下肢长管状骨病变约占 50%。多从靠近骨膜的小软骨岛长出或来自骺板软骨，随生长发育逐渐远离骺板；也可发生在骨外软组织中，即骨外骨软骨瘤（extraskeletal chondroma，ESC）或软组织骨软骨瘤。ESC 与骨骼、骨膜无关，可发生于全身各部位的软组织内，多见于成人的手足等部位，也可见于耳部周围、肘部、肩胛部、膝关节旁、髋关节周围及腹股沟区，可发生于任何年龄，多见于 30～60 岁。与普通骨软骨瘤的发病原因主要与基因突变有关不同（无

论单发骨软骨瘤或多发性骨软骨瘤均为基因突变导致的显性遗传性疾病），ESC一般认为系由成纤维细胞化生而来，即由于肌肉组织间质内的成纤维细胞受到内在或外来因素的刺激，化生形成软骨母细胞或骨母细胞，然后演变为骨软骨瘤；也有人认为软组织内软骨瘤、骨软骨瘤、骨瘤和创伤性骨化性肌炎是外伤后进行性骨化的不同阶段，尽管文献报道的多数病例并无明确的外伤病史，仅多因外伤检查发现。骨软骨瘤约80%为单发，少数为多发，后者常有家族史，为常染色体显性遗传性疾病，称为遗传性多发性外生骨疣或多发性骨软骨瘤病（multiple osteochoudroma，MO）。MO大多起自儿童，男性多见，最多发生于膝、髋、踝和肩关节附近，常伴内生骨软骨瘤病（混合性软骨瘤病），症状以疼痛和肿块为主，常有肢体畸形和发育不对称，可并发神经和血管压迫症状、滑囊炎和病理性骨折。骨软骨瘤生长缓慢，骨骼发育完成后肿瘤可停止生长，成年后软骨帽逐渐退化以至消失，多无明显临床症状，体格检查见肿物质硬、难以推动，有症状者手术完全切除可治愈，极少复发，约1%的骨软骨瘤可恶变为软骨肉瘤或骨肉瘤，MO尤其是骨盆、髋部、肩部、肩胛骨及股骨近端的无茎、宽基底的MO恶变率较高、达5%～25%，需定期随访和复查，随访中出现患处疼痛加重或骨骼发育成熟后肿块仍有生长，特别是影像学检查发现软骨帽明显增厚、软组织肿块形成、肿块内不规则云絮状钙化时，提示骨软骨瘤已恶变为软骨肉瘤。甲下外生性骨疣亦即甲下骨疣，是一种相对少见的骨软骨瘤，1947年由Dupuytren首先描述，主要发生于12～30岁的女性，常见于拇趾远端，偶见于其他足趾端特别是小趾，呈单发性纤维性和骨性结节，几乎均累及背侧或背外侧，可顶起相应指甲或使指甲脱落、甲床增厚甚至皮肤破溃形成溃疡。一般认为与创伤、慢性炎症或刺激有关，也有研究显示可出现染色体移位。手术切除效果佳，预后较好，术后复发率低，目前未见恶变报道。

内生性软骨瘤临床常见，占良性骨肿瘤的10%～25%，男女发病率类似，好发年龄为10～40岁，多见于四肢短管状骨，也见于长管状骨及扁平骨，主要位于生长板软骨周围，一般认为系软骨细胞增殖及终末分化的异常调节所致，但具体病因及发病机制不明，可能与骨损伤、慢性感染、放射性刺激、遗传及骨发育过程方向转位等因素有关。临床上包括单发型、多发型及外周性（边缘型）软骨瘤（骨膜下软骨瘤），主要表现为无痛性硬块，或因发生病理性骨折出现疼痛，也可体格检查偶然发现；肿瘤生长缓慢，且患者成年时，肿瘤可停止生长。滑膜软骨瘤病系间充质细胞异常增殖并在滑膜下结缔组织中软骨化生，主要发生于大关节内，也可发生于肌腱腱鞘，基于其局部侵袭性生长、容易复发、偶可恶变为滑膜软骨肉瘤（5%～10%的病例多次复发可发生恶变，但未引起转移）的生物学行为，影像学及组织病理学检查中均发现具有侵袭关节外组织和骨组织的特征，2020年WHO新版分类将其简名为软骨瘤病且从良性升级为中间性（局部侵袭型）肿瘤。Ollier病是软骨瘤病最常见类型，发病率为1/10万，由Ollier于1899年首先描述，病变呈非对称性分布，病灶数量较多，累及范围较广，受累骨常伴有弯曲及短缩畸形（可造成长骨的短缩、畸形，如双侧肢体不等长、不对称和膝外翻畸形等）。Maffucci综合征于1881年由Maffucci首次提出，是一种更为罕见的非遗传性先天性疾病，发病率仅1/100万，病因也不明，多认为是中胚层发育不良所致，好发于10岁以下儿童，无明显性别、种族、地域差异，发病年龄及内生软骨瘤部位分布特点与Ollier病相同，具有Ollier病所没有的多发软组织血管瘤，也可合并不同系统的病变尤其其他肿瘤发病率增加，如发生于肾上腺、甲状腺、垂体、胰腺等的纤维瘤、腺瘤、腺癌，以及胶质细胞瘤、恶性脊索瘤、脂肪肉瘤、疣状痣及急性髓性白血病等，且其骨骼病变更易恶变为软骨肉瘤、骨肉瘤、纤维肉瘤等，恶变率5%～50%不等，位于盆骨、胸骨、肋骨、四肢长骨或椎骨的软骨瘤易恶变，发生在指（趾）骨的软骨瘤极少恶变；血管病变也可恶变为侵袭性极强的血管肉瘤等。无症状者一般仅予以随诊与观察，症状明显者可刮除病灶并植骨，肢体畸形可截骨纠正等，恶变者需及时根治，基因及靶向治疗或可从根本上改善其预后。

软骨母细胞瘤多系来源于骺软骨的良性肿瘤,好发于10~20岁的儿童及青少年,男性发病多于女性2~3倍,多见于长骨的骨骺和骨突,主要发生在膝、肩、髋关节。肿瘤生长缓慢,病程较长(平均2年以上),症状出现较晚且较轻,故而25~30岁亦可发病,可合并病理骨折,常表现为肿痛、关节功能受限、肌肉萎缩。临床以刮除植骨手术治疗为主,80%以上可通过手术刮除而成功治愈,发生转移、复发的概率很低(一般不到1%),但病变广泛尤其发生于扁骨或颅面骨者术后复发率较高。偶见无恶性细胞的"肺转移"发生。此外,由于病变可累及骨骺,术后可出现不同程度的肢体短缩畸形。

BPOP即Naro病,于1983年由Nora首次报道,因具有独特的成软骨性肿瘤组织学及影像学特征,WHO分类自第4版始已将其作为一种良性软骨源性肿瘤单独列出。临床上罕见,表现为一种异位的骨化和无痛性肿块,病程长、多为数年,发病年龄跨度大,13月龄~74岁,但多见于30岁以上成年人,无性别差异,病变主要位于手和足短骨骨旁,以中节和近节指/趾、掌骨、跖骨居多,长骨受累约占25%;病变位于骨旁软组织,体积较小,长径常小于3 cm,偶尔邻近骨有反应性增生。可采用局部病灶完整切除,包括基底部宿主骨的部分骨皮质,但具有复发倾向,术后2年复发率高达35%~55%,尽管恶变罕见,仍需长期随访。

CMF相当少见,约占所有骨肿瘤的1.3%,好发于长骨干骺端,特别是胫骨近端,发病年龄为3~70岁,有两个发病高峰,即20岁前和50~70岁,男女发病率之比仅2:1;起病缓慢,临床表现无特异性,早期症状不明显,最常见的症状是发热、骨性包块、疼痛、运动障碍,可具侵袭性,少数病例也可恶变为继发黏液样软骨肉瘤和骨肉瘤。原因不明,可能与先天遗传因素以及环境、外伤和药物等后天致病因素相关。诊断依靠影像学及病理学检查,半球形的干骺端骨质缺损、不伴有骨膜反应为其高度特异性表现。治疗上首选手术治疗,一般采取广泛边缘切除,辅以药物治疗,预后较好。

软骨肉瘤是一类起源于软骨细胞或向软骨分化的间叶组织细胞的恶性骨肿瘤,发病率仅次于骨肉瘤。可发生于各年龄段,主要见于成人,50岁左右是其发病年龄高峰,20岁以前少见,青春期前罕见,男性发病率约为女性的2倍。凡软骨内成骨的骨骼均可发生,但好发于长管状骨(约占45%),股骨病变最常见、约占25%,其他常见部位是髂骨和肋骨,较少见的部位包括脊柱、肩胛骨、胸骨、颅骨、颌骨、锁骨、髌骨及手足骨罕见。长管状骨病变大多位于骨干的一端或干骺端,原发在骨干者不多见,股骨、胫骨、肱骨和腓骨的近端发病多于远端,肱骨远端软骨肉瘤罕见。此外,除了血液系统肿瘤,软骨肉瘤是肩胛骨、肋骨、胸骨、手足骨最常见的恶性肿瘤。肋骨与胸骨的软骨肉瘤常发生在肋软骨的结合部。在手部,软骨肉瘤发生在近节指骨及掌骨,远节指骨及腕骨软骨肉瘤少见。在足部,除了距骨与跟骨,软骨肉瘤很少发生在距小腿关节以下的骨内。软骨肉瘤也可发生在脊椎的各个节段,其中胸椎最多,且常位于椎弓和棘突。软骨肉瘤内可有内生软骨骨化,但决无真正的肿瘤骨样组织,原发性软骨肉瘤直接由肉瘤性软骨细胞形成,常伴有钙化、骨化和黏液性变,约20%的软骨肉瘤系由于内生软骨瘤恶化转变而来。骨膜软骨肉瘤(periosteal chondrosarcoma)罕见,约占软骨肉瘤的2.5%,发生于骨皮质表面,与骨膜有关,侵犯其下方骨皮质,范围常大于5 cm,但骨髓不易受累;好发于30岁以前,多见于长骨,常位于干骺端或骨干-干骺交界处,临床表现为局部疼痛性质硬肿块。软骨肉瘤类型较为复杂,软骨肉瘤1级、2级、3级治疗方法及预后不同,影像学检查是其主要无创性诊断方法,术前平片+增强MRI或加CT对区分不同级别软骨肉瘤、指导治疗、判断预后尤为重要。治疗原则以手术切除为主,辅以放、化疗及介入治疗等,手术需彻底,易复发,复发者侵袭性更强,且由于软骨肉瘤增大主要为基质合成的结果而非DNA的复制,故而迄今尚无成熟、有效的化疗方案,总体疗效及预后欠佳,基因治疗可望改善预后与生存率。

(4)影像学表现

骨软骨瘤表现为一个旁侧突出于骨表面的球状或菜花状骨疣或骨性赘生物样突起,典型骨疣可见一个或粗或细的茎或蒂与基底部骨骼(宿主骨/载瘤骨)相连,亦可呈宽基底融入宿主骨上,骨疣的骨髓腔、皮质及骨膜与宿主骨相延续,位于长骨的肿瘤生长方向与邻近肌肉牵引方向一致,即背向关节生长;MRI多序列成像影像上,可明确揭示 T_2WI 尤其抑脂 T_2WI 或抑脂抑水 $T_2-FLAIR$ 高信号的软骨帽、覆盖软骨帽的 T_2WI 稍高信号骨膜及其与宿主骨皮质上骨膜相延续的特征、T_1WI 稍高信号髓腔和极低信号皮质及其与宿主骨相延续的特征,其中MRI所示软骨纤维组织膜及纤维包膜下软骨帽大部一般尚难清晰显示于平片及 CT 上(图 6-173)。非钙化软骨帽及骨膜在静注 Gd-DTPA 增强扫描 T_1WI 上,可呈现较为明显的强化和持续强化征象。部分骨疣,特别是随着年龄增长,顶部或周围出现散在钙化灶,软骨帽即可较好显示于平片与 CT 上,并可见其逐渐变薄。瘤体生长较大时,宿主骨干骺端增粗、膨大和畸形变,骨皮质变薄。此外,骨疣髓腔中脂肪组织丰富,故而平片、CT 上密度较低或呈透亮影,MRI 上信号较高,且抑脂序列成像上信号明显衰减。90% 的多发性骨软骨瘤是宽基底的,呈多处多发的颈短而宽的骨赘征象(图 6-174),病变多见于膝关节尤其股骨远端及胫骨近端,其次是肱骨近端,扁平骨如肩胛骨、髂骨、锁骨以及椎骨(图 6-175)亦可偶见。骨外骨软骨瘤 MRI 表现为与骨骼无关联的混杂信号团块影,单发或多灶,瘤内可见不规则斑点状、片状长 T_1、长 T_2 信号且 $T_2-FLAIR$ 上信号无明显衰减,提示为软骨成分而非囊变,外缘并可见长 T_1、短 T_2 纤维包膜成分,部分患者由于瘤组织内高密度钙化基质导致 T_1WI、T_2WI 信号减弱,增强扫描显示肿块非钙化区域的持续性强化征象。

正侧位或正斜位 X 线平片几乎是骨软骨瘤诊断"金标准"技术与手段,一些微小病变及其影像征象或可漏显、漏诊于 MRI 上(图 6-176),但对早期或游离体未钙化的滑膜骨软骨瘤病诊断及骨软骨瘤恶变尤其软组织肿块形成的揭示,MRI 优势明显,特别有助于评估软骨帽厚度、皮质髓腔连续性、髓腔脂肪组织侵犯等。骨软骨瘤恶变的影像学表现包括:软骨帽持续增厚(在儿童及青少年

超过 3 cm 考虑恶性,成人大于 1 cm 可疑恶性、大于 2 cm 则可肯定恶性)、软骨帽周围出现非均匀钙化、含软骨基质的软组织肿块形成、蒂部侵蚀破坏等。DWI 上出现明显弥散受限征象,也是其恶性变可靠征象。一般骨软骨瘤尽管 DWI 上信号较高,但在 ADC 图上信号亦较高,无 ADC 值降低,系 T_2 透射效应,而非弥散受限改变。

甲下外生性骨疣呈单发性纤维性和骨性结节,常见于拇趾,也见于其他足趾端,特别是小趾。骨性结节 X 线平片表现典型,呈致密钙化的骨赘附着于趾/指骨远端,病变松质骨与宿主骨髓腔松质骨无延续,骨疣基底部骨皮质无缺损,无骨膜反应(图 6-177)。纤维性结节、骨性结节纤维软骨帽或继发、并发其他病变常需 MRI 检查,MRI 上可显示较为特征的软骨帽,游离端光滑,无软组织肿块。CT 尤其基于 VR 重建图像可 3D 立体展现骨疣及其与毗邻骨骼及其他组织结构尤其趾甲关系,通常表现为第 1 趾远节趾骨远端背侧或背外侧骨性突起,其间可见成熟骨小梁结构,与宿主骨皮质相延续,基底部骨皮质完整、髓腔与宿主骨不相连通,游离端整齐或不规则,周围软组织及皮肤推移但无侵犯征象(图 6-178)。

内生性软骨瘤多发生于手指骨(图 6-179)、足趾骨及长管状骨(图 6-180)、扁平骨等,主要位于生长板软骨周围。影像学上表现为偏于骨端及中心位的膨大性溶骨性破坏,病变边缘多清晰、整齐,可见散在条索状、沙砾样钙化,周围皮质非薄而膨胀,部分病灶可见硬化边缘,无骨膜反应。骨膜软骨瘤(邻皮质软骨瘤)常发生于长管状骨骨端,肱骨、股骨(图 6-181)及掌指骨多见,偶见肋骨(图 6-182)、颈椎椎体及椎板,瘤体位于骨旁,一般不与宿主骨的骨髓腔相通(明显不同于骨软骨瘤),较大病变可见一硬化缘相隔,肿瘤与骨皮质交界区可见骨膜新生骨增厚、钙化及向外翘起,病变可致邻近骨质受压、缺损,骨髓腔变窄。多发性内生软骨瘤可引起骨骼畸形(弯曲、膨大、短缩畸形等)。Ollier 病病变常呈非对称性分布,病灶数量较多,累及范围较广,受累骨常伴有弯曲及短缩畸形(可造成双侧肢体不等长、不对称及膝外翻畸形等)。Maffucci 综合征的血管瘤常为海绵状

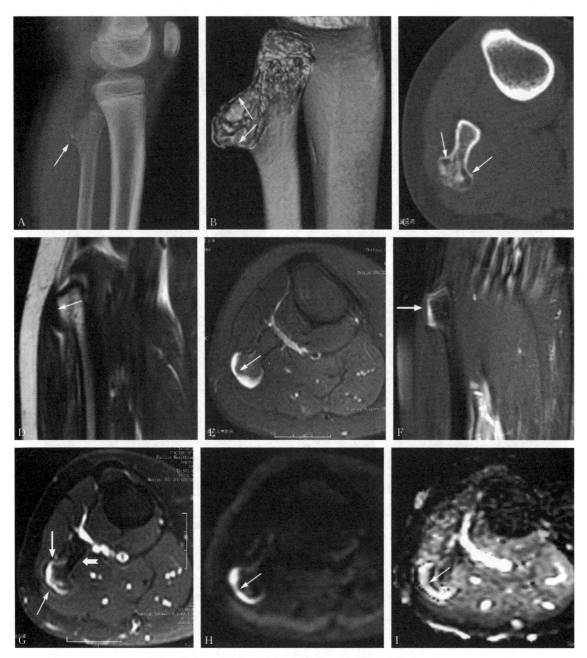

图 6‑173　右侧腓骨近端骨软骨瘤影像学表现

注：患儿，男，10岁。膝关节侧位片（A）显示腓骨近端外后侧一宽基底的骨赘样隆起（细箭），向外下方向生长；CT平扫VR电子刀局部剖面重建图像（B）及轴位骨窗图像（C）显示隆起部分的骨皮质（细箭）、骨松质、骨髓腔与宿主骨相延续，局部骨皮质较薄，骨赘外形菜花状，内部密度不均匀，可见斑点状钙化灶及少许脂肪。MRI显示骨疣顶端一呈 T_1WI（D）低信号、抑脂 T_2WI（E）高信号的软骨帽（细箭），Gd‑DTPA增强矢状面（F）、轴位（G）抑脂 T_1WI 显示软骨帽明显较均匀强化（粗箭），瘤体与宿主骨的松质骨同步同等程度强化；同时可见软骨帽外层轻度均质强化的纤维软骨膜（细箭），其与宿主骨的骨膜（燕尾箭）相延续且厚度、强化程度、时相一致；DWI（H）上，软骨帽（箭）因 T_2 透射效应信号较高，但 ADC图（I）上软骨帽（箭）信号也高于骨髓，提示无 ADC值降低、无弥散受限，亦即无恶性变。MRI所示软骨帽、软骨膜，平片及CT均未能明确显影与揭示；此外，抑脂序列图像上，骨软骨瘤髓腔信号明显衰减。

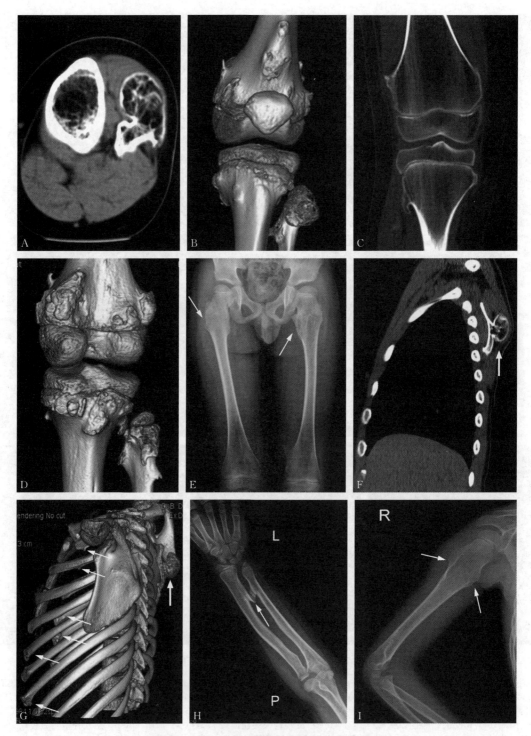

图 6 - 174　多发骨软骨瘤病影像学表现

注:患儿,男,10 岁。左侧膝关节 CT 轴位(A)、VR 骨观图像(B)及右侧膝关节冠状位(C)、VR 骨观图像(D)显示双侧股骨远端、胫腓骨近端多发大小不等的骨软骨瘤病灶,双侧股骨正位片(E)同时显示股骨近端多发外生性骨疣病灶(细箭),胸部 CT 矢状位(F)及 VR 骨观图像(G)显示肋骨远端(细箭)与肩胛骨(粗箭)多发骨疣病灶,左侧前臂平片(H)显示尺桡骨远端外生性骨疣(细箭),右侧上臂平片(I)显示肱骨近端多发骨疣病灶(细箭),膝关节骨疣病变多而集中,病灶大多呈宽基底与宿主骨相连,背向关节生长。

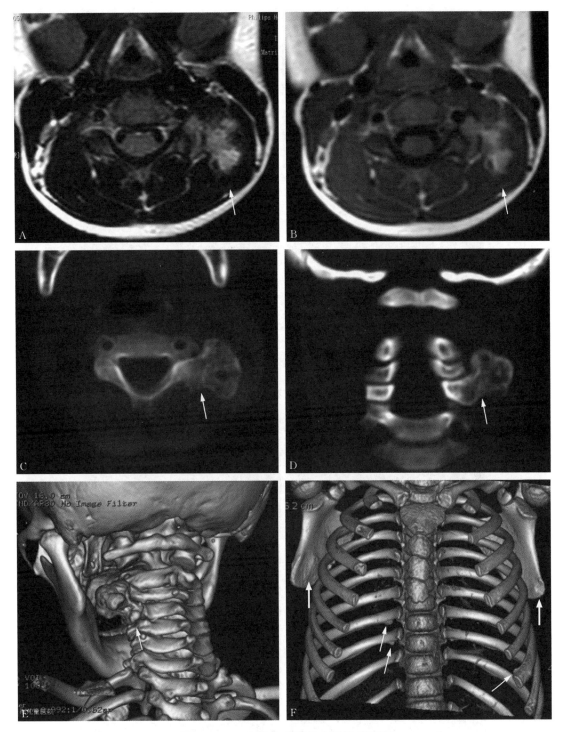

图 6－175　多发外生性骨疣影像学表现

注：患儿，男，5 岁 4 个月。MRI 显示左侧颈椎旁菜花状骨性隆起（细箭），结合冠矢轴位影像显示与 C_4 横突相连，其软骨帽包膜、皮质、骨髓腔与横突骨膜、皮质及骨髓腔相延续，相应 T_1WI（A）、T_2WI（B）信号改变一致，病灶内及周围未见明显软组织信号，毗邻肌群受压明显。颈部 CT 轴位（C）、冠状位（D）骨窗及 VR 骨观图像（E）更为直观显示 C_4 左侧横突缘菜花状骨性突起（细箭），骨疣皮质和骨髓腔与横突的相延续，未累及椎管。胸部 CT 之 VR 骨观图像（F）同时显示多根肋骨端（细箭）及双侧肩胛骨（粗箭）多个瘤体较小的外生性骨疣病灶。

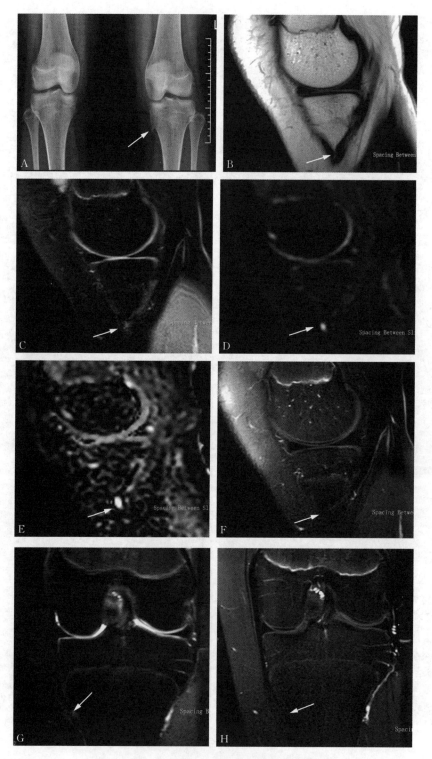

图 6‐176　左胫骨近端骨软骨瘤影像学表现

注:患儿,女,13岁。X线平片(A)显示左胫骨近端内侧骨质边缘骨性突起(箭),骨疣病灶微小,典型外生性、背向膝关节生长。MRI矢状位 T_1WI(B)、抑脂 PDWI(C)、DWI(D)、ADC 图(E)、Gd‐DTPA 增强抑脂 T_1WI(F)及冠状位抑脂 T_2WI(G)、Gd‐DTPA 增强抑脂 T_1WI(H)隐约显示病灶(箭),但不结合平片容易漏诊。

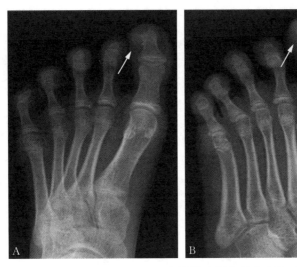

图 6-177　甲下外生性骨疣影像学表现(一)

注:患儿,女,10 岁。X 线正(A)、斜位片(B)显示右足拇趾远节趾骨远端背内侧局限性骨性凸起(箭),骨髓腔与趾骨正常髓腔松质骨无延续,无骨膜反应。

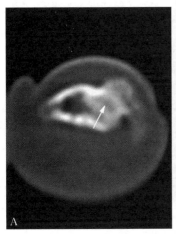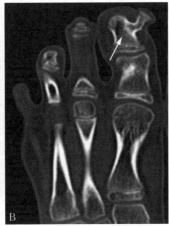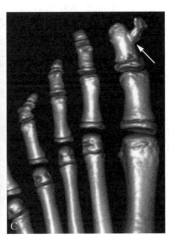

图 6-178　甲下外生性骨疣影像学表现(二)

注:患儿,女,8 岁。CT 平扫轴位(A)、冠状位(B)显示右足拇趾远节趾骨远端背外侧骨疣,基底部骨皮质完整(箭),髓腔与宿主骨不相连,骨皮质却与其相延续,游离端不规则,周围软组织推移隆起、无浸润改变;VR 骨观图像(C)立体展示了骨疣、宿主骨及毗邻组织结构关系。

血管瘤,少数为毛细血管瘤,也可为梭形细胞血管瘤、血管内皮瘤及血管肉瘤,同时可伴脉管畸形如淋巴管畸形、静脉畸形等,具有多发内生性软骨瘤及相关血管瘤影像学特征,软骨瘤多呈特征性的 T_1WI 低信号、T_2WI 明显高信号改变,钙化灶各序列成像上均为低信号,Gd-DTPA 增强扫描可见明显不规则强化(图 6-183);血管瘤多呈长 T_1、长 T_2 信号,抑脂 PDWI 上表现为特征性的高信号,增强扫描呈特征性向心性持续强化;肿瘤血供均较丰富,同时常伴瘤内血栓、机化、钙化、静脉石或其他系统病变尤其内分泌腺肿瘤等,其骨骼病变可恶变为软骨肉瘤等、血管病变可恶变为血管肉瘤等。肿瘤恶变时,可见骨皮质破坏、钙化增多密度减低、软组织肿块及骨膜反应等征象。DWI 上出现弥散受限改变,也是肿瘤恶性变重要征象,一般内生性软骨瘤及血管瘤 DWI 虽也表现

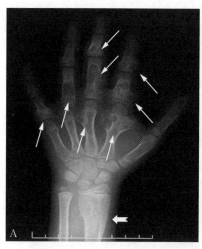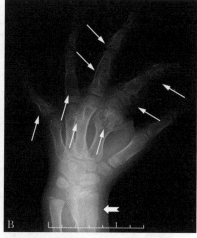

图 6-179　手腕部多发内生性软骨瘤影像学表现

注:患儿,女,3岁。正(A)、斜位(B)X线平片显示,左侧手腕部多支掌指骨(细箭)及桡骨远端(燕尾箭)可见圆形或椭圆形透亮区,边缘光整,部分病灶内夹杂致密的索条状或斑点状钙化灶及硬化边,皮质变薄、膨大、骨端增宽、骨干缩短畸形,未见骨膜反应及软组织肿块。

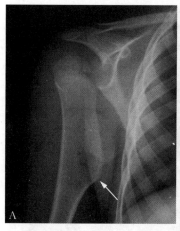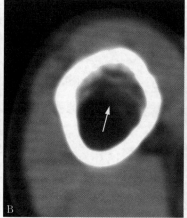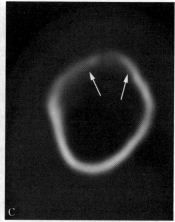

图 6-180　肱骨内生性软骨瘤影像学表现

注:患儿,男,7岁。X线平片(A)显示右侧肱骨近端干骺端附近骨干椭圆形透亮区(箭),局部骨干膨胀,骨皮质变薄并向外扩展;CT软组织窗(B)及骨窗(C)显示病变位于皮质下偏中心性生长(箭),局部骨皮质变薄、膨大(箭),无骨膜反应及软组织肿块。

为较高信号,但其 ADC 值无降低,在 ADC 图上信号亦高,系 T_2 透射效应,而非弥散受限征象。X线平片在内生软骨瘤尤其多发内生性软骨瘤病的诊断上具有重要价值,MRI 的优势主要在于精准揭示软骨及其病变,早期评估肿瘤、瘤软组织及血供和周围骨质、软组织受累与恶性变情况,尽管其在显示软骨肿瘤较为特征性的钙化方面效果逊于平片及 CT。

软骨母细胞瘤多见于股骨近端骨骺或大粗隆、肱骨近端大结节、胫骨近端骨骺,常表现为偏心性或中心性、界限明确、边缘清晰的圆形或椭圆形溶骨性骨质破坏灶,MRI 上富含细胞的软骨基质呈 T_1WI 低信号、T_2WI 不均匀稍高信号(不同于骨软骨瘤中所见的 T_2WI 明显高信号的透明软骨基质),DWI 无弥散受限征象,Gd-DTPA 增强扫描可见明显不均匀强化;同时多见较为特征性的软骨基质钙化及薄层硬化缘(图 6-184),MRI 各序列成像上多呈低信号改变,CT 直观显示病变

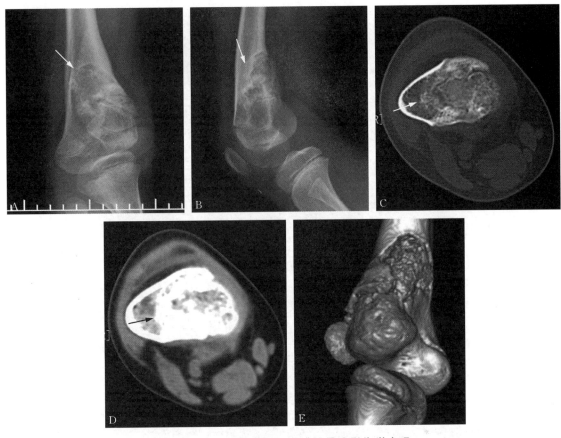

图 6-181 右股骨远端骨膜软骨瘤影像学表现

注:患儿,女,8岁。正(A)、侧位(B)X线平片显示肿瘤主要位于骨皮质旁,邻近骨质受压、吸收与部分缺损,病灶内见形状不一高密度钙化灶,骨髓腔变窄,并见一硬化缘与瘤体相隔(箭)。CT软组织窗(C)、骨窗(D)及VR图像(E)显示病灶内大量沙砾样钙化灶,肿瘤突向骨髓腔但不与骨髓腔相通(箭)。

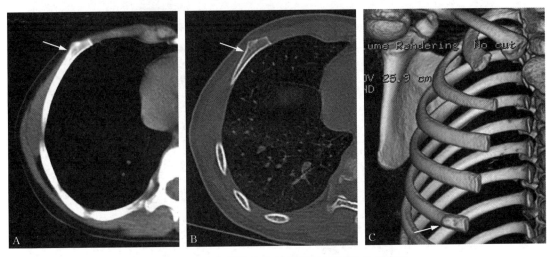

图 6-182 右侧第5肋骨骨膜软骨瘤影像学表现

注:患儿,女,5岁。CT软组织窗(A)、骨窗(B)及VR图像(C)显示病变位于肋骨前端皮质旁,明显向外翘起(箭),向下压迫皮质及骨髓腔,与骨髓腔不相通。

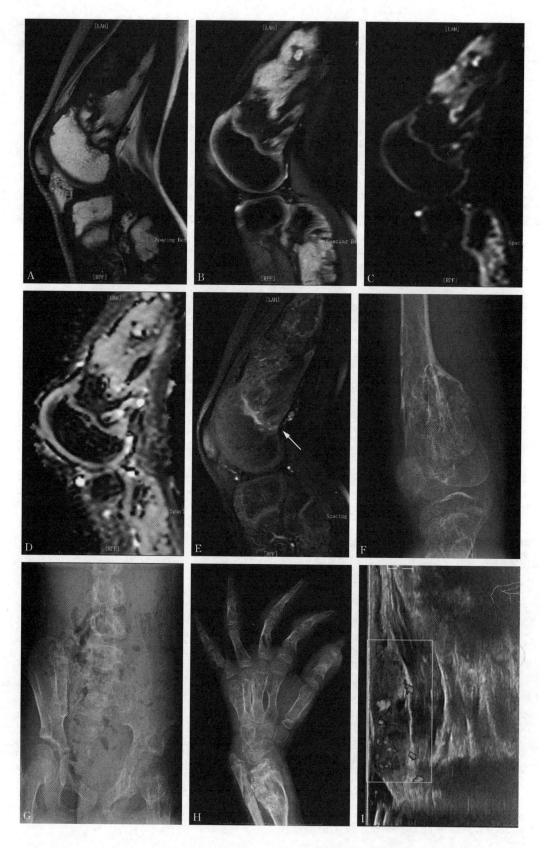

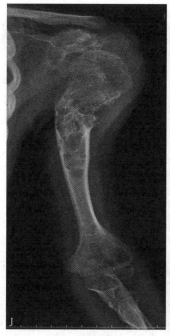
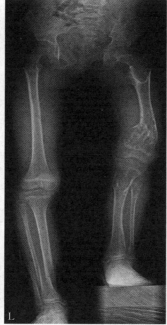
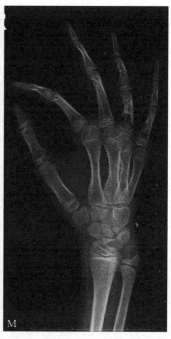

图 6 - 183　Maffucci 综合征影像学表现

注:患儿,女,12 岁。左侧膝关节 MRI 显示股骨远端及胫、腓骨近端大片异常信号影,呈 T_1WI(A)低信号、抑脂 T_2WI(B)明显高信号为主的混杂信号影,DWI(C)及 ADC 图(D)上亦呈高信号为主的混杂信号改变、未见明确弥散受限征象,Gd - DTPA 增强扫描抑脂 T_1WI(E)上病变明显不均匀强化,血供丰富并见多支增粗供血动脉(箭),局部骨皮质明显变薄及不规则膨隆,未见明确软组织肿块及骨膜反应;左膝侧位 X 线平片(F)直观显示上述诸骨膨胀性骨质破坏,骨皮质菲薄,可见硬化边及沙砾样、条索状钙化。骨盆 X 线平片(G)显示双侧髂骨、股骨近端、左侧耻骨及腰骶椎类似不规则膨大性溶骨性骨质破坏,左侧手腕部平片(H)可见多支掌指骨及尺桡骨近端溶骨性骨质破坏、球形扩展与桡骨短缩,同时左手超声检查(I)发现大鱼际及左手拇指末端皮下大小不等、血流信号丰富的低回声改变的血管瘤;左侧上肢 X 线平片(J)显示肱骨近、远端膨大及溶骨性骨质破坏,近端肱骨改变明显、钙化灶较多并伴弯曲畸形;下肢全长 X 线平片(L)除外前述病变,并见胫腓骨远端类似改变及左侧下肢弯曲、短缩及膝外翻畸形。左侧下肢病变少、主要在股骨近端,且病灶较小;左侧手腕部平片(M)也仅显示第 4 掌指骨病变,病灶较为局限,其中常有钙化,长管状骨干骺端附近骨干可见圆形或椭圆形透亮区,局部骨干膨胀、畸形不明显,符合其非对称性分布特点。

内散在沙砾样或不规则高密度灶、肿瘤周边围以或薄或厚的骨质增生硬化带。70% 的病例生长板未闭合,局部皮质变薄但常无或仅轻度膨胀性改变,有时甚至可见病变局部骨表面轻微凹陷表现(图 6-185),毗邻骨髓一般无水肿或水肿改变不明显,但关节和软组织渗出较常见。病变若出现骨膨胀、膨大征象,需考虑合并动脉瘤样骨囊肿,此时往往还可见液-液平面及不规则骨嵴或骨性分隔征象,也可显示病变突出骨外、皮质变薄甚至部分缺损或仅有纤维包膜,部分病变呈侵袭性,可穿过生长板(图 6-186),侵入干骺端或关节腔,并可出现骨膜反应和/或软组织肿块。软骨母细胞瘤也可发生于颅面骨等扁平骨或不规则骨上,

常表现为轮廓光整、边界清晰的膨大性骨质破坏及软组织肿块,瘤内可见斑点状钙化灶,血供丰富,增强扫描呈不均匀持续强化改变,无骨膜反应,且毗邻软组织及脑膜无浸润征象(图 6 - 187),这也是其与该区域发生的其他病变尤其恶性肿瘤的主要区别。

Nora 病 X 线平片多即可诊断,典型征象是手、足短骨旁明显钙化或骨化的肿块,以宽基底部附着于其下宿主骨正常的骨皮质上,边缘不规整,密度不均匀,病变与宿主骨骨皮质之间可见低密度间隙,骨皮质连续完整、部分附着于宿主骨皮质,附着处骨皮质常有反应性增生、增厚,无骨膜反应。MRI 上病灶信号不均匀,T_1WI 呈等-低信

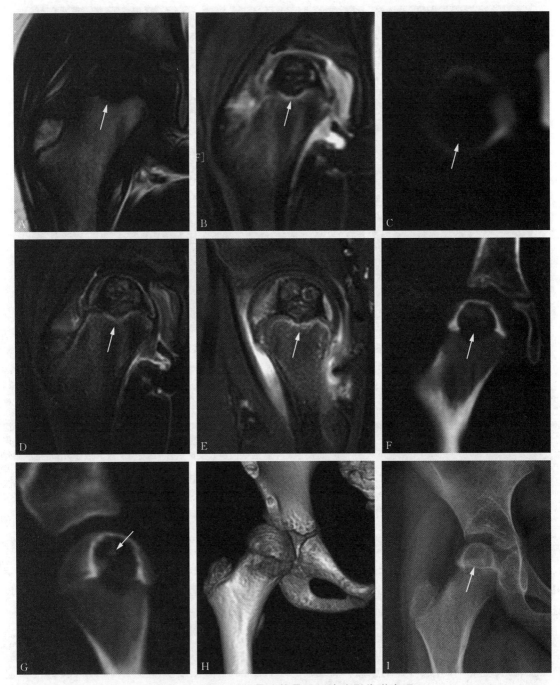

图 6 - 184　右侧股骨头软骨母细胞瘤影像学表现

　　注：患儿，女，8 岁 2 个月。双髋 MRI 平扫显示右股骨近端粗短及部分区域信号异常（箭），病变主要累及股骨头骨骺，局部压迫骺板及干骺端，病灶在冠状位 T_1WI(A)上呈低-等信号、抑脂 T_2WI(B)上呈低-高信号的混杂信号改变，轴位 DWI(C)上未见弥散受限征象，毗邻骨髓轻度水肿，髋关节囊少量积液；Gd-DTPA 增强冠状位（D）、矢状位（E）抑脂 T_1WI 上，病灶可见不均质持续强化，髋关节囊滑膜亦见明显异常强化。CT 冠状位（F）、矢状位（G）及 VR 重建图像（H）显示病灶位于骨骺中心，其间可见不规则斑片状钙化灶，边缘可见明显硬化改变，但股骨头表面尚光滑。平片（I）显示病变（箭）边缘清晰、轮廓光整，呈溶骨性骨质破坏改变，局部皮质变薄但无膨胀膨大改变。

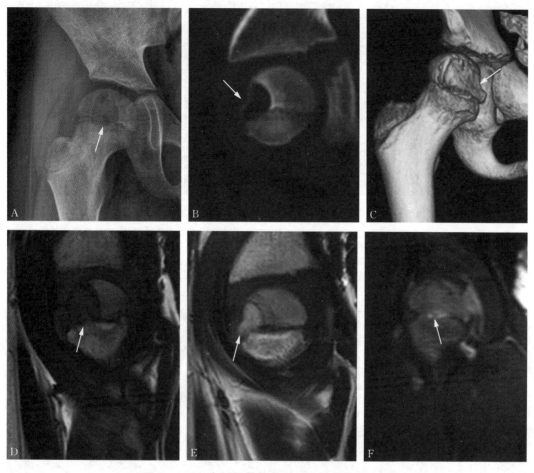

图 6-185　右侧股骨软骨母细胞瘤影像学表现

注：患儿，男，8 岁。X 线平片（A）显示股骨头骨骺内境界清晰的透亮影（箭），CT 矢状位（B）及 VR 图像（C）显示股骨头骨骺内溶骨性骨质破坏及局部骨骺表面轻微塌陷但骨皮质尚完整（箭）；MRI 矢状位 T_1WI（D）及矢状位（E）、冠状位（F）增强 T_1WI 显示病变（箭）信号不均匀，呈稍长 T_1、稍长 T_2 信号改变为主，明显不均匀持续强化，病变未累及骺板、干骺端及关节面，无骨膜反应及软组织肿块。

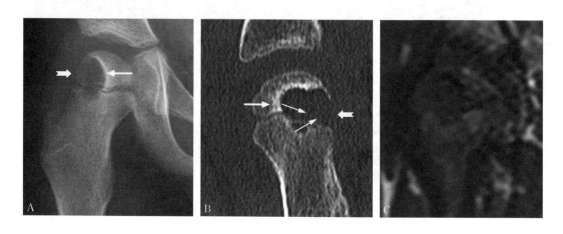

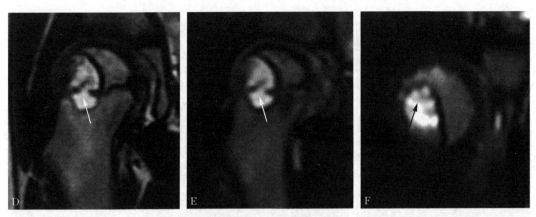

图 6‐186　右侧股骨头软骨母细胞瘤伴继发性动脉瘤样骨囊肿影像学表现

　　注:患儿,男,6岁。X线平片(A)及CT矢状位重建图像(B)显示股骨头溶骨性骨质破坏,累及骨骺及干骺端,骨骺一侧轻度膨胀、隆起且局部皮质缺损(燕尾箭),周边一侧可见硬化缘(粗箭),CT同时显示病灶内骨性分隔(细箭);冠状位 $T_1WI(C)$、$T_2WI(D)$、STIR(E)显示病变穿过骺板(细箭)浸润干骺端,信号不均,以稍长 T_1、稍长 T_2 信号为主;轴位抑脂 $T_2WI(F)$病灶内似见液-液平面征象(细箭),未见明显软组织肿块及骨膜反应征象。

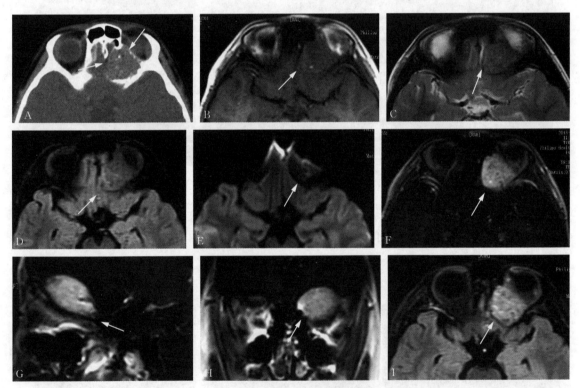

图 6‐187　颅底软骨母细胞瘤影像学表现

　　注:患儿,女,5岁。CT平扫(A)显示前颅窝底及左眶后方膨大性溶骨性骨质破坏及不规则肿块(细箭),病灶内见较多斑点状钙化灶。MRI上肿块(箭)信号欠均匀,主要呈 $T_1WI(B)$等信号、$T_2WI(C)$及 T_2‐FLAIR(D)等-高信号改变,DWI(E)上未见明显弥散受限征象,Gd‐DTPA增强依次轴位(F)、矢状位(G)、冠状位(H)T_1WI及轴位 T_2‐FLAIR(I)扫描,显示病变明显不均匀持续强化,轮廓尚清,边缘尚光整,毗邻软组织及脑膜无浸润征象。

号，T_2WI 及抑脂序列成像上呈中-高信号，静脉注射 Gd-DTPA 增强扫描可见软骨部分强化，宿主骨骨质信号正常，周围软组织正常或出现轻度水肿征象。必要时 CT 平扫及 VR 重建成像，可直观揭示病灶与宿主骨之间无骨髓腔相通的特点。

CMF 多位于长骨干骺端近骺板处，70％发生于下肢，以胫骨上端最为常见，其他依次为腓骨上端、股骨下端、胫骨下端、跟骨、距骨、跖跗骨等，也可发生于指/趾骨、肋骨、盆骨、尺桡骨、肩胛骨、颌骨及椎骨等。影像学上，干骺端不伴骨膜反应的偏心性、半球形骨质缺损被认为是其高度特异性征象；偶可侵犯骨骺，病变多较大，长径大于 3 cm，长轴与骨干一致，边界清楚，病灶内缘可见较厚的骨质硬化，病灶内钙化少见。MRI 上，T_1WI 呈低或中等信号，T_2WI 信号取决于病灶内部组织成分，一般呈等-稍高混杂信号（图 6-188），病灶内软骨、黏液、亚急性期出血为明显高信号，纤维组织及含铁血黄素为低信号，DWI 上多无弥散受限征象，增强扫描可见不均匀强化；肿瘤可突向骨周软组织内而形成软组织肿块，但无周围软组织浸润。据其影像学表现，可分为单囊型和多囊型 2 类，前者系肿瘤膨胀性生长，局部骨皮质扩张变薄形成的一个单囊，后者即囊内形成多个大小不一的蜂窝状囊、且由于囊腔大小悬殊可形成囊套囊征象

软骨肉瘤影表现为中央型和边缘型，前者为多、以原发性多见，后者以继发性多见。中央型肿瘤发生于干骺端髓腔内，呈一较大的单房或多房状溶骨性破坏区，边缘不规则，其间夹杂不规则的钙化、骨化灶，大量钙化灶有时呈絮状或"爆玉米花样"，T_2WI 上肿瘤信号较高而钙化呈低信号，T_1WI 上信号均较低（图 6-189），DWI 上可见弥散受限征象，增强后非钙化区明显强化，多伴皮质膨大、破损及骨周软组织肿块、软组织肿块内钙化（图 6-190），肿瘤刺激可致骨膜下多层状新生骨形成、肿瘤穿破新生骨出现"袖口"征。早期病变，骨皮质亦可完整及无骨膜反应。继发性病变表现为溶骨性破坏区扩大，边缘模糊，钙化灶增多，或骨内钙化灶密度降低，溶解消失而骨周软组

织内出现钙化及肿块。边缘型肿瘤多继发于骨软骨瘤的恶性变，常在原发骨软骨瘤的基础上显示软骨帽增大、变厚及边界模糊的软组织肿块；内生性软骨瘤恶变则可显示病变突然增大，原有典型软骨瘤表现消失，或可见骨内外软组织肿块，且恶变部分 T_2WI 信号明显增高，DWI 可见弥散受限改变，增强扫描异常强化，也可出现袖口状骨膜反应。骨膜软骨肉瘤多表现为皮质旁大于 5 cm 的分叶状肿块，局部皮质增生或变薄，髓质较少受累，肿瘤表面可见钙化的包壳。

（5）诊断及鉴别诊断要点

各类软骨肿瘤诊断，包括 MRI 影像学诊断，富有挑战性。但据其临床特点、影像学表现等，诊断与鉴别诊断仍有迹可循，一些影像征象还颇有特征。影像学检查应常规包括 X 线平片及增强 MRI，其中 T_2-FLAIR 在定性软骨成分、DWI 在良恶性甄别颇有价值，必要时才加行 CT 扫描。

软骨源性肿瘤具有一些共同的影像特点。软骨基质钙化（即瘤软骨）是其共同特征之一，钙化可呈环状、斑点状或不规则形状，钙化密度一般低于骨样组织钙化及骨皮质密度。骨软骨瘤软骨帽钙化常表现为斑点状，大量积聚可呈絮状。内生性软骨瘤的环形钙化颇具特征，但其也可表现为点状、斑片状、弧形或不规则形。一般地，瘤内出现瘤软骨提示为成软骨性肿瘤，随访观察中钙化密度逐渐增高多提示为良性，逐渐减低则多提示为恶性。软骨成分及其影像表现，也是软骨源性肿瘤的重要共同特征。由于软骨基质富含水成分，因而其在 T_2WI 及脂肪抑制序列尤其抑脂 PDWI、T_2-FLAIR 上呈特征性明显高信号，明显不同于一般肿瘤及其坏死囊变，后者 T_2WI 及抑脂 PDWI 上信号较高但 T_2-FLAIR 上衰减为较低信号。此外，关节软骨是骨肿瘤浸润关节的一道屏障，肿瘤很少直接破坏关节软骨侵入关节腔，多半由关节周围侵入关节腔，关节腔受累更常见于炎症而不是肿瘤，除非是滑膜起源的肿瘤。

骨软骨瘤多位于长骨干骺端，背向关节生长，其骨皮质、骨髓腔及软骨膜均与宿主骨的相延续，表面可见钙化的软骨帽；软骨帽厚度超过 3 cm 考虑恶变（成人软骨帽厚度大于 1 cm 可疑恶变、大

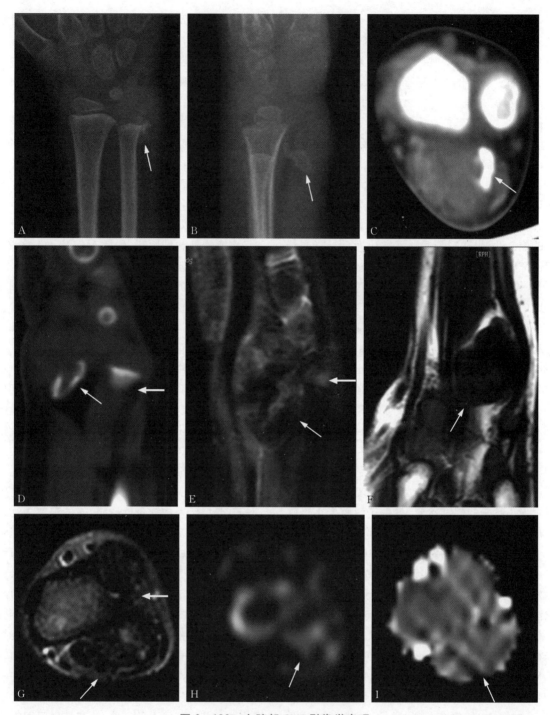

图 6 - 188　左腕部 CMF 影像学表现

注:患儿,男,4 岁 7 个月,术中发现肿瘤来源于尺骨远端骨骺。正(A)、侧位(B)X 线平片显示尺骨远端软组织肿块,其间可见斑片状钙化灶(细箭)。CT 轴位(C)及矢状位(D)图像显示病变呈略低于肌肉密度肿块,可见条片状钙化(细箭),与尺骨(粗箭)关系密切;矢状面抑脂 PDWI(E)上,病变(细箭)以稍高信号为主改变,上份似与尺骨远端骨骺(粗箭)融为一体,冠状位 $T_1WI(F)$上病灶(细箭)以等-低信号、轴位抑脂 $T_2WI(G)$以等-高信号改变为主,且部分连于尺骨(粗箭),DWI(H)及 ADC 图(I)上呈低及稍高混杂信号改变,边界尚清,周围软组织受推移但无侵犯征象。

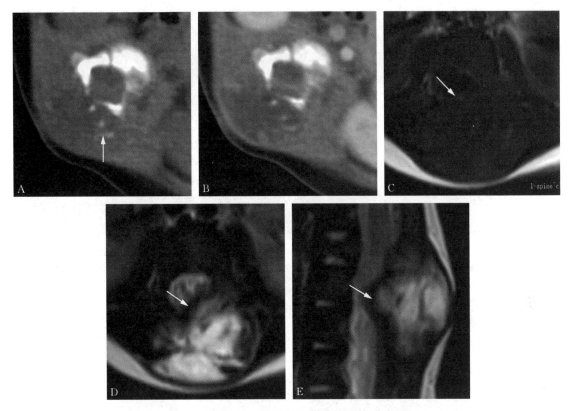

图 6-189　腰椎间叶性软骨肉瘤影像学表现

注:患儿,女,1月龄。CT平扫(A)显示腰椎后部膨大性溶骨性骨质破坏伴骨内外软组织肿块,软组织肿块内见斑片状钙化灶(箭),增强扫描(B)显示病变不均匀强化,病变界限不清,累及椎弓、横突、棘突及部分椎体,侵犯邻近椎旁肌肉,并部分突入椎管内。MRI显示病变呈分叶状,信号不均匀,轴位 T_1WI(C)上呈低信号改变为主,轴位(D)及矢状位 T_2WI(E)上以明显高信号改变为主,其间伴低信号线状分隔及斑片状钙化,病变部分向椎管突出(箭),毗邻硬脊膜囊、马尾神经等受压推移。

于2 cm则可肯定恶变),钙化密度逐渐减低、溶解也提示恶变。甲下外生性骨疣好发于手足骨尤其中节和近节指/趾骨,骨疣基底部骨皮质完整、骨髓腔与宿主骨的不相通。内生性软骨瘤多位于短状骨髓腔内,骨皮质完整、无膨大,肿瘤多呈分叶状、伴散在钙化,无软组织肿块及骨膜反应;骨膜软骨瘤位于骨皮质旁,向外翘起并与宿主骨骨髓腔不相通;多发软骨瘤多为 Ollier 病,同时合并骨或软组织血管瘤即为 Maffucci 综合征。Nora 病主要位于手、足短骨旁,多表现为中节和近节指/趾骨旁明显钙化性肿块,其骨髓腔与宿主骨不相通。软骨黏液样纤维瘤多位于长骨干骺端近骺板处,多特异性表现为干骺端不伴骨膜反应的偏心性、半球形骨质缺损征象,一般不累及骨骺,硬化边显著。软骨母细胞瘤主要发生在骨骺及其附

近,多表现为骨骺偏心性、界限明确、边缘清晰的类圆形溶骨性骨质破坏,多无骨膨大改变,内无粗厚的分隔但有明显的硬化缘,常伴有斑点状钙化,关节和软组织渗出较常见。软骨肉瘤无论原发或继发,一般均见软组织肿块、软组织肿块内钙化,并且多可同时显示骨皮质膨大与破坏,DWI上多见弥散受限改变;发现包绕宿主骨的髓内浸润、软骨小叶周边缺乏硬化、软骨基质超过 1/5 黏液变性等征象,对诊断软骨肉瘤颇有价值;而且,虽然手足部的短管状骨是内生性软骨瘤最常见的部位,内生性软骨瘤亦可肉瘤变,但短管状骨的软骨肉瘤十分罕见,软骨肉瘤的高危部位在长骨、盆骨、肋骨和胸骨。因此,基于软骨性肿瘤所在的部位也可初步判断其良、恶性。

由于软骨源性肿瘤主要好发的干骺端也是其

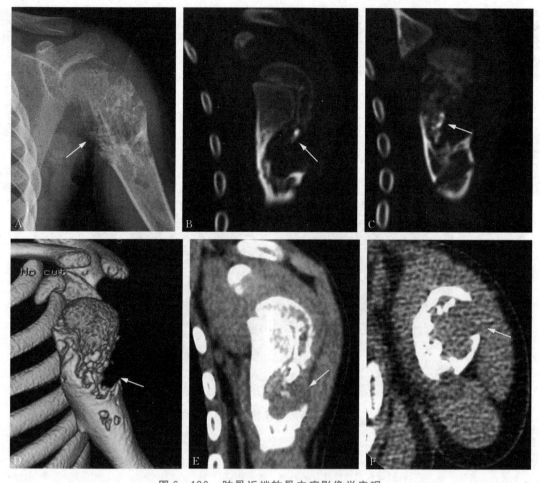

图 6 - 190　肱骨近端软骨肉瘤影像学表现

注：患儿，男，7岁6个月。X线平片（A）显示左侧肱骨近端溶骨性骨质破坏，局部骨皮质轻度膨大、菲薄且部分破坏缺损（箭），其间可见较多斑点状及不规则的钙化灶。CT平扫冠状位（B）、矢状位（C）骨窗图像显示溶骨性骨质破坏区累及骨骺及干骺端，伴较多斑点状钙化灶（箭），并见局部皮质破损；VR骨观图像（D）显示皮质破坏更为直观，冠状位（E）、轴位（F）软组织窗图像同时显示骨内及皮质缺损处骨旁软组织肿块及钙化灶（箭），软组织肿块与周围软组织分界不清。

他许多良、恶性病变的好发部位，尤其在骺板闭合前，骨肉瘤、尤因肉瘤、纤维性骨皮质缺损、非骨化性纤维瘤、动脉瘤性骨囊肿及骨囊肿等都好发于这一区域，为此常需与此进行鉴别诊断。一般据其临床及影像学表现，鉴别不难，即使容易相混淆的软骨母细胞型骨肉瘤与软骨肉瘤，花边状强化及患者较大的年龄亦可更支持前者诊断。而且，尽管长骨的骨端或骨骺是巨细胞瘤和软骨母细胞瘤的经典部位，但软骨母细胞瘤大多发生于骺板闭合之前的青少年，巨细胞瘤大多发生于骺板闭合之后的成人，同样好发于骨端的其他病变如透明细胞软骨肉瘤、骨内腱鞘囊肿等也主要发

生于成人。须注意的是，中轴骨是骨母细胞瘤、LCH、血管瘤、骨髓瘤、脊索瘤、转移瘤等良、恶性肿瘤的好发部位，骨髓瘤、脊索瘤、转移瘤主要见于成人，儿童好发的LCH、血管瘤虽也多位于椎骨前部，骨母细胞瘤多位于椎骨后部如椎弓、棘突和横突，但儿童椎骨后部其他少见肿瘤如动脉瘤样骨囊肿、软骨母细胞瘤、软骨肉瘤等也需鉴别。同时，从骨膜发生的肿瘤有骨膜软骨瘤、旺炽性反应性骨膜炎（纤维骨性假瘤）、骨膜软骨肉瘤和骨膜骨肉瘤，从骨表面外生长或位于骨旁的肿瘤有骨软骨瘤、甲下外生性骨疣、Nora病、骨化性肌炎、骨软骨瘤肉瘤变、骨旁骨肉瘤等，也需鉴别诊

断,根据相关临床及影像学表现,甄别一般不难。其中,纤维骨性假瘤是一种良性增殖性纤维骨性病变,好发于青少年手足骨的骨膜,偶见于长骨,常有外伤及蚊虫叮咬病史,镜下以膜性成骨和纤维增生为主要特征、缺乏软骨成分和软骨化骨,有别于 Nora 病,影像学上表现为手足部皮下与骨膜相邻的软组织肿块,或为指/趾骨成骨性病灶伴明显骨膜反应,邻近骨皮质可破坏。其他相关骨病诊断及鉴别诊断要点详见相关章节。

6.33 白血病

(1)概述

白血病为最常见的非实体肿瘤,是由于造血干细胞增殖分化异常而引起的恶性血液病,居全球恶性肿瘤死因前十位(在我国儿童及 35 岁以下成人则居第一位),是儿童期首位的恶性肿瘤,约占儿童恶性肿瘤的 1/3～1/2,发病高峰年龄为 3～5 岁,2 岁前较少,10 岁以后发病趋势下降,男性多见,男女之比约为 2:1。其种类繁多,目前国际上主要采用基于细胞形态学、免疫学、细胞遗传学和分子生物学等的 MICM 分型标准、在分子生物学水平上对其作出诊断与分型;但临床上,一般按白血病细胞成熟程度和自然病程尤其发病缓急分为急性和慢性两大类,并据主要受累细胞的种类分为粒细胞、单核细胞和淋巴细胞性白血病。儿童时期以急性白血病为主,约占 90%,其中急性淋巴细胞性白血病(acute lymphoblastic leukemia,ALL)发病率最高,其次为急性粒细胞性白血病(acute myelocytic leukaemia,AML);20 岁以上成人常见为慢性粒细胞性白血病,中老人则以慢性淋巴细胞性白血病多见。

白血病多由单基因改变引起,15%～35%儿童 B 细胞 ALL 可见 t(12;21)(p13;q22)易位,其中 12p13 区的 *TEL* 和 21q22 区的 *AML1* 形成融合基因(*TEL - AML1* 阳性)最为常见,MYC 原癌基因 t(2;8)易位占 5%,t(8;22)易位占 10%。APL 主要是由于 15 号染色体与 17 号染色体的易位引起,染色体核型 t(15;17)及 *PML - RARα* 融合基因是 APL 特征性的标志,少数患者伴其他

类型融合基因(APL 伴变异型 RARα 易位),如 *PLZF*、*NPM*、*NuMA*、*STAT5b*、*PRKAR1A*、*FIP1L1*、*BCOR*、*OBFC2A*、*GTF21*、*IRF2BP2*、*TBLR1*、*FNDC3B* 等。后天因素如电离辐射、药物、免疫抑制、病毒等在白血病发病中作用也不可小视。

(2)病理

白血病主要病理表现为白血病细胞的增生与浸润。主要累及骨髓和外周血,系骨髓和外周血液中白细胞的数量和质量异常并浸润全身组织和器官,常见淋巴结、脾、肝、中枢神经系统及全身各个系统的扩散与浸润。其中,白血病细胞侵犯骨髓,红骨髓或黄骨髓被白血病细胞所取代而形成白血病瘤组织,骨髓明显活跃或极度活跃,常伴骨小梁吸收、纤细、萎缩、破坏等溶骨性改变,正常骨髓组织被白血病瘤组织所取代,对白血病最具医学诊断意义。此外,白血病髓外浸润,可形成实性肿块,并破坏正常组织结构,即为髓系肉瘤(myeloid sarcoma,MS)。MS 也称粒细胞肉瘤,是由恶性血液系统肿瘤细胞在髓外聚集形成的肿块,是罕见的髓外病变,其因富含髓过氧化物酶,肿瘤间质内有均匀的绿色色素附着,切面呈绿色,故而又称为绿色瘤,一般认为系急性或亚急性白血病的一种特殊类型,镜下肿瘤主要由多数不成熟的粒细胞组成、细胞间有细的网状基质,骨髓有出血、坏死。MS 可单发(为孤立性非白血病性 MS),但更常见于急性髓系白血病患者,在 CML、骨髓增生异常综合征(myelodysplastie syndromes,MDS)及其他骨髓增殖性疾病中也偶有发生,好发于扁骨尤其是眼眶附近颅面骨及肋骨,管状骨少见,儿童以皮肤和眼眶最多见,可见膨胀性骨质破坏、增生及软组织肿块,侵及骨膜可出现放射状骨膜新骨。

(3)临床表现

白血病的典型症状为正常骨髓造血功能受抑症状,即贫血、发热、皮肤及口腔黏膜出血等;同时伴有白血病细胞增殖浸润表现,如肝脏、脾脏和淋巴结肿大,骨骼和关节疼痛,睾丸无痛性肿大等。少数患者首发症状不典型,特别是当发生白血病细胞髓外浸润时,表现可能会先于正常骨髓

造血功能受抑的表现，可因某一脏器损害或某一局部症状为首发症状而就诊。急性白血病起病急，发展快，病程短；慢性白血病起病缓慢，症状出现晚。实验室检查周围血液白细胞计数显著升高，大多数在（10～30）×10⁴/L，甚至可高达100×10⁴/L，并出现大量原始幼稚白细胞，一般以中性中幼和晚幼粒细胞增加为主，原始及早幼粒细胞一般低于10%，红细胞减少及形态异常，血小板正常或增多、亦有减少者。骨象增生明显或活跃，以粒细胞增生为主。

白血病的诊断主要依靠实验室检查，而不依赖于病例活检。但通过对骨髓穿刺和周围血涂片中白细胞质和量的变化的观察，可以进行组织学诊断和分型。少数病例影像表现可先于临床症状和外周血象改变，为此，影像学检查在白血病诊治环节中也不可或缺。白血病预后主要取决于亚型、遗传学异常及治疗情况。急性白血病若不进行针对性治疗，平均生存期仅约3个月。随着治疗方法的不断改进，多药物联合化疗以及造血干细胞移植等综合治疗方法的应用，白血病成为目前疗效最好、治愈率最高的恶性肿瘤之一。

（4）影像学表现

白血病为骨髓造血系统异常所致，主要累及骨髓，系其正常生理状态下的红骨髓向黄骨髓转化病理性改变为黄骨髓向红骨髓的逆转换，以及髓内白血病瘤组织形成；骨质浸润发生率并不高，松质骨病变较骨皮质多见。影像学尤其是MRI，多可早期定量、定性反映及检出白血病骨浸润之骨髓病变，对揭示骨质侵犯、破坏等异常变化亦颇为有效。因此，MRI为其首选的、最佳的诊查方法，X线平片等可作为筛查及增补检查手段，且当白血病细胞仅浸润骨髓组织而未累及骨小梁等骨质结构时，平片及CT等检查往往表现正常。

根据病变T₁WI信号强度改变不同，有研究者将骨髓病变归纳为骨髓衰竭、骨髓浸润、骨髓替代、骨髓空虚4种类型。白血病的骨髓侵犯形式为骨髓浸润和/或骨髓替代，前者是白血病细胞弥漫在正常的骨髓组织结构内，T₁WI表现为骨髓信号强度轻至中度减低，信号并不均匀，其间散布斑点状高信号的髓内残存脂肪；后者为白血病瘤组织完全取代了正常的骨髓组织，表现为T₁WI上骨髓信号明显降低，其间无残存脂肪的高信号。病程中，骨髓浸润、骨髓替代可并存，骨髓浸润区域的融合可演变为骨髓替代。

MRI上，白血病骨髓浸润多呈弥漫性或灶性多发性，受侵骨髓表现为T₁WI信号降低且稍低于骨骼肌信号、T₂WI信号增高但低于脂肪信号（图6-191），但由于红、黄髓转换的依龄性、多样性及骨髓浸润常伴骨质疏松背景等，骨髓信号多不均匀，常规T₁WI、T₂WI上病灶显示可不明确；脂肪抑制T₂WI、STIR及T₂-FLAIR图像上，受侵骨髓信号更高、更为突显，对病变显示效果及灵敏度更佳（图6-192）；静脉注射Gd-DTPA增强扫描髓内病灶呈明显持续强化，病变多同时累及骨骺（图6-193），且治疗缓解后骨骺常最先恢复脂肪高信号。骨质浸润常呈灶性多发或弥漫性虫

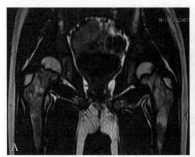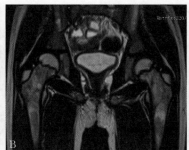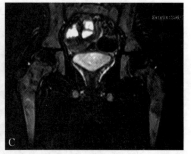

图6-191 急性淋巴细胞性白血病以及骨盆与股骨浸润MRI表现

注：患儿，男，10岁。髋关节冠状面MRI显示双侧股骨及盆骨弥漫性骨髓和松质骨白血病浸润改变，表现为T₁WI低信号（A）、T₂WI稍高信号（B）及STIR较高信号（C），信号不均，边界不清，骨骺部分受累，骨周软组织尚属正常。

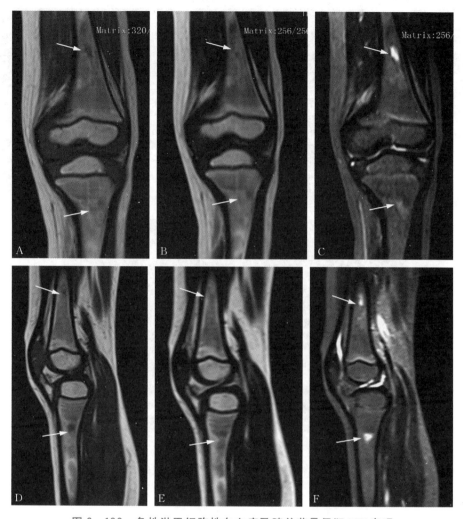

图6‐192 急性淋巴细胞性白血病及膝关节骨侵犯MRI表现

注:患儿,男,5岁,确诊急性淋巴细胞性白血病8个月,化疗中。左侧膝关节MRI显示诸骨骨质疏松,骨髓 T_1WI 信号降低, T_2WI 及STIR上信号增高;同时,冠状位上可见股骨下段、胫骨上段骨髓内小灶性 $T_1WI(A)$ 更低、 $T_2WI(B)$ 稍更高、STIR(C)显著高信号坏死灶(箭),矢状位 $T_1WI(D)$ 、 $T_2WI(E)$ 及STIR(F)显示病灶信号改变类似,STIR揭示病灶最为明确、效果最佳。

蚀状、斑点状、筛孔状不规则性溶骨性骨质破坏(图6‐194),是白血病细胞直接侵犯骨结构最明显的特点,以骨干‐干骺端多见,多伴有平行或层状骨膜反应,与白血病细胞向骨膜下浸润和骨膜下出血刺激有关。骨周软组织多见水肿。同时,骨髓内的白血病细胞不仅可穿过骨皮质到达骨膜及骨膜外,向骨外蔓延与髓外浸润,可侵犯骨周软组织甚至形成MS。MS在CT平扫上密度等或稍高于肌肉, T_1WI 信号稍高于肌肉, T_2WI 信号类似或稍高于肌肉,DWI上信号稍高,但ADC图上

信号极低、ADC值明显减低;增强扫描病灶呈明显持续强化(图6‐194、6‐195)。此外,急性白血病或因骨髓广泛性浸润,骨髓内压升高、血流速度减慢及骨髓微循环障碍与衰竭,进而在骨髓浸润基础上并发骨髓坏死。骨髓坏死多表现为团片状、地图状不均匀长 T_1 、长 T_2 信号病灶(图6‐192),边缘可见特征性"双边征",增强后无强化,类似于因白血病化疗药物副作用引起的缺血性坏死,但后者多发生在关节周围、骨小梁破坏可引起关节面塌陷,前者是骨髓基质及造血细胞大面

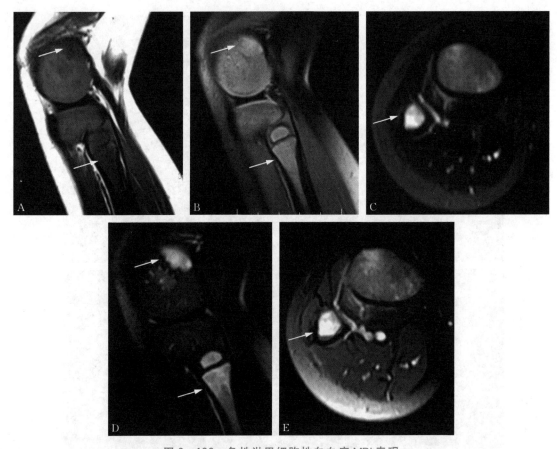

图 6 - 193 急性淋巴细胞性白血病 MRI 表现

注:患儿,男,4 岁 10 个月。股骨远端、腓骨近端骨髓浸润灶呈 T_1WI(A)低信号、T_2WI(B)等-稍高信号改变,STIR(C)上腓骨病变更为凸显、信号更高(箭),增强矢状位(D)及轴位扫描骨髓病灶明显持续强化(箭),病变累及骨骺。

积坏死及脂肪成分缺失、骨小梁未破坏。

"白血病线"/"白血病带"是白血病尤其是 ALL 长骨浸润颇具特征的早期影像学征象,表现为 X 线平片或 CT 上的长骨尤其膝关节构成骨干骺端临时钙化带下或骺板下宽 2～5 mm 密度减低的横线或横带(横行透亮线/带),以及 MRI 各序列上均呈低信号的横线或横带影(图 6 - 196)。多认为系因白血病细胞增生及异常聚集,压迫、侵蚀与破坏干骺端局部骨小梁骨性结构所致;也有相关病理学研究结果表明,其系软骨内成骨障碍而非白血病细胞浸润的结果,因为其间并无骨小梁结构破坏,白血病细胞也较干骺端其他部位少,主要发现骨小梁异常细小、稀少。同时,由于骨髓内白血病细胞不断增生,使髓腔压力增高、骨内膜受损,以及蛋白、矿物质代谢障碍,从而导致患骨普遍性骨质疏松改变。因此,干骺端白血病线/带常都出现在骨质疏松背景上,而且一般患者年龄越小,白血病线/带表现越明显(成年患者则不易出现),多于关节疼痛 1 月后出现,并可随着骨质破坏及修复而消失或仅遗留一纤细硬化线影。

需指出的是,骨尤其骨髓 MRI 信号特点主要取决于其水、脂肪、蛋白质、矿物质等组织成分及含量。水分子为长 T_1、长 T_2 信号,脂肪组织呈短 T_1、较长 T_2 信号,骨皮质、骨小梁因缺少运动质子而 MRI 各序列成像上均呈极低信号或无信号。红骨髓具有造血活性,以造血组织为主,其中水、脂肪、蛋白质等分别约占 40%、40%、20%,T_1WI 上表现为中等或偏低信号。黄骨髓不具造血功能、以脂肪组织为主,水分、脂肪及蛋白质等分别约占 15%、80% 和 5%,T_1WI 上表现为高信

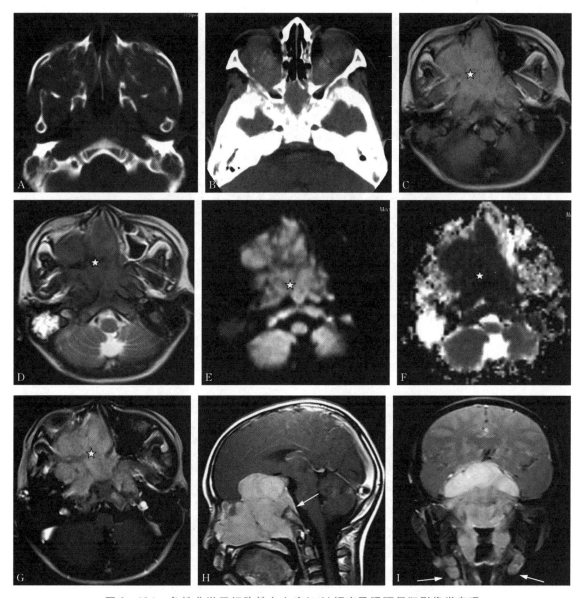

图6-194 急性非淋巴细胞性白血病(M3)颅底及眼眶侵犯影像学表现

注:患儿,5岁,急性非淋巴细胞性白血病(M3)化疗缓解后复发,并出现双眼突出。CT不同层面骨窗(A)及软组织窗(B)显示双侧副鼻窦诸骨、眶骨广泛虫蚀状溶骨性骨质破坏及瘤软组织肿块(绿色瘤)形成,肿块累及双侧眶尖区及窦腔和鼻腔内外;与肌肉对比,瘤软组织(星标)呈$T_1WI(C)、T_2WI(D)$等稍高信号改变,弥散受限征象明显,呈DWI(E)上高信号、ADC图(F)上明显低信号,Gd-DTPA增强轴位扫描(G)明显不均匀强化,矢状位(H)及冠状位(I)扫描持续强化,颅底尤其蝶鞍、斜坡(H,箭)受累明显,病灶突入颅内,毗邻脑组织受推移,颈部淋巴结肿大并呈融合趋势(I,箭)。

号。红骨髓ADC值较黄骨髓的高,其弥散方向多沿骨小梁纵轴走向。但在T_2WI上,红、黄骨髓信号强度相差不大,且红、黄骨髓质子密度相似,PDWI上因此也不能有效区分。同时,红骨髓在骨髓腔内的分布与年龄、解剖部位等因素有关,并按一定规律向黄骨髓进行生理性转换。胎儿及婴儿期几乎所有骨化的骨骼均为红骨髓。骨髓转换的一般性规律,是外周骨中红骨髓逐渐增龄性黄骨髓化,中轴骨红骨髓中脂肪含量随年龄增加逐渐增多。1岁以前蝶骨前部及额骨开始出现黄骨髓,1岁以后红骨髓顺次转换为黄骨髓,转换首先发生在远端指(趾)骨,并对称性由外周骨向中轴

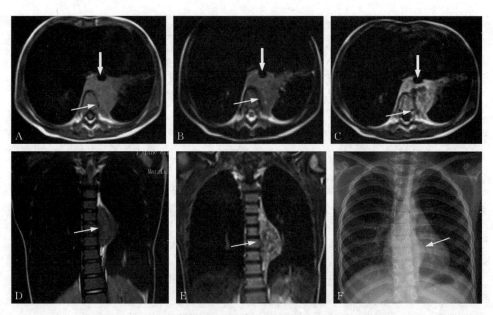

图 6-195　急性非淋巴细胞性白血病(M4)影像学表现

注:患儿,女,7岁。胸椎左前旁瘤软组织形成(细箭),呈 T_1WI(A)低信号、T_2WI(B)稍高信号,信号不均,增强扫描(C)呈明显不均匀强化(细箭),胸主动脉(粗箭)部分包埋并向左前方推移;冠状位 T_2WI(D)上,椎旁软组织肿块信号不均,增强扫描(E)非均质强化(箭),病灶边界欠清,但所示诸椎间盘正常。胸片(F)也可显示椎旁软组织肿块(箭)。

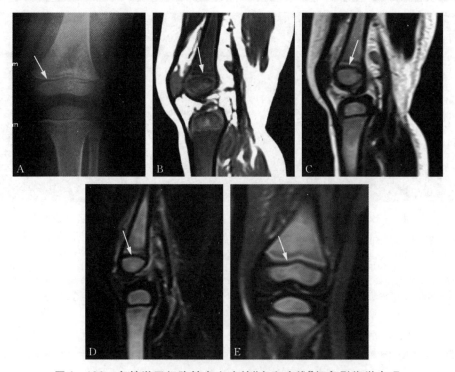

图 6-196　急性淋巴细胞性白血病的"白血病线"征象影像学表现

注:患儿,女,23月龄。左侧膝关节 X 线平片(A)显示股骨远端干骺端近骺板处见横行透亮线(白血病线,箭);矢状面 T_1WI(B)、T_2WI(C)、STIR(D)及冠状面 STIR(E)图像上,股骨远端干骺端白血病线均呈低信号(箭)。胫骨近端干骺端亦见类似白血病线征象。同时可见,膝关节诸骨广泛骨质疏松及弥漫性骨髓 T_1WI 低信号改变。

骨呈向心性进行；1～10岁四肢长骨骨干内大部分为黄骨髓，10～20岁时四肢骨仅股骨、肱骨干骺端内仍为红骨髓（长骨骨髓转换为离心性发展即由骨干向干骺端进行），25岁时红骨髓仅存在于中轴骨、胸骨、肋骨及股骨、肱骨近端干骺端内。终生含红骨髓的骨骼，红骨髓成分中的脂肪含量随着年龄而增长，甚至表现为红骨髓局灶性、不均匀地转变为黄骨髓。为此，在 T_1WI 上，椎体信号1岁前后低于椎间盘，5岁以内与椎间盘信号类似，5～10岁略高于椎间盘，10岁以上则多明显高于椎间盘尤其椎体中间区域的信号，抑脂序列成像上高信号明显被抑制与衰减，反映了中轴骨红骨髓内脂肪含量逐渐增多的一般规律，但其骨髓转换常不均匀，MRI上信号混杂。急性白血病组织病理学上常表现为骨髓内脂肪成分被白血病细胞浸润与取代，因而白血病骨髓浸润 MRI 上主要表现为 T_1WI 骨髓信号弥漫性均匀或不均匀降低（低于脊髓、椎间盘信号，图6-197），且其信号降低程度与骨髓内白血病细胞增生程度相关，一般 T_1WI 上信号越低、越均匀，瘤细胞增生越活跃；T_2WI 上信号可有增高，STIR 上呈显著

高信号、显示病变更为清楚更为敏感，增强后病变可见明显不均匀强化，可伴有（尤其病变中晚期）椎体压缩、皱褶甚至塌陷、变形（图6-198）。淋巴细胞性白血病与髓系白血病表现相似。但小儿尤其是1岁以内的患儿，由于弥漫性低信号病变椎体与同龄正常椎体骨髓信号强度相差无几，揭示病变颇为困难，常需测定椎体 T_1 弛豫时间以弥补其不足，或改查大多黄髓化的外周长骨如膝关节（包括胫腓骨近端、股骨远端及其骨干）MRI 来进行观察与评估（图6-192、6-193、6-196）。

（5）诊断要点

白血病是儿童最常见的恶性肿瘤，诊断主要依靠病史和实验室检查。影像学诊断要点主要包括：①多骨弥漫性或灶性骨髓浸润病变。②长骨干骺端可见横行的低密度/低信号线（带），即白血病线（带）。此征是诊断2岁以上白血病的依据。③脊椎广泛 T_1WI 低信号，椎间盘正常，压缩性骨折少见或仅楔形变，椎体横径及前后径无增宽。④普遍性骨质稀疏，或伴局灶性骨质破坏及层状骨膜反应。⑤儿童白血病常可并发绿色瘤，MS 常呈较为特征性的 CT 平扫上密度等或稍高于肌

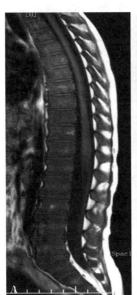
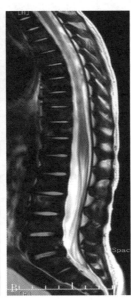
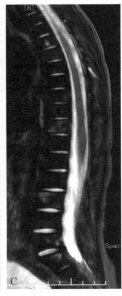

图6-197　急性淋巴细胞性白血病脊柱骨髓广泛浸润 MRI 表现

注：患儿，男，6岁8个月，急性淋巴细胞性白血病化疗中。脊柱矢状位 MRI 显示胸腰骶椎广泛白血病浸润，骨髓呈弥漫性 T_1WI 低信号（A）、T_2WI 稍高信号（B）及 STIR 高信号（C），信号不均，部分椎体局部呈斑片状灶性更低或更高信号的骨质破坏改变，椎体高度尚属正常。

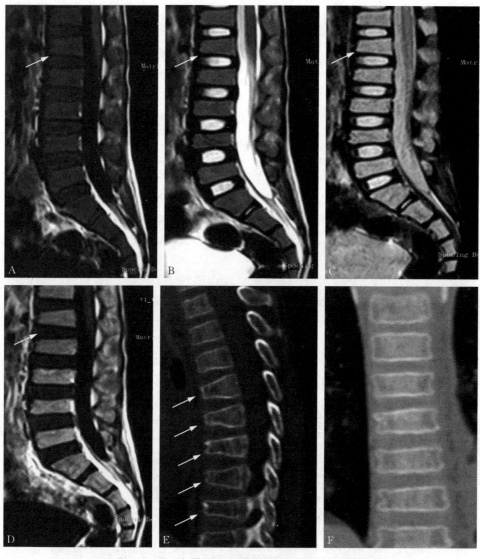

图 6-198 急性淋巴细胞性白血病影像学表现

注：患儿，男，7岁。腰椎矢状面 MRI 揭示白血病广泛浸润腰骶椎，椎体呈弥漫性 T_1WI 低信号（A）、T_2WI 类似脊髓信号（B）、STIR 较高信号（C），增强 T_1WI（D）上不均匀强化、信号明显增高，同时可见椎体轻度压缩变扁、部分轻微楔形变（箭），椎间盘正常；胸椎 CT 矢（E）、冠状面（F）重建图像显示胸椎也被广泛浸润，呈弥漫性低密度溶骨性破坏与骨质疏松改变，伴多个椎体压缩及楔形变（箭），椎体密质骨显示尚可，椎间隙稍宽，椎体横径及前后径无增宽改变。

肉，T_1WI 上信号稍高于肌肉、T_2WI 上信号类似肌肉，DWI 信号稍高但 ADC 图上呈明显低信号，增强后明显持续强化。

（6）鉴别诊断

白血病骨骼改变主要需与骨 LCH、转移瘤、多发性骨髓瘤等相鉴别。LCH 虽也始于骨髓，但瘤巢常较局限、邻近骨髓水肿明显，且多破坏毗邻骨皮质并出现明显超过瘤巢的骨膜反应，长骨

LCH 多无对称性，可见袖套征、同心圆征及瘤软组织涌出征等，颅骨 LCH 多呈虫蚀样多发溶骨性骨质破坏、并常见颅板外瘤软组织肿块形成，椎体 LCH 常伴压缩性骨折、扁平椎尤其压缩椎体横径及前后径均大于邻近正常椎体。儿童骨转移瘤多见于神经母细胞瘤、横纹肌肉瘤等，虽也常表现为双侧对称性，但具有灶性分布特点，且骨质破坏及非层状骨膜反应明显，且可见 Codman 三角，无白

血病常伴的骨质疏松背景。多发性骨髓瘤分布类似白血病，但以中老年人多见，多呈穿凿样灶性骨质破坏，边缘清楚，MRI 上多呈颗粒状"椒盐状"改变，与白血病甄别不难。

此外，白血病线需与坏血病线、梅毒线等鉴别。坏血病线多见于 6 个月以上的人工喂养婴幼儿，表现为干骺端高密度临时钙化带下低密度透亮线（带），主要系干骺端毛细血管袢长入骨化区内有不规则的斑片状出血及骨骺分离、骨小梁减少所致，常与异常致密临时钙化带（Trummer 带/Frankel 带）、角样征、骺板骨折变形和边缘骨刺形成等征象并存。梅毒线多见长骨进展期胎传梅毒，也表现为致密临时钙化带下的横行低密度线（带），但其干骺端临时钙化带呈锯齿状缘，常伴多发、对称且广泛的骨软骨炎、骨膜炎、骨髓炎。

6.34　血管肿瘤

（1）概述

血管瘤（hemangioma）的概念及内涵，一直存有争议。Mulliken 和 Glowacki 于 1982 年首次提出了基于血管内皮细胞生物学特性（血管内皮细胞有无增殖特性）的分类法，将根据形态学分类的传统"血管瘤"（vascular anomalies，血管异常性疾病），里程碑地分为（真性）血管瘤和脉管畸形（vascular malformations），为随后形成较为公认的国际血管异常研究会（International Society for the Study of Vascular Anomalies，ISSVA）分类标准奠定了基础。为此，不同于实系出生缺陷的脉管畸形，血管瘤（即血管肿瘤）因表现为血管内皮细胞异常增殖而为真性肿瘤。血管肿瘤是主要的血管异常性疾病之一，包括良性、中间性及恶性 3 类病变，但 ISSVA 与 WHO 最新分类仍存分歧，后者至今仍把 ISSVA 分类中的脉管畸形归类在脉管肿瘤中，如动静脉畸形、静脉畸形、淋巴管畸形仍分别称之为动静脉性血管瘤、静脉性血管瘤、淋巴管瘤等。

在 2018 年 ISSVA 分类中，良性血管肿瘤包括婴儿血管瘤（infantile hemangioma，亦称婴幼儿血管瘤或幼年性血管瘤、富细胞性血管瘤）、先天性血管瘤（congenital hemangioma）、丛状血管瘤（tufted angioma）、梭形细胞血管瘤、化脓性肉芽肿（pyogenic granuloma，亦称肉芽肿型血管瘤、分叶状毛细血管瘤或毛细血管扩张性肉芽肿）及其他罕见血管瘤（如微静脉血管瘤、肾小球样血管瘤、乳头状血管瘤、血管内乳头状内皮增生、获得性弹性组织变性血管瘤、脾窦岸细胞血管瘤等）与血管瘤相关病变（如小汗腺血管瘤样错构瘤、反应性血管内皮细胞瘤病、杆菌性血管瘤病等）；局部侵袭性或交界性血管肿瘤包括卡波西样血管内皮瘤（kaposi form hemangioendothelioma，KHE）、网状血管内皮瘤、乳头状淋巴管血管内皮瘤、复合性血管内皮瘤、假性肌源性血管内皮瘤、多形性血管内皮瘤、未定类血管内皮瘤（如角化性血管瘤、窦状血管瘤、肢端动静脉瘤、纤维脂肪性血管性病变（fibroadipose vascular anomaly，FAVA，亦称法瓦病）、多发性淋巴管内皮瘤病合并血小板减少/皮肤内脏血管瘤病合并血小板减少、PTEN 型软组织错构瘤/软组织血管瘤病等）、卡波西肉瘤等；恶性血管肿瘤包括血管肉瘤、上皮样血管内皮瘤等。在 2020 年 WHO 分类中，良性血管瘤包括肌内血管瘤（亦称肌间血管瘤，intramuscular haemangioma）、动静脉性血管瘤、静脉性血管瘤、上皮样血管瘤（富于细胞型上皮样血管瘤及非典型性上皮样血管瘤）及丛状血管瘤等，中间性（局部侵袭型）包括卡波西样血管内皮细胞瘤，中间性（偶有转移型）包括网状血管内皮瘤、乳头状淋巴管内血管内皮瘤、复合型血管内皮瘤（如神经内分泌性复合型血管内皮瘤）、卡波西肉瘤及假肌源性血管内皮细胞瘤（亦称上皮样肉瘤样血管内皮细胞瘤），恶性包括上皮样血管内皮瘤（如WWTR1 - CAMTA1 融合的上皮样血管内皮瘤及具有 YAP1 - TFE3 融合的上皮样血管内皮瘤）、血管肉瘤等。

血管瘤的发病可能是一个多因素调控下的复杂过程，病因及发病机理至今尚未阐明，学说较多，包括可溶性细胞因子学说、基因突变学说、血管生成/抑制失衡学说、内皮祖细胞学说、细胞凋亡学说、胎盘来源学说、雌激素学说等。其中，可溶性细胞因子学说认为，血管瘤内皮具有正常内皮细胞的分化特点，血管瘤的发生是由于局部分泌一种可溶性因子引起内皮的非正常增殖而非细胞自身表型的改变所致;雌激素学说认为,雌激素扩张微血管作用及通过特异性受体刺激内皮细胞分裂和增殖,从而促进了血管瘤的增长;基因突变学说认为,内皮细胞内信号通路中关键蛋白的几个突变在血管异常性疾病的发病中起着主要作用,PIK3CA 和 G 蛋白偶联受体等最常见突变与其异常血管生成、退化有关。细胞凋亡学说认为,毛细血管内皮细胞与血管瘤的病程变化密切相关,内皮细胞的凋亡在血管瘤的自然消退过程中起重要作用,其中与细胞凋亡相关的一种高度保守的多功能糖蛋白——Clusterin/ApoJ 在血管瘤 3 个临床发展时期表达水平逐渐上调,凋亡抑制基因 p53、bcl-2 在血管瘤快速增殖期表达下调。也有研究显示,血管瘤中存在血管瘤干细胞(hemangioma-derived stem cells),可分化为周细胞(hemangioma-derived pericytes)和内皮细胞(hemangioma-derived endothelial cells),两者结合后引发血管样组织形成,从而最终形成血管瘤。

(2)病理

血管瘤起源于残余的胚胎期的成血管细胞,其组织病理学特点是瘤内富含增生活跃的血管内皮细胞和周细胞,可见有成血管现象和肥大细胞的聚集,也含有脂肪、纤维、平滑肌等多种非血管成分。

1)婴儿血管瘤:表现为大量内皮细胞分裂增生、肥大细胞浸润及基底膜层增厚,一般无明显血管腔;呈自限性表现,包括增殖期、稳定期和消退期 3 期,可见明显的增生和退化过程,增殖期肿瘤为棕褐色、分界清但无包膜,质实,组织学特点明显,增生的毛细血管排列成小叶状,血管腔表面内皮细胞发生无异形性增生,内皮细胞增生显著、肥胖,由肥胖的内皮细胞和具有丰富胞质的血管周细胞一起组成毛细血管,但血管结构未成熟、管腔不明显或完全闭塞;消退期一般于 1 周岁后出现,血管腔扩张,内皮细胞、血管周细胞变扁平,核分裂明显减少,进而毛细血管逐渐减少,被疏松结缔组织取代,组织病理学上表现为不同程度的肥大细胞浸润、纤维结缔组织增生和脂肪组织沉积,组织学特点越来越不明显;但各期病变的内皮细胞

葡萄糖转运蛋白 1(Glut1,对葡萄糖具有高度亲和性)染色为阳性较为特征性(其他各类型血管瘤不具备该特点)、血管周细胞表达肌动蛋白。其中肝婴儿型血管内皮瘤包括 2 个组织亚型,Ⅰ型最常见,肿瘤组织由大小不等的血管构成,管腔内壁可见增生、肿胀的血管内皮细胞,伴有黏液基质和胆小管成分,核分裂相少见;Ⅱ型少见,主要表现为血管内皮细胞明显增生,不形成管腔或管腔结构不清楚,部分可形成乳头样结构,无散在胆小管成分;也有同时表现为Ⅰ型和Ⅱ型组织学特点的混合型血管内皮瘤,部分肿瘤可见出血、钙化、血栓和纤维化。

2)先天性血管瘤:各型病变均可见到内皮细胞的增殖,皮肤病变多位于皮肤与皮下纤维脂肪组织内,且内皮细胞 Glut1 染色阴性,均不表达Glut1。不同亚型,组织病理学不尽相同。其中,快速消退型病变由毛细血管形成的大小不等的小叶与致密的纤维组织间隔构成,病灶内可见出血、含铁血黄素沉积、血栓形成及钙化(这在婴儿血管瘤中极罕见),且当病变处于消退期时,可较为特征性地出现大量纤维组织替代小叶结构;不消退型病变由迂曲呈星状的粗大血管形成相对较大的小叶结构与数量不等的纤维组织间隔构成,在纤维组织内可见异常的静脉和动脉;部分消退型病变的组织学特征与不消退型的相似,但星状血管结构少见,其间也可见到类似快速消退型病变消退后残留的纤维组织;此外,不消退型和部分消退型病灶内尚可见特征性的钉突样内皮细胞(即血管内皮细胞容积拓展、呈"肥胖状",局部细胞核扩增,以"钉子样"形态向管腔凸出,这在快速消退型病变中罕见)。

3)深部软组织血管瘤:包括肌间型、滑膜型和神经内型。肌间血管瘤发生在肌肉组织内,约占血管瘤的 0.80%,瘤体可侵及肌肉、皮肤组织,多为毛细血管、海绵状或混合型,组织构成包括血管成分和非血管成分,后者包括脂肪、纤维、平滑肌等,其中脂肪成分(脂肪组织过度增生)可占绝大部分,瘤血管相对较少,血管内皮细胞增生明显,也可见钙化、血栓形成及血管周围炎,常伴动静脉瘘。滑膜血管瘤及周围神经血管瘤罕见,前

者几乎均发生于膝关节尤其髌上囊，可表现为关节积液、出血性关节病。弥漫性血管瘤即血管瘤病，为全身多房性增殖性血管病变，常累及四肢，组织病理学上以弥漫性血管增生伴大量成熟脂肪组织为特征，常伴消耗性凝血病。血管瘤病已报道的有 2 种组织学类型，第 1 种类型最常见，瘤组织由静脉、海绵状血管腔隙和毛细血管混合组成，随机分布，静脉血管壁厚薄不均，有的区域见静脉壁很薄，血管壁内可见花束状排列的不规则小血管簇，或血管簇附着于静脉壁，呈"疝样"突向周围组织，这也是颇具诊断价值的特征性结构；第 2 种类型较少见，主要是由小的毛细血管和稀疏的大血管构成。肉芽组织型血管瘤多起源于黏膜或皮肤的、以分叶状生长为特征的分叶状毛细血管瘤，镜下可见毛细血管呈簇状或小叶状，并见大量新生毛细血管及炎症细胞浸润，类似肉芽肿，内皮型一氧化氮合酶（eNOS）、CD34、CD105/内皮因子表达，是肉芽组织型血管瘤血管形成的免疫学标志。FAVA 为一种新的纤维、脂肪、脉管异常性疾病，镜下表现为骨骼肌纤维内丰富的纤维组织细胞、大量的脂肪细胞成分、不规则较大静脉血管及淋巴浆细胞聚集，部分病例可见薄壁、少或无平滑肌的淋巴管样结构，血栓、静脉石少见。

4）血管内皮（细胞）瘤：主要组织学特点是血管内皮细胞异常增殖，包括卡波西样血管内皮瘤（卡波西型血管瘤）、丛状血管瘤、梭形细胞内皮瘤（梭形细胞血管瘤）和其他少见血管内皮瘤（混合性血管内皮瘤、网状血管内皮瘤、多形性血管内皮瘤、淋巴管内乳头状血管内皮瘤）等。卡波西样血管内皮瘤呈分叶状或结节状，界不清，发生于皮肤者肿瘤常位于真皮层或皮下脂肪组织中呈浸润性生长，结节内由短梭形的血管内皮及血管周细胞组成，纵横交错排列形成腔隙，腔隙内可见外渗的红细胞、含铁血黄素和纤维素样血栓；镜下特征性结构为结节边缘可见裂隙状或新月形的血管包绕着血管瘤结节形成肾小球样结构，肿瘤细胞无明显异型，结节间为增生的纤维组织和多少不等的不规则管腔，以静脉为主，极少为淋巴管，内皮细胞表达 CD31、CD34、ERG 及 Fli-1 等，不表达 Glutl 和 HHV8。丛状血管瘤又称获得性丛状血

管瘤，也是一种分叶状的毛细血管瘤，小叶内毛细血管腔不明显，内皮细胞和血管周细胞（梭形细胞）均增生，但其小叶外观呈独特的"炮弹头"样，同时小叶周边可见扩张的内衬扁平上皮的管腔，因内皮细胞增生突入管腔而形成特征性的"新月"样结构，形态学上与卡波西样血管内皮瘤表现有重叠，甚至有观点认为是同一肿瘤的不同表现形式或同一疾病的两种不同类型，但丛状血管瘤为良性肿瘤，一般发生于青少年，病变位置表浅，多局限于真皮层内，且其发生率较低。梭形细胞血管瘤可见梭形细胞和多少不等的海绵状血管瘤样成分，一般以梭形细胞成分为主，血管呈网状，血管腔隙狭窄，并见特征性的静脉样血管腔，梭形细胞不表达血管内皮标志物。卡波西肉瘤于 1872年由 Kaposi 首先报道，并定义为一种涉及血管和淋巴管内皮细胞的低度恶性间质性肿瘤，可累及全身皮肤及血管，血管增生更为明显，内皮细胞更加突入管腔，并可见红细胞溢出，常为多中心性，肿瘤缺乏多小叶状生长，由形态较一致的梭形内皮细胞构成，周围炎症细胞浸润明显，不具有上皮样内皮细胞，也不具有"肾小球"样结构和海绵状血管瘤结构，部分细胞核大、不规则、有异型性，免疫组化 Actin 阳性稀少、HHV-8 常呈阳性表达；临床和流行病学特点不同的经典型惰性卡波西肉瘤、非洲地方性卡波西肉瘤、AIDS 相关性卡波西肉瘤、医源性卡波西肉瘤在显微镜下几无差异；早期皮肤病损无特征性，仅表现为轻微血管增生；斑点期血管数量增加，形状不规则，可将真皮上部网状层的胶原纤维分隔开，血管走行方向一般和表皮平行，增生的部位经常在血管周围和附属器周围，病变中混有少量淋巴细胞和浆细胞，常见红细胞位于血管外和血管周围含铁血黄素沉积；斑块期所有斑点期病变进一步加重，血管增生更加弥漫，血管腔隙的轮廓呈锯齿状，炎症细胞浸润更加明显，可见大量血管外红细胞和含铁血黄素，并常可见玻璃样小球；结节期交叉排列的只有轻度异型性的梭形细胞束形成界限清楚的结节，以及大量含有红细胞的裂隙状腔隙，病变外周部分有扩张的血管，许多梭形细胞有分裂活性，且梭形细胞内外存在玻璃样小球；淋巴结内病变可为

单灶性或多灶性，可完全被肿瘤组织取代；内脏病变因受累器官的结构而异，沿血管、支气管、肝脏门脉等结构扩散，而后累及周围器官实质。

5）上皮样血管内皮瘤（epithelioid hemangioendothelioma）：即组织细胞样血管瘤，是一种罕见的由上皮样内皮细胞组成的血管源性恶性肿瘤，为介于血管瘤和血管肉瘤之间的低度恶性肿瘤，镜下既可见新生的血管，又可见肿瘤实质部分，新生血管与实质部位比例不固定，但均可见发育成熟的血管；瘤组织学以上皮样细胞为主，上皮样细胞呈梁索状分布于玻璃样变或黏液样基质中，部分胞质内出现空泡及类红细胞，有时可见灶性的钙化或骨化，免疫组化上 ERG、CD34、CD31 及 FLi－1 阳性，近 90％存在 WWTR1－CAMTA1 基因融合，近 5％存在 YAP1－TFE3 基因融合。血管肉瘤（anigosarcoma）是一种极为罕见的由向血管内皮细胞分化的间叶细胞或血管（恶性血管内皮细胞瘤）、淋巴管（淋巴血管肉瘤，lymphangiosarcoma）内皮细胞来源的高度恶性的软组织肿瘤，组织病理学上可分为高分化、低分化和上皮样血管肉瘤，显微镜下，瘤细胞呈梭形、上皮样或不规则形，核异型，病理性核分裂象和坏死常见，核仁突出，胞质丰富嗜酸性，胞质中出现 Weibel-Palade 小体（W－P 小体）具有诊断价值，出现"三个一"结构（一个或多个内皮细胞、肿瘤细胞形成一个空腔，腔内含有一个或多个红细胞）是上皮样血管肉瘤诊断的重要线索；瘤细胞可形成大小或形状不同的血管性腔隙/裂隙样结构，甚至乳头状结构，肿瘤最显著的诊断特征之一是血管不规则吻合和内皮细胞有异型性，腔隙内含红细胞；此外，血湖的形成对于血管肉瘤的诊断有非常重要的提示价值。同时，免疫组化上，CD31、CD34、Ⅷ因子 R-Ag 和 vimentin 阳性，keratin（尤其在内皮型）和 actin 部分阳性。

6）骨血管肿瘤：分为血管瘤（良性）、上皮样血管瘤（中间性，局部侵袭性）及上皮样血管内皮细胞瘤和血管肉瘤（恶性），偶见卡波西型血管内皮细胞瘤及假肌源性血管内皮细胞瘤等。骨血管瘤呈褐红色，蜂窝状或多房性，房间有骨小梁间隔，一般长骨病变较大、椎体病变较小，病理学表现为大量增生的毛细血管及扩张的血窦，在组织学上按组成成分的不同，血管瘤可分为海绵状血管瘤、毛细血管瘤及混合型血管瘤，以海绵状血管瘤最为多见，病变由大量从毛细血管到腔穴不等的扩张的血窦组成，腔内壁衬以内皮细胞，平滑肌稀少，外膜纤维变性，血管瘤间掺杂有增生的骨板，血管瘤周围为正常的骨髓和脂肪组织；其亦可表现为毛细血管瘤，后者由极度扩张增生的细毛细血管构成；表现为混合型血管瘤者少见，兼有毛细血管瘤、海绵状血管瘤等的组织病理学特点，不但可见血管管道数目的增加，亦见纤维结缔组织、平滑肌、炎症细胞和毛细血管、淋巴管等不同程度的浸润。上皮样血管瘤由多角形肿瘤性内皮细胞构成，有泡状核和丰富的嗜酸性胞质，偶尔可见含有圆形透亮的胞质空泡，上皮样细胞可构成形态良好的血管腔，也可呈实性条索状或片状；间质伴嗜酸性粒细胞浸润。骨上皮样血管内皮细胞瘤及血管肉瘤的组织病理学与发生于软组织者类似。

（3）临床表现

血管瘤是婴幼儿最常见的良性肿瘤，约占小儿肿瘤的 1/3；发病率新生儿为 1％～2％，1 岁左右上升至 12％，体重低于 1 kg 的早产儿可高达 22.9％；发病率有种族及性别差异，白人高于其他种族，黑人发病率最低，女性发病率约为男性的 3 倍。可发生在任何部位，以皮肤多见，其次见于黏膜、肌肉、内脏和骨骼等，其中软组织血管瘤占良性软组织肿瘤的 7％～8％，好发于四肢、躯干及面颈部，也可发生于身体其他任何部位的皮下软组织内。

临床上，婴儿血管瘤最为多见，先天性血管瘤、丛状血管瘤、卡波西样血管内皮瘤和化脓性肉芽肿也较常见，其他血管肿瘤如上皮样血管瘤、网状血管内皮瘤、卡波西肉瘤、血管肉瘤等较为罕见。此外，丛状血管瘤和卡波西样血管内皮瘤可合并血小板减少和/或消耗性凝血（K－M 综合征），目前多认为丛状血管瘤和卡波西样血管内皮瘤可能是病变的不同时期而非完全不同的两种疾病；血管瘤亦可系某些综合征如 Sturge-Weber 综合征、Lindon-Von-Hippel 综合征、PHACES（posterior fossa malformations、 hemangioma、 aarteria anormalies、coarctation of the aorta and/or cardiac defects、eeye abnormalities 及 sternal defects)综合征、Maffucci综合征和 Klippel - Trenaunay 综合征等的表现之一。

婴儿血管瘤在婴幼儿发病率高达10%～12%,90%病变位于表皮,少部分位于头皮、骶尾部、眼周、耳周等重要器官周围,肝脏可表现为多发、巨大血管瘤。临床上可分为增殖期、稳定期和消退期3期,一般出生1周左右出现,约30%病例出生时即有,出生后6个月瘤体迅速增殖,之后增殖变缓(也有部分瘤体表现为微小增殖或不增殖),多于1周岁后进入消退期,临床表现为血管瘤生长逐渐停止、瘤体退化、变小,消退期长达数年,部分血管瘤可完全消失。大多数婴儿性血管瘤除了有计划的随访以及向家长做细致的解释外,不需要特别的治疗。但若出现严重并发症,如充血性心力衰竭、气道梗阻、卡梅综合征、消化道出血等症状时,应使用药物治疗。值得注意的是,多发性婴儿性血管瘤常合并内脏血管瘤,面部广泛的血管瘤病或存在 PHACES 综合征,包括后颅窝畸形、主动脉狭窄、心脏缺损、多动脉畸形、眼畸形及胸裂等。先天性血管瘤较为罕见,特指出生时病灶已增生完全,出生后不会快速续长,在婴幼儿中发病率仅约0.3%,分为快速消退型(RICH)、不消退型(NICH)、部分消退型(PICH)3种亚型;皮肤 RICH 多在14月龄前整体消退,残留松弛、菲薄的皮肤,皮下脂肪缺失;NICH 不会消退,且伴随儿童体格成长成比例增大;不同于婴儿血管瘤,其在母体子宫内发生发展、出生时即有明显病灶,无出生后的增殖期,男女发病率接近,病变好发于头面部和肢体,多为单发,偶见多发,绝大多数病灶累及皮肤软组织(完全位于皮下而不累及皮肤者极罕见),亦可发生于肝脏和颅内;皮肤病灶形态多为隆起或斑块状,边界清楚,紫红色或蓝紫色,表面有粗细不等的毛细血管分布,周围可见白色的晕环及放射状分布的浅表扩张静脉,病灶皮温常高于周围皮肤,有时可触及搏动。不同类型病变,临床表现不尽相同。发生于肝的婴儿血管瘤(即婴儿型血管内皮瘤)约20%伴有皮肤血管瘤。

卡波西样血管内皮瘤由 Zukerberg 等于1993年首次报道,是一种少见的具有血管瘤和卡波西肉瘤的双重特征的侵袭性血管肿瘤,生物学行为介于良、恶性血管肿瘤之间,无自限性及自发消退倾向,常为单发,好发于软组织,偶见于骨内,在局部呈侵袭性生长,无远处转移,主要发生于婴幼儿和10岁以内儿童,绝大多数(90%)1岁内发病,其中1月龄内发病占60%,可累及体表多个部位或深部脏器,多见于四肢软组织,其次是躯干及头面颈部,深部特别是胸腹腔、纵隔、腹膜后病变常累及重要脏器,血流量较高而极易引发卡梅现象(kasabach-merritt phenomenon,即伴血小板减少性紫癜的毛细血管瘤综合征,出现多种严重血液系统异常包括严重血小板减少、低血纤溶蛋白原减少等),也可合并消耗性凝血障碍、淋巴血管瘤病甚至 B 淋巴细胞性白血病,且发病隐匿,临床表现复杂,病情进展迅速,病程凶险,常因呼吸窘迫、腹部膨隆、肌张力减退或便血而就诊,发病越早自然消退的趋势越明显,但自发消退仅占10%,生长速度快,累及范围大,一般须尽早治疗。卡波西肉瘤是一种非常罕见的血管肿瘤,但无结节状结构和毛细血管瘤样区域,为来自血管内皮细胞的一种多中心中间性(偶有转移型)肿瘤,绝大多数见于有免疫缺陷的成人,儿童罕见,免疫组化 HHV8 常阳性。发生于非洲的卡波西肉瘤患儿相对较多,但倾向为淋巴结受累,皮肤典型病变表现为多发性斑点状、斑块状或结节状病损,可累及黏膜、淋巴结和内脏器官,多与人类疱疹病毒8型(HHV - 8)感染有关,包括经典型惰性卡波西肉瘤、非洲地方性卡波西肉瘤、AIDS 相关性卡波西肉瘤、医源性卡波西肉瘤,各型临床及流行病学特点不同,预后均较差。上皮样血管内皮瘤为低度恶性肿瘤,好发于四肢和躯干深部或浅表软组织,也可发生在肺、脑、肝、小肠、脾、骨、纵隔、胸膜、腹膜、淋巴结等全身各个部位,成人多见,平均发病年龄为50岁,半数以上为中年妇女,表现为浅表或深部软组织、内脏或骨骼的孤立性肿块,骨的上皮样血管内皮瘤多累及下肢骨。血管肉瘤占软组织肿瘤的1%～2%,可发生于任何年龄及任何部位,好发于中老年人,最常见的是侵犯表皮、真皮及皮下组织的皮肤血管肉瘤,约60%发生于头颈部皮肤,也可发生于软组织、乳腺、骨及心脏等内脏器官,病因及发病机制不清,可能与接触氯乙烯、二氧化钍、砷和镭及异物损伤等有关,*MYC*、*P53*、*PTPRB*和*PLCG1*等基因的突变和相关蛋白,包括血管表皮生长因子及其受体的过表达、毛细血管内皮细胞的凋亡,可能影响其发生、发展与消退过程,高度恶性,需手术切除或加放化疗,容易复发和转移,预后差。肉芽组织型血管瘤约40%起源于皮肤、60%起源于黏膜,以分叶状生长为特征,可发生于任何年龄,常发生在易受伤的部位,症状以局部包块和疼痛为多见。病因不明,可能与外伤、激素影响、病毒、微动静脉畸形等有关。

骨血管肿瘤较少见,占骨肿瘤的1%~2%,可发生在任何年龄,中青年多见,血管肉瘤更多见于中老年人;血管瘤女性略多见,上皮样血管瘤、上皮样血管内皮细胞瘤和血管肉瘤男性多见。好发于脊椎,其中又以胸椎最为多见,约占90%,其次为颅骨、扁骨和长骨干骺端及骨干。大多数骨血管瘤缺乏明显的症状和体症,椎体血管瘤可发生局部疼痛和肌肉痉挛,如压迫脊髓、脊神经则可出现神经压迫症状,少数病例可发生椎体压缩性骨折。病变可单发或多发,也可以呈弥漫性(弥漫性血管瘤)。

血管瘤病常累及身体大片区域,或者垂直蔓延累及多个组织平面(如皮肤、皮下、肌肉和骨),或者穿过肌肉分隔累及相似组织(如多个肌肉),多见于儿童及青少年,通常20岁以内发病,女性发病率略多于男性。典型的病变累及肢体,多为下肢,其次为胸壁、腹壁,可累及真皮、皮下组织、肌肉甚至骨骼。也见发生于其他部位的报道,如乳腺、耳前、纵隔。常见的症状为受累区域弥漫性持续肿胀,可伴有疼痛和颜色改变,只有少数病例有明显的动、静脉分流,造成肢端肥大。

(4)**影像学表现**

不同类型、不同部位的血管肿瘤,影像学表现不同。MRI特别是其多序列、多参数形态与功能成像联合应用,可良好反映病变的组织学特性,直观展示病变全貌及其与周围组织解剖关系,在血管肿瘤诊断、分类及甄别应用中优势得天独厚。

影像学上,血管瘤一般表现为毛细血管瘤、海绵状血管瘤、蔓状血管瘤或混合型血管瘤(主要基于WHO病理分类与诊断)。

1)**毛细血管瘤**:体积一般较小,因系排列紧密的毛细血管丛及少量间质组织构成,影像学上多表现为边界清晰的结节或团块状影,T_1WI呈较低信号(类似或稍高于肌肉信号)、T_2WI呈稍高信号改变,抑脂T_2WI及STIR上信号更高,DWI上信号较高但ADC值不降低、ADC图上信号不低(多为T_2透射效应所致,由于T_2时间不同和延长导致的DWI上的高信号而ADC值不降低,为此,DWI上的高信号病灶可能反映了强T_2透射效应,而非真正的弥散减少与弥散受限(图6-199),各序列图像上信号不甚均匀,其间可见较多异常血管,Gd-DTPA增强后病灶明显棉絮状不均匀持续强化,血管成分强化尤为显著,病灶内也可见到少许脂肪灶(图6-200),边缘可见粗大血管(图6-201),包括增粗的供血动脉及早现的曲张的引流静脉,MRA常可直接显示肿瘤染色、供血动脉及引流静脉(图6-201、6-202),CE-MRA揭示其血供特点、解剖细节特别是表现为以血管瘤巢为中心的异常血管积聚征("蜘蛛征")更佳(图6-202);皮肤病变多高出皮肤表面甚至溃烂且多侵入皮下组织,增强CT及其VR重建图像揭示肿瘤染色、营养血管、肿块特征及皮肤表面改变更为精确、直观(图6-202、6-203)。

2)**海绵状血管瘤**:边界多清晰,边缘欠光整或不规则分叶状,其构成包括不规则扩张及相互交通的血管间隙及血窦,因其滞留的血液含有自由水而在T_2WI上表现为明显高信号(不同于毛细血管瘤的以稍高信号为主的影像特征,但与其他血管瘤一样随TE时间延长其信号强度增高),甚至亮如灯泡(图6-204),抑脂序列成像包括T_2-FLAIR图像上信号更高,T_1WI则呈等于或略高于骨骼肌的信号;由于其除外以血窦为主的血管结构,大部分病灶内尚有脂肪、纤维、黏液及平滑肌,故而病灶大多信号不甚均匀,可见不同比例的脂肪、纤维和肌肉等非血管成分信号(图6-205);此外,由于病灶内血流缓慢,易形成血栓,亦易于出

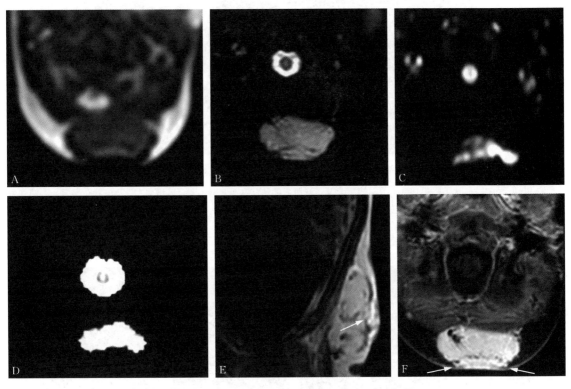

图 6-199 颈后皮肤皮下毛细血管瘤 MRI 表现

注:患儿,女,4 个月 25 天。MRI 显示颈枕部皮下异常信号团块影,T_1WI(A)呈等-低信号,抑脂 T_2WI(B)呈稍高信号,DWI(C)及 ADC 图(D)上均呈较高信号,信号不甚均匀,其间可不规则流空血管影,病灶边界尚清,边缘欠光整;增强矢状位 T_1WI(E)及轴位抑脂 T_1WI(F)上显示病灶显著,持续不均匀强化,病灶内及周边可见流空(流速快者)及对比剂强化(流速慢者)血管影,局部皮肤主要是真皮不规则增厚及类似信号及强化表现的病变(箭)。

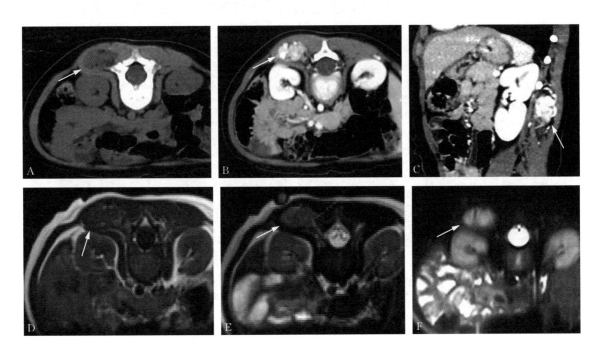

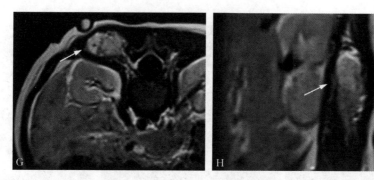

图 6-200　腰背部竖脊肌内毛细血管瘤影像学表现

注:患儿,女,2岁。CT平扫(A)显示左侧腰背部竖脊肌内团块状稍低密度灶(箭),增强(B)及矢状位重建(C)图像显示病灶(箭)显著不均匀强化,病灶边界清晰,周边区域可见少许点状脂肪及粗大血管(蜘蛛征)。MRI上,病变(箭)境界清晰,信号不均,呈 T_1WI(D)略低信号、T_2WI(E)略高信号、抑脂 T_2WI(F)高信号改变为主,增强轴位(G)、矢状位(H)T_1WI显示病变(箭)明显不均匀强化,周边可见少量粗大血管影。

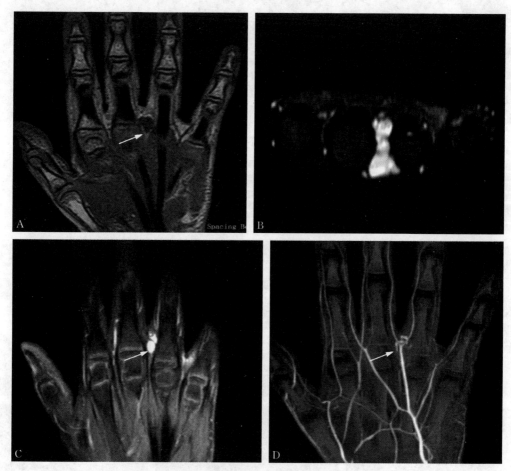

图 6-201　手掌部毛细血管瘤 MRI 表现

注:病灶(箭)位于第3、4掌指关节间隙软组织内,呈不规则团块状异常信号影,边界清晰,冠状位 T_1WI(A)上呈低信号、轴位抑脂 T_2WI(B)呈高信号改变,Gd-DTPA增强后明显强化、在冠状位抑脂 T_1WI(C)上信号明显增高,MRA(D)上病灶内可见少许异常迂曲血管(箭)。

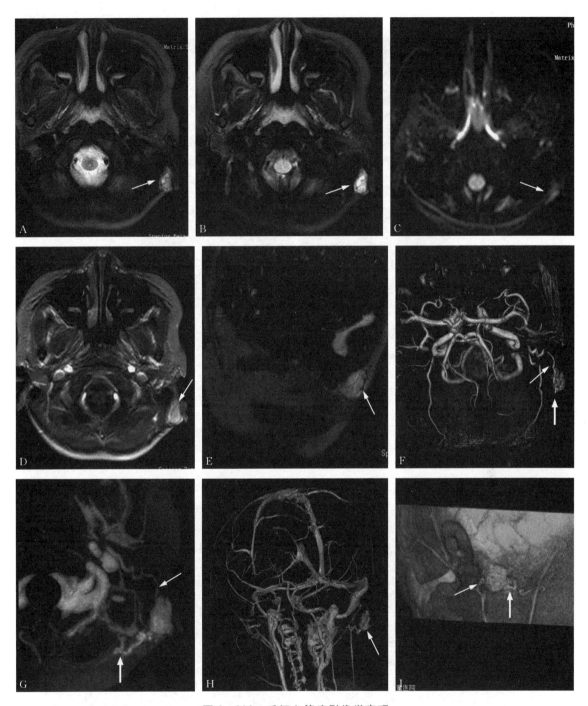

图 6-202　毛细血管瘤影像学表现

注:患儿,男,6 岁,出生后不久发现左耳后肿块,开始黄豆大小,不痛不痒,病程中逐渐增大。手术病理诊断为皮下毛细血管瘤。MRI 显示左耳后下方皮下肿块(箭),边界尚清,T$_2$WI(A)及 T$_2$-FLAIR(B)呈稍高信号,病灶内部信号不均,可见不规则流空血管影;DWI(C)上类似头皮信号,无明显弥散受限征象,Gd-DTPA 增强后病灶明显不均匀强化(D、E),部分血管强化尤甚,但亦仍见少许较大流空血管影(箭)。MRA(F)显示肿瘤染色(粗箭)及供血动脉(细箭),CE-MRA(G)显示肿瘤染色及供血动脉(细箭)、引流静脉(粗箭)(蜘蛛征)更为精确,其 VR 图像(H)明确揭示肿瘤(箭)与颅内动脉、硬膜窦等无关。基于增强 CT 动脉期的 VR 图像(I)揭示肿瘤血供特点尤其供血动脉(细箭)、引流静脉(粗箭)解剖细节及空间位置关系效果更佳。

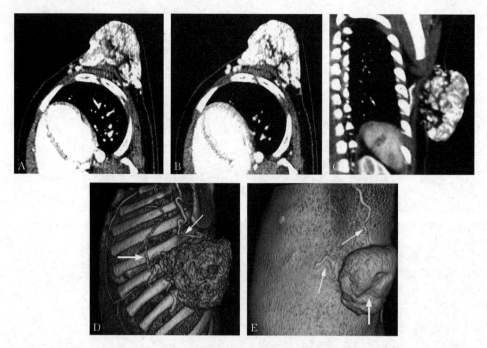

图 6‑203　先天性毛细血管瘤影像学表现

注:患儿,女,9 月龄,左侧胸壁皮肤及皮下软组织毛细血管瘤(先天性)。术后组织病理诊断毛细血管瘤。CT 增强动脉早期(A)病灶明显棉絮状不均匀强化,动脉晚期(B)持续血池样强化,病变累及皮肤及皮下脂肪组织,局部皮肤明显不规则增厚,冠状位图像(C)显示瘤内及瘤周不规则扭曲血管,VR 动脉观图像(D)显示巨大不规则肿瘤染色肿块及增粗供血动脉(细箭)、早现之曲张引流静脉(粗箭),VR 皮肤观图像(E)显示肿块突出皮肤、局部皮肤溃烂(粗箭)及瘤周曲张之引流静脉(粗箭)。

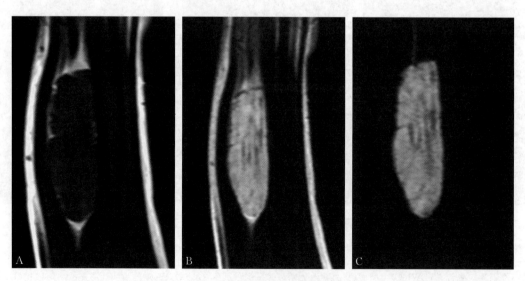

图 6‑204　上臂海绵状血管瘤 MRI 表现

注:患儿,男,7 岁。MRI 显示上臂肌肉间梭形软组织肿块,对比肌肉信号,呈 T_1WI(A)等信号、T_2WI(B)高信号、STIR(C)高信号改变,信号不甚均匀,病灶内及周边区域见大量不规则流空血管影及少许脂肪组织,病灶长轴与上臂的一致。

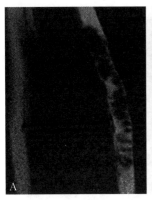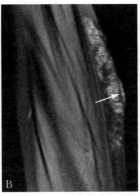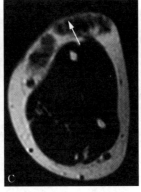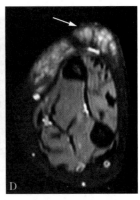

图 6 - 205 左前臂海绵状血管瘤 MRI 表现

注:患儿,女,10 岁 9 个月,左前臂先天性血管瘤。矢状面 $T_1WI(A)$、抑脂 $T_2WI(B)$ 及轴位 $T_1WI(C)$、抑脂 $T_2WI(D)$ 显示病变长轴同前臂纵轴的皮下广泛病变,主要位于真皮内,累及表皮(箭),呈长 T_1、长 T_2 信号改变为主,信号不均,可见穿梭其间的脂肪、纤维间隔及血管影。术后病理诊断为海绵状血管瘤。

血、机化、钙化(环形或曲线样钙化)和静脉石形成,静脉石的出现是海绵状血管瘤的特征性影像征象),且瘤体较毛细血管瘤的大、侵及范围广泛,四肢病变多颇为特征性地表现为病灶长轴与受累肢体长轴一致,形态多不规则或分叶状(图 6 - 206);皮肤病变可扩展至皮下及形成界限不清的肿块,并有时可出现皮肤溃烂、病灶出血或感染性血栓形成。由于血管瘤瘤巢主要由液体成分构成,水分子运动较自由,故而其 ADC 值较恶性肿瘤的高,应表现为 DWI 上的低信号、ADC 图上的高信号,但由于 DWI 的 T_2 穿透效应,部分病灶在 DWI 上仍呈较高或高信号改变,且病灶血窦中所含血液的黏度较正常组织的高、水分子运动相对受限,其 ADC 值可略降低。Gd - DTPA 增强扫描,病灶可明显不均匀强化,延迟扫描强化仍然明显、对比剂持续灌注,毗邻骨骼的病变可致骨骼压迫、骨质溶解吸收、变薄变形(图 6 - 207)或反应性新骨形成。海绵状血管瘤强化方式颇具特征性,呈"扩散渗透型"即所谓的"渐进性强化",表现为局部首先强化,多始于中间部分、亦见始于周围部分,然后向其他部位和全肿瘤扩散,与主流供血点比较固定和单一、对比剂进入瘤体后需逐层经过多层较厚的平滑肌包绕的含有血液的窦腔有关。此外,T_1WI 更易于显示病灶内高信号结构,主要包括脂肪及含有正铁血红蛋白的亚急性出血,抑脂序列上前者信号明显衰减而后者无其改

变、且出血灶位于病灶中心,各序列成像上均呈极低信号者为含铁血黄素的慢性期出血,或出血灶周边可见含铁血黄素沉积的黑环征。同时,钙化、静脉石 CT 甚至平片可直观揭示,其敏感性及显示效果优于 MRI。

3) 蔓状血管瘤:间质成分较少,血管较粗,常由口径较大、管壁厚薄不均的蔓状、蜂窝状或蚯蚓状扩张的血管构成,血管可为动脉也可为静脉,可伴动静脉瘘,血流速度较快。为此,其 MRI 表现不同于较慢血流的海绵状血管瘤的等 T_1、长 T_2 信号,而多呈长 T_1、短 T_2 信号改变,T_1WI、T_2WI 大多明显低于肌肉信号,抑脂序列成像上肿块信号增高,但各序列图像上信号不均,并可见多发不规则的流空血管影(图 6 - 208);病灶长轴多与肢体长轴一致,形态规则或不规则,边缘多清晰,Gd - DTPA 增强扫描肿块大部分明显强化,延迟扫描可见持续强化,增强抑脂 T_1WI 尤其 T_2 - FLAIR 上强化表现更为典型,病灶与周围组织界限对比更为清晰。增强 MRA 或 CTA、DSA 检查可见肿瘤血管呈蚯蚓状扩张,并多见动静脉瘘。

4) 混合型血管瘤:兼有上述 3 种血管瘤中的 2 种及以上的病理及影像学特点,且其也因含有一定比例的扩张血窦成分以及脂肪组织而表现类似海绵状血管瘤(图 6 - 209),与海绵状血管瘤鉴别不易。软组织血管瘤既可发生在局部组织,也可累及身体的大部分或整个肢体,呈现多发病灶,

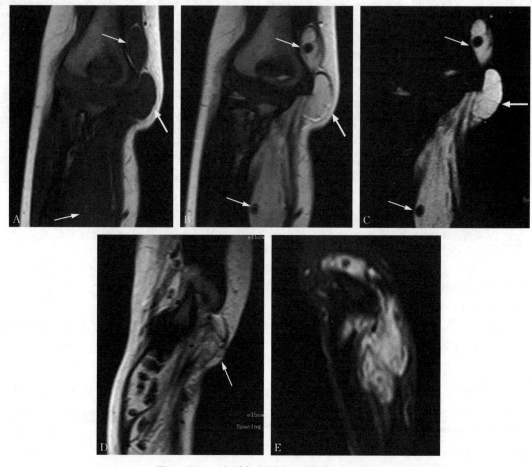

图 6 - 206 右肘部海绵状血管瘤 MRI 表现

注:患儿,男,2 岁,右侧肘部先天性血管瘤。MRI 显示病变长轴与上肢的一致,跨关节,呈不规则、分叶状改变(粗箭);对照肌肉,病灶表现为 T_1WI(A)等-低信号、T_2WI(B)高信号、STIR(C)极高信号,信号不甚均匀,其间见不规则流空血管影及少许脂肪组织,上下端并见静脉石(细箭),部分层面 T_2WI(D)可见局部肌肉及皮肤受累;随访 1 年复查 STIR(E)显示病灶略有退缩、变小。手术组织病理诊断为海绵状血管瘤。

形成多发血管瘤或弥漫性血管瘤(血管瘤病);可合并同一或不同脏器、部位的血管瘤(图 6 - 210)、血管畸形(图 6 - 211)、淋巴管畸形(图 6 - 212)、脂肪母细胞瘤(图 6 - 213)等病变,邻近关节病变还可累及关节囊及滑膜或深部血管瘤始于滑膜(滑膜型血管瘤)(图 6 - 214)。

5) 婴儿血管瘤:特别是增殖期病变与先天性血管瘤的影像学表现较为类似,多表现为以毛细血管瘤(异常增生毛细血管小叶状团块、持续显著强化、曲张静脉早现等)及无瘤周水肿的征象为主,增殖期病变表现典型(图 6 - 215),消退期随着脂肪成分的增加,病灶内可见较多的脂肪信号

(抑脂序列成像脂肪信号明显抑制,病变范围显示更为清楚),增强后强化程度减弱。先天性血管瘤则更表现出异质性、钙化及病灶边界多欠清楚的特点,其中多数 RICH、NICH 均表现为异质性、高血管密度、动静脉分流征象,而且 RICH 较NICH 更易出现钙化、粗乱的滋养动脉、动静脉分流及血栓形成。

6) 肌间血管瘤:位于肌肉组织之间,病变可侵及肌肉、皮肤组织,既可为毛细血管型或海绵状血管型,也可为混合型,瘤内可见钙化、血栓形成及血管周围炎,多呈侵袭性边缘,表现为极富血管性团块间以少量脂肪及纤维组织成分,增强扫描尤

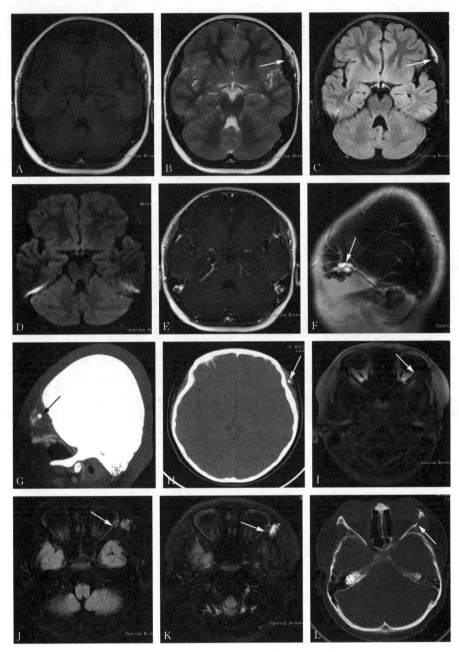

图 6-207　右眶颞部海绵状血管瘤影像学表现

注:患儿,女,9岁,左侧眶颞部血管瘤。因"做作业时间歇性头痛28天"入院,CT、MRI提示左侧额颞部皮下脉管性肿瘤,呈 T₁WI(A)低信号、T₂WI(B)高信号、T₂-FLAIR(C)更高信号改变,DWI(D)信号稍高、轻度弥散受限改变,病灶信号不均,其间见流空血管影及斑点状钙化灶(箭),增强后病灶大部分强化(E)、血管强化尤为明显(F),增强CT(G)病灶局部血池样强化、周边并见增粗血管(蜘蛛征),同时直观显示钙化灶(箭),CT平扫(H)也明确揭示钙化灶(箭),对钙化的敏感性及显示效果明显优于MRI(仅 T₂WI、T₂-FLAIR清晰显示);此外,病变累及外眶内外,T₁WI(I)低信号、T₂-FLAIR(J)高信号改变为主,增强 T₂-FLAIR(K)上明显强化,且眶内病灶(箭)压迫邻近眶骨,使其骨质吸收及变薄,CT骨窗(L)显示外眶局部菲薄并略向外突出(箭)。术后病理诊断为海绵状血管瘤。

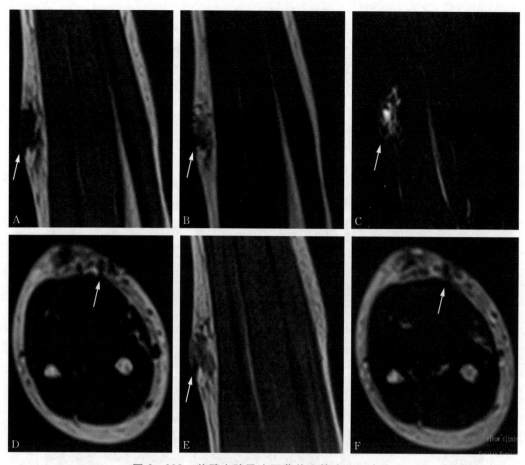

图 6-208　前臂皮肤及皮下蔓状血管瘤 MRI 表现

注:患儿,男,12 岁。MRI 显示长轴多与前臂长轴一致的不规则皮肤肿块(箭),矢状位 $T_1WI(A)$、$T_2WI(B)$ 均呈低信号为主的混杂信号改变,病灶信号明显低于肌肉的信号,但 STIR(C)上以高信号为主,信号不均,病灶内及周边见较多蚯蚓状扩张的流空血管影;轴位 $T_1WI(D)$ 显示病变累及皮下及肌外膜(箭),Gd-DTPA 增强矢状位(E)、轴位(F)T_1WI 扫描,显示病灶部分强化及持续强化,仍见多发不规则的流空血管影、未强化血管提示其血流速度较快。

其抑脂 T_2WI、T_2-FLAIR 上可明确边界(图 6-216),易误诊为恶性肿瘤。肉芽组织型血管瘤及梭形细胞血管瘤除外一般血管瘤特点外,病变多较为局限,边界多清楚、无包膜,前者常见瘤内出血及血栓形成(图 6-217),皮肤病变虽小也侵犯皮肤全层且多突出皮肤表面甚至表面皮肤有破溃,鼻腔病变易误诊为息肉或纤维血管瘤;后者主要发生于青年人四肢远端皮肤或皮下,少数患者可伴多发性骨内软骨瘤、先天性淋巴水肿等,病变由海绵状血管瘤样和实性梭形细胞区域两种成分组成,可见局部皮肤增厚、皮下组织浸润,增强扫描病灶及以瘤灶为中心周边曲张的血管强化明显,可表现为呈蜘蛛征,增厚及异常强化的皮肤呈

"皮肤尾征"改变(图 6-218)。上皮样血管瘤最常见的发病部位是耳周、面部及头皮,躯干、四肢少见,骨上皮样血管瘤以下肢骨单个病灶多见,影像学多表现为边界清楚的皮下或骨内富血管性肿块,后者多伴溶骨性骨质破坏及硬化边,病灶内及周边区域可见异常粗大、弯曲的血管。

7)卡波西血管内皮瘤:几乎只发生在儿童,成人罕见,好发于皮肤、腹膜后及纵隔,75%见于四肢皮肤或深部软组织,肿瘤浸润性生长,局灶性或弥漫性侵及皮下脂肪、肌肉甚至骨骼,一般多平面受累,边界不清,可见丰富滋养血管及异常粗大、迂曲引流静脉(图 6-219);发生于骨罕见,呈网格状、囊状或虫蚀状溶骨性骨质破坏,可单个骨

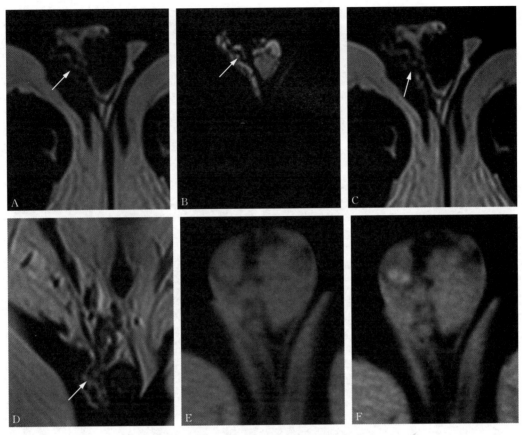

图6‑209 阴囊混合型血管瘤影像学表现

注：患儿，男，8岁。阴囊内肿块具有海绵状血管瘤及蔓状血管瘤的病理、影像特点，呈 $T_1WI(A)$ 低信号、抑脂 T_2WI（B）稍高信号及高信号为主的混杂信号改变，其间可见脂肪及纤维组织，病灶内及周边区域亦见蚯蚓状扩张流空血管（箭），增强轴位（C）及冠状位（D）T_1WI 上部分区域强化，异常扩张的血管无强化；CT平扫（E）及增强扫描（F）显示不规则肿块、云絮状强化灶及蚯蚓状扭曲扩张的血管。

骼发病（图6‑220），也可多骨受累（图6‑221），多无骨膜反应，但可见病骨周围极富血管性软组织肿块，增强后骨内外病变弥漫性强化，并可见明显曲张引流静脉。浸润表现是卡波西血管内皮瘤区别于除血管肉瘤外的其他血管性肿瘤的独有特征，若伴发淋巴结病变、邻近软组织或骨质破坏、钙化及瘤内出血或坏死等征象，更应考虑其诊断。卡波西肉瘤儿童罕见，多表现为不规则软组织肿块或不规则溶骨性骨质破坏伴周围软组织肿块，肿块呈多形性、富血管性及其与异常扩张血管相连等影像征象与特点。

8）血管肉瘤：以中老年男性头颈部、四肢皮肤及深部软组织或腹膜后多见，呈高度浸润性生长，肿块多较大，易出现出血、坏死，边界不清，紧贴骨皮质、肌肉边缘生长时可伴周围骨质破坏或钙化，MRI上信号混杂，部分区域可见明显弥散受限征象，增强扫描明显不均匀渐进性强化，周边强化尤为明显，病灶中央区域可见延迟强化，病灶内及周边可见流空信号或不规则扩张状血管影；骨内病变多位于骨髓腔并同时累及骨皮质，可见不规则膨大性溶骨性骨质破坏及极富血管性软组织肿块，可侵犯皮肤、深层软组织等，多无钙化及骨膜反应，呈向心性强化，边界模糊，大多数可见转移包括远处转移。

9）骨血管瘤：多见于脊柱和颅骨，骨盆及肢带骨、长管状骨特别是下肢骨也不少见，影像学表现多样，常表现为海绵状血管瘤、毛细血管瘤或混合型血管瘤及其影像学征象，病变MRI信号强度

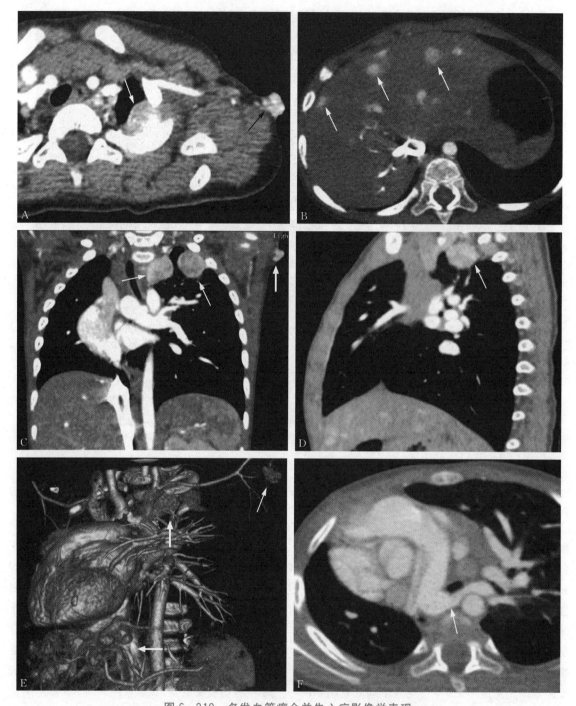

图 6-210　多发血管瘤合并先心病影像学表现

注:患儿,女,1岁。心脏大血管CTA肺尖层面(A)同时显示极富血管性的肺尖胸膜毛细血管瘤灶(白箭,手术病理证实)及左侧腋前胸壁血管瘤灶(黑箭),膈顶层面(B)显示肝内多发异常强化的血管瘤灶(箭),冠状面重建图像(C)显示肺尖胸膜血管瘤2枚(细箭)及腋下血管瘤1枚(粗箭),矢状面重建图像(D)也同时揭示了肺尖胸膜(白箭)及肝血管瘤(黑箭);VR图像(E)更为清晰、直观揭示了呈明显肿瘤染色、表面凹凸不平结节表现的腋下1枚血管瘤(细箭)、肺尖胸膜2枚血管瘤(上粗箭)及肝内多发血管瘤(左粗箭)。此外,肺动脉层面(F)显示肺动脉吊带,左肺动脉纤细(箭),其始发于右肺动脉并绕过气管后方走行,并使其前方气管狭窄。

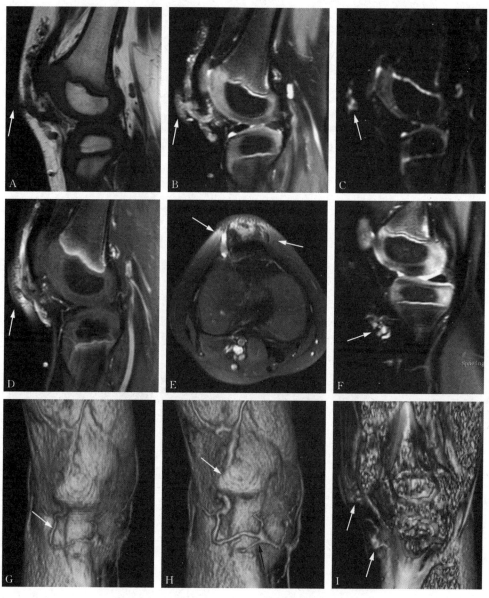

图 6-211　混合型血管瘤并血管畸形影像学表现

注：患儿，男，4 岁 10 个月，膝部皮肤及皮下混合型血管瘤伴血管畸形，病变未累及骨、关节囊及滑膜。MRI、CT 揭示右膝关节前方及前内下方 2 处皮肤、皮下混合型血管瘤及血管畸形病变，膝前病变长轴与下肢长轴一致，主要呈毛细血管瘤及海绵状血管瘤征象，以血管瘤巢为中心的异常血管积聚征（蜘蛛征），伴动静脉瘘改变，病变 $T_1WI(A)$ 呈低信号、抑脂 $T_2WI(B)$ 呈高信号改变为主，皮下病变更为广泛，但 DWI(C) 上仅皮肤病变呈稍高信号、轻度弥散受限且增强抑脂 T_1WI 矢状位(D)、轴位(E) 上均明显强化，血流淤滞及低流速部分血管增强后意见明显强化，仍呈流空信号的血管提示血流速度较快或为动静脉瘘。前内下方病变主要为蜘蛛状迂曲扩张的静脉（蜘蛛征），因血液极低流速在抑脂 $T_2WI(F)$ 上呈高亮信号改变。两处病灶间连以异常曲张之静脉，CT 平扫 VR 皮下观图像(G) 即可显示（箭）及其两端所连接的病变，基于增强 CT 延迟期扫描的 VR 皮下观图像(H) 则更为精准揭示 2 处病灶（白箭与黑箭所指）病理解剖特点及静脉明显不规则、粗细不均曲张改变，动脉期 VR 皮肤剖面观(I) 清晰揭示了皮下病变（箭）及其血供特点、皮肤受累情况与毗邻位置关系。

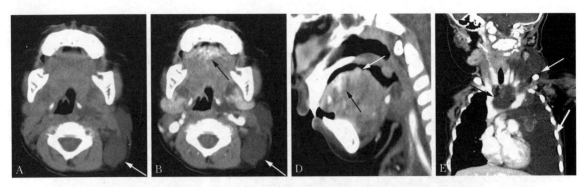

图 6-212 颈胸部淋巴管瘤、舌海绵状血管瘤伴血管角皮瘤影像学表现

注：患儿，女，1岁。CT平扫（A）显示左侧颈部皮下多处囊性肿块、累及口咽部，同时显示舌体变形；增强扫描（B）显示舌体明显增厚及部分区域明显异常强化、毛细血管积聚（黑箭），颈部囊性病变（淋巴管畸形，白箭）未见强化征象；矢状位重建图像（D）显示增厚舌体明显不规则异常显著强化及增粗血管（血管瘤病灶，黑箭），舌体表面可见2枚局限性小结节凸起（血管角皮瘤病灶，白箭）；冠状位重建图像（E）显示淋巴管畸形同时累及颈部皮下（细白箭）、纵隔（细黑箭）及胸膜胸腔（粗箭）。

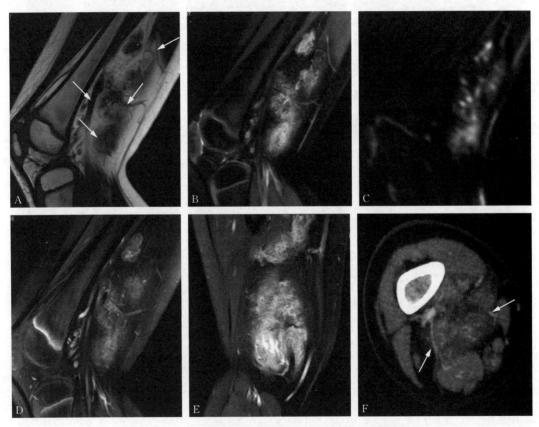

图 6-213 大腿脂肪母细胞瘤合并血管瘤影像学表现

注：患儿，女，3岁。矢状位 T_1WI（A）显示腘窝及上方形态不规则的高信号脂肪信号为主的肿块，其间见多处云絮状低信号小团块影及大量粗细不一、不规则流空血管及毛细血管影（箭）；抑脂 PDWI（B）显示肿块内脂肪信号大多被明显抑制、衰减，血管则呈较高信号改变，DWI（C）上云絮状团块信号稍高，提示轻微弥散受限改变，矢状位（D）及冠状位（E）增强抑脂 T_1WI 显示云絮状团块明显非均匀强化及持续强化，其间伴大量异常扩张的毛细血管，并见明确的引流静脉。增强 CT（F）显示肌间隙巨大含脂软组织肿块，其间伴异常毛细血管团块及粗大供血动脉（箭），血管病变累及肌肉，皮肤无明确侵蚀改变。

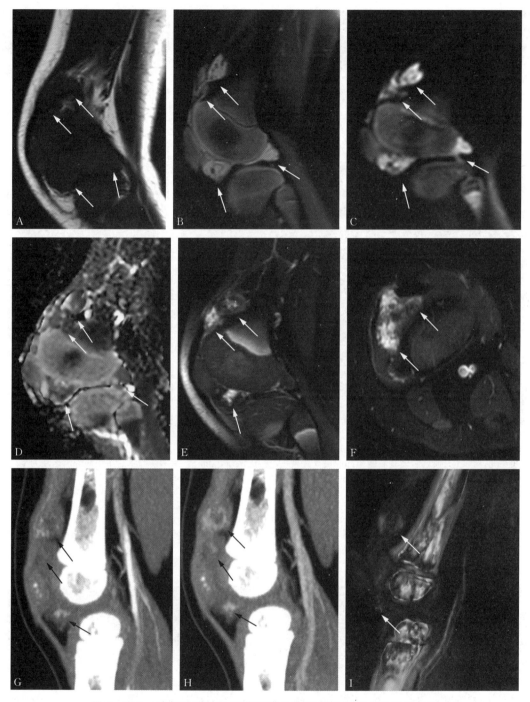

图 6-214　膝部肌间隙及关节滑膜血管畸形伴血管瘤影像学表现

注：患儿，女，20 月龄。MRI 显示右膝髌上、下囊及股胫关节滑膜不规则簇状及结节状异常信号影（箭），主要呈 T_1WI（A）低信号、抑脂 T_2WI（B）稍高信号改变，信号不均，病灶内及周边可见丰富流空血管影；DWI（C）上病灶（箭）呈高信号表现，ADC 图（D）上信号极低，提示弥散受限、ADC 值降低。Gd-DTPA 增强矢状位（E）、轴位（F）抑脂 T_1WI 上明显明显不均匀强化及持续强化，病灶内见大量异常强化的毛细血管，部分呈不规则毛细血管团即畸形血管巢表现，并见明确供血动脉及引流静脉征象，病变特别是畸形血管累及膝部肌肉间隙。增强 CT 动脉期（G）、静脉期（H）也清晰揭示髌上、下囊结节病变（箭）逐渐强化及向心性持续强化特点，静脉期 VR 剖面图像（I）显示血管瘤病灶外周强化明显，骨骼及皮肤未见侵蚀征象。

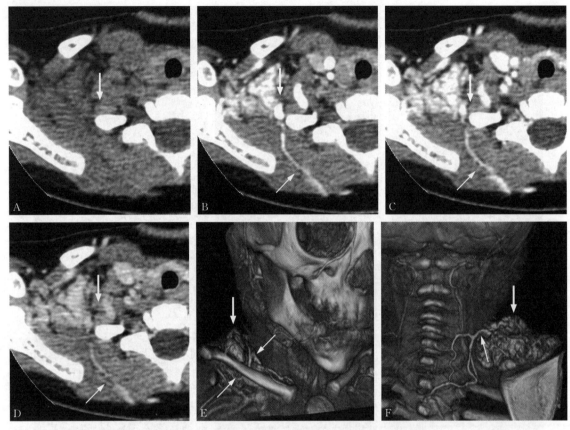

图 6-215　右侧颈肩部婴儿型血管瘤影像学表现

注：患儿，男，11 月龄，因"发现右侧颈部肿块 5 月余"入院，无触痛，无破溃，手术切除术后组织病理学诊断为婴幼儿型血管瘤，免疫组化 CD34、CD31、SMA 及 Glut1 等阳性。CT 平扫（A）显示右侧颈根部锁骨上下区见一不规则团片影（粗箭），增强后动脉期（B）病灶（粗箭）明显云絮状不均匀强化，病灶内及周边见丰富迂曲血管及早现之引流静脉（细箭），静脉期（C）病灶持续血池样强化，延迟期（D）仍在强化但病灶（粗箭）及引流静脉（细箭）对比剂开始排空、密度降低，各期显示病变边界不甚清晰，但基于动脉期 VR 皮下观前（E）、后（F）面观图像则直观显示病变（粗箭）轮廓清晰、分叶状团块表面凹凸不平，并见多支早现的曲张引流静脉（细箭）；病变未累及皮肤，毗邻锁骨、肩胛骨及颈椎诸骨未见明显异常改变。

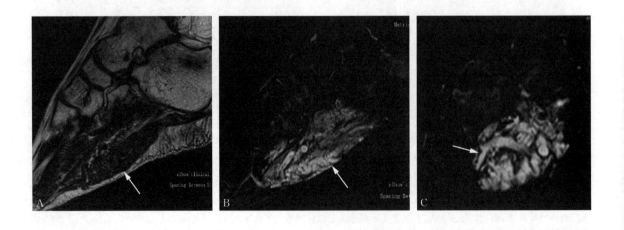

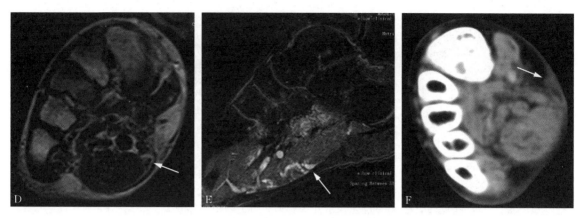

图 6‑216 右侧足底肌间血管瘤影像学表现

注:患儿,女,10 岁。矢状位 $T_1WI(A)$ 显示足底皮下及肌肉间隙内类似肌肉信号的软组织肿块(箭),大部分边界不清,其间可见点线状高信号的脂肪组织;矢状位(B)及轴位(C)STIR 显示脂肪组织信号衰减,病变边界变清,病灶内及周边满布极高信号粗乱血管影(箭);Gd‑DTPA 增强轴位 $T_1WI(D)$ 及矢状位抑脂 $T_1WI(E)$ 显示病变大部分区域明显强化,血管强化尤甚(箭),病变累及肌肉及真皮;增强 CT(F)显示足底肌肉间隙并累及肌肉和皮肤(箭)的异常强化的极富血管性软组织团块影。

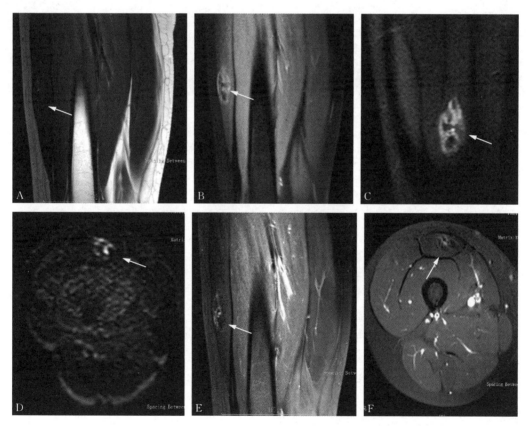

图 6‑217 大腿肉芽组织型血管瘤伴血栓及机化 MRI 表现

注:患儿,男,10 岁。MRI 显示股直肌内较小梭形肿块(箭),病灶长轴与股直肌一致,边界清,信号不均,与肌肉比较,呈以等 T_1、长 T_2 信号改变为主的网格状占位病变,表现为矢状位 $T_1WI(A)$ 低信号、抑脂 $T_2WI(B)$ 高信号、冠状位 STIR(C)高信号及轴位 DWI(D)高信号,Gd‑DTPA 增强矢状位(E)及轴位(F)抑脂 T_1WI 显示明显强化,无瘤周水肿征象;病灶间见斑点状稍短 T_1、短 T_2 信号灶,无弥散受限及强化征象,病灶周边见少许异常血管影。

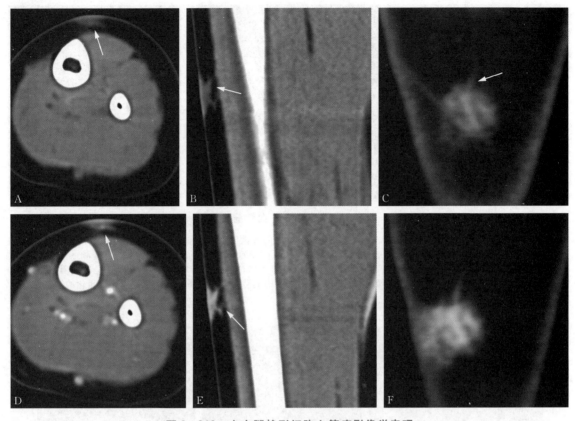

图 6 - 218　左小腿梭形细胞血管瘤影像学表现

注：患儿，男，4岁。CT平扫（A）及矢状位（B）重建图像显示病变（箭）位于胫前皮肤内，较为局限，但向皮下浸润，局部皮肤增厚、呈皮肤尾征改变，冠状位（C）病灶周围见异常扩张的血管并呈蜘蛛征表现；增强CT（D）显示病灶（箭）明显强化，矢状位（E）并显示病变浸润邻近筋膜（箭），冠状位（F）显示病灶内及周边曲张血管强化尤为明显（箭），皮肤尾征及蜘蛛征表现更为明确。

取决于瘤体内异常血管淤积程度及红骨髓与黄骨髓比率，T_1WI可呈高或低信号、T_2WI呈高信号，增强后异常强化与骨内血管瘤血供丰富及大量增生毛细血管、扩张血窦结构等有关。其中，毛细血管瘤多可见于扁骨尤其非承重骨如肩胛骨、肋骨（图6-222），多呈蜂窝状或网格状骨质破坏改变，但因其血供充裕，增强扫描动脉期即可呈现显著强化改变，且因潴留在毛细血管网内的对比剂廓清缓慢，致使静脉期及延迟期扫描仍可见持续强化；海绵状血管瘤好发于椎体与颅骨，也好发于长骨骨干（干骺端则好发毛细血管瘤），多呈囊状、膨胀性骨质破坏，MRI上病灶内可见较多极低信号的骨嵴及纤维分隔，且因其由大的裂隙状薄壁血管组成，对比剂廓清较快，可见迂曲流空血管影及增强扫描"平台型"强化特点。骨血管瘤多发生于骨髓质内（髓型血管瘤），发生于骨皮质（骨皮质内型血管瘤）和骨膜下（骨膜型血管瘤）较少见。髓型骨血管瘤多呈蜂窝状、网格状或多房性溶骨性破坏，轮廓清晰，其间存在分隔、为增生的纤维或残存的骨小梁，周边或可见硬化缘，也可侵袭骨皮质和形成软组织肿块和并发软组织血管瘤，软组织肿块与周围肌肉组织界不清（图6-223）；骨皮质内型在长骨表现为边界清晰的溶骨性骨质破坏，膨胀明显，伴或不伴硬化边缘，可有骨膜反应，多沿宿主骨（载瘤骨）长轴分布；骨膜型在长骨表现为骨皮质增厚、硬化和骨膜反应。脊椎血管瘤表现为椎体松质骨溶骨性破坏及骨小梁大部分吸收，残存骨小梁增粗呈"栅栏"状改变；可分非侵袭性和侵袭性血管瘤，非侵袭性血管瘤常累及单个椎体，起病于椎体，然后波及附件，

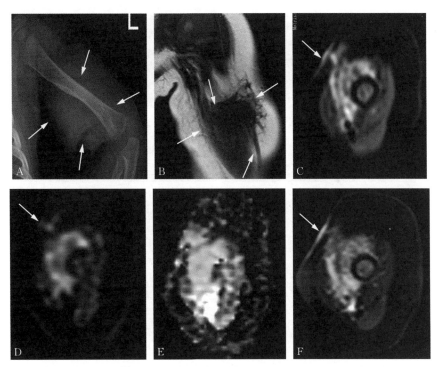

图 6‑219 左侧上臂卡波西样血管内皮瘤影像学表现

注：患儿，男，4 月龄。X 线平片（A）显示左上臂肱骨周围软组织肿块影（箭），未见明显骨质异常及骨膜反应。MRI 显示肿块主要位于肱二头肌内，呈 T_1WI（B）低信号、抑脂 T_2WI（C）高信号改变为主，DWI（D）上呈高信号改变但 ADC 图（E）上信号不低、提示为 T_2 透射效应而并非明显弥散受限改变；病灶内及周边见大量粗细不均、不规则流空血管影（B，箭），病变累及皮肤及皮下组织，局部皮肤增厚（C、D，箭），Gd‑DTPA 增强抑脂 T_1WI（F）上皮肤（箭）、皮下及肌肉内病灶明显不均匀强化，病变边缘毛糙，围绕邻近肱骨半圈以上，肌间隙模糊，但肱骨骨皮质完整、骨内未见明显异常信号改变。

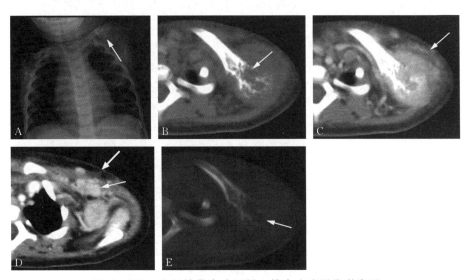

图 6‑220 左侧锁骨卡波西样血管内皮瘤影像学表现

注：患儿，女，1 岁。X 线平片（A）显示左侧锁骨中远段溶骨性骨质破坏，伴软组织肿块（箭）。CT 平扫（B）及增强（C）显示肿瘤破坏锁骨骨髓、骨皮质，并广泛浸及颈肩部软组织（箭），病变明显不均匀强化、边界不清，于其较低层面（D）明确揭示增粗、迂曲引流静脉（细箭），累及邻近皮肤、局部皮肤增厚（粗箭）；骨窗（E）直观显示网格状及囊状溶骨性骨质破坏（箭），未见明确骨膜反应。

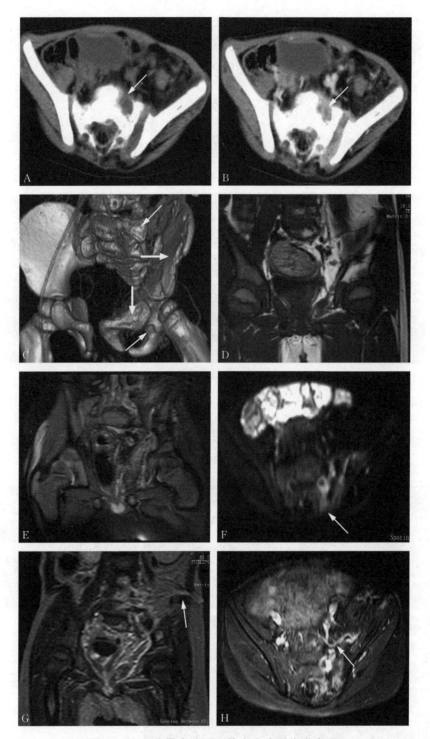

图 6‐221　盆骨卡波西血管内皮瘤影像学表现

　　注：患儿，男，2 岁 2 个月。CT 平扫（A）显示左侧髂骨、骶骨（箭）骨质破坏及软组织肿块形成，增强（B）显示软组织肿块明显不规则强化（箭），病变累及左侧耻骨（下粗箭）、髂骨（横粗箭）、骶骨（下细箭）、坐骨（上细箭）和骶髂关节等，MRI 上呈 T_1WI（D）部分稍低部分稍低信号、抑脂 T_2WI（E）稍高信号改变为主，轴位 STIR（F）上骨内及骶髂关节病变以高信号为主，各序列图像上信号不均，其间见粗乱血管影；Gd‐DTPA 增强冠状位（G）及轴位（H）抑脂 T_1WI 上，病变持续不均匀强化，病灶内及周边迂曲血管（箭）强化尤为明显。

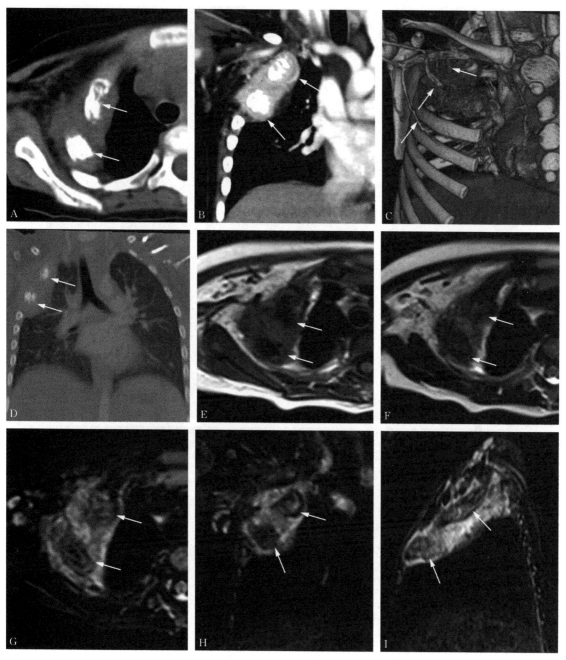

图 6‑222 肋骨毛细血管瘤影像学表现

注:患儿,女,2 岁。CT 平扫(A)显示右侧第 1、2 肋骨膨大性溶骨性骨质破坏(箭),伴明显软组织肿块;增强冠状位图像(B)显示骨内及骨周软组织肿块明显不规则强化(箭),并见较多异常血管影;VR 重建图像(C)显示肿瘤染色及多支异常曲张的引流静脉(箭),冠状位中间窗图像(D)显示病变累及骨皮质、广泛骨皮质破坏(箭),毗邻右肺受压变形,但双肺未见明显异常密度病灶。MRI 上,骨内及骨周软组织病变与肌肉比较,呈 T_1WI(E)等信号、T_2WI(F)稍高信号为主混杂信号改变,轴位(G)、冠状位(H)、矢状位(I)STIR 显示病变信号更高、更为混杂,其间见丰富流空血管影,骨周软组织肿块融合成团,并与周围肌肉、筋膜等组织界不清。与卡波西样血管内皮瘤等甄别较为困难。

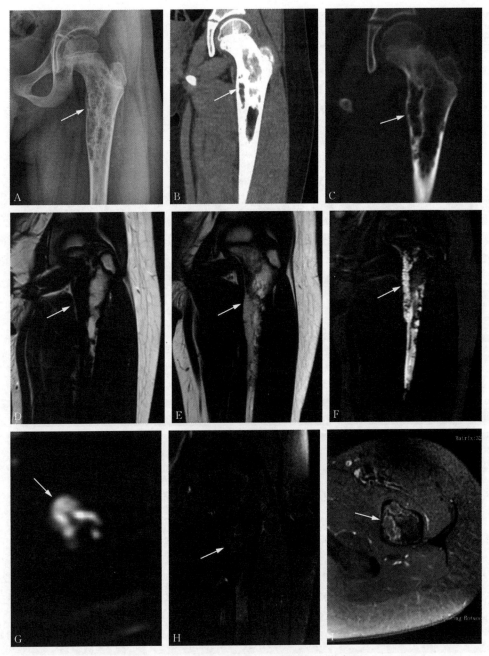

图 6-223　左侧股骨骨内血管瘤影像学表现

注：患儿，女，7 岁 6 个月。其因"行走异常 1 年余，加重 2 周"入院。X 线平片（A）显示左股骨中上段不规则溶骨性骨质破坏，以髓腔病变为主，股骨长轴分布，累及内侧部分皮质（箭）。CT 平扫（B）显示病变（箭）主要位于髓腔，边缘不甚清晰，轮廓欠光整，病灶内密度不均并骨性分隔，骨窗（C）显示邻近骨皮质膨胀变薄（箭），未见明显骨膜反应。MRI 显示病变（箭）主要局限于骨髓内，累及毗邻部分皮质使其变薄及轻度膨大改变，T_1WI（D）上部分呈低信号部分呈高信号、T_2WI（E）上呈稍高信号、STIR（F）上呈高信号改变为主的混杂信号影，其间可见不规则血管影；DWI（G）上病灶（箭）呈明显不均匀高信号改变，增强后冠状位（H）、轴位（I）抑脂 T_1WI 上，病灶（箭）明显不均匀强化，邻近骨皮质尚完整，股骨周围肌肉等软组织未见明显异常改变。

椎体呈栅栏状或蜂窝状改变（矢状面上表现典型），病灶中有垂直或网状增粗的骨小梁，附件病变常呈蜂窝状、皂泡状改变及含脂肪基质的溶骨性破坏区，病变主要呈 T_1WI、T_2WI 偏高信号及抑脂序列成像高信号明显衰减的特点，椎体形态正常或轻度膨胀、也可楔形变，椎间隙正常；侵袭性血管瘤常累及整个椎体乃至椎弓，脂肪成分较少，呈斑片状骨破坏或与栅栏状改变共存，椎体常有膨隆、骨皮质吸收或压缩骨折，病变以软组织基质而非脂肪基质为主，MRI 表现典型，主要呈 T_1WI 低信号、T_2WI 偏高信号尤其抑脂序列图像上呈高信号而非高信号明显衰减的特点。骨内卡波西样血管内皮瘤呈浸润性表现，不但可见不规则性溶骨性骨质破坏，而且伴有明显软组织肿块。恶性骨血管肿瘤表现为片状或不规则状溶骨性破坏，软组织成分更多，浸润性表现更为明显，DWI 上呈明显的弥散受限征象，增强扫描出现"平台型"或"快进快出"强化特点，病变边缘更为模糊不清，多伴明显软组织肿块及骨膜反应。

9）其他部位和类型的血管肿瘤一般更为少见，其中值得一提的是 FAVA，因其特征性包含纤维、脂肪、异常脉管等成分，影像学表现较有特点，多普勒超声可见实性不均质回声团块，轮廓清晰，肿块内可见畸形扩张管道样结构回声；MRI 上显示肌内软组织信号影，T_1WI 上类似脂肪成分的不均匀稍高信号、T_2WI 上为高信号为主的混杂信号影（不同于静脉畸形的稍长 T_1、长 T_2 信号改变），抑脂序列成像上脂肪信号被抑制、明显衰减，可见明显异常血管，边缘凹凸不平，但轮廓一般尚清（图 6-224），加之局部疼痛明显或伴肌肉萎缩等，诊断一般不难。此外，一种以真皮浅层毛细血管扩张和表皮角化过度为特征的皮肤良性肿瘤——血管角皮瘤（angiokeratoma，也称血管角化瘤）好发于儿童或青少年，女性多见，一般发生于出生时，少数儿童期发病，发病前常先有冻伤或冻疮史，同一家族中可数人患病，可分为肢端型、阴囊型、丘疹型、局限型、泛发型 5 型，一般仅局限型血管角化瘤是真性血管瘤，该型与先天因素有关，常伴发海绵状血管瘤及 Klipper-Trenanay 综合征等。影像学上皮肤及皮下软组织肿块，表现为"吸顶灯征""皮肤尾征"，其间可见异常扩张血管影，增强扫描病变不同程度强化、其间血管强化尤为明显（图 6-225）。

（5）诊断及鉴别诊断要点

血管肿瘤包括良性、中间性及恶性肿瘤，各种病变又存在多种亚型，多发生于皮肤及皮下浅表组织内，也发生在深部软组织、关节滑膜、骨及内脏等，影像学表现虽大多各具特性，但征象仍多有重叠与交叉，影像学诊断过程亦即鉴别诊断过程；同时，与其他组织来源的肿瘤的影像学表现也多有交集，如周细胞性肿瘤中的血管球瘤及血管平滑肌瘤、分化不确定的肿瘤良性中的血管平滑肌脂肪瘤及中间型（偶有转移性）的血管瘤样纤维组织细胞瘤、良性脂肪性肿瘤中的血管脂肪瘤等，均需要鉴别诊断。此外，血管肿瘤与脉管畸形，尤其静脉畸形、动静脉畸形及血管淋巴畸形等影像学征象容易混淆，更需认真甄别。

血管肿瘤共性的影像征象常表现为极富血管性肿块及病灶内异常粗乱的血管影，T_2WI 上呈高信号为主混杂信号改变，增强扫描早期即可明显强化及持续强化或渐进性、向心性充填式强化，病灶周边多见明显粗大、迂曲的引流静脉；良性病变 DWI 信号较高但 ADC 值不低、也呈较高信号，边界尚清；恶性病变 DWI 高信号、ADC 值明显降低而呈极低信号改变，浸润性边缘改变。

1）毛细血管瘤在各种血管瘤中所占比例最大，瘤体多较小，T_1WI 等低信号、T_2WI 高信号，可见瘤内迂曲细小血管（网）、周边粗大血管影，多表现为"蜘蛛征"。

2）海绵状血管瘤少见，瘤体多较大，T_1WI 等高信号、T_2WI 极高信号，其间可见匍行血管影，静脉石及渐进性强化征象颇具特征性。

3）蔓状血管瘤异常血管多较粗大，血流速度较快，血管流空征象明显，间质成分较少，常伴动静脉瘘。

4）肌间血管瘤脂肪成分较多，多为毛细血管瘤或海绵状血管瘤或混合型血管瘤，边缘表现为侵袭性，但抑脂序列成像特别是增强抑脂成像上边界尚清。

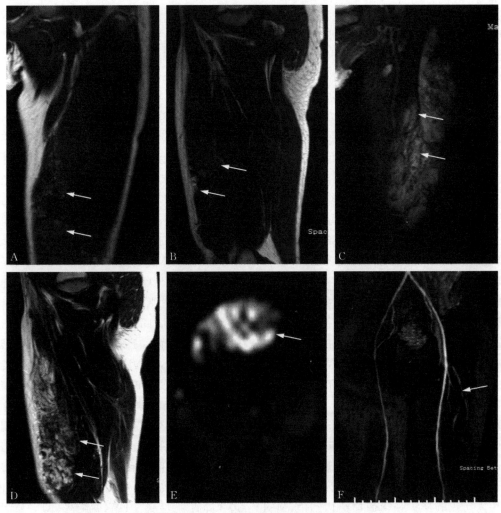

图 6-224　左侧大腿法瓦病 MRI 表现

注：患儿，男，6 岁。MRI 示左侧大腿前内侧软组织肿块，冠（A）、矢状位（B）T_1WI 显示肿块含有脂肪（箭）、纤维及血管等组织，抑脂 T_2WI(C)显示脂肪组织信号明显衰减、异常曲张的毛细血管呈高信号、较快流速血管呈流空信号（箭），矢状位增强 T_1WI(D)显示病灶明显强化、血管强化尤甚（箭），其间纤维病灶无明显强化、仍呈低信号改变，病变边缘毛糙、边界不甚清楚，股外侧肌、股内侧肌、股直肌及股四头肌间隙与邻近皮肤广泛受累；DWI(E)上病灶（箭）以高信号为主，信号极不均匀；MRA(F)上病灶内可见较大异常血管，病灶周边可见粗大、迂曲的引流静脉（箭）。

5）梭形细胞血管瘤可见海绵状血管瘤样无包膜软组织肿块，常发生于远端肢体皮肤以及皮下组织，局部皮肤增厚、皮下组织浸润呈"蜘蛛征"和"皮肤尾征"，临床上常伴患处疼痛。

6）FAVA 表现为 T_1WI 及 T_2WI 高信号（MRI 上双高信号征），尽管信号混杂，抑脂序列成像上部分区域（脂肪组织）信号明显衰减，多伴有肌肉萎缩及患处疼痛。影像诊断常需结合临床表现如瘤体生长及消退特征，甚至组织免疫组化检查，如婴（幼）儿血管瘤的内皮细胞 Glut1 染色

阳性而先天性血管瘤则为阴性，而且前者多可完全自行消退。

7）卡波西样血管内皮瘤虽为中间性血管肿瘤，但与血管肉瘤一样表现为明显的浸润性，可广泛弥漫性浸润皮肤、皮下脂肪筋膜、肌肉甚至骨骼，可见簇状异常增生毛细血管及小血管，不过其在 DWI 上信号可不高、无明显弥散受限改变，且其几乎只发生在儿童，而血管肉瘤几乎只发生在成人，DWI 上表现为明显的弥散受限征象。

8）血管球瘤（glomangioma）是一种发生在血

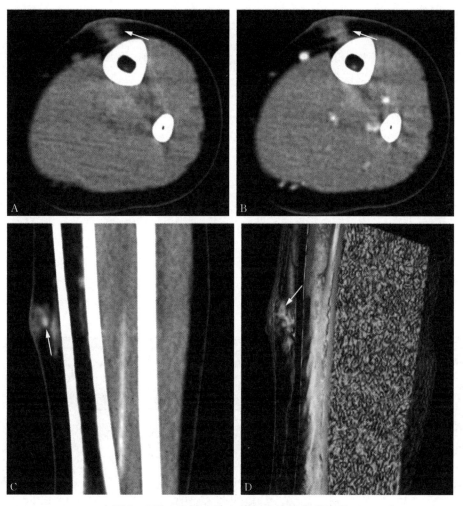

图 6‑225　小腿皮肤血管角皮瘤影像学表现

注：患儿，女，4 岁 6 个月。患儿出生后不久即被发现左下肢肿物，局部无红肿，无破溃、流脓，未予处理，随后肿块无明显增大，不痒不痛。病理诊断为血管源性病变，血管角皮瘤，皮下血管瘤样增生。CT 平扫（A）显示胫前皮肤及皮下软组织肿块影（箭），形态不规则，局部皮肤增厚、表面稍隆起并见"皮肤尾征"，皮下部分病灶边缘毛糙、密度不均，增强后病变（B，箭）轻度不均匀强化、病灶内血管强化尤甚（C，箭），VR 重建剖面观图像（D）显示轮廓不整、始于皮肤向皮下生长的肿块（箭）呈"吸顶灯征"，邻近皮下肌肉及骨外膜，邻近骨质无明显异常改变，皮下脂肪间隙撑宽，局部皮肤表面凹凸不平。

管球（血管的终末器官，主要分布于指/趾末端的软组织内动静脉吻合支处）的、起源于血管周围变异的平滑肌细胞（modified perivascular muscle cells，即血管球细胞）的间叶源性肿瘤，2020 版 WHO 归类于周细胞性肿瘤（而非脉管肿瘤）中，从儿童到老年人均可发病，以 20～40 岁青年为高发期，可发生于人体任何部位，尤其好发于周围软组织，常见于指（趾）端的软组织内，发生于骨及内脏者少见。亦称血管神经瘤、血管平滑肌神经瘤，是一种血管性错构瘤，多单发，也见多发，瘤体较小，一般在 1 cm 左右，呈红色或粉红色，圆形或卵圆形，境界清晰，主要由血管球细胞包绕血管构成瘤巢，内含球细胞、血管、平滑肌等成分，根据球细胞、血管及平滑肌成分比例不同病理分型固有球瘤（最多见，占 75%）、球血管瘤、球血管肌瘤及血管球瘤病 4 型，其组织学分类与肿瘤的生物学行为无关。发生在体表的血管球瘤生物学行为绝大多数为良性，临床可特征性表现为蓝色结节，气温变化常可诱发患处放射性疼痛，手术完整切除后可治愈，但约有 10% 的复发率，部分发生于深部软组织或内脏器官的血管球瘤可表现出恶性潜能未定或恶性的生物学特征,其良恶性判断多采用 2001 年由 Folpe 等提出的、通过评估肿瘤发生部位、瘤体大小、不典型核分裂象数、瘤细胞异型性等标准进行。恶性血管球瘤的标准包括:①肿瘤位于深部组织且瘤体直径超过 2 cm;②存在不典型核分裂象;③或合并中-高的核级别和核分裂象(5 个/50HPF)。然而,Folpe 等也认为,即便被诊断为恶性血管球瘤,也属低级别恶性肿瘤,表现为局部侵袭性生长(恶性潜能未定),很少出现远处转移(恶性)。软组织血管球瘤常见于皮肤,尤其多见于指(趾)端的软组织内,主要症状为局部疼痛及触痛明显(完全不同于不痛的血管瘤),对温度尤其是冷觉敏感。影像学上表现为富血供结节或肿块,边界多清晰锐利,形态规则,

CT 密度或 MRI 信号可均匀或不均匀(病灶较大时),增强扫描动脉期即明显强化(图 6-226),较大病灶则开始边缘强化为主,随后逐渐向中心填充式持续强化,可伴有坏死、囊变,病灶周边可见异常曲张血管影,指、趾甲旁病变常伴骨质吸收或破坏。

9) 血管瘤样纤维组织细胞瘤主要发生在真皮深部和皮下,多见于儿童及年轻人四肢,其次为躯干和头颈部,生长缓慢,临床表现类似血管瘤,组织病理学上可见血管瘤样空间和肿瘤细胞结节,周围可见增生小血管及纤维结缔组织构成的包膜,包膜及包膜外可见以淋巴细胞和浆细胞为主的慢性炎症细胞浸润,影像学表现随组织成分不同而不同,MRI 上多表现为边界清楚的多房性软组织肿块及包括含铁血黄素沉积层的"液-液平

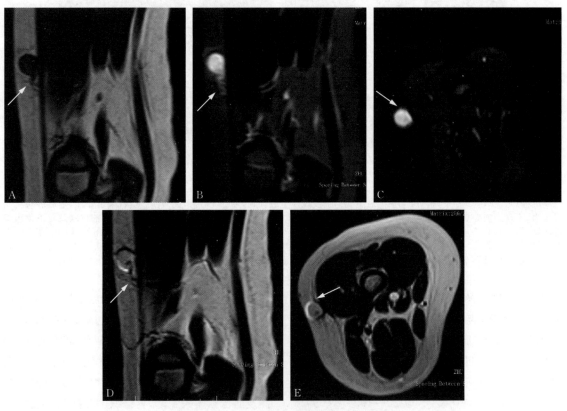

图 6-226 大腿皮下血管球瘤 MRI 表现

注:患儿,男,7 岁,因"右大腿外侧疼痛性肿块 2 周"入院,右大腿下段外侧皮下深处触及一包块,蚕豆大小,移动差,触痛(+)。组织病理诊断为血管球瘤。MRI 显示右大腿外侧皮下异常信号结节影,病变呈长 T_1、长 T_2 信号改变,T_1WI(A)类似肌肉信号、T_2WI(B)及 STIR(C)明显高信号(灯泡样高亮影),Gd-DTPA 增强冠状位(D)、轴位(E)T_1WI 上明显强化,边界尚清,周边见蜘蛛样异常扩张的血管影(箭),毗邻肌肉及骨骼未见明显异常信号。

面"征象,增强扫描实性成分明显强化。血管脂肪瘤又称为血管性脂肪瘤、毛细血管扩张性脂肪瘤或血管纤维脂肪瘤,是一种含有成熟脂肪细胞和小血管的良性肿瘤,组织学上除了含有大量成熟脂肪细胞和少量纤维组织外,还含有较多的伴有内皮细胞增生的毛细血管网(多位于肿瘤周边及包膜下)及纤维素性血栓(一般脂肪瘤少有毛细血管内皮细胞增生,血管内更无血栓),常多发,好发于20~30岁青壮年男性,表现为前臂(最常见)、躯干或上臂多发皮下柔软小结节,部分加压可有轻微疼痛,偶见于内脏、颅内正中线区域和椎管内;影像学上主要表现为脂肪性肿块,其间可见不规则扩张血管及毛细血管影,且血管分布在病灶周边更为密集,增强后明显强化。

10)脉管畸形根据累及的脉管类型分为单纯性脉管畸形、混合性脉管畸形、知名大血管畸形、脉管畸形合并其他病变、暂未归类的脉管性病变和PIK3CA相关的过度增殖性疾病谱6个亚类,其中较为常见的动静脉畸形(arterial venous malformation,AVM)由扩张的动脉和静脉组成,异常的动静脉之间缺乏正常毛细血管床,40%~60%的患者出生时即被发现,影像学上一般表现典型,可见畸形血管巢及粗大供血动脉、曲张引流静脉,MRA上表现更为直观,但低流量AVM表现可不典型,易被误诊为血管瘤或毛细血管畸形;静脉畸形、淋巴管-静脉畸形主要发现静脉血管异常,畸形静脉内有丰富的血液及流动性表现,后者同时伴有无对比剂充盈强化的异常淋巴管影,无畸形血管巢及供血动脉显示。淋巴管畸形、多发性淋巴管内皮瘤病及卡波西样淋巴管瘤病等脉管畸形中,MRI上主要揭示囊状或不规则扩张的淋巴管,多伴出血及液-液平面征,亦无异常血管显示,与血管肿瘤甄别一般不难。

6.35　脂肪细胞肿瘤

(1)概述

脂肪细胞肿瘤(adipocytic tumors)是一组较为常见的间叶组织来源的肿瘤,包括良性(如脂肪瘤、脂肪瘤病、脂肪母细胞瘤、血管脂肪瘤等)、中间性(如非典型脂肪瘤样肿瘤/高分化脂肪肉瘤)及恶性(如去分化脂肪肉瘤、多形性脂肪肉瘤等)病变,发病率近年有逐渐上升趋势,男性高于女性,可发生于任何年龄、任何部位,儿童少见,约占儿童软组织肿瘤的6%,好发于四肢、躯干等富含脂肪组织的软组织部位和肌骨系统,腹膜后、颅内、椎管内及内脏等也可发生,临床上以良性病变的脂肪瘤及脂肪母细胞瘤多见,非典型性及恶性脂肪细胞肿瘤约占所有肉瘤的20%,主要见于成人,儿童罕见。各种脂肪细胞肿瘤的病因及发病机制至今均不甚明了,可能与遗传、局部代谢异常、内分泌紊乱、创伤、肥胖和辐射等有关,近年研究发现良性脂肪细胞肿瘤常伴HMGA1、HMGA2、PLAG1、PRKD2及CDK4等染色体突变或重组,恶性脂肪细胞肿瘤常伴MDM2、P53、MCL1、ATM、CHEK1、ZBTB16、KITLG、DDIT3、CDK4、RB1等基因变异与扩增,分子病理及基因检测也成为复杂脂肪细胞肿瘤诊断与甄别的有效辅助手段。

(2)病理

脂肪细胞的分化起始于多功能干细胞或胚胎干细胞,终于成熟的脂肪细胞。多功能干细胞包括皮下及血管间质的间充质细胞和骨髓基质干细胞,成熟的脂肪细胞包括成熟的白色和棕色脂肪细胞,其分化过程一般为:多能干细胞/胚胎干细胞→脂肪母细胞→前脂肪细胞→不成熟脂肪细胞→成熟脂肪细胞。脂肪瘤由增殖成熟的脂肪细胞组成,肿瘤实质由脂肪小叶、间质组织、血管内皮组织等组成,典型者大体标本包膜完整,切面多为灰黄色,镜下瘤体周边可见一层薄的纤维结缔组织包膜,瘤内可见边界清晰的被结缔组织束分成叶状的成群的正常脂肪细胞(脂肪小叶),菲薄的结缔组织束或纤维索或多或少,纵横形成瘤内间隔,一般瘤内血管、内皮组织较少。若肿瘤内含有较多结缔组织、血管等非脂成分,即形成了复杂脂肪瘤和多种特殊形态学上的脂肪瘤亚型,如血管脂肪瘤、纤维脂肪瘤、神经脂肪瘤、肌脂肪瘤、软骨样脂肪瘤、梭形细胞脂肪瘤、多形性脂肪瘤、树突状纤维黏液脂肪瘤、假血管瘤样型脂肪瘤和非典型梭形细胞/多形性脂肪瘤样肿瘤等,常规组织病理学上容易误诊或漏诊，多需免疫组化及分子病理检查以协助诊断。此外，据其位置与起源，脂肪瘤可分为浅层脂肪瘤、深层脂肪瘤、骨膜外脂肪瘤、肌内脂肪瘤、骨内脂肪瘤等，其中深层脂肪瘤位置深在，多浸润性生长，具有局部复发倾向。血管脂肪瘤为成熟的脂肪组织与异常增生活跃的血管组织混合形成的特殊类型的脂肪瘤，是脂肪瘤中最为常见的一种亚型，除含有大量成熟脂肪细胞和少量纤维组织外，还含有较多的伴有内皮细胞增生的毛细血管网（多位于肿瘤周边及包膜下）及纤维素性血栓（一般脂肪瘤少有毛细血管内皮细胞增生，血管内更无纤维蛋白性血栓）。纤维脂肪瘤是脂肪瘤中较为罕见的一种亚型，病理学特点是含有较多成熟脂肪细胞与很高比例的、大量纤维组织，胶原纤维宽大并可伴有玻璃样变，光镜下可见束状纤维组织穿插于片状脂肪组织中，同时可见施万细胞组成的环状体，但成纤维细胞样成分少。神经脂肪瘤也称神经纤维脂肪瘤性错构瘤、神经纤维脂肪瘤、神经束膜脂肪瘤、纤维脂肪瘤病、周围神经错构瘤、伴有巨指症的脂肪纤维瘤样错构瘤等，与神经分布区域局部不同程度的间质增生有关，即脂肪性营养异常性巨大发育。其病理特点是，继发于神经纤维脂肪浸润的弥漫性神经增粗，病变神经纤维完整，神经外膜和神经束膜被过量的脂肪和纤维组织包绕，最常见于手腕部正中神经及其分支病变。梭形细胞脂肪瘤和多形性脂肪瘤虽在镜下形态上有一定的差异，但在临床表现、免疫表型和分子遗传学上完全相同，部分病例兼具两者的形态特点，属于同一瘤谱，包括低脂肪或寡脂肪型、乏脂肪型、假血管瘤样型和树突状纤维黏液脂肪瘤等亚型。

非典型梭形细胞/多形性脂肪瘤样肿瘤（atypical spindle cell/pleomorphic lipomatous tumor, APLT）是 WHO 分类中新收录入的一种良性脂肪细胞肿瘤，多发生于皮下组织，少数发生于深部（筋膜下）软组织，约 2/3 发生在四肢尤其手和足，头颈部、生殖器、躯干和腹膜后少见。不同于中间性的高分化脂肪肉瘤/非典型脂肪瘤样肿瘤（well differentiated liposarcoma/atypical lipomatous tumor, WDLPS/ALT）和良性的梭形细胞/多形性脂肪

瘤，APLT 组织学上表现为浸润性边缘，由一系列不同比例的梭形细胞、脂肪细胞和脂肪母细胞组成，包括深染细胞和有时多形性细胞，低于 ALT/WDLPS 的风险且无去分化的潜力。相比之下，梭形细胞/多形性脂肪瘤具有不同的解剖分布，边界清楚，含有特征性的嗜酸性、粗的"绳状"胶原纤维，而 ALT/WDLPS 很少累及皮下，且明显的梭形细胞成分并不常见。IHC 或荧光原位杂交（FISH）有助于鉴别诊断，IHC 显示 APLT 的 CD34、S100 和 desmin 表达不定，MDM2 和 CDK4 通常为阴性；梭形细胞脂肪瘤呈弥漫性 CD34 表达，但 desmin 和 S100 蛋白通常为阴性；同时，50%～70%的 APLT 观察到核 RB1 表达缺失，这与特定遗传背景即染色体 13q14 缺失一致，包括 *RB1* 基因位点及其侧翼基因 *RCBTB2*、*DLEU1* 和 *ITM2B*。此外，与 ALT/WDLPS 不同，APLT 缺乏 MDM2 扩增。肾外血管平滑肌脂肪瘤（extrarenal angiomyolipoma, ERAML）少见，多见于肝脏，发生于软组织者罕见，由成熟脂肪细胞、平滑肌细胞、异常血管按不同比例构成，一般病灶中上皮样细胞比例＞10%为诊断 ERAML 的标准，具有静脉血栓、远处转移的恶性潜能，且若病灶上皮样细胞＞80%则肯定发生转移。软骨样脂肪瘤是一种罕见的良性脂肪细胞瘤，组织学上由大量成熟脂肪细胞、脂肪母细胞和黏液透明样软骨基质构成，边界清楚，有包膜，瘤内可见钙化和/或骨化。肉眼可见包膜包裹，界清，呈分叶状、巢状、岛状和片状肿块，切面呈黄色或淡黄色，个别呈白色、珠光灰色或红棕色，肿块质地因上述 3 种主要成分比例不同而软硬度不一。免疫组化多表现为 S100、Vimentin、KPl 和 CD68 阳性，EMA、SMA、MSA、JMB45 和 GFAP 阴性，细胞核增值指数多＜1%，Ki-67 呈极低阳性率。滑膜脂肪瘤病罕见，其组织病理学特征为滑膜下组织由大量成熟脂肪细胞所代替，并产生滑膜的绒毛突起，增厚的绒毛可呈球状或手指样，富含脂肪组织的滑膜呈"树枝状"外观，部分表现为带蒂有包膜的肿物。冬眠瘤是一种罕见的良性脂肪组织肿瘤，约占所有脂肪细胞肿瘤的 1.1%。其起源于胎儿残留的棕色脂肪组织，由不同比例的棕色

脂肪和白色脂肪混合构成，至少一部分是胞质颗粒状、含多个胞质空泡的棕色脂肪，棕色脂肪内含有丰富的毛细血管，脂肪细胞内含有许多散在的脂肪滴，线粒体较大，内含丰富的铁，呈棕色，故而又称棕色脂肪瘤。组织病理学上分4种亚型：①经典型，最常见，约占82%，主要由棕色脂肪细胞构成；②黏液样型，约占8%，间质呈黏液样，伴有肌肉间浸润，主要发生于男性；③梭形细胞型，约占2%，具有梭形细胞，是冬眠瘤和梭形细胞脂肪瘤的混合，由棕色脂肪细胞、成熟的白色脂肪细胞和带状的梭形细胞构成；④脂肪瘤样型，约占7%，在白色脂肪组织中散在分布小簇棕色脂肪细胞，通常发生于大腿。

脂肪母细胞瘤为类似胎儿脂肪组织的分叶状局限性（脂肪母细胞瘤）或弥漫性（脂肪母细胞瘤病）肿物，呈结节状、分叶状外观，肿块相对较大，包膜完整，有时也可呈浸润性生长，质软，切面呈淡黄色、奶油白色；镜下由不同成熟阶段的类似胎儿的脂肪细胞构成，包含从原始间叶细胞到多空泡的脂母细胞和成熟脂肪细胞的一系列细胞，脂肪组织被富含毛细血管和小静脉的纤维组织分隔成不规则的分叶状，每个小叶内可见原始的星状及梭形间叶细胞、以及脂肪母细胞和成熟的脂肪细胞，基质常呈黏液变性，脂肪细胞分化程度越差则黏液含量越多，肿瘤组织一般无异型性、无病理核分裂象，随年龄不同脂肪母细胞或可非常稀少。肿瘤若束状原始间叶细胞出现在细胞或小叶间隔，脂肪母细胞瘤即与婴儿脂肪纤维瘤或婴儿纤维瘤病类似，其免疫组化S100、CD34阳性及Ki-67阴性或有助于甄别。1973年Chung和Enzinger将其分为2个病理类型，即局限型和弥漫型，虽然组织学上具有同源性、皮肤无侵犯，但其生物学特性和预后明显不同，局限型一般位于皮下浅表部位、边界清楚、术后复发率低，弥漫型多位于深层软组织甚至胸腔、腹腔及腹膜后，界限不清或多发，可浸润至横纹肌内，部分生物学表现（黏液基质、丛状毛细血管网等）与脂肪肉瘤类似（但后者极少见于5岁以下儿童），由于其与正常组织无明确界限、不易完整切除，术后复发率高。分叶状结构、局灶性黏液间质、丛状毛细血管和主

要的成熟、未成熟脂肪细胞成分，是脂肪母细胞瘤（病）与其他肿瘤鉴别诊断要点。其中，黏液性脂肪母细胞瘤是脂肪母细胞瘤的一种特殊类型，非常罕见，病理特征为显著的黏液样基质、丰富的纤细丛状血管，成熟脂肪细胞罕见或缺乏，极易误诊为黏液性脂肪肉瘤（后者有核不典型性和明显分叶状排列的脂肪母细胞，且发生于年龄小于10岁的非常罕见）、婴儿原始黏液样间叶性肿瘤、浅表性血管黏液瘤、侵袭性血管黏液瘤等。

脂肪肉瘤中的WDLPS和ALT实为同一种肿瘤（发生部位或有不同），是描述同一病变的同义词，两者在形态学、核型和生物学行为上相同，为具有局部侵袭性的中间性间叶性肿瘤，组织学上主要由相对成熟的增生的脂肪细胞构成，脂肪母细胞较少或缺乏，脂肪细胞大小不一且间质多见核深染及多核细胞（脂肪细胞核有局灶异型性以及核深染有助于诊断），常见散在分布的核深染的间质细胞和多核间质细胞，核深染的间质细胞更多见于纤维间隔内；免疫组化S100阳性有助于显示病变中的脂肪母细胞，利用特异性探针进行FISH杂交和Southern Blotting显示12q14-15上的 *MDM2* 基因反复出现扩增且邻近基因如 *SAS* 、 *CDK4* 和 *HMGIC* 常同时扩增，有助于其诊断（脂肪瘤中未发现12q14-15扩增）。去分化脂肪肉瘤组织学形态上表现为从WDLPS/ALT向非脂肪性的高级别肉瘤移行过渡，由低级别成分（多为WDLPS）和高级别成分（纤维肉瘤样或多形性区域）组成，高级别成分区域CDK4和MDM2表达较低甚至不表达，S100阳性率不足50%，Ki-67增殖指数提高至20%。黏液性脂肪肉瘤较常见，以丰富的分支样或称"鸡爪样"毛细血管网及黏液基质背景为主要特征，部分可见较大黏液湖，圆细胞成分（比例越高、预后越差）形态较为一致，细胞异型性明显，核分裂象易见，主要形成 *FUS-DDIT3* 和 *EWSR1-DDIT3* 融合基因，95%以上的肿瘤遗传学显示特异性t(12；16)(q13；p11)和t(12；22)(q13；q12)。多形性脂肪肉瘤细胞形态多样，分化差，约25%为上皮样，高度异型性，混合数量不等的多空泡脂肪母细胞，瘤组织中不见高分化肿瘤成分。黏液样多形

性脂肪肉瘤系 WHO 最新版脂肪肉瘤新类型,混有黏液样脂肪肉瘤与多形性脂肪肉瘤成分,具有明显的核不典型性和多形性脂肪母细胞,但缺乏经典型黏液性脂肪肉瘤的 FUS/EWSR1－DDIT3 融合和高分化、去分化脂肪肉瘤的 MDM2 扩增。值得一提的是,脂肪母细胞并不是诊断脂肪肉瘤的必要条件,高分化的脂肪肉瘤的诊断细胞是非典型的深染间质细胞。

(3)临床表现

脂肪瘤是脂肪细胞肿瘤最常见的良性肿瘤,各种类型脂肪瘤均生长缓慢,极少恶变。其中,血管脂肪瘤,又称为血管性脂肪瘤、毛细血管扩张性脂肪瘤或血管纤维脂肪瘤,是脂肪瘤最常见的亚型,占所有脂肪瘤的 6%～17%;早在 1890 年 Berenbruch 即首次报道了椎管内血管脂肪瘤,但直到 1960 年 Howard 和 Helwig 才首次报道了血管脂肪瘤及其区别于其他脂肪瘤的临床和组织学特点;其发病机制迄今尚不明了,创伤、吸烟、肥胖等被认为是可能的病因,也有学者提出可能是多能多极间质细胞分化为脂肪或血管组织而形成,或第 13 号染色体变异所致;常多发,可有家族史,好发于 20～30 岁青壮年男性,表现为前臂(最常见)、躯干或下肢多发皮下柔软小结节(<2 cm),部分加压可有轻微疼痛,偶可见于颜面部、内脏、颅内及椎管内,肿瘤生长相当缓慢,一般可观察,必要时才手术切除治疗。纤维脂肪瘤罕见,好发于腹膜后、皮下组织及腹腔内,但发生于头颈部的纤维脂肪瘤较为少见,其病因不明,可能与内分泌失调有关。梭形细胞/多形性脂肪瘤占所有脂肪源性肿瘤的 1.5%,其中 SCL 由 Enzinger 和 Harvey 于 1975 年及 Azzopardi 等于 1973 年首先描述,PL 由 Shmookler 和 Enzinger 于 1981 年首先描述,随后又陆续报道了多种 SCL、PL 的形态学亚型;其绝大多数为孤立性和散发性,0.5%～3.0%患者为多发性和家族性,肿瘤数目 2～220 个不等,临床上可类似 Madelung 病,常发生于年龄较大的男性,好发于后颈部及上背部皮下,常表现为分叶状、界限清楚的包块。神经脂肪瘤最常见于腕部和手部,好发于正中神经及其分支,也可累及其他神经包括尺神经、桡神经、指神经、坐骨神经、肋间神经、内侧足底神经以及颈、臂和腰骶丛等,单侧或双侧肢体的单根或多根神经发病,常在出生时或幼年期发现病变,但多至成年时(30 岁内)才就医,平均发病年龄 21 岁,儿童期生长迅速甚至可超过骨骼发育,成年后生长速度减慢,常表现为掌、腕和前臂屈侧缓慢生长的软组织肿块,早期无症状,肿块增大可产生运动和感觉障碍,约 1/3 患者伴有骨的过度增生或巨指症;手术可导严重神经功能受损且易复发,故而也不建议活检。血管平滑肌脂肪瘤(angiomyolipoma, AML)是一种少见的、属于具有血管周上皮样细胞分化的肿瘤(PEComa)家族的一种间叶性肿瘤,主要发生在肾脏且 5%～10%伴有结节性硬化,ERAML 少见,1911 年由 Fisher 首次描述其组织病理学特点,由成熟脂肪细胞、平滑肌细胞、异常血管按不同比例构成;可发生于任何年龄,多见于女性,其中男女比例 ERAML 为 1∶9、AML 为 1∶2,病灶中上皮样细胞比例>10%为诊断 ERAML 的标准,ERAML 具有静脉血栓、远处转移的恶性潜能,若病灶中上皮样细胞>80%则肯定发生转移,其具有侵袭性的特征表现,包括肿瘤长径>7 cm、瘤内坏死灶、生长方式呈上皮癌样。软骨样脂肪瘤为一种罕见的良性脂肪细胞瘤,发病年龄范围广(14～75 岁)、平均 40 岁,女性多见(男女比例为 1∶4),多见于四肢近端皮下、浅筋膜及深部纤维结缔组织和骨骼肌内,也可累及躯干和头颈部,主要表现为软组织内无痛性缓慢增长的包块,偶伴随压痛。

骨脂肪瘤(lipoma of bone)是发生在骨髓腔的良性肿瘤,表现为髓腔内境界清晰的脂肪性肿块,瘤内缺乏松质骨小梁,或仅有不连续的骨小梁残片,病灶中央可有坏死、钙化。骨脂肪瘤偶有发生在骨皮质、骨表面和骨旁,骨旁脂肪瘤也称骨膜脂肪瘤,起源于骨膜或骨膜外软组织的良性骨附属组织,非常罕见,占全部脂肪瘤的 0.3%、骨肿瘤的 0.09%,可发生于任何年龄、任何部位骨旁。肌内肌间脂肪瘤是一种特殊类型脂肪瘤,因瘤组织内血管较丰富,又称浸润性血管脂肪瘤,镜下可见脂肪细胞浸润到腱膜或肌腱内,可作为诊断肌内肌间脂肪瘤的证据之一。滑膜脂肪瘤病罕见,由于病变滑膜呈"树枝状"外观且富含脂肪组织又名"树枝状脂肪瘤",也称"滑膜绒毛状脂肪瘤样增生"、滑膜脂肪沉积等,好发于单侧膝关节(最常累及髌上囊),亦可发生于肩关节、踝关节、髋关节、腕关节、肘关节等,甚至多关节受累,发病年龄范围宽泛(1~63岁)、中位年龄43岁,男性多见,其特征是滑膜下组织由大量成熟脂肪细胞所代替,并产生滑膜的绒毛突起,增厚的绒毛可呈球状或手指样,部分表现为带蒂有包膜的肿物,以不同程度慢性进行性关节肿胀及疼痛且活动后加重、休息后缓解伴有活动受限为特征。

脂肪瘤病为一种罕见的成熟脂肪组织弥漫性过度生长的良性疾病,可以累及身体的许多部位包括表浅和/或深部软组织,可局部单发、多发或弥漫性生长,临床表现异质性强。其主要分以下几种不同类别:①弥漫性脂肪瘤病。也称先天性弥漫性脂肪瘤病,大多2岁内起病,也有青少年及成人病例,多发而且弥漫,常见于一侧肢体的大部分或部分指、趾节,可累及躯干、头颈、腹部、盆腔和肠道,肿瘤随年龄增长而长大,边界不清,可合并巨肢、巨指/趾,亦可并发弥漫性静脉性血管瘤或肌组织增生和骨肥大,与广泛性血管瘤或神经纤维瘤共同构成巨肢畸形(有时因肢体过重需截肢)。②良性对称性脂肪瘤病。又称马德龙病(Madelung病)、Launois-Bensaude综合征、多发对称性脂肪瘤病、肥颈综合征、后天性弥漫性脂肪瘤病等,较为少见,脂肪主要在身体上半部尤其是颈部弥漫沉积,多见于中年肥胖男性人群,常见于地中海血统的中年男性,多数患者伴有长期酗酒史,Enzi等提出其发病机制或系褐色脂肪组织线粒体功能障碍致部分肾上腺素缺如、继而导致脂质分解障碍。临床上分为3种类型,Ⅰ型主要发生在男性,最为多见,病变脂肪组织主要集中在颈项部、上背部、肩部以及上臂等;Ⅱ型无明显性别差异,主要病变部位在上背部、三角肌区域、上臂、臀部以及大腿上部等区域,部分患者有上腹部脂肪堆积;Ⅲ型为先天性,该型主要累及躯干,多发于儿童,组织病理学上无包膜,脂肪细胞比正常脂肪细胞小、体积相对一致。③家族性脂肪瘤病。一种常染色体显性遗传疾病,以家族性发病为特

点,肿瘤多发,可多达数百个,一般较小,常在皮下,有包膜,主要累及前臂及大腿,颈部及肩部不受累,可伴发中枢神经系统疾病。④类固醇性脂肪瘤病。脂肪在面部、胸骨区和肩部(水牛肩)大量沉积,多见于激素治疗或内源性肾上腺类固醇激素产生过多的患者。⑤HIV性脂肪瘤病。即HIV感染引起脂肪营养不良,脂肪代谢障碍,内脏脂肪沉积,乳腺肥大,宫颈脂肪垫形成,高脂血症、胰岛素抵抗和面部及肢体多余脂肪积聚,常见于用蛋白酶抑制剂治疗的AIDS患者,也可见于其他抗病毒治疗的患者。⑥盆腔脂肪瘤病。脂肪组织在膀胱、直肠周围弥漫性过度生长,最常见于黑人男性,患者年龄9~80岁不等;⑦疼痛性脂肪瘤病。1892年Dercum首先描述,故而又名Dercum病、痛性肥胖,是少见的病因不明的自主神经系统疾病,多见于妇女,往往伴有全身肥胖,临床表现为皮下脂肪异常堆集,以及脂肪沉积区自发性疼痛或触痛。分为4型,Ⅰ型为广泛分布型,广泛分布的脂肪组织疼痛,不伴明确的脂肪瘤;Ⅱ型为广泛结节型,脂肪组织广泛疼痛,并且有多发脂肪瘤及其周围剧烈疼痛;Ⅲ型为局部结节型,多发脂肪瘤及其周围疼痛;Ⅳ型为关节旁型,一种孤立性的过多脂肪沉积于关节旁,如在膝关节内侧。

脂肪母细胞瘤病因不明,有简单的假二倍体核型伴染色体畸变,比较有特点的遗传学改变是8q11-13重排,也可与其他染色体区带的易位。多见于胎儿及3岁以内儿童(中位年龄1岁),80%发生于3岁以前,故而也称胚胎性脂肪瘤、婴儿脂肪瘤、先天性脂肪瘤样肿瘤等。由Jaffe于1926年首次报道,发病有男性倾向,好发于四肢,也可发生于纵隔、腹膜后、躯干、头颈和各种器官如肺、心脏、腮腺等,临床上一般表现为缓慢增大的无痛性包块,大多境界清楚,部分与正常组织无明确界限且生物学表现(黏液基质、丛状毛细血管网等)与脂肪肉瘤类似(但后者极少见于5岁以下儿童),但均预后良好,肿瘤切除术后复发率为9%~25%,无转移或恶性转化表现,有报道脂肪母细胞瘤术后4年变为脂肪瘤,也有腿部脂肪母细胞瘤自行消退的报道。

脂肪肉瘤是起源于原始间充质细胞(而非脂

肪细胞)并向脂肪细胞分化形成由不同分化程度和异形的脂肪细胞组成的软组织恶性肿瘤,包括中间性和恶性两大类,约占所有软组织肉瘤20%,是成人最常见的软组织肉瘤之一(占总数的第二位),儿童特别是10岁以内者罕见。可发生于身体的任何部位,以下肢深部软组织和腹膜后为主,其次为腹股沟、睾丸旁和纵隔。肿瘤细胞分化及异形程度不同,临床表现及生物学行为不同,具有显著的异质性。病因未明,主要与创伤、遗传、辐射等有关,常染色体显性遗传疾病如家族性癌症综合征和神经纤维瘤病、脂肪肉瘤转化,且 $MDM2$、$P53$、$MCL1$、ATM、$CHEK1$、$ZBTB16$、$KITLG$、$DDIT3$、$CDK4$、$RB1$ 等基因变异与扩增与肿瘤发生、发展密切相关,此亦或有望成为潜在治疗靶点。WDLPS/ALT 最常见,占40%~45%,为具有局部侵袭性的中间性脂肪细胞肿瘤,切除可治愈,无转移倾向,预后尚好,但也可去分化转变为恶性度更高的肉瘤。WDLPS/ALT包括脂肪细胞性(脂肪瘤样)、硬化性、炎症性和梭形细胞型等4个亚型,但在同一个肿瘤尤其在腹膜后病变中出现多种形态很常见,其中脂肪细胞性(脂肪瘤样)亚型多见于四肢和腹膜后,硬化性亚型通常发生于腹膜后或精索,炎症性亚型在腹膜后最为常见,梭形细胞亚型由无异型的神经细胞样梭形细胞和纤维性或黏液性背景组成、通常包含脂肪母细胞成分并可出现向其他组织分化的现象如化生性骨形成、平滑肌和横纹肌分化等,50%以上见于肢体及肢端,也见头颈部、生殖腺和躯干,体腔和器官内发生罕见。去分化脂肪肉瘤是最具异质性的高级别侵袭性脂肪肉瘤,占18%~20%,局部侵袭性和复发转移风险较高,但总体上预后较好。黏液性脂肪肉瘤较常见,约占30%,呈中等恶性程度,具有较高的远处转移率,但对放、化疗较敏感。多形性脂肪肉瘤最少见,仅约占脂肪肉瘤的5%,恶性度最高,几乎对所有治疗方法均具有较强的抵抗力,常发生直接侵犯及远处转移,切除术后易复发、易转移。黏液样多形性脂肪肉瘤为罕见的侵袭性肿瘤,多发生于儿童和年轻人,局部复发及远处转移率高,预后差。此外,临床上也见非特指性(混合型)脂肪肉瘤,系黏液性脂肪肉瘤与其他一种或多种形态类型脂肪肉瘤混合存在,可表现为高分化-黏液型为主、多形性-黏液型为主或去分化-黏液型为主的肿块,约占10%,可能是脂肪肉瘤从高分化(分化良好型或黏液型)向低分化(去分化、多形性)不同步的异常分化及阶段性转化而形成,为脂肪肉瘤向高度恶性分化的中间阶段,术后多次复发者常见,容易侵犯邻近组织。

(4)影像学表现

典型脂肪瘤在 MRI 上表现颇为特征,呈境界清晰的短 T_1、长 T_2 信号结节或肿块影,抑脂序列成像上信号明显衰减,DWI 上为较低信号、ADC图上为较高信号,无弥散受限征象,增强扫描无明显强化,呈乏血管性表现;肿瘤常见于皮下,亦见发生于肌内、肌间、骨骼、腹膜后及内脏等,毗邻组织包括皮肤无侵袭,大多包膜完整,但瘤周围的薄层纤维包膜也可不完整甚至缺如,包膜在各个序列图像上均呈线状极低信号,抑制序列成像上显示较为清楚,但无 CT 揭示的效果佳;CT 上,类似肌肉密度的包膜,被呈负 CT 值和极低密度改变的内部脂肪瘤以及外部皮下脂肪组织清晰烘托与凸显(图6-227)。脂肪瘤内可见数量不等的菲薄(厚度一般小于2mm)、纵横交错的纤维间隔或分隔,也可见增粗血管穿行其间(图6-228),有时血管包绕脂肪瘤包膜(图6-229)、增强扫描血管强化使得包膜轮廓显示更为清晰,影像学上类似血管脂肪瘤但镜下缺乏血管脂肪瘤的血管内皮细胞增生改变。脂肪瘤也可见到非脂肪成分,使其在 MRI 上的信号和在 CT 上的密度变得不甚均匀甚至部分或完全呈囊性(图6-230)或软组织(图6-231)结节/肿块,增强后部分非脂组织并可见到轻度强化,但 DWI 上整个瘤体仍无弥散受限改变(图6-232),而且肿瘤境界清晰、边缘锐利光整。冬眠瘤 CT 上呈边界清晰的以低密度为主的软组织肿块,密度与皮下脂肪接近但不完全相同,内部可见线样、曲线样血管及纤维构成的分隔;MRI 上,病变 T_1WI、T_2WI 信号均低于皮下脂肪信号,脂肪抑制序列成像显示病灶信号明显被抑制,其间可见更低信号线状、曲线样影,非脂肪成分可见轻微弥散受限及渐进性强化征象。

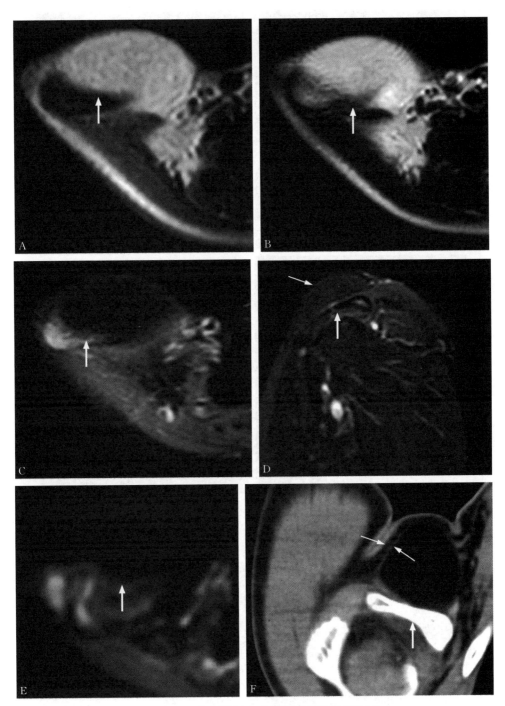

图 6‑227　右侧锁骨上皮下脂肪瘤影像学表现

注：患儿，男，12 岁 6 个月，因"发现右侧锁骨上肿物 2 天"入院。术后病理：脂肪瘤。MRI 上，右侧锁骨前上方皮下脂肪瘤（粗箭）呈短 T_1、长 T_2 信号，轴位 $T_1WI(A)$ 及 $T_2WI(B)$ 为均匀高信号，抑脂 $T_2WI(C)$ 上信号明显被抑制、呈极低信号影，类似皮下脂肪改变；Gd‑DTPA 增强矢状面抑脂 $T_1WI(D)$ 上脂肪信号抑制下的瘤灶（粗箭）未见强化，瘤灶周边围以极低信号完整包膜（细箭）；DWI(E) 上瘤灶（粗箭）呈极低信号，未见弥散受限征象。CT 平扫冠状面图像(F)清晰揭示右侧锁骨上方皮下包膜（细箭）完整的均匀脂肪密度之瘤灶（粗箭），边缘清晰，轮廓光整，毗邻锁骨未见骨质异常。

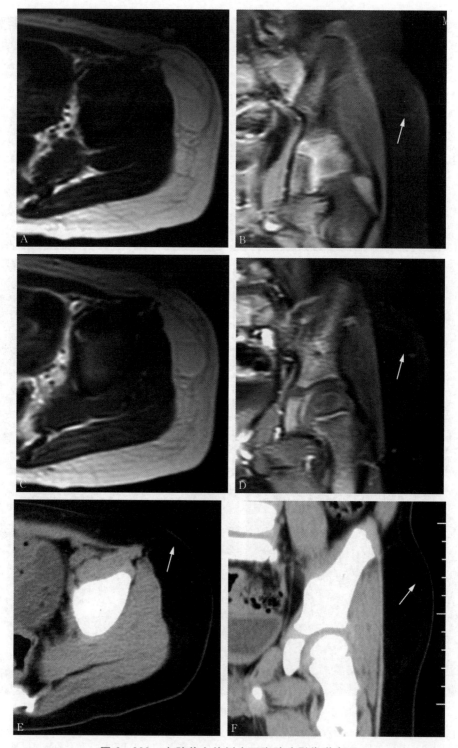

图 6 - 228　左髂前上外侧皮下脂肪瘤影像学表现

注:患儿,男,3 岁。MRI(A～D)及 CT(E～F)显示脂肪瘤内可见少许纵横交错的纤维间隔及穿行其间的血管(箭),后者 $T_1WI(A)$ 稍低信号、抑脂 PDWI(B) 稍高信号且 Gd - DTPA 增强轴位 $T_1WI(C)$ 尤其增强冠状位抑脂 $T_1WI(D)$ 上信号增高,前者信号各序列成像上均为较低信号、无强化征象,两者在 CT 平扫图像上均类似于脂肪瘤包膜(箭)密度影、无法有效区分。

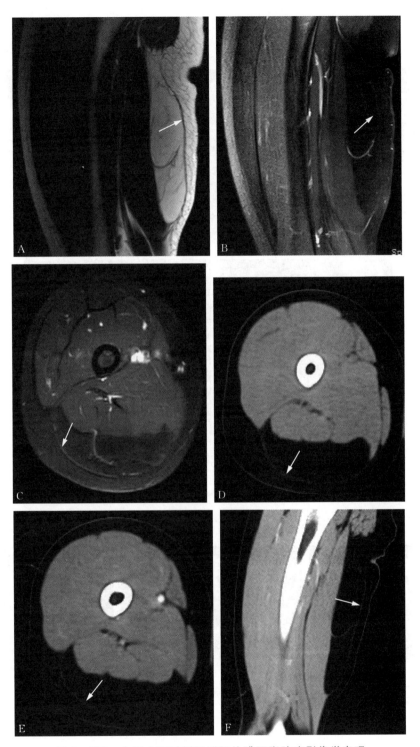

图 6‐229　右侧大腿后侧肌群肌外膜下脂肪瘤影像学表现

注:患儿,男,4 岁 11 个月。脂肪瘤贴附于后组肌肉上,病变 MRI(A～C)信号与 CT(D～F)密度与皮下脂肪一致,大量血管穿行其间,其一血管(箭)包绕脂肪瘤包膜,但包膜在 T_1WI(A)上难以区分,抑脂 PDWI(B)、抑脂 T_2WI 显示稍高信号血管及毗邻极低信号纤维包膜更佳,CT 增强血管略有强化、包膜(箭)显示完整。

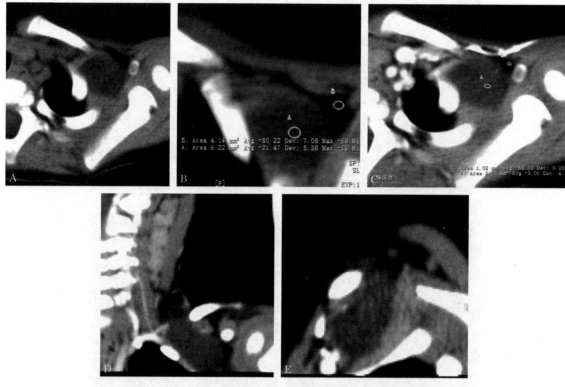

图 6-230 左侧颈根部锁骨上下区深部脂肪瘤影像学表现

注:患儿,男,1岁。无论CT平扫(A、B)或增强(C)及冠(D)、矢状面(E)重建图像上,肿瘤呈囊性表现,密度高于脂肪、低于肌肉,其间伴有负CT值成分与组织,增强后无明显强化,境界尚清,边缘锐利。

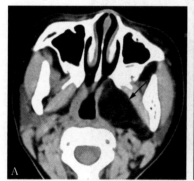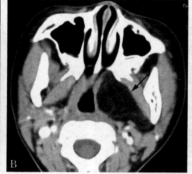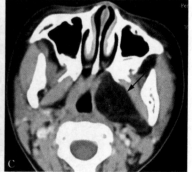

图 6-231 咽旁脂肪瘤影像学表现

注:患儿,女,7岁9个月,因"发现扁桃体肥大1年,伴左侧咽部隆起11天"入院。CT显示左侧咽旁肿瘤(箭)境界清晰、边缘锐利,平扫(A)瘤体整体上密度不甚均匀且稍高于皮下脂肪组织,其间可见非脂肪成分,增强后动脉期(B)、静脉期(C)扫描可见部分非脂组织轻度非均质强化。

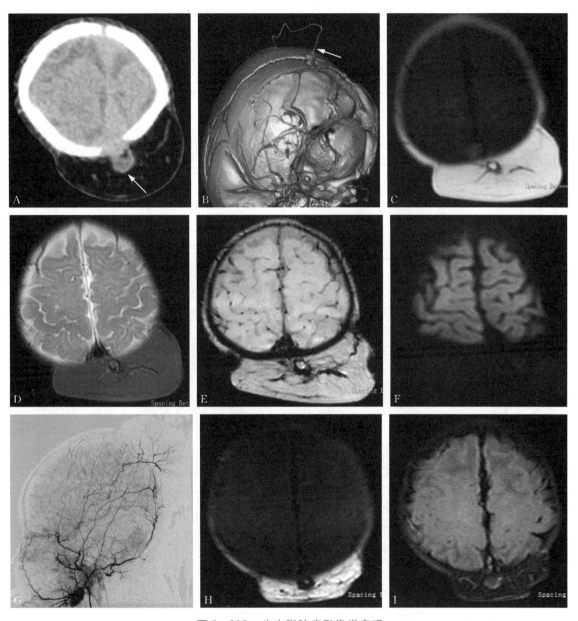

图 6-232　头皮脂肪瘤影像学表现

注：患儿，男，5 月龄，出生后头顶枕部肿物至今并逐渐增大，肿物处头皮无头发、无红肿痛，无明显伴随症状，完整切除肿块后病理诊断脂肪瘤，随访 1 年余无复发。术前 CT（A）示顶后巨大皮下脂肪性肿块，其间见软组织结节（箭）及一些异常粗大血管，增强 CT 重建图像（B）显示穿行其间的一增粗血管（箭）、毗邻顶骨小孔状骨质缺损，该血管经此小孔与上矢状窦交通及同步对比剂充盈；肿块呈 T_1WI（C）高信号、抑脂 T_2WI（D）较低信号改变，其间穿行血管呈流空信号影，SWI（E）上显示更为明显，DWI（F）上整个瘤体呈极低信号影、无弥散受限征象；DSA（G）显示肿瘤内异常血管来自多支颈外动脉分支。5 个月前 MRI 上脂肪性肿块相对较小，其间血管也较细小，血管在 T_1WI（H）上呈流空信号、增强 T_2-FLAIR（I）上主要呈高亮信号，局部非脂肪结节似见轻微强化，脂肪组织无明显强化改变。

富含增生血管、纤维、软骨、骨及黏液等非脂成分的复杂脂肪瘤,表现颇为特殊,尤其同时脂肪组织稀少,往往缺乏典型脂肪瘤影像特征。其中,梭形细胞脂肪瘤含有胶原纤维和不同程度黏液样变性的间质等非脂成分,一般表现为类似肌肉密度/信号梭形肿块,增强后可见轻度不均匀强化,其间可见异常血管及钙化,脂肪较少时甚至整个

肿瘤呈类似骨骼肌密度/信号的肿块,CT上密度可略高于肌肉(图6-233),肿瘤可多发,毗邻筋膜可累及并出现筋膜尾征;但因瘤内脂肪和非脂成分比例不等,其影像学表现呈一定的异质性,有时甚至与高分化脂肪肉瘤影像征象有一定的重叠。

纤维脂肪瘤表现为具有脂肪瘤包膜和分叶状

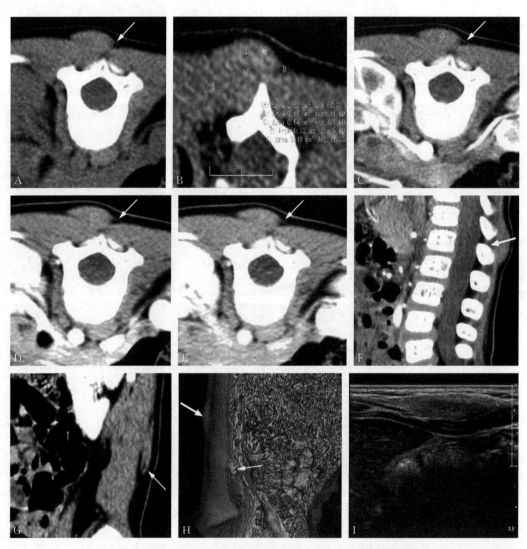

图6-233 腰背部及侧腹壁多发梭形细胞脂肪瘤影像学表现

注:患儿,男,21月龄。CT上肿瘤以非脂成分为主、脂肪组织极少,非脂成分密度稍高于横纹肌(A)、CT值44~60 HU,薄层上瘤内可见浅钙化灶(B之ROI-C,CT值121 HU),增强后动脉期(C)、静脉期(D)及延迟期扫描(E)可见病灶轻度持续强化,CT值分别为68 HU、80 HU及89 HU,毗邻筋膜受累并见筋膜尾征(细箭);腰后中线处病灶(F,粗箭)呈梭形,侧腹壁病灶(G,细箭)呈饼状,VR重建剖面图像(H)上梭形病变局部皮肤隆起(粗箭)、饼状病变(细箭)未推移隆起邻近皮肤。肿瘤切除术2年后复发,B超(I,*)发现背部皮下肌层前方梭形低回声肿块,边界尚清,形态尚规则,CDFI未探测到明显血流信号。

结构特点的占位性病变(图6-234),病变以成熟脂肪为主,伴有束带状纤维组织,无明显强化,边界清或不清晰,多见于皮下,皮下病变可累及皮肤尤其真皮(与典型脂肪瘤不累及皮肤不同),局部皮肤增厚或真皮、表皮撑开、分离("真皮表皮分离征"),但皮肤表面多正常,影像学上与脂肪纤维瘤病甄别困难,尽管组织形态上两者有着本质上的区别,后者更多见于肌肉内,缺乏实性纤维性增生和黏液样间质与原始椭圆形细胞成分,免疫组化上Vimentin及CD34、CD99、S100、SMA等阳性,而前者仅表达Vimentin,不表达CD34。

血管脂肪瘤常多发,四肢多见,组织学上有包膜者影像表现为非浸润性(图6-235);无包膜者表现为浸润性(图6-236),为含有大量异常血管(网)的脂肪组织密度/信号病变,呈团块状、条索状或弥漫性浸润状,增强后明显不均匀强化,瘤内血管(网)常始于并汇于深部组织血管,表皮多无明显异常曲张血管征象(不同于包括血管肿瘤、脉管畸形的血管异常性疾病常见皮肤血管异常),增生的毛细血管在外周更为密集,偶见钙化灶,一般无静脉石(不同于血管瘤检查静脉石),DWI上多无弥散受限改变。病变可累及邻近皮肤,导致皮肤增厚、"皮肤尾征"及皮下结节形成(图6-237),此时特别需要与婴儿纤维性错构瘤、皮下脂膜炎T细胞淋巴瘤等甄别,但婴儿纤维性错构瘤异常血管(网)少见,皮下脂膜炎T细胞淋巴瘤病变范围更广且侵袭性特征更强、皮肤表面可破溃。椎

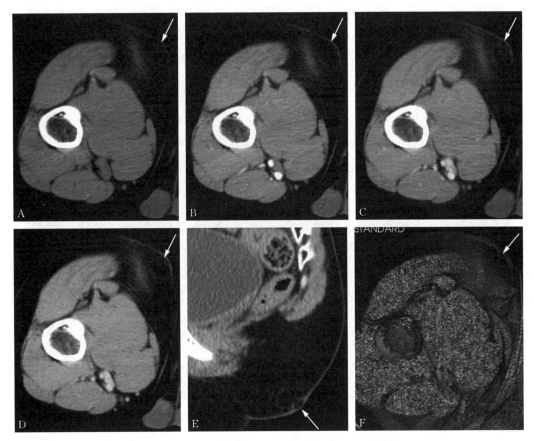

图6-234 左侧臀部皮下纤维脂肪瘤影像学表现

注:患儿,男,11岁6个月。俯卧位横断面CT平扫(A)显示病变(箭)以成熟脂肪为主,伴有纤维束及包膜,边界尚清,局部皮肤增厚及真皮、表皮撑离;增强后动脉期(B)、静脉期(C)及延迟期(D)扫描,病灶(箭)未见明显强化;矢状面重建(E)及横断面VR图像(图F)显示病灶局部皮肤表面稍隆起(箭),表皮与真皮撑宽、分离("真皮表皮分离征")。

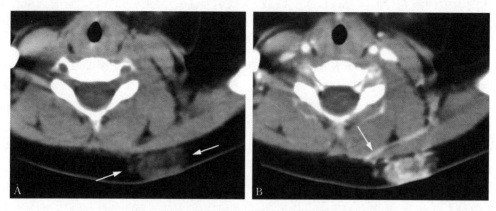

图 6-235　颈后皮下血管脂肪瘤影像学表现

注:患儿,女,1岁。CT平扫(A)显示左侧颈肩部皮下含脂肿块(箭),密度不均,轮廓尚清,边缘不整,局部皮肤增厚,皮下脂肪间隙增宽;增强扫描(B)显示肿块明显不均匀强化,其间并见大量不规则血管(网)影,部分血管累及毗邻肌膜及肌肉,粗大引流静脉(箭)经深部肌间隙回心,皮肤表面光整。

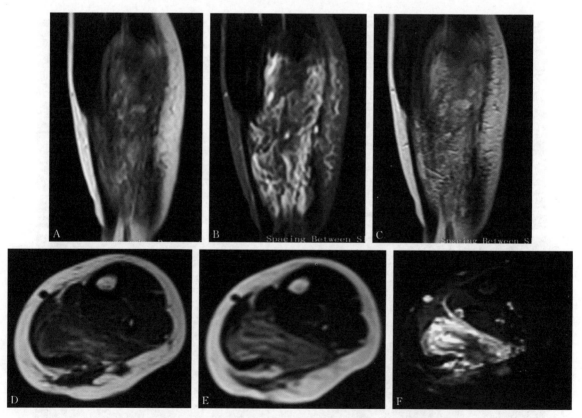

图 6-236　左侧小腿皮下及肌间肌内血管脂肪瘤影像学表现

注:患儿,男,9岁。MRI显示小腿后份皮下及后组肌肉内的满布异常血管的脂肪性肿块,无包膜,侵袭性生长,血管冠状面 T_1WI(A)上呈低-极低信号、T_2WI(B)上呈稍高信号,增强 T_1WI(C)上大多强化,较大血管仍呈流空信号改变,来自深部组织,表皮未见明显异常血管影;脂肪组织轴位 T_1WI(D)及 T_2WI(E)上均呈高信号,增强抑脂 T_1WI(F)上信号明显衰减,其间非脂组织尤其毛细血管明显强化,并见营养血管主要来自深部组织。

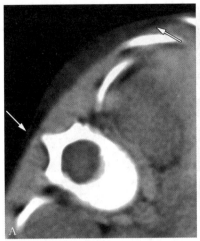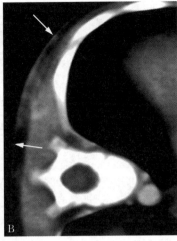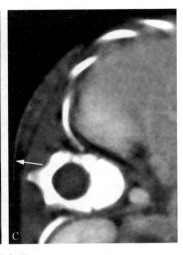

图6-237 腰背部皮下血管脂肪瘤影像学表现

注:患儿,女,13月龄。CT平扫(A)见皮下梭形脂肪性肿块,其间伴网状稍高密度影且于增强后动脉期(B)、静脉期(C)显示为明显强化的异常血管网,病变累及邻近皮肤,局部皮肤增厚并见"皮肤尾征"(箭)及皮下结节形成,皮下间隙增宽。

管血管脂肪瘤主要由成熟的脂肪细胞、血窦、毛细血管、小血管组成,占所有椎管肿瘤0.04%～1.2%,常发生在胸段部位,以硬膜外多见,髓内及硬膜下少见,多呈三种不同类型表现,其中Ⅰ型、Ⅱ型病灶局限于椎管内,Ⅰ型肿瘤以脂肪密度/信号为主、血管密度/信号较少,Ⅱ型血管成分占病灶一半以上且大多位于肿瘤中心位置、周围可见脂肪组织;Ⅲ型血管脂肪瘤向椎管内、外生长(图6-238),椎间孔扩大,可形成椎旁哑铃形肿块,可浸润椎旁浸润,但邻近皮肤多无累及。

脂肪瘤病不同类型影像学表现不尽相同,但都主要表现为异常积聚的成熟脂肪组织,差别主要在于病变发生的年龄、部位及有无包膜与并发症等不同。先天性弥漫性脂肪瘤病常见于2岁内儿童一侧肢体,也见于躯干、头颈、腹部等,弥漫性分布,无包膜,边界不清,病变呈典型脂肪密度/信号(图6-239),MRI抑脂序列图像上信号明显降低,DWI无弥散受限征象,可伴钙化灶、囊变坏死,可合并巨肢、巨指/趾畸形等。Madelung病也表现为无包膜、弥漫性脂肪浸润,但其脂肪主要沉积于身体上半部尤其颈部,而家族性脂肪瘤病则表现为多发、包膜完整的脂肪瘤。

脂肪母细胞瘤主要由较厚的纤维间隔所分隔的未成熟的脂肪小叶所组成,CT、MRI上表现类似脂肪瘤(图6-240),但病理组成上的特点,尤其瘤内含有不同比例的幼稚脂肪、黏液和纤维组织等,决定其影像特征及复杂性,不但比脂肪瘤出现更多非脂肪性密度或信号影,瘤内间隔更多、更复杂,而且幼稚脂肪细胞CT密度稍高于及T_1WI、T_2WI信号稍低于成熟脂肪甚至部分呈软组织密度/信号改变,抑脂序列成像上非成熟脂肪信号可见一定程度的衰减或衰减不明显甚或反而可增高,但DWI上多无弥散受限改变,增强后可见轻度不均匀强化(图6-241);瘤内分隔及间隔多呈侵袭性及厚薄(厚度为1～3mm)不均、多少不等线条状或网格状影表现(图6-242)。病变可多发(图6-243),单发病灶术后可多灶复发,复发病变可仍为脂肪母细胞瘤、也可为脂肪瘤。此外,脂肪母细胞瘤偶见合并血管瘤,免疫组化可见CD31、CD34等血管内皮标志物表达,影像学上表现为脂肪母细胞瘤内多个大小不一、相互多有异常吻合的血管瘤巢,DWI上可见弥散受限征象,增强扫描可见持续强化,脂肪及其他非脂成分无明显弥散受限改变、也无明显强化征象(图6-244)。

脂肪肉瘤小儿罕见,偶见WDLPS/ALT。WDLPS/ALT为具有局部侵袭性的中间性脂肪细胞性肿瘤,常包括脂肪瘤样(脂肪细胞性)、硬化性、炎症性和梭形细胞型4个亚型或在同一瘤

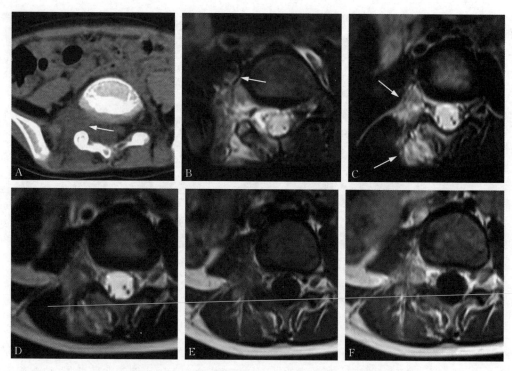

图 6-238　椎管血管脂肪瘤(Ⅲ型)影像学表现

注:患儿,女,6岁。CT平扫(A)显示含脂肪组织的软组织肿块累及椎管内外,密度不均,椎间孔扩大(箭),相应层面 STIR(B)显示肿瘤主要成分包括脂肪及异常血管,邻近腰动脉(箭)供血;较上层面 STIR(C)、T₂WI(D)、T₁WI(E)肿瘤(箭)显示为哑铃形,侵袭性生长,椎旁多块浸润,边缘毛糙,呈脂肪、血管及软组织混杂信号,增强 T₁WI(F)明显不均匀强化,邻近皮肤尚属正常。

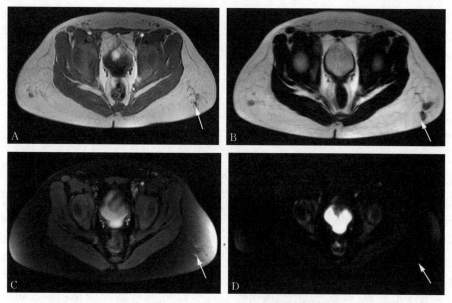

图 6-239　弥漫性脂肪瘤病影像学表现

注:患儿,男,8岁。盆部 MRI 显示双侧臀部皮下广泛脂肪瘤,无明显包膜,深达肌膜表面但未侵及肌层,T₁WI(A)、T₂WI(B)上呈高信号,抑脂 PDWI(C)信号明显被抑制、减低,DWI(D)上呈低信号、无弥散受限改变,其间可见少许线样、曲线样纤维及血管分隔,左侧病灶内可见小灶性钙化、坏死(箭)。

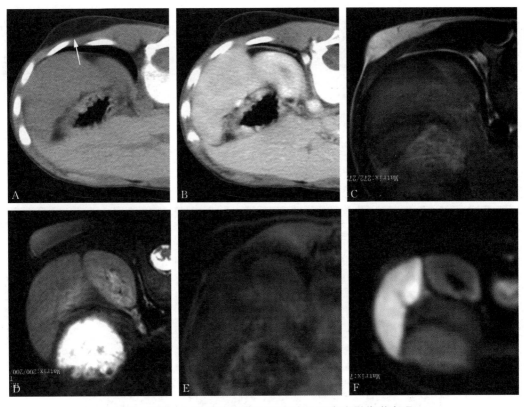

图6-240　左侧侧后腹壁皮下脂肪母细胞瘤影像学表现

注：患儿，男，5岁。CT平扫（A）显示皮下脂肪密度肿块（箭），间以少许纤细的密度稍高于脂肪的不规则分隔影，增强CT（B）未见明显强化，局部皮肤膨隆但无皮肤浸润与增厚改变。病变T_1WI（C）呈高信号、抑脂T_2WI（D）信号轻微衰减但DIXION序列水像（E）信号明显衰减，DWI（F）上病变呈极低信号、无弥散受限改变。

体中存在多种形态表现；肿瘤成分尤其脂肪及比例不同，影像学表现不尽相同（图6-245）。一般地，WDLPS/ALT表现为脂肪成分为主的混杂密度/信号的软组织肿块，伴厚壁（厚度＞2mm）、不规则（线性、结节状或漩涡状）间隔，病灶较巨大，抑脂序列成像上脂肪组织信号明显衰减并可见不规则高信号灶，后者包括幼稚脂肪细胞及非脂组织，且在DWI上呈一定程度的弥散受限改变、增强扫描可见不同程度不均匀强化。此外，10%～32%的WDLPS/ALT病变，可见钙化或骨化灶。若间隔不规则增厚、结节增大、瘤内信号/密度更为不均、强化更为明显，则提示其去分化而转变为恶性度更高的脂肪肉瘤。

（5）诊断要点

外缘光整的肿块内有特别是主要为脂肪密度或脂肪信号，包膜多完整，是脂肪细胞肿瘤较为特

征性的征象，抑脂序列MRI上脂肪信号明显衰减、DWI上无弥散受限征象；脂肪母细胞瘤由未成熟脂肪小叶及厚的纤维间隔构成，多表现为不均匀的脂肪和软组织混合密度/信号肿块，且多伴有侵袭性、厚薄不均的分隔，增强后部分软组织轻-中度强化，不同于几无强化的较为均匀的脂肪密度/信号的脂肪瘤；表现不典型的脂肪性肿块，若出现大量钙化、异常血管或神经脂肪浸润，多需先考虑诊断为相应软骨样脂肪瘤、血管脂肪瘤、神经脂肪瘤等特殊亚型的脂肪瘤，几无脂肪密度/信号改变时则需考虑梭形细胞/多形性脂肪瘤等，否则考虑诊断脂肪母细胞瘤；无法以良性脂肪细胞肿瘤解释时，谨慎考虑中间性或恶性脂肪性肿瘤，尽管儿童罕见，脂肪肉瘤密度/信号更为不均、DWI上可见不同程度的弥散受限征象，而且可见不同程度异常强化。

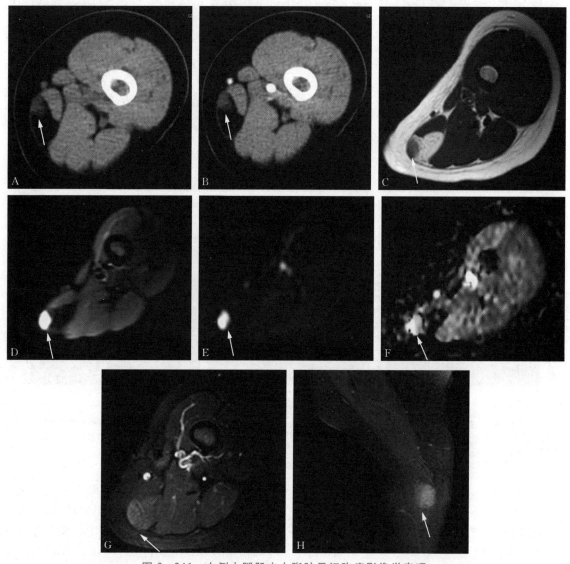

图 6-241　左侧大腿肌肉内脂肪母细胞瘤影像学表现

注：患儿，男，2 岁。CT、MRI 显示股薄肌中下段脂肪性占位性病变，包膜完整，CT 平扫（A）示其间结节状稍高于脂肪密度灶（箭），增强扫描（B）未见明显强化；该结节（箭）在 MRI 上呈 T_1WI（C）稍低于脂肪的信号、抑脂 T_2WI（D）高信号，DWI（E）高信号但 ADC 图（F）上信号也较高，考虑 T_2 透过效应、无弥散受限改变，轴位（G）及冠状位（H）抑脂增强 T_1WI 上该结节轻度不均匀强化，整个瘤体内并见少许异常强化的毛细血管影。

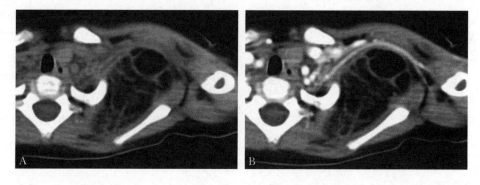

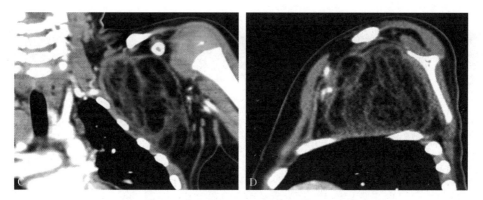

图 6‑242 左肩胸壁脂肪母细胞瘤影像学表现

注:患儿,男,2 岁。CT 平扫(A)及增强轴位(B)、冠状位(C)、矢状位(D)图像显示 7 cm×5 cm×4.5 cm 含脂性肿块,分叶状,包膜较完整,可见大量侵袭性、厚薄(厚度为 1~3 mm)不均网格状纤维间隔,间隔轻度不均匀强化,毗邻胸廓轻微塌陷,诸骨未见明显骨质异常改变。

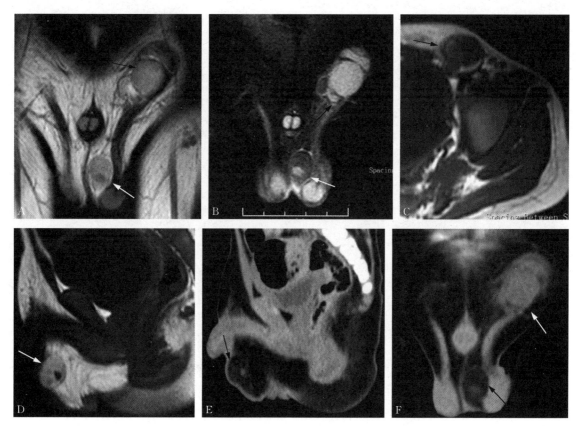

图 6‑243 左侧腹股沟脂肪母细胞瘤影像学表现

注:患儿,男,1 岁,因“发现左腹股沟区包块 50 天”入院,病理诊断为脂肪母细胞瘤。冠状面 T_2WI(A)、抑脂 T_2WI(B)、轴位(C)及矢状位(D)T_1WI 显示左侧腹股沟相互紧贴 2 枚(黑箭)及阴囊左侧睾丸旁 1 枚(白箭)小结节影,主要呈稍短 T_1、稍长 T_2 信号改变,抑脂序列上阴囊病灶信号明显衰减、腹股沟病灶大部分信号反而增高,信号不均,其间见少许纤维分隔及囊变,外周围以纤维包膜;矢状位(E)、冠状位(F)平扫 CT 重建图像揭示阴囊病变(黑箭)主要为脂肪密度、腹股沟病变(白箭)主要呈非脂肪的软组织密度改变。

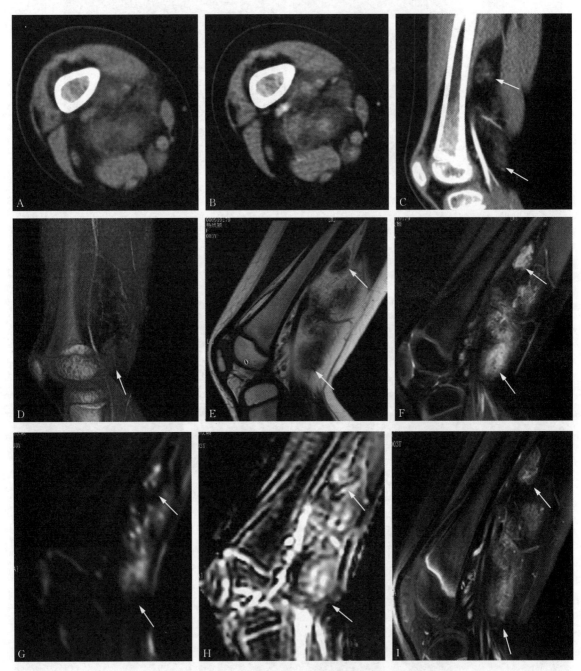

图6-244　左侧膝后深部脂肪母细胞瘤合并血管瘤影像学表现

注:患儿,女,3岁,因"右膝间断疼痛1年余,加重1月余"入院,病理诊断脂肪母细胞瘤合并血管瘤。CT平扫(A)显示脂肪性肿块中漫布异常血管及多个大小不等结节灶,增强扫描轴位(B)及矢状位(C)、VR(D)图像显示病变不均匀强化,结节灶(箭)呈持续强化且有异常血管相互连接及早现曲张静脉。MRI上,病变呈以脂肪信号为主的混杂信号的不规则软组织肿块,其间结节灶$T_1WI(E)$呈明显低于脂肪但稍高于肌肉信号、抑脂$T_2WI(F)$呈稍高于肌肉信号、DWI(G)上稍高信号、ADC图(H)上稍低信号改变,增强抑脂$T_1WI(I)$上明显不均匀强化,并见大量异常血管网,结节灶间可见较多异常血管相连,脂肪组织未见明显强化。

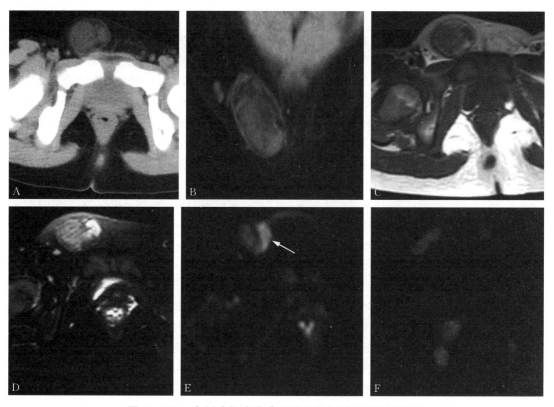

图 6 - 245　右侧腹股沟非典型脂肪瘤样肿瘤影像学表现

注:患儿,女,3 岁 10 个月,因"发现右侧腹股沟不可复肿物 3 天"入院,病理诊断为中间性/非典型脂肪瘤样肿瘤。CT 平扫(A)及冠状位重建图像(B)显示梭形含脂软组织肿块,密度不均匀,包膜完整。MRI 显示含脂软组织肿块信号不均匀,病灶大部分呈 $T_1WI(C)$ 及抑脂 $T_2WI(D)$ 稍高信号,脂肪组织呈 T_1WI 高信号、抑脂 T_2WI 极低信号,病灶内侧小片状 T_1WI 低信号、抑脂 T_2WI 高信号灶在 DWI(E)上呈高信号改变,其他区域未见弥散受限征象;病变边界清楚,边缘尚光整。采用双色 *MDM2* 基因特异性探针进行分子 FISH(F)检测,信号显示欠佳,在所分析的肿瘤组织中,发现 *MDM2* 基因扩增的细胞约为总细胞数的 20%。

同时,诊断需结合发病年龄、部位、毗邻结构影响及临床情况等。年龄考量时,80% 的脂肪母细胞瘤发生于 3 岁以前,10 岁以后脂肪母细胞瘤罕见;此外,10 岁以内基本不发生脂肪肉瘤。病变的侵犯范围对定性诊断与鉴别非常重要,部位考量时,不但要确定四肢、肢端、头颈部、椎旁或椎管内等解剖位置,还要明确表皮、真皮、皮下、肌肉、肌间隙等组织部位及浸润情况,尤其是否累及毗邻重要血管、神经及其完整性对诊断帮助极大,比如皮下多见脂肪瘤、深部多见脂肪母细胞瘤,神经脂肪瘤(病)常见儿童正中神经及分支,脂肪瘤病尤其 Madelung 病Ⅰ型表现为特征性对称性脂肪堆积于面部、颈部、枕部而身体其余部位未见明显肥胖征象。

(6)鉴别诊断

脂肪细胞肿瘤的影像学,尤其 CT、MRI 征象,具有一定的特征性,影像诊断一般不难。然而,一方面脂肪细胞肿瘤影像学上并非一定明确表达特征性的脂肪密度/信号,如梭形细胞/多形性脂肪瘤、脂肪肉瘤或未能发现脂肪组织;另一方面,含有脂肪病变甚至完全脂肪肿块病变也可见于非脂肪细胞肿瘤(如婴幼儿纤维性错构瘤、脂肪纤维瘤病、畸胎瘤、皮下脂膜炎样 T 细胞淋巴瘤等)或非肿瘤性病变(如脂肪坏死、脂膜炎、感染、脉管畸形、法瓦病等)。为此,临床上,脂肪细胞肿瘤不同类型之间,以及与含脂非脂肪细胞肿瘤、非肿瘤病变的甄别,有时亦并非易事,此时常需组织病理学甚至分子及基因检测来确定,譬如脂肪瘤无非典型间质细胞、MDM2 和 CDK4 阴性且 MDM2 无扩增,去分化脂肪肉瘤为细胞形态多样的非脂源性肉瘤,FISH 显示 MDM2 扩增,高分化脂肪肉瘤多数表达 MDM2、CDK4 及 CD34,且可见 MDM2 及 CDK4 基因扩增。

其中,错构瘤(hamartoma)多数为正常组织不正常发育形成的类瘤样畸形,少数属于间叶性肿瘤(间叶组织包括纤维、脂肪、平滑肌、骨骼肌、间皮、滑膜、血管、组织细胞以及原始间叶细胞等,胚胎学上具有共同的起源,均由中胚层演化而来,起到支持、营养、保护等作用),可发生于身体任何部位,这种器官组织在数量、结构或成熟程度上的错乱改变将随着人体的发育而缓慢生长。皮肤、软组织错构瘤常包括婴幼儿纤维性错构瘤、横纹肌瘤样间叶性错构瘤、软骨间叶性错构瘤及其他皮肤和软组织错构瘤如平滑肌错构瘤、Jadassohn 皮脂腺痣、毛囊皮脂腺囊性错构瘤、血管/淋巴管畸形、结缔组织痣等。脂肪和钙化是多数错构瘤的特征表现,但有时成分复杂,表现可不典型。婴幼儿纤维性错构瘤呈背肤性向皮下生长,突出皮肤表面者罕见,可伸入毗邻骨骼肌间隙内,偶与下方筋膜粘连,累及骨骼肌或神经血管者非常罕见,可发生于全身任何部位,尤其好发于腋窝前、后皱襞,次为上臂、肩部、大腿、腹股沟、背部和前臂,极少发生于手足部(不同于几乎只发生于手掌及足底的钙化性腱膜纤维瘤)和深部组织如鼻咽部;表现为包含或主要为脂肪、纤维组织的混杂密度/信号病变,呈皮肤型、皮下型及混合型肿块及云雾征。

畸胎瘤是一种来源于具有多种分化潜能的胚细胞的肿瘤,即幼稚生殖细胞发生变异而形成的肿瘤,是儿童最常见的生殖细胞肿瘤,分为成熟性畸胎瘤和具有恶性潜能的未成熟性畸胎瘤,可发生在任何年龄和部位,好发于儿童尤其新生儿和婴儿,多见于躯体中线及两旁,解剖学上分为性腺(20%)和性腺外(80%)部位。成熟性畸胎瘤包含 2 个及以上胚层的成熟组织成分:外胚层通常包括皮肤及其附属器、神经上皮组织及脉络丛等,中胚层的脂肪、骨及软骨组织、结缔组织和肌肉等(部分卵巢畸胎瘤可见牙齿),内胚层成分包括呼吸道和/或消化道上皮及各种胚胎性分泌腺体,有时也可见到岛状的胎儿样肝、胰及肾组织。未成熟性畸胎瘤是畸胎瘤中含有数量不等的不成熟组织,主要为原始的、胚胎性的神经外胚层组织;恶性畸胎瘤是由胚胎期未成熟组织构成,主要成份可分为卵黄囊瘤、绒毛膜癌、多胚瘤或胚胎癌等,可向血液内分泌 AFP 从而导致其血清值显著增高。影像学表现取决于所含成分,可显示混杂密度/信号肿块,可见钙化、脂肪及囊性成分,增强后仅恶性畸胎瘤实性成分可见强化;MRI 对肿瘤的成分、转移及邻近组织的侵犯程度颇有优势,但显示钙化、骨化甚至脂肪病变不如 CT 敏感与直观。

脂肪纤维瘤病为一种罕见的良性软组织肿瘤,好发于婴幼儿手和足,边界不清,以肿瘤含有大量的脂肪组织(>50%)和穿插于脂肪组织间隔内的成纤维细胞和成肌纤维细胞束条为特征,可侵犯邻近神经血管束和肌肉、但不影响其功能;最早于 1991 年报道,曾称为非韧带样型婴幼儿纤维瘤病。2000 年,Fetsch 等总结其临床病理特征并建议命名为脂肪纤维瘤病。2020 版 WHO 肿瘤分类将其归于成纤维细胞和成肌纤维细胞肿瘤中的局部侵袭性的中间性,术后带瘤率和局部复发率高,但不具破坏性、无转移潜能,多见于儿童(新生儿至 14 岁),中位年龄 1 岁,以男性多见,男女比例>2:1;好发于四肢末端(50%)尤其是手足及上臂、大腿等部位,其次是头颈和躯干部。约 30%病例是先天性,起源于骨骼肌,且多伴有骨质破坏。组织学上肿瘤由成熟脂肪组织和梭形成纤维细胞构成,细胞无异型性,核分裂象罕见,多数病变在成纤维细胞和脂肪组织交界处假脂肪母细胞,CD34、BCL-2、actin、CD99 阳性但 S-100 阴性,无 NTRK1 基因重排。脂肪纤维瘤病镜下类似好发于儿童及青少年(中位年龄 13.5 岁)肢体、肢端和头颈部的脂肪纤维瘤病样神经肿瘤,但后者瘤细胞双表达 CD34、S-100 且 FISH 检测多可见 NTRK1 基因重排,影像学上表现为多无包膜、边界模糊不清的不规则肿块,常位于肌肉内,呈脂肪、纤维及软组织混杂信号/密度,DWI 上呈低信号为主混杂信号,术前诊断较难,极易误诊。

皮下脂膜炎系各种原因引起原发或继发的皮下脂肪组织炎症性疾病,如 Weber-Christian 病或皮下脂肪组织损伤、变性、坏死引起的反应性炎症性病灶,影像学上边界模糊,CT 上脂肪密度增高,MRI 上出现稍长 T_1、T_2 信号以及抑脂成像信号稍高。Weber-Christian 病可演变为皮下脂膜炎样 T 细胞淋巴瘤(subcutaneous panniculitis-like T cell lymphoma,SPTCL),常表现为多发大小不等皮下结节和斑块,四肢尤其上肢多见、脏器和淋巴结受累较少见,可伴有发热、乏力及消瘦等全身症状,其侵袭范围广,皮肤不规则增厚、边界不清、增强后强化明显,常有嗜血细胞综合征,预后较差。

脂肪坏死是一种脂肪组织的肿瘤样病变,是一种比较特殊的凝固性坏死、变性与非化脓性炎症病变,多与代谢或机械性原因所致脂肪损伤有关,如放疗、射频治疗、肌内注射、手术、创伤、寒冷、糖尿病、结核性血管炎及自身免疫性疾病等。全身各部位均可发生,多见于脂肪较丰富的区域,最常见于成人乳房及婴幼儿皮下。脂肪坏死后分解为脂肪酸和甘油,脂肪酸与钠、钾、钙结合形成不溶性皂,储存在脂肪细胞内,并引起明显的炎症和纤维化,影像学表现可分为急性炎症期、脂质囊肿期、炎症肉芽肿期及晚期纤维化期,各期病理改变不一,病灶中坏死液化的程度、是否伴有出血、肉芽组织的含量、是否有囊腔形成、囊腔内容物的成分、纤维增生充填的程度及是否出现钙化等,是影像学表现的病理基础及其相应 CT、MRI 征象。

FAVA 是一种纤维-脂肪-脉管异常性疾病,表现为局部肿块,常有明显疼痛、功能障碍、肌肉萎缩、挛缩畸形等,易误诊为普通型肌内静脉畸形(尤其局限性肌内静脉畸形发展到一定程度,局部也会出现明显的疼痛及功能受限),血栓、静脉石少见。多普勒超声显示实性不均质回声团块,轮廓清晰,肿块内可见畸形扩张管道样结构回声。MRI 显示肌内软组织信号影,T_1WI 上类似脂肪成分的不均匀稍高信号、T_2WI 上为高信号为主的混杂影(静脉畸形一般呈稍长 T_1、长 T_2 信号改变),抑脂序列脂肪信号被抑制,可见明显异常血

管,病变边缘凹凸不平但尚清晰。

6.36 婴幼儿纤维性错构瘤

(1) 概述

婴幼儿纤维性错构瘤(fibrous hamartoma of infancy,FHI)是一种脂肪纤维瘤性错构瘤,属于良性成纤维/成肌纤维细胞性肿瘤。1956 年由 Reye 首次报道与描述,约占所有良性软组织肿瘤的 0.02% 和儿童软组织肿瘤的 5%。好发于 2 岁以内婴幼儿,且约 25% 的病变与生俱来,偶见于成人,男性多见,男女比约为 2.4:1。

FHI 病因及发病机制尚不明确。目前多认为是胚胎发育不良或错构瘤性良性间叶性肿瘤。一般为孤立性病变,偶见合并患处皮肤色素沉着、先天性痣斑、多毛症或其他部位甚至全身性伴随病变如并指、结节性硬化、威廉姆斯综合征(Williams syndrome)等,无家族发病倾向。其细胞遗传学复杂多变,涉及 t(2;3)(q31;q21)、t(6;12;8)(q25;q24.3;q13)等,部分患者出现 1、2、4、12、17 号染色体结构重排。研究发现,FHI 具有 EGFR 外显子 20 插入/复制突变,原始间叶组织免疫组化检测 EGFR 显示轻-中度阳性。此外,在 2q31 染色体上的细胞表面受体——a 亚基因可能参与了 FHI 的发生,该基因属于整合素家族,后者对细胞及细胞外基质黏附起介导作用,从而引起细胞的增殖、凋亡及转化。也有学者认为,FHI 与 Williams 综合征有遗传连锁性,因 28 号碱基对缺失引起的编码弹性蛋白的基因缺失,导致 Williams 综合征的主动脉瓣狭窄与皮肤松弛改变,该类患者更易发生 FHI,弹力纤维染色显示 Williams 综合征和 FHI 患者均表现出弹力蛋白的低表达。

(2) 病理

大体病理上,FHI 为真皮或皮下组织内类圆形或不规则形肿块,大多数直径<5 cm,直径>10 cm 罕见,多为单发、少数为多发,肿瘤呈实性,多无包膜,边界欠清楚,切面灰白色或灰黄色或灰白色组织和黄色脂肪组织交叉分布,不同病例脂肪含量不尽相同,质地一般较韧,但因病理组织成

分不同而异。

FHI镜下特征性表现为3种组织成分混合组成的器官样排列的结构：①成熟脂肪组织；②致密胶原纤维组织，由比较成熟的成纤维细胞、成肌纤维细胞和胶原纤维组成纵横交错的纤维组织小梁；③原始间叶组织，由幼稚的短梭形、小圆形、卵圆形或星状细胞呈旋涡状或巢状，细胞间可有黏液样基质，常呈岛屿状排列于纤维组织和脂肪细胞组织间。瘤内3种成分混杂，比例不一，年龄越小，肿瘤组织中未分化原始间叶细胞成分含量相对越多，年龄较大者未分化原始间叶成分较少，诊断较为困难，常需要多取材并仔细寻找每种成分甚至需行免疫组化进一步确定肿瘤中所包含的各种成分来明确诊断。此外，偶见FHI具有局灶肉瘤形态，核分裂象增多，类似婴儿纤维肉瘤，但进一步分子病理学检查可见*ETV6*基因重排阴性（婴儿纤维肉瘤则阳性）。由于间叶细胞可不同程度地向纤维组织和脂肪组织分化，纤维组织表达平滑肌肌动蛋白（smooth muscle actin，SMA）、脂肪组织表达S-100、原始间叶细胞表达CD99、血管内皮表达CD34以及梭形细胞、成纤维细胞表达Vimentin等，因此，FHI免疫组化SMA、S-100、CD99、CD34、Vimentin等多为阳性。

（3）临床表现

约91%的FHI发生于1岁内的婴幼儿，尤其男童，1/4为先天性。临床表现为皮下结节或肿块，可被推动，境界多不清，一般无红、肿、热、痛症状，无皮肤破溃及渗出，偶尔与下方筋膜粘连。患儿多因扪及肿物且呈渐进性增大就诊。病变在患儿5岁前生长较快，之后生长渐缓，但不会自行停止生长或消失。病变一般不突出皮肤表面，极少数患儿伴有皮肤变化，包括汗腺腺体增加、肿块表面皮肤色素增加以及体毛增多等。可发生于全身任何部位，好发于腋窝尤其腋窝前、后皱襞处，其次为上臂、肩部、腹股沟和胸壁，也可发生于头皮、会阴部、阴囊、臀部、大腿，极少发生于手足部。

FHI属于良性肿瘤，无恶变倾向，局部完整切除可治愈，预后良好，但因其多无包膜，完全切除不易，术后复发率达10%～16%，因此多主张手术切缘宜达正常组织0.5cm（尤其对大于10cm的肿瘤），以预防复发。复发后再次切除，可完全治愈。

（4）影像学表现

FHI影像征象具有一定的特征性，但其影像改变与肿瘤组织成分及比例密切相关。超声检查为首选，多表现为边界不清、轮廓不整的非均质稍高回声团块影，脂肪、纤维组织越多回声越强，黏液基质较丰富时则表现为囊实性回声，CDFI示瘤内少许血流信号。CT表现多较为典型、直观，表现为真皮及皮下含脂混杂密度团块影，局部皮肤增厚，病变常侵入毗邻肌间隙及筋膜内，并与其粘连、分界不清，增强扫描显示其间叶组织强化较为明显、纤维组织轻微强化、脂肪组织几无强化。MRI上多表现为富含脂肪的混杂信号团块影，脂肪组织在T_1WI、T_2WI上均呈高信号，抑脂序列成像上信号明显衰减、降低，增强后未见明确强化；间叶组织呈实性中等信号，抑脂序列成像上信号因增高而突显，增强扫描可见不同程度强化；纤维组织则无论在T_1WI、T_2WI或抑脂序列成像上均呈低信号、增强后轻度强化改变。FHI一般呈背肤性向皮下生长、皮肤表面多无病变，病灶长径0.5～30cm大小不等，可跨毗邻上、下关节生长，但多不浸润关节内组织结构，无包膜或包膜不完整，瘤内可见或多或少异常增粗的血管穿行，肿瘤可围绕或包埋肌肉、肌腱、骨骼，正常肌群轮廓消失，但肌肉、肌腱及骨骼多无明显破坏与异常强化，或肌肉萎缩、水肿及骨质吸收、疏松改变轻微，DWI未见明显弥散受限征象；瘤内出血、囊变及钙化罕见，或仅出现在巨大病变中（图6-246）。

MRI、CT上，FHI表现为皮肤型、皮下型和混合型3种类型。其中，皮肤型少见但特征性最明显，表现为"倒峦征"（图6-247），显示在表皮下真皮内背离皮肤性向皮下生长的病变，远皮肤侧凸凹不平呈山峦单峰、双峰或多峰状"倒插"于皮下组织中，毗邻局部皮肤整体上不规则增厚但皮肤表面尚平整或稍微弧形膨隆改变，该型幼稚间叶细胞相对占比较多、黏液基质较丰富、脂肪成分占比较少，影像上未见明显脂肪密度/信号，增强后强化较明显，病变皮肤与周围皮肤呈渐行性

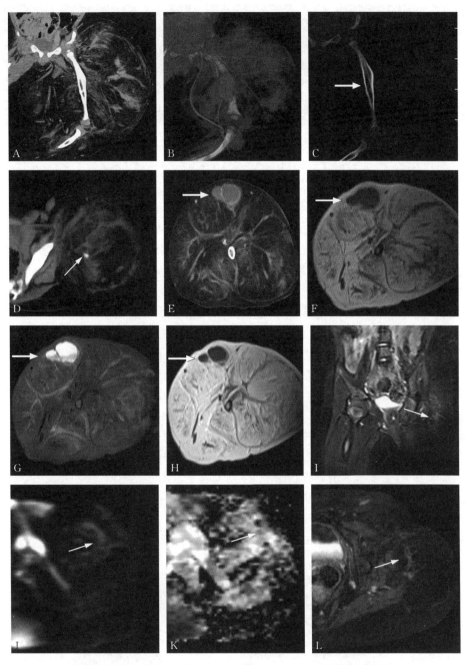

图6-246 大腿婴幼儿纤维性错构瘤(混合型)影像学表现

注:患儿,男,13月龄。CT平扫冠状位重建图像(A)显示左侧大腿巨大含脂软组织肿块,跨越髋关节及膝关节,增强后可见轻度极不均匀强化、但瘤灶内见丰富异常血管及血管网(B),无包膜,边界欠清,围绕股骨生长并弥漫性分布于肌肉间隙内,大腿肌肉轮廓消失,后外份皮肤增厚且与病灶融为一体,股骨中段轻度膨胀及弯曲(C),骨皮质增厚但完整,未见明显骨膜反应;瘤灶内可见少许斑点状钙化灶(细箭)及出血、囊变区(粗箭),CT上显示较好(D、E),增强后囊壁及分隔可见轻度强化(E);MRI显示囊内成分较好,并见液-液平面征,上层呈T_1WI(F)低信号、T_2WI(G)高信号,下层呈长T_1、稍短T_2信号改变,Gd-DTPA增强T_1WI(H)上囊壁及分隔轻微强化。截肢术后半年复查MRI,髋臼周围皮下软组织内可见复发病灶,冠状位STIR(I)上显示皮下组织内片状异常信号灶(箭),DWI(J)上部分区域信号稍高、相应区域在ADC图(K)上呈稍低信号,提示轻微弥散受限改变。5年后复发病灶稍进展,轴位Gd-DTPA抑脂增强T_1WI上(L)显示病变(箭)浸润范围稍扩大。

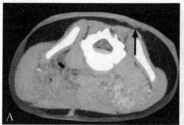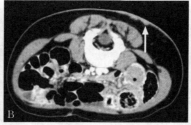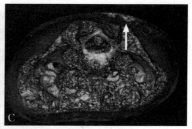

图 6-247　腰骶部真皮内婴幼儿纤维性错构瘤(皮肤型)影像学表现

注:患儿,男,10月龄。因"出生后3个月发现右腰骶部肿物并渐增大"入院。CT显示病变(箭)位于真皮内且呈多峰"倒峦征"向皮下背肤性生长、深达2cm,平扫密度稍低于皮肤(A)、增强后中等度不均匀强化(B),灶旁皮下脂肪组织内见多支稍粗、紊乱血管,增强扫描尤其VR显示(C)病变更为清晰、直观。

改变、无明显截然分界。皮下型最多见,表现为"云雾征",局部皮肤无增厚,病灶呈皮下组织内云片状或云团状混杂信号/密度影,边缘毛糙,轮廓模糊或尚清,组织学上表现为3相组织成分中脂肪细胞相对占比绝对优势或3相组织成分相对比例较均一,部分区域脂肪占比明显,前者CT上为低密度脂肪背景上"漂浮""淡云"状稍高密度软组织影(图6-248),MRI上无论 T_1WI、T_2WI 上以云团状脂肪高信号改变为主(图6-249),抑脂序列成像脂肪信号明显衰减;后者CT、MRI上病灶(主体)主要呈云团状软组织影,部分区域可见脂肪或测出负CT值提示脂肪成分(图6-250)。混合型较多见,多表现为蘑菇云状团块影即"蘑菇云征"(图6-251)或伴局部皮肤增厚的"云雾征"(图6-252),前者病灶同时出现在真皮及皮下组织中,常以皮下组织病变为主且近皮肤

侧较小、远皮肤侧较大,真皮内病变较少较小,组织学上3相成分较均一、黏液基质较丰富;后者皮下病灶呈边界不清的云片状脂肪密度/信号影,局部皮肤轻微增厚,CT常规软组织窗几无明显异常发现,宽窗显示增厚的脂肪组织内见不规则栅栏状稍高密度影、增强扫描显示其栅栏状结构轻微强化,其间见少许扩张血管影,MRI则明确显示异常积聚的脂肪及少许穿插的条带状的纤维结缔组织影,组织学上脂肪组织占比绝对优势,并见不同程度血管增生和部分血管扩张。

(5)诊断要点

FHI诊断一般不难,主要诊断要点包括:①2岁以下尤其是1岁以内婴幼儿发生于皮下或真皮内的侵袭性、无痛性肿块;②病变常见部位为腋前后皱襞处,其次为上臂、肩部、大腿、腹股沟、背部和前臂等,手足部罕见;③CT、MRI上表现为

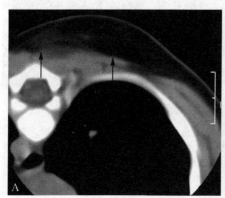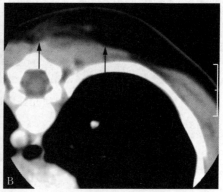

图 6-248　胸背部婴幼儿纤维性错构瘤(皮下型)影像学表现

注:患儿,男,5月龄。CT平扫(A)及增强(B)示右侧胸背部皮下筋膜内片状淡云样影,边缘模糊,部分区域与毗邻竖脊肌分界不清,邻近皮肤无增厚。

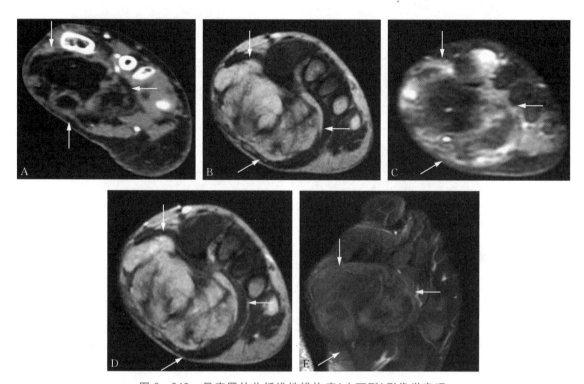

图 6-249 足底婴幼儿纤维性错构瘤(皮下型)影像学表现

注:患儿,男,29 月龄。因"发现左侧足底无痛性包块半年"就诊。CT 增强扫描(A)示足底富含脂肪的混杂密度肿块(箭),境界尚清,包膜不完整,其间见部分扩张血管。MRI 上病灶呈云团状影,$T_1WI(B)$上病灶以脂肪高信号为主,其间伴纤维低信号及实性间叶组织稍高信号;抑脂 $T_2WI(C)$ 上脂肪及纤维组织低信号,实性间叶组织稍高信号;增强 $T_1WI(D)$ 及增强抑脂 $T_1WI(E)$仅示实性间叶组织中度强化。局部皮肤无增厚。

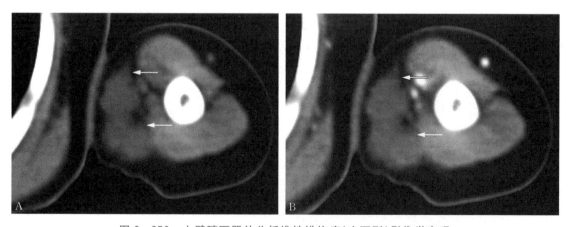

图 6-250 上臂腋下婴幼儿纤维性错构瘤(皮下型)影像学表现

注:患儿,男,8 月龄。CT 平扫(A)显示病灶呈云团状软组织密度影,部分区域测量出负 CT 值提示脂肪成分,增强后病变轻度较均匀强化(B),邻近皮肤无增厚。

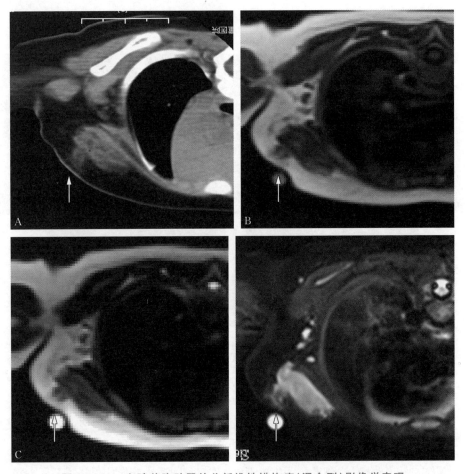

图 6-251　左腋前胸壁婴幼儿纤维性错构瘤（混合型）影像学表现

注：患儿，男，8 月龄。CT（A）显示病变呈蘑菇云状并浸润毗邻胸壁肌肉、肌间隙，局部皮肤稍厚（箭）。T_1WI（B）、T_2WI（C）及 STIR（D）上病变呈含脂混杂信号蘑菇云状影。

含脂混杂密度/信号的无钙化的团块影，无包膜或包膜不完整，呈皮肤型、皮下型或混合型影像征象；④组织病理学上表现为致密纤维组织、原始间叶组织及成熟脂肪组织 3 相成分纵横交错排列的特征性器官样结构。

（6）鉴别诊断

FHI 主要需与婴幼儿肌纤维瘤（病）、婴儿型纤维肉瘤、钙化性腱膜纤维瘤、皮下脂膜炎、皮下脂膜炎样 T 细胞淋巴瘤、肌间血管瘤、脂肪瘤、脂肪母细胞瘤及脂肪纤维瘤病等疾病相甄别，有时鉴别诊断还颇为困难。

婴幼儿肌纤维瘤病（infantile myofibromatosis，IMF）也称肌纤维瘤病、成肌纤维细胞瘤病，为一组血管起源的有收缩功能的肌样细胞排列在薄壁血管周围形成的间叶性肿瘤，由 Williams 与 Schrum 于 1951 年首先报道，2013 年 WHO 将其归于血管周细胞肿瘤，有家族性发病倾向。90%发生于 2 岁前的幼儿，约 50%发生于新生儿，男性多见，好发于头面部、躯干、上下肢的皮肤及皮下组织，个别发生于牙龈、阴茎、甲床、鼻腔及心肺等，具有一定的局部侵袭性，多呈浸润性生长，7%术后局部复发，大多数情况下肿瘤可在 1~2 年内自发消退。CT、MRI 增强扫描多有明显强化及持续强化，可伴瘤内出血、坏死和钙化，毗邻骨质多无破坏。其中，Ⅰ型为孤立型，肌纤维瘤，良性，好发于皮肤、骨、软组织和肌肉，先天性或发生于 2 岁以内患儿的孤立性无痛性浅表性结节是其最为显著的特点，多不累及深部筋膜及骨旁，

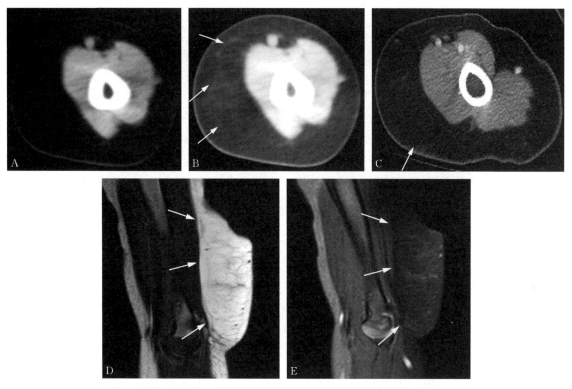

图 6-252　右上臂婴幼儿纤维性错构瘤影像学表现

注：患儿，男，27 月龄，发现右上臂肿块 1 年余，手术切除后病理诊断为 FHI。CT 平扫常规软组织窗几乎未能发现病变（A），宽窗隐约显示皮下筋膜淡云状影（B）及其间见栅栏状结构（箭），增强扫描（C）其栅栏状结构轻度强化、邻近局部皮肤稍厚（箭）。T_1WI（D）及 STIR（E）直观显示肘关节后上方脂肪性皮下肿块影（箭），其间漫布线状及条带状纤维结缔组织与实性间叶组织影。

甄别不难；Ⅱ型为多中心型，即中间性婴幼儿肌纤维瘤病，表现为多个部位（除外内脏）的软组织和/或骨内病灶；Ⅲ型为全身型，表现为同时累及软组织及内脏如肺、心、胃肠道等的病变，不同于单个病灶的 FHI，可资鉴别。

　　婴儿型纤维肉瘤是一种好发于 1 岁以内婴幼儿罕见的软组织肉瘤，组织病理及影像学表现与成人型纤维肉瘤相同但预后明显较成人的好，肿瘤为成束排列的原始椭圆形或梭形细胞将脂肪组织包裹其间，缺乏 FHI 的 3 相结构，其肿块体积较大、界限不清、分叶状、浸润性生长、周围组织包括骨骼常受侵犯，而 FHI 即使包饶骨骼生长也多不会浸润、破坏骨骼，增强扫描肉瘤病变多呈"快进快出"强化特点、无延迟强化。

　　皮下脂膜炎系各种原因引起皮下脂肪组织炎症性疾病，可以是原发的炎症性病变如结节性脂膜炎（Weber-Christian 病），也可以是各种原因导致皮下脂肪组织损伤、变性、坏死而引起的继发性反应性炎症性病变，影像学表现类似 FHI 但其境界更为模糊不清，且 Weber-Christian 病可演变为 SPTCL。SPTCL 是一类少见的特殊类型皮肤淋巴瘤，组织病理及影像学特点为肿瘤在皮下脂肪内呈脂膜炎样浸润，边界不清、边缘模糊、毛糙，镜下瘤细胞大小不等、形态各异，且瘤内可见上皮样肉芽肿、多核巨细胞、豆袋细胞及小片坏死，病变侵袭性生长、范围广泛、局部皮肤明显不规则增厚伴皮下蜂窝状软组织肿块，增强后强化明显，常伴有噬血细胞综合征，预后较差。

　　脂肪纤维瘤病为一种罕见的中间性成纤维细胞/成肌纤维细胞性肿瘤，镜下以成熟的脂肪组织及成纤维细胞相互交错呈条纹样分布为特征，CT、MRI 上主要表现为脂肪及纤维成分，增强扫描呈不同程度不均匀强化,多无囊变坏死、出血及钙化,甄别不难。与钙化性腱膜纤维瘤、肌间血管瘤、脂肪瘤、脂肪母细胞瘤及婴儿纤维瘤病等鉴别诊断,详见相关章节。

6.37 钙化性腱膜纤维瘤

(1)概述

钙化性腱膜纤维瘤(calcifying aponeurotic fibroma,CAF)于1953年由Keasbey首次报道和描述,又称为幼年性腱膜纤维瘤(juvenile aponeurotic fibroma,JAF)、钙化性纤维瘤、腱膜纤维瘤等,是一种少见的以灶性软骨化、钙化和骨化为特征的良性成纤维细胞/成肌纤维细胞性肿瘤。

(2)病理

大体病理上,CAF瘤体直径一般不超过3 cm,切面灰白色,质硬或质韧,常有砂砾感。镜下,瘤组织由浸润性生长的成纤维细胞和弥漫增生的胶原纤维构成,成纤维细胞呈栅栏状分隔、围绕钙化灶和软骨样小岛。成纤维细胞呈束状、旋涡状排列,细胞核呈卵圆形,少数呈梭形,未见明显核分裂象。钙化灶和软骨样小岛周围见多核巨细胞。纤维组织增生可侵入皮下和肌肉组织。免疫组织化学染色显示瘤细胞Vimentin、SMA、Actin和CD99不同程度阳性,软骨样病灶中细胞可表达S100,CD34、CD117、β-catenin等均为阴性。

CAF大致经历两个发展阶段:初期阶段(早期),婴幼儿较常见,瘤体常缺乏钙化,成纤维细胞排列松散,与婴儿纤维瘤病有类似之处,具有局部侵袭性;后期阶段(晚期),成纤维细胞排列致密,常呈结节状,并有明显的钙化灶和软骨小灶形成。

(3)临床表现

CAF发病年龄较广,0~69岁均有发病报道,但多见于儿童和青少年,发病高峰8~14岁,平均年龄12岁,有明显性别倾向,男性多见,男女之比为2∶1,无家族或种族聚集性。其好发于四肢远端特别是手掌和足底,也可位于颈部、腹壁、颌面部等。病变大多数发生于深部筋膜及骨旁、靠近腱鞘或腱膜组织,偶可见于皮下,皮损罕见。临床症状缺乏特征性,病变早期生长迅速,发生钙化后生长缓慢,常表现为无痛性、孤立性皮下硬性小包块。

一般瘤体较小,通常直径小于3 cm,巨大者罕见,可达10 cm。病变可浸润至周围脂肪或横纹肌组织内,但瘤组织常仅包绕、粘连而非破坏邻近的脂肪、肌肉、神经及脉管组织,偶见毗邻骨质破坏。具有局部侵袭性,约50%的病例术后局部复发,且年龄越小复发率越高,但极少发生恶变及远处转移。治疗上,无论原发或复发CAF,均首选外科局部切除,手术切除肿块时应扩大切除范围,以减少复发率。

(4)影像学表现

CAF的影像学表现多无特异性,且病变发展的不同阶段具有不同的影像学征象。病程早期阶段可能尚无明显钙化灶,虽可围绕、包埋、粘连毗邻骨骼,但无骨质破坏;病变晚期常伴有明显钙化,且可侵犯、破坏毗邻骨骼(图40-1)。MRI上,瘤灶信号取决于其组织成分,与肌肉信号比较,瘤细胞密集区在T_1WI、T_2WI上常呈等信号,纤维组织区域T_1WI、T_2WI均呈稍低信号,钙化灶在T_1WI、T_2WI上信号更低,而且钙化灶低信号呈斑点或斑片状、胶原纤维低信号多为线条状;瘤内坏死、囊变少见,呈斑点状稍长T_1、长T_2信号改变。抑脂序列成像包括STIR、化学位移脂肪抑制PDWI上,肿块多呈低信号为主的混杂信号,DWI上未见弥散受限征象。静脉引入对比剂Gd-DTPA增强扫描,肿块多呈轻至中度非均匀强化,主要为瘤细胞、胶原纤维聚集区强化,钙化与坏死灶无强化,病灶内及周边组织内可见异常增粗的血管(图6-253)。CT上,病变呈皮下软组织肿块影,其间伴有或聚或散之斑点状、斑片状或不规则形钙化灶,增强扫描肿块呈轻度-中度不均匀强化(图6-254)。无论CT或MRI上,肿瘤形态多不规则,边缘多较毛糙,境界多不清晰,可累及并侵犯邻近皮肤尤其真皮,使局部皮肤增厚、膨隆,但病变一般不高出皮肤表面。平片征象可阳可阴,且大多呈阴性表现,阳性征象表现为伴絮状钙化点的稍高密度软组织肿块阴影,揭示其骨质侵犯尤其轻微骨质破坏也无 CT、MRI 敏感。

（5）诊断要点

CAF 的诊断主要根据发病年龄、部位及影像学特点等综合考虑。发生于儿童和青少年手掌或足底的直径 3 cm 以内的钙化性的不规则软组织肿块，应首选考虑 CAF。确诊依靠组织病理学，典型病变由增生的纤维组织组成，病变中心可见钙化及软骨样化生，周围有栅栏状排列的圆形细胞和放射状排列的成纤维细胞。

（6）鉴别诊断

CAF 常需与以下疾病进行鉴别诊断，主要包括腱鞘巨细胞瘤、婴幼儿肌纤维瘤病、婴幼儿纤维瘤病、幼儿纤维性错构瘤、婴幼儿指（趾）纤维瘤病等，鉴别诊断要点详见相关章节。其中，腱鞘巨细胞瘤（tendonsheath giant cell tumor，TGCT）又称结节性腱鞘炎、黄色素瘤等，为一组起源于腱鞘、滑囊或韧带的滑膜细胞或趋向滑膜细胞分化的间叶细胞的肿瘤；1941 年由 Jaffe 等首先报道，2013 年，WHO 将其归于"所谓的纤维组织细胞性肿瘤"；组织病理学上，分为局限型 TGCT（常见）、弥漫型 TGCT（包括弥漫性关节外型、弥漫性关节内型即色素绒毛结节性滑膜炎）和恶性 TGCT（罕见）3 大类。CAF 主要需与局限型 TGCT 和弥漫关节外型 TGCT 相甄别，其通常发生于四肢末端，表现为肌腱旁、关节周围或包绕肌腱的软组织肿块，病变进展较缓慢，形态不规则或分叶状，钙化少见；T_1WI 等或低信号，T_2WI 上以等或稍高信号为主，与瘤组织内的脂质、出血、囊变、含铁血黄素及胶原纤维组织及含量有关，含有较多的含铁血黄素时，T_1WI 尤其是 T_2WI 上可见特征性低信号；增强扫描，病灶可见不同程度的强化、强化程度明显较 CAF 高；邻近骨质可见吸收甚至破坏，且因其可沿肌腱周围呈纵行生长，可见微小卫星灶；局限型 TGCT 病变较小、边界尚清且多有包膜，弥漫型 TGCT 病变范围较大、边界不清且在 DWI 上可见轻度弥散受限征象（图 6 - 255），其他类型 TGCT 明显不同于 CAF 影像表现，鉴别诊断不难。婴儿纤维瘤病也称幼年期侵袭性纤维瘤病，起源于肌肉、筋膜或腱膜，是一种

成纤维细胞/成肌纤维细胞性肿瘤，从新生儿至老年均可发病，但多见于出生时和 3 岁以内婴幼儿，男性多见，组织学上病变为单一的梭形细胞组成，缺乏肌纤维瘤（病）的双相性结构，质地致密，类似瘢痕组织；多发生于深部软组织，一般无明显坏死区，CT、MRI 上多无侵袭性征象（图 6 - 256），肿瘤边界较清晰，长轴多与肌肉一致，以成纤维细胞成分为主区域 T_2WI 为稍高信号，以纤维细胞和胶原纤维成分为主的区域 T_2WI 为等或低信号，DWI 上多无弥散受限改变，增强扫描显示肿瘤血供丰富、强化明显，且易累及邻近血管，病灶中央多见 T_2WI 低信号且增强 T_1WI 无强化的致密胶原纤维组织，可资鉴别。婴幼儿指（趾）纤维瘤病为一种良性成纤维细胞/成肌纤维细胞性肿瘤，较为罕见，由 Reye 于 1965 年首次报道，组织病理学上因其细胞胞质内可见特征性小圆形嗜酸性包涵体，故又称包涵体纤维瘤病，常见 2 岁以内婴幼儿，约 1/3 为先天性，常表现为末端或中间指（趾）特别是第 3～5 指（趾）背面或侧面小结节，多单发，近 1/3 为多发，少数发生在指（趾）以外部位如手臂及乳腺软组织，瘤体较小，一般小于 2 cm，影像学特征性不强，可自行消退，鉴别诊断需结合年龄、部位等综合考虑。

6.38 婴儿型纤维肉瘤

（1）概述

纤维肉瘤是一种来源于原始间充质细胞的恶性肿瘤，为一种非横纹肌肉瘤的软组织肉瘤（ nonrhabdomyosarcoma soft tissue sarcomas，NRSTS），分为成人型和婴儿型。婴儿型纤维肉瘤（infantile fibrosarcoma，IFS）一般指发生于 5 岁以下（特别是 1 岁以内，也有将 2 岁以下作为界定标准的）个体的纤维肉瘤，是一种中间性或低度恶性的梭形细胞肿瘤，相对少见，但为婴幼儿时期除横纹肌肉瘤外最常见的恶性软组织肿瘤。IFS 于 1962 年由 Stout 首先报道，好发于 1 岁以内婴幼儿和新生儿，36%～80% 为先天性，又称为先天性纤维肉瘤（congenital fibrosarcoma，CFS）、侵袭性婴幼儿纤维瘤病、先天性纤维肉瘤样纤维瘤病

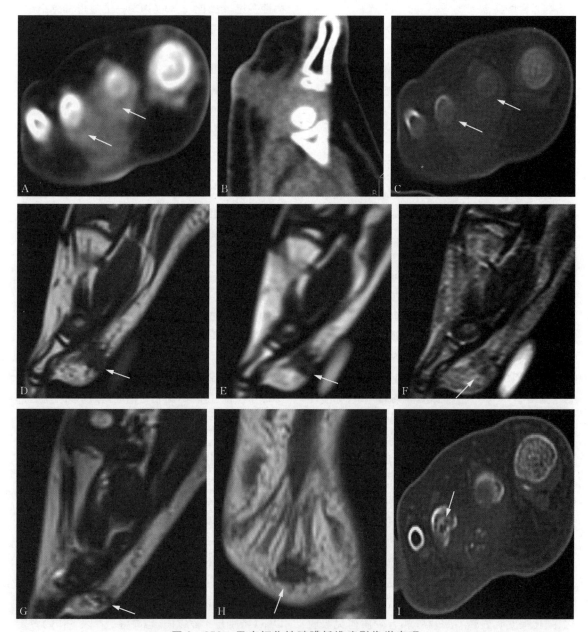

图 6 - 253　足底钙化性腱膜纤维瘤影像学表现

注:患儿,女,2 岁。因"发现右足底包块且渐行性增大 2 年"入院。CT 平扫(A)及矢状位重建(B)、骨窗(C)显示第 2、3 跖趾关节处足底侧皮下不规则软组织肿块,边界尚清但较毛糙,部分包绕、粘连毗邻跖趾骨(箭),诸骨未见明显骨质破坏征象,未见明确钙化及脂肪成分;矢状面 $T_1WI(D)$、$T_2WI(E)$、STIR(F)上显示病变呈长 T_1、稍短 T_2 信号为主的混杂信号改变(箭),Gd - DTPA 增强矢状位(G)及冠状位(H)T_1WI 上,病灶非均质轻度强化,并见少许曲张营养血管。半年后复发二次手术切除,但再次术后 4 年余又复发(I),且瘤灶内出现沙砾样钙化、CT 骨窗显示毗邻趾骨部分骨质破坏(箭)。

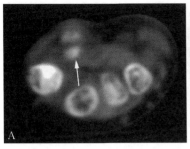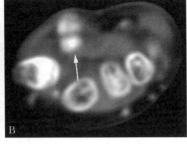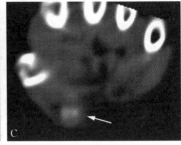

图 6-254　左手掌钙化性腱膜纤维瘤

注:患儿,女,5 岁。CT 平扫(A)显示大鱼肌处皮下软组织肿块,其间见斑片状高密度钙化灶(箭),边界不清尤其与深部肌肉、肌腱无明确分界,毗邻皮肤受推移呈局部膨隆改变。增强扫描(B)及斜冠状位重建(C)显示肿块轻微不均匀强化(箭),邻近皮肤未见明显增厚等受侵征象。

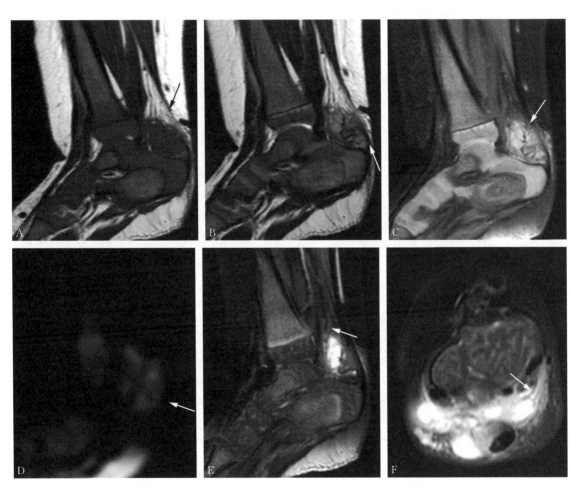

图 6-255　腱鞘巨细胞瘤(弥漫性关节外型)MRI 表现

注:患儿,男,4 月龄。矢状位 $T_1WI(A)$、$T_2WI(B)$、抑脂 PDWI(C)显示胫距及距跟关节旁及跟腱前主要为稍长 T_1、稍长 T_2 信号的团块影,紧贴骨骼且部分包绕跟腱(箭),边缘较毛糙,轮廓不甚清晰,未见包膜;DWI(D)上部分区域信号稍高(箭),增强矢状位(E)及轴位(F)抑脂 T_1WI 上病灶明显不均匀强化,毗邻肌腱、筋膜受侵及信号异常,并见较多较粗营养血管(箭),毗邻骨骼肌皮肤未见明显浸润改变。

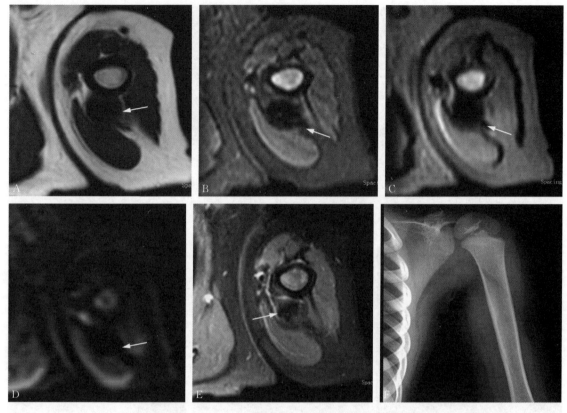

图6-256 上臂婴儿纤维瘤病影像学表现

注:患儿,男,3岁。$T_1WI(A)$、抑脂$T_2WI(B)$显示左侧肱三头肌长头前内方见团片状异常信号影(箭),与肌肉相比较,主要呈等T_1、稍短T_2信号改变,STIR(C)上主要呈低信号(箭)、中央区信号更低,DWI(D)上呈低信号、未见弥散受限征象(箭),Gd-DTPA增强抑脂$T_1WI(E)$非均质强化、中央低信号区未见明显强化(箭),病灶边界尚清,毗邻肌肉及肱骨骨未见明显异常信号改变,X线平片(F)未见明显异常骨质无明显异常。

等。IFS组织学形态与成人型纤维肉瘤相似,但其恶性程度较低,病死率、复发率较低,转移少见,生物学行为及临床预后相对较好。

(2)病理

大体病理上,IFS肿瘤外观通常为结节状或分叶状,直径1～2cm,与周围组织分界不清,切面灰白、淡红色,湿润,质地硬,瘤体较大者中央区域常见坏死、出血。镜下典型的组织学特征为短梭形肿瘤细胞呈交织条束状或鱼骨样排列,或由原始的小圆形或卵圆形小细胞实性片状排列,核深染,异型性明显,核分裂象易见,间质内可见淋巴细胞等慢性炎症细胞浸润和丰富的血管,部分病例肿瘤局部区域内可见血管外皮瘤样排列结构。Dahl等将其病理分为髓质型和硬化型,前者主要由原始小圆细胞或卵圆形细胞构成,胶原纤

维少,仅部分区域可见成纤维细胞瘤分化;后者由形态一致的梭形细胞交叉束状排列,胶原纤维丰富,与成人型纤维肉瘤病理相似。此外,有些病例瘤细胞多,胶原纤维少,称为髓性纤维肉瘤;有些病例胶原多而瘤细胞少,称为促纤维增生性纤维肉瘤;有些则血管丰富,局部可见不规则的血窦和裂隙状的血管,相似于血管肉瘤或血管外皮瘤。偶见婴儿肌纤维瘤和IFS的混合性肿瘤。IFS免疫表型无特异性,肿瘤细胞弥漫表达波形蛋白,Vimentin(+),少数病例表达α-SMA和肌特异性肌动蛋白。IFS组织学形态上偶见伴有血管瘤样或黏液样特征及免疫组化TLE1阳性等不典型形态特征和免疫组织化学表现。

IFS可出现染色体11、20、17和8的增加,以及17号染色体断臂缺失和t(12;13)。(t12;

15)(p13；q25)可导致位于12p13的*ETV6*基因与位于15q25的*NTRK3*基因融合、产生*ETV6-NTRK3*融合基因。为此，大部分IFS患者存在染色体 t(12；5)(p13；q25)易位导致的*ETV6-NTRK3*基因融合。IFS病理诊断困难时，*ETV6*基因断裂重排检测有助于诊断和鉴别诊断。但需指出的是，*ETV6-NTRK3*融合基因并非IFS完全特异性的标志，其在先天性中胚层肾瘤、唾液腺分泌性癌和部分白血病患者中也有表达，同时也见IFS病例*ETV6-NTRK3*融合基因阴性的报道。

（3）临床表现

IFS多在婴幼儿期或刚出生时发病，一般多在患儿1岁内诊断，男性稍多见。一般因发现皮下无痛性迅速长大的质韧包块而就诊，偶见生长缓慢者，个别病例累及骨骼出现疼痛。可发生于任何部位，好发于四肢远端如足、踝、手腕，其次为躯干中轴区域和头颈部如眼眶、口腔、唇部、舌部等，其他少见的部位包括肠系膜、肠道、胆道、腹膜后、心脏、肺部和脑膜等部位。肿瘤大多位于皮下组织，表浅软组织如唇部IFS，由于早期生长快速且血供丰富，多呈张力较高的紫红色肿物，肿瘤表面皮肤可发红、肿胀、溃烂或伴浅表静脉曲张，临床上往往误诊为血管瘤。肠道IFS的首发症状常为肠梗阻或肠穿孔。部分患者可伴随先天性异常，如Gardner综合征、Maflucci综合征等。

IFS治疗上以局部广泛切除为主，部分术后辅以化疗，瘤体较大或紧邻重要器官不易切除时辅以术前化疗可使瘤体明显缩小，以利于手术，单纯化疗长期生存率接近90%。IFS自然病程相对惰性，预后较好，部分可自愈。预后与肿瘤部位、大小、侵犯范围、手术完整切除以及有无远处转移等因素密切相关。一般术后复发率为17%～43%，少数可有远处转移，发病年龄大肿瘤恶性度及转移率可能相应增高，5岁以内发病远处转移率小于10%，大于5岁则远处转移风险增加。此外，发生于躯干部位的肿瘤较发生于四肢的肿瘤侵袭性更强。

（4）影像学表现

IFS的影像学征象多样、表现无特异性。肿瘤一般较大，最大径可达9～15 cm，多分叶状，边界尚清但欠光整，MRI上信号不甚均匀（图6-257），多无钙化，也无脂肪成分，T_1WI上信号类似肌肉，T_2WI上信号改变与瘤内细胞成分及比例有关，以组织细胞成分为主时，T_2WI上多为稍高信号，以纤维细胞成分为主时，T_2WI上多呈等信号或低信号，抑脂T_2WI及STIR上高或稍高信号病灶与周围组织结构分辨更清，肿瘤浸润揭示效果更佳；DWI上瘤灶呈较高信号，ADC图上呈较低信号的弥散受限征象。肿瘤血供丰富，瘤内、瘤周可见明显增粗、曲张的血管影，增强扫描病变呈中-重度非均质强化，周边强化尤为明显，表现为"快进快出"的强化特点，无延迟强化征象。瘤内可见出血、坏死与囊变区，偶见液-液平面征。肿瘤可包绕邻近骨骼生长，导致其骨质破坏和骨膜反应征象。CT上，平扫肿瘤呈类似肌肉密度的肿块影（图6-258），增强后表现为明显不均匀强化及"快进快出"强化特点。X线平片诊断价值有限。

（5）诊断要点

IFS发病率低，影像表现多样且无特异性，术前诊断颇具挑战性。其诊断要点，主要是结合比较有特点的发病年龄、发病部位，同时采用排他法先排除该时期好发的血管瘤、横纹肌肉瘤、神经母细胞瘤等疾病，这样对1岁内就诊的皮下质韧、增长迅速的包块，MRI、CT上表现为"快进快出"强化特点的软组织肿块，即可考虑IFS之诊断。

（6）鉴别诊断

IFS主要需与血管瘤、横纹肌肉瘤、婴幼儿纤维瘤病、神经母细胞瘤等鉴别诊断，甄别要点详见相关章节。其中，横纹肌肉瘤虽为婴幼儿最常见的软组织肉瘤，但其发病2个高峰分别为2～6岁及10～19岁，发病年龄较IFS的大，且其并非四肢多发，而是头颈部多见，泌尿生殖道次之，恶性度较高，形态更不规则，多较早发生淋巴结转移，其较为特征性地表现为CT平扫密度略低于骨骼肌，T_1WI上信号稍高于肌肉，T_2WI上信号明显较高，DWI上明显高信号但ADC图上信号仅稍低，增强扫描虽也周边强化明显，但其具有延迟期渐进性和持续强化特点，边缘并是粗大营养血管，

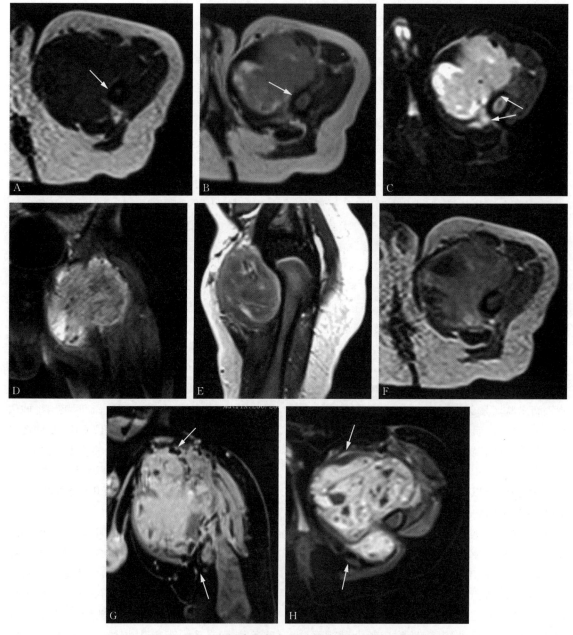

图 6-257 左侧大腿根部婴儿型纤维肉瘤 MRI 表现

注:患儿,男,2 月龄。MRI 显示左侧大腿内侧肌群间巨大软组织肿块,$T_1WI(A)$上信号类似肌肉,$T_2WI(B)$上信号稍高于肌肉且不均匀,STIR(C)上信号较高、侵入肌间隙,肿块部分包埋股骨(箭)但未见明显骨质异常改变。增强后分别进行冠状位抑脂 $T_1WI(D)$、矢状位 $T_1WI(E)$及轴位抑脂 $T_1WI(F)$扫描,显示病变明显不均匀强化,周边区域强化尤为明显,且对比剂廓清极快,增强后第 3 个序列扫描显示肿块强化程度明显减弱。2 个月后随访 MRI,冠状位(G)、轴位(H)抑脂 T_1WI 上显示肿块明显增大,瘤内及瘤周血管明显增多、粗大(箭),并见瘤内少量小囊状坏死灶。

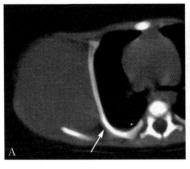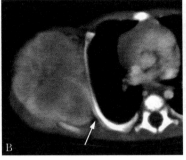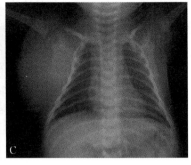

图 6‑258　右侧腋下婴儿型纤维肉瘤 CT 表现

注：患儿男，2 月龄。CT 平扫（A）及增强（B）显示右侧腋下巨大软组织肿块，密度类似肌肉，密度尚均，无钙化及脂肪成分，明显非均质强化，周边区域强化明显，毗邻肋骨受侵并见骨膜反应（箭）。

可资鉴别。神经母细胞瘤是婴儿及儿童最常见的实体肿瘤，超过 50％ 发生于 2 岁以内的婴幼儿，以肾上腺、腹膜后较为多发，也可见于颈部、纵隔、盆腔等交感链分布区域，CT、MRI 上虽与 IFS 一样也表现出侵袭性和恶性征象，但其瘤内多发钙化颇具特征性，鉴别诊断不难。

6.39　横纹肌肉瘤

（1）概述

软组织肉瘤的发生率远高于骨肉瘤，其中横纹肌肉瘤（rhabdomyosarcoma，RMS）是起源于具有肌源性分化能力的原始间充质，即向横纹肌细胞分化潜能的原始间叶细胞，由各种不同分化程度的横纹肌母细胞组成的恶性肿瘤。RMS 可发生于任何年龄、任何部位，但约 50％ 的 RMS 发生于儿童时期，为儿童最常见的软组织恶性肿瘤，约占儿童实体瘤的 10％、恶性肿瘤的 4％～8％，居儿童颅外实体肿瘤发病率的第 3 位（仅次于神经母细胞瘤和肾母细胞瘤）。RMS 有 2 个发病高峰，分别为 2～6 岁及 10～19 岁，男性略为好发，发病率男女之比约 1.5∶1。其可发生于身体的任何部位，但绝大多数发生于肌肉以外甚至无横纹肌的部位，头颈部最为常见，次为四肢、泌尿生殖道，也可见于躯干、腹膜后，少见部位有胆道、肺、肾和大网膜等。肿瘤的发病部位与年龄有一定关系，婴幼儿多位于泌尿生殖系统如膀胱、阴道、睾丸、卵巢等，学龄前儿童多发于头颈部，青

少年期则以四肢、肝胆、胸壁、子宫、腹膜后常见。由于在间充质或上皮样恶性肿瘤（如肾、乳房、肺、子宫、卵巢肿瘤等）中存在部分成横纹肌细胞分化，而 RMS 又源自原始间充质细胞或源自专有的胚胎肌肉组织区，故而 RMS 儿童期高发，并可发生在无横纹肌的解剖区域如鼻咽部、膀胱、前列腺等。此外，RMS 生物学生长有其特点，尤其是发生在中空器官，如膀胱、阴道、尿道、鼻咽部、鼻窦胆道等，肿瘤呈典型的息肉样、葡萄状向腔内突入性生长。而且，可出现第二个原发灶或"卫星"病灶，在肌肉内可有"跳跃"病灶。

RMS 于 1839 年由 Stafford 最早描述，1854 年，Weber 首次将其命名。随后，Pfamneustia 于 1892 年把肉眼呈葡萄状的 RMS 称为葡萄状肉瘤。1946 年，Stout 详细描述了多形性 RMS。Kiopelle 和 Theriault 于 1956 年把瘤细胞排列成腺胞状或管状的 RMS 命名为腺胞状 RMS。此后，新亚型不断涌现，其分类分型几经更迭。2020 版 WHO 骨及软组织肿瘤分类中，根据瘤细胞的分化程度、结构特点等，将 RMS 分为胚胎性（embryonal RMS，eRMS，包括葡萄簇样和间变性）、腺泡状（alveolar RMS，aRMS，包括实体性和间变性）、多形性（pleomorphic RMS，pRMS）及梭形细胞/硬化性（spindle cell/sclerosing RMS，sRMS，包括硬化性和梭形细胞性）4 种亚型；同时，鉴于外胚层间叶瘤（ectomesenchymoma）形态学上由 RMS（eRMS 占 80％ 以上）及神经/神经母细胞成分组成，且分子遗传学研究发现其常见

HRAS突变及肌源性相关基因上调,与 eRMS 分子改变更相似,故将其从外周神经肿瘤调整并归属于 RMS 组;此外,也见上皮样横纹肌肉瘤[epithelioid rhabdomyosarcoma,多发生于中年老男性、偶见于儿童,常见于四肢(尤其是大腿)、躯干(尤其是腰背部)、甲状腺及胆道等部位,预后极差]以及 2 种或多种亚型混存(如腺泡性合并胚胎性)的混合型 RMS 的报道。

RMS 侵袭性强,恶性程度高,浸润性生长迅速,早期易侵入邻近组织及转移,特别是容易发生局部淋巴结转移,近 20% 的患儿确诊时影像学或临床上已经发现肺和/或骨髓、脑、乳腺等远处转移。RMS 发病原因及机制至今不甚明了,可能与家族遗传、染色体异常、基因融合、环境及种族等因素有关,其倾向发生于白种人,西班牙裔儿童发生 RMS 的风险低,东方人种发病率低于白色人种及非洲、美洲人种;一些遗传性疾病包括 Li-Fraumeni 综合征、NF-1、DICER1 综合征、Costello 综合征和 Noonan 综合征儿童患 RMS 风险增加。另外,产前 X 线暴露、父母毒品使用等环境因素可能会增加患 RMS 风险。目前认为其发病机制主要为染色体异常和分子通路的改变,特别是染色体异位产生的融合最为常见。近年来分子生物学研究发现胚胎型 RMS 存在染色体 11p15.5 的异常,该区域有抑癌基因的丢失。与胚胎性 RMS 不同,腺泡状 RMS 是高度恶性的小圆细胞肿瘤,常发生转移,其 80% 以上存在 2 号与 13 号染色体的相互易位,2 号染色体上的 *PAX3* 基因与 13 号染色体上的 *FKHR* 基因发生重排,*PAX3* 基因被认为是早期神经肌肉分化的重要转录调节因子,*FKHR* 基因的产物是一个转化因子,已经明确 *FOXO1* 融合突变、*MCYN* 和 *CDK4* 基因突变与腺泡状 RMS 有关,*PAX3* 基因与 *FKHR* 基因的融合基因被认为是导致腺泡状 RMS 的原因。同时,研究发现,40%～50% 的 sRMS 有 *MYOD1* 基因突变(p.L122R 位点突变),染色体和染色体臂的扩张与缺失在融合基因阴性的 RMS 中较为普遍,t(2;13)(q35;q14)和 t(1;13)(q36;q14)分别使融合蛋白 PAX3-FOXO1 和 PAX7-FOXO1 得到表达,在 aRMS

中的表达率分别为 60%、20%,而且 PAX3-FOXO1 的表达与预后不良相关,常出现在有转移的患者中。为此,目前也有人将 RMS 分为基因融合突变阳性(fusion-positive RMS,FPRMS)和基因融合阴性(fusion-negative RMS,FNRMS)两个亚型。肿瘤的治疗需结合肿瘤发生部位、亚型、大小、扩散、*FOXO1* 融合基因特别是危险分度(低危、中危及高危)等情况而定,主要分为多形性横纹肌肉瘤与非多形性横纹肌肉瘤两种治疗方案,可进行手术、放疗、化疗及综合治疗,预后与患者年龄、肿瘤直径、病变范围、原发部位、组织学类型、临床分期、手术切除及规范化化疗等因素密切相关,如肿瘤限于局部未侵及淋巴结可全切、预后较好,长期存活率可达 80%～90%,若已有局部或远处转移则预后差。影像学在 RMS 临床分期、风险预测、治疗方案选择及预后评估中起到至关重要的作用。

(2)病理

肉眼观察,RMS 肿瘤边界多清楚,有假包膜,圆形或分叶状,瘤体大小不一,直径多在 5～20 cm,可浸润、破坏周围组织而表现为浸润性边缘,外围有新生血管反应区并常见"卫星"病灶,可有菲薄、透明假囊,切开包囊可见暗红色组织,常有坏死和出血区。当肿瘤向粘膜腔生长时,呈现葡萄簇样或息肉状,有光泽。肿瘤质软,切面灰白或灰红,鱼肉样,组织脆弱易碎。不同亚型 RMS,病理表现具有一定的差异性。

eRMS 来自多能胚胎细胞、未成熟的潜在肌组织或将要分化为肌纤维的未分化的中胚叶细胞,主要由原始小圆细胞和不同分化阶段的横纹肌母细胞以不同比例混合组成,伴有明显的嗜酸性胞质的球拍样细胞(有时可显示胞质内横纹),分化差的肿瘤类似于未分化肉瘤,有时局部可见梭形细胞成分,不同于 sRMS 主要由梭形细胞组成;葡萄簇状 eRMS 镜下见多个息肉样结节,常有丰富的疏松黏液样间质,肿瘤紧靠上皮下生长,形成增生带,又称"形成层",间质中细胞排列疏松,偶尔可见胞质嗜酸性变的横纹肌母细胞,但胞质内横纹少见,常需借助于免疫染色示肌动纤维结合蛋白肌球蛋白阳性为特征进行诊断(免疫组化

Desmin、Vimentin 及 Actin 或 myogenin 阳性基本上可作出葡萄状 RMS 诊断），超微结构可显示 Z 带肌纤维的存在。aRMS 由未分化的小圆形、卵圆形细胞所组成，并聚集成为实质性的小岛或小泡，小岛和小泡被窄而稠密的结缔组织小梁（胶原带）分隔成腺泡样，有一或数层肿瘤细胞附着于小梁上，中央空腔内漂浮有少数肿瘤细胞，腺泡间为纤维血管间隔，具有特征性 FOXO1 与 PAX3 或 PAX7 基因融合，遗传学上存在 t(2;13)(q35;q14) 异位。pRMS 是一种具有球形细胞、梭形细胞、巨细胞和球拍状及蝌蚪样细胞的多形性肿瘤，主要由多形性的肿瘤细胞和一些小的未分化细胞及梭形细胞混合组成，并可见横纹肌母细胞，部分区域可见瘤巨细胞或多核巨细胞，类似多形性未分化肉瘤，结蛋白呈弥漫表达，Myogenin 和 MyoD1 常局灶阳性，目前无特异性的分子遗传学改变。sRMS 为梭形的横纹肌肉瘤变异型，肿瘤大体边界清楚，显微镜下则呈侵袭性边界，梭形肿瘤细胞呈束状或席纹状排列，常见核异型、染色质浓集及核分裂象，可见嗜酸性胞质的横纹肌母细胞，间质可不同程度透明变性，肿瘤细胞排列成巢状、微腺泡状或假血管腔样；间质广泛透明变性的命名为硬化性横纹肌肉瘤变异型。梭形细胞横纹肌肉瘤 Desmin 和 Myogenin 阳性，而硬化性横纹肌肉瘤 Desmin 和 Myogenin 弱阳性，但 MyoD1 强阳性。近 50% 的 sRMS 有 MYOD1 基因突变。

（3）临床表现

RMS 是一种常见于儿童的侵袭性软组织及内脏肉瘤，为最常见的儿童软组织肉瘤，恶性程度高，但早期一般无症状，肿瘤较大尤其产生推移和浸润周围组织时可引起非特异性的临床症状，容易复发，复发率高达 60%～100%，大多数复发出现在原发灶及相邻区域，也容易发生区域淋巴结转移和血行转移，常见的转移部位为肺、骨髓、骨骼、淋巴结、乳腺和脑，总体生存率差。临床上，由于 RMS 主要起源于中胚层向横纹肌分化的原始间叶细胞而非横纹肌细胞，为此，其可发生于全身任何部位，但好发于横纹肌少甚至缺乏的部位，以头颈部、泌尿生殖道、四肢及躯干等多见，腹腔、盆腔、腹膜后腔隙少见，罕见部位包括脑、气管、心脏、乳房、卵巢等。发生于骨骼肌的 RMS 非常少见（儿童多为横纹肌瘤），不同部位、不同亚型、不同分期的 RMS，发病率、恶性程度、临床表现及预后等不尽相同。

eRMS 最常见，约占 60%，主要发生在 10 岁以下婴幼儿和儿童，成人少见，好发于头部（眼眶、鼻咽、鼻腔、乳突中耳等）、颈部、泌尿生殖道（常发生于膀胱、前列腺、睾丸旁组织）、盆腔腹膜后，偶见于四肢；其中葡萄簇状 eRMS 几乎只见于幼小儿，约半数发生于 2 岁以下，好发于粘膜被覆的空腔器官，如阴道、子宫、膀胱、鼻腔、鼻咽部，肿瘤外观似葡萄状息肉，突出于粘膜表面；头部病变可引起眼球突出、吞咽困难、呼吸梗阻、鼻出血、外耳道分泌物等，泌尿生殖道病变可表现为血尿、下尿路梗阻、尿失禁及反复出现的尿路感染，阴道病变可出现阴道粘液或血性分泌物，颈部、四肢病变多表现为局部肿块，肿瘤压迫神经时可出现疼痛，局部皮肤表面红肿，皮温高，肿瘤大小不等、质硬，就诊时多数肿块固定。

aRMS 次之，发病年龄 10～25 岁，好发于四肢深部软组织，其次是头颈躯干，主要症状是痛性或无痛性肿块，恶性程度最高，预后极差，早期即可出现淋巴结转移和血行播散，血行转移常在肺。

sRMS 少见，其中梭形细胞型好发于儿童和青少年，常见于睾丸旁区，成人较少见，50% 以上发生在头颈部深部软组织；硬化型无年龄差别，最常见于四肢。sRMS 伴 MYOD1 基因突变者常有弥漫性 MyoD1 阳性表达，也更具有侵袭性的生物学行为。

由于 eRMS、aRMS、sRMS 多见于儿童，故而亦称儿童型 RMS。

pRMS 少见，发生在 40 岁以上的成人，好发部位为四肢及躯干，下肢尤其是大腿多见，一般在深层，多位于肌肉肥厚处，如股四头肌、大腿的内收肌群等，肿瘤生长速度，瘤体较大，常浸润至包膜外，可在肌肉间隔较远的部位形成多个结节（跳跃病灶），主要症状为痛性或无痛性肿块，肿块位于肌肉内边界不清楚，触诊时嘱患者放松肌肉便于触清肿瘤边界,肿瘤侵及皮肤表面时,可有皮温高、破溃及出血,早期即可出现淋巴结转移,预后较差。

目前,RMS主要采用联合手术及放、化疗的综合治疗,对化疗、放疗敏感,免疫治疗及分子靶向治疗也是新方向。其预后主要取决于发病部位、病理类型与分期。临床病理分期多采用IRS分期法,即:Ⅰ期,肿瘤局限,区域淋巴结未累及,完全切除;Ⅱ期,肿瘤局限,肉眼观完全切除,有或无镜下残留;Ⅲ期,未完全切除或仅行活检,原发灶或区域淋巴结有镜下残留;Ⅳ期,诊断时已有远处转移。一般地,Ⅰ期非腺泡型为低危RMS,Ⅰ、Ⅱ、Ⅲ期腺泡型和Ⅱ、Ⅲ期非腺泡型为中危RMS,Ⅳ期无论腺泡型或非腺泡型均为高危RMS。此外,泌尿生殖道RMS发现时多为Ⅰ期或Ⅱ期,眼眶RMS则多为Ⅲ期,前列腺、膀胱、脑膜旁RMS多为Ⅲ期或Ⅳ期,其中Ⅰ期手术治疗效果较好,90%以上不会复发;80%Ⅱ期,70%Ⅲ期的RMS可长期存活;Ⅳ期者5年生存率则不到30%。此外,据报道RMS的5年生存率,葡萄状为89%、胚胎型为68%、腺泡型为52%、其余为55%左右。同时,发生于头颈部和泌尿生殖区者预后较好,发生于四肢及躯干者较差,盆腔、腹腔和四肢RMS常有淋巴结转移,而头颈部、躯干和女性生殖道RMS的淋巴结转移则少见。

（4）影像学表现

影像学尤其是MRI、CT可直观揭示RMS肿瘤部位、组织特性及侵犯范围等,影像表型具有一定的特点与特征,为辅助判断肿瘤的性质、分期及指导手术治疗提供依据,在RMS的早期诊断、治疗决策、预后评估及临床随访中发挥着重要的作用。

对比毗邻骨骼肌,RMS一般表现为较大软组织肿块,CT上稍低或等密度,MRI上T_1WI呈稍高或等信号、T_2WI呈明显高信号,STIR或T_2-FLAIR呈明显高信号,密度、信号多较均匀,常无钙化,增强扫描可见中-重度均匀或非均质强化(图6-259),动脉期可见围血管现象、周边强化为主而延迟期呈渐进性强化,多呈速升平台型、廓清较慢,也可见持续渐进性强化(流入型)或速升

速降式强化(流出型),可见肿瘤血管及粗大肿瘤营养血管,MRI上可出现血管流空效应,其中发生于空腔脏器的葡萄状eRMS常呈葡萄串状及葡萄簇状或环线状葡萄簇样强化("葡萄串征",图6-260)。肿瘤边界多较清楚但可呈浸润性改变,增强扫描尤其Gd-DTPA抑脂序列T_1WI,可更好显示肿瘤部位、大小、边缘及其与周围组织的关系。肿瘤可包埋("围而不攻"征象)、侵蚀并破坏(多由外向内的溶骨性骨质破坏)邻近骨质(尽管RMS骨侵蚀少见,图6-261、彩图2),尤其以颅面骨、盆骨、前臂、手部和足部多见,骨膜反应不明显或无骨膜反应,与骨源性RMS类似,但后者罕见,骨质破坏一般更明显、更广泛且多呈中心性骨质破坏。肿瘤周围可见转移性淋巴结增大。由于RMS具有恶性度高、增殖迅速、细胞密度高等特点,限制了水分子扩散,病灶在DWI上可见明显弥散受限征象,呈DWI高信号、ADC图上低或稍低信号表现(图6-262),ADC值明显降低,平均ADC值约$0.7×10^{-3}$ mm^2/s。

不同部位、不同病理亚型RMS,CT、MRI表现存在差异。头颈部RMS占儿童RMS的40%以上,其中近半数起源于脑膜旁区域,眼眶和非眶非脑膜旁(如头皮、面部、颊黏膜、口咽部、喉和颈部)来源者各约25%。

眼眶RMS以眶内上部或上部多见,80%～100%表现为眼球突出,眶上病变则以上睑下垂为首发症状,瘤体早期多在肌锥外但与眼外肌关系密切,随着肿瘤生长可向肌锥内及眼睑侵犯,近眼球病变可包绕眼球呈"铸型",瘤体较大尤其晚期病变可破坏眶骨并侵犯毗邻结构如筛窦等(图6-263),可经眶上裂延伸到中颅窝、眶上壁延伸到前颅窝、眶下壁达上颌窦、眶下裂进入颞下窝或翼腭窝,但或因此处缺乏淋巴系统,故此局部淋巴结侵犯、转移少见。

颞骨RMS常表现为形态常不规则、分叶肿块,边缘不清,中心性虫蚀状溶骨性骨质破坏广泛(图6-264),除外颞骨岩骨、乳突、鳞部破坏,斜坡、蝶鞍后床突、蝶骨翼多亦受累,同时可广泛侵犯周围组织结构,如向内下破坏咽鼓管、侵入咽旁间隙,向外破坏中耳鼓室甚至外耳道、腮腺,向上

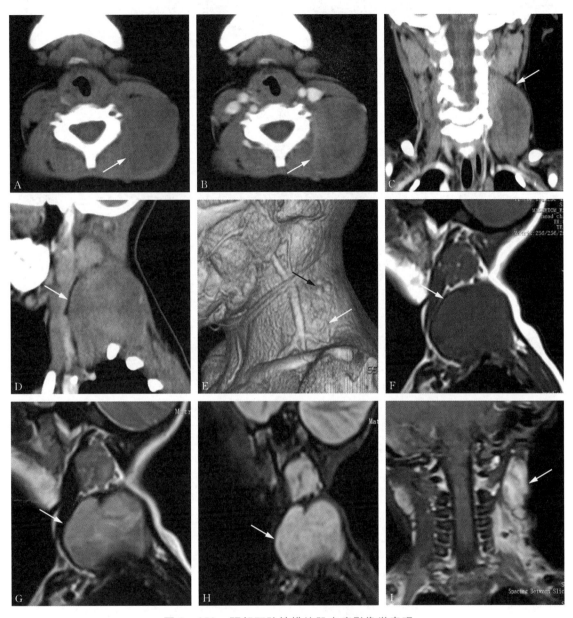

图 6-259 颈部胚胎性横纹肌肉瘤影像学表现

注:患儿,男,2岁,因"发现左侧颈部肿块5月余"入院,查体发现左颈部可及一约5 cm×4 cm大小肿块,质中偏软,边界清,活动度尚可,无压痛,肿块表面欠光滑,未及明显波动感,皮温不高。术中见肿块位于胸锁乳突肌后缘颈外动静脉后侧,似有包膜,肉眼下完整切除,剖面呈鱼肉样外观。术前CT平扫(A)显示病变呈密度稍低肌肉的软组织肿块(箭),密度尚均,增强后呈周边强化为主的较均匀强化(B,箭),边界尚清,增强冠(C)、矢状面(D)重建图像似见未强化包膜(箭),VR皮下观图像(E)示肿块表面明显曲张引流静脉(白箭)及皮下肿大淋巴结(黑箭)。MRI上,病变信号 $T_1WI(F)$、$T_2WI(G)$稍高于肌肉信号,STIR(H)明显高于肌肉信号,信号尚均,境界尚清,外周大部分区域围以极低信号不完整的环影(箭)。肿物切除后2周复查MRI,仍显示病灶部分残留,Gd-DTPA增强扫描冠状位(I)揭示灶周淋巴结浸润(箭);遂予以肿瘤扩大根治术加同侧颈部淋巴结清扫术,术后多次化疗,随访5年未见明确复发。

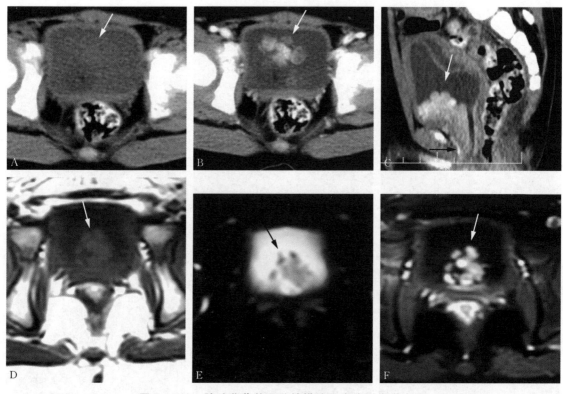

图 6－260　膀胱葡萄状胚胎性横纹肌肉瘤影像学表现

　　注:患儿,男,3 岁 2 个月,因"排尿不畅、尿痛半月余"入院。CT 平扫(A)病变(箭)密度接近尿液,几乎未显示,增强后轴位同层面(B)及矢状位(C)图像显示肿瘤表面呈葡萄簇状显著强化(白箭),主要起源于前尿道口尤其是前壁(黑箭)。$T_1WI(D)$、抑脂 $T_2WI(E)$ 肿瘤类似膀胱肌层信号改变,突入膀胱腔内部分肿瘤表面呈葡萄簇状(箭),即"葡萄串征",Gd-DTPA 增强抑脂 $T_1WI(F)$ 上显著葡萄簇样强化(箭),"葡萄串征"更为明显。

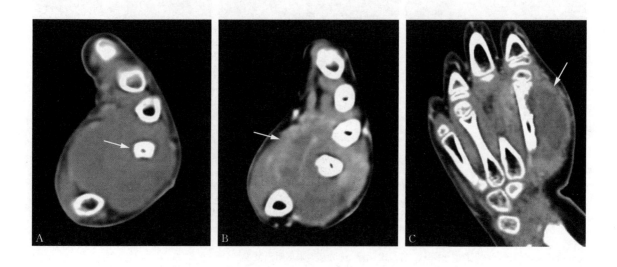

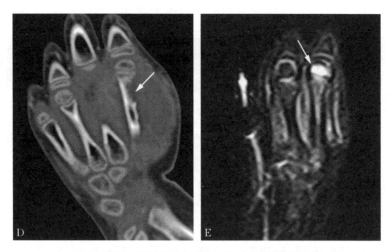

图 6-261 手掌腺泡状横纹肌肉瘤影像学表现

注:患儿,女,9 岁。CT 平扫(A)显示第 2 掌骨(箭)周围软组织肿块,增强后轴位(B)、冠状位(C)显示肿块中等度非均质强化(箭),肿瘤自外而内部分侵蚀并破坏第 2 掌骨、局部骨皮质溶骨性缺失(箭),骨窗显示更为清晰(D,箭);VR 动脉观图像见彩图 2。多次化疗后肿块明显退缩,STIR(E)上显示软组织肿块不明显,但第 2 掌骨病变仍存,局部骨髓信号较高且累及远侧骨骺(箭)。

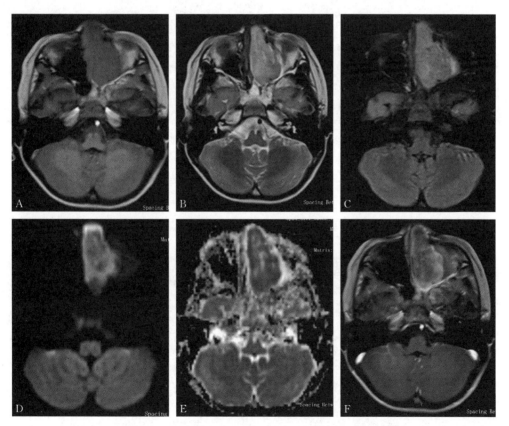

图 6-262 鼻腔葡萄状胚胎性横纹肌肉瘤 MRI 表现

注:患儿,男,6 岁。MRI 显示肿瘤位于左侧鼻腔内,累及上鼻甲、筛窦及左眶;与脑皮层对比,病灶呈 T_1WI(A)等-低信号、T_2WI(B)等-高信号、T_2-FLAIR(C)等-高信号改变,信号不甚均匀,边界尚清;DWI(D)上高信号、ADC 图(E)上低信号改变为主,提示病变明显弥散受限、ADC 值明显降低、恶性度极高;Gd-DTPA 增强 T_1WI(F)上,病灶非均质强化、边缘区域强化显著,边界显示更为清楚,表面凹凸不平、略呈葡萄串状,毗邻结构受压推移及侵蚀改变。

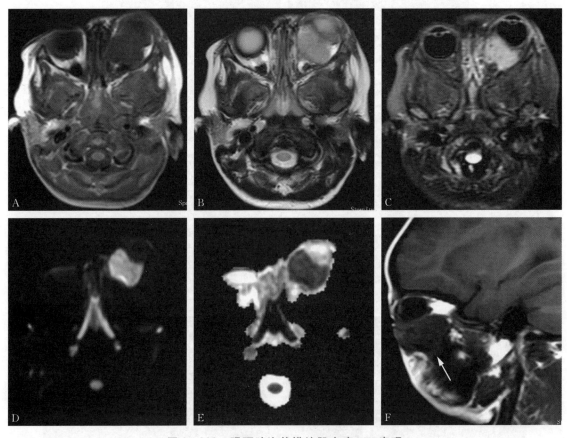

图 6 - 263　眼眶腺泡状横纹肌肉瘤 MRI 表现

注：患儿，女，16 个月，因"左眼突出并上移 1 月余"入院。MRI 显示肿瘤位于左侧眼眶内，对比眶颞部肌肉，呈 T_1WI（图）等-低信号、T_2WI（B）稍高信号、T_2 - FLAIR（C）高信号改变，信号不甚均匀，边界尚清，DWI（D）上高信号、ADC 图（E）上低信号的弥散受限征象明显，肿瘤从下后方包绕、推移、侵蚀眼球，眼球明显前上突出，并累及毗邻眶骨、筛窦，矢状面 T_1WI 上显示病变部分突入左侧上颌窦（F，箭）。

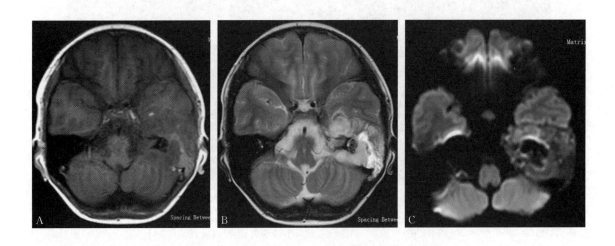

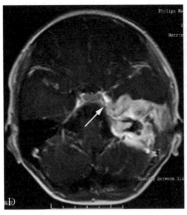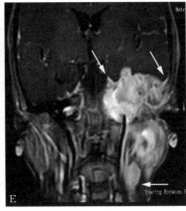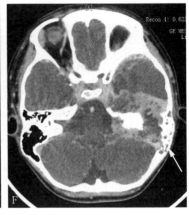

图 6-264 颞骨横纹肌肉瘤影像学表现

注：患儿，男，6 岁，因"发现左耳后肿物伴发热、头晕、呕吐、左耳流脓 1 月"入院。MRI 显示左侧颞骨广泛骨质破坏伴软组织肿块，与脑皮层对比，病灶呈 $T_1WI(A)$ 稍低信号、$T_2WI(B)$ 稍高信号、DWI(C)略高信号改变，信号不均，边界不甚清晰，Gd-DTPA 增强 T_1WI 轴位(D)及冠状位(E)上病灶非均质性显著强化且边缘区域强化尤为明显，肿块表面凹凸不平，广泛侵蚀临邻海绵窦(D,箭)、蝶骨、脑膜(E,细箭，脑膜尾征)、外耳道、腮腺及局部淋巴结(E,粗箭)；增强 CT(F)显示左侧颞骨广泛虫蚀状溶骨性骨质破坏(箭)、明显强化的瘤软组织及邻近受浸组织结构。

侵入颅内累及脑膜、海绵窦甚至脑实质与邻近血管、颅神经，受浸结构均表现为异常密度/信号、明显强化及失去正常形态等征象，脑膜等组织侵犯提示预后不良，并可造成瘤细胞在蛛网膜下腔播散。

非眶非脑膜旁 RMS 常起源于鼻部、副鼻窦、乳突区域、颞下窝及颈根部等部位，肿瘤多呈膨胀性生长和不规则形或葡萄串状软组织肿块(图 6-262)，CT 上密度略低于肌肉，MRI 上呈 T_1WI 等或稍高信号、T_2WI 高或稍高信号，DWI 上可见明显弥散受限改变，增强后中等程度至重度强化，整体密度/信号及强化不甚均匀，边界尚清但边缘毛糙，大多呈侵袭性生长，可伴有邻近骨质的受累并表现为偏心性溶骨性骨质破坏，颈根部肿瘤可累及椎旁、胸腔甚至浸入椎间孔及椎管(图 6-265、彩图 3)。

泌尿生殖系统 RMS 约占儿童 RMS 的 20%，常见于膀胱、前列腺、睾丸、阴道等。

膀胱 RMS 多起源于膀胱三角区和尿道内口或附近，据其生长方式可分为息肉型和实质型，前者肿瘤主要向膀胱腔内长入，为多发有蒂或无蒂的息肉样肿块，后者主要从膀胱壁向外发展、侵犯膀胱邻近器官但晚期可呈赘疣样突入膀胱。临床上近半患者有血尿、尿路梗阻症状，尽管由于肿瘤位于黏膜下、早期并无血尿，CT、MRI 表现为膀

胱内乳头状软组织突起，MRI 矢状位显示尤为清晰，钙化、坏死少见，增强扫描可见中-重度强化，其中大小不等多发环形强化结节积聚的葡萄串状强化征象颇具特征性，排泄期扫描、MRU 或尿路造影如 IVU 等可见膀胱内分叶或葡萄簇样充盈缺损(图 6-266)，病变可扩展、侵犯输尿管口、尿道、前列腺或阴道，出现尿路积水。所谓"葡萄"，即菲薄实性囊壳包含囊液的肿瘤结节，MRI 表现典型，呈现"葡萄串征"，T_2WI、STIR 及 Gd-DTPA 增强 T_1WI 上显示尤佳，CT 多仅显示在增强后特别是动脉期图像上，基于 MRU、CTU 的仿真内窥镜成像(VE)更可直观揭示突入膀胱腔内葡萄簇状肿瘤。

前列腺 RMS 可发生在婴儿、儿童甚至成人，临床上常引起尿道痛性尿淋漓、尿频等症状，肛门指诊可触及肿块，CT、MRI 上表现为盆部前列腺区软组织肿块或前列腺弥漫性增大，常侵犯膀胱颈、后尿道、直肠周围组织而导致膀胱、输尿管积水、扩张，瘤体较大时易出现坏死和囊变，可早期可移至肺或骨骼。

阴道 RMS 位于阴道的前后壁或处女膜，几乎都在婴幼儿时期发现肿块和黏液性分泌物排出，呈息肉状，CT、MRI 上表现为阴道腔内充满结节或软组织肿块影，病灶中心区域密度较低及呈稍

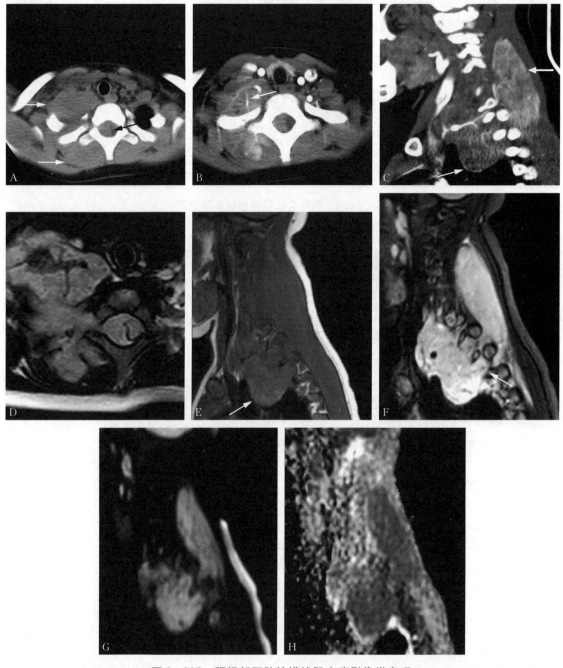

图 6-265　颈根部胚胎性横纹肌肉瘤影像学表现

注:患儿,女,5岁。因"无意间发现右颈部肿物20天伴右上肢痛15天"入院,查体右颈部后方可及一肿物,质软、边界欠清、活动度差、无触痛,表面无红肿及破溃。CT平扫(A)显示右侧颈根部不规则软组织肿块(白箭),病变广泛累及颈前、椎体右旁及颈后软组织,并经椎间孔突入颈椎管内(黑箭),密度类似及略低于肌肉,境界不清,增强扫描(B)明显不均匀强化,并见多支源于颈前方的供血动脉(箭),矢状位图像(C)显示肿瘤侵入胸腔(细箭),椎后方肿块持续强化且边界变清楚(粗箭),VR动脉观图像见彩图3。MRI上类似CT所见,瘤灶多分叶状,呈T$_2$WI(D)稍高信号、T$_1$WI(E)类似肌肉信号,矢状面抑脂序列T$_2$WI(F)上病变轮廓显示更清、信号明显高于肌肉及骨髓,不仅突入胸腔,而且累及邻近多个椎间孔(箭)及椎管内;肿瘤DWI(G)上呈高信号、ADC图(H)上呈低信号的弥散受限改变,毗邻肋骨、锁骨及椎体部分包埋,但未见明显骨质异常,椎间盘正常。

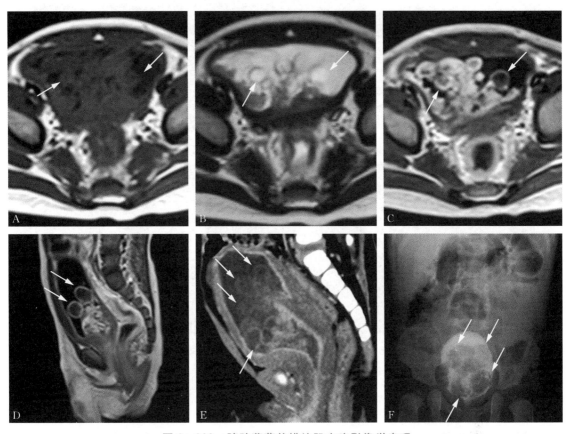

图 6-266　膀胱葡萄状横纹肌肉瘤影像学表现

注:患儿,男,19 个月。肿瘤位于膀胱三角区,$T_1WI(A)$、$T_2WI(B)$ 表现为囊实性葡萄串状(箭)软组织肿块,Gd-DTPA 增强轴位(C)及矢状位 $T_1WI(D)$ 显示多发葡萄状肿瘤结节之菲薄囊壳明显强化(箭),即呈现环线状、葡萄簇样强化征象,膀胱黏膜下病变强化程度稍低;增强 CT 矢状面重建图像(E)也见类似膀胱内环线状、葡萄簇样强化征象(箭)。静脉尿路造影(IVU,F)显示膀胱内多发葡萄状充盈缺损(箭)。

长 T_1、长 T_2 信号改变时类似囊肿,但包括中央区整个病灶均有弥散受限改变,且周边区域强化明显甚至类似环形强化,容易误诊为感染病变和脓肿(图 6-267);有时可见钙化、坏死和囊变,瘤体巨大或累及子宫时可继发子宫积液(图 6-268)。

睾丸与睾丸旁 RMS 通常单侧发病,来源于睾丸或睾丸旁精索远端如精索、附睾和睾丸鞘膜,睾丸旁 RMS 也可侵入睾丸组织,临床表现为阴囊内无痛性包块,因易发生局部淋巴结转移而可表现为腹股沟处肿物或沿着精索的肿块,血清 AFP、HCG 正常,首选多普勒超声及增强 MRI 检查,超声成像上多呈实性或实性为主的低回声肿块,边界欠清,彩色多普勒血流显像(CDFI)显示肿块内血流信号;MRI、CT 上表现为睾丸或睾丸旁、睾丸旁-睾丸非均质肿块,常合并灶性出血、坏死和囊变,增强后明显不均匀强化及持续强化,DWI 上弥散受限征象明显,ADC 值低于一般恶性肿瘤,并可见同侧精索静脉明显曲张(图 6-269)。

胆道系统 RMS 少见,占比不到 1%,以 2~6 岁多见,发病高峰在 4 岁,10 岁以上少见,男女发病率类似。肿瘤可起自肝内外胆管、胆囊,50% 以上发生在肝外胆管,最常见于胆总管,多为 eRMS,常起源于胆总管黏膜下层,沿胆管壁上下浸润性生长,CT、MRI 上呈非均质软组织肿块(图 6-270),密度/信号不均(可能与瘤内出血或坏死、囊变有关),增强后呈不同程度不均匀持续

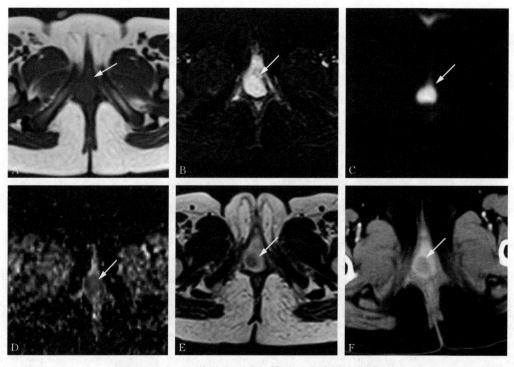

图 6-267 阴道微小胚胎性横纹肌肉瘤影像学表现

注:患儿,女,2岁。阴道内肿瘤(箭)较小,$T_1WI(A)$上信号类似肌肉但中心区信号更低,抑脂 $T_2WI(B)$ 及 DWI(C)上整个呈高信号改变,ADC图(D)上信号明显减低,提示明显弥散受限改变,Gd-DTPA增强 $T_1WI(E)$ 病灶中等度强化(箭)但中央区强化不明显,增强CT(图F)亦呈中等度强化(箭)、但中央区仍呈低密度改变。该例 CT、MRI误诊为脓肿。

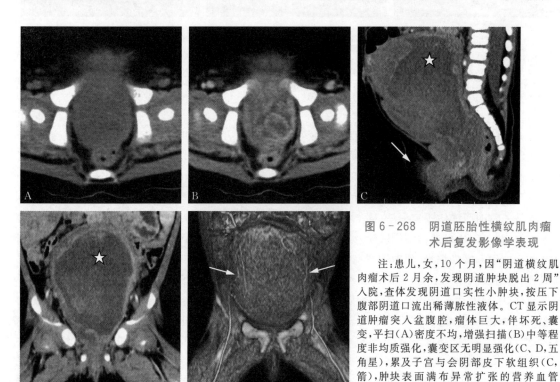

图 6-268 阴道胚胎性横纹肌肉瘤术后复发影像学表现

注:患儿,女,10个月,因"阴道横纹肌肉瘤术后2月余,发现阴道肿块脱出2周"入院,查体发现阴道口实性小肿块,按压下腹部阴道口流出稀薄脓性液体。CT显示阴道肿瘤突入盆腹腔,瘤体巨大,伴坏死、囊变,平扫(A)密度不均,增强扫描(B)中等程度非均质强化,囊变区无明显强化(C、D,五角星),累及子宫与会阴部皮下软组织(C,箭),肿块表面满布异常扩张的营养血管(E,箭),双侧腹股沟淋巴结肿大。

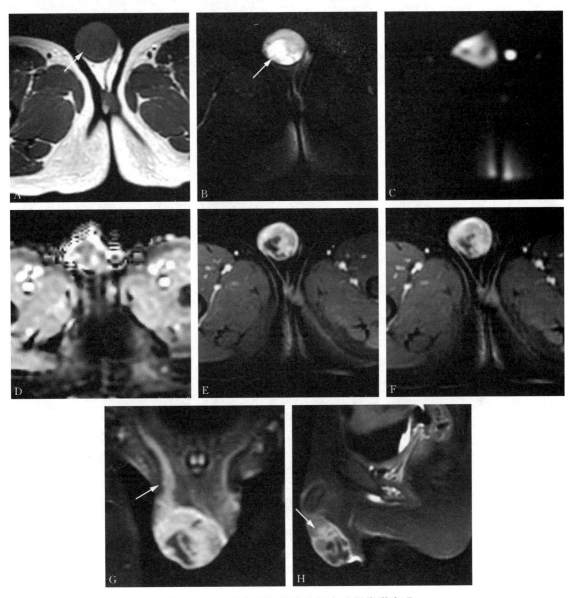

图 6-269 附睾腺泡状横纹肌肉瘤影像学表现

注:患儿,男,6 岁 7 个月。肿瘤位于右侧附睾尾部,推移、侵犯毗邻右侧睾丸尾部,呈 T_1WI(A)稍低信号、抑脂 T_2WI(B)稍高信号改变为主,其间见 T_1WI 更低信号、T_2WI 更高信号的囊变坏死灶(箭),实性区 DWI(C)上呈高信号、ADC 图(D)上呈低信号的弥散受限改变,Gd-DTPA 增强轴位抑脂 T_1WI(E)及延迟扫描(F)显示病变明显不均匀强化及实性区域显著持续强化,右侧精索及精索静脉明显增粗(G,箭),毗邻右侧睾丸尾部受浸润及异常强化(H,箭),属睾丸旁-睾丸 RMS。

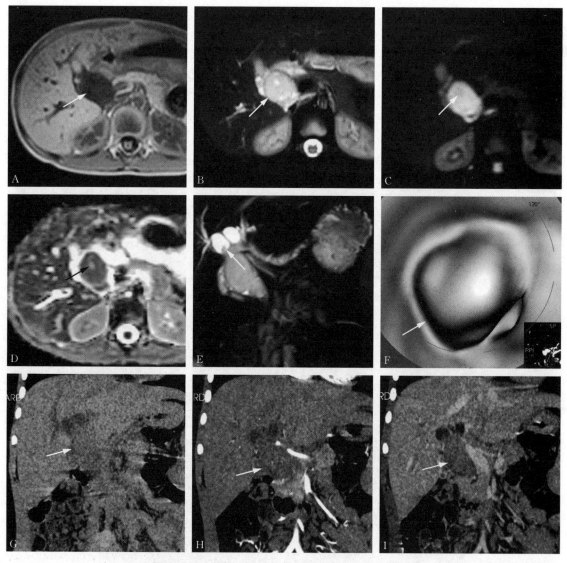

图 6-270　胆总管胚胎性横纹肌肉瘤影像学表现

注：患儿，男，3岁8个月，因"尿色加深6天，皮肤、巩膜黄染4天"入院。T$_1$WI(A)、抑脂T$_2$WI(B)显示肝门区异常团块影（箭），呈稍长T$_1$、T$_2$信号改变，其间伴斑点、斑片状长T$_1$、T$_2$信号的囊变区，前者在DWI(C)上呈高信号、ADC图(D)上低信号的弥散受限改变，后者（箭）无弥散受限征象；病变沿胆总管上下生长，MRCP(E)上显示其几乎累及胆总管全长（仅远端未受侵犯），并长入肝总管及左右肝管内，左右肝管明显扩张，远端充盈缺损（箭），仿真胆管镜成像(F)显示偏心性肿块表面凹凸不平（箭）。CT冠状面重建图像平扫(G)显示肝门区胆管肿块（箭）密度略低于肝实质，增强后肝动脉期(H)、门静脉期(I)持续非均质强化，门静脉期清晰揭示其位于胆总管内，未突破胆管壁（箭），左右肝管明显扩张。

强化，形态不规则或息肉状，边界尚清，可累及胆总管全长；DWI上可见弥散受限的高信号、ADC图上低信号改变，局部胆管撑开扩大、近段胆管及属支扩张，MRCP显示局部胆管充盈缺损及近段胆管、胆管树梗阻性扩张，基于MRCP的仿真内镜成像(VE)可逼真揭示肿瘤起源、形态，尤其是表面及胆管梗阻情况，胆汁围构的"水线征"局部中断，且不同阈值变化时腔内息肉状肿块与胆管壁VE上影像改变协调与同步。

盆腹部非脏器起源RMS，即非起源于膀胱、前列腺、尿道、子宫、阴道、胆道等实质或空腔脏器的RMS，可能起源于腹膜或腹膜外组织，多位于腹膜后腔隙、骶尾部前区（图6－271）和盆壁（图6－272），主要CT、MRI征象包括：①一般为非均质软组织肿块，肿块较巨大，可累及盆腔和腹腔，也可穿出骨盆长入并侵犯臀部或大腿上部；②容易坏死和囊变；③多无钙化；④中等程度至重度非均匀强化，一般呈持续强化且周边强化较中心更显著，强化后边界显示较清楚；⑤腹水少见或伴少量腹水，区域淋巴结转移常见；⑥盆壁病变多可见包绕、侵蚀和破坏盆骨。

四肢RMS儿童少见，约占15%，主要发生在10～25岁的青少年尤其是年长儿童，好发于四肢深部软组织，原发于骨组织者极为罕见；病理上一半为aRMS，具有沿筋膜散播的特点，比其他类型RMS更易转移，在病初合并局部浸润及淋巴结受

累比例高；躯干、四肢为原发部位是RMS预后不良因素之一，预后较差。CT、MRI上表现为肌旁或骨旁软组织肿块，与肌肉相比较，主要呈CT稍低密度、T_1WI稍高或等信号、T_2WI高信号改变，信号多较均匀，DWI上可见弥散受限征象，增强扫描可呈轻到重度不同程度的非均质持续强化，抑脂T_2WI、抑脂PDWI、STIR及Gd－DTPA增强抑脂T_1WI序列成像上显示肿块轮廓、边界、大小、内部结构特点及对邻近结构影响等的效果较佳。病变边缘可较清晰，可见假包膜，灶内可伴出血、坏死、液化与囊变，也可形成血肿、囊肿及液-液平面征象，一般不侵及邻近骨骼（图6－273），但手、足部RMS偶见瘤灶包埋、侵蚀、破坏毗邻骨骼（见图6－261）。血管造影包括CTA、CE－MRA上，可见肿瘤血管、肿瘤染色及异常增粗供血动脉与早现曲张引流静脉（彩图4）。

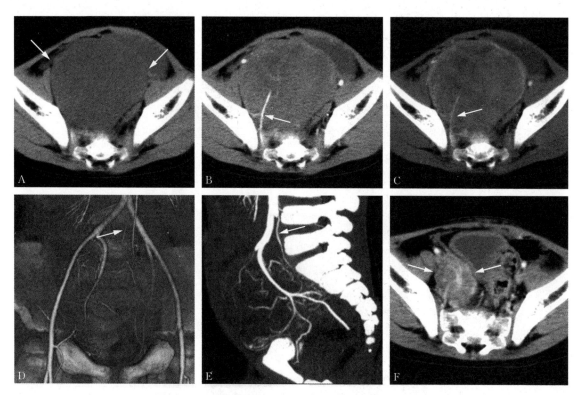

图6－271　盆腔骶前胚胎性横纹肌肉瘤影像学表现

注：患儿，男，5岁8个月。CT平扫（A）显示盆腔内骶前一巨大软组织肿块，边界尚清，膀胱受压推移、变形；增强后动脉期（B）明显非均匀强化、静脉期（图C）持续强化，肿瘤血管丰富，可见粗大右侧髂内动脉壁支（B、C，箭）及骶正中动脉供血（D、E，箭），并可见瘤体内片状坏死囊变。化疗后，肿块明显退缩但血供仍颇为丰富（F，箭）。

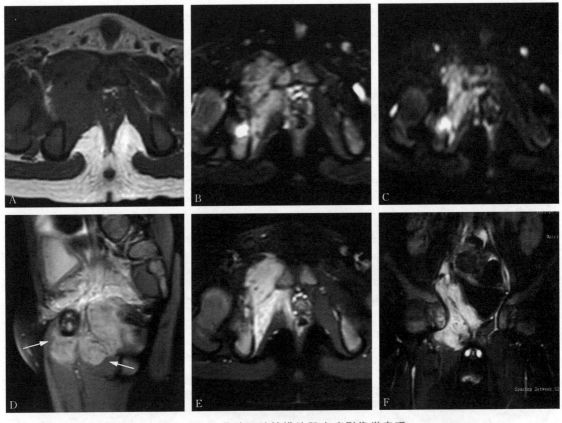

图 6 - 272　盆壁胚胎性横纹肌肉瘤影像学表现

注:患儿,男,4 岁。MRI 显示右侧盆壁、盆底分叶状软组织肿块影,T_1WI(A)上类似肌肉信号、抑脂 T_2WI(B)上呈高信号改变,DWI(C)上呈弥散受限的高信号,矢状面抑脂 PDWI(D)显示肿瘤突入右侧大腿上部(箭),Gd - DTPA 增强轴位动脉期(E)及冠状位静脉期(F)抑脂 T_1WI 上呈显著持续性强化,病灶轮廓不整,邻近软组织受侵,同侧耻骨、坐骨部分被肿瘤包埋、侵蚀和局部溶骨性骨质破坏。

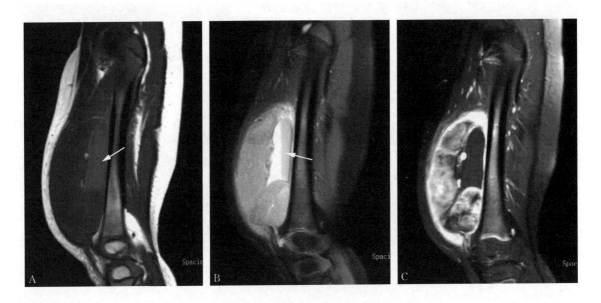

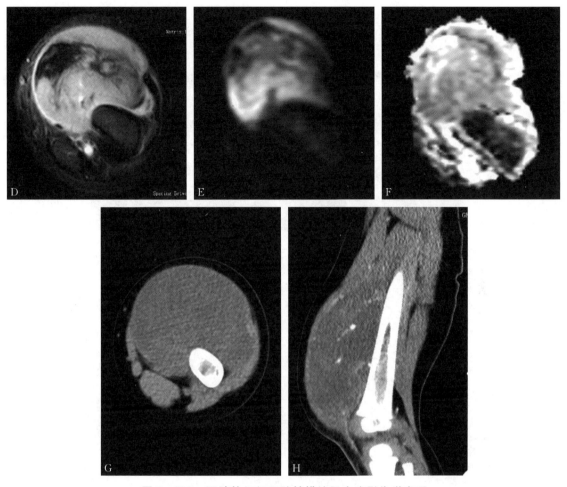

图 6‑273　下肢软组织胚胎性横纹肌肉瘤影像学表现

注:患儿,男,1岁3个月,因"发现左大腿肿物1周余"入院。MRI显示左侧大腿中下段深部软组织团块影,矢状面 T₁WI(A)、抑脂 T₂WI(B)示其紧贴并部分包绕股骨表面,对比肌肉,以等及稍短 T₁、T₂ 信号改变为主,信号不均,灶中见出血、血肿形成及液‑液平面征(箭),Gd‑DTPA 增强矢状面(C)、横断面(D)抑脂 T₁WI 上呈明显不均匀强化,血肿无强化,周边区尤其假包膜强化尤为显著;肿块形态不规则,轮廓尚清,实性部分 DWI(E)上呈高信号、ADC 图(F)上低信号的弥散受限改变;CT 平扫(G)呈稍低密度、增强后(H)不均匀强化,其间见肿瘤血管及粗大供血动脉,基于动脉期的 CTA 重建图像见彩图4。病变主要位于肌间隙内,周围肌肉、肌腱明显受压推移,邻近左股骨无明显骨质异常改变,无骨膜反应,膝关节尚属正常。

胸部 RMS 儿童极少见,各年龄段均可发生,但好发于年长儿童,多来自于胸壁、纵隔或横膈,发生于胸膜、气管或肺者罕见。胸壁病变容易发现,常表现为胸壁增厚或局部软组织肿块,瘤体内多无钙化及脂肪组织,增强后病灶呈不均匀轻‑中度强化,周边强化更为明显,病灶内可见肿瘤血管,囊变坏死区不强化。胸腔病变较为隐蔽,往往就诊时瘤体较大,影像学显示胸腔内巨大囊实性肿块,可突入腹腔(图 6‑274),CT 上呈稍低‑低密度的混杂密度改变,MRI 上实性区域呈 T₁WI 等或稍高信号、T₂WI 稍高‑高信号,中央区多见明显坏死、囊变,其间也可见多发葡萄簇状囊性结节影,增强扫描实体部分可轻‑重度非均质强化,伴葡萄簇状结节者呈线环状葡萄簇样强化(图 6‑275),坏死、囊变包括囊性结节内部无强化。病变常单发,一般为一侧性,对侧胸壁、胸腔多不受累及,同侧胸部毗邻病变的软组织包括胸膜可受侵犯,也可侵犯、破坏邻近骨质结构但并不常见,多无明显胸腔积液。

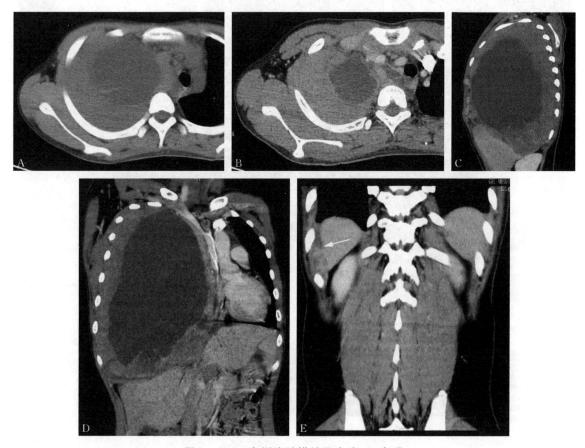

图 6-274　右侧胸腔横纹肌肉瘤 CT 表现

注:患儿,男,13 岁 9 个月,因"胸背部疼痛伴呼吸费力渐行性加重 10 天余"入院。CT 平扫(A)、增强轴位(B)及矢状位(C)、冠状位(D)图像显示右侧胸腔几乎完全被囊实性肿块所占据,累及横膈及腹腔,密度不均,轻度非均质强化,右肺膨胀不全,纵隔向左移位,对侧胸腔正常,肋骨、胸椎未见骨质破坏。多次化疗后复查增强 CT(E)显示肿瘤明显退缩、仅肋膈角膈肌处病灶残留(箭)、右肺恢复正常。

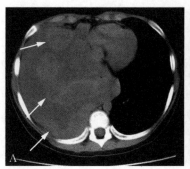
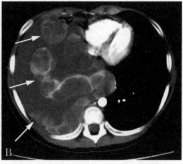
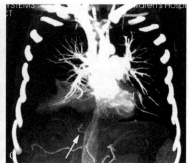

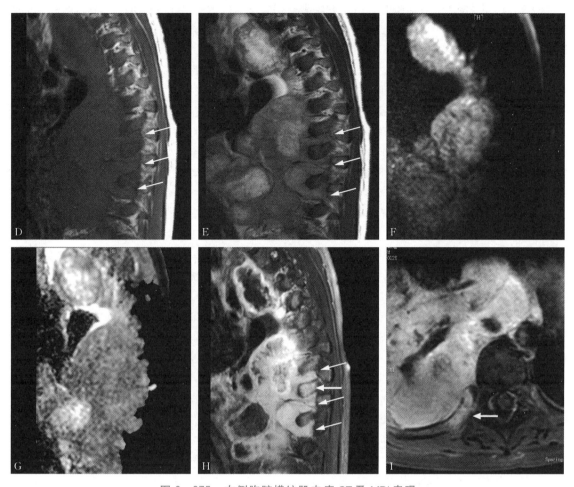

图 6-275　右侧胸腔横纹肌肉瘤 CT 及 MRI 表现

注:患儿,男,12 岁 3 个月,因"因咳嗽咳痰检查发现胸腔积液 3 天"入院。胸部 CT 平扫(A)及增强(B)显示右侧胸腔内巨大囊实性占位性病变,外周区域伴多发葡萄簇状囊性结节影(箭)及其葡萄簇状强化征象,冠状位靶 MIP 图像(C)显示膈下动脉参与肿瘤血供,部分肺组织受压膨胀不全。MRI 上肿瘤呈 $T_1WI(D)$ 稍高信号、$T_2WI(E)$ 稍高信号为主的混杂信号,周边积聚多枚大小不等稍短 T_1、长 T_2 信号结节影,DWI(F)上呈稍高信号、ADC 图(G)上稍低信号的弥散受限改变,增强扫描(H、D)病变显著不均匀强化及线环状葡萄簇状强化;病变侵入毗邻椎间孔(细箭,D、E 及 H),部分后肋及椎体受侵及异常强化(粗箭,H、D)。

（5）诊断要点

RMS 确诊主要依靠病理组织形态和免疫组化表型,各亚型共同表达肌源性标志物结蛋白（Desmin）、肌调节蛋白（MyoD1）、肌浆蛋白（Myogenin）、波形蛋白（Vimentin）及 CD56 等,但不同亚型表达存在一定差异,如 eRMS、aRMS 分别高表达 MyoD1、Myogenin,诊断及分型常需结合临床、影像学甚至细胞遗传学和分子生物学检测等综合考虑,其中影像学主张联合应用"增强 MRI＋CT 平扫",MRI 平扫至少 T_1WI、T_2WI、

DWI、STIR 或 T_2-FLAIR 等系列成像。其诊断要点主要包括以下 5 个方面:

1）RMS 可发生于任何年龄、任何部位,但近 50% 发生于 5 岁以前儿童,40% 发生于头颈部,男略多于女,泌尿生殖系及躯干四肢也是好发部位,骨骼肌 RMS 罕见。

2）RMS 原发部位不同,症状各异,临床表现不具特征性。一般表现为相应部位的无痛性肿块、出血和压迫、梗阻等症状,并可发生局部淋巴结浸润和肺转移。

3）影像学上，侵袭性较均质的软组织肿块常位于深部软组织或内脏内，偶见骨骼甚或先天性巨痣内，一般无钙化及脂肪成分，可见出血、坏死、囊变；或因富含水分，CT上密度类似或低于肌肉，T_1WI上信号高于或类似肌肉，T_2WI及STIR或T_2-FLAIR上信号明显高于肌肉，可见不同程度尤其中-重度弥散受限征象的DWI上高信号、ADC图上较低信号改变，增强扫描可见不同程度的较均匀强化，呈周边强化明显、延迟期渐进性和持续强化特点，边缘多见粗大营养血管。

4）RMS可围绕甚至包埋邻近骨骼，但侵蚀、破坏骨组织不常见（多呈"围而不攻"征象），少数破坏毗邻骨骼则呈自外而内的边界不清的溶骨性骨质破坏且多无骨膜反应。

5）"葡萄串征"，包括瘤内多发葡萄簇状囊性小结节积聚及其环线状、葡萄簇状强化征象，颇具特征性，对RMS尤其葡萄状eRMS的诊断非常有帮助。

（6）鉴别诊断

RMS临床表现缺乏特异性，不同部位、不同类型RMS的影像征象也不尽相同，为此，其鉴别诊断尤为重要，且不同部位RMS的鉴别诊断重点也不同。

儿童头颈部RMS主要需与淋巴瘤、朗格汉斯细胞组织细胞增多症（LCH）、神经母细胞瘤等相鉴别：①淋巴瘤发病年龄偏大，虽也不伴钙化，但其表现硬实，多呈等T_1、等T_2信号，CT上等或稍高密度，信号/密度均匀及轻-中度均匀强化，强化程度常低于RMS实性部分，弥散受限征象明显，且ADC值明显低于RMS，多无周围软组织组织侵犯，也可见颅面骨浸润并伴明显针芒状骨膜反应。②LCH软组织肿块多较RMS小，且常伴有边界清楚的溶骨性骨质破坏、骨膜反应或缺，与四肢长骨LCH中心性骨质破坏或局限，骨膜反应却明显超越病灶范围不同；瘤灶在DWI序列成像上呈明显弥散受限改变，但ADC值仅稍降低，周围软组织浸润明显，可呈"涌征"瘤软组织改变，增强扫描与瘤体同步显著强化，锁骨、垂体等全身其他骨骼及脏器或有侵犯。③神经母细胞瘤表现为硬实肿块，绝大部分肿块内可见斑块状及砂砾样

钙化灶，弥散受限征象无RMS明显，增强扫描强化程度低于RMS实质，容易侵犯椎体、椎间孔及椎管。

泌尿生殖系RMS主要需与卵黄囊瘤、恶性畸胎瘤、膀胱血管瘤等相鉴别：①卵黄囊瘤多见于婴幼儿，起病隐匿，AFP升高，软组织肿块往往巨大且多见溶冰状坏死，DWI上可见明显弥散受限征象，实性部分强化明显且呈"快进快出"特点。②恶性畸胎瘤可见脂肪、钙化成分等影像特征，密度/信号不均，强化程度明显强于RMS，鉴别诊断比较容易。③膀胱血管瘤无膀胱壁破坏，血管极为丰富，软组织肿块强化明显，呈"快进慢出"特点，DWI上具有T_2穿透效应，且不累及尿道、输尿管及膀胱周围组织。

躯干、四肢RMS需与以下疾病鉴别：①血管瘤样纤维组织细胞瘤，又称为血管瘤样恶性纤维组织细胞瘤，是一种组织起源尚不十分明确的中间型或低度恶性软组织肿瘤，以青少年发病为主，平均年龄约20岁，女性略多见，好发于四肢，其次为躯干和头颈部，2/3以上发生于可出现淋巴结的部位如肘窝、膝窝、腋窝、腹股沟区和锁骨上窝等，临床上通常表现为孤立性的皮下或深部软组织的无痛性肿物，边缘多光整，影像学上主要表现为多房性软组织肿块，CT上呈低密度，T_1WI呈等偏高信号、T_2WI呈高信号改变，偶见斑点状或不规则状钙化，增强后明显强化；瘤内常可出血、囊变，MRI上可见液-液平面征。②滑膜肉瘤是一种起源于具有向滑膜组织分化潜能的间叶细胞的恶性肿瘤，约占软组织恶性肿瘤的5.6%～10%，好发于15～40岁，儿童少见，多见于关节尤其是下肢大关节附近，软组织肿块较大，边界不清，可破坏邻近骨质，易发生囊变、坏死和出血，MRI上可见瘤内"卵石"状稍高信号结节及"网隔"状低信号间隔，增强后"卵石"样结节不强化或轻度强化而间隔明显强化，肿块内特别是外周区域可见点线状或斑点状钙化或骨化，甄别不难。③婴儿型纤维肉瘤多发生于1岁以内，好发于四肢尤其是肢体远端软组织，次为躯干和头颈部，组织学形态上与成人发生的纤维肉瘤相似，肿瘤细胞以梭形细胞为主，呈鱼骨状排列，免疫组织化学

不表达肌源性标志物,可检测到ETV6-NTRK3基因融合,肿瘤生长迅速,但生物学上预后相对较好,影像学上呈边界清楚或呈浸润性软组织肿块,CT表现为稍低密度影,MRI上多呈T_1WI等信号、T_2WI高信号改变,其间纤维成分呈低信号,多无钙化,增强后不均匀强化且具有"快进快出"特点,瘤内可见出血、坏死、囊变。④婴儿纤维性错构瘤好发于2岁以下婴幼儿,腋窝前后方软组织常见,其次乃上臂、大腿和腹股沟等,镜下具有特征性三相结构——脂肪组织、纤维组织和呈岛状排列的幼稚间叶组织,免疫组织化学标记幼稚的间叶细胞表达CD34,CT、MRI上可见真皮起源的皮下含脂软组织肿块及"云雾征""倒恋征"等,多无弥散受限征象,增强扫描强化不明显。⑤婴儿纤维瘤病好发于2岁以内患儿,肿瘤多起源于骨骼肌及邻近的筋膜;侵袭性纤维瘤病主要发生于肌肉、筋膜或腱膜,最常见于青春期到40岁之间,其CT、MRI影像征象多无特征性,诊断需结合临床及组织病理学。

胸部RMS需与肺母细胞瘤、尤因肉瘤、胸膜间皮瘤等鉴别:①胸膜肺母细胞瘤多表现为胸腔内巨大囊实性、实性肿块时可与RMS混淆,但其增强扫描实性部分中-重度不均匀强化或延迟强化,强化程度高于RMS,且常伴胸腔积液,椎间孔、椎管多不受累。②尤因肉瘤主要发生于青少年,组织结构及细胞形态可与aRMS尤其是实体型aRMS相似,免疫组化表现为CD99以及神经内分泌标志物阳性,不表达肌源性标志物,并常可检测出EWS/Fli-1融合性基因,影像学上胸部软组织肿块多包绕、侵蚀和破坏局部肋骨,并见针芒状骨膜反应,与RMS可资鉴别。③胸膜间皮瘤为胸膜原发性肿瘤,可发生于任何年龄,但以中年人常见,可表现分局限性纤维性胸膜间皮瘤和弥漫性恶性胸膜间皮瘤,胸膜上有凹凸不平的"驼峰样"阴影及多发实性结节,增厚的胸膜及结节较均匀强化(不同于RMS囊性结节的线环状强化),且常并发大量胸水,恶性者可侵入脏层胸膜及心包,甄别不难。

此外,RMS还需与腺泡状软组织肉瘤(alveolar soft part sarcoma, ASPS)甄别。ASPS由Christopherson等于1952年首先描述,是一种罕见的、预后极差的软组织肉瘤,占所有软组织肉瘤的0.4%~1%,好发于15~35岁之间,5岁以下患者少见,约占儿童非RMS的5%,虽然对放、化疗不敏感,但即使远处转移包括脑转移,手术亦可改善其预后。病理表型较有特征,由嗜伊红色的大多边形上皮样细胞组成,呈特征性的器官样或腺泡状排列,腺泡之间为衬覆单层扁平内皮细胞的裂隙状或血窦样毛细血管网,瘤细胞的胞质内含有PAS阳性并耐淀粉酶的结晶物质;分子病理可见特异性染色体易位[DER(17)t(X;17)(P11,25)],该易位导致位于Xp11.22的TFE3转录因子与位于17q25的ASPL基因发生融合(即ASPSCR1)。儿童ASPS好发于头颈部(成人则多见于下肢)尤其是围绕舌及眼眶,也见于胸壁、上下肢、腹壁、骨盆、腹膜后等,多表现为大腿及臀部深部软组织内无痛性、缓慢生长的肿块(偶见快速生长),因血供极为丰富,有时可表现搏动性肿块,易发生血行转移到肺、脑、骨及肝脏,但淋巴结转移少见。肿瘤在CT上呈等或略低密度,T_1WI、T_2WI上均呈稍高或高信号,增强扫描明显非均质持续强化,瘤内、瘤周可见丰富异常血管影,纤维间隔亦可延迟强化,并常见病变沿肌肉间隙或筋膜、骨间隙浸润与生长,与RMS可资鉴别。

(杨秀军　杨熙宇　刘菁华　李婷婷　段修华　柯淑君)

主要参考文献

[1] 白莹,焦智慧,刘宁,等.五个遗传性多发性骨软骨瘤家系的基因变异分析和产前诊断[J].中华医学遗传学杂志,2020,37(7):717-720.

[2] 陈淑香,杜瑞宾,张惠娟.骨外骨肉瘤的临床及影像学分析[J].临床放射学杂志,2020,39(4):765-769.

[3] 陈雪,张继斌.早期先天性骨梅毒新生儿的临床及影像学表现[J].中国血液流变学杂志,2018,28(2):224-228.

[4] 陈裕,陈伟,代敏,等.小儿急性白血病不同病程阶段骨髓的MRI及MRS分析[J].影像诊断与介入放射

学,2014,23(1):62-66.

[5] 冯峰,祁艳卫.儿童软组织肉瘤 15 例误诊分析[J].临床误诊误治,2020,33(6):5-8.

[6] 郝辉,万娅敏,陈扬扬,等.原发性长骨骨血管肉瘤的诊断与治疗[J].中华骨科杂志,2020,40(10):653-660.

[7] 黄世廷,卜祥珍.婴儿骨皮质增生症的影像学诊断[J].医学影像学杂志,2018,28(12):2120-2122.

[8] 黎加识,张礼鹃.Osgood-Schlatter 病 MRI 影像特征及应用价值分析[J].临床放射学杂志,2018,37(7):1173-1176.

[9] 李莉红,杨秀军,李婷婷.不同人工智能模型对基于手腕部 DR 影像的骨龄预测比较[J].临床放射学杂志,2019,38(8):1498-1501.

[10] 李丽,马琳.血管瘤与脉管畸形分类进展[J].中华皮肤科杂志,2020,53(7):569-572.

[11] 李婷婷,杨秀军,王乾,等.基于整张手腕部 DR 影像深度学习特征的人工智能骨龄评估方法[J].中国数字医学,2019,14(11):33-37.

[12] 李晓英,徐彬,叶菁菁.先天性纤维肉瘤的临床特征及影像学表现[J].实用肿瘤杂志,2019,34(2):168-171.

[13] 李振辉,马焕,李鹏,等.DWI 在中央型软骨性肿瘤鉴别诊断中的价值[J].放射学实践,2018,33(2):187-191.

[14] 梁寒婷,苗卉,潘慧,等.假性软骨发育不全的临床特点和 COMP 基因突变分析[J].中华内分泌代谢杂志,2019,35(12):1006-1013.

[15] 刘大玮,梁芳芳,唐雪梅.儿童风湿病国际相关诊治指南系列解读之二——幼年特发性关节炎分类标准解读[J].中国实用儿科杂志,2020,35(4):252-255.

[16] 刘巍峰,丁宜,杨勇昆,等.骨纤维结构不良恶变的病例对照研究[J].中国肿瘤临床,2018,45(19):1009-1015.

[17] 娄路馨,于爱红,程晓光,等.MR3D-VIBE 序列对儿童局灶性纤维软骨发育不良的诊断价值[J].放射学实践,2019,34(1):75-78.

[18] 罗昭阳,朱文珍,夏黎明.黏多糖贮积症的颅脑 CT 及 MRI 表现[J].放射学实践,2008,23(1):13-16.

[19] 马慧静,邵剑波,王永姣,等.婴儿型纤维肉瘤的 MRI 影像表现及误诊分析[J].放射学实践,2018,33(10):1073-1076.

[20] 马千里,王弘岩,郁万江.婴儿型低磷酸酯酶症影像

表现一例[J].中华放射学杂志,2018,52(4):316.

[21] 潘洁琳,姜云萍,占颖莺,等.基于 MRI 平扫的影像组学模型鉴别软骨肉瘤与内生软骨瘤[J].南方医科大学学报,2020,40(4):483-490.

[22] 彭仁罗,杨秀军.Chiari 畸形的临床和 MRI 分析[J].影像诊断与介入放射学,1995,4(1):4-6.

[23] 孙文萍,李梅,孙贞魁,等.骨旁骨肉瘤的影像学表现及相关病理改变[J].中国医学计算机成像杂志,2020,26(3):266-270.

[24] 汪纯洁,谢道海.髓系肉瘤的 CT 和 MRI 影像学分析[J].放射学实践,2019,34(12):1380-1384.

[25] 文颖,任旭华,杨秀军,等.基于手腕部影像传统关注特征区域深度学习的人工智能骨龄评估[J].中华放射学杂志,2019,53(10):895-899.

[26] 谢轶雯,陆文丽,马晓宇,等.微滴式数字化 PCR 方法在 McCune-Albright 综合征患儿 GNAS 热点激活突变检测中的应用[J].中华内分泌代谢杂志,2020,36(5):416-420.

[27] 辛顺宝,齐先龙,郑宁,等.小儿股骨头骨骺缺血坏死的 MRI 表现及临床特点分析[J].医学影像学杂志,2015,(6):1066-1068,1078.

[28] 杨洁,刘奕.颅骨锁骨发育不全与牙齿发育异常的联系[J].中国实用口腔科杂志,2020,13(2):73-77+81.

[29] 杨秀军,钱俨,李巍,等.经皮经腔旋股内动脉结扎制作股骨头坏死模型[J].中华放射学杂志,2011,45(8):786-788.

[30] 杨秀军,奚政君,李婷婷,等.婴儿纤维性错构瘤 CT、MRI 特征与组织病理学对照分析[J].中国医学影像技术,2017,33(11):1705-1710.

[31] 杨旭丹,徐钢,宋林红.颅面部良性纤维-骨性病变的临床、影像学及病理学特征的比较[J].中华病理学杂志,2020,49(2):122-128.

[32] 袁源,邢晓颖,袁慧书.脊柱良性与侵袭骨母细胞瘤临床及影像对比研究[J].中华放射学杂志,2018,52(5):385-389.

[33] 曾燕妮,宋亭,张卜天,等.MRI 在长骨高低级别软骨肉瘤诊断中的临床价值[J].中国骨与关节杂志,2018,7(1):66-71.

[34] 张惠箴,丁宜,杨婷婷,等.骨肿瘤分子病理诊断进展及 2020 版 WHO 分类变化[J].中华病理学杂志,2020,49(12):1221-1226.

[35] 朱汇慈,管真,孙应实.MRI 对四肢肿块型血管瘤与外周神经鞘瘤的鉴别诊断[J].中国医学影像学杂志,

2020,28(2):125 - 130.

[36] 朱倩,王荞,钦斌.婴儿型纤维肉瘤影像学表现[J].中国医学影像技术,2018,34(1):99 - 102.

[37] AINSWORTH K E, CHAVHAN G B, GUPTA A A, et al. Congenital infantile fibrosarcoma: review of imaging features [J]. Pediatr Radiol, 2014,44(9):1124 - 1129.

[38] ARRIETA A C, SINGH J. Congenital syphilis [J]. N Engl J Med, 2019,381(22):2157.

[39] BANU N R, KAMAL M Z, UDDIN M S, et al. Legg-Calve-Perthes Disease: correlation between computed radiography and magnetic resonance imaging [J]. Mymensingh Med J, 2020,29(1):55 - 59.

[40] BARANOV E, HORNICK J L. Soft tissue special issue: fibroblastic and myofibroblastic neoplasms of the head and neck [J]. Head Neck Pathol, 2020,14(1):43 - 58.

[41] BAUER A H, BONHAM J, GUTIERREZ L, et al. Fibrodysplasia ossificans progressiva: a current review of imaging findings [J]. Skeletal Radiol, 2018,47(8):1043 - 1050.

[42] BLACKBURN P R, DAVILA J I, JACKSON R A, et al. RNA sequencing identifies a novel USP9X-USP6 promoter swap gene fusion in a primary aneurysmal bone cyst [J]. Genes Chromosomes Cancer, 2019,8(8):589 - 594.

[43] CHAN B Y, GILL K G, REBSAMEN S L, et al. MR imaging of pediatric bone marrow [J]. Radiographics, 2016,36(6):1911 - 1930.

[44] CREYTENS D. What's new in adipocytic neoplasia? [J]. Virchows Arch, 2020,476(1):29 - 39.

[45] DIMITRIOU C, BOITSIOS G, BADOT V, et al. Imaging of juvenile idiopathic arthritis [J]. Radiol Clin North Am, 2017,55(5):1071 - 1083.

[46] DUSHNICKY M J, OKURA H, SHROFF M, et al. Pediatric idiopathic intervertebral disc calcification: single-center series and review of the literature [J]. J Pediatr, 2019,206:212 - 216.

[47] EGLOFF A, BULAS D. Magnetic resonance imaging evaluation of fetal neural tube defects [J]. Semin Ultrasound CT MR, 2015,36(6):487 - 500.

[48] ENGEL H, HERGET G W, FüLLGRAF H, et al. Chondrogenic bone tumors: the importance of imaging characteristics [J]. Rofo, 2021,193(3):262 - 275.

[49] GEORGIEV G P, GROUDEVA V. Klippel-feil syndrome with sprengel deformity [J]. J Radiol Case Rep, 2019,13(5):24 - 29.

[50] GILL J R, EL NAKHAL T M, PARK S M, et al. Pathological fracture of non-ossifying fibroma associated with neurofibromatosis type 1 [J]. BMJ Case Rep, 2019,12(7):e228170.

[51] GOYAL P, ALOMARI A I, KOZAKEWICH H P, et al. Imaging features of kaposiform lymphangiomatosis [J]. Pediatr Radiol, 2016,46(9):1282 - 1290.

[52] HERMANN A L, POLIVKA M, LOIT M P, et al. Aneurysmal bone cyst of the frontal bone — A radiologic-pathologic correlation [J]. J Radiol Case Rep, 2018,12(7):16 - 24.

[53] HO-FUNG V M, ZAPALA M A, LEE E Y. Musculoskeletal Traumatic Injuries in Children: Characteristic Imaging Findings and Mimickers [J]. Radiol Clin North Am, 2017,55(4):785 - 802.

[54] HUNG Y P, FLETCHER C D M, HORNICK J L. Evaluation of pan-TRK immunohistochemistry in infantile fibrosarcoma, lipofibromatosis-like neural tumour and histological mimics [J]. Histopathology, 2018,73(4):634 - 644.

[55] JAVAID M K, BOYCE A, APPELMAN-DIJKSTRA N, et al. Best practice management guidelines for fibrous dysplasia/McCune-Albright syndrome: a consensus statement from the FD/MAS international consortium [J]. Orphanet J Rare Dis, 2019,14(1):139.

[56] KALUS S, SAIFUDDIN A. Whole-body MRI vs bone scintigraphy in the staging of Ewing sarcoma of bone: a 12-year single-institution review [J]. Eur Radiol, 2019,29(10):5700 - 5708.

[57] KAO S C. Overview of the clinical and imaging features of the most common non-rhabdomyosarcoma soft-tissue sarcomas [J]. Pediatr Radiol, 2019,49(11):1524 - 1533.

[58] KIM H M, YANG W I, LYU C J, et al. Descriptive analysis of histiocytic and dendritic cell neoplasms: a single-institution experience [J]. Yonsei Med J, 2020,61(9):774 - 779.

[59] KIM H S, LIM K S, SEO S W, et al. Recurrence of a unicameral bone cyst in the femoral diaphysis [J]. ClinOrthop Surg, 2016,8(4):484 - 488.

［60］KIM J R, YOON H M, KOH K N, et al. Rhabdomyosarcoma in Children and Adolescents: Patterns and Risk Factors of Distant Metastasis［J］. Am J Roentgenol, 2017,209(2):409 - 416.

［61］KINNUNEN A R, SIRONEN R, SIPOLA P. Magnetic resonance imaging characteristics in patients with histopathologically proven fibrous dysplasia-a systematic review［J］. Skeletal Radiol, 2020,49(6): 837 - 845.

［62］KOZLOWSKI A, MURATI M, OGILVIE C, et al. Fibrous hamartoma of infancy associated with bony remodeling and muscle atrophy［J］. Pediatr Dermatol, 2019,36(5):677 - 680.

［63］KRALIK S F, HAIDER K M, LOBO R R, et al. Orbital infantile hemangioma and rhabdomyosarcoma in children: differentiation using diffusion-weighted magnetic resonance imaging［J］. J AAPOS, 2018,22 (1):27 - 31.

［64］KUHN K J, CLOUTIER J M, BOUTIN R D, et al. Soft tissue pathology for the radiologist: a tumor board primer with 2020 WHO classification update［J］. Skeletal Radiol, 2021,50(1):29 - 42.

［65］KWANG-WON P, REY-AN N G, CHASTITY A R, et al. Limb lengthening in patients with achondroplasia ［J］. Yonsei Med J, 2015,56(6):1656 - 1662.

［66］LADENHAUF H N, SEITLINGER G, GREEN D W. Osgood-Schlatter disease: a 2020 update of a common knee condition in children［J］. CurrOpin Pediatr, 2020,32(1):107 - 112.

［67］LARSON D B, CHEN M C, LUNGREN M P, et al. Performanceof a deep-learning neural network model in assessing skeletal maturity on pediatric hand radiographs［J］. Radiology, 2018, 287 (1): 313 - 322.

［68］LEE A Y, PATEL N A, KURTZ K, et al. The use of 3D printing in shared decision making for a juvenile aggressive ossifying fibroma in a pediatric patient［J］. Am J Otolaryngol, 2019,40(5):779 - 782.

［69］LUO Z, CHEN W, SHEN X, et al. CT and MRI features of calvarium and skull base osteosarcoma (CSBO)［J］. Br J Radiol, 2020, 93 (1105): 20190653.

［70］LUO Z, CHEN W, SHEN X, et al. Head and neck osteosarcoma: CT and MR imaging features［J］. DentomaxillofacRadiol, 2020,49(2):20190202.

［71］MACKEL C E, JADA A, SAMDANI A F, et al. A comprehensive review of the diagnosis and management of congenital scoliosis［J］. Childs Nerv Syst, 2018,34 (11):2155 - 2171.

［72］MANKIN H J, TRAHAN C A, FONDREN G, et al. Non-ossifying fibroma, fibrous cortical defect and Jaffe-Campanacci syndrome: a biologic and clinical review ［J］. Chir Organi Mov, 2009,93(1):1 - 7.

［73］NISHIDA J, MORITA T, OGOSE A, et al. Imaging characteristics of deep-seated lipomatous tumors: intramuscular lipoma, intermuscular lipoma, and lipoma-like liposarcoma［J］. J Orthop Sci, 2007, 12 (6):533 - 541.

［74］NISSON P L, LINK T W, CARNEVALE J, et al. Primary aneurysmal bone cyst of the thoracic spine: a pediatric case report［J］. World Neurosurg, 2019, 134:408 - 414.

［75］ONDHIA M, GARG N, SUMATHI V, et al. Paediatricosteofibrous dysplasia-like adamantinoma with classical radiological findings［J］. BMJ Case Rep, 2018,2018:bcr2018224487.

［76］PATHAK S K, KUMARN, BAGTHARIA P. Alkaptonuria and multilevel intervertebral disc calcification［J］. Joint Bone Spine, 2020,87(3):259.

［77］PATNAIK S, YARLAGADDA J, SUSARLA R. Imaging features of Ewing's sarcoma: Special reference to uncommon features and rare sites of presentation ［J］. J Cancer Res Ther, 2018,14(5):1014 - 1022.

［78］PURI A, HEGDE P, GULIA A, et al. Primary aneurysmal bone cysts［J］. Bone Joint J, 2020,102 - B(2):186 - 190.

［79］RACIBORSKA A, BILSKA K, WĘCŁAWEK-TOMPOL J, et al. Clinical characteristics and outcome of pediatric patients diagnosed with Langerhans cell histiocytosis in pediatric hematology and oncology centers in Poland［J］. BMC Cancer, 2020, 20 (1): 874.

［80］REN X, LI T, YANGX, et al. Regression convolutional neural network for automated pediatric bone age assessment from hand radiograph［J］. IEEE J Biomed Health Inform, 2019,23(5):2030 - 2038.

［81］RESTREPO R, WEISBERG M D, PEVSNER R, et al. Discoid meniscus in the pediatric population:

emphasis on MR imaging signs of instabilityncidence and treatment trends of symptomatic discoid lateral menisci: an 18-year population-based study[J]. Magn Reson Imaging Clin N Am, 2019,27(2):323-339.

[82] RODRIGUEZ-GALINDO C, ALLEN C E. Langerhans cell histiocytosis[J]. Blood, 2020,135 (16):1319-1331.

[83] ROSENDAHL K, MAAS M. Update on imaging in juvenile idiopathic arthritis[J]. Pediatr Radiol, 2018, 48(6):783-784.

[84] SBARAGLIA M, RIGHI A, GAMBAROTTI M, et al. Ewing sarcoma and Ewing-like tumors[J]. Virchows Arch, 2020,476(1):109-119.

[85] SFEROPOULOS N K, KOTAKIDOU R, PETRO-POULOS A S. Myositis ossificans in children: a review [J]. Eur J Orthop Surg Traumatol, 2017,27(4):491-502.

[86] SHEYBANI E F, EUTSLER E P, NAVARRO O M. Fat-containing soft-tissue masses in children[J]. Pediatr Radiol, 2016,46(13):1760-1773.

[87] SHIM S W, KANG B S, LEE C C, et al. MRI features of calcifying aponeurotic fibroma in the upper arm: a case report and review of the literature[J]. Skeletal Radiol, 2016,45(8):1139-1143.

[88] SWARUP I, SILBERMAN J, BLANCO J, et al. Incidence of intraspinal and extraspinal MRI abnormalities in patients with adolescent idiopathic scoliosis[J]. Spine deformity, 2019,7(1):47-52.

[89] THACHER T D, FISCHER P R, PETTIFOR J M, et al. Radiographic scoring method for the assessment of the severity of nutritional rickets[J]. J Trop Pediatr, 2000,46(3):132-139.

[90] THAKOLKARAN N, SHETTY A K. Acute hematogenous osteomyelitis in children[J]. Ochsner J, 2019,19(2):116-122.

[91] TIWARI V, GAMANAGATTI S, MITTAL R, et al. Correlation between MRI and hip arthroscopy in children with Legg-Calve-Perthes disease[J]. Musculoskelet Surg, 2018,102(2):153-157.

[92] TOKGOZ M A, CAVUSOGLU A T, AYANOGLU T, et al. Neglected bilateral congenital dislocation of the patella[J]. EklemHastalik Cerrahisi, 2017, 28 (2):128-31.

[93] VANNELLI S, BUGANZA R, RUNFOLA F, et al. Jaffe-Campanacci syndrome or neurofibromatosis type 1: a case report of phenotypic overlap with detection of NF1 gene mutation in non-ossifying fibroma[J]. Ital J Pediatr, 2020,46(1):58.

[94] WESTACOTT D, KANNU P, STIMEC J, et al. Osteofibrous dysplasia of the tibia in children: outcome without resection[J]. J Pediatr Orthop, 2019,39(8): e614-e621.

[95] YALCINKAYA M, LAPCIN O, ARIKAN Y, et al. Surface aneurysmal bone cyst: clinical and imaging features in 10 new cases[J]. Orthopedics, 2016,39 (5):e897-903.

[96] YANG S, ZUSMAN N, LIEBERMAN E, et al. developmental Dysplasia of the hip[J]. Pediatrics, 2019,143(1)

[97] ZARE S Y, LEIVO M, FADARE O. Recurrent pleomorphic myxoid liposarcoma in a patient with Li-Fraumeni syndrome[J]. Int J Surg Pathol, 2020,28 (2):225-228.

[98] ZEITOUN R, SHOKRY A M, AHMED KHALEEL S, et al. Osteosarcoma subtypes: Magnetic resonance and quantitative diffusion weighted imaging criteria[J]. J Egypt Natl Canc Inst, 2018,30(1):39-44.

7.1　眼部疾病

　　MRI是儿童眼和眼眶疾病最主要的影像学检查方法。儿童眼晶状体对 X 线敏感,眼眶 CT 临床应用目前已经明显减少。MRI 具有无辐射、软组织分辨率高、多平面多参数成像等优势,在儿童眼与眼眶疾病诊断中发挥越来越大的作用。

　　MRI 扫描方法包括平扫和增强,一般横断面 SE T_1WI、FSE T_2WI/FSE IR,冠状面 SE T_1W,层厚一般 3～5 mm,层间距 0.5～1 mm。增强扫描采用脂肪抑制 T_1W,横断面、冠状面或平行于视神经的斜矢状面扫描。近来由于 MRI 技术的发展,3D 增强序列扫描逐渐应用于临床,它分辨率高且可以进行任意切面图像重组,检查时间有了进一步缩短。

7.1.1　先天性疾病

(1) 无眼球与小眼球

　　1) 概述:无眼球(anophthalmos)畸形分为三

个亚型即原发性无眼球畸形、继发性无眼球畸形和变性无眼球畸形。前两型罕见,变性型无眼球畸形临床较常见,是在视泡形成后由于感染、创伤等引起眼球退行性变,一般为双侧性病变。

　　小眼球(microphalmos)畸形为较常见的眼球畸形,可为一侧或双侧。它可以分为两个亚型,即原发性和继发性小眼球。

　　2) 病理:原发性无眼球、继发性无眼球为真正的先天性无眼球,患者眼眶内完全无神经外胚叶组织,前者是胚胎期视泡未发育所致,后者常由于完全性前脑部发育畸形所致,多为双侧性。变性无眼球畸形是视泡形成后发生退行性变,此型眼眶中存在神经组织,与先天性小眼球难以区分。

　　原发性小眼球畸形常见于染色体疾病,如 Lowe 综合征等,也可见于胎内先天性感染。继发性小眼球可由于结核性感染等原因所致。

　　3) 临床表现:无眼球患者表现为眼窝塌陷、眼球缺如,但结膜存在,眼睑下摸不到眼球或仅扪及蚕豆大小的硬结。小眼球患者也表现为眼窝凹陷,睑裂、眼球和角膜均小,瞳孔发白(白瞳症),视力差或失明等。

4)MRI表现:无眼球者眼眶 MRI 能显示骨性眼眶发育较小,眶内无眼球或仅见小结节状软组织影,视神经缺失或纤细,眼外肌和泪腺等结构常存在。由于该畸形可伴脑部其他畸形,因此检查范围应包括全颅脑。

小眼球畸形者 MRI 显示一侧或双侧眼球较正常小,陷于眼眶内,眼球结构基本正常,但晶体常较小或圆隆,T_2WI 信号稍高,玻璃体信号与脑脊液相似或 T_1WI 稍高于脑脊液,T_2WI 高信号,与脑脊液信号相似,视神经常较细,偶尔可以正常,眼外肌和泪腺等结构基本正常或略细,信号基本正常(图 7-1、7-2)。部分病例可伴有眼眶囊肿,常位于球后或球底部。如合并颅脑先天性感

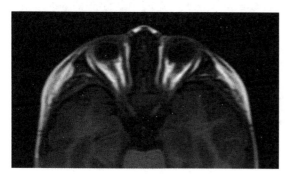

图 7-1　双侧小眼球 MRI 表现

注:患儿,男,1 岁。MRI 横断面 SE 序列 T_1WI 显示两侧眼球小,陷于眼眶内,眼球结构基本正常,玻璃体信号正常,眼外肌及视神经形态基本正常。

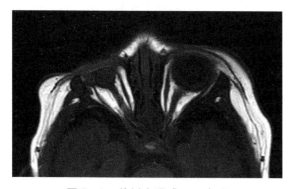

图 7-2　单侧小眼球 MRI 表现

注:患儿,男,3 月龄,出生即发现右侧眼球小。T_1WI 示右侧眼球明显小于左侧,视神经未见明显异常。

染,则基底节、室管膜或皮层可见 T_2WI 低信号结节。由于该畸形可伴脑部其他病变,因此检查范围也应包括全颅脑。

5)诊断要点:患儿出生即表现眼窝凹陷,MRI 显示眼眶内无眼球或眼球小于正常。

6)鉴别诊断:小眼球要与永存原始玻璃体增生症和早产儿视网膜病变鉴别。前者晶状体后缘至视神经乳头之间存在条索状影,后者有早产病史且多有高氧吸入史,鉴别不难。

(2)牵牛花综合征

1)概述:牵牛花综合征(morning glory syndrome)为视乳头的先天性发育异常。Kindler于 1970 年根据该病眼底形态犹似一朵盛开的牵牛花而予以命名。本病少见,这种先天性畸形的形成机制尚不清楚,可能是视神经入口缺损或与视乳头中心区胶质发育异常有关。在眼底镜下,视乳头面积明显扩大,呈粉红色,中央有漏斗状凹陷,凹陷底部被棉花绒样物质充填,有 10~20 余支粗细不等的血管自充填物边缘穿出,径直走向周边部。

2)病理:可能与胚裂上端闭合不全、中胚层的发育异常有关。

3)临床表现:无明显性别差异,在儿童期即有视力减退或斜视,一侧多见,也可双侧,可伴有同侧或对侧其他的眼部先天异常,如视乳头缺损、永存原始玻璃体增生症、小眼球等。颅内偶尔可见中线结构畸形如胼胝体发育不全、脑膜脑膨出等。因此,对于此类患者,除了眼眶 MRI,还需要头颅 MRI 扫描。新华医院近 5 年 23 例病例中,有 1 例双侧病变伴经蝶窦脑膜脑膨出。

4)MRI 表现:视盘扩大,眼球后壁向后局限性漏斗样或囊样隆起,其内容物与玻璃体相通,呈 T_1WI 低信号、T_2WI 高信号,有时可伴有邻近视网膜脱离及视网膜下积液,这种积液可以延伸至球后(图 7-3)。不少患者可伴有同侧或对侧小眼球、白内障等其他眼部畸形表现(图 7-4)。如伴有颅内中线畸形,头颅 MRI 能显示相应畸形(图 7-5)。

5)诊断要点:单侧眼球后壁向后局限性漏斗样或囊样隆起,其内容物与玻璃体相通。

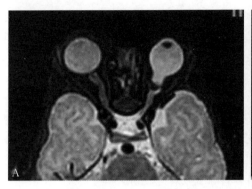
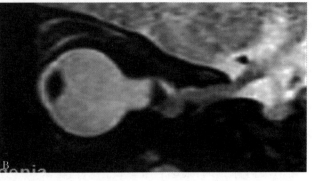

图 7-3　左眼牵牛花综合征 MRI 表现

注：患儿，女，7 月龄。A. T$_2$WI 示左侧眼球后部缺损，玻璃体向后膨出，左侧视神经扭曲；B. 矢状面重组，晶状体未见异常。

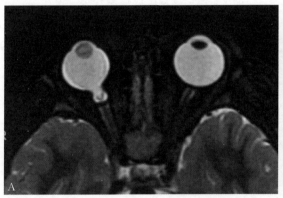
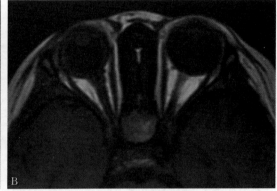

图 7-4　右眼牵牛花综合征伴同侧白内障、视网膜脱离 MRI 表现

注：A. T$_2$WI 示晶状体高信号，提示白内障；B. 横断面 T$_1$WI，右侧眼球小于左侧，眼球视乳头后部缺损，玻璃体向球后囊样膨出，鼻侧及颞侧见新月形低信号影，晶状体增大呈球形。

6）鉴别诊断：此病要与眼球后极部巩膜葡萄肿和伴囊肿的小眼球畸形鉴别。前者多见于高度近视眼导致的巩膜后扩张，眼球增大。后者是由于视网膜、脉络膜缺损导致巩膜显著扩张，在球后形成囊肿，该囊肿甚至比眼球还大，鉴别一般不难。

（3）永存原始玻璃体增生症

1）概述和病理：永存原始玻璃体增生症（persistent primary hyperplastic vitreous，PHPV）是眼球在发育与成熟过程中发生障碍，原始玻璃体动脉未退化，并在晶体后方与视盘之间发生增殖形成纤维血管团块。

2）临床表现：常发生于足月产儿，90%为单侧发病，往往在出生时即被发现，表现为小眼球伴白瞳症。此症的并发症是眼内出血或继发性青光眼，表现为眼球增大。部分患者伴视网膜脱离。PHPV 患者视力部分或全部缺失。

3）MRI 表现：眼眶 T$_1$WI 同样显示患侧眼球体积缩小，玻璃体信号可能高于正常侧眼球，T$_2$WI 能清楚显示晶状体后至视神经方向条索样、蘑菇状或高脚杯状低信号，晶体后和或视乳头前可以出现斑片状低信号为主病灶，增强后显示不同程度强化，轴位和斜矢状面显示佳（图 7-6）。晶状体形态和信号变化较多，取决于晶状体病变的处于不同时期，可以是类圆形或球形，T$_2$WI 可以表现低信号或略高信号等，如果伴视网膜脱离伴渗出，则 T$_1$WI 和 T$_2$WI 显示"V"字形信号影，其中 T$_1$WI 呈等低信号、T$_2$WI 呈高信号或 T$_1$WI 及 T$_2$WI 均呈高信号（图 7-7）。

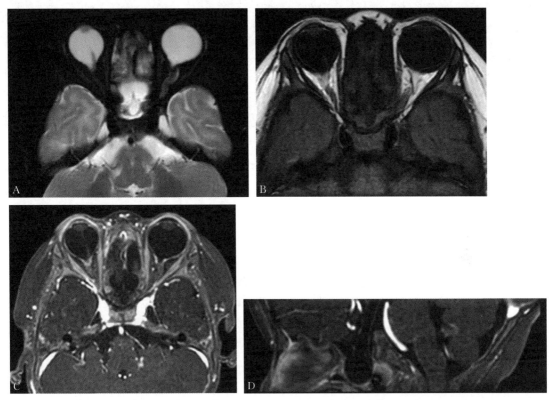

图 7-5 双侧性牵牛花综合征伴右眼永存原始玻璃体增生症,经蝶窦脑膜脑膨出 MRI 表现

注:A. T_2WI 横断面见双侧球后缺损,玻璃体向后膨出,右眼见条索影自晶体后部至球后间;B. T_1WI 示视交叉低位;C. 增强横断面示右眼条索影轻度强化;D. 增强矢状面重建示中线层面蝶骨缺损,脑脊液下陷达鼻咽部。

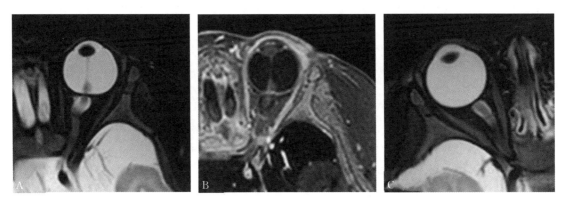

图 7-6 永存原始玻璃体增生症 MRI 表现

注:患儿,男,7 月龄,出生后发现左侧眼球略小。A. T_2WI 示左侧眼球略小于右侧,晶体呈椭圆形,晶体后方至视乳头之间见条索样影,视乳头前方片状影;B. T_1WI-FS 示条索影及后方斑片影中度强化;C. 右侧眼球 T_2WI 示正常对照,晶体呈凸透镜样表现。

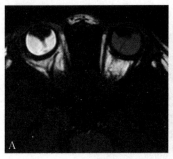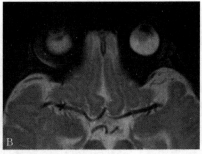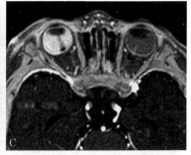

图7-7 双侧永存原始玻璃体增生症合并视网膜脱离 MRI 表现

注:患儿,男,6月龄,出生即发现小眼球。A. T_1WI 示双眼晶体后方至视乳头间低信号条索影,双侧视网膜剥离,右侧积血;B. T_2WI 表现;C. 增强示条索影强化。

4) 诊断要点:足月儿,出生不久发现小眼球,单侧为主,晶体后部至视神经方向出现条索样影,增强后有不同程度强化。

5) 鉴别诊断:由于视网膜母细胞瘤临床大多也表现为白瞳,约 25％ PHPV 可以出现钙化,因此需要与视网膜母细胞瘤鉴别。视网膜母细胞瘤一般起病时眼球大小正常,青光眼期则表现为眼球增大,很少为小眼球。晶状体通常无异常,大多表现为突向玻璃体的软组织肿块,约 90％伴钙化,增强后中度强化,两者可以鉴别。另外,早产儿视网膜病变也可以发生晶体后纤维灶,也可出现视网膜脱离,PHPV 需要与之鉴别。早产儿视网膜病变多发生于早产儿,一般有吸高浓度氧病史,双侧发病多见,晶体也正常。

(4)眼眶先天性囊肿

1) 概述:眼眶先天性囊肿(congenital orbital cysts)主要有皮样囊肿或表皮样囊肿以及少见的先天畸形伴囊肿等。

2) 病理:表皮样囊肿的囊壁仅含鳞状上皮细胞,如囊内完全由液性脂肪组成,则称真性胆脂瘤。皮样囊肿则同时具有皮肤附件如毛囊、皮脂腺和汗腺等结构,因而囊内可含毛发、角化物和脂肪等组织,两者有时需病理鉴别。

胚胎发育时,表皮与硬脑膜接触,之后它们之间被发育的颅骨分开,如果表皮与两者发生粘连,则形成囊肿。该囊肿多发生在骨缝区,眼眶是好发部位之一。Jasmina 等报道了 54 例儿童眶周皮样囊肿,81.5％位于颞上眶。少数为后天外伤导致表皮进入深层组织而形成表皮样囊肿。

3) 临床表现:皮样囊肿或表皮样囊肿是眼眶最常见的先天性囊肿,多见于 10 岁以内的儿童,发展缓慢,有时囊肿在成年时增大而出现症状,故临床可见任何年龄段发病。发生在眶缘时可见眼睑肿胀,发生在眼眶深部时可导致眼球突出、运动障碍等表现,囊肿破裂时可引起炎症。

4) MRI 表现:表皮样囊肿由于囊内有时含有一些少量蛋白或囊内微出血,因此 T_1WI 可以呈稍低、中等或稍高信号,T_2WI 呈较均匀高信号,囊内容无强化,仅薄层囊壁轻微强化(图 7-8、7-9)。皮样囊肿的信号不均匀,其内可见特征性的脂肪成分,T_1WI 和 T_2WI 呈不均匀高信号,可为高至低混杂信号,抑脂序列脂肪区高信号被抑制,部分囊肿内可见脂-液平面,囊内容物无强化,囊壁可轻度强化(图 7-10)。囊肿破裂和感染者囊壁增厚,周围有边界不清楚和明显强化的炎症软组织病灶。

5) 诊断要点:紧邻眶骨的肌锥外间隙的薄壁囊肿,囊壁光滑且增强后轻微强化,囊内容物均匀则为表皮样囊肿;囊内容物不均匀且含脂肪,则为皮样囊肿。

6) 鉴别诊断:

A. 额筛窦黏液囊肿:当囊肿较大突入眼眶内时需要与眶内皮样囊肿或表皮样囊肿鉴别。前者囊肿中心位于副鼻窦内,囊内无脂肪成分,相应窦腔膨大,骨壁(眶顶或内侧壁)向眶内膨隆和吸收。

B. 泪腺肿块:泪腺混合瘤若发生囊变和骨质

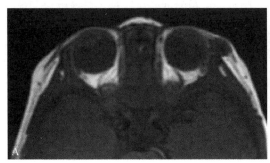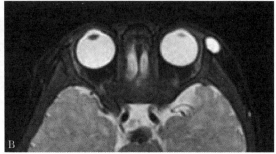

图 7-8　眼眶表皮样囊肿 MRI 表现

注:患儿,女,10月龄。A. T₁WI 示眼眶外侧眶缘见椭圆形低信号影;B. T₂WI 压脂序列呈明显均匀高信号。

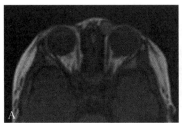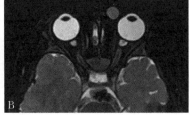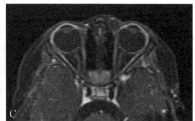

图 7-9　眼眶表皮样囊肿 MRI 表现

注:患儿,女,5岁。A. T₁WI 眼眶内侧呈稍高信号影;B. T₂WI 压脂序列呈明显高信号;C. T₁WI 压脂序列增强,囊壁强化。

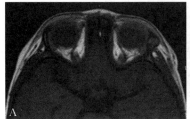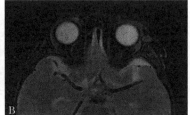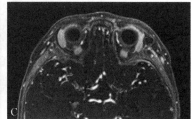

图 7-10　左侧眼眶皮样囊肿 MRI 表现

注:患儿,男,2岁,发现左眼眉弓部肿块4个月。A. T₁WI 显示左侧眼眶外侧壁椭圆形高信号结节;B. T₂WI 呈稍高信号;C. T₁WI 压脂序列增强,病灶呈低信号,周边环形强化。

受压,有时可能与该部位的皮样囊肿混淆,但前者通常或多或少伴有实性肿瘤成分,且无脂肪成分,增强后囊壁不均匀强化;泪腺囊肿较少见,密度低而均匀,无脂肪成分,不导致骨缝增宽。

C. 眶内脑膜膨出或脑膜脑膨出:MRI 矢状面或冠状面薄层扫描容易显示眶内容物与脑膜脑相通。

(5)神经纤维瘤病Ⅰ型

1)概述和病理:神经纤维瘤病是神经皮肤综合征中最常见的一种疾病,其中神经纤维瘤病Ⅰ型(NF-1)占神经纤维瘤病的90%。NF-1是常染色体显性遗传病,其致病基因位于常染色体17q11.2。约50%患者无家族史,因基因突变而发生本病。它主要累及外胚层、同时部分也可累及中胚层导致全身多系统疾病。眼和眼眶、视神经常受累,部分视神经胶质瘤有自限倾向。

2)临床表现:常在儿童期发病,表现全身多处皮肤咖啡牛奶斑,这种斑点数量及大小会随着患儿年龄增长而增长。皮肤可出现结节样神经纤维瘤。部分患者表现为上眼睑及颞部周围软组织增厚、隆起，眼球突出，极少数患者伴青光眼，表现为大眼球，部分患者合并视神经胶质瘤，以上患者往往表现出不同程度的视力下降。

3）MRI 表现：蝶骨翼发育不全导致颞叶向前疝入眼球后区导致眼球外突，患侧眼睑及颞部软组织增厚表现为条索样病灶，T_1WI 呈等信号、T_2 压脂序列图像呈明显不均匀高信号，增强后大部分病灶明显强化，部分不强化，该病灶部分可通过眶上裂延伸至颅内海绵窦，极少数患者可合并青光眼，表现为大眼球（图 7 - 11）。10％～15％ NF-1 患者合并神经胶质瘤，表现为视神经增粗、T_1WI 呈等信号、T_2WI 呈高信号，增强后绝大部分表现明显强化，少数可以不强化（图 7 - 12）。部分增粗的视神经周围蛛网膜下隙间隙明

显增宽。增粗的神经可以是一侧性或双侧性，可以局限在眶内，也可以延伸至视交叉，甚至视束，表现为全视路胶质瘤（图 7 - 13）。以毛细胞星形细胞瘤多见。由于 NF-1 患者 80％左右伴小脑、脑干、基底节区髓鞘空泡样变，表现为这些区域结节样 T_1WI 呈等低信号、T_2WI 呈高信号（图 7 - 14）。

4）诊断要点：患儿皮肤多处咖啡牛奶斑，影像学检查眼球外突伴眼睑及颞部软组织条索样肿块，伴或不伴视神经增粗。

5）鉴别诊断：眼眶周围软组织血管性病变，眼眶骨质破坏伴软组织肿块性病变，如朗格汉斯细胞组织细胞增生症（LCH）、神经母细胞瘤骨转移等。前者表面皮肤可为红色，增强后结节样或团块样显著强化。后者骨质破坏伴软组织肿块，而 NF-1 不伴有眼眶骨质破坏。

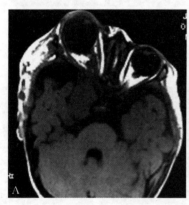
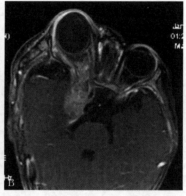

图 7 - 11　神经纤维瘤病Ⅰ型，右侧蝶骨翼发育不全合并丛状神经纤维瘤 MRI 表现

注：患儿，女，6 岁。A. 横断面 T_1WI 示右侧蝶骨翼发育不良，颞叶向前疝入球后致右侧眼球突出伴患眼青光眼，右侧颞部皮下条索样 T_1WI 低信号，右侧海绵窦区软组织肿块呈等信号；B. T_1WI 压脂增强示右侧颞部皮下病灶强化，右侧海绵窦区肿瘤明显强化。

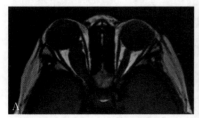
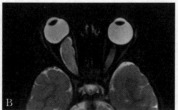
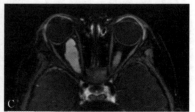

图 7 - 12　神经纤维瘤病Ⅰ型，双侧视神经胶质瘤 MRI 表现

注：患儿，女，3 岁。A. T_1WI 示双侧视神经增粗，右侧明显，呈等信号；B. T_2WI 压脂序列示视神经呈稍高信号；C. T_1WI 压脂序列增强示视神经明显强化，为毛发细胞星形细胞瘤。

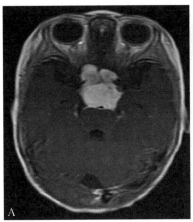
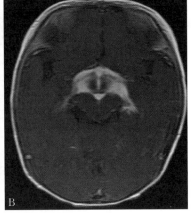

图7-13 神经纤维瘤病Ⅰ型,视路胶质瘤MRI表现

注:患儿,男,4岁。A. T_1WI增强示双侧颅内段视神经结节样增粗延伸视交叉,增强明显强化;B. T_1WI增强示双侧视束增粗伴强化。

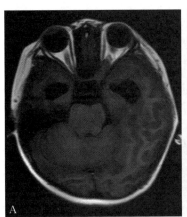
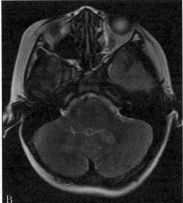
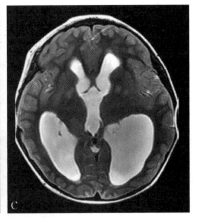

图7-14 神经纤维瘤病Ⅰ型合并脑白质病变MRI表现

注:患儿,女,6岁。A. T_1WI示左侧视神经增粗;B. T_2WI示脑干及双侧小脑白质多发斑片、结节样稍高信号灶;C. 双侧苍白球结节样 T_2WI呈高信号灶,脑积水。

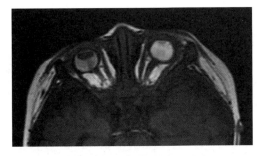

图7-15 早产儿视网膜病变MRI表现(一)

注:患儿,男,1岁,早产儿,有吸高浓度氧史。T_1WI显示双侧小眼球,伴视网膜脱离伴出血,玻璃体明显受压变形。

7.1.2 早产儿视网膜病变

(1) 概述与病理

早产儿视网膜病变(retinopathy of prematurity, ROP)又名晶状体后纤维增生。早产新生儿因呼吸窘迫接受长时间吸氧治疗后,高浓度的氧引起视网膜血管收缩、闭塞,产生视网膜病变,通常为双眼受累。视网膜损伤后,新增生的血管深入玻璃体内,可发生出血、瘢痕、视网膜脱离和视网膜下渗出等。慢性视网膜脱离以及晶体后成纤维细胞增生形成瘢痕,使眼球缩小。

（2）临床表现

本病几乎都发生于早产儿和低出生体重儿，部分患儿可没有长时间高浓度吸氧史。患儿视力损害严重，眼球可以正常大小，较严重者表现为小眼球，极少数可发生青光眼，表现为眼球增大。

（3）MRI表现

轻症眼球一般正常大小，重症眼球变小（图7-15），晶状体信号正常，玻璃体 T_1WI 呈等或稍高信号，T_2WI 也呈高信号，晶体后方与视乳头之间有时可见条索状软组织影在 T_2WI 呈低信号，增强后无强化，眼球后部常见视网膜脱离或出血，玻璃体受压变形（图7-16）。

7.1.3 外层渗出性视网膜病变

（1）概述与病理

外层渗出性视网膜病变（external exudative retinopathy），又名 Coats 病（Coats disease），系1908年 Coats 描述的一种少见的外层视网膜病变。由于视网膜血管扩张迂曲、血管内皮细胞屏障作用丧失，以致血浆大量渗出于视网膜神经上皮层下，导致视网膜广泛脱离的视网膜病变。

（2）临床表现

大多见于青少年，5～10岁为发病高峰，亦可发生于成年人。通常侵犯单眼，偶为双侧。病程缓慢，呈进行性。早期无症状，直到视力显著减退，出现白瞳症或外斜时才就诊。

（3）MRI表现

眼球大小一般正常，玻璃体后见"新月"形或"V"形异常信号，其信号强度取决于渗出物成分，如为血性，则 T_1WI 呈高信号及 T_2WI 呈等信号或稍高信号，有时可见液-液平面；如含蛋白成分较高，则 T_1WI 呈稍高信号、T_2WI 呈高信号；如果蛋白成分低，则 T_1WI 呈低信号、T_2WI 呈高信号（图7-17）。

4）诊断要点：男性少年，视力下降就诊，MRI示眼球大小正常，不同程度视网膜脱离，视网膜下积液常常呈 T_1W 等或高信号。

5）鉴别诊断：本病需与伴视网膜脱离的视网膜母细胞瘤、PHPV鉴别。本病无明确肿块，通常不发生钙化，视网膜母细胞瘤一般有肿块，90%以上发生钙化，两者鉴别不难。PHPV发病年龄

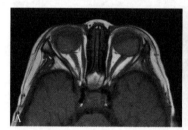
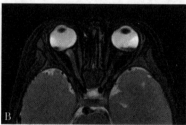
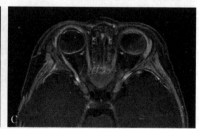

图7-16　早产儿视网膜病变MRI表现（二）

注：患儿，男，10月龄，早产儿，有吸高浓度氧史。眼眶MRI显示双侧眼球略小，双侧视网膜脱离伴出血。A. T_1WI 表现；B. T_2WI 压脂序列表现；C. 增强。

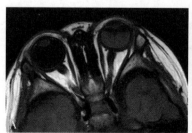
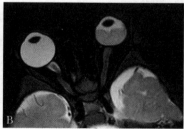
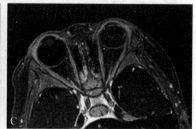

图7-17　渗出性视网膜病变MRI表现

注：患儿，男，16月龄，因白瞳就诊。A. T_1WI 示左眼球大小正常，玻璃体后新月形稍高信号；B. T_2WI 示高信号；C. T_1WI 压脂序列增强示未见明显异常强化。

小,一般出生时即有小眼球伴晶状体形态及 MRI 信号异常。

7.1.4 眼和眼眶肿瘤

(1) 视网膜母细胞瘤

1) 概述:视网膜母细胞瘤(retinoblastoma,RB)是一种先天性肿瘤,是儿童时期最常见的眼内恶性肿瘤,其发生率为 1/18 000～1/30 000。

2) 病理:RB 是一种高度恶性的原始神经外胚层肿瘤,起自于视网膜核层中。10% 病例有遗传性,通常为常染色体显性遗传,与染色体 13 异常有关,其余因基因发生突变而发病,遗传型往往见于双侧性和多灶性病例。超过 90% 肿瘤发生钙化。极少数双侧 RB 可以伴中线部位原始神经外胚层肿瘤如松果体区和/或鞍区,称为三侧性或四侧性肿瘤。

RB 可以分为内生性和外生性两种类型。内生性以种植的方式扩散,可以向玻璃体内扩展。外生性倾向在视网膜下生长,可以引起视网膜脱离。它也可以沿视神经周围和血管周围间隙扩展至球后,经视神经周围脑脊液间隙种植于中枢神经系统中,以及通过血行播散达骨髓、肝和肺。

随着疾病的早期发现和治疗方案改善,五年生存率达 92%,并可以使不少患眼保持良好的视力,但有眼外扩展的患儿愈后较差。

3) 临床表现:由于早期肿瘤较小,患儿不能自述而很难被发现,可喜的是现在全国推行新生儿筛查,使一些患儿能够被早期发现。有家族史的患儿,通过定期随访肿瘤被发现,初诊的平均年龄为 13～18 月龄。一半以上患儿以白瞳就诊,不少以斜视就诊。其他临床症状包括疼痛性红眼伴或不伴青光眼,视网膜脱离。较少见的临床表现有眼球震颤、眼前房出血、葡萄膜炎、眼眶蜂窝织炎。眼球增大见于肿瘤眼球外扩展之晚期病例中。

4) MRI 表现:RB 在病理上是高细胞性的,胞质稀少,核浆比例高,游离水少,因此 T_1WI 上与玻璃体相比表现为等、略高信号,在 T_2WI 上为相对低信号,钙化表现为更低信号,增强后肿瘤中度强化为主(与眼外肌强化相似)(图 7-18),少数显著强化、极少数不强化。视网膜脱离常见,表现为玻璃体后部"V"形液体信号(图 7-19)。三侧或四侧肿瘤表现为除眼球外,可见松果体区或鞍上池结节(图 7-20),转移表现为视神经增粗,DWI 呈高信号,中度强化,3D 薄层增强技术应用使视神经受侵检出率提高(图 7-21)。脑脊液播散表现为不均匀脑回样强化。

5) 诊断要点:3 岁以下患儿以白瞳或斜视就诊,MRI 显示眼球内肿块伴钙化。

6) 鉴别诊断:

A. PHPV:出生时小眼球,在 MRI 所有序列上玻璃体均为高信号,MRI 信号特征与 RB 不同,以上几点可与 RB 鉴别。

B. ROP:ROP 通常是双侧性的,但常不对称,小眼球是常见的,钙化极为少见,可以与 RB 鉴别。

C. Coats 病:发生于 4～8 岁男孩中,Coats 病中视网膜下的渗出为高信号,增强扫描上伴毛细血管扩大,剥离的视网膜呈片状强化,不同于 RB。

(2) 视路胶质瘤

1) 概述与病理:视神经与周围神经结构不同,其周围有从颅内向眼眶内伸展的脑膜和蛛网膜鞘的包裹,其间含有脑脊液间隙。视路包括视神经、视交叉、视束、外侧膝状体、视放射和枕部视皮质。视路胶质瘤(opic pathway gliomas)可以来自视神经和/或视交叉,并向后扩展甚至侵犯整个视路。因此,它可以单独发生于眼眶中,也可以发生于颅内,或两者同时存在。

视路胶质瘤是相对少见的肿瘤,其发生率约占所有颅内肿瘤的 1.5%,占眼眶肿瘤的 3%。视路胶质瘤与 NF-1 有相当密切的关系(见眼眶先天性病变中 NF-1 部分)。视路胶质瘤病理上以毛细胞型星形细胞瘤为主。伴 NF-1 的视路胶质瘤患者比不伴 NF-1 的预后更好。

2) 临床表现:视路胶质瘤发病高峰年龄为 2～7 岁,75% 的病例发生于 10 岁之下。眶内胶质瘤早期出现的突眼往往是轻度的。视交叉胶质瘤对下丘脑的侵犯可以引起下丘脑和垂体的功能

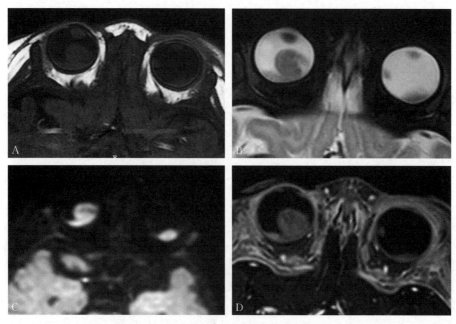

图 7 - 18　双眼视网膜母细胞瘤 MRI 表现

注:患儿,女,4 月龄,因发现白瞳就诊。A. T_1WI 示右眼后壁、左眼后壁及内侧壁等信号结节,右侧显著;B. T_2WI 示病灶呈等信号;C. DWI 示病灶呈显著高信号(左眼鼻侧病灶在相邻层面显示);D. T_1WI 增强示病灶中度强化。

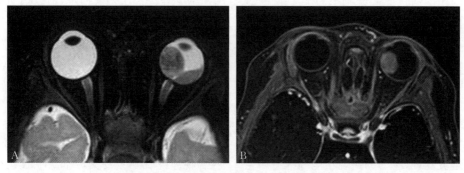

图 7 - 19　左眼视网膜母细胞瘤伴视网膜脱离 MRI 表现

注:患儿,男,2 岁。A. T_2WI 示左眼玻璃体后部"V"形影,颞侧均匀高信号,鼻侧高信号为主伴少许低信号(钙化);B. 增强后鼻侧肿瘤灶中度强化,颞侧病变无强化提示视网膜脱离伴积液。

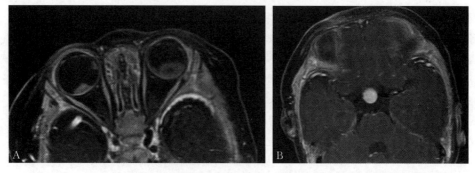

图 7 - 20　双眼视网膜母细胞瘤合并鞍上肿瘤(三侧性肿瘤)MRI 表现

注:患儿,男,5 月龄。A. 增强示右眼后壁及鼻侧强化结节,左眼后壁强化灶;B. 鞍上池强化结节。

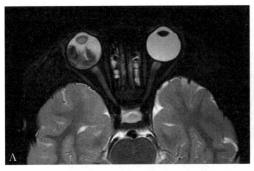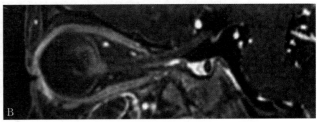

图 7-21　视网膜母细胞瘤伴视神经转移 MRI 表现

注:患儿,女,3岁。A. T_2WI 示右眼后壁突入玻璃体内呈不规则 T_2WI 稍高信号伴少许低信号;B. 3D 增强垂直于视神经的斜矢状面 MPR 重组见视神经起始部局限性增粗伴强化。

素乱。由于生长激素减少引起身材矮小。肿瘤向上侵犯阻塞室间孔产生脑积水,在婴幼儿中表现为头大、严重脑积水、眼球呈落日征表现。

3)MRI 表现:见眼眶先天性病变中 NF-1 部分。

4)诊断要点:儿童,尤其是 NF-1 患者,临床仅表现为视力下降或突眼,影像表现为一侧或两侧视神经增粗,或视神经、视交叉同时增粗,视胶质瘤诊断即确立。

5)鉴别诊断:

A. 视神经脑膜瘤:儿童少见,常伴神经纤维瘤病 2 型(neurofibromatosis type Ⅱ,NF-2)。肿瘤呈偏心性生长,脑膜瘤 T_1WI 及 T_2WI 均为等信号,视神经被包埋其中,而胶质瘤 T_1WI 呈低信号,T_2WI 呈明显高信号,增强后中或重度强化,两者鉴别不难(图 7-22)。

B. 视神经炎:青年女性多见,双侧发病为主,临床症状重,疼痛、视力下降明显,多为多发性硬化的部分表现。影像学上表现为视神经增粗,但不形成肿块。如果颅内或脊髓存在斑块则诊断明确。

(3)婴幼儿血管瘤

1)概述与病理:国际脉管性疾病研究学会(International Society for The Study of Vascular Anomalies, ISSVA)于 2014 年制订了脉管性病变病理分类,2018 年更新版发布,将脉管性病变分为血管性肿瘤和脉管畸形两大类。发生在儿童眼眶脉管性病变中,婴幼儿血管瘤(infantile hemangieoma)

最为常见,病理上肿瘤中见大量血管内皮细胞增生,免疫组化 Glut-1 阳性。其他脉管畸形儿童很少见。

2)临床表现:肿瘤多发生在眼睑周围、内眦或外眦区域,表现为皮肤边界清楚、草莓样突出体表的红色病灶,质软或韧,极少数发生在球后致眼球突出。一般发生在 2 岁以内,约 90% 左右在出生后 6 个月内被发现,增长迅速,8 个月后渐渐缩小,甚至自限,无需治疗。如果肿瘤不缩小或进一步增大则需临床治疗。

3)MRI 表现:眼睑周围界限清楚的肿块,信号一般呈等信号,同眼外肌,部分略高于眼外肌,T_2WI 呈高信号,增强后明显均匀强化,部分可见流空信号(图 7-23、7-24)。肿瘤较大时可以压迫邻近颅骨,但不破坏颅骨。

4)诊断要点:婴幼儿尤其是出生后 6 个月内发现眼睑周围草莓样界清红色肿瘤,短期迅速增大可以诊断,如果影像学检查显示显著强化,诊断更为明确。

5)鉴别诊断:横纹肌肉瘤也可发生在婴幼儿,多发生在眶周、肌锥外。早期皮肤局部隆起结节,短时间迅速增大,需要与血管瘤鉴别。前者皮肤色泽不呈草莓红色,肿瘤质硬,有助于鉴别。影像学表现都是富血供肿瘤,增强明显强化,DWI 呈高信号,前者 ADC 值下降,后者 ADC 值不低,有时鉴别困难,需要组织学诊断。其他脉管性病变也需要鉴别,如淋巴管畸形等,临床体检肿块质软,增强扫描肿块不强化,鉴别不难。

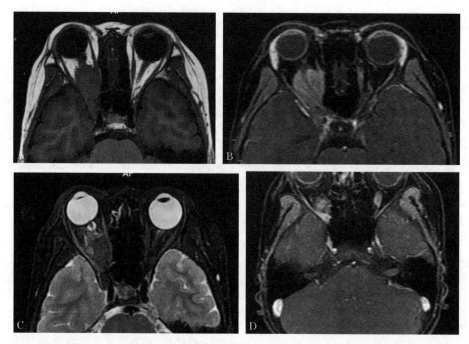

图 7-22　神经纤维瘤病Ⅱ型合并右侧视神经脑膜瘤 MRI 表现

注：A. T₁WI 示眼球后梭形等信号肿块；B. 增强示肿块明显强化，中央见稍低信号视神经穿行其中；C. T₂WI 示病灶等低信号；D. 内耳道层面见双侧听神经瘤。

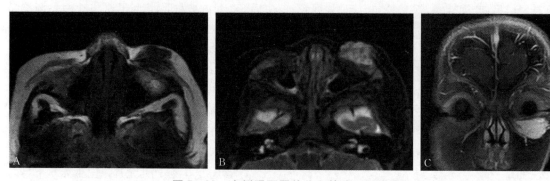

图 7-23　左侧眼眶婴幼儿血管瘤 MRI 表现

注：患儿，女，9 月龄，发现左侧眼眶下壁皮肤红色肿块，逐渐增大。A. T₁WI 显示左侧眼眶下壁前方软组织呈等低信号病灶；B. T₂WI 压脂序列显示该病灶呈明显高信号；C. 增强冠状面显示病灶明显均匀强化，界限清楚。

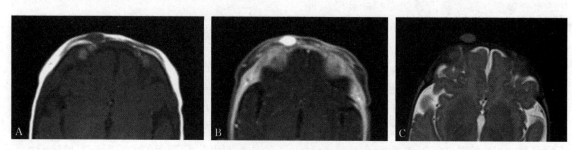

图 7-24　右侧眉弓眼眶婴幼儿血管瘤 MRI 表现

注：患儿，女，3 月龄，发现眉弓隆起 20 天。A. T₁WI 显示右侧眉弓椭圆形等信号结节；B. 增强示病灶明显强化；C. T₂WI 压脂序列示病灶高信号。

（4）朗格汉斯细胞组织细胞增生症

1）概述与病理：朗格汉斯细胞组织细胞增生症（LCH）常发生于年幼儿童，详见相关系统性疾病章节。

2）临床表现：儿童常累及眼眶，表现为眼眶壁或颞部软组织无痛性肿块，可伴突眼。

3）MRI表现：眶骨及周围软组织界限相对清楚的肿块，T_1WI 呈低信号或呈等信号，在 T_2WI 为等信号，DWI以等低信号为主，部分呈稍高或稍低信号，增强后中度或重度强化，肿瘤较大可伴内部出血表现为混杂信号，有时可出现多发颅骨破坏（图7-25）。CT在显示LCH病灶方面优势比较明显，表现为边界清楚的溶骨性破坏（图7-26），两者结合，诊断准确率大幅提高。

4）诊断要点：幼儿或年幼儿眼眶骨质破坏伴质地较软的软组织肿块，病灶界限较清楚，若同时颅骨显示多处界清的骨质破坏或身体其他部位出现骨质破坏时，诊断基本可以确立。

5）鉴别诊断：眼眶LCH需要与神经母细胞瘤眼眶转移（orbital involvement by neuroblastoma）、淋巴瘤或白血病侵犯眼眶相鉴别，身体其他部位的原发性肿瘤病史或眼眶骨质破坏伴放射性骨针时，鉴别相对容易，必要时需要活检证实。

（5）神经母细胞瘤眼眶转移

1）概述与病理：在婴儿及年幼儿童中，眼眶最常见的转移性肿瘤是神经母细胞瘤，它可以侵犯眼眶壁的任何部位，蝶骨大翼是最常受累区域，病变可以同时向颅中窝前部的硬膜外及眼眶肌锥外间隙扩展。

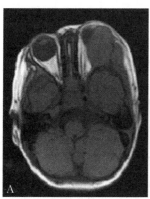
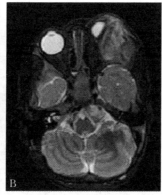
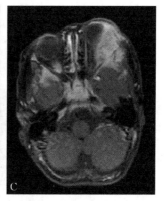

图7-25　眼眶朗格汉斯细胞组织细胞增生症 MRI 表现

注：患儿，男，2岁，左眼球外突1个月。A. T_1WI 左侧眼眶及颞部软组织肿块，呈等信号；B. T_2WI 呈稍高信号；C. 增强后显示肿块明显强化，眼球受压外突。

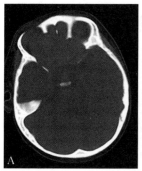
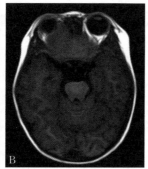
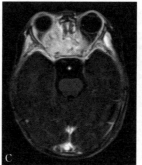
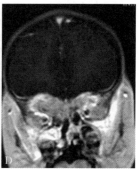

图7-26　双侧眼眶朗格汉斯细胞组织细胞增生症影像学表现

注：患儿，男，2岁，发现眼球突出，间断流鼻血1月余。A. CT骨窗显示双侧筛窦及眼眶内侧壁骨质破坏，边界清楚；B. MRI T_1W 横断面病灶呈等信号；C. 增强横断面显示病灶显著强化；D. 冠状面增强显示双侧眼眶内侧壁及眶顶后部病灶显著强化。

2）临床表现：在神经母细胞瘤的患儿中有8％病例出现眼眶症状。突眼是球后软组织转移最常见的表现，还可伴有疼痛、视力下降、眶周水肿、眼肌麻痹和复视。眼眶转移是颅面部骨转移的一部分。在颅部常有多发向外隆起的转移性肿块，眼球周围常常出现淤斑，呈"熊猫眼"表现。

3）MRI表现：神经母细胞瘤眼眶转移中的40％病例为双侧性转移，当转移扩展超过骨皮质范围时，它侵占眶外侧肌锥间隙或中颅窝，眶顶也是好发部位。

T_1WI上肿块与肌肉相比为等信号，若其中所伴有高信号影，往往代表肿瘤内出血。眶骨骨髓T_1WI呈低信号、T_2WI呈稍高信号，压脂序列呈高信号，DWI呈明显高信号，增强扫描呈中、重度强化（图7-27）。放射性骨针表现比较具有相对特征性改变，呈低信号，CT优于MRI。极少数白血病也可出现放射性骨针表现。

4）诊断要点：幼儿或年幼儿眼眶骨质破坏伴软组织肿块，若CT或MRI出现放射性骨针表现时高度疑似本病，可以检查身体其他部位有无神经母细胞瘤，一旦发现，基本可以确诊。已知神经母细胞瘤患儿，当眼眶出现骨质破坏伴软组织肿块时，诊断可以确立。

5）鉴别诊断：LCH也好发于年幼儿童，眼眶受累不少见，表现为溶骨性破坏并形成软组织肿块，需要与神经母细胞瘤眼眶转移鉴别。前者所形成的软组织肿块常质软或韧，而后者则质硬。前者CT骨质破坏区边界相对清楚，无放射性骨针，后者骨质破坏界限欠清，放射性骨针具有一定特征性，有时鉴别困难，需活检证实。

白血病、淋巴瘤或横纹肌肉瘤破坏眶骨伴软组织肿块也需要与本病鉴别（见以下节段）。

（6）其他眼眶肿瘤

白血病、淋巴瘤、横纹肌肉瘤等可侵犯眼眶形成软组织肿块，部分侵犯邻近眶骨。儿童白血病可以侵犯眶隔前间隙使隔前软组织增厚，常致骨膜下间隙增宽伴眶壁毛糙或骨质破坏，眼外肌和

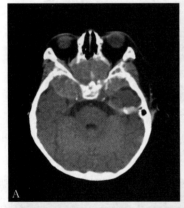
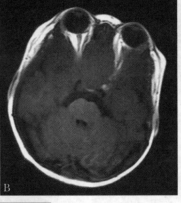
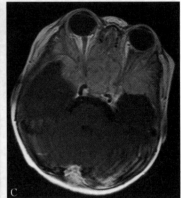
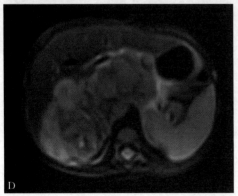

图7-27 神经母细胞瘤伴双侧眼眶及颅底转移影像学表现

注：A. CT显示颅底及双侧蝶骨翼骨质破坏伴软组织肿块，蝶骨翼垂直短线样高密度为放射性骨针表现；B. MRI T_1WI双侧蝶骨翼及颅底、筛窦后部等信号软组织肿块；C. 增强示肿瘤显著强化；D. 腹部MRI T_2W横断面显示右侧腹膜后巨大软组织肿块跨中线生长。

视神经增粗(图7-28)。眼眶淋巴瘤大多数是非霍奇金淋巴瘤,原发性眼眶内淋巴瘤非常罕见,绝大多数患者有系统性淋巴瘤,淋巴瘤在眼眶内通常发生于肌锥外部位,所侵犯的部位包括泪腺、眶前部、眼球后及眶上部(图7-29)。眼眶内横纹肌肉瘤是起自于眼外肌之外眼眶软组织中胚胎性间充质的恶性肿瘤,早期多位于肌锥外,也可见于眶周软组织,往往呈侵袭性,生长迅速,肿瘤强化显著,有时候容易误诊为血管瘤(图7-30)。肿瘤可填满眼眶,侵犯视神经和眼外肌,包绕眼球。若不及时治疗,肿瘤会破坏骨性眶壁向眶外扩展。

7.2 耳部疾病

外耳、中耳畸形,高分辨率CT是主要检查方法;内耳畸形,高分辨率MRI检查优势明显,它通过显示包括膜迷路在内的内外淋巴液来观察内耳结构,同时还能显示脑干发出的耳蜗前庭神经、面神经等。扫描序列采用3D FIESTA(通用)、True FISP(西门子)以及Balance FFE(飞利浦),层厚0.8mm(图7-31),常规做垂直于内耳道斜矢状面MPR重组,显示内耳道内神经(图7-32)。对于其他病变采用层厚3~5mm,T_1W、T_2W、Gd-DTPA增强,横断面及冠状面。

7.2.1 内耳畸形

内耳畸形(inner ear malformation)是导致儿童感音神经性耳聋的主要疾病,内耳畸形一般单独存在,两侧发病为主,也可单侧,仅10%左右合并中耳畸形表现混合性耳聋。其病因有遗传和非遗传因素。约20%骨迷路畸形可以通过高分辨率CT和高分辨率MRI作出诊断,而80%膜迷路畸形目前临床广泛应用的场强3.0T MRI无法显示。内耳畸形按Sennaroglu等在2002年提出的分型分为:①耳蜗畸形;②前庭畸形;③半规管畸形;④内耳道畸形;⑤前庭导水管畸形。当胚胎第3~7

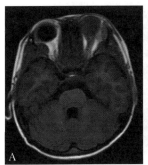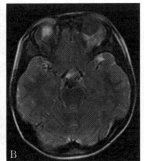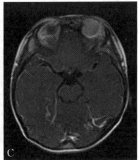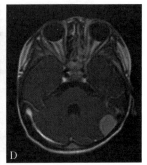

图7-28 急性淋巴细胞白血病MRI表现

注:患儿,男,10岁,左侧眼眶顶部肿瘤,右侧眼眶外侧壁破坏伴骨膜下肿瘤,左枕部硬膜外肿瘤。A. T_1WI病灶呈等信号;B. T_2WI病灶呈稍高信号;C、D. 增强显示病灶显著强化。

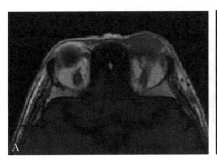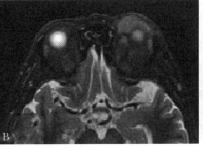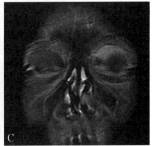

图7-29 左侧眼眶非霍奇金淋巴瘤MRI表现

注:患儿,男,3岁。A. 横断面T_1WI示眼眶上部团块状稍低信号;B. T_2WI压脂序列显示肿块信号稍高;C. 冠状面增强显示肿块中度强化。

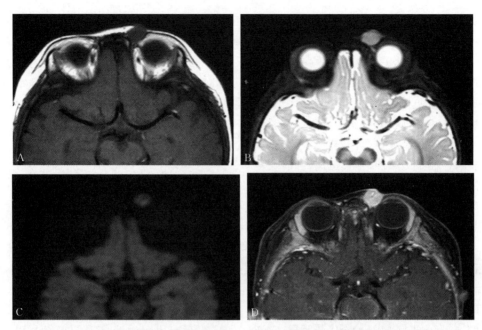

图 7 - 30　左侧眼眶前内侧软组织胚胎型横纹肌肉瘤 MRI 表现

注:患儿,男,10 月龄,发现眼内前侧软组织结节,质硬 1 个月。A. T$_1$WI 示眼眶前内侧等信号结节;B. T$_2$WI 压脂序列显示病灶稍高信号;C. DWI 显示病灶明显高信号;D. 增强显示病灶显著强化,周围毛糙。

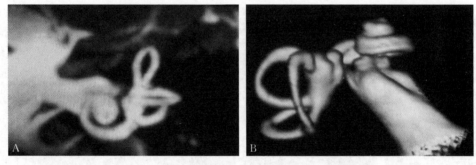

图 7 - 31　内耳 MRI 3D FIESTA 序列扫描图像

注:A. MIP 重组显示内耳互相垂直的半规管及前庭、耳蜗;B. 3D VR 重建。

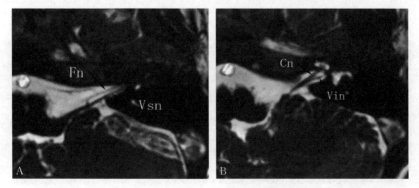

图 7 - 32　面神经、前庭及耳蜗神经 MRI 横断面薄层 FIESTA 序列扫描图像

注:A. 面神经层面。Fn,面神经;Vsn,前庭上神经。B. 耳蜗神经层面。Cn,耳蜗神经;Vin,前庭下神经。

周这个阶段听囊在不同阶段发育停止,将依次导致迷路未发育、耳蜗未发育或发育不全、共同腔畸形、耳蜗不完全分隔Ⅰ型(incomplete partition typeⅠ,IP-Ⅰ)和Ⅱ型(implete partition typeⅡ,IP-Ⅱ)、前庭导水管扩大综合征等。迷路未发育(Michel畸形)是最严重的内耳畸形,主要依赖高分辨CT诊断。

(1)耳蜗不发育和耳蜗发育不全

1)概述与病理:耳蜗不发育(cochlear aplasia)指耳蜗结构缺如,耳蜗发育不全(cochlear hypoplasia)指耳蜗仅为单旋或体积明显小于正常耳蜗,前庭、半规管及内耳道可以辨认。耳蜗未发育罕见,仅占耳蜗畸形的3%,是听板在胚胎第5周末时发育停止所致。耳蜗发育不全约占耳蜗畸形的15%,约在胚胎第6周听板停止发育。两者的病因及发病机制都不明确。

2)临床表现:患儿出生即发生重度或极重度感音神经性耳聋,一般不伴耳郭、外耳道畸形。

3)MRI表现:三维薄层图像上在颞骨岩部耳蜗区域看不到耳蜗(耳蜗缺如)(图7-33)。耳蜗发育不全则显示高信号的小耳蜗或单旋、单囊结构(图7-34A),前庭、半规管常可辨认但伴不同程度畸形,内耳道有不同程度狭窄。耳蜗神经缺如或纤细(图7-34B)。

4)诊断要点:婴幼儿重度或极重度感音神经性耳聋,CT或MRI显示颞骨岩部无耳蜗结构或畸形耳蜗、小耳蜗,诊断即明确。

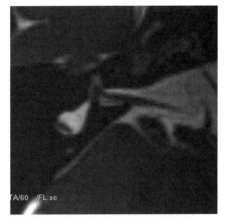

图7-33　耳蜗不发育MRI表现

注:内耳道层面显示颞骨岩部未见耳蜗,前庭与水平半规管发育不全,内听道略狭窄,前庭蜗神经缺如。

5)鉴别诊断:耳蜗不发育要与迷路不发育鉴别,前者前庭半规管可以辨认,后者耳蜗、前庭半规管均缺如。耳蜗发育不全要与IP-Ⅰ型鉴别,后者耳蜗形态基本存在,蜗轴缺如,耳蜗各旋之间没有分隔。

(2)共同腔畸形

1)概述与病理:共同腔畸形(common cavity deformity)是指耳蜗与前庭未进一步分化,融合成单一囊腔。胚胎第4~5周时内耳发育停止所致。共同腔畸形约占先天性内耳畸形的26%。听板分化为听泡后,在听泡分化为耳蜗、前庭及半规管原基之前形成大的椭圆形囊性间隙,无内部结构。

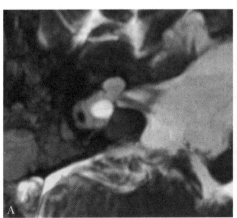
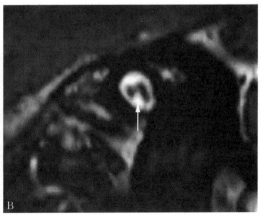

图7-34　耳蜗发育不全MRI表现

注:A. MIP重建示耳蜗呈小囊样改变,前庭扩大,水平半规管发育不全;B. 垂直于内耳道斜矢状面重组、内耳道中部切面见内耳道前下象限耳蜗神经缺如。

2）临床表现：患儿出生即发生重度或极重度感音神经性耳聋，一般不伴耳郭、外耳道畸形。

3）MRI表现：未发育的耳蜗、前庭和半规管融合成一卵形囊状腔隙（图7-35），共同腔可大可小，内耳道常有异常，大内耳道见于共同腔较大的患者，内耳道底缺损，形成内耳道共同腔漏。当共同腔较小时，内耳道较小，耳蜗神经缺如或纤细（图7-36）。

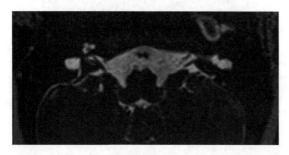

图7-35　左耳共同腔畸形，右耳前庭半规管融合畸形MRI表现

注：右侧耳蜗形态正常，耳蜗神经正常，前庭半规管融合畸形。左侧内耳未见耳蜗及前庭半规管结构，内耳道狭窄，未见耳蜗神经。

4）诊断要点：未见耳蜗、前庭、半规管结构，取而代之的是大小不等的囊性结构。

5）鉴别诊断：发育不良的耳蜗可以表现为囊性结构需要与共同腔鉴别，前者前庭、半规管能够辨别，后者没有前庭、半规管结构。

（3）耳蜗不完全分隔Ⅰ型和Ⅱ型

1）概述与病理：耳蜗不完全分隔Ⅰ型（IP-Ⅰ），是指耳蜗缺乏全部的蜗轴，呈现为一囊状结构，体积与正常耳蜗接近，常同时伴有扩大的囊状前庭。耳蜗不完全分隔Ⅱ型（IP-Ⅱ），耳蜗底回发育正常，顶回和中回融合，无正常的蜗轴和骨螺旋板，即Mondini畸形。系妊娠第7周耳蜗发育停止所致，占耳蜗畸形的55%。

2）临床表现：IP-Ⅰ患儿往往表现为重度或极重度感音神经性耳聋，单纯IP-Ⅱ患儿临床往往没有明显耳聋表现，常合并大前庭导水管综合征而表现为中度或重度感音神经性耳聋。

3）MRI表现：

A. IP-Ⅰ：体积接近正常耳蜗，但因缺乏蜗轴呈囊性结构，前庭扩大，呈囊性，伴或不伴水平半规管畸形（图7-37）。前庭导水管及内淋巴囊大小正常。耳蜗神经常发育不良，表现为耳蜗神经比内耳道内面神经细，常伴内耳道狭窄。

B. IP-Ⅱ：耳蜗底回发育正常，顶回和中回融合成一囊状，无正常的蜗轴和骨螺旋板（图7-38），常伴有前庭和前庭导水管扩大。耳蜗神经发育正常，内耳道一般正常。

4）诊断要点：IP-Ⅰ发生在重度或极重度耳聋患儿，影像学表现耳蜗体积接近正常耳蜗，但呈囊性结构。IP-Ⅱ患儿影像学表现耳蜗底回存在，顶回与中回融合。

5）鉴别诊断：IP-Ⅰ需要和耳蜗发育不良鉴别，后者耳蜗体积小，或呈形态不一的单囊性结构。

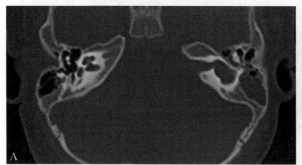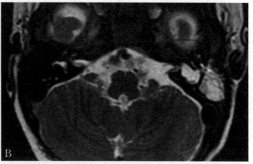

图7-36　左侧共同腔畸形合并脑脊液共同腔漏影像学表现

注：患儿，女，1岁，1个月前化脓性脑膜炎，左鼻腔流清液。A. 颞骨高分辨CT显示左侧内耳道增宽，底部骨质缺损，内耳单一囊腔与之相通，中耳鼓室鼓窦积液，右耳未见异常；B. 内耳MRI T_2WI 显示高信号的共同腔及高信号的中耳乳突积液。

（4）半规管发育不良

1）概述与病理：半规管发育不良（semicircular canal dysplasia）指一个或所有半规管部分或完全未发育。最常见的表现为水平半规管短而粗，或水平半规管与前庭融合呈囊样。在妊娠前3个月，膜迷路分化为上部和下部，上部发育比下部早，上部发育为半规管、椭圆囊及内淋巴管，下部发育为耳蜗及球囊。在妊娠第6～8周左右形成半规管。最常见的是水平半规管畸形。水平半规管完全未发育较少见，常伴有耳蜗及前庭畸形。

2）临床表现：单纯半规管畸形患儿一般无任何临床症状，往往偶尔发现。部分患儿因伴耳蜗畸形导致感音神经性耳聋就诊而发现。

3）MRI表现：半规管发育不良由于程度不同，可表现为半规管未发育，即内耳未见半规管结构，或三个半规管均畸形伴部分半规管未发育，或仅表现水平半规管短小与前庭融合而上半规管及后半规管正常，其中水平半规管与前庭融合畸形最为常见（图7-39）。

4）诊断要点：半规管失去正常互成90°垂直的管样结构。

5）鉴别诊断：单纯半规管畸形无需与其他畸形鉴别。

（5）前庭导水管扩大综合征

1）概述与病理：前庭导水管扩大又称前庭导水管扩大综合征（large vestibular aqueduct syndrome，LVAS），是最常见的内耳畸形，双侧发病为主。常伴内淋巴囊扩大，伴或不伴有轻度耳蜗发育不良，以耳蜗IP-Ⅱ为主，是听板于胚胎第7周发育停止所致。诊断标准为骨脚与导水管外

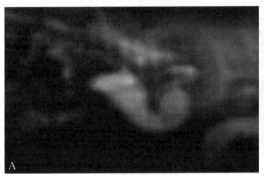
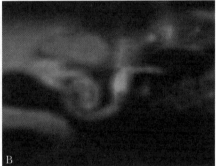

图7-37　耳蜗不完全分隔Ⅰ型MRI表现

注：A.冠状面MIP重组显示耳蜗呈单一囊样结构，体积不小；B.同一患儿对侧正常耳蜗。

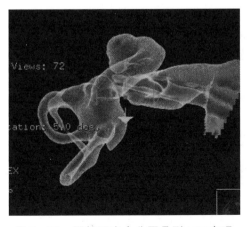
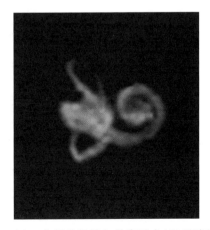

图7-38　耳蜗不完全分隔Ⅱ型MRI表现　　图7-39　水平半规管与前庭融合VR重建图像

注：VR重建耳蜗底回可以辨认，顶回与中回融合。

口中间宽度>1.5 mm。

2) 临床表现:患儿出生时听力正常,出生数年后出现波动性进展的感音神经性耳聋,可发生在头颅外伤后。

3) MRI表现:畸形通常为双侧性,可合并耳蜗发育不良,主要是耳蜗 IP-Ⅱ为主。亦可合并前庭和/或半规管畸形,MRI不仅能看到扩大的内淋巴管(CT上前庭导水管部位),同时还能见到不同程度的异常扩大的内淋巴囊(图7-40),紧贴乳突后部。部分患者内淋巴囊信号混杂(图7-41),可能是由于内淋巴囊可呈多房性改变,内部含有无数滤泡和孔洞所致。正常儿童MRI内淋巴囊不能显示。

4) 诊断要点:患儿中重度感音神经性耳聋,MRI导水管中部增宽常伴大内淋巴囊。

5) 鉴别诊断:MRI表现很有特点,一般无需鉴别。

(6) 脑脊液耳漏

1) 概 述 与 病 理:脑 脊 液 耳 漏 (CSF otorhinorrhea) 主要分为脑脊液内耳漏和内耳中耳漏,以先天性为主,外伤也可引起。先天性内耳道底部骨质缺损是引起CSF内耳漏主要原因,通常伴发育不良的耳蜗或前庭,共同腔畸形常伴有脑脊液耳漏。脑脊液内耳漏导致内耳压力增大,脑脊液通过卵圆窗到达中耳从而引起耳漏。单纯内耳、中耳漏常因为镫骨底板先天性发育不良(来自

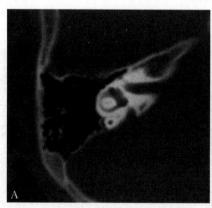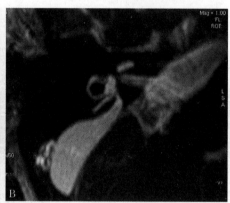

图7-40 前庭导水管扩大综合征影像学表现

注:A.颞骨高分辨率CT显示乳突后缘喇叭口样扩大的前庭导水管;B.同一患者对应层面MRI MIP重组显示内淋巴管及内淋巴囊扩大(乳突后缘囊样结构)。

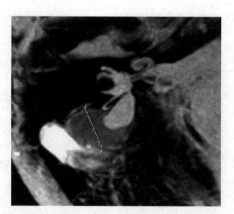

图7-41 前庭导水管扩大综合征 MRI 表现

注:扩大内淋巴囊远侧部分信号低于近侧部分,符合内淋巴囊内滤泡形成。

耳囊的内侧前庭层),内耳外淋巴直接到达中耳。

2)临床表现:患者常有波动性感音神经性耳聋,耳部或鼻部流清亮液体,儿童可以反复发生化脓性脑膜炎。

3)MRI 表现:脑脊液内耳漏表现为内耳道扩大,内耳道底部骨质缺损显示无低信号,高信号的脑脊液直接与发育不良的耳蜗或前庭或共同腔相通。中耳充满液体信号(图7-42)。单纯性中耳内耳漏 CT 优于 MRI,内耳内可见气体影是特征性表现(图7-43)。

4)诊断要点:儿童反复发生耳部或鼻部流清亮液体,MRI 显示内耳道底部骨缺损,内耳道内脑脊液与内耳交通。

5)鉴别诊断:患者特征性临床表现与影像表现相结合,可以明确诊断,一般无需鉴别。

7.2.2 感染性病变

(1)急性化脓性中耳乳突炎

1)概述与病理:儿童乳突炎以急性为主,急性化脓性中耳乳突炎(acuitoditis media and mastoiditis)是儿童最常见的中耳感染性疾病。常因鼻咽部感染,病原菌经咽鼓管蔓延至中耳乳突腔引起黏膜充血水肿渗出,严重者甚至可以破坏邻近的骨质引起骨髓炎甚至颅内感染。病原菌中以流感嗜血杆菌和革兰阳性菌为主。

2)临床表现:患儿常表现为耳痛、闷胀、听力下降。少数因咽鼓管功能障碍或机体免疫功能障碍引起分泌性中耳炎,无病原菌。

3)MRI 表现:T_1WI 显示中耳鼓室及乳突小房呈等高信号、T_2WI 呈明显高信号,DWI 呈稍高信号,增强后中耳及乳突黏膜明显强化(图7-44)。

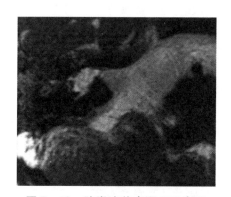

图7-42 脑脊液前庭漏 MRI 表现

注:MRI 显示内耳道扩大,底部骨质缺损,内耳道与扩大的前庭相通。

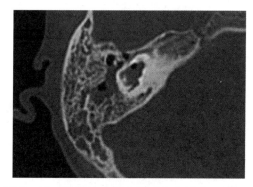

图7-43 脑脊液内耳中耳漏高分辨率 CT 表现

注:高分辨率 CT 显示前庭内气体影,中耳鼓室及乳突积液。

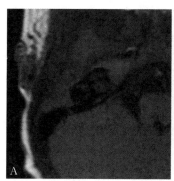
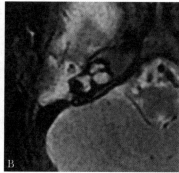
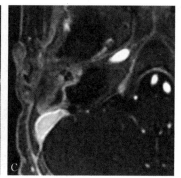

图7-44 急性化脓性中耳乳突炎 MRI 表现

注:患儿,男,1岁。A. T_1WI 显示右侧中耳鼓室鼓窦等信号影;B. T_2WI 中耳高信号;C. 增强显示鼓室鼓窦黏膜明显增厚强化。

4)诊断要点:儿童上呼吸道或鼻咽部感染后出现耳痛、听力下降,颞骨高分辨率 MRI 显示中耳鼓室及乳突小房液体信号,诊断即可确立。

5)鉴别诊断:慢性中耳炎,儿童少见,患者有长期中耳炎经久不愈史,MRI T$_2$W 呈少许高信号。

(2)迷路炎

1)概述:迷路炎(labyrinthitis)是细菌或病毒等病原体引起的内耳迷路感染性病变,导致患者不同程度内耳功能如前庭、听觉功能损害。按病变范围及病程变化可分为局限性迷路炎、浆液性迷路炎和化脓性迷路炎 3 类。它常是急性中耳乳突炎并发症之一,中耳鼓室炎症通过卵圆窗或圆窗累及内耳外淋巴。儿童患此病常与化脓性脑膜炎有关,炎症经蛛网膜下隙或血行到达内耳外淋巴。其他病因比较少见,如外伤等。

2)病理:局限性迷路炎仅影响骨内板,病变进一步发展则累及外淋巴,导致浆细胞、淋巴细胞浸润,纤维肉芽组织增生。如果病变进一步加剧则累及膜迷路,造成膜迷路积脓,导致不可逆转的内耳功能损害,最后新骨形成发展为骨化性迷路炎。

3)临床表现:中耳乳突炎所致迷路炎常为一侧性,早期除了乳突炎症状还伴有发作性眩晕、单侧传导性耳聋等,若病变进一步发展则表现为持续性眩晕、恶性、呕吐、身体平衡失调,混合性耳聋。最后到化脓性迷路炎期,患儿听力明显下降,眩晕反而不明显。如果是化脓性脑膜炎或血行感染所致迷路炎多为双侧性,患者先出现相应疾病的临床症状,随后出现双侧迷路炎表现。

4)MRI 表现:局限性或浆液性迷路炎阶段 CT 无法显示病变,T$_1$WI 显示内耳信号高于脑脊液,T$_2$WI 信号低于脑脊液,增强后局限性强化(图 7-45)。化脓性迷路炎阶段 T$_1$WI 呈迷路广泛性稍高信号、T$_2$WI 呈等信号,增强后明显强化(图 7-46)。晚期迷路骨化则 T$_2$WI 迷路高信号消失,耳蜗神经可能出现废用性萎缩改变(图 7-47)。CT 此时作用明显,原迷路低密度淋巴液被高密度骨质取代。如果是化脓性中耳乳突炎引起,则除上述表现外还能显示相应乳突炎表现,如果是化脓性脑膜炎引起,则同时可见脑膜异常

强化。

5)诊断要点:中耳乳突炎患者出现眩晕、听力突发下降。MRI 表现为迷路信号异常则诊断明确。同样,化脓性脑膜炎患儿病程中除外听力明显下降,MRI 显示膜迷路异常强化则诊断明确。

6)鉴别诊断:迷路肿瘤也可引起迷路异常强化,但结合临床及迷路强化方式鉴别不难,迷路骨化需要与耳硬化症鉴别,后者无迷路炎临床发展过程。

(3)面神经炎

1)概述:面神经炎(facial neuritis)一般分为细菌性和病毒性两种类型,前者可与化脓性脑膜炎有关,少数情况可以由周围组织感染直接蔓延,如中耳乳突炎等。临床更多见的是病毒性面神经炎,由单纯疱疹病毒引起,又称 Bell 面瘫。

2)病理:受累面神经发生间质性水肿,炎症细胞浸润,肿胀的面神经在骨性面神经管发生缺血改变,由于内耳道底部及迷路段面神经较狭窄,且血供不丰富,因此这部分面神经受累在临床最为常见。受累面神经可以发生充血及血神经屏障破坏。

3)临床表现:Bell 面瘫成年人多见,儿童也可发生,常一侧性发病,起病急,不伴有颞骨、腮腺及中枢神经系统异常。约 70% 患者发生面瘫前有味觉异常,50% 左右有同侧耳痛,少数有面部麻木等症状,该病有自限性,一般患者最迟 2 个月内恢复正常,只有少部分患者留有面瘫后遗症。

4)MRI 表现:由于该病有自限性,因此,具有典型临床表现者并不推荐 MRI 检查。当患者 2 个月后仍然面瘫或反复发生面瘫等情况需要除外其他疾病,此时需要进行颞骨内耳道层面薄层增强扫描,一般横断面加冠状面扫描即可。典型 MRI 表现为内耳道底部面神经线样强化,可以伴迷路段、膝状神经节及鼓室近端神经强化,受累面神经可以是正常粗细,也可以稍增粗,需与对侧作对照(图 7-48、7-49)。远端面神经及乳突段面神经很少受累。正常情况下鼓室段及膝状神经节段面神经可以轻度强化,这是因为这些节段面神经血管较丰富,因此诊断时一定要注意双侧对照。

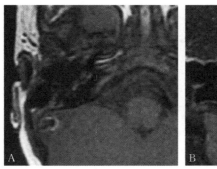
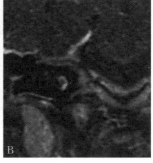

图 7-45　急性局限性迷路炎 MRI 表现

注:患儿,女,1岁,反复呕吐伴发热半月余,临床确诊为肺炎双球菌脑膜炎。A. T_1WI 显示右侧耳蜗高信号;B. 增强扫描显示耳蜗底回及部分中回强化。

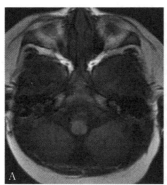
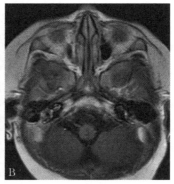

图 7-46　急性化脓性迷路炎 MRI 表现

注:患儿,男,1岁,化脓性脑膜炎后 1 个月。A. T_1WI 显示双侧耳蜗与前庭高信号;B. 增强后示双侧耳蜗、前庭明显强化。

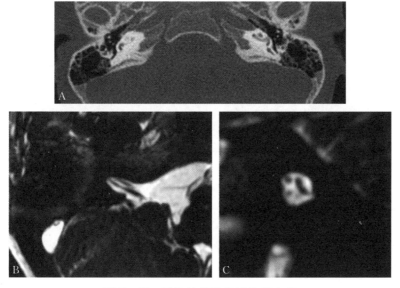

图 7-47　骨化性迷路炎影像学表现

注:患儿,男,1岁,化脓性脑膜炎 2 年后,失去听力。A. 高分辨率 CT 显示右侧耳蜗密度增高;B. MRI 右侧耳蜗及前庭未见显示;C. 内耳道中部 MRI MPR 重组显示前下象限耳蜗神经明显变细,信号稍高,符合废用性萎缩改变。

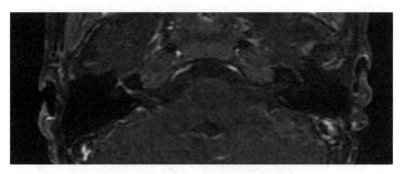

图 7-48 右耳 Bell 面瘫 MRI 表现

注:患儿,女,8 岁,突发右侧面瘫 1 周。内耳道 MRI 增强提示右侧内耳道底部面神经、迷路段、膝状神经节及鼓室段近端明显线样强化,面神经无明显增粗。左侧面神经无明显强化。

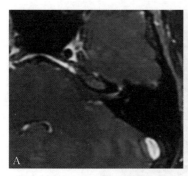
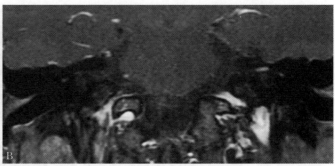

图 7-49 左耳 Bell 面瘫 MRI 表现

注:患儿,男,15 岁,突发左侧面瘫 3 天。A. 横断面内耳道层面增强可见内耳道底部面神经及膝状神经节段面神经明显强化;B. 冠状面增强显示内耳道底部神经强化。

5)诊断要点:突发一侧性周围性面神经瘫痪,内耳道 MRI 增强显示内耳道段面神经强化,诊断即明确。

6)鉴别诊断:Ramsay-Hunter 综合征患者也突发周围性面神经瘫痪,需要与 Bell 面瘫鉴别。前者一般由带状疱疹病毒引起,儿童非常少见。患者面瘫同时常伴有听觉功能损伤,常出现耳部疼痛性水疱,50%患者 MRI 可见面神经及听神经异常强化,鉴别不难。

7.2.3 肿瘤和肿瘤样病变

(1)听神经瘤

1)概述:听神经瘤(acoustic neuroma)起自第 8 对颅神经,主要指前庭神经瘤,耳蜗神经很少受累,是颞骨最常见的肿瘤,占桥小脑区肿瘤的 85%。早期局限于内耳道,后期随肿瘤生长,内耳道扩大,肿瘤向桥小脑角延伸。约 95%单侧发病,仅 5%双侧发病,见于 NF-2 患者。

2)病理:听神经瘤属于神经鞘膜瘤,肿瘤中 Antoni A 区细胞致密,B 区结构疏松,细胞少。听神经瘤中 Antoni A 区占优势,B 区与出血、囊变有关。

3)临床表现:听神经瘤常发生在成年人,单侧发病为主,儿童可以发病但很少见。双侧听神经瘤见于儿童及青年。患者早期症状主要是耳鸣、听力下降,表现为缓慢进行性感音神经性耳聋,极少数可出现突聋。少数患者可出现轻度眩晕。中晚期出现面神经瘫痪、小脑功能障碍、颅内高压等症状。

4)MRI 表现:MRI 在显示局限于内耳道内早期听神经瘤优势非常明显,肿瘤 T_1WI 与脑组织相比呈等信号、T_2WI 等高信号,增强后明显均匀强化。当肿瘤较大向桥小脑角延伸时,桥小脑角部分的肿瘤可出现囊变,增强无强化(图 7-50)。

极少数肿瘤出血,则 T_2WI 呈高信号、T_2WI 呈低信号。儿童单侧听神经瘤很少见,需要寻找有无合并其他颅神经瘤以及脑膜瘤等,以除外 NF-2(图7-51)。

5)诊断要点:患者耳鸣、听力下降,MRI增强示内耳道内或桥小脑角区明显强化肿瘤,伴或不伴囊变。

6)鉴别诊断:成人需要与面神经瘤和脑膜瘤鉴别。听神经瘤患者面神经瘫痪是后期发生,而面神经瘤患者先出现面神经瘫痪症状,MRI示肿瘤以膝状神经节区为主,后期才延伸到内耳道,鉴别不难。内耳道周围脑膜瘤也可以部分沿着颅神经进入内耳道,脑膜瘤一般呈匍匐性生长,可出现脑膜尾征,T_2WI 示信号稍低,增强均匀强化。

(2)横纹肌肉瘤

1)概述:横纹肌肉瘤(rhabdomyosarcoma)好发于婴幼儿及儿童,30%~50%横纹肌肉瘤发生在头颈部,是儿童第2常见的恶性肿瘤,组织学上主要是胚胎型横纹肌肉瘤。仅7%横纹肌肉瘤发生在颞骨中耳鼓室或咽鼓管。

2)病理:横纹肌肉瘤病理上分为4型:胚胎型、腺泡型、多形型及未分化型。胚胎型(伴葡萄簇状和梭形细胞两种亚型)最常见,约占60%,多见于婴幼儿,好发于头颈部、泌尿生殖道;腺泡型占20%,多见于学龄儿童或青少年,以躯干肌肉多见;多形型及未分化型少见,约20%,多形型常见于成人。

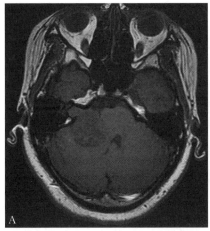
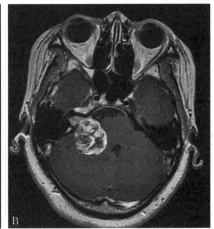

图7-50　右侧听神经瘤MRI表现

注:患儿,女,12岁,右侧耳鸣2个月。A. 内耳道 T_1WI 显示右侧桥小脑角及内耳道低信号肿块;B. MRI增强显示桥小脑角部分肿瘤不均匀强化提示肿瘤囊变,内耳道部分均匀强化。

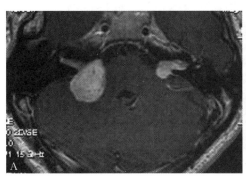
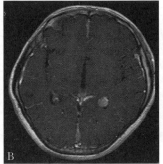
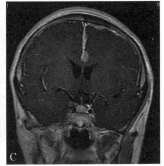

图7-51　神经纤维瘤病Ⅱ型MRI表现

注:患儿,男,14岁,神经纤维瘤病Ⅱ型。A. 内耳道层面横断面显示双侧听神经瘤;B. 左侧侧脑室三角区脑膜瘤;C. 冠状面增强显示大脑镰脑膜瘤。

3)临床表现:本病好发于婴幼儿或学龄前儿童,颞骨的横纹肌肉瘤早期局限性在中耳,可以没有明显临床症状,当肿瘤进展破坏鼓膜到达外耳道时可以出现外耳道流脓血性液体,并可见外耳道息肉样或肉芽样新生物,常被误认为是慢性中耳炎,直至肿瘤晚期才被确诊。肿瘤破坏面神经管出现面神经瘫痪,破坏迷路引起听力下降,破坏颅底则出现其他颅神经症状。

4)MRI表现:肿瘤形态极不规则,T_1WI呈等低信号,如伴出血则夹杂斑片状高信号,T_2WI以等信号为主,DWI高信号,ADC值下降,增强后肿瘤一般明显强化,如伴出血则强化不均匀,CT表现为边界不清的溶骨性骨质破坏(图7-52)。

5)诊断要点:婴幼儿出现外耳道流血性或脓性液体,MRI显示颞骨不规则异常强化软组织肿块,要高度怀疑本病,活检是必要的。

6)鉴别诊断:颞骨LCH症与横纹肌肉瘤临床表现很相似,影像学表现也有很多相似之处,CT

扫描有助于两者鉴别,前者骨质破坏溶骨性改变,界限模糊;后者骨质破坏边缘相对清楚,很多病例需要活检鉴别。胆脂瘤型中耳炎也需鉴别,CT骨质破坏界限清楚,MRI病灶不强化,鉴别不难。

(3)朗格汉斯细胞组织细胞增生症

1)概述与病理:见LCH相关系统性疾病章节。

2)临床表现:LCH常发生在儿童,男性多于女性,包括颞骨在内的颅骨很常受累,颞骨受累可以一侧性,也可双侧性。临床常表现患侧外耳道流液、耳部胀痛及外耳道肉芽形成,因此常被误诊为中耳炎等。面瘫不常见,其他颅神经症状很少见。当合并其他颅骨时可表现为局部软组织隆起性肿块。

3)MRI表现:颞骨病灶形态极不规则,与脑实质相比,T_1WI呈等低信号,T_2WI呈等高信号,坏死不少见,因此信号常混杂,DWI呈等高信号,增强后实质部分明显强化(图7-53)。CT检查

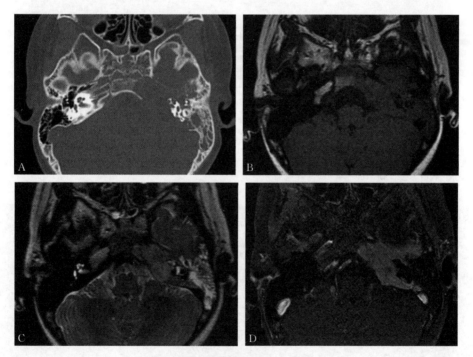

图7-52 左侧颞骨横纹肌肉瘤影像学表现

注:患儿,女,因左侧面瘫就诊。A.颞骨高分辨率CT显示左侧颞骨岩尖部及乳突、斜坡左侧部分见边界不清的溶骨性骨质破坏,中耳及乳突小房密度增高;B.T_1WI平扫病灶呈等低信号;C.T_2WI病灶呈等信号,中耳及乳突小房呈显著高信号;D.增强显示颞骨岩尖部、部分乳突、斜坡左侧部分明显强化,为肿瘤部分,中耳及乳突不强化,提示积液改变。

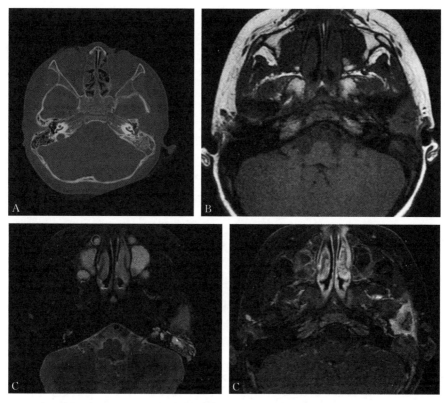

图 7-53　左侧颞骨朗格汉斯细胞组织细胞增生症影像学表现

注：患儿，女，4 岁，发现左侧外耳道肿物 1 月余。A. 颞骨高分辨率 CT 显示左侧乳突及颞骨鳞部骨质破坏，边界清楚，中耳乳突小房密度增高；B. T_1WI 病灶呈等信号；C. T_2WI 呈稍高信号，中耳乳突明显高信号；D. 增强病灶明显强化，中央欠均匀，中耳乳突不强化提示积液。

非常重要，病灶与正常骨一般界限清楚。

4）诊断要点：儿童患者外耳道流液伴耳部肿胀，MRI 显示颞骨不规则软组织肿块伴显著不均匀强化，需要考虑本病，确诊需要活检。

5）鉴别诊断：颞骨横纹肌肉瘤需要与 LCH 鉴别，前者单侧性发病，后者可以两侧性甚至其他颅骨也见骨质破坏，对鉴别帮助很大。CT 对两者鉴别有一定帮助，前者颞骨破坏呈界限模糊的溶骨性改变，后者溶骨破坏相对界限清楚。尽管如此，有时鉴别还是比较困难，最后往往需要活检证实。

7.3　鼻和副鼻窦疾病

鼻和副鼻窦影像学检查方法主要有 CT 和 MRI，CT 对鼻腔和鼻窦的骨质结构显示清楚，对病变内钙化显示优势明显，但是辐射是它的短板。

MRI 检查无辐射，软组织分辨率高，任意切面成像，在鼻和副鼻窦疾病诊断中必不可少。MRI 检查采用头颅正交线圈，横断面及冠状面扫描，SE T_1W 及 FSE T_2W 或 STIR，层厚 3～5 mm，间距 0.5～1 mm，矩阵 256×256。增强扫描对比剂采用 Gd-DTPA 2 mmol/kg，增强后采用脂肪抑制 T_1W 扫描。

7.3.1　先天性畸形

（1）鼻腔脑膜或脑膜脑膨出

1）概述与病理：脑膜膨出或脑膜脑膨出（nasal meningocele or encephalocele）与神经管闭合异常有关，是指颅内容物经缺损的颅骨和硬膜疝出颅外。按膨出部位，传统分为 4 大类：额筛型、顶部、枕部以及经蝶骨膨出。额筛型进一步分为鼻额、鼻筛和鼻眶三型。额筛型和经蝶骨的脑膨出可以形成鼻腔软组织肿块。

2）临床表现：额筛型患者可在出生时表现为鼻根部或内眦部质软的肿块，患儿哭闹时肿块变大。鼻内型患者临床表现比较隐匿，多表现为由鼻腔流清水即脑脊液鼻漏或脑膜炎反复发作，临床可查见鼻腔肿块，易误诊为鼻息肉而手术。经蝶窦脑膜脑膨出患者临床可能被误认为后鼻孔及鼻咽部软组织肿瘤，这些患者常合并垂体功能减退症状，如身材矮小、性发育落后等。有些脑膜脑膨出的患者会反复发生化脓性脑膜炎，引起中枢

感染相关临床症状。

3）MRI 表现：MRI 成像可根据疝出物信号特点，明确疝出类型。若疝出物在 T_1WI 表现为低信号，T_2WI 为高信号，增强后无强化，即为脑脊液信号表现，不含脑组织，可判断为脑膜膨出。若疝出物在各序列与脑组织信号相同，增强扫描没有强化则为脑膜脑膨出（图 7 - 54、7 - 55）。MRI 还可多方位观察疝出物与颅内沟通情况。同时，MRI 比较容易发现可能合并的颅脑畸形如胼胝体发育不全、灰质异位症等。

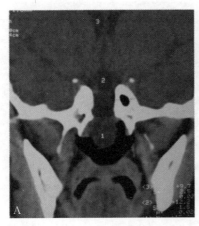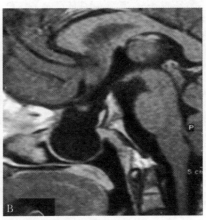

图 7 - 54　经蝶窦脑膜脑膨出影像学表现

注：患儿，男，7 岁，经常鼻塞。A. CT 冠状面扫描显示蝶骨缺损，颅内容物通过缺损向下达后鼻孔；B. MRI 矢状面增强扫描显示鞍区颅底骨质缺损，颅内容物向下疝入后鼻孔。

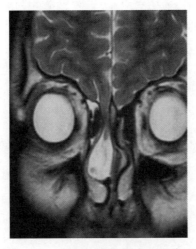

图 7 - 55　鼻额脑膜脑膨出 MRI 表现

注：患儿，女，15 岁，反复脑膜炎。冠状面 T_2WI 显示鼻腔肿块（脑膜脑组织）通过颅底骨质缺损与额叶相连。

4）诊断要点：婴幼儿或青少年反复出现鼻塞、流清涕，体格检查见鼻腔或后鼻孔区软组织肿块，MRI 检查颅底骨质缺损，鼻腔肿块与颅内容物相通，增强后无强化，诊断即可明确。

5）鉴别诊断：鼻腔脑膜脑膨出有时需与鼻息肉、黏液囊肿、血管瘤鉴别。鼻息肉多为中鼻道周围软组织肿块，与颅内无沟通，MRI 增强后仅见边缘黏膜强化。额筛窦黏液囊肿多见成年人，病变中心位于窦腔，窦壁骨质膨胀、变薄，与颅内无沟通，囊肿有完整包膜，内容物密度较低，MRI 上信号多变，但增强 CT 或 MRI 病变均无强化。鼻腔血管瘤外观呈红色，增强扫描显著强化。

（2）鼻背皮样囊肿、表皮样囊肿和瘘管

1）概述与病理：鼻背部皮样囊肿、表皮样囊肿和瘘管（congenital nasal dermoid cysts、epidermoid cysts and fistulas）是儿童鼻额区很少见的先天性畸形，占全身皮样囊肿的 1%～3%，由胚胎发育过程中外胚层组织被包埋残留所致。当双侧鼻额突在中线闭合不全时，上皮组织通过此裂隙埋入，或当额骨和鼻骨融合过程中外胚层组织残存期间而发生囊肿，囊肿如与外界相通则形成瘘管。皮样囊肿含外胚层结构和皮肤附件，而表皮样囊肿则缺乏皮肤附件。病灶常位于鼻中线附近，深部达鼻中隔骨，向后延伸筛板下方、通过盲孔达颅前窝底部。

2）临床表现：本病多见于儿童，表现为鼻背中线局限性隆起，瘘管则在婴幼儿期被发现，表现

为皮肤局限性小孔或小凹，有时可见毛发，局部挤压可见脂性或豆腐渣样物质从小孔处溢出，约半数与颅内相通，合并感染时可以同时引起中枢神经系统感染。

3）MRI 表现：鼻背部及鼻中隔区囊性灶，皮样囊肿表现为 T_1WI 呈稍高信号，T_2WI 呈高信号为主但不均匀，压脂序列部分低信号，增强后囊壁不强化或轻微强化，囊内容物不强化（图 7-56）。表皮样囊肿则信号较均匀，T_1WI 呈低信号、T_2WI 呈明显高信号。矢状面显示病变范围很有价值。合并感染则囊壁显著强化，周围软组织水肿。

4）诊断要点：儿童鼻背部局限性隆起或小凹，MRI 显示鼻中线及鼻中隔区无强化的囊性病灶，诊断可以确立。

5）鉴别诊断：与颅内相通的鼻背部皮样囊肿或表皮样囊肿需要与鼻部脑膜脑膨出鉴别，后者也发生于婴幼儿或儿童，病变常发生于一侧鼻腔，病灶含脑脊液或同时含脑组织，病变与颅脑相通，MRI 冠状面或矢状面能清楚显示颅内结构向下疝入鼻腔，两者鉴别不难。

7.3.2　鼻和副鼻窦肿瘤

（1）淋巴瘤

1）概述与病理：原发于鼻腔和鼻窦淋巴瘤 90% 以上是非霍奇金淋巴瘤（NHL），其中最常见的是 T/NK 细胞型淋巴瘤，其次是 T 细胞型淋巴

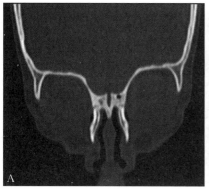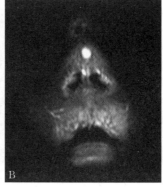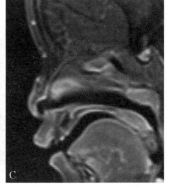

图 7-56　鼻背皮样囊肿影像学表现

注：患儿，女，3 岁，鼻背部反复发作流脓 1 年，出生后即发现鼻背部米粒大小肿物。术中见瘘管嵌入鼻骨，延伸至前颅底、鼻中隔。A. CT 冠状面骨窗显示鼻中隔上部条状透亮线直达颅前窝底；B. MRI 冠状面 T_2W 显示鼻背中线囊性灶；C. MRI 矢状面增强显示病灶轻度环形强化。

瘤及 B 细胞型淋巴瘤。T/NK 细胞型淋巴瘤组织学表现为血管中线浸润、凝固性坏死、弥漫性分布异型性明显的淋巴细胞。

2）临床表现：儿童鼻腔淋巴瘤男性多于女性，早期表现为闭塞、鼻腔分泌物多，后期血涕为主伴异味，鼻背部肿胀，鼻腔肿块表面常伴坏死。筛窦淋巴瘤可以引起头痛等症状，上颌窦淋巴瘤可出现面部肿胀、牙龈肿痛甚至牙齿脱落。肿瘤可转移至颈部淋巴结以及身体其他器官。

3）MRI 表现：鼻腔淋巴瘤好发于鼻腔下部、鼻前庭，常累及鼻中隔，肿瘤 T_1WI 与脑实质相比呈等信低号，一般信号较均匀，T_2WI 呈等或稍高信号，肿瘤可以出现大片坏死而表现为病灶中不规则 T_1WI 低信号、T_2WI 明显高信号，增强后大部分实质部分轻、中度强化，坏死部分不强化。鼻

腔淋巴瘤可向前蔓延至颌面部皮下脂肪组织，向外侧延伸至上颌窦，向后经后鼻孔到鼻咽顶部（图 7-57），筛窦淋巴瘤容易侵犯眼眶及颅前底，上颌窦淋巴瘤容易侵犯眶底及颞下窝（图 7-58）。

4）诊断要点：儿童鼻腔偏下部软组织肿块，MRI T_1W 呈等低信号、T_2W 呈等稍高信号，增强后轻中度强化，要考虑淋巴瘤，确诊需要活检。

5）鉴别诊断：儿童鼻腔鼻窦淋巴瘤需要与横纹肌肉瘤鉴别。两者发生部位及 MRI 信号比较相似，前者肿瘤发生位置较低且偏前部，后者位置较高且增强后强化程度一般高于淋巴瘤，尽管如此两者鉴别仍然困难，需要活检证实。儿童鼻咽癌向后鼻孔延伸也需要与鼻腔淋巴瘤鉴别，前者肿瘤形态常不规则，常伴颈部淋巴结转移伴坏死，有时鉴别也困难。

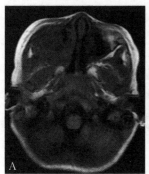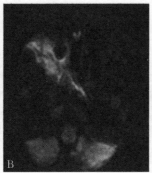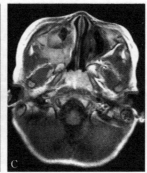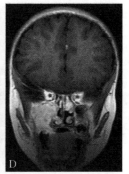

图 7-57　右侧上颌窦淋巴瘤 MRI 表现

注：患儿，女，4 岁，右侧颌面部隆起。A. T_1WI 横断面显示右侧上颌窦软组织增厚；B. DWI 病灶呈高信号；C. 增强呈中度强化；D. 冠状面增强显示病灶向下侵犯上颌骨，向内侵犯鼻腔。

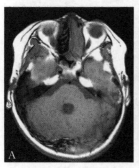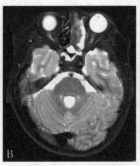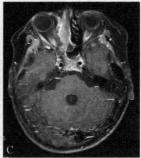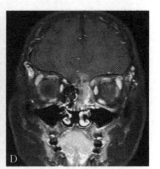

图 7-58　左侧筛窦淋巴瘤 MRI 表现

注：患儿，男，8 岁，因鼻塞就诊。A. T_1WI 显示左侧筛窦区被等信号病灶替代；B. T_2WI 显示内侧近中线等信号，外侧明显高信号；C. 增强横断面显示内侧部分病灶中度强化，边缘极不规则，外侧 T_2W 高信号部分不强化，提示筛窦积液；D. 冠状面增强见肿瘤侵犯左侧颅前窝底部。

（2）横纹肌肉瘤

1）概述与病理：见本章耳部横纹肌肉瘤相关内容。

2）临床表现：儿童鼻腔和鼻窦横纹肌肉瘤较少见，发生在鼻腔者以鼻腔中上部或后部为主，临床上表现为鼻塞、流血涕等症状。副鼻窦中肿瘤较常发生于筛窦，容易侵犯眼眶使眼球突出。蝶窦肿瘤可以侵犯视神经孔，患儿视力下降甚至失明，如果肿瘤侵犯颅底则出现头痛等症状。

3）MRI 表现：MRI 除了显示肿瘤本身信号特征，同时对肿瘤侵犯周围结构的显示能力也非常好。肿瘤一般 T_1WI 呈等低信号、T_2WI 呈等高信号，DWI 高信号，ADC 值下降，增强后一般中重度强化。肿瘤出血不少见，各个序列显示信号不均匀，存在不强化坏死区（图 7 - 59）。肿瘤如果侵犯颅内，增强冠状面及矢状面显示更清楚。

4）诊断要点：儿童鼻塞或眼球突出就诊，MRI 显示鼻腔或鼻窦实性且强化较明显的肿瘤，信号均匀或不均匀，应该要考虑本病可能。

5）鉴别诊断：儿童鼻腔鼻窦淋巴瘤从临床及影像表现都有重叠，从发生部位及强化程度进行比较有助于两者鉴别，有时鉴别还是比较困难，需要活检证实。此外，还需要与鼻咽癌侵犯后鼻孔、鼻腔脑膜脑膨出等鉴别。

7.4　颈部及咽喉部疾病

MRI 是儿童颈部常用的影像学检查方法，具有无辐射、软组织分辨率高、可多平面多参数成像等优势。常规扫描有 MRI 平扫和增强，横断面 SE T_1W、FSE T_2W/FSE IR 或是 DIXON（包括 in-phase、out-phase、water、fat 四组图像），冠状面 SE T_1W，层厚一般 3～5 mm，层间距 0.5～1 mm。增强扫描采用脂肪抑制 T_1WI，横断面、冠状面扫描为主，可根据病灶进行矢状面扫描。另外，由于颈部软组织厚薄不均、容易受吞咽运动等影响，而导致出现脂肪抑制信号不均匀、运动及磁敏感伪影较重等，需要在扫描过程中注意。

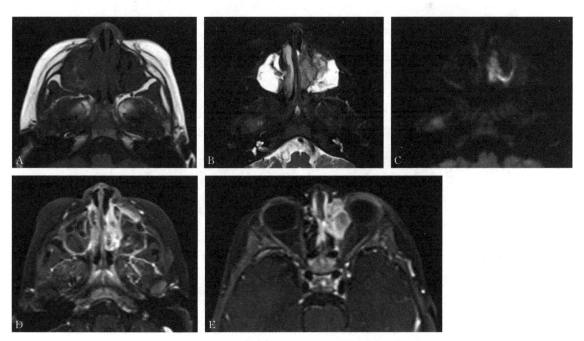

图 7 - 59　左侧鼻腔横纹肌肉瘤 MRI 表现

注：患儿，女，2 岁，左鼻流液就诊。A. 横断面 T_1WI 显示左侧下鼻甲等信号肿块；B. 横断面压脂 T_2WI 显示病灶稍高信号；C. DWI 显示病灶明显高信号；D. 增强显示病灶明显不均匀强化；E. 强化病灶侵犯左侧筛窦及眼眶内侧壁。

7.4.1 先天性畸形

（1）甲状舌管囊肿

1）概述与病理：甲状舌管囊肿（thyroglossal duct cysts）在胚胎早期，甲状腺发育过程中自口底至颈静脉切迹之间形成的甲状舌管退化不全而在颈部遗留形成的先天性囊肿。该囊肿囊壁薄，外为纤维组织包绕，内衬有假复层纤毛柱状上皮、扁平上皮复层鳞状上皮等上皮细胞，囊壁内可有甲状腺组织。囊内容物多为黏液样或胶冻样物质，其内含有蛋白质、胆固醇等。若囊肿继发感染并形成瘘，则为甲状舌管瘘。

2）临床表现：本病好发于 10 岁以下儿童，绝大多数患者可见颈前正中部肿物，或稍偏向一侧，上至舌根部、下至颈静脉切迹中线任何部位，以舌骨下部位为最常见。患者可以没有临床症状，也可出现颈部胀痛、吞咽不适等症状，如合并感染可表现为痛性包块或脓肿，若破溃形成瘘者，可有黏液或脓性分泌物流出。

3）MRI 表现：典型者表现颈前中线边界清楚的病灶，为 T_1WI 呈均匀低信号，T_2WI 呈明显高信号（图 7 - 60、7 - 61）。如果囊内物蛋白成分高时，则 T_1WI 呈等信号或稍高信号，T_2WI 为高信号，增强后囊壁轻度强化或不强化，如果合并感染，则囊壁显著强化，囊肿周边软组织层次欠清。

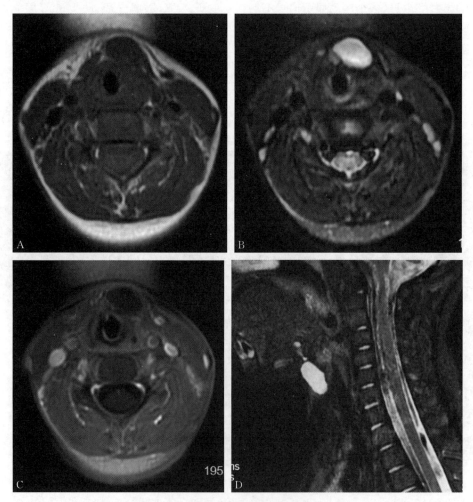

图 7 - 60　甲状舌管囊肿 MRI 表现（一）

注：患儿，女，2 岁，发现颈部肿块就诊。A. 横断面 T_1WI 示舌骨下缘中线偏左等信号病灶；B. T_2WI 显示病灶明显高信号；C. 增强未见明显强化；D. 矢状面 T_2WI 显示病灶累及范围自口底大甲状舌骨下缘，明显高信号。

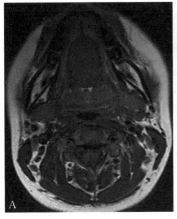
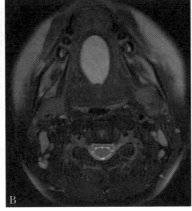
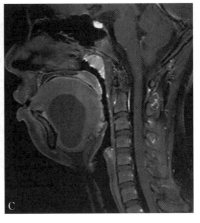

图 7-61　甲状舌管囊肿 MRI 表现(二)

注:患儿,女,13 岁。A. T$_1$WI 示舌部中线椭圆形病灶,呈边缘清晰、信号均匀等信号;B. T$_2$WI 呈均匀明显高信号;C. 增强后矢状面 T$_1$WI 未见异常强化。

4)诊断要点:10 岁以下儿童发现从口底到颈静脉切迹水平中线处边界清楚的肿块,结合相应 MRI 囊性表现,甲状舌管囊肿诊断可以确立。

5)鉴别诊断:腮裂囊肿,多位于颈动脉三角区或胸锁乳突肌前缘,肿物多偏离中线,不随吞咽运动。甲状舌管囊肿要与皮样囊肿鉴别,后者常表现为颏下肿物,也可位于颈静脉切迹处,一般囊肿包膜较厚,内容物 T$_1$WI 信号偏高,且不均匀,增强囊壁轻度强化,肿物不随吞咽运动。

(2)腮裂囊肿

1)概述:腮裂囊肿可发生于任何年龄,儿童或青少年多见,男女发病率无明显差别。在胚胎发育过程中,部分腮器结构退化不全,可累及第 1~4 腮弓、腮沟及对应的咽囊,导致腮裂畸形,表现为腮裂囊肿、腮窦或腮瘘。腮裂囊肿依据病灶部位可分为第一、二、三、四腮裂起源。最常见的是第二腮裂囊肿,占 90%~95%,典型者位于胸锁乳突肌中 1/3 段浅面或前缘、颈动脉间隙外侧和颌下腺后方。第一腮裂囊肿约占 8% 左右,多位于耳周、腮腺区至下颌骨后下间隙。第三、第四腮裂囊肿极为少见,多位于颈根部、锁骨上区。

2)病理:腮裂囊肿被覆上皮可有外胚层鳞状上皮和/或内胚层假复层纤毛柱状上皮,上皮下富含淋巴组织。若伴有感染出血,则囊壁纤维化增厚,壁内有大量胆固醇结晶和异物巨细胞反应。

3)临床表现:在颈部胸锁乳突肌前缘或腮腺区可触及无痛性肿物,质韧,活动性差,生长缓慢。如发生上呼吸道感染时,囊肿可以突然增大伴有疼痛、发热等,如囊肿破溃则形成继发性瘘管,可见脓性分泌物流出。仅约 5% 患者双侧发病。

4)MRI 表现:颈部一侧圆形或类圆形囊状低密度影,周围组织受压移位。病变大多位于胸锁乳突肌前缘,少数位于胸锁乳突肌后方、咽旁间隙或腮腺区。单纯囊肿 T$_1$WI 呈均匀低信号,T$_2$WI 呈明显高信号,边界清楚,囊肿壁薄,增强后轻度强化。如果囊肿继发感染则 T$_1$WI 呈等信号或稍高信号(囊内黏液、胆固醇、碎屑等成分不同),T$_2$WI 为高信号,囊肿周围脂肪信号增高,壁增厚,边缘不光滑,强化扫描可见囊壁明显强化,与周围组织结构分界不清晰(图 7-62、7-63)。

5)诊断要点:临床上,儿童或青少年发现在胸锁乳突肌前或外耳道附近有无痛性囊肿,且随着上呼吸道感染囊肿突然增大应考虑腮裂囊肿;MRI 多为薄壁囊肿,信号均匀,若伴有感染则囊液信号可因成分不同发生变化。

6)鉴别诊断:需要与甲状舌管囊肿、淋巴管畸形等相互鉴别。

甲状舌管囊肿多发生在从口底到甲状腺平面中线处;腮裂囊肿多见于颈前、偏一侧胸锁乳突肌

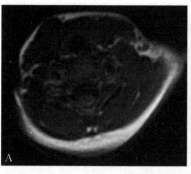 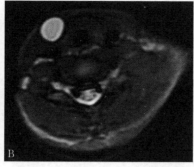 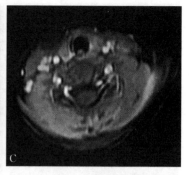

图 7-62 鳃裂囊肿 MRI 表现

注：患儿，女，2岁，右侧颈部胸锁乳突肌前缘类圆形结节，边缘清晰，囊壁不明显。A. T_1WI呈均匀等低信号；B. T_2WI呈均匀高信号；C. 增强后T_1WI+C未见异常强化。

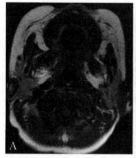 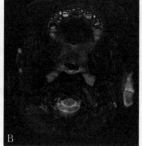 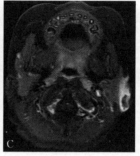 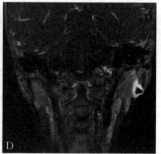

图 7-63 鳃裂囊肿伴感染 MRI 表现

注：患儿，男，19月龄，左侧耳周类椭圆形结节，边缘略模糊。A. T_1WI呈均匀低信号；B. T_2WI呈混杂高信号；C，D. 横断面及冠状面T_1WI+C增强后显示病灶偏后方囊样无强化区，周围壁厚且伴明显强化。

前缘；淋巴管畸形多位于颈后三角区，多房为主，形态往往不规则，有向周围结构间隙"塑形"生长。

（3）异位胸腺和异位甲状腺

1）概述：儿童异位腺体是少见的先天性病变，多无明显临床症状。胚胎发育期间，胸腺或甲状腺在发育及迁移过程中，发生障碍可导致腺体异位。其中，异位胸腺（ectopic thymus）可以发生在咽部至纵隔的任何部位，以甲状腺周围以及颌下腺后方多见，其次是头臂血管之间等。异位甲状腺（ectopic thyroid）可以发生在舌盲孔和甲状腺峡部之间区域，伴有70%～80%正常位置的甲状腺缺如。

2）病理：表现为正常的胸腺或甲状腺组织。

3）临床表现：异位腺体临床很少见，多无明显症状，常因发现颈部包块就诊，也可因肿块导致的吞咽困难、气促等就诊。

异位胸腺男性略多，多位于颈前区偏一侧、偶尔两侧，肿块质地较软、无触痛，一般无生长或生长缓慢。

异位甲状腺女性略多，多发生在颈部舌根部，单发结节多见，尤其须重视对于颈部正常甲状腺未显示的异位甲状腺，需明确诊断，患者多有亚临床的甲状腺功能减低症状，不当的手术切除后，会产生严重并发症。

4）MRI表现：异位胸腺在MRI上，表现为T_1WI肿块呈等信号、T_2WI呈稍高信号，增强后显示肿物轻度到中度均匀强化，各序列与胸腺信号一致，尤其冠状面序列有利于与正常胸腺组织信号进行比较（图7-64）。

异位甲状腺多为颈部界限清晰的单发结节，偶可多发，在MRI多表现为T_1WI及T_2WI呈等或稍高信号，增强后可呈不均匀轻度到中度强化，

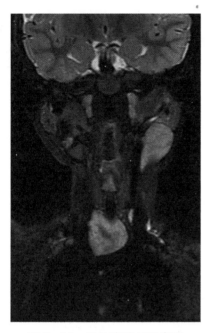

图 7-64 异位胸腺 MRI 表现

注:患儿,男,2岁,冠状面 T_2WI STIR 示左侧颈部异位胸腺信号与胸廓入口区中线偏右侧胸腺信号一致。

缺乏特异性,若同时无颈部正常甲状腺组织,往往提示诊断(图 7-65)。另外,CT 平扫高密度提示异位甲状腺的诊断,而同位素平面显像中有功能的异位甲状腺组织对同位素的摄取浓聚是确诊的最佳方法。

5)诊断要点:婴幼儿颈部一侧软组织无痛性肿块,尤其在颌下腺后方均匀肿块,其密度或信号特征同胸腺,要考虑异位胸腺可能,确诊往往依赖

病理。

颈前部单发、界限清晰的结节,同时正常甲状腺组织未见,提示异位甲状腺的诊断,进一步确诊可行 CT 平扫及同位素成像。

6)鉴别诊断:异位胸腺要与颈部其他肿瘤鉴别如淋巴瘤、涎腺腺瘤等鉴别,必要时需要活检证实。

异位甲状腺有时合并结节性甲状腺肿,伴囊变等,诊断较为困难,同位素平面显像具有较大的鉴别诊断价值。

7.4.2 咽喉感染

(1)咽后脓肿

1)概述与病理:咽后隙位于咽后壁,是含有疏松结缔组织的潜在筋膜间隙,婴幼儿咽后隙中淋巴结丰富,接受鼻腔后部、鼻咽部、咽鼓管等淋巴引流,故上述部位的急性炎症可经过淋巴途径感染,引起化脓性淋巴结炎及脓肿。由于咽淋巴结于 3~8 岁时逐渐消失,故咽后脓肿(retropharyngeal abscess)多发生于 3 岁以下幼儿。部分病例可因咽后壁外伤或异物导致感染。早期为蜂窝织炎,经 2~3 天发展为脓肿。慢性咽后脓肿主要是因颈椎结核引起椎前脓肿所致。

2)临床表现:急性咽后脓肿患儿多先有上呼吸道感染病史,起病急,发热达 38℃ 以上、哭闹、烦躁不安,因咽痛拒食,可有不同程度的呼吸不畅。病情严重者,有吸气性喘鸣及吸气性呼吸困

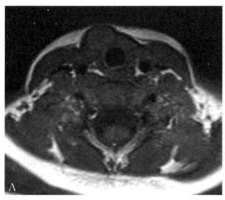
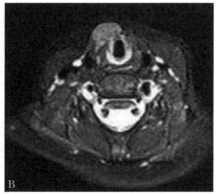
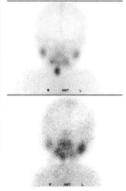

图 7-65 右侧异位甲状腺 MRI 表现

注:患儿,女,18月龄,颈前部偏右侧皮下单发结节,边缘较清晰,正常甲状腺未见。A. T_1WI 呈稍高信号;B. T_2WI 呈相对高信号;C. 同位素检查显示病灶碘摄取浓聚。

难,并可出现发绀表现。如脓肿压迫喉入口或并发喉炎,会突然发生窒息。可伴颈部淋巴结肿大、压痛。

慢性咽后脓肿则起病缓慢,早期多有结核症状,如低热、盗汗、消瘦等,直至脓肿较大渐有咽部阻塞感及吞咽困难。

3)MRI 表现:当疑急性咽后脓肿时,由于患儿病情危重且年龄小,CT 检查快捷安全,一般无需 MRI。当怀疑是慢性脓肿时,MRI 不但能显示脓肿范围,而且矢状面还能很好显示病变的颈椎,比 CT 检查更有优势。通常脓肿在 T_1WI 表现稍低信号,T_2WI 高信号,脓肿壁相对低信号,周围组织也因水肿而信号增高。DWI 脓肿显示高信号,对定性诊断有一定帮助(图 7-66)。

4)诊断要点:婴幼儿高烧拒食,体格检查见咽后壁水肿,影像检查咽后壁囊性病灶伴环形强化诊断即可确立。

5)鉴别诊断:凡是引起咽后壁软组织增厚的疾病如腺样体肥大、淋巴瘤等需与咽后壁脓肿鉴别,根据病史以及影像学表现鉴别诊断不难。

(2)咽旁间隙化脓性感染

1)概述与病理:咽旁脓肿系咽旁间隙化脓性炎症所形成的脓肿,咽旁间隙内充满疏松结缔组织及少数淋巴结,前与腭扁桃体相邻,内与咽后间隙相隔,外以腮腺为界。咽旁脓肿主要由邻近组织化脓性炎症扩展而发生,如扁桃体周围炎、咽后脓肿、腮腺脓肿等;也可因外伤引起,如鱼刺刺

伤,细菌直接进入致感染化脓而成脓肿;或经淋巴、血行感染而发生。

2)临床:多见于儿童,由鼻咽部或扁桃体炎症以及其他周围组织炎症发展而来,患者可有全身症状如发热、寒战、出汗、头痛及食欲不振等,局部可有咽旁及颈侧剧烈疼痛,吞咽障碍等。严重者可有呼吸困难,并发纵隔脓肿等。由于感染位于颈深部,故表面皮肤无充血,也触不到波动感。咽侧壁隆起并稍充血。

3)MRI 表现:咽旁脂肪间隙软组织间隙层次不清,T_1WI 呈稍低信号、T_2WI 呈稍高信号,脓肿则在 T_1WI 上表现低信号或稍低信号,T_2WI 呈高信号,脓肿壁相对低信号(图 7-67)。

4)诊断要点:儿童急性起病,有鼻咽部或头颈部急性炎症病史,CT 或 MRI 显示咽旁间隙囊性病灶伴环状强化,强烈提示本病。

5)鉴别诊断:咽旁间隙近胸锁乳突肌内侧化脓性感染需与鳃裂囊肿鉴别,临床急性病史及增强表现有助于两者鉴别。

7.4.3 肿瘤和肿瘤样病变

(1)腺样体肥大

1)概述与病理:腺样体也称咽扁桃体或增殖体,是位于鼻咽部顶部、蝶骨体底和枕骨斜坡颅外面的淋巴组织,出生后随着年龄的增长而逐渐长大,12 岁以后逐渐萎缩退化。腺样体因炎症的反复刺激而发生病理性增生,称为腺样体肥大

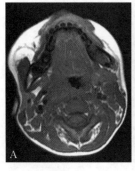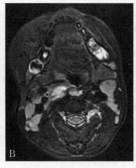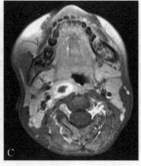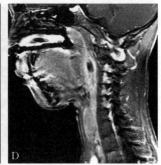

图 7-66 咽后脓肿 MRI 表现

注:患儿,男,7 岁,咽痛 1 周伴高热。A. T_1WI 横断面显示右侧咽后壁增厚,信号欠均匀;B. T_2WI 同层显示右侧咽后壁信号稍高,中央更高信号;C. 横断面增强显示咽后壁软组织明显强化,中央不规则无强化区;D. 矢状面增强显示病灶呈椭圆形无强化,周边环形强化,周围软组织片状强化。

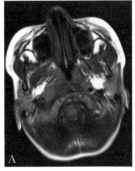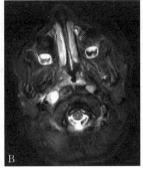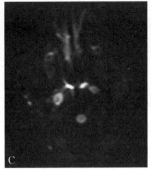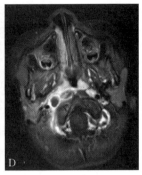

图 7-67　咽旁间隙脓肿 MRI 表现

注:患儿,女,5 岁,高热伴咽喉疼痛 3 天。A. T₁WI 横断面平扫显示右侧咽旁间隙椭圆形稍高信号(与周围肌肉相比);B. T₂WI 压脂序列显示病灶呈明显高信号,周围软组织稍高信号;C. DWI 显示病灶呈高信号;D. 增强扫描病灶呈明显环形强化,病灶周围软组织明显不规则斑片状强化。

(adenoidal hypertrophy)。本病主要见于儿童。

2)临床表现:当腺样体异常增生肥大堵塞了上呼吸道,会出现呼吸不畅或气急,尤以夜间为重,出现睡眠打鼾,严重者用口呼吸,甚至出现呼吸暂停,导致睡眠不足。同时因气道狭窄,大脑处于慢性持续缺氧状态,患儿白天精神不佳,记忆力减退。如果合并上呼吸道感染则腺样体急剧增大,压迫咽鼓管咽口而引起渗出性中耳乳突炎,造成耳痛及听力下降。

3)MRI 表现:横断面可见鼻咽顶后壁软组织弥漫性对称性增厚,前缘光滑或呈波浪状,向气腔突入,咽隐窝及咽鼓管咽口隐约可见或显示不清,邻近解剖结构清晰,颅底骨质无破坏。其信号均匀,T₁WI 呈等信号,T₂WI 呈稍高信号、增强后轻度强化。矢状面最能反映肥厚的增殖体与气道的关系(图 7-68)。

4)诊断要点:儿童夜间睡眠时常打鼾,MRI检查鼻咽部顶后壁软组织明显增厚,导致气道狭窄,软组织信号均匀,增强轻度强化,诊断基本确定。

5)鉴别诊断:

A. 鼻咽癌:儿童也可发病,多有回缩性血涕史,咽后壁增厚的软组织影常不对称,一侧咽隐窝狭窄或消失,可伴颅底骨质破坏。

B. 淋巴瘤:鼻咽部软组织增厚常不对称,表面不规则,MRI T₂W 示信号中等度,增强后轻中度强化,可伴周围淋巴结肿大。

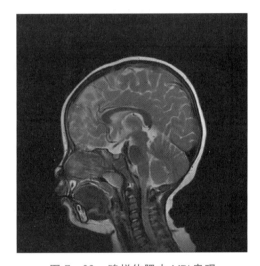

图 7-68　腺样体肥大 MRI 表现

注:患儿,女,1 岁,睡眠时经常打鼾。MR 矢状面 T₂WI 见肥厚的腺样体呈稍高信号,气道明显受压。

(2)青少年鼻咽纤维血管瘤

1)概述与病理:青少年纤维血管瘤(juvenile nosophary angiofibroma)好发于青少年,发病年龄为 10～25 岁,男性为主,是鼻咽部最常见的良性肿瘤。目前病因尚不明确,病理上肿瘤主要成分是纤维组织和血管组织,血管壁薄,容易出血,肿瘤无包膜。

2)临床表现:患者几乎都有反复鼻出血病史,出血量多少不一,重者可以导致贫血。肿瘤延伸至鼻腔和后鼻孔常引起鼻塞,它是纤维血管瘤最常见的临床症状。当肿瘤向前向下发展可以阻塞咽鼓管咽口引起渗出性中耳炎和听力下降。肿瘤可以侵犯眶内引起眼球突出和视力减退。当临床怀疑纤维血管瘤时,一般不主张进行活组织检查,以免引起大出血。

3) MRI表现:肿瘤以蝶腭孔区为中心向周围生长,常累及鼻咽部、后鼻孔甚至鼻腔,翼突板外移或翼腭窝扩大吸收。肿瘤向前压迫或侵犯后组筛窦、上颌窦,可以经眶下裂或眶尖部进入眼眶。肿瘤向上发展侵犯蝶窦以及中颅凹底部,然后达海绵窦。通常翼腭窝脂肪信号消失,肿瘤在T_1WI上呈等低信号,T_2WI呈稍高信号,肿瘤内可见流空的血管,增强后肿瘤明显强化,常不均匀(图7-69)。

4) 诊断要点:青少年反复发生鼻出血,鼻咽镜显示鼻咽部软组织肿块淡红色,MRI见翼腭窝为中心的富血供肿瘤,应该考虑纤维血管瘤的诊断。

5) 鉴别诊断:青少年纤维血管瘤具有一定特征性临床表现以及影像学表现,一般诊断不难。有时需要与横纹肌肉瘤、淋巴瘤、鼻咽癌及鼻腔或后鼻孔息肉相鉴别。

(3) 脉管性病变

1) 概述:国际脉管性病变研究学会将脉管性病变(vascular anomalies)分为两大类,即脉管性肿瘤和脉管性畸形。前者包括婴幼儿血管瘤、先天性血管瘤、丛状血管瘤及卡波西型(Kaposi form)

血管内皮瘤等;后者包括单纯性血管(涵盖淋巴管)畸形、混合性血管畸形,伴有其他异常的血管畸形(如 Sturge-Weber 综合征)等。

婴幼儿血管瘤是婴幼儿期头颈部最常见的肿块,出生时较小或不可见,90%在出生后1个月内进入增生期而发现,1岁内可迅速增大,而在1~4岁期间可能逐渐消退,女性发病率较男性高2~3倍。而先天性血管瘤发病率远远低于婴幼儿血管瘤,出生时明显可见。可分为快速消退型(1~2岁前完全消退)以及不消退型(随生长发育而成比例增大),男女发病率相仿。

血管畸形/淋巴管畸形根据受累血管及流量特点分为低流量型(毛细血管、静脉、淋巴管畸形)和高流量型(动脉、动静脉畸形),若病变中有多种畸形混杂存在,即为混合性畸形。血管畸形/淋巴管畸形出生时即可见,随着生长发育而增长,往往无消退表现,男女发病率相仿。其中淋巴管畸形是淋巴管不能与静脉系统相通而阻塞扩张所致,常见于婴幼儿,2岁之前发病的约占90%,以颈部最常见,其他全身各部位均可发生,无明显性别差异。

2) 病理:

A. 血管瘤增生期表现为血管内皮细胞增生、肥大细胞增多,消退期表现为纤维脂肪组织进行性增多、内衬的内皮细胞变薄。婴幼儿血管瘤免疫组化中,内皮细胞 Glut1 染色阳性,而先天性血

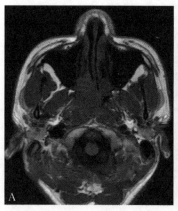
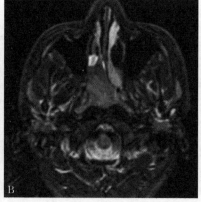
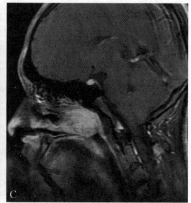

图7-69 青少年鼻咽纤维血管瘤 MRI 表现

注:患者,男,17岁,反复鼻腔流血1年。A.横断面T_1WI示右侧后鼻孔及鼻咽部团块状软组织影呈低信号;B.T_2WI肿块呈高信号;C.矢状面增强示肿块显著均匀强化。

管瘤为阴性。

B. 血管畸形由发育不良的血管组成,血管结构内径及管壁厚薄不一,可见血栓、钙化,病变内可伴有纤维、脂肪等非血管成分。

C. 淋巴管畸形主要表现为淋巴管内皮细胞增殖。

3) 临床表现:根据不同病变类型,皮肤表面的形态、色泽等体征不一。一般多无明显自觉症状,偶有间歇性疼痛、肿胀,若浸润至深部组织,可因压迫、阻塞邻近结构等导致相应的症状,如压迫气道导致呼吸困难等。可因外伤、出血、感染等迅速增大。部分类型血管瘤可有自然消退表现。

4) MRI表现:

A. 血管瘤:最常见的婴幼儿血管瘤与先天性血管瘤在影像上往往难以鉴别。典型MRI影像多呈分叶状软组织肿块,可有占位效应,T_1WI信号较肌肉相仿,T_2WI信号强度低于静脉畸形,流空信号少于动静脉畸形/瘘,增强前后信号均较均匀,有早期强化,无引流静脉早期显影(图7-70)。

B. 血管畸形:含动脉成分的高流量血管畸形,如动静脉畸形/动静脉瘘,可见明显的流空信号、供血动脉及引流静脉,动态增强可见早期强化及早期静脉显影;不含动脉成分的低流量血管畸形中,如静脉畸形,往往表现为T_1WI低-等信号,T_2WI高信号为主,内可见血栓、静脉石和纤维组织形成的低信号,无粗大供血动脉及引流静脉,无血管流空信号,动态增强后表现为延迟强化。

C. 淋巴管畸形:颈部病灶范围往往较大,上可达咽旁间隙,下可达上纵隔内;为单房或多房薄壁囊性病变,T_1WI呈低信号,也可有囊内出血或脂肪/蛋白等成分导致不同程度高信号,偶可出现液-液平面,T_2WI呈高信号(图7-71~7-73)。

5) 诊断要点:大多数血管瘤和血管畸形/淋巴管畸形根据临床病史以及体格检查即可做出诊断。影像学上主要以超声和MRI检查为主,用以鉴别诊断以及评估病变范围、邻近解剖结构受侵情况等。

6) 鉴别诊断:甲状舌管囊肿、鳃裂囊肿以及一些颈部少见的皮样囊肿、胸腺囊肿、畸胎瘤等肿瘤或肿瘤样病灶变,需要鉴别。

(4) 淋巴瘤

1) 概述与病理:淋巴瘤(lymphoma)是发生于淋巴结和结外淋巴组织的恶性肿瘤,分为霍奇金淋巴瘤(hodgkin's lymphoma, HL)和非霍奇金淋巴瘤(non-hodgkin's lymphoma, NHL),在儿童中整体发病率仅次于白血病和中枢神经系统肿瘤,位居第三。病因多样,包括病毒感染(如EB病毒等)、自身免疫异常等多种因素。儿童头颈部淋巴瘤以非霍奇金淋巴瘤多见,发病年龄高峰在5~9岁,以男性居多,原发部位以咽淋巴环最常见,其次包括眼眶、鼻窦等,同时多伴有颈部多发淋巴结肿大、部分融合成团表现。当然,颈部淋巴瘤也可为全身淋巴瘤受累的一部分。

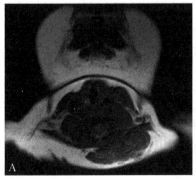 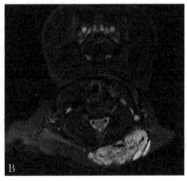 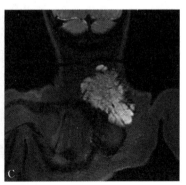

图7-70　左侧颈后部血管瘤MRI表现

注:患儿,女,3月龄,左侧颈后部肿块,形态欠规整,边缘较清晰。A. T_1WI等信号为主;B、C. 压脂序列T_2WI横断面及冠状面显示病灶高信号为主,内见低信号间隔及散在流空血管信号。

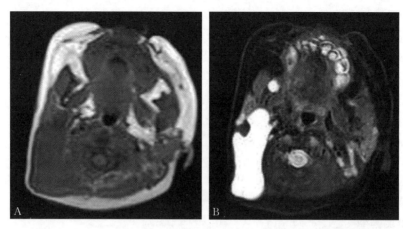

图 7-71　淋巴管畸形 MRI 表现

注:患儿,女,12 天,右侧颈部肿块,边缘清晰,沿颈部间隙呈塑形生长。A. T₁WI 呈均匀低信号;B. T₂WI 呈均匀高信号。

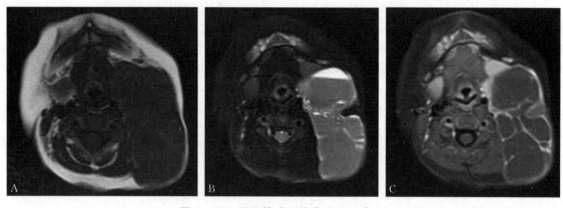

图 7-72　淋巴管畸形伴出血 MRI 表现

注:患儿,女,6 月龄,左侧颈部间隙多房性肿块,边缘较清晰,形态不规则,沿间隙生长。A. T₁WI 以低信号为主,伴稍高信号间隔,病灶上部信号欠均匀,局部呈略高信号;B. T₂WI 以相对等高信号为主,病灶上部见液-液平面;C. 增强后可见病灶多发间隔及囊壁强化。

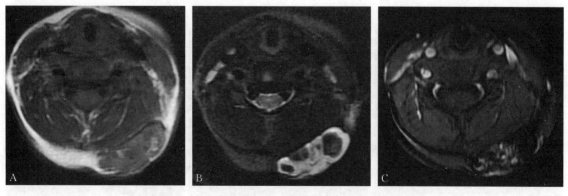

图 7-73　血管淋巴管畸形伴血栓形成 MRI 表现

注:患儿,女,2 岁,左侧颈后部肿块,边缘清晰,位于皮下脂肪层。A. T₁WI 混杂等低信号,内见局灶结节样不规则高信号;B. T₂WI 混杂高信号,内见局灶结节样不规则低信号;C. 增强后呈明显不均匀强化,内见扭曲管状及结节样血管样强化,T₁WI 及 T₂WI 所示结节样不规则信号无强化表现,提示局灶血栓形成。

2）临床表现：无痛性或进行性淋巴结肿大，咽部不适或吞咽困难等，非特异性全身症状如存在发热、盗汗、乏力、体重减轻等，肝脾大。

3）MRI表现：双侧颈部多发淋巴结肿大，大小不等，部分融合；肿瘤可原发于咽淋巴环（包括鼻咽、口咽、扁桃体等）或鼻窦鼻腔、眼眶等，表现为局部软组织增厚或肿块，坏死及钙化少见；MRI上表现为T_1WI呈等-低信号，T_2WI呈相对高信号，DWI呈高信号，增强后均匀强化（图7-74）。

4）诊断要点：双侧颈部无痛性、进行性多发淋巴结肿大，伴有部分融合表现，MRI信号均匀，原发于咽淋巴环时，局部软组织肿块多较对称；若为全身淋巴瘤的一部分时，可有其他多部位淋巴结肿大，肝、脾、肾等多器官受累。

5）鉴别诊断：与其他儿童颈部恶性肿瘤相鉴别，包括横纹肌肉瘤、神经母细胞瘤等，详见后述。若累及鼻咽部时，需要与鼻咽癌鉴别，儿童鼻咽癌发病年龄以10岁以上青少年居多，临床上可有耳痛、耳鸣、涕血、头痛等症状（与肿块继发的中耳炎、鼻窦炎等相关），影像上多表现鼻咽部不对称性肿块，可致颅底骨质破坏，常累及咽隐窝、咽鼓管等导致患侧中耳乳突炎，颈部淋巴结肿大多不对称且常伴有坏死。

（5）横纹肌肉瘤

1）概述：横纹肌肉瘤（RMS）是儿童期最常见的软组织恶性肿瘤，占儿童恶性肿瘤的5%～7%，占儿童软组织肉瘤的40%～50%；多见于6岁以下，2～5岁是高峰期，原发于头颈部RMS约占40%，其发病部位包括眼眶、脑膜旁（如中耳及鼻窦鼻腔等）和其他头颈部区域，且更常见于年幼儿童；还可以发生在泌尿生殖道（25%）、肢体（20%）等。横纹肌肉瘤大多为散发性，病因及危险因素尚不清楚，部分患儿与某些家族性综合征相关，如多发性神经纤维瘤、Beckwith-Wiedemann综合征等。

2）病理：横纹肌肉瘤病理学上最常见的是胚胎型和腺泡型，其他少见亚型包括葡萄状型、梭形细胞型以及多形性/未分化型等。在儿童头颈部RMS中，大多为胚胎型，典型的表现为横纹肌母细胞排列成片及形成大的瘤巢，偶见混杂的梭形细胞，缺乏腺泡状结构；少数为腺泡型，肿瘤中腺泡状组织成分占大部分50%以上，或具备特征性t（1；13）或t（2；13）染色体易位；典型的形态结构是卵圆形或圆形瘤细胞沿纤维血管分隔致密排列，以假腺泡腔分隔，横纹肌母细胞散在假腺泡腔中。

3）临床表现：无痛性肿块是最常见的临床首发症状，但是由于头颈部解剖结构复杂，在不同部位的原发肿块可以引起不同的症状，包括眼球突出、眼肌麻痹以及鼻窦、鼻、耳的阻塞等症状，也可以侵犯邻近颅神经而产生相应症状。

4）MRI表现：在MRI上，肿块常呈浸润性生长，边界多不清，形态不规则，T_1WI相对肌肉而言，呈等或稍低信号，T_2WI呈等或稍高信号，信号多数相对较均匀，但在T_2WI可伴有流空血管信号，出血、坏死及钙化罕见，增强扫描可呈均匀

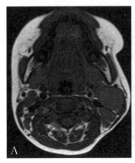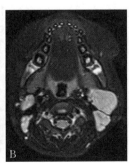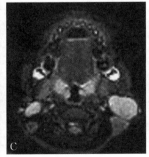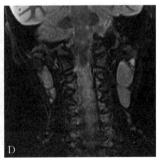

图7-74 淋巴瘤MRI表现

注：患儿，男，5岁，双侧颈部多发肿大淋巴结，各序列信号较均匀。A. T_1WI呈等信号；B、D. 横断面及冠状面T_2WI呈高信号；C. DWI弥散受限，呈高信号。

或明显不均匀强化,可伴有环状强化或动态增强可呈渐进性延迟强化具有一定的特征性。DWI呈明显弥散受限的高信号,ADC图呈低信号。根据发病部位及浸润范围,可破坏邻近骨质,也可浸润邻近脑膜导致脑膜异常增厚及强化(图7-75)。

5)诊断要点:年幼儿童的无痛性头颈部肿块,呈浸润性生长方式,MRI呈软组织信号肿块,若伴有环状强化或动态延迟强化具有一定影像学的诊断价值,确诊需依靠病理学检查。

6)鉴别诊断:需要与儿童颈部淋巴瘤、神经母细胞瘤等其他恶性肿瘤相鉴别。

淋巴瘤多表现为信号均匀、轻度强化的软组织肿块,双侧性多发淋巴结肿大、部分融合,极少伴有骨质破坏。

神经母细胞瘤发生于交感神经链区,信号常不均匀,可伴有钙化或出血,沿椎间隙侵及椎管内等,可伴有骨质破坏或骨转移。

(6)神经源性肿瘤

1)概述:儿童神经源性肿瘤主要包括神经节细胞瘤、神经节母细胞瘤及神经母细胞瘤这一系列肿瘤,多发生于肾上腺/腹膜后交感神经链区(约占75%),也可发生在纵隔(约占15%)、盆腔等,颈部少见。其他的还可包括神经纤维瘤、神经鞘瘤等。在本节中,主要介绍儿童颈部神经母细胞瘤,其余内容详见相关章节。

2)病理:参见相关章节。

3)临床表现:多以颈部肿块就诊,临床症状主要和肿瘤的大小、侵及范围(如包绕气管、血管或是沿椎间孔侵犯椎管内等)有关;颈部神经母细胞瘤也可以是全身转移的一部分,眼眶区是头颈部好发的转移部位。

4)MRI表现:颈部神经母细胞瘤和其他部位MRI表现相仿,呈浸润性生长肿块,包埋颈部血管,并可跨越中线包绕气管等,T_1WI上多呈不均匀的低信号,在T_2WI上则表现为相对高信号,DWI呈高信号,ADC值降低。肿瘤内出血部位在T_1WI为高信号,囊变及坏死区域在T_2WI上呈现为高信号,钙化可呈T_2WI低信号,但是往往不太容易判断,需要CT扫描明确。增强后多呈不均匀强化。MRI的优势在于显示肿瘤有无沿椎间孔侵入椎管内,此征象有利于与其他颈部恶性肿瘤相鉴别(图7-76、7-77)。

5)诊断要点:颈部浸润性生长肿块,可沿椎间孔侵入椎管内,钙化具有一定的诊断特征性,相对其他颈部恶性肿瘤多见。

6)鉴别诊断:需要与颈部横纹肌肉瘤、淋巴瘤等鉴别,详见前述章节;若发现肿瘤侵入椎间孔至椎管、伴有钙化,有利于神经母细胞瘤的诊断,鉴别困难时,往往需要活检证实。

(7)甲状腺癌

1)概述:甲状腺癌(thyroid carcinoma in children)见于任何年龄,儿童时期甲状腺癌多见于10~14岁,近年有增多趋势。在儿童期发现的甲状腺结节,约25%以上为甲状腺癌,远远高于成人仅4%~5%的比例,并且更易于发生局部

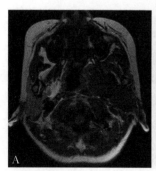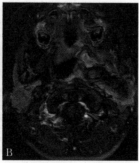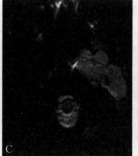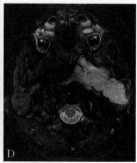

图7-75 胚胎性横纹肌肉瘤MRI表现

注:患儿,女,4岁,左侧颈部不规则肿块,呈浸润性生长,压迫鼻咽部。A. T_1WI示左侧颈部等信号肿块;B. T_2WI压脂序列显示病灶周围相对高信号,中央区偏低信号,内见包绕的流空血管穿行;C. DWI示弥散受限,呈高信号;D. T_1WI+C增强呈明显强化。

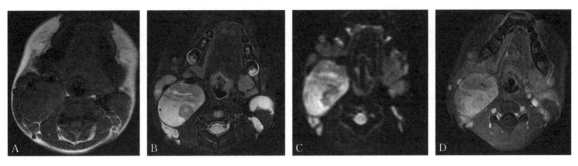

图 7 - 76 神经节神经母细胞瘤 MRI 表现

注:患儿,男,3 岁,右侧颈部肿块,边缘清晰,内部信号混杂,左侧颈部可见增大淋巴结。A. T_1WI 呈等低信号;B. T_2WI 呈混杂高信号;C. DWI 病灶大部弥散受限,呈明显高信号;D. T_1WI 增强后明显不均匀强化,强化的实质区域病灶内部见散在各序列低信号,大体病理提示病灶内多发钙化灶。

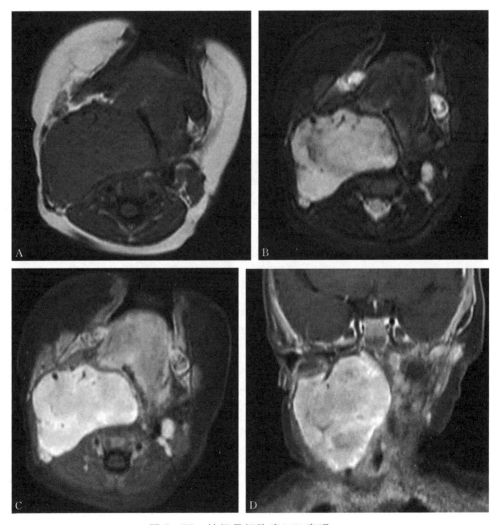

图 7 - 77 神经母细胞瘤 MRI 表现

注:患儿,女,4 岁,右侧颈部肿块,向中线区生长,部分沿椎前跨越中线,口咽部明显受压狭窄。A. T_1WI 呈等低信号;B. T_2WI 呈混杂高信号;C、D. 增强后横断面及冠状面可见肿瘤明显不均匀强化。

及远处转移。病因上,可能与早年暴露于放射性物质有关。其次,长期过量的 TSH 刺激、内分泌紊乱、遗传因素碘以及碘的异常摄入也可能与之相关。

2)病理:甲状腺癌病理分类有乳头状癌,滤泡状癌、髓样癌及未分化癌。乳头状癌发生率最高,低度恶性,常伴钙化,生长慢,也是儿童甲状腺癌最常见的类型。

3)临床表现:儿童甲状腺癌的发展相对缓慢,起病较隐匿,临床多以颈前结节或甲状腺肿就诊,可随吞咽而上下移动。如发生淋巴结转移,则在颈部一侧或双侧触及质地较硬的淋巴结。也可伴有呼吸道压迫、吞咽困难、声嘶等症状。

4)MRI 表现:影像学上,多表现为甲状腺内结节,单发为主,少数双侧或多发,其边界清楚或欠清,T$_1$WI 呈等或稍低信号、T$_2$WI 呈稍高信号,信号可以均匀,也可因含沙砾样钙化而表现为不均匀信号,较大的肿瘤则通常存在坏死区。也可表现为整个甲状腺弥漫性、不均匀增大。增强后,病灶强化程度低于正常甲状腺。晚期伴邻近组织受侵,淋巴结转移多见于颈动脉间隙区域,远处转移常见于肺部(图 7 - 78)。

5)诊断要点:影像上,MRI 缺乏特异性,若发现结节内坏死或沙砾样钙化(CT 或超声更为敏感),且临床触之为质硬结节,近期增长迅速,应考虑甲状腺癌的可能。若同时伴颈淋巴结肿大则更利于明确诊断。超声引导下穿刺活检可进行病理确诊。

6)鉴别诊断:需与结节性甲状腺肿、甲状腺腺瘤鉴别。

结节性甲状腺肿:病史长,肿块大,增大的甲状腺可以延伸到胸骨后,甲状腺质地相对较软,随吞咽运动,影像学检查甲状腺密度/信号均匀或见大小不一多个结节,不少结节可伴形态各异的钙化。

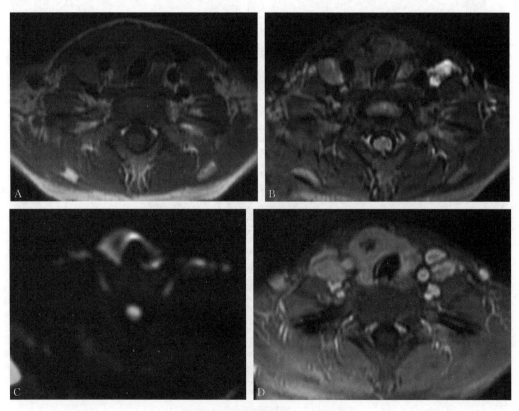

图 7 - 78 甲状腺癌 MRI 表现

注:患儿,男,7 岁,右侧甲状腺内结节,边界欠清。A. T$_1$WI 呈等低信号;B. T$_2$WI 呈稍高信号;C. 病灶大部弥散受限,呈高信号;D. 增强后实质部分明显强化。

甲状腺腺瘤:一般表面光滑、质韧、有一定活动度,与较小的癌结节单从 CT 和 MRI 鉴别有时会有一定困难,必要时需其他影像学进一步检查。

(刘　明　李玉华)

主要参考文献

[1]　柏梅,武兵,谢梓建,等.临床结合影像学指标对儿童颈前区甲状舌管囊肿诊断准确性研究[J].中国循证儿科杂志,2016,11(2):104-108.

[2]　曹雯君,李玉华.小儿蜗神经发育不良与蜗神经管关系:CT 和 MRI 研究[J].放射学实践,2012,27(12):1324-1327.

[3]　陈淑贤,季迅达,曹雯君,等.小儿视网膜母细胞瘤的临床及 MRI 表现[J].放射学实践,2015,(12):1169-117.

[4]　符大勇.甲状舌管囊肿的 MRI 诊断及鉴别诊断[J].中国现代医生,2010,48(27):63-64.

[5]　何杰,张淼,程敬亮,等.永存原始玻璃体增生症的MRI 诊断[J].实用放射性杂志,2014,30(2):211-214.

[6]　黄国鑫,孙黎明,徐坚民,等,颈部囊性病变的多排螺旋 CT 和 MRI 影像学特征分析[J].医学影像学杂志,2014,24(6):924-928.

[7]　李玉华,朱锦勇,薛建平,等.儿童鼻腔及鼻咽部脑膨出的影像学诊断与鉴别诊断[J].放射学实践,2003,11(18):787-788.

[8]　刘花,陈贤明.鼻腔鼻窦胚胎性横纹肌肉瘤 2 例并相关文献复习[J].山东大学耳鼻喉眼学报,2014,28(6):92-95.

[9]　刘中林,王振常,杨欢,等.颞骨迷路炎影像学诊断及其相关病因学分析[J].放射学实践,2008,23(9):967-971.

[10]　吕明明,范新东.47 例青少年鼻咽纤维血管瘤的临床及影像特征分析[J].中国口腔颌面外科杂志,2010,8(5):401-405.

[11]　尚柳彤,杨家斐,王鑫坤,等.眼眶淋巴瘤的 MRI 征象[J].中国医学影像学杂志,2016,24(4):256-260.

[12]　严永青,张玉珍,尹秋凤,等.儿童颈部异位腺体影像学诊断[J].医学影像学杂志,2018,28(10):1634-1637.

[13]　张凯,于柯,于台飞,等.神经纤维瘤病 1 型 MRI 表现[J].医学影像学杂志,2018,28(2):200-203.

[14]　张挽时.耳鼻咽喉影像诊断学[M].北京:人民军医出版社,2008:151-157.

[15]　ALICIA G F, SAHER M E, FATIMAH A, et al. Characteristics and management of congenital anophamos and microphthalmos at tertiary eye hospital [J]. Orbit, 2019,38(3):192-198.

[16]　FEI P, ZHANG Q, LI J, et al. Clinical characteristics and treatment of 22 eyes of morning glory syndrome associated with persistent hyperplastic primary vitreous [J]. Br J Ophthalmol, 2013,97(10):1262-1267.

[17]　FLEISHER G R. Retropharyngeal and lateral pharyngeal abscess[M]//FLEISHER G R, LUDWIG S. Textbook of pediatric emergency medicine. 4th ed. Philadelphia: Lippincott Williams & Wilkins, 2000:744.

[18]　GRAHAM J M, PHELPS P D, MICHAELS L. Congenital malformations of the ear and cochlear implantation in children: review and temporal bone report of common cavity[J]. J Laryngol Otol Suppl, 2000,114:1-14.

[19]　HARNSBERGER H R. Temporal Bone Top 100 Diagnoses[M]. Salt Lake City: Amirsys Inc, 2003:35-37,62-70.

[20]　HOLM C, THU M, HANS A, et al. Extracranial correction of frontoethmoidal meningoencephaloceles: feasibility and outcome in 52 consecutive cases[J]. Plast Reconstr Surg, 2008,121(6):386-395.

[21]　LEE S S, SCHWARTZ R H, BAHADORI R S. Retropharyngeal abscess: epiglottitisof the new millennium[J]. J Pediatr, 2001,138(3):435-437.

[22]　MANCUSO A A, HANAFEE W N. Head and neck radiology [M]. Philidelphia: Lippincott Williams, 2010:817-832.

[23]　MURPHY T P. MRI of the facial nerve during paralysis [J]. Otolaryngol Head Neck Surg, 1991,104(1):47-51.

[24]　NIU J X, WANG J Z, WANG D Z, et al. Clinical radiological features and surgical strategies for 23 NF1 patients with introorbitalmeningoencephalocele [J]. Neurol Sci, 2019,40(6),121-1225.

[25]　SBEITY S, ABELLLA A, ARCAND P, et al. Temporal bone rhabdomyosarcoma in children[J]. Int J Pediatr Otorhinolaryngol, 2007,71(5):807-814.

[26]　SEN M, SHIELDS C L, HONAVAR S G, et al.

Coats disease: an overview of classification, management and outcomes. Indian J ophthalmol, 2019,(6):763.

[27] SENNAROGLU L, SAATCI I. A new classification for cochleovestibula malformations [J]. Laryngscope, 2002,112(12):2230-2241.

[28] TOTH C A, DANDRIDGE A, CHEN X. Retinopathy of prematurity [M]//TOTH C A, ONG S S. Handbook of pediatric retinal OCT and the eye-brain connection Amsterdam: Elsevier, 2020:129-137.

[29] VERMA R, WILSON-POGMORE A, RUSSELL H, et al. Clinical and maganetic resonance imaging in unilateral coars'disease [J]. J pediatric ophthalmol strabiasmus, 2019,56(6):407-407.

[30] WEISS A H, KOUSSEFF B G, ROSS E A, et al. Complex microphthalmos [J]. Arch Ophthalmol, 1989,107:1619-1624.

[31] ZHANG Y, REN C, LEI C, et al. Clinical and radiological outcomes of infantile hemangioma treated with oral propranolol: a long-term follow up study[J]. J Dermatol, 2019,46(5):376-382.

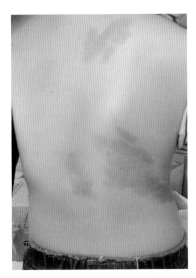

彩图 1　McCune-Albright 综合征皮肤表现

注:患儿出生后即有腰背部皮肤咖啡牛奶斑。

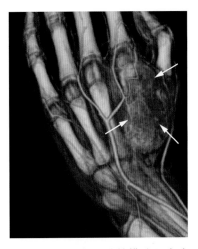

彩图 2　颈根部胚胎性横纹肌肉瘤VR 动脉观图像

注:VR 动脉观直观揭示肿瘤染色、肿瘤血管及多支始于锁骨下动脉的供血动脉(箭)。

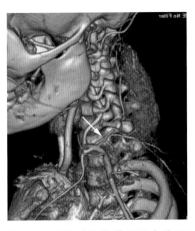

彩图 3　手掌腺泡状横纹肌肉瘤 VR动脉观图像

注:VR 动脉观图像显示肿瘤血供丰富并见明显增粗供血动脉及肿瘤染色(箭)。

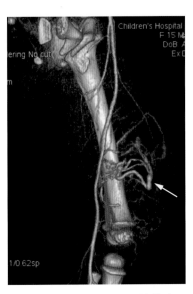

彩图 4　下肢软组织胚胎性横纹肌肉瘤动脉期 CTA 重建图像

注:基于动脉期的 CTA 重建图像直观揭示其多支增粗供血动脉、肿瘤染色及明显曲张的早现引流静脉(箭)。

现代医学系列书目

图书在版编目(CIP)数据

现代体部磁共振诊断学. 儿科分册/周康荣,严福华,刘士远总主编;乔中伟等主编. —上海:复旦大学出版社,2023.10
ISBN 978-7-309-16497-8

Ⅰ.①现… Ⅱ.①周…②严…③刘…④乔… Ⅲ.①小儿疾病-磁共振成像-诊断 Ⅳ.①R445.2②R720.4

中国版本图书馆 CIP 数据核字(2022)第 194486 号

现代体部磁共振诊断学. 儿科分册
周康荣　严福华　刘士远　总主编
乔中伟　等　主编
责任编辑/王　瀛

复旦大学出版社有限公司出版发行
上海市国权路 579 号　邮编:200433
网址:fupnet@ fudanpress.com　http://www.fudanpress.com
门市零售:86-21-65102580　团体订购:86-21-65104505
出版部电话:86-21-65642845
上海盛通时代印刷有限公司

开本 787 毫米×1092 毫米　1/16　印张 37.75　字数 1014 千字
2023 年 10 月第 1 版
2023 年 10 月第 1 版第 1 次印刷

ISBN 978-7-309-16497-8/R·1994
定价:365.00 元